Davidson's Essentials of Medicine
戴维森实用内科学手册

（第3版）

原　　著　J. Alastair Innes

主　　审　施焕中

主　　译　孙　晖　张　骅

　　　　　徐国纲　刘　岗

副 主 译　柳　威　陈俊文　张自艳

　　　　　廖云飞　杜英臻　方年新

学术秘书　张子涵　付茂亮

北京大学医学出版社

DAIWEISEN SHIYONG NEIKEXUE SHOUCE（DI 3 BAN）

图书在版编目（CIP）数据

戴维森实用内科学手册：第 3 版 /（英）J. 阿拉斯泰尔·因内斯
（J. Alastair Innes）原著；孙晖等主译 . —北京：北京大学医学出版社，
2021.12

书名原文：Davidson's Essentials of Medicine，3rd Edition

ISBN 978-7-5659-2526-9

Ⅰ.①戴… Ⅱ.① J… ②孙… Ⅲ.①内科学—手册

Ⅳ.① R5-62

中国版本图书馆 CIP 数据核字（2021）第 238516 号

北京市版权局著作权合同登记号：图字：**01-2021-6457**

Elsevier (Singapore) Pte Ltd.
3 Killiney Road, #08-01 Winsland House I, Singapore 239519
Tel: (65) 6349-0200; Fax: (65) 6733-1817

戴维森实用内科学手册（第 3 版）

主 译： 孙晖 张骅 徐国纲 刘岗
出版发行： 北京大学医学出版社
地 址：（100191）北京市海淀区学院路 38 号 北京大学医学部院内
电 话： 发行部 010-82802230；图书邮购 010-82802495
网 址： http://www.pumpress.com.cn
E-mail： booksale@bjmu.edu.cn
印 刷： 中煤（北京）印务有限公司
经 销： 新华书店
责任编辑： 高 瑾 董 梁 **责任校对：** 靳新强 **责任印制：** 李 啸
开 本： 889 mm×1194 mm 1/32 **印张：** 26.5 **字数：** 855 千字
版 次： 2021 年 12 月第 1 版 2021 年 12 月第 1 次印刷
书 号： ISBN 978-7-5659-2526-9
定 价： 128.00 元

版权所有，违者必究

（凡属质量问题请与本社发行部联系退换）

译者名单

主　　译　孙　晖　张　骅　徐国纲　刘　岗

副主译　柳　威　陈俊文　张自艳　廖云飞　杜英臻　方年新

学术秘书　张子涵　付茂亮

译　　者（按姓名汉语拼音排序）

安荣成　浙江省人民医院（杭州医学院附属人民医院）

白亚虎　东阿县人民医院

陈　辉　襄阳市中心医院（湖北文理学院附属医院）

陈俊义　湖北医药学院附属襄阳市第一人民医院

陈育全　广州市第十二人民医院

陈　璋　中国科学院大学宁波华美医院

崔勇鹤　襄阳市中心医院（湖北文理学院附属医院）

邓海霞　湖北医药学院附属襄阳市第一人民医院

丁永楷　解放军总医院第二医学中心

杜英臻　解放军总医院第二医学中心

方年新　南方医科大学附属东莞医院（东莞市人民医院）

冯　伟　武汉市肺科医院

付茂亮　东阿县人民医院

高　亭　咸阳市中心医院

高　炜　中国康复研究中心北京博爱医院

高艳锋　河北省人民医院

耿希华　东阿县人民医院

何正兵　益阳市中心医院

胡煜东　南方医科大学附属东莞医院（东莞市人民医院）

黄添隆　中南大学湘雅二医院

黄　勇　中国科学院大学重庆医院

蒋嘉睿　湖南省肿瘤医院

蒋铫瑶　华中科技大学同济医学院附属协和医院

亢　锴　咸阳第一人民医院

赖　敏　成都市郫都区人民医院

兰　霞　重庆大学附属肿瘤医院

蓝紫涵　南方医科大学附属东莞医院（东莞市人民医院）

李爱民　山西医科大学第一医院

李恒杰　浙江省人民医院（杭州医学院附属人民医院）

李　辉　中南大学湘雅二医院
李声琴　浙江省人民医院（杭州医学院附属人民医院）
李　姝　中南大学湘雅二医院
李云雷　乐清市人民医院
李子广　蚌埠医学院第二附属医院
廖云飞　华中科技大学同济医学院附属协和医院
林玉蓉　西安市北方医院
刘春华　四川绵阳四〇四医院
刘　岗　苏州工业园区星海医院
刘红梅　河南省人民医院
刘凯雄　福建医科大学附属第一医院
刘孜卓　天津医科大学总医院
刘紫微　东阿县人民医院
柳　威　湖南省人民医院（湖南师范大学附属第一医院）
卢萌萌　东阿县人民医院
陆文全　郑州大学第二附属医院
罗　玲　重庆大学附属肿瘤医院
孟凡吉　哈尔滨医科大学附属第四医院
孟伟民　青海省第四人民医院
南　勇　浙江省人民医院（杭州医学院附属人民医院）
欧英炜　浙江省人民医院（杭州医学院附属人民医院）
齐晓磊　东阿县人民医院
秦亚录　成都市郫都区中医医院
覃泳杰　广东省人民医院
邱孝丰　解放军总医院京北医疗区
阙一帆　解放军总医院第二医学中心
阮志强　杭州市妇产科医院
盛　艳　湖北医药学院附属襄阳市第一人民医院
苏　俊　杭州市妇产科医院
孙　晖　华中科技大学同济医学院附属同济医院
孙灵运　东阿县人民医院
唐　飞　安徽省胸科医院
陶　惠　苏州工业园区星海医院
童　德　中南大学湘雅二医院
童　瑾　重庆医科大学附属第二医院
万春琴　苏州工业园区星海医院
汪梓垚　成都中医药大学
王　畅　中南大学湘雅二医院

王　格	华中科技大学同济医学院附属同济医院
王　慧	成都市第一人民医院
王　楠	郑州大学第二附属医院
王　鹏	宝鸡高新医院
王瑶辉	中南大学湘雅二医院
王震雨	襄阳市中心医院
吴鹭龄	复旦大学附属华山医院/上海市（复旦大学附属）公共卫生临床中心
吴文娟	苏州工业园区星海医院
夏　蔚	苏州大学附属第一医院
肖　奎	中南大学湘雅二医院
邢西迁	云南大学附属医院
徐国纲	解放军总医院第二医学中心
薛世民	榆林市第二医院
杨澄清	武汉市肺科医院
杨大强	东阿县人民医院
杨高怡	杭州市胸科医院
杨礼腾	深圳大学第三附属医院
杨小艳	石河子大学医学院第一附属医院
仰嘉轩	苏州大学附属第二医院
尹　雯	武汉市中心医院
余　婷	襄阳市中心医院（湖北文理学院附属医院）
袁灿灿	湖北省中西医结合医院
翟　哲	哈尔滨医科大学附属第四医院
张　骅	北京市和平里医院
张龙举	遵义医科大学第三附属医院
张　路	成都中医药大学
张娜娜	东阿县人民医院
张丕芝	东阿县人民医院
张　锐	华北理工大学
张卫东	湖南省人民医院（湖南师范大学附属第一医院）
张小芳	成都市温江区人民医院
张　颖	杭州市第七人民医院
张自艳	襄阳市中心医院（湖北文理学院附属医院）
章文豪	南京市第一医院
赵　瑞	赤峰市医院
赵生涛	中国人民解放军联勤保障部队第 920 医院
周岳廷	武汉亚洲心脏病医院

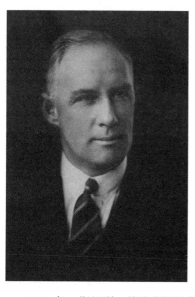

斯坦利·戴维森（Stanley Davidson, 1894—1981）

《戴维森内科学》是20世纪最伟大的医学教授之一——斯坦利·戴维森的心血之作。斯坦利·戴维森教授出生在斯里兰卡，在剑桥大学三一学院开始医学本科学习，但第一次世界大战打断了他的学习，后来在爱丁堡恢复了学业。他在第一次世界大战中受了重伤，大战时的大屠杀和年轻生命的陨落让其深感震惊，对他随后的生活态度和价值观产生了深远的影响。

1930年，斯坦利·戴维森被任命为阿伯丁大学的医学教授，是苏格兰，也是世界上首批全职医学主席之一。1938年，他担任了爱丁堡大学医学系主任，并担任该职位直至1959年退休。他是一位著名的教育家，也是一位特别有天赋的能在床旁进行教学的老师，在阿伯丁大学，他提倡一切都可以受到质疑并且应该有其合理的解释。他亲自讲授了系统性医学的大部分讲座，这些讲座的讲义都是以强调要点的、打印笔记的形式提供的，价值远远超过了当时可用的任何教科书。

《戴维森内科学》是戴维森教授在20世纪40年代末构思的一部精品，起源于那些课堂讲稿。1952年出版的第一版是一部条理清晰、风格统一的杰作，它的规模和价格适中，但足够全面又紧跟时代发展，足以为学生提供完整的医疗实践的主要要素。尽管在随后的21次修订版中，格式和编排发生了许多变化，但戴维森教授最初的愿景和目标仍然存在。他的著作在首次出版后的半个多世纪里，继续为全世界的学生、医生和卫生专业人员提供信息和教育。

《戴维森内科学》（第 23 版）编者

　　本书的核心是基于《戴维森内科学》的内容，并将其进行了提炼和重新编辑，以便使其成为一个统一的整体，以适应本书的格式。虽然有些章节和主题不可避免地被删减或大幅编辑，但所有章节的作者对整个原版书的贡献是有目共睹的，在此表示敬意。

Brian J Angus BSc, DTM&H, FRCP, MD, FFTM(Glas)
Associate Professor, Nuffield Department of Medicine, University of Oxford, UK

Quentin M Anstee BSc(Hons), PhD, MRCP
Senior Lecturer, Institute of Cellular Medicine, Newcastle University, Newcastle upon Tyne; Honorary Consultant Hepatologist, Freeman Hospital, Newcastle upon Tyne, UK

Leslie Burnett MBBS, PhD, FRCPA, FHGSA
Medical Director, Garvan Institute of Medical Research, Sydney; Conjoint Professor, St Vincent's Clinical School, Faculty of Medicine, University of New South Wales; Honorary Professor in Pathology and Genetic Medicine, Faculty of Medicine, Sydney Medical School; Honorary Associate of the School of Information Technologies, University of Sydney, Australia

Mark Byers *OBE,* MRCGP, MCEM, MFSEM, DA(UK)
General Practitioner, Ministry of Defence, Royal Centre for Defence Medicine, University Hospitals Birmingham, UK

Harry Campbell MD, FRCPE, FFPH, FRSE
Professor of Genetic Epidemiology and Public Health, Centre for Global Health Research, Usher Institute of Population Health Sciences and Informatics, University of Edinburgh, UK

Gavin PR Clunie BSc, MD, FRCP
Consultant Rheumatologist and Metabolic Bone Physician, Cambridge University Hospitals NHS Foundation Trust, Addenbrooke's Hospital, Cambridge, UK

Lesley A Colvin BSc, FRCA, PhD, FRCPE, FFPMRCA
Consultant, Department of Anaesthesia, Critical Care and Pain Medicine, Western General Hospital, Edinburgh; Honorary Professor in Anaesthesia and Pain Medicine, University of Edinburgh, UK

Bryan Conway MB, MRCP, PhD
Senior Lecturer, Centre for Cardiovascular Science, University of Edinburgh; Honorary Consultant Nephrologist, Royal Infirmary of Edinburgh, UK

Nicola Cooper FAcadMEd, FRCPE, FRACP
Consultant Physician, Derby Teaching Hospitals NHS Foundation Trust, Derby; Honorary Clinical Associate Professor, Division of Medical Sciences and Graduate Entry Medicine, University of Nottingham, UK

Alison L Cracknell FRCP
Consultant, Medicine for Older People, Leeds Teaching Hospitals NHS Trust, Leeds; Honorary Clinical Associate Professor, University of Leeds, UK

Dominic J Culligan BSc, MD, FRCP, FRCPath
Consultant Haematologist, Aberdeen Royal Infirmary, Aberdeen; Honorary Senior Lecturer, University of Aberdeen, UK

Graham G Dark FRCP, FHEA
Senior Lecturer in Medical Oncology and Cancer Education, Newcastle University, Newcastle upon Tyne, UK

Richard J Davenport DM, FRCPE, BMedSci
Consultant Neurologist, Royal Infirmary of Edinburgh and Western General Hospital, Edinburgh; Honorary Senior Lecturer, University of Edinburgh, UK

David H Dockrell MD, FRCPI, FRCPG, FACP
Professor of Infection Medicine, Medical Research Council/University of Edinburgh Centre for Inflammation Research, University of Edinburgh, UK

Emad El-Omar BSc(Hons), MD(Hons), FRCPE, FRSE
Professor of Medicine, St George and Sutherland Clinical School, University of New South Wales, Sydney, Australia

Marie Fallon MD, FRCP
St Columba's Hospice Chair of Palliative Medicine, University of Edinburgh, UK

David R FitzPatrick MD, FRCPE
Professor, Medical Research Council Human Genetics Unit, Institute of Genetics and Molecular Medicine, University of Edinburgh, UK

Neil R Grubb MD, FRCP
Consultant in Cardiology, Royal Infirmary of Edinburgh; Honorary Senior Lecturer in Cardiovascular Sciences, University of Edinburgh, UK

Sally H Ibbotson BSc(Hons), MD(with commendation), FRCPE
Professor of Dermatology, University of Dundee, UK

J Alastair Innes BSc, PhD, FRCPE
Consultant, Respiratory Unit, Western General Hospital, Edinburgh; Honorary Reader in Respiratory Medicine, University of Edinburgh, UK

Sara J Jenks BSc(Hons), MRCP, FRCPath
Consultant in Metabolic Medicine, Department of Clinical Biochemistry, Royal Infirmary of Edinburgh, UK

Sarah L Johnston FCRP, FRCPath
Consultant Immunologist, Department of Immunology and Immunogenetics, North Bristol NHS Trust, Bristol, UK

David EJ Jones MA, BM, PhD, FRCP
Professor of Liver Immunology, Institute of Cellular Medicine, Newcastle University, Newcastle upon Tyne; Consultant Hepatologist, Freeman Hospital, Newcastle upon Tyne, UK

Peter Langhorne PhD, FRCPG
Professor of Stroke Care, Institute of Cardiovascular and Medical Sciences, University of Glasgow, UK

Stephen M Lawrie MD(Hons), FRCPsych, FRCPE(Hon)
Professor of Psychiatry, University of Edinburgh, UK

John Paul Leach MD, FRCPG, FRCPE
Consultant Neurologist, Institute of Neuroscience, Southern General Hospital, Glasgow; Head of Undergraduate Medicine and Honorary Associate Clinical Professor, University of Glasgow, UK

Gary Maartens MBChB, FCP(SA), MMed
Professor of Medicine, University of Cape Town, South Africa

Lucy Mackillop BM, MA(Oxon), FRCP
Consultant Obstetric Physician, Oxford University Hospitals NHS Foundation Trust, Oxford; Honorary Senior Clinical Lecturer, Nuffield Department of Obstetrics and Gynaecology, University of Oxford, UK

Michael J MacMahon FRCA, FICM, EDIC
Consultant in Anaesthesia and Intensive Care, Victoria Hospital, Kirkcaldy, UK

Rebecca Mann BMedSci MRCP, FRCPCh
Consultant Paediatrician, Taunton and Somerset NHS Foundation Trust, Taunton, UK

Lynn M Manson MD, FRCP, FRCPath
Consultant Haematologist, Scottish National Blood Transfusion Service, Edinburgh; Honorary Clinical Senior Lecturer, Department of Transfusion Medicine, Royal Infirmary of Edinburgh, UK

Sara E Marshall FRCP, FRCPath, PhD
Professor of Clinical Immunology, Medical Research Institute, University of Dundee, UK

Amanda Mather MBBS, FRACP, PhD
Renal Staff Specialist, Department of Renal Medicine, Royal North Shore Hospital, Sydney; Conjoint Senior Lecturer, Faculty of Medicine, University of Sydney, Australia

Simon R Maxwell BSc, MD, PhD, FRCP, FRCPE, FHEA
Professor of Pharmacology, Clinical Pharmacology Unit, University of Edinburgh, UK

David A McAllister MSc, MD, MRCP, MFPH
Wellcome Trust Intermediate Clinical Fellow and Beit Fellow, Senior Clinical Lecturer in Epidemiology, and Honorary Consultant in Public Health Medicine, University of Glasgow, UK

Rory J McCrimmon MD, FRCPE
Reader, Medical Research Institute, University of Dundee, UK

Mairi McLean MRCP, PhD
Senior Clinical Lecturer in Gastroenterology, School of Medicine, Medical Sciences and Nutrition, University of Aberdeen; Honorary Consultant Gastroenterologist, Aberdeen Royal Infirmary, UK

Francesca EM Neuberger MRCP(UK)
Consultant Physician in Acute Medicine and Obstetric Medicine, Southmead Hospital, Bristol, UK

David E Newby BA, BSc(Hons), PhD, BM DM DSc, FMedSci, FRSE, FESC, FACC
British Heart Foundation John Wheatley Professor of Cardiology, British Heart Foundation Centre for Cardiovascular Science, University of Edinburgh, UK

John DC Newell-Price MA, PhD, FRCP
Reader in Endocrinology, Department of Human Metabolism, University of Sheffield, UK

John Olson MD, FRPCE, FRCOphth
Consultant Ophthalmic Physician, Aberdeen Royal Infirmary; Honorary Reader, University of Aberdeen, UK

Ewan R Pearson PhD, FRCPE
Clinical Reader, Medical Research Institute, University of Dundee, UK

Paul J Phelan BAO, MD, FRCPE
Consultant Nephrologist and Renal Transplant Physician, Royal Infirmary of Edinburgh; Honorary Senior Lecturer, University of Edinburgh, UK

Stuart H Ralston MRCP, FMedSci, FRSE
Arthritis Research UK Professor of Rheumatology, University of Edinburgh; Honorary Consultant Rheumatologist, Western General Hospital, Edinburgh, UK

Peter T Reid MD, FRCPE
Consultant Physician, Respiratory Medicine, Lothian University Hospitals, Edinburgh, UK

Jonathan AT Sandoe PhD, FRCPath
Associate Clinical Professor, University of Leeds, UK

Gordon R Scott BSc, FRCP
Consultant in Genitourinary Medicine, Chalmers Sexual Health Centre, Edinburgh, UK

Alan G Shand MD, FRCPE
Consultant Gastroenterologist, Western General Hospital, Edinburgh, UK

Robby M Steel MA, MD, FRCPsych
Consultant Liaison Psychiatrist, Department of Psychological Medicine, Royal Infirmary of Edinburgh; Honorary (Clinical) Senior Lecturer, Department of Psychiatry, University of Edinburgh, UK

Grant D Stewart BSc(Hons), FRCSE(Urol), PhD
University Lecturer in Urological Surgery, Academic Urology Group, University of Cambridge; Honorary Consultant Urological Surgeon, Department of Urology, Addenbrooke's Hospital, Cambridge; Honorary Senior Clinical Lecturer, University of Edinburgh, UK

Peter Stewart MBBS, FRACP, FRCPA, MBA
Associate Professor in Chemical Pathology, University of Sydney; Area Director of Clinical Biochemistry and Head of the Biochemistry Department, Royal Prince Alfred and Liverpool Hospitals, Sydney, Australia

Mark WJ Strachan BSc(Hons), MD, FRCPE
Consultant Endocrinologist, Metabolic Unit, Western General Hospital, Edinburgh; Honorary Professor, University of Edinburgh, UK

David R Sullivan MBBS, FRACP, FRCPA, FCSANZ
Clinical Associate Professor, Faculty of Medicine, University of Sydney; Physician and Chemical Pathologist, Department of Clinical Biochemistry Royal Prince Alfred Hospital, Sydney, Australia

Shyam Sundar MD, FRCP(London), FAMS, FNASc, FASc, FNA
Professor of Medicine, Institute of Medical Sciences, Banaras Hindu University, Varanasi, India

Victoria R Tallentire BSc(Hons), DipMedEd, MRCP, MD
Consultant Physician, Western General Hospital, Edinburgh; Honorary Senior Lecturer, University of Edinburgh, UK

Katrina Tatton-Brown BA, MD, FRCP(Paeds)
Consultant and Reader in Clinical Genetics and Genomic Education, South West Thames Regional Genetics Service, St George's Universities Hospital NHS Foundation Trust, London, UK

Simon HL Thomas MD, FRCP, FRCPE
Professor of Cellular Medicine, Institute of Cellular Medicine, Newcastle University, Newcastle upon Tyne, UK

Henry G Watson MD, FRCPE, FRCPath
Consultant Haematologist, Aberdeen Royal Infirmary, UK

Julian White MB, BS, MD, FACTM
Head of Toxinology, Women's and Children's Hospital, North Adelaide; Professor, University of Adelaide, Australia

John PH Wilding DM, FRCP
Professor of Medicine, Obesity and Endocrinology, University of Liverpool, UK

Miles D Witham PhD, FRCPE
Clinical Senior Lecturer in Ageing and Health, University of Dundee, UK

译者前言

半个多世纪以来，戴维森教授的《戴维森内科学》为世界各地的医学生、医生和其他卫生专业人员提供了系统实用的知识体系，介绍了医学实践的各个方面。而《戴维森实用内科学手册》以精简的格式提供了这本教科书的核心内容，适合我国广大内科学医师作为口袋书随身携带查阅精华知识点——无论是在上下班路上、培训地点之间奔波时还是在临床诊疗过程中，《戴维森实用内科学手册》都适合学习和速查参考，同时也适合外科、急诊、全科、护理等更广泛学科领域医护人员作为综合性医学知识参考书。

★ 本书为综合性医学专著，涉及多学科，内容被仔细筛选，较为简单实用。

★ 本书对医学临床实践所需的核心信息进行了提炼，以一种更适合实际临床工作的格式呈现关键信息。

★ 精选的内容更加强调了临床实践中至关重要的问题。

★ 本书直接借鉴了作者戴维森和他的国际顾问委员会的实践经验，既有深度也有广度。

★ 因其风格、写法独特，实用性强，本书受到了世界各地的热捧，自发行以来，甚至在作者戴维森逝世后的 40 年里，本书依然在紧随着医学的发展，与时俱进地更新和增加相关内容。

应北京大学医学出版社的邀请、授权委托，《戴维森实用内科学手册》中文版译稿历时三个半月的努力完成初稿翻译，又经过出版社半年的校对排版，今天终于呈现在您的面前。今年是戴维森教授逝世 40 周年，谨以此中文版致敬！

本书的审译者来自国内数十家大学附属医院、教学医院的硕博团队，他们在临床、科研工作之余，耐心、细致地完成了翻译、审校工作，努力做到信、达、雅。相信这本经典医学著作中文版的出版能为各个领域的医生和科研工作者提供一个良好的知识构架，愿开卷有益。

感谢北京大学医学出版社、爱思唯尔 (Elsevier) 出版集团对我们团队的信任，授予我们翻译的机会，以及翻译过程中给予我们持续的帮助。

感谢翻译团队每一位成员的努力付出，也感谢我们的家人给予我们的理解与支持。

译者团队

2021.10

原著前言

在《戴维森内科学》首次出版后的 67 年里，关于疾病的分子和遗传学知识以及诊断、检验和可能的治疗方法的相关内容都大量增加，不可避免的结果之一就是包括《戴维森内科学》在内的所有重要教科书的体积都平行增长，这给那些寻求一本总结临床医学的教科书的读者造成了越来越大的挑战。

《戴维森内科学实用手册》就是试图帮助那些除了全面学习，也需要便携式信息的读者，在移动中（无论上下班路上、在培训地点之间奔波，还是在远程教育和选修课期间）学习的一本书，以弥补原著体积过大的"不足"。在这次的第三版中，实用手册的全部内容都根据《戴维森内科学》的核心内容进行了全面的修订和更新，同时保留了可以轻松陪伴读者旅行的大小。文本简明扼要，且已最大限度地提高可读性，避免枯燥难记的条条框框，目的是制作一本真正的微型教科书。文本直接借鉴了原著《戴维森内科学》写作团队的巨大深度和广度经验，并以适合手提行李的格式呈现了基本要素。对《戴维森内科学》关键插图进行了改编和保留，加入了包括临床治疗和处方、急诊和危重症医学、医学眼科学和肿瘤学等新章节。

在一个接受培训的医生比以往任何时候都更容易获得在线信息的时代，大多数学者仍然同意：当需要系统学习时，没有什么可以替代纸质页面。有了这本书，我们希望原著《戴维森内科学》的价值可以通过在移动时阅读其基本要素得以提高。

J.A.I.

爱丁堡 2020

致　谢

　　我非常感谢《戴维森内科学》各个章节的作者，如果没有他们，这本手册不可能完成。我还要感谢在编写第一版手册期间帮助筛选和确定相关信息的助理编辑团队所做出的宝贵贡献，他们是：Kenneth Baillie、Sunil Adwani、Donald Noble、Sarah Walsh、Nazir Lone、Jehangir Din、Neeraj Dhaun 和 Alan Japp。

　　我始终要感谢 Nicki Colledge 和 Brian Walker 邀请并帮助我创作这本实用手册，并在早期阶段提供支持和指导。还要感谢爱思唯尔的 Laurence Hunter、Carole McMurray、Louisa Talbott 和 Anne Collett 的支持和对细节的一丝不苟。

　　最后，我要感谢 Hester 和我所有的家人在我编写这本书的过程中给予的鼓励和支持，并以此纪念我的父亲 James Innes，他曾与戴维森教授合作出版了《戴维森内科学》的早期版本。

J.A.I.

爱丁堡 2020

图片出处说明

感谢下列人士及机构同意使用下列图片及框。

第 5 章

图 5.1 Splinter haemorrhages inset：Dr Nick Beeching，Royal Liverpool University；Roth's spots inset：Prof. Ian Rennie，Royal Hallamshire Hospital，Sheffield。 **图 5.12** Malaria retinopathy inset：Dr Nicholas Beare，Royal Liverpool University Hospital；blood films insets，*P. vivax* and *P. falciparum*：Dr Kamolrat Silamut，Mahidol Oxford Research Unit，Bangkok，Thailand。 **框 5.20** WHO. Severe falciparum malaria. In：Severe and complicated malaria. 3rd edn. Trans Roy Soc Trop Med Hyg 2000；94（suppl. 1）：S1-41

第 6 章

图 6.3 Adapted from Flenley D. Lancet 1971；1：1921

第 7 章

图 7.1

第 8 章

图 8.1 Splinter haemorrhage，jugular venous pulse，malar flush and tendon xanthomas insets：Newby D，Grubb N. Cardiology：An Illustrated Colour Text. Edin burgh：Churchill Livingstone；2005.

图 8.5 Resuscitation Council（UK）. **图 8.19** NICE Clinical Guideline 127，Hypertension；August 2011） **框 8.7** European Society of Cardiology Clinical Practice Guidelines：Atrial Fibrillation （Management of）2010 and Focused Update（2012）. Eur Heart J 2012；33：2719-2747

第 9 章

图 9.1 Idiopathic kyphoscoliosis inset：Dr I. Smith，Papworth Hospital，Cambridge. **图 9.9** Adapted from Detterbeck FC，Boffa DJ，Tanoue LT. The new lung cancer staging system. Chest 2009；136:260-271）. **图 9.10** Johnson N McL. Respiratory Medicine. Oxford：Blackwell Science；1986

第 10 章

图 10.4 Toxic multinodular goitre inset: Dr P.L. Padfield, Western General Hospital, Edinburgh

第 12 章

图 12.4 Hayes P, Simpson K. Gastroenterology and Liver Disease. Edinburgh: Churchill Livingstone; 1995

第 13 章

图 13.2 Spider naevi inset: Hayes P, Simpson K. Gastroenterology and liver disease. Edinburgh: Churchill Livingstone; 1995. Aspiration inset: Strachan M. Davidson's clinical cases. Edinburgh: Churchill Livingstone; 2008 (Fig. 65.1). Palmar erythema inset: Martin P. Approach to the patient with liver disease. In: Gold L and Schafter AI. Goldman's Cecil Medicine. 24th edn. Philadelphia: WB Saunders; 2012 (Fig. 1148-2, p. 954)

第 14 章

框 14.6 From Wells PS. New Engl J Med 2003; 349: 1227; copyright©2003 Massachusetts Medical Society

第 16 章

图 16.8 Courtesy of Dr B Cullen. 图 16.11 Courtesy of Dr A. Farrell and Professor J. Wardlaw

第 18 章

图 18.14 White GM, Cox NH. Diseases of the skin. London: Mosby; 2000; copyright Elsevier

第 19 章

图 19.1 Wasted hand and kyphosis insets: Afzal Mir M. Atlas of Clinical Diagnosis. 2nd edn. Edinburgh: Saunders; 2003. 框 19.5 Hodkinson HM, Evaluation of a mental test score for assessment of mental impairment in the elderly Age and Ageing 1972; 1 (4): 233-238

第 20 章

图 20.1

缩 略 语

ABGs（arterial blood gases） 动脉血气

ACE（angiotensin-converting enzyme） 血管紧张素转化酶

ACTH（adrenocorticotrophic hormone） 促肾上腺皮质激素

ADH（antidiuretic hormone） 抗利尿激素

AIDS（acquired immunodeficiency syndrome） 获得性免疫缺陷综合征

ANA（antinuclear antibody） 抗核抗体

ANCA（antineutrophil cytoplasmic autoantibody） 抗中性粒细胞胞质抗体

ANF（antinuclear factor） 抗核因子

ANP（atrial natriuretic peptide） 心房钠尿肽

APECED（autoimmune polyendocrinopathy-candidiasis-ectodermal dystrophy） 自身免疫性多发性内分泌病念珠菌病外胚层营养不良

APS（antiphospholipid syndrome） 抗磷脂综合征

APTT（activated partial thromboplastin time） 激活部分促凝血酶原时间

ARDS（acute respiratory distress syndrome） 急性呼吸窘迫综合征

ASO（antistreptolysin O） 抗链球菌溶血素 O

AST（aspartate aminotransferase） 谷草转氨酶

AXR（abdominal X-ray） 腹部 X 线检查

BCG（Calmette–Guérin bacillus） 卡介苗

BMI（body mass index） 体重指数

BP（blood pressure） 血压

CK（creatine kinase） 肌酸激酶

CNS（central nervous system） 中枢神经系统

CPAP（continuous positive airways pressure） 持续气道正压通气

CRH（corticotrophin-releasing hormone） 促肾上腺皮质激素释放激素

CRP（C-reactive protein） C 反应蛋白

CSF（cerebrospinal fluid） 脑脊液

CT（computed tomography/tomogram） 计算机断层成像

CVP（central venous pressure） 中心静脉压

CXR（chest X-ray） 胸部 X 线检查

DEXA（dual-energy X-ray absorptiometry） 双能 X 射线吸收法

DIC（disseminated intravascular coagulation） 弥散性血管内凝血

DIDMOAD（diabetes insipidus, diabetes mellitus, optic atrophy, deafness） 尿崩症-糖尿病-视神经萎缩-耳聋综合征

dsDNA（double-stranded deoxyribonucleic acid） 双链脱氧核糖核酸

DVT（deep venous thrombosis） 深静脉血栓形成

ECG（electrocardiography/electrocardiogram） 心电图

ELISA（enzyme-linked immunosorbent assay） 酶联免疫吸附测定

ERCP（endoscopic retrograde cholangiopancreatography） 内镜逆行胰胆管造影

ESR（erythrocyte sedimentation rate） 红细胞沉降率

FBC（full blood count） 全血细胞计数

FDA（Food and Drug Administration） 美国食品药品监督管理局

FEV$_1$/ FVC（forced expiratory volume in 1 sec/forced vital capacity） 1 秒用力呼气量 / 用力肺活量

FFP（fresh frozen plasma） 新鲜冷冻血浆

5–HT（5-hydroxytryptamine; serotonin） 5- 羟色胺；血清素

FOB（faecal occult blood） 粪便隐血

GI（gastrointestinal） 胃肠道

GMC（General Medical Council） 医学总会

GU（genitourinary） 泌尿生殖器系统

HDL（high-density lipoprotein） 高密度脂蛋白

HDU（high-dependency unit） 高依赖病房

HIV（human immunodeficiency virus） 人类免疫缺陷病毒

HLA（human leucocyte antigen） 人类白细胞抗原

HRT（hormone replacement therapy） 激素替代治疗

ICU（intensive care unit） 重症监护室

IL（interleukin） 白介素

IM（intramuscular） 肌内注射

INR（International Normalised Ratio） 国际标准化比值

IV（intravenous） 静脉注射

IVU（intravenous urogram/urography） 静脉尿路造影

JVP（jugular venous pressure） 颈静脉压

LDH（lactate dehydrogenase） 乳酸脱氢酶

LDL（low-density lipoprotein） 低密度脂蛋白

LFTs（liver function tests） 肝功能试验

MRA（magnetic resonance angiography） 磁共振血管成像

MRC（Medical Research Council） 医学研究委员会

MRCP（magnetic resonance cholangiopancreatography） 磁共振胰胆管成像

MRI（magnetic resonance imaging） 磁共振成像

MRSA（meticillin-resistant Staphylococcus aureus） 耐甲氧西林金黄色葡萄球菌

MSU（mid-stream sample of urine） 中段尿液样本

NG（nasogastric） 鼻胃的

NICE（National Institute for Health and Care Excellence） 英国国立临床规范研究所

NIV（non-invasive ventilation） 无创通气

NSAID（non-steroidal anti-inflammatory drug） 非甾体抗炎药

PA（postero-anterior） 后前位

PCR（polymerase chain reaction） 聚合酶链式反应

PE（pulmonary embolism） 肺栓塞

PET（positron emission tomography） 正电子发射断层成像

PTH（parathyroid hormone） 甲状旁腺激素

RBC（red blood count） 红细胞计数

RCT（randomised controlled clinical trial） 随机对照试验

SPECT（single-photon emission computed tomography） 单光子发射计算机断层成像

STI（sexually transmitted infection） 性传播感染

TB（tuberculosis） 结核

TFTs（thyroid function tests） 甲状腺功能试验

TNF（tumour necrosis factor） 肿瘤坏死因子

U&Es（urea and electrolytes） 尿素和电解质

USS（ultrasound scan） 超声扫描

VTE（venous thromboembolism） 静脉血栓栓塞

WBC/WCC（white blood/cell count） 白细胞/白细胞计数

WHO（World Health Organization） 世界卫生组织

目　　录

1

临床决策

陈俊文　袁灿灿　译

柳　威　张卫东　兰　霞　罗　玲　刘　岗　审校

思考、推理和决策无疑是医生们最关键的技能。知识是做好安全照护的必要不充分条件。

诊断错误相关的问题

据估计许多科室的病例诊断有 10% ～ 15% 的错误，导致许多可预防疾病的发生。

诊断错误定义为"临床医生掌握了诊断疾病所有的必要信息但却对该疾病做出错误诊断的情况"。其根本原因包括：

- 无过错——例如，罕见或不典型临床表现。
- 系统错误——例如，结果未回报、员工培训不到位。
- 认知错误——例如，数据采集不完善、推理错误。

临床推理

临床推理是指与临床实践相关的思维和决策过程。由于知识缺乏、对诊断性检测的曲解和认知偏差（如不加怀疑地接受他人的诊断），就可能出现错误。其他关键因素包括以患者为中心的循证医学，以及患者和（或）照顾者参加的共同决策。

临床技能和决策

虽然有诊断技术，但病史采集仍然至关重要；研究表明，医生仅凭病史就可以对 70% ～ 90% 的病例做出诊断。

正确解读病史及体格检查需要更多的知识。例如，学生知道脑膜炎有头痛、发热和虚性脑膜炎体征（畏光、颈项强直）。然而，患者出现特殊症状的频率和每个症状的诊断权重对临床推理很重要。

似然比（likelihood ratio，LR）是指患有某病（根据诊断标准判断，如虚性脑膜炎的腰椎穿刺检查）的患者阳性症状的概率与未患

1

病者这一阳性症状概率的比值。LR 大于 1 可增加诊断疾病的概率；LR 小于 1 则可降低该疾病诊断的概率。例如，头痛、发热的患者，颈项强直（颈部僵硬）的诊断权重可能不大，因为许多脑膜炎患者并没有典型的虚性脑膜炎体征（LR 约为 1）。

LR 不能确定疾病的先验概率，只能确定单个临床症状在疾病中的占比。临床医生必须考虑到病史和体格检查中的所有可用信息。如果先验概率很高，LR 为 1 的临床症状是不会改变先验概率的。

"循证病史和体格检查"是一个用来描述临床医生如何将临床症状的发生概率和诊断权重的知识纳入病史和体格检查中的术语。

诊断性检测的运用和解读

任何诊断性检测都不是完美的。要正确解读诊断性检测结果，需要了解以下因素：

正常值

人群中大多数定量数据都呈高斯分布（或正态分布），其中正常范围被定义为包括 95% 的人群（平均值 ±2 SD）。由于该范围上、下各有 2.5% 为正常人群，因此该范围描述为"参考范围"更为贴切，而不是"正常范围"。

异常人群的结果也呈高斯分布，尽管有时与参考范围有重叠，但是具有不同的平均值和标准差。结果与参考范围的差异越大，患病可能性就越高。

临床状况会影响到检测结果的解读。例如，在重度哮喘发作时动脉 CO_2 分压（$PaCO_2$）正常提示危及生命的哮喘发作。年轻的经期妇女中的低铁蛋白水平可能不是病理性的。

影响检测结果的其他非病理因素

包括：年龄、种族、妊娠、性别、技术因素（如溶血标本中的高 K^+）。

操作特征

检测可能会受到以下因素影响或因此无法诊断：患者的主观配合及技术（如肺活量测定）、操作者的技术水平、患者的体质及临床状况（如超声心动图检查）、阵发性疾病（如癫痫发作间隙期的正常脑电图）、良性异常的偶然发现。

检测结果应始终根据患者的病史和体格检查情况进行解读。

敏感性和特异性

敏感性是检测真阳性结果的能力；特异性是检测真阴性结果的能力。即使是一个敏感性高达 95% 的检测，用于诊断疾病时在 20 人中就会漏诊 1 人。因此，每个检测都有"假阳性"和"假阴性"（框 1.1）。

敏感性高的检测可以检测出大多数疾病，但在健康人群也可有异常发现。阴性的结果能可靠排除疾病，但阳性的结果并不意味着患病。相反，一个特异性很高的检测可能会遗漏有病理学意义的疾病，但如果呈阳性，可以确定诊断。临床医生需要知道他们所选择检测的敏感性和特异性。

在选择检测手段时，需要权衡该检测的敏感性和特异性。如下图受试者操作特征曲线所示（图 1.1）。

这是一个极其重要的概念：一个人患病的可能性取决于检测前患病概率以及检测的敏感性和特异性。在病史提示有较高患病概率的患者中，正常的检测结果并不能排除该病，但在较低患病概率的患者中，却能提示患该病的可能性极小。该原理如图 1.2 所示。

患病率

了解患者亚群中疾病的患病率可以对估计检测前患病概率提供资料。患病率也影响着阳性检测结果提示患病的可能性。针对某患病率为 1‰ 的疾病，若某检测的假阳性率为 5%，那么检测 1000 人，将有 51 个阳性结果：假阳性 50 人，真阳性 1 人。此项检测呈现阳性结果的人实际上患有此病的概率只有 1/51，即 2%。

预测值综合了敏感性、特异性和患病率，使得医生能够解决这样一个问题："一个检测结果阳性的患者实际患有该疾病的概率是多

框 1.1　敏感性和特异性

	患病	未患病
阳性结果	A （真阳性）	B （假阳性）
阴性结果	C （假阴性）	D （真阴性）

敏感性 = A/（A + C）×100%

特异性 = D/（D + B）×100%

扫本章二维
码看彩图

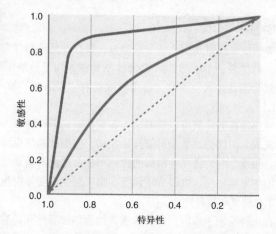

图 1.1 （彩图）受试者操作特征曲线显示某检测的敏感性和特异性之间的权衡。通过"调整"定义正常和异常结果的临界值，计算对敏感性和特异性的影响，然后将其相互对照绘制，从而生成曲线。曲线越靠近左上角，检测越有用。红线表示该检测有效性高、判别价值高，绿线表示有效性较差、判别性较差

少？"如框 1.2 所示。

处理不确定性

临床医生必须经常应对不确定性。通过将不确定性表示为概率，可以更准确地整合来自诊断性检测的新信息。然而，对概率的直觉和主观估计是不可靠的。

在临床决策中，了解患者的真实状态往往是不必要的。对诊断确定性的要求取决于诊断错误所致的不良后果的代价。在开始治疗之前，不同的情况需要不同程度的确定性。如何向患者传达不确定性将在本章后面进行讨论。

治疗阈值综合了检测的风险、治疗的风险与获益等因素。有效性差或高风险的检测会提高治疗阈值。

认知偏差

人类的思维和决策容易出错。认知偏差是由潜意识错误导致的对信息判断失误和不合逻辑的解释。

人类在思考和决策时有两种截然不同的过程：1 型和 2 型思维。

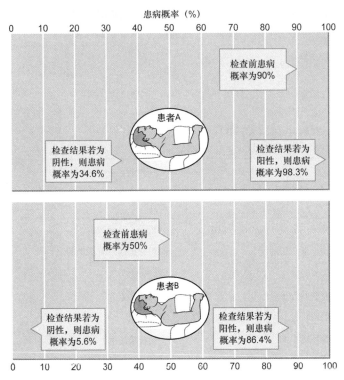

图 1.2　检测结果的解释取决于检测前的患病概率。如本例所示，进行的检测敏感性为 95%，特异性为 85%。患者 A 具有非常典型的临床表现，在检测前，患病概率非常高，估计为 90%。患者 B 有较多不确定的发现，检测前疾病患病概率估计仅为 50%。如果患者 A 的结果是阴性的，那么他仍有很大的可能患有正在排查的疾病；然而，如果患者 B 的结果是阴性的，就几乎不可能诊断该病

1 型和 2 型思维

　　认知心理学在决策方面确定了两个不同的过程：直觉型（1 型）和分析型（2 型）。这就是"双加工理论"。框 1.3 对此进行了更详细的解释。

　　心理学家估计，我们日常生活中 95% 的时间都在进行 1 型思维，即直觉、快速、潜意识的决策模式。学习驾驶涉及从深思熟虑、有意识、缓慢而费力的第一课转向一个有经验的驾驶员的自动、快速而轻松的过程。医疗实践也是如此，在很多情况下，直觉思维是高

框 1.2 预测值："检测结果呈阳性的人实际患病的概率是多少？"

	患病	未患病
阳性结果	A 真阳性	B 假阳
阴性结果	C 假阴性	D 真阴性

阳性预测值＝ A/（A ＋ B）×100%

阴性预测值＝ D/（D ＋ C）×100%

框 1.3 1 型和 2 型思维

1 型	2 型
直觉的、启发式的（模式识别）	分析的、系统性的
自动、下意识的	深思熟虑的、有意识的
快速、轻松	慢、费力
可靠性低 / 可变	可靠性高 / 一致
易出错	不易出错
易受环境影响	少受环境影响
情感参与度高	情感参与度低
科学严谨性低	科学严谨性高

效的；然而，在另一些情况下则容易出错。

临床医生同时使用 1 型和 2 型思维。在遇到熟悉的问题时，临床医生使用模式识别并迅速做好鉴别诊断（1 型思维）。当遇到一个复杂的问题时，医生使用慢而系统的方法鉴别诊断（2 型思维）。两种类型的思维相互作用——在诊断过程中两者并不相互排斥。1 型和 2 型思维都可能出现错误；例如，人们在使用 2 型思维时，可能会应用错误的规则或在应用中出错。然而，在医学中遇到的常见认知偏倚往往发生在临床医生运用 1 型思维时。

医学中常见的认知偏倚

包括：

- 过度自信偏倚——倾向于相信自己知道的比实际多。
- 可得性偏倚——诊断最近出现的疾病的可能性。
- 确定偏倚——希望看到我们想要的结果。

- 验证性偏倚——只寻找支持理论的证据，而不寻找反驳它的证据。
- 委托偏倚——认为做某事比等待更好。
- 遗漏偏倚——认为什么也不做比造成伤害更好。

训练有素的标志是能够识别出正在使用何种思维方式，并能够预测和识别出更容易出现认知偏倚和错误的情况。

人员因素

"人员因素"的科学是研究人的表现的局限性，以及技术、工作环境和团队沟通如何克服这种局限性，以减少诊断和其他类型的错误。

例如，性能受到诸如流程设计不当以及设备频繁中断和疲劳等因素的不利影响。大脑 2 型思维过程所涉及的区域最容易受到疲劳和认知超负荷等因素的影响，大脑会回到 1 型思维过程以保存认知能量。

在专注于我们试图看到的东西、消除干扰的过程中，我们可能不会注意到意外的情况。在团队环境中，对一个人来说显而易见的事情可能会被其他人完全忽略。因此，安全有效的团队沟通要求我们永远不要假设，即使事情看起来很明显，也要口头表达出来。

减少临床决策中的错误

知识和经验不会消除错误。然而，我们可以采取许多方式来减少临床决策中的错误。例如：

- 采用"去偏倚认知策略"。
- 使用临床预测规则和其他决策辅助手段。
- 进行有效的团队沟通。

去偏倚认知策略

有一些简单而成熟的技术可用于避免临床决策中的认知偏倚和错误。

病史和体格检查

进行全面的病史采集和体格检查很有必要，如果执行不充分，就会产生偏倚和错误。

问题列表和鉴别诊断

识别关键临床数据和创建问题列表的能力是临床推理的关键步骤。有些问题（如低血钾）需要处理，但不一定要进行鉴别诊断。

其他问题（如呕吐）需要鉴别诊断。生成问题列表的过程确保没有遗漏任何内容，并有助于避免过早地锚定某个特定诊断。

助记词和检查表

这些方法经常在医学上被用来减少对易出错、易遗忘记忆的依赖。ABCDE（气道、呼吸、循环、功能障碍、暴露/检查；有时前缀"C"表示"控制任何明显问题"）可能是医学上最成功的检查表，通常用于危重患者的应激评估。

危险信号和 ROWS（rule out worst case scenario，排除最坏的情况）

这些策略迫使医生考虑可能表现为常见症状的严重疾病。腰背痛的危险信号列在框 15.3。对有胸膜炎性胸痛和呼吸困难的患者考虑和排查肺栓塞就是排除最坏情况的常见示例，因为肺栓塞漏诊可能致命。

使用临床预测规则和其他决策辅助手段

临床预测规则是指采用患者的症状、体征和其他数据来确定疾病或预后的数值概率。它们只适用于规则针对的人群。

常用的例子包括疑似深静脉血栓形成的 Wells 评分（框 4.7）、急性冠脉综合征的 GRACE 评分（框 8.12）和社区获得性肺炎的CURB-65 评分（图 9.7）。

以患者为中心的循证医学与共同决策

这要求应用现有的最佳研究证据，同时考虑患者的个体因素，包括临床和非临床因素（例如患者的社会环境、价值观和意愿）。

如本章所述，临床医生经常处理不确定性/概率的问题，必须能够准确且通俗易懂地解释治疗的风险和益处。提供相关的统计数据往往是不够的，因为患者对风险的认知可能会受到非理性因素和个人价值观的影响。

避免使用含糊不清的术语，如"常见"和"罕见"。只要有可能，临床医生应使用一致的分母来引用数字信息（例如，"100 名接受此手术的患者中有 90 人明显好转，1 人在手术中死亡，2 人脑卒中"）。视觉辅助工具可用于呈现复杂的统计信息。

研究表明，有效的医患沟通与健康状况改善之间存在相关性。如果患者觉得医生倾听了他们的病史并理解了问题所在和治疗计划建议，他们更有可能遵循治疗计划，而不太可能重新就诊。

2

临床治疗和处方

尹 雯 杨小艳 译

李子广 肖 奎 童 德 童 瑾 王 畅 王 楠 审校

处方药物是医生恢复或维护患者健康的主要手段。处方医师须权衡治疗效益与治疗成本、药物副作用和相互作用。不合理的处方也会导致对患者的伤害。越来越多可用的药物和治疗适应证，以及复杂的个体化治疗方案（"多重用药"），是现代处方医师面临的挑战。本章重点阐述规范处方的原则和实践（框 2.1）。

临床药理学的原则

处方医师需要理解药物对身体的作用（药效动力学）和身体对药物的反应（药代动力学，图 2.1）。虽然大多数药物都是合成的小分子物质，但同样的原则也适用于"生物"治疗，包括多肽、蛋白质和单克隆抗体。

框 2.1　规范的处方步骤

- 做出诊断
- 考虑可能影响患者药物治疗效果的因素（年龄、合并用药、肝肾功能等）
- 明确治疗目标 [a]
- 选择治疗方式 [a]
- 选择药物及剂型（药物）
- 选择药物剂量、给药方式及频率
- 选择治疗疗程
- 开具清晰明确的处方（或"用药医嘱"）
- 告知患者治疗方案及其可能的疗效
- 监测疗效及副作用
- 审查 / 修订处方

[a] 这些步骤尤其需要考虑患者的意见，以建立医患之间的伙伴关系（共同决策以构建"和谐医患关系"）。

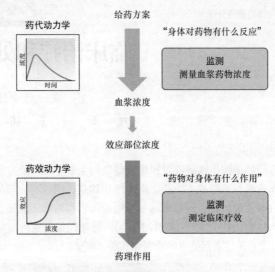

图 2.1 药代动力学及药效动力学

药效动力学

药物靶点及作用机制

药物通常是通过激活或阻断与特定疾病相关的靶点分子起作用的（框 2.2）。一些药物并不具备高选择的化学属性，例如螯合剂（如：用于治疗铁超载）、渗透剂（用于治疗脑水肿）或全身麻醉药物（可以改变细胞膜的生物物理特性）。药物与受体的相互作用取决于：

- **亲和力**：是指药物与受体的结合程度，反映了"分子匹配程度"及两者结合强度。由于亲和力强或药物改变了其靶受体的结构，一些药物与受体的相互作用是不可逆的。

- **选择性**：是指相对于其他靶点，药物与特定靶点结合的能力。针对某种受体亚型的药物通常也会影响此受体的其他亚型。例如"心脏选择性"β 受体阻滞剂具有抗心绞痛的作用（β_1），也可能会引起支气管痉挛（β_2）。

- **激动剂**与受体结合从而产生与激动剂浓度、受体结合比例相关的效应。**部分激动剂**是指即使结合了全部的受体，也不能产生最大效应的激动剂。

- **拮抗剂**与受体结合但不产生效应。**竞争性拮抗剂**与内源性配体竞争结合受体，其效力取决于药物和配体的相对亲和力和

框 2.2　药物的靶点分子示例

药物靶点	描述	示例
受体		
通道型受体	配体结合控制"配体门控"离子通道	烟酰型乙酰胆碱受体
GPCR	配体结合影响介导信号转导的"G 蛋白"	β-肾上腺素受体 阿片类受体
激酶偶联受体	配体结合活化胞内蛋白激酶，触发磷酸化	胰岛素受体 细胞因子受体
转录因子受体	细胞内；配体结合促进或抑制基因转录	类固醇受体 类视黄醇受体
其他靶点		
电压门控离子通道	介导肌肉神经系统电信号	钠、钙通道
酶	催化生物化学反应；干扰底物结合的药物	ACE 黄嘌呤氧化酶
转运蛋白	跨细胞膜转运离子或分子	钠钾 ATP 酶
细胞因子/其他信号分子	在信号转导尤其是免疫反应中重要的小分子蛋白	肿瘤转录因子 白介素
细胞表面抗原	阻断细胞表面分子识别	CD20，CD80

ACE（angiotensin-converting enzyme）：血管紧张素转化酶；GPCR（G-proteincoupled receptor）：G 蛋白偶联受体。

浓度。**非竞争性拮抗剂**通过影响其他机制（如：受体后信号通路）来抑制激动剂的效应。

剂量-效应关系

药物剂量的对数与其效应之间呈典型的 S 型剂量-效应曲线（图 2.2）。在一定范围内，增加药物剂量可增加药物效应，超过这一范围后再进一步增加剂量，几乎不产生额外效应。药物效应有以下几个特点：

- **效能**：是指某一药物在所有可用受体都被结合时产生特定反应的程度。完全激动剂的效能是最大的；部分激动剂同一受体的效能相对较差。
- **治疗效能**：是指药物对预期生物学终点的效应。用于比较不同作用机制发挥疗效的药物（如：袢利尿剂和噻嗪类药物利

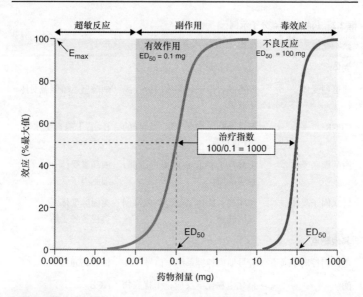

图 2.2　（彩图）剂量-效应曲线。绿色曲线代表药物疗效。产生最大疗效一半（$E_{max}/2$）的剂量或浓度为 ED_{50}（或 EC_{50}）。红色曲线是较高剂量时主要不良反应的药物剂量-效应曲线。在治疗剂量以上发生的不良反应称为"毒效应"，而治疗剂量内的不良反应称为"副作用"

尿效应）。

- **效价强度**：是指达到某种治疗反应所需的药物量。效价越高的药物，其发挥作用时所需的剂量就越低。

由于药代动力学和药效动力学的差异，不同患者的剂量-效应关系各有不同。处方医师不可能知道每一个患者的剂量-效应曲线，所以大部分药物的批准剂量范围接近绝大多数患者剂量-效应曲线的顶点。

治疗指数

尽管不良反应的剂量-效应曲线向右移动，但药物的不良反应与治疗效应一样，通常与剂量有关（图 2.2）。50% 患者的有效剂量和引起 50% 患者不良反应的剂量之比称为"治疗指数"。许多药物有多种不良反应，因此，治疗指数通常是针对那些需要减量或停药的药物。绝大多数药物的治疗指数大于 100，但也有一些药物的治疗指数小于 10（如：地高辛、华法林、胰岛素、苯妥英钠、阿片类药物）。为了疗效最大化且避免毒性反应，必须对这些药物的剂量进行滴定。

脱敏和戒断反应

脱敏是指对药物的反应随着重复给药而减弱。有时这种反应可通过增加剂量来恢复，但人体组织最终可能会对药物完全耐受。

- **快速耐受**是指很短期内、甚至是在给予初始剂量时很快产生脱敏。这意味着药物起作用所需的化学物质的耗竭（如，存储的神经递质）或受体磷酸化。
- **耐受**是指机体在几天到几周内对药物逐渐失去反应。这意味着受体数量的改变或逆调节的生理变化抵消了药物的作用。
- **耐药性**是指抗微生物药或化学治疗药的失效。
- **药代动力学**改变引起药物浓度降低也可能导致药物疗效下降（见下文）。

当药物引起一系列化学、激素和生理反应抵消其作用时，停药可能会出现"反跳"性戒断反应（框 2.3）。

框 2.3　有戒断反应的药物示例

药物	症状	体征	治疗
乙醇	焦虑、恐慌、偏执妄想、幻听幻视	烦躁、精神错乱、震颤、心动过速、共济失调、定向障碍、癫痫	以苯二氮䓬类治疗早期戒断症状
巴比妥类，苯二氮䓬类	与乙醇相似	与乙醇相似	替换长效苯二氮䓬类，并逐渐减量
糖皮质激素	虚弱、疲乏、厌食、体重下降、恶心、呕吐、腹泻、腹痛	低血压、低血糖	长时间糖皮质激素治疗会抑制 HPA 轴，导致肾上腺素功能不全；停药时需逐渐减量
阿片类	鼻涕、喷嚏、呵欠、流泪、腹部绞痛和腿痉挛、恶心、呕吐、腹泻	瞳孔放大	成瘾者换用长效激动剂美沙酮
SSRI	头晕、出汗、恶心、失眠、震颤、精神错乱、噩梦	震颤	缓慢减量以避免戒断反应

HPA（hypothalamic pituitary adrenal）：下丘脑-垂体-肾上腺；SSRI（selective serotonin reuptake inhibitor）：选择性 5-羟色胺再摄取抑制药。

药代动力学

了解"身体对药物的反应"可以选择最佳的给药途径和剂量方案，并解释绝大多数药物反应的个体间差异。

药物吸收及给药途径

药物分子如何进入血液取决于给药途径（图 2.3）。"生物利用度"是指给药剂量到达体循环的比例。

肠内（胃肠道）给药

- **口服**：对患者而言简单方便，但口服剂量的效应可能会受吞咽无效、胃酸、食物结合、影响肠道吸收的疾病以及肠道或肝代谢（"首关代谢"）的影响。
- **经颊黏膜、鼻黏膜、舌下给药**：这些途径可使药物快速吸收进入体循环，绕过口服给药的复杂性。通常用于硝酸酯类药物治疗心绞痛。
- **直肠给药**：因恶心、呕吐或意识障碍口服给药受限时，偶有应用（如：癫痫持续状态时应用地西泮）。

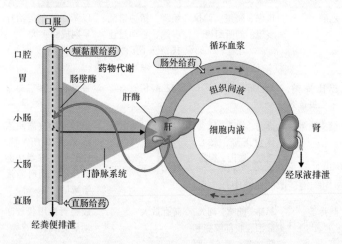

图 2.3 药代动力学总结。大多数药物口服后经肠道吸收，通过门静脉系统输送到肝，在那里它们可能经历首关代谢和（或）胆汁排泄。活性药物随后进入体循环，并由此扩散（或有时经主动转运）到间质和细胞内液。血浆中的药物经过肝代谢和肾排泄。经胆汁排出的药物可能被重吸收，形成肠肝循环。如果药物通过颊黏膜或直肠黏膜吸收，或通过注射给药，可以避免肝的首关代谢

非消化道给药

- **静脉注射**：这一给药途径使整个剂量完全进入体循环，不受吸收或首关代谢的影响。当需要快速达到高血浆药物浓度时（如：应用苄基青霉素治疗脑膜炎球菌性脑膜炎），静脉注射是理想的给药途径。
- **肌内注射**：比静脉注射更简单（如：应用肾上腺素治疗过敏反应时），但药物吸收情况难以估计。
- **皮下注射**：是患者自行应用胃肠外药物（如：胰岛素、肝素）的理想给药方式。
- **透皮贴**：这些贴片使药物能够通过皮肤吸收进入体循环（如：雌激素、尼古丁、硝酸酯类）。

其他给药方式

- **局部外用**：在作用部位直接给药（如：皮肤、眼、耳）。在效应部位达到足够的浓度，同时将全身暴露和不良反应降至最低。
- **吸入给药**：直接给药到气道（如：沙丁胺醇、倍氯米松）。然而，相当一部分药物可经肺吸收或吞咽到达体循环。对许多患者而言，正确使用定量吸入器是困难的。"储雾罐"或呼吸驱动干粉吸入器可以改善药物输送。雾化器利用压缩氧气或空气从液体药物中产生气溶胶，可以直接经咬嘴或面罩吸入。

药物分布

药物分布是药物分子进出血液的过程。它受分子大小、脂溶性、血浆蛋白结合力、与表面结合药物转运蛋白的亲和力以及分子靶点和其他细胞蛋白的结合等因素的影响。大多数药物从血浆被动扩散到组织液，直至浓度达到平衡。当血浆浓度经代谢或排泄下降时，药物会从组织液扩散回血液中并被消除，除非有额外的剂量进入血浆。

分布容积，V_d

静脉注射后药物分布所需容积。计算方法如下：

$$V_d = 给药剂量 / 初始血浆药物浓度$$

与血浆蛋白结合的药物（如：华法林）的 V_d 低于 10 L；那些进入组织液但不进入细胞的药物（如：庆大霉素）的 V_d 为 10～30 L。脂溶性和组织结合型药物（如：地高辛）的 V_d 可能大于 100 L。V_d 较大的药物的半衰期比 V_d 较小的药物的半衰期更长，重复给药需要更长的时间才能达到稳态血药浓度。

药物消除

药物代谢

药物代谢是药物从适合吸收、分布的脂溶性形式转变为排泄所需的水溶性形式的过程。一些被称为"前体"的药物在给药时是无活性的，但在体内会转化为有药物活性的代谢产物。

Ⅰ期代谢通常涉及肝细胞内质网中细胞色素 P450 酶的氧化。

Ⅱ期代谢包括将Ⅰ期代谢产物与内源性底物结合，形成水溶性更强的非活性结合物，以便肾排泄。

药物排泄

肾排泄是低分子量药物代谢产物的主要排泄途径，这些药物代谢产物有足够强的水溶性以避免被肾小管重吸收。与血浆蛋白结合的药物不会被肾小球过滤。尿液相对于血浆酸性更强，因此一些药物（如：水杨酸盐）在肾中变得非离子化，容易被重吸收。碱化尿液可以加快药物排泄（如：过量服用水杨酸盐后）。对于其他药物（如：氨甲蝶呤、青霉素），药物排泄的主要机制是近曲小管主动分泌。

粪便排泄是高分子量药物、肝葡萄糖醛酸结合后在胆汁中排泄的药物和肠内给药后不被吸收的药物的主要途径。

经胆汁排泄后，一些脂溶性药物在小肠被重吸收，通过门静脉返回肝（"肠肝循环"），从而延长了药物在体内停留的时间。

消除动力学

药物通过代谢和排泄从体循环中排出的过程称为"清除"，即单位时间内完全清除药物的血浆容积。

对于大多数药物，药物消除是一个不会饱和的高容量过程，因此，消除速度与药物浓度成正比。血浆药物浓度减半所需的时间（半衰期，$t_{1/2}$）是固定的，导致药物浓度呈指数下降（图 2.4A），这就是一级动力学。在这种情况下，剂量加倍会导致所有时间点的浓度加倍。

对于一些常见药物（如：苯妥英钠、乙醇），消除能力在常规剂量范围内是饱和的（零级动力学）。在这种情况下，如果给药速度超过最大消除速度，药物会逐渐积累并产生严重毒性作用。

重复给药方案

治疗的目的通常是将血药浓度维持在治疗范围内（图 2.2）数天（如：抗生素），甚至数月或数年（如：降压药、降血脂药）。这需要正确的给药剂量和频率。

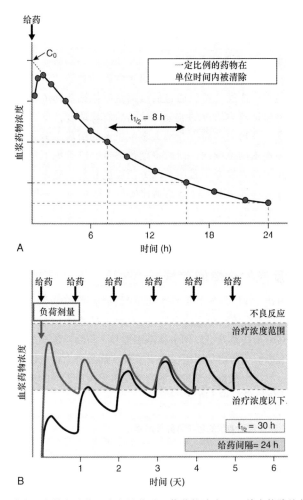

图 2.4（彩图）单次给药和多次给药后血浆药物浓度。**A.** 单次静脉给药后，血浆药物浓度减半的时间（半衰期，$t_{1/2}$）在整个消除过程中是固定的。**B.** 多次给药时，如果每个剂量都是在前一剂量被完全消除之前给药，则峰浓度、平均浓度和谷浓度逐渐上升（黑线）。在最初 3 天的大部分时间里，药物浓度都低于治疗浓度范围。可以通过使用更大的负荷剂量（红线）以更快达到药物稳态浓度

如图 2.4B 所示，达到治疗浓度所需的时间取决于药物半衰期。对于消除和给药一致的药物，通常需要大约 5 个半衰期才能将药物浓度维持在治疗范围以内。这意味着半衰期长的药物（如：半衰期

17

为 36 h 的地高辛）可能在几天时间内看不出疗效。相比之下，半衰期短的药物（如：多巴酚丁胺）必须持续静脉注射，但在几分钟内即可达到治疗的药物稳态浓度。

对于半衰期长的药物，可以给予较大的初始"负荷剂量"以迅速达到治疗浓度，然后通过后续剂量维持该药物浓度。稳态浓度实际上包括药物浓度的波动，给药后有峰浓度，下一次给药前有谷浓度。药物生产商推荐给大多数患者的给药方案，是谷浓度在治疗药物浓度范围内，而峰浓度足够低，以避免不良反应。最佳给药间隔需要权衡患者用药的方便程度和药物稳态浓度。频繁给药（如：每日 4 次）可以达到比每日 1 次给药更平稳的血药浓度，但对患者来说更不方便。"缓释"剂型使半衰期较短的药物吸收速度更慢，从而降低了血药浓度的波动。这对于治疗指数较低的药物尤其重要。

药物反应的个体间差异

通用处方建议是基于众多患者的平均剂量-效应数据。处方医师可能需要根据个体间药效动力学和药代动力学差异（框 2.4）来调整处方。其中一些差异可以用个体基因差异（药物遗传学）或多个基因变异的影响（药物基因组学）来解释。这些概念旨在识别最有可能从某一治疗中获益的患者和最容易受不良反应影响的患者，从而为"个体化给药"开辟道路。

框 2.4　影响药代动力学的患者特异性因素

年龄

- 胎儿及新生儿药物代谢较低，在幼童中加强，然后随着年龄的增长逐渐减退
- 随着年龄增长，肾功能下降，药物排泄逐渐下降

性别

- 女性相对于男性体脂率高，增加了脂溶性药物的分布容积和半衰期

体重

- 肥胖增加脂溶性药物的分布容积和半衰期
- 瘦体重较高的患者药物分布容积更大，而且可能需要更高的药物剂量

肝功能

- 大多数药物的代谢依赖细胞色素 P450 酶，这种酶的功能在晚期肝病中受损
- 低蛋白血症影响高蛋白结合型药物的分布

（续框）

肾功能

- 肾功能以及随年龄增长而下降的肾功能可能导致药物蓄积

胃肠道功能

- 可能因胃动力减弱而延缓了小肠对口服药物的吸收
- 疾病（如：克罗恩病或腹腔疾病）或外科切除术后，小肠黏膜的吸收能力可能减弱

食物

- 胃内食物延缓胃排空，降低药物吸收的速度（但通常不影响药物吸收的程度）
- 一些食物成分会与某些药物结合，影响了药物的吸收

吸烟

- 烟草烟雾中的焦油会促进某些药物的氧化

乙醇

- 经常饮酒可促进肝酶合成，而酗酒可能暂时抑制药物代谢

药物

- 药物之间的相互作用会导致药代动力学的显著变化（框 2.8）

药物治疗的不良结果

处方药物常常需要权衡治疗获益和药物不良反应风险。

药物不良反应（adverse drug reaction，ADR）

重要的定义包括：

- **不良事件**。在患者服药期间发生的有害事件，无论是否与药物有关。
- **药物不良反应（ADR）**。正常使用药物后产生的与用药目的无关或有害的反应，考虑与药物有关。
- **副作用**。除预期治疗效果外的任何药物效果。该术语经常与 ADR 互换使用，尽管"副作用"通常指在治疗浓度内发生的 ADR（如：血管扩张药导致的踝关节水肿）。
- **超敏反应**。一种免疫学的 ADR，经常发生在治疗浓度以下。有些是速发型的，当药物抗原与肥大细胞和嗜碱性粒细胞上的 IgE 相互作用，释放介质所致（如：青霉素相关过敏反

应）。过敏样反应是通过直接的、非免疫介导的方式，释放同
种介质或通过直接激活补体而发生的。超敏反应也通过其他
抗体依赖、免疫复合物或细胞介导的途径发生。

- **药物毒性**。药物浓度无意或有意超出治疗范围（过量）而引
  起的不良反应。
- **药物滥用**。娱乐性药物或治疗药物的滥用可导致成瘾、依赖、
  生理紊乱（如：肝毒性）、心理创伤甚至死亡。

ADR 的发生率

ADR 是一种常见的致病原因，因此仔细询问并记录用药史十分
重要（框 2.5）。随着人口老龄化，多重用药，非处方药、草药和传
统药物的可获得性增加，以及无需处方就能在网上购买药物，ADR
的发病率正逐年升高。ADR 其他危险因素还包括因存在合并症而导
致药代动力学改变（如：肾损害）、低治疗指数和不合理处方。

ADR 降低了患者的生活质量以及对有效治疗的依从性，造成诊
断困难，削弱了患者对医生的信任，消耗了医疗资源。分析表明，
如果处方医师更加警惕药物治疗的危害，可以避免超过一半的 ADR。
框 2.6 列举了容易引起 ADR 的药物。

处方医师和患者都常想知道特定的 ADR 的发生率。用于描

框 2.5　如何采集用药史

来自患者（或护理者）的信息

用清晰的语言采集以下信息（如英文语境下，应使用 "medicine" 而不是
"drug"，因后者可能会误解为毒品）

- 目前的处方药物，包括剂型、剂量、给药途径、频率和时间、疗程
- 容易被遗忘的药物（如：避孕药、非处方药、草药、维生素）
- 最近停用的药物和停药原因
- 既往药物超敏反应；性质及持续时间（如：皮疹、过敏反应）
- 既往 ADR；性质及持续时间
- 治疗的依从性

来自全科医师（general practitioner，GP）和（或）药师的信息

- 最新药物清单
- 既往 ADR
- 每种药物末次处方时间

药物检查

- 检查药物及包装的名称、剂量以及自处方该药物后服用的剂量

框 2.6 导致 ADR 的常见药物

药物或药物分类	常见 ADR
ACEI（如：赖诺普利）	肾功能损害 高钾血症
抗生素（如：阿莫西林）	恶心 腹泻
抗凝血药（如：华法林、肝素）	出血
抗精神病药（如：氟哌啶醇）	跌倒 镇静 谵妄
阿司匹林	消化道毒性（消化不良、消化道出血）
苯二氮䓬类药物（如：地西泮）	困倦 跌倒
β 受体阻滞剂（如：阿替洛尔）	手脚冰冷 心动过缓
钙通道阻滞药（如：氨氯地平）	踝关节水肿
地高辛	恶心和厌食 心动过缓
利尿剂（如：呋塞米、苄氟噻嗪）	脱水 电解质紊乱（低钾血症、低钠血症） 低血压 肾功能损害
胰岛素	低血糖
非甾体抗炎药（如：布洛芬）	消化道毒性（消化不良、消化道出血） 肾功能损害
阿片类药物（如：吗啡）	恶心和呕吐 谵妄 便秘

ACEI，血管紧张素转化酶抑制剂。

述概率的词很容易被误解，但被广泛认可的定义包括：十分常见（≥10%）、常见（1%～10%）、少见（0.1%～1%）、罕见（0.01%～0.1%）和非常罕见（≤0.01%）。

ADRs 的分类

ADRs 可分为以下几类：

- **A 类（"常见"）ADR**。可预测，剂量相关，常见，通常较轻。
- **B 类（"少见"）ADR**。不可预测，治疗剂量范围内没有明显的剂量相关性，罕见且通常严重。
- **C 类（"慢性/持续性"）ADR**。仅在长时间维持用药后才会发生。
- **D 类（"迟发型"）ADR**。在应用药物很久才发生；诊断困难。
- **E 类（"治疗结束后"）ADR**。通常在突然停药后发生。

致畸剂是指可能影响胎儿宫内前 10 周发育的药物（如：苯妥英钠、华法林）。20 世纪 60 年代初的沙利度胺事件突显了药物致畸的风险，也促成了对新药的强制测试。

监测 ADR——药物警戒

A 类 ADR 在药物开发的早期就很明显。然而，当一种新药被批准使用时，可能只有相对较少的患者接触它，所以更罕见的 B 类 ADR 可能仍未被发现。药物警戒是检测和评估 ADR 的过程，以帮助药物监管机构向处方医师和患者提供建议，限制药物许可的适应证或撤回药物。

药物不良反应自愿报告是一种早期预警系统，针对以前未发现的罕见 ADR，但其缺点包括报告率低（仅 10% 严重 ADR 被报告）、无法量化风险（因为 ADR 与处方量的比率是未知的），以及处方医师认知可能影响上报。

许多医疗系统会例行收集患者可识别的处方数据（药物暴露的依据）、医疗事件（如：住院、手术、新诊断疾病）和其他临床数据（如：血液学、生物化学）。利用医学记录链，加上适当的数据保护措施，可以评估药物的危害和获益。

发现患者可能出现 ADR 时，处方医师应该考虑框 2.7 中的特征。其他提示发生 ADR 的特征包括：

- 患者担心药物已经对自己造成了伤害。
- 用药期间临床检查或实验室结果的异常。
- 开始一种可以应对某一 ADR 的新治疗（如：奥美拉唑、别嘌呤醇）。
- 出现 ADR 的危险因素（见前文）。

药物相互作用

因使用一种药物改变了另一种药物的药效或不良反应时，就发生了药物相互作用。尽管药物之间相互作用潜在数量很大，但实际上只有少数相互作用是常见的。当受影响的药物治疗指数低、剂量-

框 2.7　可疑药物不良反应的 TREND 分析

因素	关键问题	注释
时间关系（Temporal relationship）	开始药物治疗和出现不良反应之间的时间间隔有多久？	绝大多数 ADR 在开始治疗后不久即出现，过敏反应在数小时内发生
再用药（Re-challenge）	患者再次使用该药会发生什么？	因为再用药会将患者暴露于不必要的风险中，所以此方法通常不可行
排除（Exclusion）	是否排除了合并用药和其他非药物原因？	ADR 是对非药物原因进行临床评估和相关调查后的排他诊断
少见（Novelty）	该不良反应既往是否有报道？	可疑的 ADR 可以在经监管部门批准的 SPC 中确认和提及
停药（De-challenge）	停用药物或减少剂量时，不良反应会改善吗？	绝大多数但并非全部 ADR 在停药后可以改善，尽管恢复可能缓慢

SPC（summary of product characteristics），产品特性概要。

效应曲线陡峭、首关代谢或饱和代谢高或消除机制单一时，最可能发生药物相互作用。

药物相互作用的机制

当两种药物对同一靶点或生理系统有相加、协同或拮抗作用时，就会发生药效动力学相互作用（框 2.8）。

当一种药物改变另一种药物在其作用部位的浓度时，就会发生药代动力学相互作用。机制包括：

- **吸收相互作用**。影响胃排空的药物会改变其他药物的吸收速度。与其他药物结合的药物（如：抗酸药对环丙沙星）会减少吸收。

- **分布相互作用**。同时使用竞争血浆蛋白结合的药物（如：苯妥英钠和地西泮）会增加游离药物浓度。

- **代谢相互作用**。肝细胞色素 P450（cytochrome P450，CYP）诱导剂（如：利福平）会降低其他药物的血浆浓度，但可能会增强前体药物的活化。CYP 抑制剂（如：克拉霉素）则作用相反。

- **排泄相互作用**。药物引起的肾小球滤过率降低可减少地高辛、锂剂和氨基糖苷类抗生素的清除，从而造成毒性。

框 2.8　常见的药物相互作用

机制	受变药	促变药	结局
药物			
化学反应	碳酸氢钠	葡萄糖酸钙	不溶性碳酸钙沉淀
药代动力学			
↓吸收	四环素	Ca^{2+}，Al^{3+}，Mg^{2+}盐	↓四环素吸收
↓蛋白结合	苯妥英钠	阿司匹林	↑游离及↓总苯妥英钠血浆浓度
↓代谢			
CYP3A4	华法林	克拉霉素	↑抗凝作用
CYP2C19	苯妥英钠	奥美拉唑	苯妥英钠毒性
CYP2D6	氯氮平	帕罗西汀	氯氮平毒性
黄嘌呤氧化酶	硫唑嘌呤	别嘌呤醇	硫唑嘌呤毒性
单胺氧化酶（monoamine oxidase，MAO）	儿茶酚胺类	MAO 抑制剂	单胺所致的高血压危象
↑代谢	环孢素	圣约翰草（贯叶连翘）	免疫抑制作用降低
↓肾排出	氨甲蝶呤	非甾体抗炎药	氨甲蝶呤毒性
药效动力学			
直接拮抗同一受体	沙丁胺醇	阿替洛尔	↓支气管扩张效应
直接增强同一系统	ACE 抑制剂	非甾体抗炎药	↑肾损害风险
通过作用于其他系统间接增强	华法林	阿司匹林，非甾体抗炎药	↑出血风险，因胃毒性＋抗血小板作用

避免药物相互作用

　　处方医师可以通过详细询问用药史、针对明确的适应证开具处方以及谨慎开具治疗指数较低的药物（如：华法林）来避免药物相互作用。优秀的处方医师会将风险告知患者，并安排监测临床疗效（如：对应用华法林的患者进行凝血功能检查）或血浆药物浓度（如：地高辛）。

用药差错

用药差错是指医疗机构专业人员或患者实施的、可能导致不当用药或对患者造成伤害的任何可预防的事件。这包括处方、发放、配制、给药方式或药物浓度监测方面的错误。许多不良事件可能被一位处方医师认定是不幸的 ADR，而可能被另一个处方医师认定为用药差错。

英国最近的研究表明，7% ～ 9% 的医院处方有差错，而且大部分是由初级医生开具的。医院中常见的处方差错包括在入院或出院时遗漏常规药物（"药物核对"差错，占差错的 30%）、剂量错误、无目的性处方和记录不当。

大多数处方差错是由处方医师个人及他们所工作的医疗服务机构共同造成的（框 2.9）。医疗机构越来越鼓励使用人为失误理论

框 2.9 处方差错的原因

系统因素

- 处方医师（或其他人）的工作时间及工作量
- 同事的专业支持和监督
- 信息的有效性（病历）
- 处方表格的设计
- 干扰
- 查对（如：药师审查）
- 报告和评估事件

处方医师因素

知识

- 临床药理学原理
- 常见药物及与之相关的治疗问题
- 工作场所电脑系统的相关知识

技能

- 获取完整用药史
- 获取支持处方的信息
- 与患者的沟通
- 计数 / 计算
- 书写处方

态度

- 积极应对风险及不确定性
- 监察处方
- 检查程序

对错误进行"无责任"报告，并对事件进行"根本原因分析"（图2.5）。电子处方系统可以避免框2.9中提到的导致处方差错的原因，可避免因字迹模糊或剂量错误引起的过失，而且可以辅助临床决策，提醒处方医师药物的禁忌证和药物相互作用。

应对错误

所有处方医师都有可能犯错。当出现错误时，患者的安全应通过临床回顾、补救治疗、监测、在患者病历中记录事件以及通知同事等措施来保护。应该告知那些已经暴露于潜在危害中的患者。处方医师还必须报告还没有应用到患者身上的错误处方，以便其他人可以从中吸取教训，避免类似的事件发生。

药物监督和管理

药物的生产和使用受到政府机构的严格监管。监管机构负责授权、安全监测、批准临床试验以及制定药品开发和制造标准。另外，

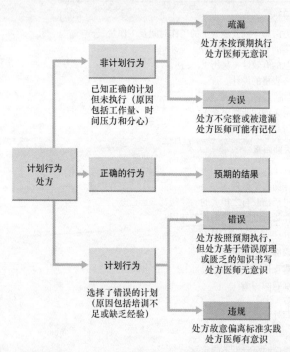

图 2.5 人为错误理论。为防止意外错误，系统必须提供适当的检查流程。当处方医师由于缺乏知识（错误）而无法正确操作时，就会发生预期的错误。预防必须着眼于对处方医师的培训

由于成本和不良反应，卫生服务部门必须考虑受益和有害的证据，通过"药物管理"来优先考虑药物使用。

药物开发和营销

天然存在的药物包括来自罂粟中的吗啡，毛地黄植物中的洋地黄和金鸡纳树皮中的奎宁。尽管动植物来源仍然很重要，但大多数新药是通过识别或合成分子靶点的特定相互作用而来的小分子。

药物开发涉及筛选大量化合物，以寻找能与特定分子靶点在体外相互作用的化合物，从而优化先导化合物的配方，在体外和动物试验中测试疗效和毒性，然后进行临床试验计划：

- Ⅰ期：健康志愿者，进行单剂量，然后重复剂量研究，确定药代动力学、药效动力学和短期安全性。
- Ⅱ期：研究临床有效性、安全性和在目标人群中的剂量-效应关系；为更大规模的研究确定最佳给药方案。
- Ⅲ期：使用相关的临床终点，对目标患者进行大型、昂贵的试验，以确认相对于安慰剂或替代疗法的安全性和有效性。
- Ⅳ期：上市后的首个适应证——评估新的适应证、剂量或剂型，长期安全性或成本效益。

该过程通常需要超过 10 年，并且可能需要花费高达 10 亿美元。然后，制造商拥有了规定的专利期限（10～15 年）以收回开发成本。在专利期满之后，"仿制药"制造商可能会生产更便宜的药物配方。

较新的"生物"产品（例如重组抗体）需要涉及特定细胞系、分子克隆和纯化的复杂制造。在专利到期后，其他制造商可以开发具有类似药理作用的类似产品（生物仿制药）。

近年来制药业生产的新药数量有所下降。新型制剂越来越多地瞄准复杂的第二信使系统、细胞因子、核酸和细胞网络。例如单克隆抗体、小干扰 RNA、基因治疗和干细胞疗法。

许可新药

基于制造商提出的证据，新药被授予"市场许可"。监管机构还需确保随附的信息（产品特性摘要）反映了已提供的证据。

批准类别包括：

- **管制药物**。对供应和所有权进行法律控制，以防止滥用（如阿片类药物）。
- **仅处方药**。仅在相称的医师开具处方后，才能从药师那里获得。
- **药店**。无需处方即可从药师那里获得。

● **普通销售清单**。没有处方的情况下"非处方"购买。

处方医师有时可能会在通常的适应证之外直接使用药物（"超适应证"处方）。例如，在批准的年龄组之外开处方。他们也可能开适应证未经批准的药物；或所有批准的药物已造成不良反应。当处方是"超适应证"或未经许可时，对处方医师的要求越来越高，要求他们能够证明自己的行为，并告知患者与其就决定达成一致。

药物营销

制药业积极向处方医师推销药品。在一些国家，还向患者推销药品。处方医师通过赞助的教育会议和期刊广告间接成为目标，以及被公司代表直接拜访。尽管有相互矛盾的证据，但这种慷慨可能会造成利益冲突和对某种药物的偏好。

药物使用管理

尽管处方医师可以合法地开出任何批准的药物，但最好限制他们的选择，把重点放在最有效和最具成本效益的选择上。通过这种方式，处方医师（和患者）熟悉的药品较少，药房就能有效地维持库存。

确保最佳使用现有药物的过程通常涉及国家（如英国国立临床规范研究所，National Institute for Clinical Excellence，NICE）和地方（如药物和治疗委员会）组织。

评估证据

药物通常在高质量的随机对照试验（randomized controlled trial，RCT）中进行评估，其结果可以通过系统评价来考虑（图 2.6）。理想情况下，数据包括与安慰剂的比较，以及与替代疗法的直接比较。然而，在选定人群中进行的试验可能不适用于个别患者。由于行业资助和研究人员倾向于具有积极影响的研究，可能会引入细微的偏倚。偏倚的一个常见例子是预测试验中报告的临床事件的相对和绝对风险之间的差异。如果在接受安慰剂治疗的 50 名患者中有 1 名（2%）出现临床事件，但在接受积极治疗的 100 名患者中只有 1 名（1%）出现临床事件，则治疗的影响可以描述为相对风险降低 50%或绝对风险降低 1%。虽然前者听起来令人印象深刻，但后者对患者更为重要。这意味着为了使 1 名患者获益，必须有 100 名患者接受治疗（与安慰剂相比）。这说明了大型临床试验可能在统计学上显著降低相对风险，但对临床的影响很小。

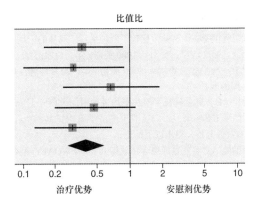

比值比

治疗优势　　　　安慰剂优势

图 2.6 （彩图） 对随机对照试验证据的系统回顾。这张森林图显示了在荟萃分析中的五项随机对照试验中，与安慰剂相比，华法林对房颤患者脑卒中可能性的影响。对于每项试验，紫色框与参与者数量成比例。刻度线表示平均比值比，黑线表示 95% 的置信区间。并非所有的试验都显示出具有统计学意义的影响（置信区间跨越 1.0）。然而，荟萃分析（黑色菱形）证实了一个非常显著的获益。总体比值比为 0.4，表明与这些试验的参与者匹配的患者，接受华法林治疗可降低平均 60% 的风险

成本效益评估

新药往往比标准治疗更有效，但价格更昂贵。预算是有限的，因此不可能为所有新药提供资金，且新药需要用艰难的伦理和财务决策。成本效益分析通过将健康收益的成本除以收益的大小来表示不同治疗的相对成本和结果。要比较干预措施对不同临床结果的价值尤其困难。一种方法是，如果使用新药而不是标准治疗，则计算每个获得的质量调整生命年（quality-adjusted life year，QALY）的成本（框 2.10）。这种方法的问题包括需要在试验数据持续时间之外推断结果，所有年龄段获得的 QALY 都具有同等价值的假设，以及常常存在不同的标准治疗方法。这些评估很复杂，通常在国家层面（如英国 NICE）进行。

执行建议

临床指南中关于药物治疗特点的许多建议是由专家组在对证据进行系统回顾后提出的。指南为处方医师提供了建议而不是义务，有助于促进更一致和更高质量的处方。然而，这些证据往往不考虑成本效益，而且可能受到证据质量的限制。指南不能预测个别患者之间的差异程度，这些患者可能有意外的禁忌证或选择不同的治疗

框 2.10   成本效益分析

一项为期两年的临床试验，比较了两种治疗结肠癌的干预措施：

- 治疗 A：标准治疗，费用＝ 1000 英镑 / 年，口服治疗
- 治疗 B：新治疗，费用＝ 6000 英镑 / 年，每月静脉注射，通常伴随一周的恶心

新的治疗（B）显著延长了疾病平均进展时间（18 个月 *vs.* 12 个月），降低了总死亡率（40% *vs.* 60%）。卫生经济学家对试验的生存曲线建模，并进行了成本效益分析，得出以下结论：

- 干预措施 A：可使普通患者在效用 0.7 ＝ 1.4 QALYs（成本 2000 英镑）的条件下增加 2 年寿命
- 干预措施 B：可使普通患者在效用 0.6 ＝ 1.8 QALYs（成本 18 000 英镑）的条件下增加 3 年寿命

卫生经济学家得出结论，治疗 B 提供了额外的 0.4 QALY，额外成本为 16 000 英镑，这意味着 ICER ＝ 40000 英镑 /QALY。他们建议，基于其可接受的成本门槛为 30 000 英镑 /QALY，不应为新疗法提供资金

ICER（incremental cost-effectiveness ratio），增量成本-效果比；QALY（quality adjusted life year），质量调整生命年。

优先顺序。当偏离国家指南时，处方医师应该能够证明其做法是正确的。

额外的处方建议通常由地方实施，或者由资助卫生保健的机构强制实施。大多数医疗保健机构都有一个药物和治疗委员会，由医务人员、药师、护士和管理人员组成。该小组制定当地处方指南，维护当地处方，并评估使用新药的请求。地方药品处方集包含的药品列表比国家药品处方集更有限，因为后者列出了所有可用的许可药品，而不仅仅是批准用于地方的药物。

处方实践

处方决策

处方应以理性的方式应对一系列挑战（见框 2.1）。

做出诊断

理想情况下，这应该是确定的诊断，但实际上，很多处方都是基于几种可能的诊断中最有可能的一种。

确立治疗目标

在缓解症状（如疼痛、恶心、便秘）时，这一点很明显。但其他目标对患者来说不太明显，例如在预防性治疗方面（如 ACEI 可预

防慢性心力衰竭患者住院，并延长其寿命）。处方医师应该与患者就成功的目标和衡量标准达成一致（一致性）。

选择治疗方法

药物治疗通常只是几种可用方法中的一种。处方医师应该考虑是否比不治疗或替代治疗（如物理治疗、心理治疗、手术治疗）更好。在评估利弊平衡时应考虑的因素汇总在框 2.11 中。

选择药物

对于大多数适应证，有不止一种药物或一类药物可供选择。处方医师需要考虑对个体患者的最佳选择，考虑到：

吸收：患者可能会发现一些口服制剂无法耐受或可能导致呕吐，需要非消化道给药。

分布：对特定组织的分布有时决定了选择（例如林可霉素和克林霉素集中在骨骼）。

代谢：严重肝病患者应避免使用广泛代谢的药物。

排泄：肾功能受损的患者应避免使用依赖于肾排泄的药物。

疗效：除非替代品更方便、更安全或更便宜，否则应选择疗效最好的药物。

避免不良反应：处方医师应避免使用可能引起不良反应或加重合并症情况的药物（如 β 受体阻滞剂用于哮喘患者的心绞痛）。

疾病特点：抗生素治疗应以已知或怀疑的病原体敏感性为基础。

疾病的严重程度：药物（如镇痛药）的选择应与疾病的严重程度相对应。

并存疾病：可能通过原计划的治疗来改善，也可能排除这种治疗。

避免不良药物相互作用：处方医师应避免使用可能相互作用的药物组合（框 2.8）。

患者依从性：处方医师应该选择给药时间简单或易于给药的

框 2.11　平衡药物治疗利弊时应考虑的因素

- 疾病或症状的严重性
- 药物疗效
- 潜在不良反应的严重性
- 不良反应的可能性
- 替代药物或非药物治疗的疗效
- 替代药物或非药物治疗的安全性

药物。

费用：如果两种药物具有同等的疗效和安全性，处方医师应选择价格较低的药物（如仿制药或生物仿制药）。

遗传因素：极少数情况下，基因型可能会影响药物的选择（药物基因组学）。

选择给药方案

处方医师必须选择剂量、给药途径和给药频率，才能在目标组织内达到有效的稳态药物浓度，而不会产生毒性。制造商的剂量建议是基于普通患者的，但针对单个患者的最佳方案从来都不确定。合理开出处方涉及一些一般原则：

剂量调整：通常从低剂量开始，按需缓慢增加剂量。如果患者容易出现不良的药效动力学效应或变化的药代动力学（如肝或肾损害），以及使用治疗指数低的药物时，这一点尤为重要。相反，当早期效果很重要但药物半衰期较长（如地高辛、华法林、胺碘酮）时，在适当的维持剂量之前给予初始负荷剂量（图 2.4）。

如果出现不良反应，应减少剂量，或开另一种替代药物。如果与另一种协同药物（如硫唑嘌呤可减少炎症性疾病对糖皮质激素的需求）联合使用，则更低剂量可能已足够。剂量-效应曲线的形状意味着更高的剂量可能不会增加疗效，但可能会增加毒性。

途径：影响给药途径的因素见框 2.12。

框 2.12　影响给药途径的因素

因素	示例
只有一种给药途径	格列齐特（口服）
患者依从性	吩噻嗪类药物（精神分裂症患者每周两次 IM，而不是每日片剂）
吸收不良	呋塞米（严重心力衰竭时 IV，非口服）
快速作用	氟哌啶醇（急性行为障碍时 IM，非口服）
呕吐	吩噻嗪（恶心时经直肠或颊黏膜，非口服）
避免首关代谢	硝酸甘油（心绞痛时经舌下）
局部应用，避免全身暴露	在哮喘时吸入类固醇治疗
容易操作	地西泮（若癫痫持续状态下难以 IV，经直肠）
安慰	吗啡（临终关怀时皮下注射，非 IV）

频率：频率较低的剂量更方便，但会导致药物浓度峰谷之间的波动更大（图 2.4）。峰值可能导致不良反应（如服用降压药后头晕），波谷可能与效果丧失有关（如抗震颤麻痹药）。改善释放剂型或分次给药是可能的解决方案。

服药时间：对许多药物来说，服药时间并不重要；然而，对其他药物来说，作用的时间会有所不同（如早晨服用利尿剂以避免夜间利尿）。

剂型：有些药物可以选择不同的剂型，这可能影响适口性、吸收性和生物利用度。在这些因素很重要的情况下，处方药物有时应该按品牌名称而不是国际"通用"名称。

疗程：从单次给药（如心肌梗死溶栓）到一个疗程（如抗生素）再到长期治疗（如胰岛素、抗高血压药、左旋甲状腺素）。

使患者参与

患者应尽可能地参与治疗药物的选择。重要的是，向他们提供足够的信息，让他们了解选择，知道治疗预期效果，并了解所需要的任何监测。

有证据表明，慢性预防性治疗药物剂量有多达一半没有服用。这被称为"不依从"，可能是故意的，也可能非故意。不依从降低了患者受益的可能性，并在浪费药物和不必要的医疗保健方面增加成本。一个重要的原因可能是在治疗目标上与医生缺乏一致性。一个更加开放和共享的决策过程可能会在一开始就解决任何误解，促进更好的依从性，以及提高对医疗服务的满意度和对处方医师的信心。让患者充分参与共同决策有时会受到各种因素的限制，如有限的会诊时间和交流复杂数据的挑战。

停止药物治疗

定期回顾长期治疗以评估是否需要继续治疗是很重要的。老年患者热衷于减轻药物负担，并经常准备在长期预防性治疗上做出妥协，以实现这一目标。

特殊情况处方

肾病患者处方

肾功能不全的患者（估算的肾小球滤过率 < 60 ml/min）需要减少主要由肾清除的药物的维持剂量，以避免蓄积和毒性。框 2.13 列出了需要对肾病患者格外小心的药物实例。

框 2.13　患有肾病或肝病的患者需谨慎服用的一些药物

肾疾病	肝疾病
增强药效作用	
ACEI 和 ARRs（肾功能不全，高钾血症）	华法林（由于凝血因子合成减少而增加抗凝作用）
二甲双胍（乳酸酸中毒）	二甲双胍（乳酸酸中毒）
螺内酯（高钾血症）	氯霉素（骨髓抑制）
非甾体抗炎药（肾功能受损）	非甾体抗炎药（胃肠道出血，液体潴留）
磺脲类（低血糖）	磺脲类（低血糖）
胰岛素（低血糖）	苯二氮䓬类药物（昏迷）
药代动力学处理改变（减少清除率）	
氨基糖苷类（如庆大霉素）	苯妥英
万古霉素	利福平
地高辛	普萘洛尔
锂剂	华法林
其他抗生素（如环丙沙星）	地西泮
阿替洛尔	利多卡因
别嘌呤醇类	阿片类（如吗啡）
氨甲蝶呤	
头孢菌素	
阿片类（如吗啡）	

肝病患者处方

　　肝具有很强大的药物代谢储备能力，因此仅在患有晚期肝病的患者中（如，当出现黄疸、腹水、低蛋白血症、营养不良或肝性脑病时）才需要调整剂量。急性肝炎、肝淤血或肝内动静脉分流（如肝硬化）的患者肝的药物清除率也可能降低。目前尚无良好的肝药物代谢能力检测方法，因此剂量应根据反应和不良反应指导。框 2.13 列出了一些需要对肝病患者格外小心的药物。

老年患者处方

　　老年患者在开处方时需要特别关注，原因是：排泄 / 肾功能受损对药物的敏感性增加，特别是大脑（镇静或谵妄）；多种合并症；多药引起的药物相互作用；认知障碍、吞咽困难和复杂的治疗方案导致的药物依从性差（剂量盒可以提供帮助）。

怀孕或哺乳期的妇女处方

应尽可能避免孕期开处方，以最大限度地降低对胎儿的风险；但是，对于先前存在的问题（如癫痫、哮喘）或妊娠相关问题（如孕吐、妊娠糖尿病）可能有必要开处方。约 35% 的妇女在妊娠期间至少服用一次药物，6% 的女性在妊娠早期服用药物（不包括铁、叶酸和维生素）。妊娠期间的特殊处方问题有：

- **致畸**：与妊娠 2 ～ 8 周服用的药物尤其相关。常见的致畸药物包括类视黄醇、细胞毒素、血管紧张素转化酶抑制剂、抗癫痫药和华法林。
- **妊娠后期对胎儿的不良影响**：如四环素可能会影响正在生长的牙齿和骨骼。
- **母体药代动力学改变**：细胞外液量和 V_d 增加。一些结合球蛋白增加。胎盘新陈代谢和肾小球滤过率增加提高了药物的清除率。总体效果是许多药物的血浆水平下降。

母乳中排出的药物可能会对婴儿造成不良影响。在治疗孕妇或哺乳母亲时，处方医师始终应查阅每种药物或可靠处方的数据表。

处方书写

处方应该准确、明确、清晰、易懂。提供的信息必须包括：

- 日期
- 患者的身份证明资料
- 药物名称、剂型和剂量
- 给药频次、给药途径和给药方式
- 提供的数量和标签说明（仅基层医疗）
- 处方医师的签名

医院处方

尽管全科医生的处方越来越电子化，但多数医院处方仍然以处方和用药记录为基础（药物图表，图 2.7）。目前使用的图表种类繁多，处方医师必须熟悉当地版本。大多数包含以下部分：

- **患者基本信息**：（通常在地址记录标签上）包括姓名、年龄、出生日期、住院号码和地址。
- **既往的不良反应 / 过敏史**：基于用药史和（或）医疗记录。
- **其他药物图表**：这些图表记录了其他医院处方（如抗凝剂、

处方和用药记录

A

标准表

医院/病房：	W26	咨询者：	*Maxwell*	患者姓名：	*John Smith*
体重：	78 Kg	身高：	1.84 m	住院号：	*WGH5522589*
修改日期：	14. 2.18			出生日期：	*16/10/64*
出院处方					（此处粘贴打印标签）
完成日期：—		完成者：—			

其他药品表	既往不良反应 （必须先填写，然后才能在此表上开处方）				
日期	药名	药名	反应说明	完成者	日期
14. 2.18	吸氧	青霉素	严重反应（住院）年龄15岁时	*S. Jones*	14. 2.18
14. 2.18	华法林	头孢氨苄	2006年皮疹（已停止）	*S. Jones*	14. 2.18

B

一次性用药

日期	时间	药品（批准名称）	剂量	给药途径	处方医师签名和打印	给药时间	授权者
14. 2.18	16.00	硫酸吗啡	5 mg	IV	*S. JONES*	16.20	ST
14. 2.18	16.00	三硝酸甘油酯	2 mg	舌下	*S. JONES*	16.10	DK
14. 2.18	16.00	甲氧氯普胺	10 mg	IV	*S. JONES*	16.20	ST

C

常规药		日期 → 时间 ↓	2018年2月							
			14	15	16	17	18	19	20	21
药物（批准名称） 阿莫西林		6								
剂量 500 mg	用法 口服	⑧	X	DK	RB	RB	DK		X	X	X	X
		12								
处方医师：签名和打印 *S. JONES*	开始日期 14. 02.18	⑭	X	DK	2	RB			X	X	X	X
		18								
备注 用于胸部感染	药店	㉒	X	DK	RB	RB			X	X	X	X
药物（批准名称） 氨氯地平		6								
剂量 5 mg	用法 口服	⑧	X	DK	RB	因持续性踝部 水肿而停药 *S. Maxwell 16.02.18*				
		12								
处方医师：签名和打印 *S. JONES*	开始日期 14. 02.18	14								
		18								
备注 用于高血压	药店	22								

D

按需治疗

药品（批准名称） 对乙酰氨基酚		日期	16.2
		时间	11.15
剂量和频次 1g 每4h 1次	用法 口服	剂量	1 g
		姓名缩写	DK
开处方者-签名和打印 *S. JONES*	开始时间 16. 02.18	日期 时间	
并发症/备注 疼痛时 最大剂量 4g/24 h	药店	剂量 姓名缩写	

胰岛素、氧气、液体）。

- **一次性用药**：用于开具不常用药物的处方，如单剂预防性抗生素。
- **常规药物**：数天或连续服用的药物，如一个疗程的抗生素、抗高血压药。
- **按需给药**：为缓解症状而开出的药物，通常由护理人员酌情决定（如镇吐、镇痛药）。

处方医师应意识到处方错误的风险（框 2.14 和框 2.9），考虑开处方的合理依据。然后按照图 2.7 所示的指南开具处方。

出院（带药）处方

出院时提供的处方至关重要，因为它详细说明了治疗要点并将处方责任转移至基层医疗。准确性是至关重要的，尤其是确保任何应该停止的医院药物不包括在内，以及明确短期使用的药物。记录在医院发生的任何重大不良反应，以及任何所需的具体监测或复查。

基层医疗处方

在许多医疗保健系统中，社区处方是电子化的，从而使清晰度

图 2.7　医院处方和管理示例记录。**A.** 首页。包括患者识别号、体重和身高、咨询者、其他处方表和既往不良反应。**B.** "一次性用药"。用于不太可能定期重复使用的药物。通用、国际、非专利药品名用大写印刷体清楚地书写。唯一例外的是不同品牌的剂型之间存在巨大差异（例如缓释制剂）和没有通用名称的复方制剂。剂量单位：可以接受 "g" 和 "mg"，但必须完整填写单位（units）和微克（micrograms）。对于液体，以 mg 为单位填写剂量；对于复方制剂或强度未用重量表示的情况下才使用 "ml"（如肾上腺素 1/1000）。随强度的变化，除 "喷" 的次数外，一律包括吸入性药物的剂量。广泛接受的给药途径缩写有：IV、IM、SC、SL、PR、PV、NG、INH 和 TOP。口服 "oral"优于 "PO"。为滴眼液和滴耳药指定 "右" 或 "左"，处方医师应清楚地签名并打印姓名，处方上应注明日期和给药时间。**C.** "常规药"。每种药物的名称、剂量、给药途径和给药频次都是必需的。拉丁语中剂量频率的缩写为：每日 1 次——"OD"；每日 2 次——"BD"；每日 3 次——"TDS"；每日 4 次——"QDS"；早上——"OM"；晚上——"ON"；以及立即——"STAT"。常规药品的用药时间应与药品查房时间一致，并圈出。如果治疗时间有限，则划掉随后几天的治疗。"备注" 框用于传达额外的信息（如吸入器装置、药物水平采样时间等）。通过在停药时画一条垂直线，并在药品详细信息和给药框中画一条对角线来停药。该符号应签名并注明日期，并应写注释加以说明。**D.** "按需治疗药品"。这些处方药的管理由护理人员自行决定。处方必须清楚说明适应证、频次、一天中的最小剂量间隔和一天中的最大剂量

框 2.14 高风险处方举例

- 尝试修改有效处方（如更改剂量 / 时间）——*始终避免并重新开始*
- 在多张处方表或多组备注的情况下写药物——*避免*
- 在完成处方的过程中转移注意力——*避免*
- 开高风险药物（如抗凝剂、阿片类药物、胰岛素、镇静剂）时——*必要时寻求帮助*
- 开肠外药物——*小心*
- 匆忙开处方（如在匆忙的病房中）——*避免*
- 开不熟悉的药物——*如有需要，请查阅规定并寻求帮助*
- 将多个处方从过期的图表转录为新的处方——*审核每个理由*
- 根据另一个来源的信息（如转诊记录）开具处方（列表可能包含错误，有些药物可能是患者疾病的原因）——*按新处方标准审核每种药物的理由*
- 写下要服用的药物（因为这些药物将成为患者近期的常规药物）——*注意并在必要时寻求建议*
- 计算药物剂量——*请同事进行独立计算，或使用经批准的电子剂量计算器*
- 开听起来或外观相似的药物（如氯苯那敏和氯丙嗪）——*小心*

问题无关紧要，限制了可以使用的剂量范围，并强调了潜在的相互作用。与全科医生处方更相关的其他重要问题包括：

- **剂型**。处方需要为配药药师指定剂型（如片剂或口服混悬液）。
- **供应量**。在医院里，药师负责组织这项工作。在其他地方，必须将其指定为片剂数量或疗程。乳霜和软膏以克为单位，洗剂以毫升为单位。
- **管制药**。这些处方（如阿片类药物）受附加法律约束。在英国，它们必须以文字和数字载明患者和处方医师的地址、制剂的形式和浓度，以及总量 / 剂量单位的数量。
- **"重复处方"**。很多全科医生的处方都涉及慢性药物的"重复处方"。这些通常是自动生成的，但处方医师仍然要负责定期审查。

药物治疗监测

处方医师应该衡量药物的有益和有害的影响，以做出有关剂量调整、停药或替代治疗的决定。监测可以是主观的，通过症状；也可以通过测量效果进行客观的监测。或者，可以根据血药浓度与药物疗效的密切相关性来监测血药浓度。

临床和替代终点

理想情况下，直接测量临床终点，并滴定药物剂量，以实现有效治疗和避免毒性。有时这是不切实际的，因为临床终点是未来事件（如他汀类药物预防心肌梗死）；在这些情况下，可以选择替代终点来预测成功或失败。如，血清胆固醇作为心肌梗死风险的替代指标，或者血清 C 反应蛋白作为监测胸部感染的炎症指标。

血浆药物浓度测量

出现以下情况是合理的：

- 临床终点和替代效应很难监测。
- 血药浓度和临床疗效之间的关系是可以预测的。
- 治疗指数偏低。

框 2.15 列出了常见示例。

与剂量有关的采样时间

在最初的吸收和分布阶段进行的测量是不可预测的，因此通常在剂量间隔结束时（"波谷"或"给药前"）采集。在引入药物或改变剂量后，稳态需要 5 个半衰期才能达到（除非给出了负荷量）。

解读结果

许多药物都有一个靶点范围，是基于治疗效益和毒性的平均阈值，但是治疗范围内，个体可能产生毒副作用。对于高蛋白结合药物（如苯妥英），只有未结合的药物具有药理活性。因此，尽管"总"浓度较低，低蛋白血症患者的未结合药物可能具有治疗性甚至毒性浓度。

框 2.15　常用血浆药物浓度监测的药物

药物	半衰期（h）[a]	备注
地高辛	36	达到稳态需要几天时间。给药后 6 h 取样。可用于确认毒性或非依从性的水平，但临床有效性更适合通过心室率来评估
庆大霉素	2	预剂量最低浓度应 < 1 μg/ml，以确保避免蓄积（引起肾毒性和耳毒性）
左旋甲状腺素	> 120	达到稳态可能需要长达 6 周的时间
锂剂	24	达到稳态需要几天时间。给药后 12 h 取样
苯妥英	24	给药前最低浓度应控制在 10 ～ 20 mg/L，以避免蓄积
茶碱（口服）	6	达到稳态需要 2 ～ 3 天时间。服药后 6 h 取样。治疗指数低
万古霉素	6	给药前最低浓度应为 10 ～ 15 mg/L，以确保疗效，避免蓄积和肾毒性

[a] 半衰期在不同的剂型和不同的患者之间有很大的差异。

3

中　　毒

陈育全　万春琴　刘　岗　译
刘　岗　吴文娟　赵　瑞　南　勇　刘孜卓　审校

急性中毒患者的数量约占英国住院人数的1%。在发达国家，最常见是使用处方或非处方药物进行故意自残，其中对乙酰氨基酚、抗抑郁药和毒品最常见。意外中毒在儿童和老年人中也很常见。中毒是年轻人的主要死因，且通常死于入院前。在发展中国家，使用有机磷农药和除草剂自残在部分地区常见，而且往往是致命的。

中毒患者的一般处理方法

分类

● 立即评估生命体征。● 识别毒物，并获得相关信息。● 识别有进一步自残风险的患者，并消除其风险。

危重患者必须进行复苏。

病史

尝试了解清楚：

● 摄入毒物的类型和量。● 摄入的时间和摄入方式。● 是否同时摄入酒精或其他药物。● 是否有任何证人能证实这些信息。● 全科医生开过什么药物。● 自杀的风险有多大。● 患者是否能够做出合理的决定。● 是否有其他重要的疾病。

请注意，患者有时可能会隐瞒信息、夸大或故意误导工作人员。

对叮咬中毒患者，要了解清楚：

● 被叮咬的时间。● 毒源生物体是什么样的。● 如何发生的。● 是否有多次叮咬伤。● 采用了什么急救措施。● 患者有什么症状。● 患者是否有其他疾病，是否定期治疗，是否有过类似癫痫发作或已知的过敏史。

中毒患者的临床检查（图 3.1）

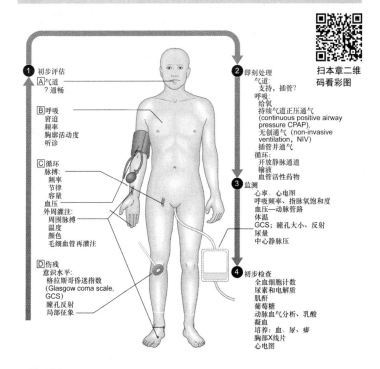

扫本章二维
码看彩图

① 初步评估
A 气道
? 通畅

B 呼吸
窘迫
频率
胸廓活动度
听诊

C 循环
脉搏：
频率
节律
容量
血压
外周灌注：
周围脉搏
温度
颜色
毛细血管再灌注

D 伤残
意识水平：
格拉斯哥昏迷指数
(Glasgow coma scale,
GCS)
瞳孔反射
局部征象

② 即刻处理
气道：
支持，插管?
呼吸：
给氧
持续气道正压通气
(continuous positive airway
pressure CPAP),
无创通气 (non-invasive
ventilation, NIV)
插管并通气
循环：
开放静脉通道
输液
血管活性药物

③ 监测
心率、心电图
呼吸频率、指脉氧饱和度
血压—动脉管路
体温
GCS；瞳孔大小、反射
尿量
中心静脉压

④ 初步检查
全血细胞计数
尿素和电解质
肌酐
葡萄糖
动脉血气分析、乳酸
凝血
培养：血、尿、痰
胸部X线片
心电图

识别危重患者

心血管疾病征象	呼吸系统疾病征象	神经系统疾病征象
• 心跳停止	• 气道通畅度受威胁或阻塞	• 气道通畅度受威胁或阻塞
• 心率<40次/分或>140次/分	• 喘鸣，肋间肌内陷	• 无呕吐或咳嗽反射
• 收缩压<100 mmHg	• 呼吸停止	• 无法维持正常的氧分压和
• 组织缺氧:	• 呼吸频率<8次/分或>35次/分	二氧化碳分压
周围灌注不良	• 呼吸窘迫: 辅助呼吸肌的使用,	• 无法完成指令动作
代谢性酸中毒	不能说完整的句子	• GCS<10
高乳酸血症	• 高流量吸氧下血氧饱和度<90%	• 意识水平突然下降 (GCS
• 容量复苏反应不良	• 二氧化碳分压升高>8 kPa	下降>2)
• 少尿: <0.5 ml/ (kg•h)	(>60 mmHg), 或者比"正常"	• 反复或长时间发作
(检查尿素氮、肌酐、K$^+$)	水平高>2 kPa (>15 mmHg)	
	同时伴酸中毒	

图 3.1 （**彩图**）中毒患者的临床检查

临床检查

在前文中做了总结。可能有针孔或自残的痕迹，例如前臂上有刀割的痕迹。瞳孔大小、呼吸频率和心率可能有助于缩小潜在毒物的范围。GCS 最常用来评估意识受损的程度。根据摄入的剂量和患者的体重有助于确定是否可能发生毒性反应。当患者失去意识且无相关病史时，必须排除其他原因引起的昏迷（尤其是脑膜炎、脑出血、低血糖、糖尿病酮症酸中毒、尿毒症和脑病）。某些类别的药物会引起一系列有助于诊断的典型症状，例如胆碱能、抗胆碱能、镇静或阿片类作用。

检查

所有患者均应检测尿素、电解质和肌酐，循环或呼吸损伤患者应行动脉血气分析。药物浓度的检测可以有力地指导某些特定毒物（例如对乙酰氨基酚、水杨酸盐、铁、地高辛、碳氧血红蛋白、锂和茶碱）的治疗。尿液药物筛查的临床作用有限。

精神评估

对于自残时发生药物过量的患者应在出院前接受专业的精神病评估，但最好是在中毒康复后。其目的是确定自杀的短期风险，并确定潜在的可治疗的医学、精神或社会等问题。自杀的危险因素见框 3.1。

中毒患者的管理

眼或皮肤污染应采用适当的清洗或冲洗。新近摄入明显过量药物的患者需要及时采取进一步措施来防止吸收和加强清除：

● 除了不会被活性炭结合的毒物（乙二醇、铁、锂、汞和甲醇），如果在就诊前 1 h 内摄入了可能中毒量的毒物，则可给予活性炭浆口服（50 g）。● 洗胃术不及活性炭结合的效果，故很少有适应

框 3.1　自杀的危险因素

● 精神疾病（抑郁症、精神分裂症）

● 老年人

● 男性

● 独居

● 失业

● 近期丧亲、离婚或分居

● 慢性病

● 使用毒品或酗酒

● 写自杀笔记者

● 曾经试图自杀（特别是用暴力方法自杀）

证。● 聚乙二醇灌肠可用于铁或锂过量的处理，也可用于冲出违禁药物包。● 静脉输注碳酸氢钠，碱化尿液可以促进水杨酸盐和氨甲蝶呤的清除。● 血液透析偶尔用于水杨酸、乙二醇、甲醇、锂或丙戊酸钠的严重中毒。● 血液灌流有助于消除茶碱、苯妥因钠、卡马西平和巴比妥类药物。● 输注脂肪乳剂可用于降低脂溶性药物（如三环类抗抑郁药物）的组织浓度。

解毒剂可用于某些毒物，并通过多种机制发挥作用（框 3.2）。

对于多数毒物来说，解毒剂和加速毒物排出的方法是不合适、无法获得或缺乏的。预后主要取决于对症支持治疗和并发症的治疗。

特定药物中毒

对乙酰氨基酚

对乙酰氨基酚过量会引起肝损伤，偶见肾衰竭。首选的解药是静脉注射 N - 乙酰半胱氨酸（NAC，一些国家有口服剂），如果在过

框 3.2　解毒剂及其作用机制

作用机制	解毒剂举例	针对的毒物
谷胱甘肽补充剂	乙酰半胱氨酸 甲硫氨酸	对乙酰氨基酚
受体拮抗剂	纳洛酮	阿片类药物
	氟马西尼	苯二氮䓬类药物
	阿托品	有机磷化合物 氨基甲酸盐
乙醇脱氢酶抑制剂	甲吡唑	乙二醇
	乙醇	甲醇
螯合剂	去铁敏	铁
	羟钴胺素 乙二胺四乙酸二钴	氰化物
	二巯基丁二酸 依地酸钙钠	铅
还原剂	亚甲蓝	有机亚硝酸盐
胆碱酯酶再激活剂	解磷定	有机磷化合物
抗体片段	地高辛免疫抗体片段（Fab）	地高辛

量后 8 h 内使用，则可防止中毒的发生。需要治疗的血药浓度阈值水平见图 3.2。过量超过 8 h 的患者应立即使用 NAC 治疗，如果对乙酰氨基酚血药浓度水平低于治疗线，则可停止输注 NAC。

应监测肝肾功能、凝血酶原比值（或 INR）和静脉碳酸氢盐。碳酸氢盐减少或严重肝功能异常的患者应监测动脉血气和乳酸盐。

对乙酰氨基酚中毒伴危及生命的肝衰竭患者，应考虑肝移植。如果在一段时间内多次摄入对乙酰氨基酚（交错的用药过量），此时对乙酰氨基酚的血药浓度将不能作为临床和用药依据。尽管各国之间的治疗阈值有所不同，但 NAC 仍有适应证。

水杨酸盐（阿司匹林）

水杨酸盐过量的症状包括恶心、呕吐、耳鸣和耳聋，可直接刺激呼吸中枢而导致过度通气。严重中毒的表现包括血管舒张伴出汗、高热、代谢性酸中毒、肺水肿、肾衰竭、躁动、谵妄、昏迷和痉挛。

在摄入过量水杨酸盐 1 h 内使用活性炭是有效的。有症状患者可在摄入后 2 h 测量血浆水杨酸盐浓度，而且由于药物持续的吸收可反复进行监测。在评估病情严重程度时，临床状态比水杨酸盐浓度更重要。应通过仔细补液来纠正脱水，并在血钾纠正后用 8.4% 碳酸氢钠静脉输注治疗代谢性酸中毒。对于水杨酸盐浓度大于 500 mg/L 的

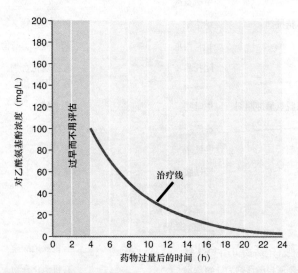

图 3.2 对乙酰氨基酚治疗图（英国）。在治疗线以上，治疗的获益大于风险。在治疗线之下，治疗的风险大于获益

成年人，建议碱化尿液治疗。

假如持续性代谢性酸中毒或严重的中枢神经系统反应（昏迷、抽搐）时或血清水杨酸盐大于 700 mg/L，则应考虑血液透析。

非甾体抗炎药

非甾体抗炎药过量通常只引起轻微的胃肠道不适（如轻度腹痛、呕吐和腹泻），罕见情况下会抽搐。这些症状通常是自限性的，很少需要气道保护和吸氧之外的其他治疗。活性炭（用药过量 1 h 内）和对症治疗通常就足够了。

抗抑郁药过量

三环类抗抑郁药（tricyclic antidepressant，TCA）：具有抗胆碱能、钠通道阻滞和 α 受体阻滞作用。严重的并发症包括昏迷、低血压和心律失常（如室性心动过速／室颤或传导阻滞）。活性炭在摄入后的 1 h 内有效。心电监测至少需要持续 6 h，QRS 或 QT 延长提示心律失常风险，应静脉注射 8.4% 碳酸氢钠治疗。

5- 羟色胺选择性重摄取抑制剂：引起恶心、震颤、失眠和心动过速，但很少导致严重的心律失常，通常支持性治疗即可。

锂剂：引起恶心、腹泻、多尿、虚弱、共济失调、昏迷和抽搐。活性炭无效，血液透析可用于严重病例。

心血管病药物

β 受体阻滞剂：引起心动过缓和低血压，可使用阿托品或异丙肾上腺素静脉注射来拮抗心动过缓。

钙通道阻滞剂：引起低血压和心电传导阻滞。静脉输液和异丙肾上腺素输注可能有效，胰岛素／葡萄糖输液或起搏治疗可用于难治性病例。

地高辛中毒：通常因意外或者肾衰竭。由于可能发生心动过缓或室性心律失常，因此需要进行心电监测。如果发生严重心律失常，应给予地高辛特异性抗体片段。

抗糖尿病药

尽管胰岛素摄入本身是无毒的，但磺脲类、格列奈类和肠外胰岛素过量用药均可引起低血糖。

低血糖的持续时间各不相同，但长效药物（如格列本脲、胰岛素锌悬浮液或甘精胰岛素）导致的低血糖则可持续几天。二甲双胍过量可导致乳酸酸中毒，这种情况死亡率较高，尤其是老年、肾或肝损伤或同时摄入乙醇的患者。低血糖应紧急口服或静脉使用葡萄糖（50% 葡萄糖 50 ml）以纠正；可能需要注射 10% 或 20% 葡萄糖以预防复发。应定期监测血糖、尿素氮和电解质情况。

滥用药物

苯二氮䓬类药物

单独过量服用时，苯二氮䓬类药物（如地西泮）和相关药物（如佐匹克隆）毒性较低，但与其他镇静剂（如酒精）联合服用时，可增强其中枢神经系统抑制和呼吸抑制。在老年人和患有慢性肺部或神经肌肉疾病的人群中，危险性更大。

苯二氮䓬类特异性拮抗剂氟马西尼（0.5 mg 静脉注射，必要时重复）可恢复苯二氮䓬类药物过量患者的意识水平，但存在癫痫发作的风险，对于同时服用致惊厥药物（如 TCA）和有癫痫病史的患者是禁忌。

阿片类药物

滥用海洛因等非法药物或故意或意外过量使用阿片类药物（如美沙酮、芬太尼、哌替啶和羟考酮等）可能导致中毒。静脉注射或吸食海洛因会带来快速、强烈的欣快感，并增强性欲。在常规大剂量使用几周内就会出现身体依赖，停药 12 h 内会出现戒断症状，导致强烈的渴求、流涕、流泪、打哈欠、出汗、颤抖、竖毛、呕吐、腹泻和腹部绞痛。体格检查显示心动过速、高血压、瞳孔散大和面部潮红。

阿片类药物过量会导致呼吸抑制、低血压、言语不清、谵妄或昏迷，并出现瞳孔缩小、肠梗阻和肌张力下降。静脉使用者可见针迹，也可能有与毒品有关的用具。美沙酮也可引起 QT 间期延长和尖端扭转型室性心动过速。服用美沙酮或羟考酮等长效制剂后，阿片类药物中毒可持续长达 48 h。

阿片类特异性拮抗剂纳洛酮（成人静脉注射 0.4 ~ 2 mg，必要时重复使用）可避免气管插管，但其可能会导致慢性阿片使用者的急性戒断症状以及应用阿片类药物治疗慢性疼痛患者的暴发痛。由于阿片类药物拮抗剂的半衰期比大多数阿片类药物短，因此常需要重复给药或输注。应在最后一剂纳洛酮后监测患者至少 6 h。

γ- 羟基丁酸

γ- 羟基丁酸和 γ- 丁内酯是液态镇静药，具有迷幻和健身作用。

中毒特征包括镇静、昏迷、幻觉和低血压，也可能出现恶心、腹泻、眩晕、震颤、肌阵挛、锥体外系体征、痉挛、代谢性酸中毒、低血钾和高血糖。常规使用者可能会产生依赖，如果突然停用，他们会经历严重的、长期的戒断症状。

昏迷通常会在数小时内自行突然缓解。以对症支持治疗为主，应对所有患者进行至少 2 h 的监测和支持治疗，如有戒断症状可用苯二氮䓬类药物治疗。

可卡因

可卡因可作为水溶性盐酸盐晶体经鼻吸入，或作为高温下蒸发的不溶游离碱（"崩解"可卡因）烟雾吸入，能产生快速而强烈的效果。

吸入后（尤其是烟雾吸入后）效果会迅速显现，产生包括欣快感、躁动和攻击性的效果。拟交感神经效应常见，包括心动过速和瞳孔散大。使用可卡因后 3 h 内可发生严重的并发症，包括冠状动脉痉挛、心肌梗死、室性心律失常、惊厥、高血压和卒中。所有患者均应进行至少 4 h 的心电监测，ST 段抬高很常见，肌钙蛋白 T 是心肌损伤的敏感标记物。应使用苯二氮䓬类药物和静脉注射硝酸酯类药物治疗胸痛或高血压，应避免使用 β 受体阻滞剂。可能需要冠状动脉造影，并及时纠正酸中毒。

苯丙胺

这些药物包括硫酸苯丙胺（"speed"）、甲基苯丙胺（"冰毒"）和 3,4-MDMA（"摇头丸"），易耐受，导致经常服用的人逐渐加大剂量。

中毒症状在几分钟内出现，持续 4 ~ 6 h，大量服药后持续时间更长。拟交感神经和 5- 羟色胺反应很常见，严重的并发症包括室上性或室性心律失常、高热、横纹肌溶解、昏迷、惊厥、代谢性酸中毒、急性肾衰竭、弥散性血管内凝血、肝细胞坏死和 ARDS。一小部分服用摇头丸的患者可出现低钠血症，通常是因为他们在没有充分出汗的情况下过量饮水。处置是支持对症治疗和并发症的治疗。

大麻

大麻（大麻草、大麻筒、大麻膏、大麻烟卷、大麻香烟）通常与烟草一起吸食或食用。

在低剂量下，大麻会产生欣快感、知觉改变和结膜充血，随后是松弛和嗜睡、高血压、心动过速、口齿不清和共济失调。大剂量会产生幻觉和精神错乱。摄入或吸入大麻很少会导致严重中毒，通常支持对症治疗即可。

合成大麻素受体激动剂

合成大麻素受体激动剂（synthetic cannabinoid receptor agonist，SCRA），俗称"香料"，作为大麻的合法替代品在英国市场上销售。它们以一种草药烟熏混合物的形式供吸入。

SCRA 的毒性作用通常比大麻更明显，包括躁动、惊恐、谵妄、幻觉、心动过速、心电图改变、肌张力亢进、呼吸困难和呕吐。昏迷、呼吸性酸中毒、抽搐、低钾血症和肾功能障碍也可能会发生。常需支持性治疗。

D– 麦角酸二乙酰胺

D- 麦角酸二乙酰胺（d-Lysergic acid diethylamide，LSD）是一种合成麦角林，通常以小方块浸渍吸收纸的形式摄入。

视觉感知受到影响，对颜色、图像失真和幻觉的视觉感知增强。患者可能会因为一次"糟糕的旅行"而到医院就诊，伴随着恐慌、意识模糊、生动的幻视觉或精神错乱导致的自残。其他症状包括谵妄、躁动、攻击性、瞳孔散大、高血压、发热和代谢性酸中毒。有精神障碍的患者应在安静、昏暗的房间内观察，可能需要苯二氮䓬类药物镇静。

挥发性药物

吸入易挥发的亚硝酸盐（如亚硝酸戊酯、亚硝酸异丁酯、"多种挥发性气体亚硝酸盐"）会产生愉悦和温暖的感觉，松弛肛门括约肌并延长性高潮。它还会引起血管扩张效应（头痛、头晕、低血压、心动过速）和高铁血红蛋白血症。严重过量时可用亚甲蓝治疗。

家用产品中的挥发性溶剂（例如丙烷、丁烷和三氯乙烯）吸入后会产生轻微的欣快感。严重的毒性反应包括意识受损、癫痫发作和心律失常。

体内藏毒和体内充填

体内藏毒者通过吞咽用保鲜膜或避孕套包扎后的包裹来走私大量非法可卡因、海洛因或苯丙胺。体内藏毒者试图通过吞咽（通常包装很差）的非法药物来隐藏其持有非法药物，以避免被捕。体内藏毒和体内充填都有包装破裂导致急性严重中毒的风险，可通过 X 线、CT 或超声等确认。全肠灌洗可快速确认。

酒精滥用和酒精依赖

与社会、心理和身体问题相关的饮酒为酒精滥用。酒精依赖（更严格的术语）的标准，如框 3.3 所示。在英国，约四分之一的综合医院内科病房的男性患者目前或曾经有酒精问题。造成酗酒最重要的因素是酒的可获得性和社交习惯。遗传因素易导致依赖。大多数酗酒者没有相关的精神疾病，但也有少数人为了缓解焦虑或抑郁而大量饮酒。

酒精滥用的后果

酒精的急性和慢性影响在框 3.4 中概述。

社会问题：包括旷工、失业、婚姻紧张、虐待儿童、经济困难以及暴力和交通违规等法律问题。

心理问题：酒精可引起急性抑郁，慢性抑郁常见。酒精滥用常常与自杀倾向有关。焦虑者可能会用酒精来缓解焦虑，继而产生依赖。酒精性幻觉是一种罕见的、患者在清醒状态下会出现幻听的情况。

酒精戒断：症状（见框 3.4）通常在最后一次饮酒后 2～3 天出现。震颤性谵妄是一种严重的戒断综合征，以谵妄、视觉幻觉和生理亢奋为特征，具有显著的死亡率和发病率。

对大脑的影响：严重的影响包括共济失调、言语不清、攻击性和大量饮酒后的健忘症。酒精中毒可能导致酒精性痴呆，一种类似阿尔茨海默病的整体认知障碍，但戒酒后不会进展。对大脑功能的间接影响可能由颅脑损伤、低血糖和门体脑病引起。韦尼克-科尔萨

框 3.3 酒精依赖的标准

- 饮酒方式变窄
- 饮酒（显著）优先于其他活动
- 对酒精影响的耐受性
- 反复戒断症状
- 通过进一步饮酒缓解戒断症状
- 主观强迫性饮酒
- 戒酒后恢复饮酒行为

框 3.4　酒精滥用的后果

急性中毒

- 情绪及行为障碍
- 医疗问题——低血糖、呕吐物误吸、呼吸抑制；在打架中发生意外和受伤

戒断效应

- 精神方面——烦躁不安、焦虑、惊恐发作
- 自主神经方面——心动过速、出汗、瞳孔扩张、恶心、呕吐
- 震颤性谵妄——躁动、幻觉、错觉、妄想、癫痫发作

疾病

- 神经系统——周围神经病变、脑出血、小脑变性、痴呆
- 肝——脂肪肝、肝硬化、肝癌
- 胃肠道——食管炎、胃炎、胰腺炎、食管癌、马洛里 - 魏斯综合征、吸收不良、食管静脉曲张
- 呼吸系统——肺结核、肺炎、误吸
- 皮肤——蜘蛛痣、肝掌、掌腱膜挛缩、毛细血管扩张
- 心血管系统——心肌病、高血压
- 肌肉骨骼系统——肌肉疾病；骨折
- 内分泌及代谢系统——假性库欣综合征、痛风、低血糖
- 生殖系统——性功能减退、不孕症、胎儿酒精综合征

精神病和脑病

- 抑郁症
- 幻觉性精神病
- 黑矇
- 韦尼克脑病（Wernicke's 脑病）
- 科尔萨科夫综合征（Korsakoff's 综合征）

科夫综合征是一种罕见的脑部疾病，因缺乏硫胺素（维生素 B1）引起，是乳头体、丘脑背内侧核和邻近灰质损害所致。最常见的原因是长期酗酒和饮食不足。如果不及时治疗，急性韦尼克脑病（眼球震颤、眼肌麻痹、共济失调和意识不清）可能发展为不可逆转的科尔萨科夫综合征（严重的短期记忆缺陷和虚构症）。

诊断

酒精过量可通过询问病史获取，但患者通常会谎报酒精摄入量。当患者不能保持酒精高摄入量时，酒精滥用也可能通过其社会后果（见上文）或住院时的戒断症状表现出。

管理

关于酒精的有害影响和安全消费的建议通常就足够了。如果这些建议有用，改变休闲活动或换工作可能会有帮助。在专科中心可对复发的患者进行心理治疗。英国的匿名戒酒互助会等志愿组织也提供了支持。戒断综合征可以用苯二氮䓬类药物预防或治疗，可能需要较大剂量（如地西泮 20 mg，每日 4 次），随着症状的缓解，在 5～7 日内逐渐减量。预防韦尼克-科尔萨科夫综合征需要立即使用大剂量的硫胺素（静脉注射 Pabrinex）。已确诊的科尔萨科夫综合征尚无治疗方法。阿坎酸可能通过减少渴望来帮助维持对酒精的戒除。双硫仑与心理支持联合使用，以防止病情复发。可能需要抗抑郁药和抗精神病药来治疗并发症，治疗后复发很常见。

化学品和农药

一氧化碳

一氧化碳是一种无色无味的气体，在燃烧有机燃料的劣质设备、家庭火灾和汽车尾气中产生。一氧化碳与血红蛋白和细胞色素氧化酶结合，减少氧气输送并抑制细胞呼吸。一氧化碳中毒通常是致命的，严重者在到达医院之前，可能已死亡。

临床表现

早期表现是非特异性的：头痛、恶心、易怒、虚弱和呼吸急促，易误诊。晚期表现包括意识模糊、共济失调、眼球震颤、嗜睡、过度换气和反射亢进，继而可进展为昏迷、抽搐、低血压、呼吸抑制和心力衰竭。也会发生心肌梗死、心律失常、脑水肿、横纹肌溶解和肾衰竭。

管理

高流量吸氧将碳氧血红蛋白（COHb）的半衰期从 4～6 h 减少到 40 min 左右，应尽快氧疗。COHb 浓度超过 20% 可证实有明显暴露，但 COHb 浓度与临床中毒的严重程度可不呈平行关系。脉搏血氧仪不能分辨 COHb 和氧合血红蛋白，容易产生误诊、漏诊。所有患者均应行 ECG，严重者应行动脉血气分析。高压氧治疗进一步降低了 COHb 的半衰期，但将患者运送到高压氧舱难度相当大，且益处尚未得到证实。

有机磷类杀虫剂和神经毒剂

有机磷（organophosphorus，OP）化合物被广泛用作杀虫剂（如马拉硫磷、倍硫磷），尤其在发展中国家，也可用作化学战剂（如沙林）。OP 使乙酰胆碱酯酶（acetylcholinesterase，AChE）失活，导致乙酰胆碱在胆碱能突触处蓄积。在发展中国家，故意摄入有机磷农药后的死亡率为 5% ~ 20%。

OP 中毒导致急性胆碱能危象，偶尔还会出现 OP 诱导的迟发性多发性神经病的中间综合征。

急性胆碱能综合征： 在暴露后的几分钟内发生，口服后通常会出现呕吐和大量腹泻。支气管收缩、支气管分泌物过多和流涎会导致呼吸系统损害。出汗、瞳孔缩小和肌肉痉挛是典型症状，其次是全身性弛缓性麻痹，影响呼吸，有时影响眼部肌肉，导致呼吸衰竭。严重中毒者还会表现为昏迷、抽搐和心律失常。

治疗： ● 应该清理和维护气道通畅。● 去污：在摄入后 1 h 内，应脱去衣服，冲洗眼睛，洗净皮肤，并使用活性炭。● 早期使用足量阿托品（2 mg IV，每 5 ~ 10 min 加倍，直到临床改善）可以挽救生命。● 肟类药物（如解磷定）若能及早使用，可以重新激活磷酸化的 AChE，防止肌无力、抽搐或昏迷。● 通常需要 48 ~ 72 h 的心肺支持治疗，可通过血浆或红细胞胆碱酯酶测量来确认是否接触了 OP 化合物，然而解毒剂应在结果出来之前尽早使用。

中间综合征： 20% 的病例发生在中毒后 1 ~ 4 天。进行性肌无力从眼部和面部肌肉扩散至四肢，最终导致呼吸衰竭。发病常较快，在通气支持下可能完全恢复。

有机磷迟发性多发性神经病： 这种罕见的并发症发生在急性暴露后 2 ~ 3 周。常有髓神经纤维变性导致感觉/运动混合性多发性神经病，引起感觉异常和进行性肌无力，并可能发展为截瘫。恢复时间长且往往不能痊愈。

百草枯

尽管百草枯在欧盟已被禁用，但仍是许多国家使用的除草剂。口服会导致口腔灼伤、呕吐、腹泻、肺炎、肺纤维化和多器官衰竭，剧毒且致命。

甲醇和乙二醇

乙二醇是防冻剂的成分，甲醇存在于许多溶剂中。两者都会导致共济失调、嗜睡、昏迷和抽搐。甲醇会导致失明。乙醇和甲吡唑被用作解毒剂，以阻止有毒代谢物的形成。严重中毒患者透析治疗有效。

食物相关中毒

植物毒素： 多种植物和菌类会产生能够引起胃肠道和神经毒性作用、低血压和休克的毒素。

化学毒素： 雪卡毒素，源自藻类，在贝类或鱼类体内积累，可导致胃肠道症状和瘫痪。食用了被污染的金枪鱼、鲭鱼或沙丁鱼引起鲭中毒，表现为急性皮肤潮红、低血压和支气管痉挛。

饮用水污染

在中东、东南亚和南美的大部分地区，受污染的饮用水中毒是一种地方流行病。砷会导致慢性神经病伴消瘦；过量的氟化物会导致牙齿、骨骼和关节疾病。控制饮用水中污染物的含量是关键的干预措施。

毒液中毒

许多物种通过毒液来获取猎物或保护自己。意外的毒液中毒在热带农村地区很常见，然而，由外来有毒宠物引起的病例可能在任何地方都会发生。蛇和蝎子的咬伤是最常见的，蜜蜂和黄蜂的蜇伤也会引起致命的过敏反应。有关各种毒液的详细信息，请访问 www.toxinology.com。

咬伤或蜇伤的临床结果差异很大，某些咬伤不含毒液（"干咬伤"）。

局部效应： 从轻微到剧烈的疼痛以及肿胀和坏死不等。致命的全身效应可能伴随着轻微的局部症状。

一般全身效应： 包括头痛、恶心、休克、晕厥、抽搐、肺水肿和心脏停搏。

特异性全身效应： 取决于毒素，可能是：

- 神经毒性——可导致"自主神经暴发"的弛缓性或兴奋性麻痹。
- 心脏毒性——通常是非特异性的。
- 肌毒性——肌痛、肌红蛋白尿、肾衰竭、肌酸激酶升高。
- 肾毒性——直接或继发于低血压或肌红蛋白尿，可能导致高钾性心脏毒性。

- 凝血障碍———创伤、出血或血栓形成。

管理

快速准确地询问病史、检查和早期治疗都是至关重要的。多处咬伤或蜇伤更有可能导致严重的毒液中毒。

- 现场急救：有效的心肺复苏至关重要。
- 避免有害的"治疗"：例如切割和吮吸、止血带。
- 对毒源生物的准确判断。
- 蛇咬伤：固定咬伤的肢体以限制毒液扩散。
- 非坏死性蛇和蜘蛛咬伤：加压绷带加制动。
- 鱼 / 水母蜇伤：局部加热（45℃水浸泡）。
- 心电图、血氧饱和度、血细胞计数、尿素和电解质、肌酸激酶和凝血检查。
- 在偏远地区：检查玻璃容器中保存的血液能否在 20 min 内凝固可能有用。
- 心血管、呼吸和肾支持优于抗蛇毒血清给药。
- 快速给予适合种属的抗蛇毒血清。
- 治疗特异性凝血障碍。

4

急症和危重症医学

杨小艳　刘孜卓　苏　俊　译

陈俊文　袁灿灿　杨礼腾　刘红梅　苏　俊　柳　威

林玉蓉　张卫东　章文豪　审校

随着预期寿命的增加，患者现在通常会患有多种慢性病，这就需要专家们一丝不苟地进行诊断。在这种背景下，根据病因、患者的基本健康状况以及文化和宗教背景，急性疾病可以以多种方式出现。及时诊断和治疗依赖于整合来自多个来源的新信息，并了解先前的健康问题。

在医院病情恶化的患者是一个很小但很重要的群体。如果管理得当，他们的住院死亡率很低。关键要素包括：病房团队及早的识别病情恶化、做出适当的临终决策、迅速复苏，并由快速反应小组进行初步处理。

急症医学

急症医学涉及需要紧急护理的内科患者的及时和早期治疗。它与急诊医学和重症监护医学关系密切，但牢牢根植于普通医学。急症医师负责管理成人医疗，并领导急症护理路径的开发，旨在改善和标准化护理，减少入院。

入院的决定

经验丰富的临床医生应该根据病情的严重程度、生理储备、紧急检查的需要、建议治疗的性质和患者的社会环境来评估每个患者的入院要求。在许多情况下，患者显然需要入院，在初步评估后应立即安排进入医疗接收单元。在没有这类病房的医院，一旦患者开始治疗，病情稳定，就应该转移到下游病房。初步评估后，病情稳定的患者可出院，并进行早期随访（如快速专科门诊预约）。

门诊照护

在医院外处理一些问题，避免入院的可能性越来越大。在急症医学中，为特定的条件针对需要提供门诊照护（框 4.1），由有能力的决策者进行及时的临床评估，并有权进行适当的调查。患者可能会反复返回以进行调查、观察、咨询或治疗。成功的提供门诊照护需要仔细筛选患者；虽然许多患者渴望返回家中，但其他人可能认为由于虚弱、行动不便或交通困难，不可能经常去医院就诊。

急症医学中常见的问题

胸痛

该常见症状有广泛的鉴别诊断，详细的病史和全面的临床检查对于准确诊断至关重要。

部位和放射： 心肌缺血时的胸痛通常是中心性的，辐射到颈部、下颌、上臂或下臂。偶尔，只在辐射部位或背部感觉到。心肌炎或心包炎的疼痛主要表现在胸骨后、胸骨左侧或两侧肩部。主动脉夹层通常会引起严重的中心性疼痛，并波及背部。中心性胸痛也发生在肿瘤累及纵隔或食道疾病时。左前胸外侧放射的疼痛不太可能代表心脏缺血，通常提示胸膜或肺部疾病、肌肉骨骼问题或焦虑。罕见的剧烈左侧胸痛是二尖瓣脱垂的特征。

特性： 胸膜炎是由深呼吸或咳嗽引起的剧烈或发作性胸痛，表明呼吸系统病变，特别是气胸、肺部感染或梗死。然而，心肌炎或心包炎的疼痛也可能是剧烈的，可能在吸气、咳嗽或平躺时发作。

框 4.1　可能适合接受门诊照护的一组患者

组	示例	质量和安全问题
诊断排除组	胸痛——可能是心肌梗死；呼吸困难——可能是肺栓塞	即使排除了特定的情况，仍然需要通过诊断过程来解释患者的症状
低危分层组	非静脉曲张上消化道出血伴低 Blatchford 评分；社区获得性肺炎伴低 CURB-65 评分（图 9.6）	应制定适当的治疗计划
特定程序组	更换 PEG 管；胸腔积液 / 腹水引流	实施的关键是如何为这组患者提供非工作时间的门诊照护
有配套基础设施的门诊组	DVT；蜂窝织炎	这些条件与上面列出的条件不同，因为管理这些条件所需的基础结构非常不同

肿瘤侵及胸壁或肋骨可引起持续的局部疼痛。心肌缺血的引起的疼痛或不适通常是迟钝、收缩性、窒息或沉重的，通常被描述为钝痛、挤压痛、灼痛或压榨痛。心绞痛最常发生在劳累时，休息可迅速缓解（＜ 5 min）。情绪、大餐或寒风也可能导致这种情况。在渐强型或不稳定型心绞痛中，疼痛发生在最轻微的运动或休息时。卧位时静脉回流增加会引起卧位心绞痛。哮喘患者也描述了运动引起的胸闷，但这通常在运动后开始，并在恢复过程中持续，可能与喘息、过敏和咳嗽有关。肌肉骨骼胸痛的部位和强度各不相同，但缺乏前面描述的任何典型症状。疼痛可能因姿势或特定动作而变化，局部压痛是典型的。轻微软组织损伤常见于驾驶、体力劳动和运动中。

发作：心肌梗死的疼痛通常需要几分钟才能达到最大强度；同样，心绞痛也会随着劳累程度的增加而增加。劳累后（非劳累期间）发生的疼痛通常是肌肉骨骼或心理上的。主动脉夹层、大面积肺栓塞或气胸的疼痛通常突发性起病。其他导致胸痛的原因往往发展得更为缓慢。

相关特征：心肌梗死、大面积肺栓塞或主动脉夹层的疼痛常伴有自主神经功能紊乱，包括出汗、恶心和呕吐。一些患者描述了一种濒死感，国外被称为"死亡恐怖（angor animi）"。由左心功能不全引起的呼吸困难，引起肺充血，常伴有心肌缺血。呼吸困难也可能伴随任何呼吸系统引起的胸痛，常伴有咳嗽或喘息。患有心肌炎或心包炎的患者可描述为前驱病毒性疾病。胃食管反流或消化性溃疡可能表现为类似心肌缺血的胸痛，甚至可能因运动而引起，并可通过硝酸酯类缓解。然而，病史往往显示症状与进食、饮酒或胃食管反流有关。反流性疼痛往往辐射到肩胛间区域，并可能出现吞咽困难。严重呕吐或胃镜检查后的胸痛可能提示食道穿孔。

焦虑引起的胸痛可能与呼吸困难（无低氧血症）、喉咙紧绷、口周刺痛和其他情绪困扰症状有关。然而，胸痛本身就非常可怕，心理特征和器质性特征往往并存。

临床评估

心肺检查可显示诊断征象。在怀疑心肌缺血时，12 导联心电图是必不可少的。持续性胸痛伴休克、肺水肿、室性心律失常或心电图示心脏传导阻滞的持续性胸痛应促使紧急心脏科复查并转至更高级别的治疗。

胸痛伴心内压升高（尤其是 JVP 升高）增加心肌缺血或大面积肺栓塞的可能性。应检查腿部是否有深静脉血栓形成的迹象。

大的气胸在临床检查中应该是明显的，尽管患侧叩诊有共振，但呼吸音消失。单侧支气管呼吸或湿啰音通常表示呼吸道感染，应尽快进行胸部 X 线检查。胸膜疾病可能会限制肋骨的活动，患侧有胸膜摩擦。局部胸壁压痛通常表明肌肉骨骼疼痛，但也可发生在肺梗死中。

心包炎可伴有心包摩擦。在主动脉夹层中，可能有晕厥、神经功能缺损、脉搏不对称、马方综合征或代表主动脉瓣反流的舒张早期杂音。

膈下感染（如肝脓肿、胆囊炎或上行性肿管炎）可通过引起发热、胸膜疼痛和交感性右侧胸腔积液来模拟肺炎。同样，急性胰腺炎可出现胸部症状，淀粉酶或脂肪酶水平可作为诊断依据。所有有胸膜炎性胸痛的患者都必须检查腹部。

初步检查

这些检查是以病史和检查结果为指导的，但对于大多数因胸痛入院的患者，应该进行胸部 X 线和 ECG 检查。

胸部 X 线可能显示肺炎、气胸、肋骨骨折或转移灶。需要仔细检查以避免遗漏小的异常。纵隔增宽提示主动脉夹层，但正常的胸部 X 线片不能排除这一病变。在食管破裂中，症状发作后超过 1 h，X 线片可能显示皮下气肿、纵隔气肿或胸腔积液。

伴有 ST 段抬高型心肌梗死的 ECG 改变的急性胸痛应立即开始再灌注治疗。应寻找可卡因或苯丙胺使用史。如果病史提示心肌梗死，但心电图显示缺血性改变不符合 ST 段抬高型心肌梗死标准，则应开始定期复查 ECG 并治疗 ST 段抬高型心肌梗死 / 不稳定型心绞痛。入院时血清肌钙蛋白通常对不明原因的病例有帮助；但如果是阴性，则应在最大疼痛后 6 ～ 12 h 重复。

有令人信服的缺血性疼痛病史且心电图有缺血性证据或血清肌钙蛋白升高的患者，可诊断为急性冠状动脉综合征。有非典型病史或心脏缺血风险低的患者血清肌钙蛋白升高可能提示心肌炎、肺栓塞、脓毒症、低血压、脑梗死或肾衰竭。

对于无心肌缺血的胸痛，应考虑主动脉夹层、大面积肺栓塞和食管破裂等原因。胸部 CT 或经食管超声心动图对疑似夹层检查有用。在大面积肺栓塞中，胸部 X 线片和 ECG 通常正常，典型的 S1Q3T3 心电图异常少见。如果怀疑有大面积肺栓塞，且患者血流动力学不稳定，经胸心电图可以确认右心劳损，并排除诸如心包填塞等其他诊断。

在肺栓塞风险低的患者中，D-二聚体阴性可有效排除诊断。仅在临床上怀疑肺栓塞时才测量 D-二聚体，因为假阳性结果会鼓励进行不必要的检查。如果 D-二聚体呈阳性，临床高度怀疑或有其他令人信服的肺栓塞证据（如心电图显示右心劳损），应立即安排 CT 行肺动脉造影（图 9.13）。

急性呼吸困难

对于急性呼吸困难，仔细的病史和检查通常会提示诊断，可通过胸部 X 线片、ECG 和动脉血气分析确诊（框 4.2）。

概述

一个重要的线索是起病的速度。急性重度呼吸困难（发病时间为数分钟至数小时）与慢性劳力性呼吸困难有不同的鉴别诊断。相关的心血管或呼吸系统症状或既往左心室功能不全、哮喘或慢性阻塞性肺疾病（COPD）病史可缩小鉴别诊断。对于重病患者，目击者的病史陈述可能会有所帮助。请记住，通常有多个潜在诊断，需要继续重新评估。

临床评估

上呼吸道阻塞、过敏反应和张力性气胸需要立即识别和治疗，不应等待调查；在紧急情况下需在麻醉下进行气道支持。在没有这些危及生命的原因的情况下，记录以下内容：意识水平、中心性发绀的程度、呼吸功（速率、深度、呼吸强度、呼吸肌群的使用）、氧合（SpO_2）、说话能力（单字/句子）和心血管状态（心率、血压、颈动脉搏动、灌注）。

肺水肿表现为颈静脉压力升高和双基底干、湿啰音，而哮喘或 COPD 的特征是喘息和呼气延长。呼吸音消失伴叩诊鼓音表明是气胸，而严重呼吸困难伴正常呼吸音提示肺栓塞。腿部肿胀可能提示心力衰竭，如果不对称，则提示静脉血栓形成。

虽然喘息伴随着支气管痉挛，但也可以在急性左心衰竭时因支气管黏膜充血（"心源性哮喘"）而出现。心力衰竭时，肺水肿通过迷走神经刺激呼吸，产生快速浅呼吸。直立的姿势可以缓解呼吸困难。患者可能无法说话，痛苦，烦躁，出汗，面色苍白。可能会咳出泡沫状、带血丝或粉红色痰。胸部通常可以听到湿啰音和喘鸣音，也可能有右心衰的征象。

如果心脏结构异常，任何心律失常都可能引起呼吸困难，如二尖瓣狭窄的患者出现新的房颤。患者有时将胸闷描述为呼吸困难。

框 4.2 急性呼吸困难的临床特点

病种	病史	体征	胸部 X 线片	动脉血气	ECG
肺水肿	胸痛、心悸、端坐呼吸、心血管病史[a]	中心性发绀、颈静脉压升高、出汗、四肢冰凉、肺底湿啰音[a]	心脏肥大、水肿/胸腔积液[a]	$PaO_2\downarrow$ $PaCO_2\downarrow$	窦性心动过速、缺血[a]、心律失常
大面积肺栓塞	危险因素、胸痛、胸膜炎、晕厥、头晕[a]	中心性发绀、颈静脉压力升高、颈静脉无搏征（心动过速、肺部无体征、休克、低血压）	通常正常、肺门血管突出、肺野减少[a]	$PaO_2\downarrow$ $PaCO_2\downarrow$	窦性心动过速、右束支传导阻滞、SIQ3T3 模式、T↑（V1~V4）
急性重症哮喘	哮喘病史、哮喘药物、喘息[a]	心动过速、脉搏异常、发绀（晚期）、颈静脉压力正常、峰流速↓、喘息	仅过度通气（除非并发气胸）[a]	$PaO_2\downarrow$ $PaCO_2\downarrow$（极端情况下 $PaCO_2\uparrow$）	窦性心动过速（极端情况下心动过缓）
慢性阻塞性肺疾病急性加重期	前驱症状[a]、吸烟者、如果是 II 型呼吸衰竭、可能会嗜睡	发绀、过度通气、二氧化碳潴留、扑翼样震颤、洪脉	过度通气、肺气肿（并发气胸）[a]	$PaO_2\downarrow$ 或↓↓ II 型呼吸衰竭 $PaCO_2\downarrow\pm H^+\uparrow$、慢性 II 型呼吸衰竭 $HCO_3^-\uparrow$	正常、或右心室劳损征
肺炎	前驱疾病、发热、寒战、胸膜炎	发热、谵妄、胸膜摩擦、实变、发绀（严重情况下）	合并肺炎[a]	$PaO_2\downarrow$ $PaCO_2\downarrow$（极端情况下↑）	心动过速
代谢性酸中毒	糖尿病或肾病的证据、阿司匹林或乙二醇过量	酮味（酮症）、无心肺体征[a]、的过度换气[a]、窘迫	正常	PaO_2 正常、$PaCO_2\downarrow\downarrow$、$H^+\uparrow$、$HCO_3^-\downarrow$	
精神因素	前驱疾病、手指或口周感觉异常	无发绀、无心肺体征、腕足痉挛	正常	PaO_2 正常[a]、$PaCO_2\downarrow\downarrow$、$H^+\uparrow$[a]	

[a] 有价值的区别特征。

然而，心肌缺血可引起短暂的左心室功能不全而导致呼吸困难。以呼吸困难为主要特征的心肌缺血被称为心绞痛。

初步检查

框 4.2 概述了如何利用临床特征、ECG、胸部 X 线片和动脉血气分析来区分急性呼吸困难的常见原因。连续最大呼气流量用来评估哮喘的严重程度。在慢性阻塞性肺疾病中，动脉血气分析比单独 SpO_2 更有用，因为 $PaCO_2$、H^+ 和 HCO_3^- 可提示是否有新的或慢性的 II 型呼吸衰竭。动脉血气分析可用于评估哮喘严重程度、代谢性酸中毒和精神性过度通气。

如果怀疑心绞痛，负荷试验可能会显示心肌缺血。

晕厥 / 晕厥前期

晕厥是指由于脑灌注减少而突然丧失意识。晕厥前期意味着头晕目眩，患者认为自己可能会"黑矇"。

主要的原因有：

- **心源性晕厥**——心律失常或机械性心功能不全。
- **神经心源性（血管迷走性或反射性）晕厥**——异常的自主神经反射，引起心动过缓和低血压。
- **体位性低血压—** 站立时生理性外周血管收缩受损导致低血压。

区分晕厥和癫痫很重要。在鉴别诊断中还应考虑精神性昏迷（非癫痫发作或假性发作）。

概述

患者使用的术语应予以澄清：如"黑矇"可用于纯粹的视觉症状，而不是意识丧失。而"头晕"意味着对运动感觉的异常感知（眩晕）。图 4.1 显示了晕厥和晕厥前期的鉴别诊断。

患者的病史和目击者对诊断很重要。确定是否存在完全意识、意识改变、眩晕、短暂失忆或其他症状。询问潜在诱因（如药物、排尿、劳累、长时间站立）、任何苍白或癫痫发作、发作持续时间和恢复速度（框 4.3）。

- 心源性晕厥通常是突发性的，但偶尔会出现头晕、心悸或胸部不适。晕厥通常短暂，恢复快。
- 运动诱发的晕厥可能是主动脉瓣狭窄、梗阻性心肌病或运动性心律失常的表现，常需进一步研究。
- 神经心源性晕厥通常是由环境（如疼痛或情绪）触发。可能会出现短暂的僵硬和肢体抽搐。恢复通常很快，没有谵妄

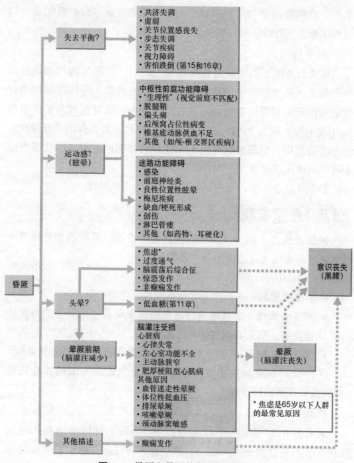

图 4.1 晕厥和晕厥前期的鉴别诊断

（若患者平躺），但随后面色潮红、恶心、全身不适和湿冷可能会持续几分钟。恢复时很少引起伤害或健忘。

- 癫痫发作不会引起面色苍白，常引起运动异常，通常需要 5 min 以上才能恢复，并引起患者神志不清。
- 心因性晕厥（非癫痫发作、假性发作）是由特定的情绪，剧烈的动作或发声，或工作时间延长（数小时）引起的。
- 旋转性眩晕提示迷路或前庭紊乱。
- 通常从病史中可以明显看出体位性低血压。

应该寻找易致病药物（利尿剂、血管扩张药、抗抑郁药）和病

框 4.3　心源性晕厥、神经心源性晕厥和癫痫的典型特征

	心源性晕厥	神经心源性晕厥	癫痫
先兆症状	通常无 头晕 心悸 胸痛 呼吸困难	恶心 头晕 出汗	谵妄 过度兴奋 幻嗅 "先兆"
无意识时期	极度的"死亡般" 苍白	苍白	长时间昏迷（＞1 min） 运动性癫痫发作 [a] 咬舌 尿失禁
恢复	快速（＜1 min） 面色潮红	慢 恶心 头晕	长时间神志不清 （＞5 min） 头痛 局灶性神经体征

[a] 心源性晕厥也可以通过引起大脑缺氧而引起抽搐。

症（如糖尿病和帕金森病）。

临床评估

检查可能是正常的，但可能显示出潜在原因的临床症状。主动脉瓣狭窄或梗阻性心肌病的收缩期杂音在劳力性晕厥患者中很重要。仰卧位和站立血压测量可确认体位性低血压。

高敏感的颈动脉窦压力感受器可能导致神经心源性晕厥。在这些患者中（没有颈动脉杂音或脑血管疾病），颈动脉窦压力可能会导致心电图窦性停顿 3 s 或以上和（或）收缩压下降超过 50 mmHg。这项测试在 10% 的老年人中呈阳性，其中只有不到 25% 的人出现过自发性晕厥。因此，除非由颈动脉窦压力使症状重现，否则症状不应归因于颈动脉窦的高敏感性。

初步检查

所有晕厥或晕厥先兆的患者都必须行 ECG 检查。头晕可发生在许多心律失常中，但心源性晕厥（Stokes-Adams attack，见第 8 章）通常是由严重的心动过缓或恶性室性心动过速引起的。诊断的关键是症状期间的 ECG。只有每周出现几次症状时，动态心电图记录才有帮助。患者激活的 ECG 记录器可用于检查反复眩晕患者的心律，但不适用于突发黑矇的患者。当这些研究尚无定论时，可以使用由极端心动过缓或心动过速自动激活的可植入式 ECG 记录仪。使用患者手持的激活器可以在 ECG 上标记症状。一些系统允许家庭在线监控。

倾斜台激发试验可用于检测血管迷走性晕厥。阳性结果的特征是从仰卧位倾斜至 60° ～ 70° 时，头朝上，出现与典型症状相关的心动过缓和（或）低血压。

谵妄

谵妄是指短暂的、可逆的认知功能障碍，多见于老年人。它与高病死率、并发症、住院率和较长的住院时间有关。已确认的危险因素如框 4.4 所示。

概述

伴有整体认知障碍、嗜睡、定向障碍、知觉错误和思维混乱的觉醒障碍。谵妄可能是低活性（嗜睡）、多动性（躁动）或混合性。波动是典型的，谵妄往往在夜间更严重，使管理复杂化。情绪障碍（焦虑、易怒或抑郁）很常见。通常无法从患者那里获得病史，从朋友或亲戚获得的旁证病史也很重要。由于谵妄通常伴随痴呆，旁证病史应该确定患者的正常功能，以及谵妄的发病和病程。

临床评估

准确诊断是第一步。4AT（框 4.5）等工具用于检测谵妄并将其与痴呆症分开来。一旦确诊后，寻找可逆的诱发因素。检查感染或脑卒中的症状。检查药物，特别是近期停止或开始服用的任何药物。

框 4.4　谵妄的危险因素

易感因素	
老年	感觉损伤
痴呆	多药联用
衰弱	肾损伤

诱发因素	
合并症	脱水
手术	疼痛
环境或病房改变	便秘
感觉剥夺（如黑暗）或超负荷（如噪音）	导尿
	急性尿潴留
药物（如阿片类药物，精神药物）	缺氧
	发热
	戒酒

框 4.5 如何诊断谵妄: 4AT 评分

AMT4 (Abbreviated Mental Test 4): 简化智力测验 4。

1. 警觉度

观察患者。如果睡着了,尽量用言语或轻轻触摸肩膀来唤醒。请患者说出他或她的姓名和地址来协助评分。

● 正常 (在整个评估过程中保持充分警觉,但不焦虑)	0
● 醒来后轻度困倦 < 10 s,然后正常	0
● 完全异常	4

2. AMT4

年龄、出生日期、地点 (医院或建筑物的名称)、现在的年份:

● 没有错误	0
● 1 个错误	1
● ≥ 2 个错误 / 不能验证	2

3. 注意力

说: "请从 12 月开始,按倒序告诉我一年中的月份。"为了帮助理解,给予 "12 月的前一个月是什么月份?"的提示:

● 达到 ≥ 7 个月正确	0
● 可以开始但得分 < 7 个月 / 拒绝开始	1
● 无法测试 (无法开始,因为不适,困倦,不专心)	2

4. 急性变化或波动过程

以下方面发生重大变化或波动的证据: 警觉度、认知力、其他精神功能 (如妄想症、幻觉),在过去 2 周内出现并在最近 24 h 内仍然很明显:

● 否	0
● 是	4

4AT 总分 (最大可能得分为 12 分):

≥ 4: 可能谵妄 ± 认知障碍

1 ~ 3 分: 可能认知障碍

0: 不太可能出现谵妄或严重认知障碍 (但如果 4 中的信息不完整,仍然可能出现谵妄)

考虑戒酒的可能性。应对所有的谵妄患者进行全面体检，注意：

- 发热/胸部、皮肤、腹部或泌尿系统的感染迹象。● 氧饱和度/二氧化碳潴留的迹象。● 戒酒或精神药物使用的迹象，如震颤或出汗。● 局灶性神经体征。

某些精神疾病，如抑郁性假性痴呆和游离性障碍，可能被误认为谵妄。寻找并记录相关的情绪障碍、幻觉、妄想或行为异常。

评估和管理

调查谵妄的常见原因：

1. 感染：FBC，CRP，CXR，尿液分析，血培养。

2. 代谢紊乱：尿素和电解质，钙，血糖，LFT，甲状腺功能，维生素 B12。

3. 毒性：如有需要，审查药物种类、药物水平。

4. 急性神经系统疾病：CT 检查脑部是否有局灶性体征或头部损伤，若怀疑有脑膜炎，行腰椎穿刺（lumbar puncture，LP）。

5. 心肺条件：氧饱和度 ± 动脉血气分析。如果缺氧，考虑肺栓塞、肺炎、呼吸衰竭、肺水肿，视情况进行适当检查。

在光线充足、安静的环境中护理患者，并提供助听器和眼镜。预防压疮和跌倒，保持水分、营养和大小便控制能力。镇静剂可能会加重谵妄，是最后的方法。谵妄的消除可能是缓慢和不完整的，特别是对于老年人。

头痛

头痛是常见的，令患者和临床医生担忧，但很少代表恶性疾病。原因包括：

原发性： ● 偏头痛（± 先兆）。● 紧张性头痛。● 三叉自主神经性头痛（包括丛集性头痛）。● 原发性针刺样/咳嗽/劳力性/性相关性头痛。● 霹雳性头痛。● 新发每日持续性头痛综合征。

继发性（较少见）：● 药物过度使用性头痛。● 颅内出血（硬膜下、蛛网膜下腔或脑内出血）。● 颅内压升高（脑瘤、特发性）。● 感染（脑膜炎、脑炎、脑脓肿）。● 炎症性疾病（颞动脉炎、血管炎、关节炎）。● 牵涉性疼痛（眼眶、颞下颌关节、颈部）。

概述

对于头痛患者，病史和检查的目的是确定少数有严重潜在病理的患者。高风险特征：

- 突然发作（最长在 5 min 内）——蛛网膜下腔出血或脑膜炎。

- 局灶性神经体征（偏头痛除外）——颅内肿块。
- 身体症状（发热、体重下降、脑膜炎、皮疹）——脑膜炎、肿瘤。
- 颅内压升高（仰卧位时更严重）——颅内肿块。
- 发病年龄超过 60 岁——颞动脉炎。

确定头痛是否反复发作（通常是偏头痛）或持续。之前的视觉症状、恶心 / 呕吐或畏光 / 畏音提示偏头痛。脑静脉血栓形成引起的头痛可能是"搏动"或"带状"，并伴有恶心、呕吐或偏瘫。仰卧位、晨起和咳嗽时，颅内压升高的头痛常更严重，并伴有恶心和（或）呕吐。

颈部僵硬、头痛和畏光提示脑膜炎。检查其他特征，包括发热、克尼格征、休克和皮疹，因为及时识别和治疗对细菌性脑膜炎至关重要。患者在头痛期间的行为常有启发性；偏头痛患者常寻求黑暗和睡眠，而丛集性头痛常会引起躁动不安。

持续数月或数年的头痛几乎从来不会带来危险，而新发的头痛（尤其是老年人）更令人担忧。在 60 岁以上有颞部疼痛、头皮压痛或咀嚼暂停的患者，考虑颞动脉炎（第 17 章）。

临床评估

应尽早评估意识水平，并使用 GCS 进行监测（框 4.6）。意识水平下降提示颅内压升高，需要紧急 CT 扫描。神经系统检查可能显示潜在病变的局部征象；但是大面积蛛网膜下腔出血或细菌性脑膜炎可出现错误的定位征象。结膜充血是典型的丛集性头痛症状，但也发生在急性青光眼时，并伴有眶周 / 眶后疼痛，角膜混浊和视力下降。

初步检查

意识水平改变、局灶性神经体征、新发癫痫或头部损伤需要紧急头部 CT 检查。颅内出血或占位性病变提示紧急神经外科转诊。如果怀疑有细菌性脑膜炎，需要进行 LP 检查；只有在怀疑颅内压（intracranial pressure，ICP）升高时进行 CT 扫描。不应为等待 LP 结果而延迟使用抗生素。在霹雳性头痛中，正常的 CT 检查应在头痛发作超过 12 h 后进行 LP 检查，以寻找黄变。头痛发作后 6 h 内 CT 扫描阴性结果对排除蛛网膜下腔出血非常敏感，LP 通常被认为是不必要的。在这种情况下，CT 血管造影应考虑排除动脉夹层。对于特殊原因，请尽早请专科医生参与（如针对急性青光眼

框 4.6 GCS

睁眼（E）

- 自主睁眼   4
- 呼唤睁眼   3
- 疼痛睁眼   2
- 无   1

运动反应（M）

- 遵从指令   6
- 刺痛定位   5
- 刺激肢体屈曲或收回   4
- 异常屈曲（肩内旋，腕关节屈曲）   3
- 伸肌反应（肩外旋，腕关节伸展）   2
- 无   1

语言反应（V）

- 正常交谈   5
- 答非所问   4
- 胡言乱语   3
- 只能发音   2
- 无   1

昏迷评分＝ E ＋ M ＋ V

应将 GCS 显示为分项评分，而不是总分（除非为 3 或 15 分）

- 最低总分   3
- 最高总分   15

GCS（Glasgow Coma Score）：格拉斯哥昏迷评分。

　　记录观察到的最佳分数。给患者插管时，不能有语言反应。用后缀"T"取代语言反应的分数，因此剩余部分最多为 10 分。

的眼科医生、针对颞动脉炎的风湿病医生）。神经影像学上无肿块的颅内压增高可能提示特发性颅内高压；脑脊液开放压力可能会提供参考。

单侧腿部肿胀

　　大多数腿部肿胀是由静水压升高、血管内渗透压降低或淋巴管阻塞引起的间质水肿导致的。单侧腿部的肿胀通常表示局部静脉或淋巴管阻塞，而双侧水肿，偶尔不对称，通常代表受到重力影响的全身性液体过载。液体过载可能导致心力衰竭、肺动脉高压、肾衰竭、低蛋白血症和药物使用复杂化（钙通道阻滞剂、糖皮质激素、盐皮质激素、非甾体抗炎药等）。

概述

在所有单侧腿部肿胀的病例中，应考虑潜在的深静脉血栓形成（deep venous thrombosis，DVT）。DVT 的疼痛和肿胀通常持续数小时甚至数天。小腿突然疼痛更符合腓肠肌撕裂（创伤性或自发性）或贝克囊肿（腘窝囊肿）破裂。

临床评估

下肢 DVT 通常从远端静脉开始，引起肢体温度升高和浅静脉扩张。但是，症状和体征通常很轻微。考虑血栓形成的潜在危险因素（框 14.5）。恶性肿瘤易导致血栓形成，但盆腔或腹部肿块也可因静脉或淋巴阻塞引起腿部肿胀。其他诊断根据临床特征进行区分：

- 蜂窝织炎——界限清楚的红斑和皮肤发热区域，可见感染始发部位（如腿部溃疡或昆虫叮咬）。患者可能发热，全身不适。
- 浅表血栓性静脉炎——沿着坚实、可触及的静脉出现局部红斑和压痛。
- 隔室综合征——肢体极度压痛，肿胀，感觉改变，伴或不伴有外周脉搏丧失。肌酸激酶（CK）升高，急需手术治疗。

早期淋巴水肿与其他原因引起的水肿难以区分。慢性淋巴水肿是一种坚固的非凹陷性水肿，皮肤增厚，外观呈"鹅卵石"样。

慢性静脉功能不全导致的慢性水肿，伴有特征性皮肤改变（含铁血黄素沉积、脱发、静脉曲张、湿疹、溃疡）和显著的静脉曲张。

评估和管理

临床标准可通过使用 Wells 评分（框 4.7）等评分系统，根据患者发生 DVT 的可能性，对患者进行分级。图 4.2 给出了基于预测概率的可疑 DVT 调查算法。在怀孕期间，不应使用 D- 二聚体测试，并且成像阈值应较低，因为怀孕易发生 DVT。

对于疑似蜂窝织炎，应安排血清炎性标志物、皮肤拭子和血培养。超声诊断贝克囊肿破裂和小腿肌肉撕裂。如果怀疑盆腔或下腹部恶性肿瘤，应测量男性前列腺特异性抗原水平，并进行超声检查或 CT 扫描。

通过抗凝治疗 DVT（第 14 章）。

框 4.7　预测 DVT 的验前概率——Wells 评分

临床特征	得分
活动性癌症（患者在过去 6 个月内接受癌症治疗或目前正在接受姑息治疗）	1
下肢瘫痪、轻瘫或近期石膏固定	1
最近卧床≥ 3 天，或在过去 4 周内接受大手术	1
沿深静脉系统分布的局部压痛	1
整条腿肿胀	1
小腿肿胀超过无症状侧≥ 3cm（测量胫骨粗隆下 10 cm 处）	1
凹陷性水肿局限于有症状侧腿部	1
侧支浅静脉（非静脉曲张）	1
以前记录的 DVT	1
替代诊断至少与 DVT 一样有可能	-2
临床概率总分	
DVT 低概率	< 1
DVT 中概率	1 ~ 2
DVT 高概率	> 2

From Wells PS. Evaluation of D-dimer in the diagnosis of suspected deep-vein thrombosis. N Engl J Med 2003; 349: 1227; copyright © 2003 Massachusetts Medical Society.

病情恶化的识别和评估

早期预警评分与医疗应急小组的作用

　　快速反应系统旨在快速识别和处理生理参数的恶化。如医疗应急小组（MET），当患者在监测中达到特定的早期预警分数时（如 NEWS，图 4.3），就会调用 MET。MET 可以开始治疗，向上级临床团队提供建议，或将患者升级至重症监护。

　　尽管 MET 系统可以快速获得病情恶化患者的专业知识，但该团队可能不知道患者的背景，而且存在当地团队在应急管理方面缺乏技能的风险。

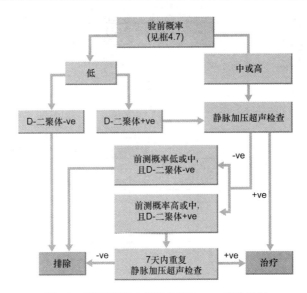

图 4.2　疑似深静脉血栓形成调查。ve，静脉栓塞

病情恶化患者的即时评估

记忆口诀 "C-A-B-C-D-E" 可能会有用：

C 控制明显的问题

例如，如果患者有室性心动过速或大出血，立即采取行动。

A 和 B 气道和呼吸

如果患者可以说出完整的句子，气道通畅，呼吸充分，快速询问病史后进行呼吸重点检查。应检查血氧饱和度和动脉血气。

C 循环

重点心血管检查应包括心率和节律、异常心音、血压、颈静脉压和出血或休克的证据。晕倒或昏迷的患者应触诊颈动脉搏动；循环衰竭时，周围脉搏可能无法触及。

D 残疾

使用 GCS（框 4.6）评估意识水平，并进行简短的神经系统检查。应测量毛细血管血糖以排除低血糖或严重高血糖。

E 暴露或证据

"暴露" 表明对其余身体系统进行有针对性的临床检查。"证据" 是通过员工或家属调查、处方或图表收集附带病史。

扫本章二维码看彩图

NEWS关键 ⓪①②③	日期：						
	时间：						
呼吸频率	≥25						
	21～24						
	12～20						
	9～11						
	≤8						
SpO₂	慢性缺氧　默认						
	≥88　≥91						
慢性缺氧患者吸氧流量需要医疗签名	94～95						
	86～87 92～93						
	≤85　≤91						
签名	无法测量						
吸氧	%或L						
体温	≥39℃						
	38℃						
	37℃						
	36℃						
	≤35℃						
NEWS评分使用收缩压	230						
	220						
	210						
	200						
	190						
	180						
	170						
	160						
	150						
	140						
手动测量血压标记为M	130						
	120						
	110						
	100						
	90						
	80						
	70						
	60						
	50						
	无法测量						
心率	>140						
	130						
	120						
	110						
	100						
	90						
	80						
	70						
	60						
	50						
	40						
	30						
	常规Y/N						
意识水平	警惕						
	V/P/U						
	新发意识混乱						

A

图 4.3 （彩图）识别和应对生理恶化。**A** 预警评分表的样表。NEWS，国家早期预警评分；V/P/U，语言／疼痛／无反应

NEWS评分	观察频率	临床反应
总分0*	最少12 h一次/入场区4 h一次	• 持续常规NEWS评分
总分1～4*	最少4 h一次 考虑使用结构化响应工具 考虑使用液体平衡表	• 通知注册护士 • 注册护士使用ABCDE进行评估 • 复核观察频率 • 通知主管护士 • 若仍存在疑虑，上报医疗团队
总分5～6* 或一个参数3分	增加至最少1 h一次 开始使用结构化响应工具 开始使用液体平衡表	• 注册护士评估 • 通知主管护士 • 按本地情况上报给医疗团队 • 紧急医疗评估 • 与高级以上见习医生讨论管理方案 • 考虑临床治疗相关监测水平
总分7*或以上	持续监测生命体征 开始使用结构化响应工具 开始使用液体平衡表	• 注册护士立即评估 • 通知主管护士 • 要求高级别以上见习医生立即评估 • 与上级专家讨论病例 • 联系重症监护进行监测

*如果担心患者的病情，无论NEWS评分如何，总是升级

B

续图 4.3　B 应对生理恶化。A 和 B，From Royal College of Physicians. National Early Warning Score（NEWS）: standardising the assessment of acute-illness severity in the NHS. Report of a working party. London: RCP, 2012.

决定管理患者的地点

重症监护对严重到需要器官支持的器官功能障碍患者、病情明显恶化的患者以及那些积极治疗可能改变预后的患者是有利的。ICU/HDU 的选择将取决于当地安排。所需的"护理级别"是安置的有用指南：

3 级：需要插管和机械通气或两个或以上器官需要支持治疗——ICU。

2 级：需要超出病房级别的详细观察和监测，或一个器官障碍需要支持治疗——HDU。

1 级：病房级别即可提供的间歇性观察——普通病房。

恶化的常见临床表现

呼吸急促

病理生理学

呼吸急促可能由心肺原因引起（见前文）或继发于代谢性酸中毒（第 6 章），最常见于脓毒症、出血、酮症酸中毒或内脏缺血。

评估和管理

评估胸部扩张、呼吸音以及是否存在其他声音，如喘息。

动脉血分析有助于缩小疾病鉴别诊断的范围，并能明确严重程度。碱剩余可量化代谢性疾病来源。碱剩余 <-2 mEq/L（即碱缺乏 > 2 mEq/L）可能表示代谢性酸中毒。乳酸水平 > 4 mmol/L 或碱缺乏 > 10 mEq/L 时，应启动更高级别的治疗方案。除以上检查外，CXR 和床旁超声有助于明确是否存在实变、渗出和气胸。

低氧血症

病理生理学

低 PaO_2 在病情恶化的患者中很常见。组织缺氧可能由低氧血症引起，也可能继发于心输出量下降、血红蛋白不足或功能失调，以及细胞氧利用障碍，如氰化物中毒。

血红蛋白-氧解离曲线是血红蛋白结合氧饱和度（SO_2）与血液中的 PO_2 关系曲线。毛细血管 PCO_2 升高可使曲线向右移动，增加组织中的氧释放（波尔效应）。在 PE 时，呼吸急促可能会降低 $PaCO_2$，尽管 PaO_2 降低，仍可使曲线左移并维持血氧饱和度。

如果 PaO_2 低于给定 FiO_2 的期望值，则会出现相对低氧血症。患者呼吸空气时，预计 PaO_2 为 12 ～ 14 kPa（90 ～ 105 mmHg）；患者呼吸 100% 氧气时，PaO_2 超过 60 kPa（450 mmHg）是正常的。

评估和管理

氧疗应针对血氧饱和度进行确定：

- 大多数严重不适患者的目标饱和度为 94% ～ 98%。
- 有高碳酸血症性呼吸衰竭风险的 COPD 患者目标范围为 88% ～ 92%。

在慢性高碳酸血症患者中，过高的 PaO_2 可能导致自由基诱导的组织损伤、血红蛋白对 CO_2 的缓冲效率低下、肺通气不足缺氧使得肺血管收缩功能丧失以及低氧驱力的降低。

在考虑低氧血症的原因时，$PaCO_2$ 水平是有帮助的。$PaCO_2$ 正常的缺氧说明静脉血在心脏内，或通过通气不足的肺局部区域（如大叶性肺炎）分流到动脉系统。高 $PaCO_2$ 缺氧代表整体肺泡通气不足，可发生于中毒、神经系统疾病、肌病、脊柱畸形或严重 COPD（见第 9 章）。

心动过速

病理生理学

在排除其他原因之前，成人心率 > 110 次 / 分则不应归因于焦虑。住院患者中由心脏原发病因导致的心动过速（如房颤或室颤、SVT 和室性心律失常）比继发性病因少见。

首先，用 12 导联心电图确定心率和节律。心率 > 160 次 / 分应立即升级到更高级别的治疗。可能发现包括：

- 房颤伴快速心室反应——通常为继发性（多见于感染）。
- 低血容量——考虑隐性出血（如胸膜出血、胃肠道出血或腹膜后出血）。注意：急性出血时，即刻血红蛋白可能会误导性升高。
- 脓毒症——可表现为心动过速、呼吸急促、外周血管扩张和体温升高。

在简短病史询问和体格检查中，应注意其他器官功能障碍。

评估和管理

专注于病因治疗。只有在专家指导下，才能对病情恶化的患者单独应用 β 受体阻滞剂控制心率。

心律失常的处理详见第 8 章。

低血压

病理生理学

平均动脉压 [mean arterial pressure，MAP；舒张压＋（收缩压－舒张压 /3）] 是一个有用的参考值。尽管慢性高血压患者可能需要 80 mmHg 的 MAP，但在大多数患者中大于 65 mmHg 的 MAP 将维持肾灌注。

评估和管理

首先确定低血压是生理性还是病理性。即使收缩压很低，但 MAP 小于 65 mmHg 的生理性低血压少见。少尿表明需要采取措施来增加 MAP。

休克：休克表示"循环衰竭"。它可以定义为不能满足组织代谢要求的氧输送水平（DO_2 ＝血氧含量 × 心输出量）。低血压和休克不是同义词：患者可以低血压而无休克，也可血压正常但 DO_2 极低。

低血压伴高心输出量时，患者双手温暖，脉搏有力，静脉压低。病因包括脓毒症、过敏、药物过量、酮症酸中毒和甲状腺毒症。

低血压伴低心输出量时，可导致末梢寒冷发绀，静脉压升高，病因包括出血、心律失常、心脏压塞和心力衰竭。

组织供氧不足的客观标志（碱缺乏、乳酸升高和少尿）可以帮助识别。如果怀疑休克，需要立即复苏。

无休克的低血压患者仍有器官功能障碍的风险。尽管 DO_2 正常或升高，这些患者仍可能发生器官衰竭，因此需要进行全面评估。任何有降压作用或副作用的药物都应该禁止。

高血压

病理生理学

在重症监护环境下，高血压是常见的，通常是良性的，但可以是严重疾病的特征表现。此外，急性高血压增加左心室收缩末压，可引起急性肺水肿。

评估和管理

需要考虑的重要潜在原因包括：

- **脑血管事件**。脑干缺血（常继发于颅内压升高）可使血压急剧升高。应进行神经系统检查并考虑头部 CT。
- **容量过负荷**。这可能源于心肌功能不全或肾功能受损，并可能在没有外周水肿的年轻患者中引发高血压。

- **潜在健康问题**。肾病、脊髓损伤或更罕见的原因，如嗜铬细胞瘤。对于女性，应警惕妊娠高血压综合征。
- **原发性心脏疾病**。高血压可并发于心肌缺血、急性心力衰竭和主动脉夹层。
- **药物相关问题**。漏服抗高血压药是常见的原因，但可卡因和苯丙胺等药物也可造成血压升高。

高血压的管理见第 8 章。

意识水平下降

评估

意识水平下降应立即寻找原因并评估气道风险。GCS（框 4.6）是评估意识水平使用最广泛的工具；但是，影响语言或肢体功能的障碍（如大脑左半球卒中）可能会降低其有效性。

GCS 可以追踪病情的改善或恶化，并提示预后。运动评分低于 5，表示气道存在重大风险。

昏迷被定义为持续的深度无意识状态（持续 GCS ≤ 8），有多种原因（框 4.8）。发病方式和任何诱发事件对确定病因至关重要，应从目击者处获得信息。突然发作提示是血管源性。

全面的检查应包括 GCS，寻找针头注射的痕迹以明确是否药物滥用、皮疹、发热和局部感染迹象（包括颈强直或头部受伤的证据）。局灶性神经体征可能提示脑卒中或肿瘤，或可能定位错误（如颅内压升高时出现第 6 对脑神经麻痹）。排除昏迷的生化原因是至关重要的，因为急性低钠血症（第 6 章）和低血糖症（第 11 章）很容易纠正，如果漏诊会导致不可逆转的脑损伤。

为了准确诊断，通常需要对大脑进行 CT 扫描。病史、临床体征或影像学提示可能存在脑膜炎或脑炎。此时，应立即开始使用广谱抗生素和抗病毒药，同时等待结果明确诊断。

其他基于药物、代谢和肝原因的意识障碍将在相关章节中讨论。精神疾病（如紧张症性抑郁）或神经疾病（如自身免疫性脑炎）可能损害意识，但排除诊断需要专家会诊。

管理

将意识丧失患者移至恢复体位以保护气道，防病情恶化并等待明确治疗方案。患者可能需要插管来保护气道通畅及防止误吸。

框 4.8　昏迷原因

代谢紊乱

药物过量	肝衰竭（高氨血症）
糖尿病	先天性代谢异常导致高氨血症
低血糖	严重厌食后进食高氨血症
酮症酸中毒	呼吸衰竭
高渗性昏迷	低体温
低钠血症	甲状腺功能减退
尿毒症	

创伤

脑挫伤	硬膜下血肿
硬膜外血肿	弥漫性轴索损伤

血管疾病

蛛网膜下腔出血	脑出血
脑干梗死 / 出血	脑静脉窦血栓形成

感染

脑膜炎	脑脓肿
脑炎	系统性脓毒症

其他

癫痫	功能性（假性昏迷）
脑肿瘤	

少尿 / 肾功能恶化

评估

尿量 0.5 ml/（kg·h）是普遍采用的指标。尿量减少可能提示肾灌注不足。

少尿伴低血压或血清肌酐升高应寻找潜在原因。肾前性原因在住院患者中占主导地位，因此应用液体复苏（± 血管活性药）以优化 MAP 是首要目的。如 MAP 正常，则不建议大量输液（> 30 ml/kg）。临床上脱水患者，以及因烧伤、未控制的糖尿病（第 11 章）及尿崩症（第 10 章）而大量失水患者均属例外。

诊断和管理

少尿症的处理见第 7 章。急性肾损伤的另外两个重要原因是腹腔间室综合征和横纹肌溶解。

腹腔间室综合征：当腹压升高时，腹腔脏器灌注减少。它发生在外科或严重液体潴留的患者（如肝硬化）。必须紧急对胃、膀胱或腹膜（如有腹水）进行减压。

横纹肌溶解：横纹肌溶解常继发于骨骼肌损伤，这可能是肢体或肌肉缺血、创伤、剧烈运动或恶性高热所致。

肌酸激酶大于 1000 U/L 强烈提示肌肉损伤。管理包括解决病因和器官支持治疗。加强碱化尿液（静脉注射碳酸氢盐和呋塞米）可减少肾小管肌红蛋白的沉淀。

引起危重症的疾病

脓毒症与系统性炎症反应

脓毒症是多器官衰竭的常见原因。感染和由此产生的全身炎症状态共同导致器官功能障碍。

当疑似感染的患者有以下两种或两种以上症状时可诊断：

- **低血压**——收缩压 < 100 mmHg。
- **精神状态改变**——GCS ≤ 14。
- **呼吸急促**——呼吸 ≥ 22 次 / 分。

脓毒症休克是指脓毒症患者（液体复苏后）持续性低血压，需要血管活性药维持 MAP > 65 mmHg，并使血清乳酸 > 2 mmol/L（18 mg/dl）。

病理生理学：局部感染（细菌、病毒或真菌）可导致炎症，如果存在以下情况，则可能发展为全身感染：● 脓毒症的遗传易感性。● 微生物超负荷。● 强毒力或耐药病原体。● 延误治疗。● 免疫抑制、营养不良或衰竭状态。

非感染性病理改变，如胰腺炎、烧伤、创伤、手术和药物反应，也可能引发全身炎症。

活化的免疫细胞释放可激活中性粒细胞的细胞因子，从而引起血管扩张、内皮损伤和中性粒细胞、液体和蛋白质进入细胞间质。受损的内皮细胞触发了微血管内凝血，在多器官衰竭的严重病例中可能会导致弥散性血管内凝血（DIC，第 14 章）。

乳酸生理学：组织缺氧、肾上腺素刺激和肝清除率降低可能会增加所有类型休克的乳酸水平，而不仅仅是脓毒症休克。高乳酸血症（血清乳酸 > 2.4 mmol/L 或 22 mg/dl）是脓毒症严重程度的极好指标。乳酸水平大于 8 mmol/L（73 mg/dl）提示极高死亡率，意味着疾病可随时恶化。应优化氧输送的措施，并监测乳酸清除率来评估复苏的充分性。

抗炎级联反应：随着炎症加重，免疫细胞释放抗炎细胞因子，代偿性抗炎系统被激活。这可以控制炎症反应，但后期可能会导致相对免疫抑制，易引起继发感染。

管理

患者病情恶化的首要原因是脓毒症，同时考虑出血、PE、过敏反应或低心输出量状态。

脓毒症的复苏：一般复苏措施见后文。在脓毒症中，"脓毒症6"（框4.9）指南具有临床实用性。贫血的纠正应通过输注红细胞达到 70～90 g/L（7～9 g/dl）的血红蛋白水平。4% 的白蛋白可作为胶体液输入，其在血管内停留时间比晶体液更长。在严重的情况下，建议尽早插管以利于进一步管理并减少需氧量。

抗生素应尽早使用，每延迟 1 h，死亡率就会增加 5%～10%。抗生素的选择将取决于当地的耐药情况、患者的危险因素以及可能的感染源。应当进行血、尿液或脑脊液的微生物培养，但不应延误抗生素使用时机。

早期控制感染源：胸腹部 CT 扫描对明确感染灶有较高准确率。回顾病史，包括 HIV 的危险因素、与结核的接触和潜在的免疫状况。免疫功能低下的患者易导致更多种类的病原微生物感染（见第5章）。

去甲肾上腺素治疗难治性低血压：复苏期间应尽早建立中心静脉通路，并开始输注去甲肾上腺素。在严重低血压时，不用进行补液实验就可开始使用去甲肾上腺素，早期使用血管升压药可能会减轻急性肾损伤。

难治性低血压的其他疗法：难治性低血压是由心输出量不足或

框4.9 "脓毒症6"指南

1. 高流量氧疗

2. 血培养采集

3. 静脉注射抗生素

4. 监测血清乳酸和血常规

5. 启动静脉补液

6. 精准监测尿量

拯救脓毒症运动中，对疑似脓毒症患者即刻处理的国际建议（所有建议在初步诊断脓毒症后 1 h 内实施）。

全身血管阻力不足（血管麻痹）引起的。血管升压素（抗利尿激素）是一种有效的血管收缩剂，如果怀疑血管麻痹可加用。静脉注射糖皮质激素可能更迅速改善休克；但是，这并不能改善整体预后，而且可能会稍微增加继发感染的风险。

脓毒症心肌病：可表现为急性左心室或右心室功能障碍。超声心动图可明确病情，而 ECG 常为非特异性表现。多巴酚丁胺或肾上腺素可用于增加心输出量，如果心输出量水平较低应静脉补钙。

其他干预措施，如静脉注射碳酸氢盐治疗严重代谢性酸中毒，大容量血液滤过 / 血液透析和体外支持有时也会使用，但目前缺乏证据。

基础病理学回顾：脓毒症是急性全身性炎症反应的最常见原因，但有高达 20% 的患者为非感染性原因。这些疾病包括：胰腺炎、药物反应、血管炎、自身免疫性疾病（如系统性红斑狼疮）、恶性肿瘤和血液病（如血栓性血小板减少性紫癜）。

当临床表现不典型、未发现脓毒症来源或仅为局部感染的过度炎症反应时，应尽早考虑这些"脓毒症模拟病"。

急性呼吸窘迫综合征

病因和发病机制

急性呼吸窘迫综合征（acute respira-tory distress syndrome，ARDS）是一种由多种疾病引起的弥漫性中性粒细胞性肺泡炎，其特征是：

- 在已知临床损害，或出现新发或恶化的呼吸系统症状 1 周内发病。
- 双侧 CXR 不透明，不能用渗出、肺叶 / 肺不张或结节来解释。
- 呼吸衰竭不能完全由心力衰竭或容量超负荷解释。
- 氧合下降。

病理生理学表现为炎症，如前面"脓毒症"所述，也具有感染性和非感染性触发因素。富含蛋白质的液体渗出到肺泡，形成特征性的"透明膜"。细胞因子和趋化因子导致炎症细胞的进行性聚集，表面活性剂丧失，肺泡塌陷，肺顺应性降低，低氧血症和高碳酸血症的气体交换受损。

诊断与管理

ARDS 难以与容量超负荷，心力衰竭和间质性肺炎相鉴别。典型的 CXR 外观如图 4.4 所示。

管理以支持性治疗为主，包括治疗潜在的原因、肺保护性通气、液体负平衡和体外膜氧合（ECMO）。

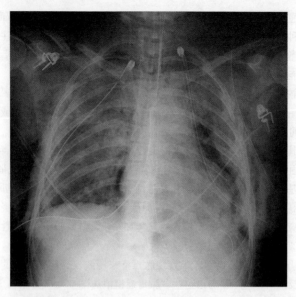

图 4.4 急性呼吸窘迫综合征 CXR。注意双侧肺浸润、纵隔气肿、气胸、胸腔引流、手术性肺气肿和肋骨多处骨折

低氧血症的严重程度根据动脉 PaO_2 和 FiO_2 的比值进行分级：

- 轻度：$40 \sim 26.6$ kPa（$300 \sim 200$ mmHg）。
- 中度：$26.6 \sim 13.3$ kPa（$200 \sim 100$ mmHg）。
- 重度：$\leqslant 13.3$ kPa（$\leqslant 100$ mmHg）。

急性循环衰竭（心源性休克）

定义和病因

心源性休克定义为心输出量下降引起的灌注不足。心源性休克的主要原因是左或右心室梗死、PE、心脏压塞、心内膜炎和快速心律失常，可使许多其他疾病（如脓毒症、过敏反应、出血）复杂化。

心肌梗死：急性心肌梗死后的心源性休克常由左心室功能不全引起。它也见于右心室梗死、心脏压塞（心室破裂）、室间隔缺损或乳头肌破裂引起的急性二尖瓣反流。

严重的左心室功能障碍会降低心输出量、血压和冠状动脉灌注。左心室舒张末期压力升高、肺充血和水肿导致低氧血症，加重心肌缺血，进一步加剧心源性休克。低血压，少尿，谵妄和四肢冰冷说明心输出量降低，而呼吸困难、低氧血症、发绀和肺底吸气啰音提示肺水肿。Swan-Ganz 导管可用于监测肺动脉压和心输出量，以量化功能障碍和目标导向治疗。

当心源性休克合并急性心肌梗死时，应立即行经皮冠状动脉介入治疗（见第 8 章），以减少周围受损心肌的进一步损害。

急性大面积肺栓塞： 大面积 PE 可合并深静脉血栓形成，常表现为急性起病。超声心动图示左心室变小、充盈不足、搏动有力，同时伴右心室扩张，甚至可见右心室流出道或肺动脉内血栓。CT 肺血管造影可明确诊断。

急性瓣膜病、主动脉夹层和心脏压塞： 这些都可能导致突发性休克，该内容于第 8 章中详述。

心搏骤停

心搏骤停成功复苏后（见第 8 章），大多数幸存者需要进行重症监护。

急性管理

应维持 MAP 大于 70 mmHg 以优化脑灌注。心搏骤停后常见休克，可能需要正性肌力药、血管升压药，偶尔也需要主动脉内球囊反搏或 ECMO（见后文）。具体的心脏干预措施于第 8 章详述。

其他生理指标包括维持正常体温、血糖、动脉 PO_2 和 PCO_2。

预后

心搏骤停后脑损伤的恢复难以预判。预后不良的指标包括：
● 合并多器官功能衰竭。● 瞳孔和角膜反射消失。● 没有运动反应，持续性的肌阵挛性抽搐。● 神经元特异性烯醇化酶大于 33 μg/L。
● 脑 CT 示灰、白质分化消失或其他病理改变。● 脑电图示脑损伤。
● 体感诱发电位双侧缺失。

理想情况下，患者应在稳定 72 h 后进行预后评估。应结合患者致残程度，对其进行个体化的最佳评估，以明确进一步治疗方案。

多器官衰竭的其他原因

脓毒症是多器官衰竭的最常见原因。但是单器官（心脏、肝、肾及肺）也可能导致多器官衰竭，这可能是由衰竭器官释放全身毒素引起的。

多器官衰竭也可能是由毒素（如毒液）和内在因素（如横纹肌溶解中的肌红蛋白）引起的（如前所述）。或是由辐射、高温或爆炸伤造成的严重身体创伤所致。

危重症医学

重症监护的收治决策

对于接受重症监护的患者来说，即使接受了高质量的护理和镇痛，患者仍然会有精神上的压力，而且在情绪和身体上都会感受到伤害。一般来说，只有当患者存在恢复生活质量的希望，进而证实他们在重症监护过程中所经历的痛苦是合理的，重症监护治疗在道德上才是"正确的"。很少有患者理解危重症的含义，因此医生必须主导重症监护的收治过程。

重症监护的收治决策过程应包括疾病逆转的可能性、所需干预的强度、患者的虚弱程度以及患者的意愿（通常通过患者家属表达）。

由于科学和技术的进步，许多以前被认为是绝症的疾病，其生存期得到了延长。对于先天性疾病，应该在最佳专家意见的指导下做出适当水平的重症支持决策，并与患者父母（在可能的情况下与患者本人）进行充分的讨论。一些著名的成功治疗或患者存活的案例，因患者遗留严重残疾，从而影响了公众对重症监护的看法和期望，并使得这一领域的决策更加复杂化。框 4.10 列举了一些实用的决策制定技术。

器官支持的稳定与建立

器官支持应先处理原发疾病，例如脓毒症时感染源的控制以及出血时出血部位的处理。治疗方案明确者，应在复苏后立即开始治

框 4.10　改进收治决策的技术

- 始终为患者的最大利益而努力
- 最大限度地与患者进行沟通：如有可能，和患者讨论治疗升级／复苏相关事宜
- 与患者近亲进行坦诚的沟通：例如"如果我们救治过 100 名与你母亲患有同样的疾病的患者，只有 10 名患者能活下来"
- 就最适当的治疗方案与患者近亲达成共识
- 征求他人意见：让其他临床医生参与进来，当无法明确最合适的治疗措施时，宁可升级治疗。如果不能达成一致意见，可能很少需要进行调解或法院裁决
- 提前计划：在慢性进展性疾病中，有记录的提前制定的诊疗计划，可以使临床决策更容易

疗，如内脏穿孔的开腹手术治疗。当治疗方案不明确、不可行或不能立即实施时，维持患者的器官功能能稳定是治疗的主要目标。

呼吸支持

无创呼吸支持

无创呼吸支持提供了从简单氧气输送过渡到有创通气的桥梁。无创呼吸支持可用于呼吸窘迫但缺乏有创通气指征的患者，或因其他原因不宜气管插管的患者。无创呼吸支持期间，患者必须配合，因其具有气道保护能力，并保留呼吸驱动和咳嗽。无创呼吸支持不应用于延长终末期疾病的死亡过程。同样，无创通气治疗失败或情况进一步恶化时，应做出气管插管的决策，因为在这种情况下延迟有创通气会导致更差的临床结局。

高流量鼻导管

高流量鼻导管（high-flow nasal cannulae，HFNC）能够提供极高流量且完全加湿的氧气和空气。HFNC 对尚未达到有创通气标准的特定的 I 型呼吸衰竭（特别是肺炎）患者很有用。HFNC 可使患者感到舒适，增加排痰量，并提供一定的呼气末正压通气（PEEP）和高浓度的氧气水平，进而调节 SO_2 水平。

持续气道正压通气

持续气道正压通气（continuous positive airway pressure，CPAP）在患者整个呼吸周期中能够提供 5 ~ 10 cmH_2O 的正压。CPAP 主要用于肺不张和肺水肿，有助于塌陷的肺泡复张，加速肺泡积液的清除。

无创（双水平）通气

无创（双水平）通气（non-invasive ventilation，NIV）通过紧密贴合的鼻罩或面罩提供通气支持。呼吸机在患者吸气时提供较高的压力（约 15 ~ 25 cmH_2O），在呼气时提供较低的压力（通常 4 ~ 10 cmH_2O）。通气可由患者的呼吸或时间触发。与患者的自发呼吸同步的系统在呼吸衰竭中耐受性更好、更有效。时间控制的呼吸模式常用于中枢性呼吸暂停的患者。因为能够减少患者呼吸做功，NIV 已成为 COPD 急性加重期导致的 II 型呼吸衰竭患者的一线治疗。NIV 也常用于肺水肿、肥胖低通气综合征和一些神经肌肉疾病。NIV 应尽早应用，尤其是出现高碳酸血症性呼吸性酸中毒时。对肺炎合并高碳酸血症的患者使用 NIV 的证据尚不确定；这类患者早期插管可能更能获益。

气管插管和间歇正压通气

对危重症患者行气管插管是有风险的，因为患者通常处于衰竭状态或迅速恶化，此时为方便插管而使用诱导麻醉或抑制呼吸的药物导致呼吸暂停进而引起心血管衰竭。而通过早期干预、预吸氧、由麻醉经验丰富的专家插管可以降低风险。

间歇正压通气（intermittent positive pressure ventilation，IPPV）的主要目的是在尽量减少对肺泡的损伤、鼓励患者在安全的情况下自主呼吸时避免严重的低氧血症和高碳酸血症。生理学目标取决于临床情况。例如，ICP升高的患者需要把血碳酸水平严格控制在正常范围（因为高碳酸血症会增加ICP）。但很不幸的是，通过足够的分钟通气量来维持正常的血碳酸水平本身常常会导致肺损伤（见下文）。

呼吸机模式

插管后，由于使用了肌肉松弛药，患者处于麻痹状态，因此大多数患者需要接受指令通气（呼吸机提供设定的潮气量或吸气压力）。指令通气的持续时间取决于肺损伤的严重程度、基础疾病和患者状态。在压力支持下，指令通气之间的患者吸气可以通过"触发"呼吸机来提供同步呼吸。应用IPPV时必须设置的其他参数，包括吸入氧浓度、呼吸频率、分钟通气量以及吸气压力和呼气末压力。

随着病情好转，推荐压力支持下进行自主呼吸。虽然自主呼吸优于指令通气，但对于严重肺损伤患者，自主呼吸时的肺泡剪切力会加剧肺损伤，因此脱机必须谨慎。

呼吸机相关性肺损伤

正压通气可能导致肺损伤的机制：

- 潮气量增加，"容积伤"。
- 吸气压力增加，"气压伤"。
- 呼气末肺泡塌陷，"萎陷伤"。
- 肺泡周期性扩张引起细胞因子释放，"生物伤"。

呼吸机相关性肺损伤（ventilator-induced lung injury，VILI）的阈值因人而异，对正常肺组织无损害的呼吸参数设置，可能会导致患者发生严重的VILI。通过以下方法可以减少VILI的发生：

- 允许性高碳酸血症——限制通气和允许中度的高碳酸血症。
- 使用PEEP与小潮气量预防肺不张，间断使用高气道压力进行"肺复张"。

● 使用肌肉松弛药；呼吸衰竭时人机不同步可能会加重 VILI。

体外呼吸支持

有时，尽管已经使用了最佳 IPPV 设置，仍不能维持足够的氧合或逆转严重的呼吸性酸中毒。如果呼吸衰竭的原因能够通过体外支持逆转，可以考虑使用体外呼吸支持。可选方式包括：

静脉-静脉 ECMO

通过使用大口径静脉插管，将来自腔静脉的血液泵入膜式氧合器，并予以充分氧合及清除二氧化碳。氧合后的血液随后回输至右心房。即使患者两肺没有气体交换功能，静脉-静脉 ECMO（VV-ECMO）也可以保证患者处于良好的氧合状态和维持正常的二氧化碳水平。

静脉-动脉 ECMO

静脉-动脉 ECMO（VA-ECMO）可以挽救严重心源性休克患者的生命，甚至可能对难治性心脏停搏有效；然而，除非有明确的原发病解决方案，如心脏移植或心室辅助装置，否则 VA-ECMO 治疗可能是徒劳的。VA-ECMO 的工作原理与 VV-ECMO 相似，只是氧合后的血液回流至动脉系统而不是右心房。

体外二氧化碳清除

如果患者氧合正常，但存在难治性高碳酸血症进而影响治疗时（如 ICP 升高的患者），相对于 VV-ECMO，可以使用血流量更低和静脉插管更小的清除二氧化碳的设备。该技术还可用于减少必要的分钟通气量，以保护肺部免受 VILI 的影响，或促进早期拔管。

心血管支持

初始复苏

简要评估患者是否有发生心脏停搏的风险。如果患者意识不清，大动脉搏动消失，其治疗见第 8 章。

过敏性休克或未分类休克患者即将出现心脏停搏时，单次给予肾上腺素 0.5 mg 肌内注射（1:1000 肾上腺素 0.5 ml）可以挽救患者生命。静脉注射少量肾上腺素（如 50 μg；1:10 000 肾上腺素 0.5 ml）可以较长时间延缓心搏骤停的发生，以确定休克的原因并开始其他支持治疗。如果可能发生出血，应发出"大出血"警报，以方便快速获得大量血液和血液制品。休克的分类见框 4.11。

大口径静脉输液管路对于给药与补液是至关重要的，但可能存

框 4.11 休克分类

类别	说明
低血容量性	出血或非出血性［例如：高血糖高渗状态（见第11章）和烧伤］
心源性	见前文
梗阻性	循环梗阻，例如肺动脉主干栓塞，心脏压塞，张力性气胸
脓毒症	见前文
过敏性	变应原引起的不正常的血管扩张（如蜂蜇伤），常与内皮损伤和毛细血管渗漏有关（见前文）
神经源性	主要由大脑或脊髓损伤导致脑干和神经性血管舒缩控制功能受损
其他	例如：与药物有关的，如钙通道阻滞剂过量；艾迪生病危象

在困难。患者濒死状态下，可以于颈外静脉置管；在低心输出量状态下，颈外静脉往往很突出，在颈部的侧面很容易看到。用手指压住静脉使其更容易置管，但须在颈部较高位置置管以避免气胸发生。如果外周静脉通路置管失败，可以建立骨内或中心静脉通路。超声可能有助于快速和安全地静脉置管。应使用快速输液装置输送加温液体和血液制品。

液体和血管升压素的使用

休克患者的复苏应包括使用 10 ml/kg 的胶体或晶体液的补液试验；应避免使用含有淀粉的液体。如果休克持续存在，补液试验可以重复使用到最多 30 ml/kg；然而，血管升压素治疗也应尽早考虑。血管升压素可促进静脉收缩，有效地动员更多液体进入循环。

如果经过 30 ml/kg 的液体复苏后休克仍持续存在，则需要重新考虑隐性出血或循环梗阻。超声心动图有助于评估心输出量和排除心脏压塞。在休克患者的治疗过程中，大多数情况需要使用去甲肾上腺素。然而，心源性休克合并低心输出量时，则应使用肾上腺素或多巴酚丁胺。两种药物效果相当，但多巴酚丁胺容易引起血管扩张，可能需要额外的去甲肾上腺素来维持 MAP。若已经使用了大剂量去甲肾上腺素且心输出量足够，但仍存在持续低血压，则应该加用血管升压素。

在紧急情况下，可以通过粗大的外周静脉套管输注强心药，而中心静脉和动脉置管也应该尽快完成。

高级血流动力学监测

当休克病因不明或治疗反应不佳时，可使用心输出量监测（超声、胸阻抗或热稀释法）。便携式超声心动图可以提示有意义的心脏结构信息，例如主动脉瓣狭窄或节段性心室运动异常。

在复杂的情况下，肺动脉导管（Swan-Ganz 导管）可以监测肺动脉压力、心输出量和混合静脉血氧饱和度，从而鉴别休克是由血管扩张还是由泵衰竭引起的。肺动脉导管的并发症包括肺梗死、肺动脉破裂和导管血栓形成。

机械性心血管支持

当休克非常严重，即使进行积极液体复苏和使用强心药物，器官灌注仍然不足时，可能有必要使用机械装置增加心输出量。

主动脉内球囊反搏

将带有球囊的导管插入股动脉，并送入胸主动脉。球囊在舒张期充盈，收缩期收缩，从而改善舒张压、腹腔动脉和冠状动脉灌注。尽管有这些生理上的好处，但它并没有改善心源性休克患者的存活率。主动脉内球囊反搏（intraaortic balloon pump，IABP）的风险包括球囊上血栓形成、肠系膜缺血和插管移除后的股动脉假性动脉瘤形成。

肾支持

肾替代治疗（renal replacement therapy，RRT）见第 7 章。在重症监护的情况下：

- 常出现血流动力学不稳定。与间歇性透析治疗相比，持续肾替代治疗较少导致血流动力学不稳定。
- 血液透析和血液滤过都具有良好的疗效。虽然理论上血液滤过可以去除炎症细胞因子，但这并不意味着提高患者的存活率。
- 通常使用柠檬酸盐或肝素抗凝。柠檬酸盐在不增加患者出血风险的基础上能有效地发挥体外抗凝作用，但可能在多器官功能衰竭的患者中产生蓄积效应，在生命体征极不稳定的患者中应该避免使用。
- 大多数经过重症监护从而存活的患者能够恢复足够的肾功能，而不需要长期肾支持治疗。
- 对肾功能不全的可逆原因进行彻底的调查是必不可少的（图 7.5）。
- 肾支持治疗启动越早，休克似乎能够逆转得越快。

神经系统支持

需要重症监护管理的神经系统疾病包括昏迷、脊髓损伤、周围神经肌肉疾病和癫痫持续状态。

监护治疗的目标包括：

- 保护气道，必要时行气管插管。
- 纠正低氧血症和高碳酸血症。
- 治疗循环问题，例如高位脊髓损伤后的脊髓休克。
- 通过控制 ICP 处理急性脑损伤。
- 控制癫痫发作。

急性脑损伤治疗目标是通过维持正常的动脉血氧含量和 > 60 mmHg 的脑灌注压来优化大脑氧输送。必须避免高 / 低血糖和癫痫持续状态所致的继发性脑损伤。脑损伤（血肿、挫伤、水肿或缺血性肿胀）患者的 ICP 升高可因造成小脑幕疝和枕骨大孔疝而直接损害脑干和运动区，并可因脑灌注压降低造成间接脑损害。

ICP 可以通过直接插入脑组织的压力传感器来测量。正常 ICP < 15 mmHg，重症监护一般采用上限值 20 mmHg。压力持续超过 30 mmHg 者预后很差。可通过维持血碳酸正常、解除任何脑静脉回流梗阻、静脉注射甘露醇或高渗盐水、诱导低温或进行去骨瓣减压术来降低 ICP。

复杂的神经监测必须与 GCS、瞳孔对光反射和神经系统定位体征的反复评估结合。

重症监护室的日常临床管理

临床回顾

重症监护室一般每天进行两次查房，对临床查体和实验室结果进行详细的回顾。助记词"FAST HUG"列出了降低重症监护室并发症的干预措施：喂养（feeding）、镇痛（analgesia）、镇静（sedation）、血栓预防（thromboprophylaxis）、抬高床头（head of bed elevation）以尽量减少误吸、溃疡预防（ulcer prophylaxis）和血糖控制（glucose control）。

临床回顾旨在识别和解决任何妨碍患者康复的问题，为每个相关器官系统确定具体目标，并确定相应的治疗方案。举个关于每日目标的例子："滴定去甲肾上腺素的剂量以达到 MAP 65 mmHg，以液体负平衡为目标，调整 FiO_2 以实现 SpO_2 92% ～ 95% 的目标。"

镇静和镇痛

为了确保舒适、缓解焦虑和提高机械通气的耐受性，大多数患者需要镇静和镇痛。对于极高的 ICP 或严重低氧血症，需要深度镇静，以减少组织氧需求，并避免因咳嗽或呕吐导致 ICP 增高进而造成脑组织损害。然而在大多数情况下，理想的镇静状态是患者舒适，能耐受气管插管，处于可唤醒且神志清楚的状态。

过度镇静与谵妄、机械通气时间的延长、ICU 住院时间的延长以及 ICU 获得性感染的发病率增加有关。相对于麻醉，患者更应该首先接受镇痛，并且平衡镇痛和镇静药物的应用。需要警惕的是肝、肾功能不全患者应用镇痛、镇静药物时的蓄积。

临床镇痛量表（如：Richmond 镇痛镇静量表）可以用于监测镇静状态，并且与缩短 ICU 住院时间相关。许多 ICU 会使用每日"镇静中断"，通常与自主呼吸试验结合，目标在于缩短机械通气时间。

重症监护室内的谵妄

谵妄在危重症患者中很常见，并且多在镇静药物减量时表现出来。低活性谵妄比多动性谵妄更常见，但很容易被忽视。床边评估很重要：要求患者通过按压检查者的手从而对指令和提问做出回应，目的是检测患者是否存在思维紊乱或感觉异常。

谵妄与不良临床预后相关。管理的重点是非药物干预，如早期活动、恢复昼夜节律、降低噪音、停用导致谵妄的药物和治疗潜在的病因（例如：对酒精依赖患者采用硫胺素替代疗法）。对语言疏导无效的多动性谵妄患者最初应给予小剂量的抗精神病药物肌内注射，症状控制后改为口服药物序贯。奥氮平、奎硫平等抗精神病药物优于氟哌啶醇。这些药物不适用于预防谵妄或治疗低活性谵妄。

呼吸支持的撤离

自主呼吸试验

自主呼吸试验（spontaneous breathing trials，SBT）通过中止呼吸支持，观察患者可以在没有呼吸辅助的情况下自主呼吸多长时间。理想状态下，随着镇静药物减量，PEEP 和压力支持降至较低水平，或者断开患者与呼吸机的连接，通过气管导管吸入氧气或湿化的空气。SBT 失败的表现包括：快速浅呼吸、低氧血症、$PaCO_2$ 升高、出汗和躁动。对表现良好的患者进行下一步评估拔管的可能性。

逐步降低压力支持通气水平

根据患者的反应，在数小时内或几天内逐渐降低压力支持通气（pressure support ventilation，PSV）。快速浅呼吸指数（＝呼吸频率/潮气量）是呼吸困难的量化指标，是指导撤机的有用指标。该指数＞ 100 提示患者不适合长时间的自主呼吸。

拔管

通常无法准确预测患者是否可以拔管，需要通过临床检查判断。拔管的最低要求是在解决了低氧血症和高碳酸血症等问题后，使用最低水平的压力支持和 FiO_2，患者仍能够维持动脉血气正常。意识水平必须达到能够保护气道、配合物理治疗及咳嗽。患者还必须在没有呼吸机支持的情况下维持必需的分钟通气量。这取决于肺部情况、肌肉力量、体温和代谢率。拔管后的再插管与临床不良预后相关，而不具备脱机条件的患者，肺炎和肌病等并发症的风险增加。

气管造口术

气管造口术是将导管经颈部皮肤插入上气道，以利于长程机械通气的气道管理技术。框 4.12 列举了气管造口术的优缺点。因为容易恢复机械通气支持，当撤机失败时，气管造口术有利于再次进行撤机试验。对于喉切除术后的患者来说，气管造口是进入气道的唯一通道，一旦气道堵塞将危及生命。

营养

危重症患者必须获得足够的热量、蛋白质和必需的维生素和矿物质。危重症患者的营养需求应该由营养师进行评估。喂养不足会

框 4.12　气管造口术的优缺点

优点	
患者舒适	减少设备的"死腔"（管道容积）
改善口腔卫生	尽早撤机及转出 ICU
利于气道护理	减少镇静药物使用
封住切口或使用语音阀后可以说话	减少声带损伤

缺点	
即时并发症：缺氧，出血	气道损伤；后期狭窄
造口处感染	

导致肌肉萎缩和康复延迟，而过度喂养会导致胆汁淤积、黄疸和脂肪变性。只要可行，肠道喂养为首选方法，因为它能有效避免全肠外营养（total parenteral nutrition，TPN）时的感染并发症，并且有助于保持肠道完整性。TPN 仅用于长期不能进行有效肠道喂养的患者。

重症监护的其他重要组成部分

在原发性疾病恢复期间，预防医疗相关并发症是决定患者生存率的关键因素。

血栓预防

DVT、静脉导管相关性血栓形成和 PE 在危重症患者中较为常见。除非存在需要进行风险/效益评估的禁忌证，否则应该始终给予低分子肝素。对于高危患者，间歇性下肢压迫装置是有用的辅助治疗工具。

血糖控制

在使用糖皮质激素或应激状态下，既往存在或未确诊的糖尿病患者可能出现高血糖。通常采用输注胰岛素进行血糖管理，通过换算比例进行胰岛素滴定，以达到 6 ～ 10 mmol/L（108 ～ 180 mg/dl）的目标血糖水平。

输血

许多危重症患者由于红细胞生成减少，以及出血和抽血检查导致红细胞丢失增加而出现贫血。然而，输血会产生免疫抑制、液体过负荷、微血栓形成和输血反应等风险。病情稳定的患者，血红蛋白水平在 70 g/L（7 g/dl）是相对安全的，而更高的输血阈值可能会导致心肌缺血事件的发生。

消化性溃疡预防

危重症期间，质子泵抑制剂或 H-2 受体拮抗剂能有效地预防应激性溃疡。然而，这些药物，特别是和抗生素联用时，可能会增加医院感染的发生率，尤其是艰难梭菌感染，因此一旦肠道喂养重新建立，应立即停用预防溃疡的药物。

危重疾病的并发症及结局

大多数患者在危重疾病打击下能够存活下来。虽然有些人恢复了充实而有活力的生活，但仍有许多人存在持续的躯体、情感和心理问题。

神经系统不良结局

脑损伤

头部损伤、缺氧缺血性损伤、感染及炎症和血管病变都可能给脑组织带来不可逆的损害。如果治疗失败，患者可能死亡或遗留残疾，而继续器官支持的决定将取决于损伤的严重程度、预后和患者的治疗意愿（通常通过亲属表达）。脑死亡是皮层和脑干功能不可逆转地丧失的状态。脑死亡的诊断可能会使医生放弃积极的治疗，并讨论器官捐赠的可能性。确认脑死亡是一个复杂的过程，应由经验丰富的医生执行。脑死亡的确认首先必须排除昏迷的可逆原因，如药物、低体温、低血糖或其他生化紊乱。其他类型的意识降低也必须排除，如植物状态，微意识状态和闭锁综合征。在脑死亡的诊断确立之前，须由两名医生完成一系列特定的神经系统检查，并在间隔一段时间后重复检查。

ICU 获得性衰弱

在危重疾病幸存患者中，衰弱较为常见。ICU 获得性衰弱（ICU-acquired weakness，ICU-AW）通常呈对称性，发生在近端，且下肢表现最为严重。危重症患者中多发性神经病和肌病可能共存，并常常难以区分。两者的危险因素包括多器官衰竭的严重程度、血糖控制不良以及使用肌肉松弛药和糖皮质激素。

危重症多发性神经病：表现为近端肌无力，但感觉正常，或由于呼吸肌无力而无法脱离呼吸机。电生理检查有助于排除其他原因，如吉兰–巴雷综合征。肌无力可能会一直持续到疾病恢复期，除了治疗基础疾病和康复治疗外，没有特定的治疗方法。

危重症性肌病：卧床不动和分解代谢状态是引起危重症性肌病的众多原因之一。通常情况下，肌酸激酶正常或仅轻度升高。肌病通常是一种临床诊断，但神经传导检查和肌电图可能有助于排除其他疾病。肌肉活体组织检查（后简称活检）可见选择性厚肌原纤维减少和肌肉坏死。通常对危重症性肌病采用保守治疗，预后良好。

其他长期存在的问题

危重疾病和侵入性治疗的经历，可能会导致患者出现类似创伤后应激综合征的心理后遗症。有时让康复的患者再次回到 ICU，让他们更好地认识曾经困扰他们的经历，可能有助于缓解患者的心理后遗症。

　　躯体后遗症也很常见。器官损害常持续存在，疾病可能复发；例如，脓毒症患者比其他人更有可能再次患病。医源性并发症常见，如气管插管引起的气道狭窄。开设重症监护随访门诊有助于解决这些临床问题。

老年患者

　　能否从危重疾病中完全康复，取决于患者的疾病严重程度而不是年龄，因此使用经过验证的疾病严重程度评分系统有助于指导诊疗决策。康复治疗可以为危重症患者提供很多帮助，当明确患者有可能带病存活时，早期转诊是有益的。

放弃积极治疗和重症监护下死亡

无效治疗

　　希波克拉底指出，医生应该"拒绝治疗那些已经病入膏肓的患者，应该意识到在这种情况下，医学是无能为力的"。在重症监护室，无效治疗经常被用作限制治疗或放弃治疗的标准，而患者家属和医生公认的有用并可操作的定义是"恢复到患者认为可以接受的生活质量的时刻已经过去"。

死亡

　　虽然大多数患者更愿意在家中去世，但还是有许多人死于医院。采取姑息治疗措施不应改变护理强度，而应改变总体目标。此时仅需提供能够改善患者剩余生命期间生存质量的干预措施。在 ICU，可能的治疗措施包括注射镇痛、镇静药物，因为停止镇痛、镇静治疗可能会导致患者出现不必要的疼痛和躁动。应该撤除延长患者生命的治疗措施（如强心药物和插管），让患者在家属和朋友在场的情况下，安静地离世。

器官捐献

脑死亡后的捐献

　　一旦脑死亡被确认（见前文），就应考虑器官捐献，这称为"脑死亡后的捐献"。死亡时间为进行第一次脑死亡测试完成的时间，尽管这时患者仍然保持机械通气状态。

　　器官捐献专家应该与患者家属充分沟通，协调所有有关捐献方面的问题。许多患者生前会通过器官捐献者登记表达他们死后器官捐献的愿望，但在实施器官捐献之前，获得患者家属和近亲的同意是道德方面（有时是法律方面）的前提条件。

心脏死亡后的捐献

如果患者不符合脑死亡标准，但已同意放弃治疗，捐献具有残余功能的器官也是可能的。这被称为"心脏死亡后的捐献"。如果患者死亡后的"热缺血时间"（从放弃积极治疗到出现心脏停搏之间的生理功能紊乱期）很短，一旦获得患者家属同意，就可以进行心脏死亡后的捐献。

尸体解剖

尸体解剖是有一定的适应证的。如果是因意外、暴力或在可疑情况下的死亡者，验尸官（或法律上的同等人员）可以要求尸体解剖。如果死亡原因不明确，或可能能给患者家庭或临床治疗提供有价值的信息时，医生可以要求进行尸体解剖。

从重症监护室转出

当患者入住 ICU 时的原发病已经解决，而且在重症监护室以外有足够的储备进行康复，"降阶梯"到 HDU 是通常的做法。对于患者和家属来说，从 ICU 转出是有压力的，与转入科室临床团队的充分沟通至关重要。护理人员配比将从 1∶1（每名患者一名护士）或 1∶2 变化到更低的人员配置水平。从 ICU 或 HDU 转诊到普通病房应在正常工作时间内进行，以确保充分的医疗和护理交接。转出科室应向接收科室医护人员提供全面的书面总结，包括在患者病情变化时的进一步治疗措施。

重症监护评分系统

临床评分常用于定义疾病的严重程度，以及评估临床治疗对预后的影响。两个广泛使用的评分系统是急性生理学和慢性健康评价 II（acute physiology and chronic health evaluation II，APACHE II）和序贯器官衰竭评分（sequential organ failure assessment，SOFA）（框 4.13）。

与入院诊断相结合时，评分与住院死亡率有很好的相关性。这样的预后预测在人群层面上是有用的，但对于单个患者来说，由于缺乏特异性而并不适用。而经过充分验证的、疾病特异性的评分工具却与之不同，例如用于肺炎的 CURB-65 评分工具，可以指导个体化管理（图 9.7）。

常见诊断的标准化死亡率（standard mortality ratio，SMR）是从纳入多个 ICU 数据的大型数据库中计算出来的，从而使得一个特定

框 4.13　重症评分系统：APACHE Ⅱ 和 SOFA

APACHE Ⅱ

- 入院特征的评估（如年龄和先前存在的器官功能障碍）和入 ICU 第一个 24 h 内反映疾病生理学影响的 12 项常规指标的最高值 / 最低值（如体温、血压、GCS 等）
- 综合得分最高值为 71 分
- 较高的分数常常预示着患者有较严重的基础疾病，既往病史或生理学不稳定；分值越高，死亡率越高

SOFA

- 六个器官系统（呼吸、心血管、肝、肾、凝血和神经系统）器官功能障碍的程度，对应分值为 1—4 分，例如血小板计数 $> 150 \times 10^9$/L 评分为 1 分，$< 25 \times 10^9$/L 评分为 4 分
- 综合得分最高值为 24 分
- 较高的分数与死亡率增加有关

ICU 单元可以与其他 ICU 单元相比较。如果一个 ICU 单元在某一诊断类别中具有较高的 SMR，则应促使该 ICU 单元对该类诊断患者的管理进行审核。

5

感染性疾病

李爱民　刘荣梅　杨澄清　冯　伟　林玉蓉　译
胡晶晶　童　瑾　陈俊文　袁灿灿　孟伟民　胡煜东
方年新　刘凯雄　柳　威　邓海霞　审校

当感染源侵入宿主，在宿主体内定植、复制、造成伤害并诱发宿主反应时，"感染"即可发生。若微生物在黏膜表面存活并复制而不引起疾病，此时微生物在宿主定植。微生物侵入宿主后处于休眠状态，称为"潜伏性感染"。当感染源或宿主对病原体的反应足以引起疾病时，就被称为"感染性疾病"。并不是所有的感染都是"传染性"的，即传染是病原体在个体之间的感染。在宿主之间传播的感染性疾病称为传染病。而那些由已经定植于宿主体内的生物体引起的疾病称为内源性疾病。

感染性疾病原理

感染原可分为以下几类：

- 病毒：依赖宿主细胞进行复制的含有 RNA 或 DNA 的病原体。
- 原核生物：能够独立复制但缺乏细胞核的细菌。
- 真核生物：真菌、原生动物和寄生虫。
- 朊病毒：不是微生物，而是不含核酸的错误折叠的蛋白质；可引起传染性脑病（见第 16 章）。

人体中定植大量的细菌（称为人体微生物群或正常菌群），它们对人体健康有着深远的影响。有些对宿主有益（如肠道菌群产生维生素 K 和维生素 B12）。相反，当病原微生物产生损害宿主细胞的致病因子时，就会导致疾病。原发性病原体在健康宿主中即可引起疾病，而机会性病原体仅在免疫缺陷宿主中引起疾病。

感染性疾病患者的临床检查（图5.1）

扫本章二维码看彩图

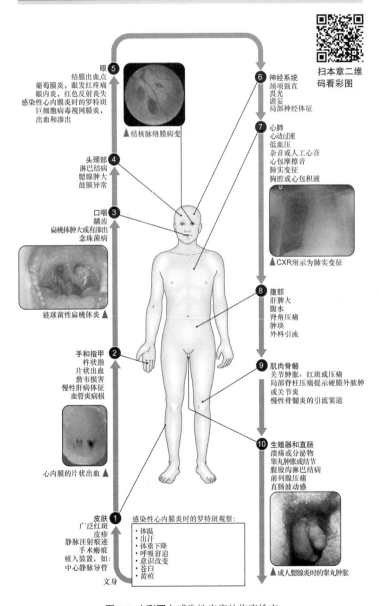

眼 5
结膜出血点
葡萄膜炎，眼发红疼痛
眼内炎，红色反射丧失
感染性心内膜炎时的罗特斑
巨细胞病毒视网膜炎，
出血和渗出

▲ 结核脉络膜病变

头颈部 4
淋巴结病
腮腺肿大
鼓膜异常

口咽 3
龋齿
扁桃体肿大或有渗出
念珠菌病

链球菌性扁桃体炎 ▲

手和指甲 2
杵状指
片状出血
詹韦损害
慢性肝病体征
血管炎病损

心内膜的片状出血 ▲

皮肤 1
广泛红斑
皮疹
静脉注射痕迹
手术瘢痕
植入装置，如：
中心静脉导管
文身

感染性心内膜炎时的罗特斑观察：
· 体温
· 出汗
· 体重下降
· 呼吸窘迫
· 意识改变
· 苍白
· 黄疸

神经系统 6
颈项强直
畏光
谵妄
局部神经体征

心肺 7
心动过速
低血压
杂音或人工心音
心包摩擦音
肺实变征
胸腔或心包积液

▲ CXR所示为肺实变征

腹部 8
肝脾大
腹水
肾角压痛
肿块
外科引流

肌肉骨骼 9
关节肿胀、红斑或压痛
局部脊柱压痛提示硬膜外脓肿
或关节炎
慢性骨髓炎的引流窦道

生殖器和直肠 10
溃疡或分泌物
睾丸肿胀或结节
腹股沟淋巴结病
前列腺压痛
直肠波动感

▲ 成人腮腺炎时的睾丸肿胀

图 5.1 （彩图）感染性疾病的临床检查

99

感染检测

使用多种方法：

直接检测病原体：显微镜可用于直接识别培养基中生长缓慢或不可生长的微生物（如分枝杆菌）。

核酸扩增试验（NAAT）：不仅可以识别病毒和细菌，还可以检测菌株类型和毒素或耐药基因。

培养：在病毒方面基本被 NAAT 取代。细菌培养仍然广泛用于菌种鉴定和抗生素敏感性试验，但耗时较长，且并非所有微生物均在培养基中生长。专门的质谱仪可用于快速鉴定血培养中的微生物。

免疫试验：宿主抗体可以通过体外免疫试验来检测。急性期和恢复期血清滴度升高提示近期感染，但免疫功能低下患者的检测结果可能为阴性。γ 干扰素释放试验通过使暴露于细菌多肽的致敏宿主 T 细胞释放干扰素来检测感染。

宿主

人类宿主：定植或感染的个体可能充当宿主，在皮肤或咽喉部（如脑膜炎链球菌）、鼻、肠道（如沙门菌）或血液（如乙型肝炎病毒）中携带病原体。

动物宿主：动物是人类传染病的一个来源（人畜共患病），例如，来自家禽的沙门菌，来自牛奶的结核分枝杆菌。也可继续在人与人之间传播（如 Q 热）。

环境宿主：许多感染性病原体来自环境。然而，其中一些病原体仍存在于人类或动物宿主中，环境仅作为感染的渠道。

传播途径

传染病可通过以下几种途径传播：

- 呼吸道传播——吸入。
- 消化道传播——粪-口途径。
- 性传播——黏膜接触。
- 血源性传播——接种。
- 虫媒或者污染物传播——动物或者污染物架起了宿主和易感者之间的桥梁。

医疗保健相关感染

医疗保健相关感染（healthcare associated infection，HAI）影响了约 10% 的住院患者，造成了严重的临床和经济负担。医院内住院患者的近距离接触、抗生素的广泛使用以及医护人员的易传播性导致多重耐药微生物的出现，如耐甲氧西林金黄色葡萄球菌（MRSA）和耐糖肽肠球菌（GRE）。这些微生物的传播，加上诸如艰难梭菌和诺如病毒等的感染，导致疫情暴发，迫使病房或医院关闭。

预防感染

HAI 是通过全面的抗生素政策和严格遵守感染预防和控制协议来管理的。尽管干净的衣服和环境是重要的，但最近的证据已经证实了手卫生在控制感染方面的绝对重要性。所有医护人员在每一次接触患者之间使用酒精洗手液替代肥皂和水洗手是预防大多数 HAI 的有效方法，但不能预防艰难梭菌。

疫情暴发控制

传染病的暴发是指任何疾病的发生明显超出正常预期。需要在病原生物中有相同的表型和（或）基因型证据来确认。通过检测寻找病例，然后绘制出疫情曲线。病例对照研究可用于确定来源。为实现控制，需要与医护人员进行良好的数据沟通。许多国家都有强制向公共卫生当局通报传染病情况的制度，以协助控制疫情。

免疫

被动免疫是指注射针对特定病原体的抗体。这在暴露后提供了暂时的保护，但由于抗体是从血液中获得的，因此有血源性感染的风险。

主动免疫是通过接种全机体或微生物成分来实现的。疫苗接种可适用于整个人群或因旅行或职业而有特定风险的亚人群。通常的目标是预防感染，但是接种 HPV 疫苗是为了预防宫颈癌。当一个群体中易感宿主的数量过低而无法维持传播时，疫苗接种就是成功的（群体免疫）。1980 年通过接种疫苗根除了自然获得的天花。一个类似的方案旨在根除脊髓灰质炎。

感染性疾病常见问题

发热

发热提示核心温度升高超过 38℃。临床特征可用于指导适当的检查，包括：• 全血细胞和全血细胞分类计数。• U&Es、肝功能、葡萄糖和肌酶。• ESR 和 CRP。• HIV 抗体。• 自身抗体。• CXR 和 ECG。• 尿液分析和培养。• 血培养。• 咽拭子。

如果患者免疫功能低下，则需根据局部症状做附加检查。

不明原因发热

不明原因发热（pyrexia of unknown origin，PUO）是一种常见的症状，定义为体温超过 38℃，反复且持续 3 周以上，经初步检查无确切诊断。引起 PUO 的多种原因列于框 5.1 中。两个或多个原因可能并存。老年人发热应特别注意（框 5.2）。

详细病史记录应包括：

近期旅行：疟疾、呼吸道感染、病毒性肝炎、伤寒和登革热是英国输入性发热最常见的原因。

个人和社会史：性传播感染、非法药物使用。

职业或娱乐史：接触动物，饮用未经巴氏消毒的牛奶，水上运动（钩端螺旋体病）。

检查与管理

定期回顾和扩展病史记录；这有助于选择适当的检查。定期复诊以发现新的体征（如杂音、淋巴结肿大、皮疹）。初步检查已在上文列出。如果这些都不确定，则应考虑框 5.3 中的内容。

影像学上的病变通常应进行活检，通过培养或核酸检测来发现病原体。

肝活检：可能发现结核、淋巴瘤或肉芽肿性疾病，包括结节病。除非肝生化或影像学异常，否则不太可能有帮助。

骨髓活检：对 PUO 的诊断率约为 15%，最常见的异常是骨髓增生异常、其他血液系统恶性肿瘤和结核。更罕见的是，可能检出布鲁氏菌病、伤寒或内脏利什曼病。强调培养和标本显微镜检查的重要性。

颞动脉活检：50 岁以上的患者即使红细胞沉降率没有明显升高，也应考虑活检。由于动脉炎是片状的，因此如果对 1.5 cm 长的动脉切片进行活检，诊断率会提高。

框 5.1　不明原因发热的病因

感染（30%）

- 特定部位：任意部位脓肿、胆囊炎 / 胆管炎、尿路感染、前列腺炎、口腔感染、窦道感染、骨和关节感染、心内膜炎
- 特定病原体：结核分枝杆菌（特别是肺外）、布鲁氏菌、惠普尔养障体、病毒（CMV、EBV、HIV-1）、真菌（曲霉菌，念珠菌）
- 特定患者群体：输入性感染（如疟疾、登革热、利什曼病、肠热病、类鼻疽伯克霍尔德菌）、医院感染、HIV 相关感染（如耶氏肺孢子菌肺炎、播散性鸟分枝杆菌，CMV）

恶性肿瘤（20%）

- 淋巴瘤、骨髓瘤和白血病
- 实体肿瘤（肾、肝、结肠、胃、胰腺）

结缔组织病（15%）

- 老年患者：颞动脉炎 / 风湿性多肌痛
- 年轻患者：系统性红斑狼疮（SLE）、斯蒂尔病（Still disease）、多发性肌炎、血管炎、贝赫切特病（Behçet's disease）
- 风湿热

其他（20%）

- 炎症性肠病、酒精性肝病、肉芽肿性肝炎、胰腺炎
- 骨髓增生性疾病、溶血性贫血
- 结节病、心房黏液瘤、甲状腺毒症、下丘脑病变
- 家族性地中海热、药物反应、人工性发热

没有确诊或自行消退（15%）

框 5.2　老年发热

- **体温测量：** 由于口腔温度不可靠，可能会漏诊。可能需要直肠测温，但核心温度越来越多地使用鼓膜反射率测量
- **谵妄：** 常见于发热，尤其是有潜在脑血管疾病或痴呆的患者
- **PUO 的主要原因：** 结核、腹腔内脓毒症、尿路感染和心内膜炎。非感染性病因包括风湿性多肌痛、颞动脉炎和肿瘤
- **体弱多病者（如疗养院居民）常见的感染原因：** 肺炎、尿路感染、软组织感染和胃肠炎

预后

约 10% 的 PUO 病例中没有发现病因，但只要没有明显的体重下降或其他疾病的迹象，长期死亡率就很低。

框 5.3 PUO 的其他检查

- 血清学试验：自身抗体、补体、免疫球蛋白、冷球蛋白
- 超声心动图
- 腹部超声
- 胸部、腹部和（或）大脑的 CT/MRI
- 骨骼成像：X 线、脊柱 CT/MRI、同位素骨扫描
- 标记白细胞扫描
- PET 扫描
- 活检：支气管镜、淋巴结、肝、骨髓、颞动脉、腹腔镜

注射药物者发热

感染是由未消毒（通常共用）的器材引起的。随着药物使用时间的延长和大静脉集中注射的增加，周围静脉血栓形成的风险增加。发热通常由软组织或呼吸道感染引起。

临床评估

位置：股静脉注射可引起深静脉血栓形成，其中 50% 是脓毒症。动脉注射可引起假性动脉瘤形成和骨筋膜隔室综合征。腰肌脓肿和脓毒性关节炎也会发生。梭状芽孢杆菌感染已被证实与皮下注射（SC）或肌内注射（IM）海洛因有关。

技术细节：共用针头和勺子，以及使用受污染的毒品或溶剂会增加感染的风险（如 HIV、乙型肝炎病毒或丙型肝炎病毒）。确定注射了什么，包括使用了何种溶剂。

血液病毒检测情况：确认最近的结果和疫苗接种情况。私自使用抗生素自我治疗可能影响培养结果。

其他症状：呼吸困难、肌痛、意识混乱和心动过速可能是由感染或停药引起的。

体征：包括：

- 皮疹。
- 注射部位脓肿。
- 注射引起的关节疼痛或肿胀。
- 下肢深静脉血栓形成或骨筋膜隔室综合征。
- 局部压痛或脓肿部位的疼痛，例如，髋关节屈曲引起的背痛提示髂腰肌脓肿。
- 新的杂音或心脏失代偿的证据：可能提示右或左心内膜炎（检查指甲有无线片状出血）或全身性脓毒症心肌病。三尖瓣心

内膜炎患者颈静脉压可呈 V 波。

- 深静脉血栓合并肺栓塞，或心内膜炎或感染性深静脉血栓形成的脓毒性栓塞，可见胸膜摩擦或胸腔积液。

- 昏迷：发生在药物过量或肝性脑病时；停药时出现躁动；脑膜炎或脑炎时出现头痛和嗜睡；破伤风或肉毒杆菌中毒引起局部麻痹或肌痉挛。

管理

管理是对潜在病因的管理。氟氯西林对金黄色葡萄球菌有效，但如果存在 MRSA，可能需要万古霉素。不依从既定抗菌方案会导致很高的并发症发生率。

免疫缺陷宿主发热

免疫抑制可能是先天性的，通过感染或血液病获得，或医源性的，由化疗或免疫抑制引起的自身免疫性疾病，或移植引起。这些可以通过病史来区分，仔细检查可以发现感染已突破皮肤或黏膜屏障。

初始检查如前所述。免疫功能低下的患者通常有明确的体征，如伴有颈项强直的脑膜炎。根据症状，除 CXR 外，还应考虑胸部和（或）腹部 CT。血、尿液和粪便培养通常是有用的。鼻咽分泌物有时可诊断，因为免疫功能低下的宿主可能会长时间释放呼吸道病毒。皮肤结节应进行活检和真菌染色。应对 CMV 和曲霉菌 DNA 进行 PCR，血液中的隐球菌或曲霉菌应进行抗原检测，以及对尿液中的曲霉菌和其他侵入性真菌或军团菌进行检测。抗体检测对免疫功能低下的患者帮助不大。有呼吸道症状的患者应考虑进行支气管肺泡灌洗，以检测耶氏肺孢子菌、其他真菌、细菌和病毒。

中性粒细胞减少性发热是指中性粒细胞计数低于 0.5×10^9/L，发热高于 38.5℃（第 20 章）。脓毒症在第 4 章讨论。

严重皮肤和软组织感染

坏死性筋膜炎

坏死性筋膜炎有两种常见类型：

1 型：革兰氏阴性菌和厌氧菌混合感染，常见于手术后、糖尿病或免疫功能低下患者。

2 型：由 A 组或其他链球菌引起。约 60% 的病例与链球菌中毒性休克综合征有关。

罕见类型由嗜水气单胞菌、创伤弧菌或毛霉菌引起，见于热带和亚热带地区。

在坏死性筋膜炎中，皮肤红斑和水肿进展到大疱或坏死区域。与蜂窝织炎不同，相对于可见的皮肤特征，疼痛的严重程度不成比例，或者可能扩散到红斑区域以外。感染沿筋膜面迅速扩散。治疗方法是紧急手术清创和广谱抗生素治疗，例如哌拉西林/他唑巴坦或美罗培南联合克林霉素，如果怀疑有真菌坏死性筋膜炎，则加用抗真菌药物。

气性坏疽

虽然梭状芽孢杆菌可能定植或污染伤口，但除非发生传播性感染，否则无需采取任何措施。厌氧性蜂窝织炎通常由局部产气荚膜梭菌引起，气体在局部形成并沿组织平面延伸，但不会发生菌血症。及时的外科清创，加上青霉素或克林霉素治疗，通常是有效的。

气性坏疽是指原创面未受损的健康肌肉组织被产气荚膜杆菌急性侵袭。它是在深度穿透性损伤后形成，足以形成厌氧环境以允许梭菌的进入和增殖。

受伤部位的剧烈疼痛在 18 ～ 24 h 内迅速加重。在高张力且锐压痛的皮肤上会出现青紫色变色。皮下气体在检查时可能出现捻发音，或在 X 线片、CT 或 USS 可见。全身毒性反应发展迅速，可出现白细胞增多，多器官功能障碍，肌酸激酶升高和弥散性血管内溶血。大剂量静脉注射青霉素、克林霉素、头孢菌素和甲硝唑治疗非常有效，同时对病变组织进行积极的外科清创。高压氧的使用是有争议的。

急性腹泻和呕吐

急性腹泻，有时伴有呕吐，是一种常见的临床表现，可由感染性和非感染性原因引起（框 5.4）。感染性腹泻是由病毒、细菌或原生动物通过粪-口途径或通过接触受污染的物品、食物或水引起的。抗微生物药相关性腹泻在老年人中很常见。20% ～ 25% 的病例是由艰难梭菌引起的，产气芽孢杆菌和产酸克雷伯菌较为罕见。心理或生理压力也可能导致腹泻。有时腹泻可能是其他系统疾病的临床表现，如肺炎。

一些病原体，如蜡样芽孢杆菌、金黄色葡萄球菌和霍乱弧菌，产生外毒素从而引起呕吐和（或）"分泌性"水样腹泻。侵入黏膜的病原体，如志贺菌、弯曲杆菌和肠出血性大肠埃希菌（EHEC），潜伏期较长，也可能导致全身不适和长期出血性腹泻。伤寒沙门菌和副伤寒沙门菌感染表现为分泌性和侵入性特点。

临床评估

病史应包括摄入的食物（框 5.5），腹泻的持续时间和频率，是否有血便或脂肪泻、腹痛和里急后重，以及是否有其他人出现类似症状。

发热和血性腹泻提示有侵袭性、结肠炎和痢疾进展。潜伏期少于 18 h 表明是毒素介导的食物中毒；超过 5 天提示原虫或蠕虫感染。

检查时，查看脱水情况（皮肤弹性减少、口干、眼凹陷），并记录血压、脉搏、尿量、大便次数和外观。定期检查腹部体征。

检查

● 粪便镜检（囊孢、卵和寄生虫）、培养和艰难梭菌毒素测定。

框 5.4　急性腹泻的原因

感染性

● **毒素介导：** 蜡样芽孢杆菌，梭状芽孢杆菌，金黄色葡萄球菌
● **细菌：** 志贺菌，弯曲杆菌，艰难梭菌，沙门菌，肠产毒性大肠埃希菌，肠侵袭性大肠埃希菌，霍乱弧菌
● **病毒：** 轮状病毒、诺如病毒
● **原虫：** 贾第虫，隐孢子虫，微孢子虫，阿米巴痢疾，等孢子球虫病
● **全身性：** 急性憩室炎、脓毒症、盆腔炎、脑膜炎球菌血症、非典型病原体肺炎、疟疾

非感染性

● **胃肠道：** 炎症性肠病、肠道恶性肿瘤、便秘溢液、管饲肠内营养
● **代谢性：** 糖尿病酮症酸中毒、甲状腺毒症、尿毒症、释放 5- 羟色胺或血管活性肠肽的神经内分泌肿瘤
● **药物和中毒：** 非甾体抗炎药、细胞毒性药物、质子泵抑制剂、抗生素、甲藻、植物毒素、重金属、鱼肉毒素或鲭鱼毒素

框 5.5　与感染，包括胃肠炎有关的食物

● **生海鲜：** 诺如病毒，弧菌，甲型肝炎
● **生鸡蛋：** 沙门菌
● **未煮熟的肉 / 家禽：** 沙门菌，弯曲杆菌，EHEC，产气荚膜梭菌
● **未经消毒的牛奶或果汁：** 沙门菌，弯曲杆菌，EHEC，小肠结肠炎耶尔森菌
● **未经消毒的软干酪：** 沙门菌，弯曲杆菌，肠产毒性大肠埃希菌，小肠结肠炎耶尔森菌，李斯特菌
● **自制罐头食品：** 肉毒梭菌
● **生热狗，蔬菜酱：** 李斯特菌

● FBC、U&Es。● 如果患者已经在流行区域，则行血液涂片以检查痢疾。● 血/尿液培养和CXR：可能提示潜在的诊断。

急性腹泻的管理

隔离：所有急性、潜在传染性腹泻患者应隔离以减少感染的传播。

补液：补充已确定和正在丢失的体液，以及补充正常的每日需求。可以通过静脉输液或口服补液（ORS）完成。通常初次补液2～4 L。此后，每次腹泻可予200 ml的商业口服补液盐（ORS），再加上每日1～1.5 L的正常需要量。

抗菌疗法：一般无益，除非在严重的情况下（如免疫损害、合并症或全身受累，如志贺菌和沙门菌）。抗生素可限制霍乱的感染传播，但在EHEC感染中禁用，因为其可能导致溶血性尿毒综合征。

止泻疗法：一般不推荐使用止泻药物，因其对儿童痢疾有潜在危险，可导致肠套叠。

热带地区感染

大多数旅行相关感染可通过以下方法预防：

● 避免虫咬。● 防晒。● 食品和水卫生（煮沸、煮熟、剥皮或不吃）。● 如有血性腹泻或腹泻持续48 h以上，请就医。● 使用避孕套。

热带地区发热

发热在前往热带地区的旅行者或对热带病原体缺乏或丧失免疫力的当地居民中很常见。常见的最终诊断是：

● 疟疾。● 伤寒。● 病毒性肝炎。● 登革热。● 前往受感染地区的旅行者可能患有病毒性出血热（VHF，如埃博拉出血热或拉沙热），禽流感（H5N1）或中东呼吸综合征（MERS）。以上都需要特殊隔离。

临床评估

病史应包括：

● 访问的国家和环境。● 旅行日期。● 接触：患者、动物、蚊虫叮咬、淡水游泳。● 饮食史。● 性病史。● 疟疾预防——所采取的措施和当地耐药性。● 服用的当地药物/补救措施。● 疫苗接种史——如果患者接种了黄热病和甲型和乙型肝炎疫苗，就可排除这些感染。口服和注射伤寒疫苗的有效率为70%～90%。

潜伏期有助于诊断：疟疾在暴露后7～28天出现，而VHF、登革热和立克次体病在暴露后超过21天才发病则可以排除。

检查：前文已对此进行了总结。应特别注意皮肤、咽喉、眼、甲床、淋巴结、腹部和心脏。患者可能没有意识到蜱叮咬或焦痂。每天至少测量两次体温。

检查

最初的检查应该从针对疟疾的血涂片开始，如有需要，可做FBC、尿分析和CXR。框5.6列出了无局部征象的热带获得性急性发热应考虑的主要诊断，并根据白细胞分类计数分组。

管理和适当的隔离预防措施取决于确切的病因。

热带地区腹泻

常见原因包括沙门菌，弯曲杆菌和隐孢子虫感染。志贺菌和溶组织内阿米巴感染（阿米巴病）通常发生在印度次大陆和撒哈拉以南非洲的游客或居民中。其他需要考虑的病因是热带口炎性腹泻（第12章），贾第虫病和HIV肠病。

框 5.6　热带获得性急性发热无局部体征时的白细胞分类计数

白细胞分类计数	潜在诊断	进一步检查
嗜中性粒细胞增多	细菌性脓毒症	血培养
	钩端螺旋体病	血、尿液培养，血清学
	螺旋体病：由蜱或虱传播的回归热	血涂片
	阿米巴肝脓肿	超声
白细胞分类计数正常	疟疾（可能贫血）	血涂片，抗原测试
	伤寒	血、粪便培养
	斑疹伤寒	血清学
淋巴细胞增多或非典型淋巴细胞增多	病毒性发热，包括 VHF	血清学，PCR
	传染性单核细胞增多症	传染性单核细胞增多症检测试剂盒，血清学
	立克次体病	血清学
	病毒性肝炎	血清学，抗原，PCR
	疟疾、锥虫病	血培养，抗原，PCR
	HIV 感染（急性逆转录病毒综合征）	血清学，抗原

热带地区嗜酸性粒细胞增多症

嗜酸性粒细胞增多的非寄生虫原因包括血液病（第14章）、过敏反应和HIV-1或人类嗜T细胞病毒-1感染。然而，嗜酸性粒细胞在寄生虫感染中也会升高，特别是在组织迁移阶段。在前往热带的旅行者或居民中，嗜酸性粒细胞计数大于 $0.4\times10^9/L$ 时，应同时检查寄生虫（框5.7）和非寄生虫原因。长期受感染的居民可能不再有嗜酸性粒细胞增多症。

临床评估

为发热记录旅行史，注意哪些感染是旅行地区的地方病。具体的临床特征列在框5.8。

检查

直接观察成虫、幼虫或卵是最好的证据。框5.9列出了嗜酸性粒细胞增多症的初步检查。

热带地区皮肤问题

热带地区最常见的皮肤问题是细菌和真菌性皮肤感染、疖疮和湿疹。这些在第17章中有描述。在旅行者中，受感染的昆虫咬伤和皮肤幼虫移行是常见的。框5.10总结了热带地区的旅客/居民常见的皮疹类型。皮肤活检和培养是诊断金标准。

框5.7　嗜酸性粒细胞增多的寄生虫原因

感染	病原体	临床综合征
类圆线虫病	粪类圆线虫	肛周匐行疹
蠕虫感染	钩虫，蛔虫，弓蛔虫	贫血 内脏幼虫移行症
血吸虫病	埃及血吸虫 曼氏血吸虫，日本血吸虫	片山热 慢性感染
丝虫病	罗阿丝虫 班氏吴策线虫 盘尾丝虫	皮肤结节 象皮病 视觉障碍
其他线虫感染	旋毛虫	肌炎
绦虫感染	牛带绦虫，猪带绦虫，细粒棘球绦虫	无症状的肝病变
肝吸虫感染	肝片吸虫	肝症状
肺吸虫感染	卫氏并殖吸虫	肺组织病变

框 5.8 寄生虫感染的临床特点

受影响的系统	临床症状或体征	寄生虫病
皮肤	皮疹	血吸虫病、类圆线虫病
	游走性肿块	罗阿丝虫病
	瘙痒	盘尾丝虫病
呼吸道	咯血	肺吸虫病
	咳嗽、喘息、浸润	线虫病，丝虫病
	肺动脉高压	慢性血吸虫病
腹部	肝脾大	血吸虫病，肝片吸虫病，弓蛔虫病
	肠梗阻或腹泻	蛔虫，类圆线虫病
神经肌肉	嗜酸性粒细胞增多性脑膜炎	广州管圆线虫病，腭口线虫病
	肌炎	旋毛虫病，猪囊尾蚴病
泌尿生殖系统	血尿，血精	血吸虫病
眼	视野缺损	弓蛔虫病

框 5.9 嗜酸性粒细胞增多症的初步检查

检查	病原学证据
粪便镜检	虫卵、包囊和寄生虫
终末尿	血吸虫卵
十二指肠抽吸物	圆线虫丝状幼虫，肝吸虫卵
日间血	马来丝虫和罗阿丝虫微丝蚴
夜间血	班氏吴策线虫
皮肤小片	盘尾丝虫
血清学	血吸虫、丝虫、圆线虫、棘球蚴、旋毛虫病等

青春期感染

框 5.11 进行了总结。

妊娠期感染

框 5.12 进行了总结。

框 5.10　热带旅客 / 居民皮疹

斑丘疹

- 登革热、HIV-1、伤寒、小螺菌、立克次体感染、麻疹

瘀点或紫癜

- 病毒性出血热、黄热病、脑膜炎球菌血症、钩端螺旋体病、立克次体病、疟疾

荨麻疹

- 血吸虫病、弓蛔虫病、类圆线虫病、肝片吸虫病

水疱

- 猴痘、虫咬、立克次体痘

溃疡

- 利什曼病、溃疡分枝杆菌（布路里溃疡）、麦地那龙线虫病、炭疽、立克次体焦痂、热带溃疡、脓疱

丘疹

- 疥疮、虫咬、痱子、癣、盘尾丝虫病

结节或斑块

- 麻风病、着色芽生菌病、双态真菌、锥虫病、盘尾丝虫病、蝇蛆病、潜蚤病

迁徙线状皮疹

- 皮肤幼虫移行症，粪类圆线虫病

移行性丘疹 / 结节

- 罗阿丝虫病，腭口线虫病，血吸虫病

皮肤增厚

- 足菌肿、象皮病

病毒感染

伴发皮疹的全身性病毒感染

　　儿童时期的出疹性感染以发热和广泛的皮疹为特征。在最初的 6～12 个月内，母体抗体可提供保护。尽管疫苗接种使出疹性感染的发生率降低了，但吸收不完全会导致晚年感染。

框 5.11　青春期感染问题

常见感染综合征	传染性单核细胞增多症、细菌性咽炎、百日咳、葡萄球菌皮肤 / 软组织感染、尿路感染、胃肠炎
威胁生命的感染	脑膜炎球菌性脑膜炎，细菌性脓毒症
性传播感染	HIV-1，乙型肝炎，衣原体
旅行相关感染	腹泻、疟疾
易感人群感染	如，囊性纤维化、先天性免疫缺陷、急性白血病等
坚持长期治疗	如，结核，抗逆转录病毒疗法，骨髓炎——依从性往往很难在青春期实现
接种疫苗	人乳头瘤病毒（HPV）
降低风险	对性健康、酗酒和娱乐性吸毒的教育很重要

框 5.12　妊娠期感染问题

感染	后果	预防 / 管理
风疹	先天畸形	对未免疫母亲接种疫苗
CMV	先天畸形	有限的预防策略
水痘-带状疱疹	先天畸形，新生儿感染	如果接触时间超过 4 天，则使用水痘-带状疱疹免疫球蛋白或阿昔洛韦
单纯疱疹	先天性或新生儿感染	如果有生殖器疱疹病毒感染，可以考虑剖宫产和阿昔洛韦。婴儿使用阿昔洛韦治疗
乙型肝炎	新生儿慢性感染	乙肝免疫球蛋白 / 新生儿疫苗
HIV-1	新生儿慢性感染	母亲和新生儿使用抗逆转录病毒药物。如果可检测到病毒载量，则考虑进行剖宫产。避免哺乳
细小病毒 B19	胎儿水肿	妊娠期间避免接触感染者
麻疹	母婴感染	母亲免疫接种
登革热	新生儿登革热	控制传播媒介（蚊）
梅毒	先天畸形	母亲的血清学检查和治疗
淋球菌和衣原体	新生儿结膜炎	母亲和新生儿治疗
李斯特菌病	新生儿脑膜炎 / 脓毒症，产妇脓毒症	避免食用未经巴氏消毒的奶酪 / 其他食物来源
布鲁氏菌病	可能会增加流产风险	避免食用未经巴氏消毒的乳制品

（续框）

感染	后果	预防 / 管理
B 组链球菌	新生儿脑膜炎 / 脓毒症、产妇产后脓毒症	基于风险的抗生素预防
弓形虫病	先天畸形	避免食用未煮熟的肉
疟疾	流产，生长迟缓，母体疟疾	避免被昆虫叮咬。在高风险地区间歇性预防治疗

麻疹

WHO 已制定了消除麻疹的目标，但人口接种率达到 95% 才能预防麻疹暴发。人体感染后会产生终身免疫力。

临床表现

疾病通过呼吸道飞沫传播，潜伏期为 6 ～ 19 天。出疹前前驱期持续 1 ～ 3 天，包括上呼吸道感染症状，结膜炎和颊黏膜科氏斑（灰白色小点外周红色晕圈）出现（图 5.2）。随着天然抗体的产生，出现黄斑丘疹（图 5.3），从面部扩散到四肢。淋巴结肿大和腹泻很常见。

并发症包括：

● 中耳炎。● 细菌性肺炎。● 脑炎 / 惊厥。● 亚急性硬化性全脑炎（罕见，晚期，严重）。

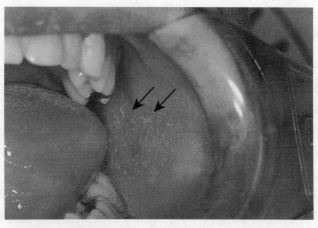

图 5.2 （彩图）麻疹早期在颊黏膜上可见科氏斑（箭头处）

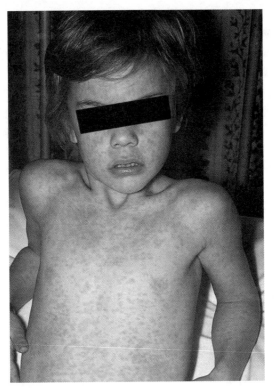

图 5.3　（彩图）典型的麻疹黄斑丘疹

管理

在免疫力方面，麻疹是一种自限性疾病；但是，营养不良和免疫抑制者疾病的严重程度及并发症增加。通过免疫球蛋白治疗可以减轻免疫受损者和缺乏免疫力的孕妇疾病感染的症状。所有 12 ～ 15 个月大的儿童都应接种麻疹、腮腺炎和风疹联合疫苗，并在 4 岁时再接种一次。

风疹（德国麻疹）

风疹通过呼吸道飞沫传播，从发病前的 10 天到出疹后的 2 周具有传染性。潜伏期为 15 ～ 20 天。尽管该病可能伴有发热，淋巴结肿大和从面部扩散到躯干的斑丘疹，但大多数儿童病例都是亚临床型。风疹并发症包括关节痛、血小板减少、肝炎和罕见的脑炎。

如果经胎盘感染发生在妊娠早期或更晚，则病毒可能会持续存在，并可能导致严重的先天性疾病。在妊娠期间暴露后，可以通过血清中的风疹特异性 IgM 抗体或 IgG 抗体血清转换来确认是否感染。在暴露的孕妇中，风疹 IgG 抗体阴性证实了先天性感染的可能性。所有儿童均应接种麻疹、腮腺炎和风疹联合疫苗（MMR）预防风疹。目前，孕前接种 MMR 被认为是保护孕妇的最佳方法。

细小病毒 B19

这种空气传播的病毒会在正常宿主中引起轻度或亚临床感染。大约 50% 的儿童和 60%～90% 的成年人血清反应阳性。除框 5.13 中概述的临床表现外，可能还存在短暂性的红细胞生成障碍，这是微不足道的，除非发生血红蛋白变异或溶血现象。细小病毒 B19 DNA 可以通过 PCR 在血清中检测到；但是，由于疾病通常是轻度或亚临床的并且是自限性的，因此不一定需要血液检查进行确认。如果在妊娠期间发生感染，应密切监测胎儿是否存在胎儿水肿征象。

人类疱疹病毒 6 型和 7 型

这些病毒与儿童出现红色斑丘疹性的一种良性发热性疾病有关："幼儿急疹"。在免疫力低下时，会出现传染性单核细胞增多症样表现。约 95% 的儿童在 2 岁前被感染。

水痘

水痘-带状疱疹病毒（VZV）是一种嗜皮肤、嗜神经性病毒，通

框 5.13　细小病毒 B19 感染的临床特征

综合征 / 患病年龄组	临床表现
第五病（传染性红斑）/ 幼儿	临床分为三个阶段："掌掴脸"外观（图 5.4），在躯干和四肢上出现网状皮疹，然后消退。通常患儿预后好
手套和袜套综合征 / 年轻人	发热、腕关节和踝关节出现有明显边缘的肢体远端紫癜性皮疹 黏膜也会受累
关节病 / 成人；儿童偶发	小关节的多关节炎。在儿童中，病变倾向于涉及较大关节的不对称分布
红细胞生成障碍 / 成人，血液病患者，免疫抑制患者	可以引起轻度贫血，但在具有潜在血液学异常的个体中可能引发红细胞再生障碍性贫血危象
胎儿水肿 / 经胎盘胎儿感染	无症状或有症状的孕产妇感染可引起伴发胎儿再生障碍性贫血，导致非免疫性胎儿水肿和自然流产

常在儿童时期引起原发性感染，并可能在后期重新被激活。水痘通过气溶胶和直接接触传播，具有高度传染性。通常儿童对该病的耐受性强于成人、孕妇和免疫力低下者。

该病潜伏期为 11 ～ 20 天，此后通常首先在黏膜表面开始出现小疱疹（图 5.5），然后呈向心性快速播散。每 2 ～ 4 天出现新的病灶，并伴有发热。发病 24 h 内皮疹从粉红色小斑疹进展到水疱和脓疱，然后结痂。自皮疹出现之前 2 ～ 4 天，直到最后的脱痂均有传染性。根据临床特点可以诊断，但可通过囊泡液的 PCR 检查确诊。

并发症包括：

● 皮疹继发性细菌感染（由抓挠引起）。● 自限性小脑共济失调。● 如果孕妇在孕早期感染则造成先天性疾病。● 致命性肺炎。

儿童单纯型水痘不需要抗病毒药，如阿昔洛韦和泛昔洛韦。抗病毒药用于出现疱疹 24 ～ 48 h 内的成年患者，以及所有伴有并发症患者、孕妇和免疫抑制的患者。严重的病例需要延长治疗，最初是胃肠外治疗。人水痘-带状疱疹病毒免疫球蛋白可能会减少易感者（例如免疫低下者和孕妇）接触后的感染。目前美国使用的 VZV 疫

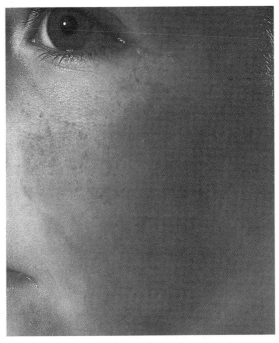

图 5.4 （彩图）人细小病毒 B19 感染的典型面部皮疹 "掌掴脸"

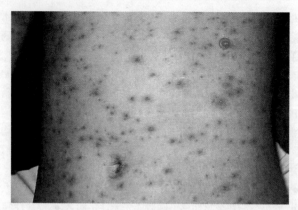

图 5.5 （彩图）水痘

苗具有有效的保护作用。

带状疱疹

本病是通过潜伏在脊髓神经后根神经节中的 VZV 再活化产生的，最常见的受累部位是胸部皮肤（图 5.6）和三叉神经眼支。

患处皮肤会出现灼热的不适感，然后在 3 ～ 4 天后出现水疱疹。可能出现病毒血症和远处的"卫星"病变。病情严重、病变广泛或疾病迁延提示存在潜在的免疫抑制，如 HIV。带状疱疹可能伴发水痘，但反之则不然。

并发症

● 眼部三叉神经受累：可能导致角膜溃疡，需要眼科检查。● 拉

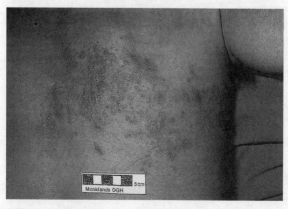

图 5.6 （彩图）VZV 感染再激活引起的典型胸部皮肤改变："地狱的玫瑰花带"

姆齐-亨特综合征：面部麻痹，同侧味觉丧失和颊黏膜溃疡以及外耳道皮疹。● 带状疱疹后神经痛：难以治疗，但可能对阿米替林或加巴喷丁有反应。● 脊髓炎／脑炎：罕见。

早期使用阿昔洛韦治疗有助于减轻早期和晚期发作的疼痛，并预防带状疱疹后神经痛。在英国为 70 岁和 78 岁的患者接种 VZV 疫苗以预防带状疱疹。

不伴发皮疹的全身性病毒感染

流行性腮腺炎

流行性腮腺炎是一种全身性病毒感染，导致腮腺肿胀。它在世界范围内流行，在 5 ～ 9 岁时发病达到高峰。疫苗接种已减少了儿童时期的发病率，但如果不完全接种，则会导致年轻人暴发。流行性腮腺炎由呼吸道飞沫传播，潜伏期为 15 ～ 24 天，在发热和头痛前驱症状后出现腮腺压痛肿胀（双侧为 75%）。依据临床诊断。

并发症

● 睾丸附睾炎：25% 的青春期后男性发生睾丸萎缩，但不育的可能性不大。卵巢炎不太常见。● 流行性腮腺炎性脑膜炎：10% 为复杂病例，脑脊液（CSF）淋巴细胞增多。● 脑炎。● 短暂性听力丧失和迷路炎：罕见。● 自然流产。

管理与预防

充分对症镇痛。没有证据表明糖皮质激素对睾丸炎有治疗价值。腮腺炎疫苗是 MMR 疫苗的成分之一。

流行性感冒

由甲型或乙型流感病毒引起的急性全身性病毒性疾病，主要影响呼吸系统。血凝素（H）和神经氨酸酶（N）糖蛋白的季节性变化使病原体逃避自然免疫，并引起不同严重程度的暴发或流行。

临床表现

流行性感冒从感染的最初阶段就通过呼吸道飞沫传播，具有高度传染性。潜伏期 1 ～ 3 天，起病时有发热、乏力、肌痛、咳嗽。病毒性或继发的细菌性肺炎是重要的并发症。肌炎、心肌炎、心包炎和脑炎是罕见的并发症。

急性感染是通过鼻咽样本中的病毒抗原或 RNA 检测来诊断的。

管理包括早期诊断，严格的手卫生和感染控制，以限制病毒通过咳嗽和打喷嚏进行传播。如果在症状发作后 48 h 内开始使用神经氨酸酶抑制剂，如奥司他韦（75 mg，每日 2 次，连续 5 天），可以减轻症状的严重程度。

预防措施涉及易感群体的季节性疫苗接种，如 65 岁以上的人群，2 ～ 7 岁的儿童，免疫抑制的人群和患有慢性病的人群。

禽流感是禽流感 A 型病毒从病禽向人类传播，引起的严重疾病。人与人之间的传播罕见。猪流感是由 H1N1 病毒感染人类引起的，2009 年从墨西哥传播至全世界。

传染性单核细胞增多症和 EB 病毒

传染性单核细胞增多症是一种表现为咽炎、颈部淋巴结肿大、发热和淋巴细胞增多的综合征（也称为腺热），通常是由 EB 病毒（EBV，一种 γ 疱疹病毒）引起的。在发展中国家，儿童时期的亚临床感染实际上是普遍存在的。在发达国家，原发感染可能会推迟到青春期或更晚。无症状感染者的唾液是传播的主要途径，儿童时期可能通过飞沫感染或环境感染，青少年和年轻人可通过接吻感染。传染性单核细胞增多症的传染性不强，因此不需要隔离。除 EBV 外，CMV，人类疱疹病毒 6 型或 7 型，HIV-1 或弓形虫病也可能导致传染性单核细胞增多。

临床表现

● 前驱期症状为发热，乏力和头痛。● 淋巴结肿大，尤其是颈后淋巴结肿大。● 咽炎或渗出物。● 持续发热和疲劳。● 脾大。● 腭部瘀点。● 眶周水肿。● 临床或生化性肝炎。● 非特异性皮疹。

并发症

常见并发症：包括抗生素引起的皮疹（典型药物为阿莫西林），严重的喉头水肿和病毒后疲劳。

较少见并发症：脑神经麻痹，脑膜脑炎，溶血性贫血，脾破裂，肾小球肾炎，心包炎，肺炎和血小板减少症。

长期存在的并发症：（中国和美国阿拉斯加州）免疫抑和鼻咽癌患者中存在一些类型的霍奇金淋巴瘤，伯基特淋巴瘤，淋巴增生性疾病。

检查

● 血涂片可见非典型淋巴细胞。● 传染性单核细胞增多症检测试剂盒（嗜异性抗体吸收试验）：最初可能是阴性的，如果临床高度怀疑，则应重复进行试验。● EBV IgM 抗体。

管理

对症治疗，如，阿司匹林含漱剂可缓解咽喉痛。口服糖皮质激素来缓解喉头水肿。分级锻炼计划应对慢性疲劳。在脾大消退之前应避免接触性运动，以避免脾破裂。

巨细胞病毒

CMV 容易在儿童中传播。在青少年和 35 岁以下的成年人中有第二个病毒感染期，主要通过性传播和口腔传播。自唾液，尿液和生殖器分泌物排出病毒，人通过与之接触感染。

大多数较大龄儿童 CMV 感染无症状，但一些成年人出现类似于传染性单核细胞增多症的症状。与传染性单核细胞增多症相比，淋巴结肿大，咽炎和扁桃体炎更少见，而肝大则更为常见。并发症包括脑膜脑炎、吉兰-巴雷综合征、自身免疫性溶血性贫血、心肌炎和皮疹。免疫功能低下的患者会发展为肝炎、食管炎、结肠炎、肺炎、视网膜炎、脑炎和多发性神经根炎。妊娠期间 CMV 感染胎儿有 40% 的感染风险，引起皮疹，肝、脾大和 10% 的胎儿神经系统损伤风险。

与传染性单核细胞增多症相比，CMV 感染的非典型淋巴细胞少见，并且传染性单核细胞增多症检测试剂盒为阴性。检测 CMV 特异的 IgM 抗体可以确诊，并且在免疫能力强的情况下可以对症治疗。在免疫抑制的患者中，可通过 PCR 病毒检测进行诊断，并用静脉注射更昔洛韦或口服缬更昔洛韦进行治疗。

登革热

登革病毒由埃及伊蚊传播，在东南亚，太平洋，非洲和美洲流行。

潜伏期为蚊叮咬后的 2～7 天，伴有乏力和头痛的前驱症状，随后是麻疹样皮疹、关节痛、眼球运动疼痛、头痛、恶心、呕吐、淋巴结肿大和发热。皮疹离心扩散，手掌和脚掌不受影响，并可在皮疹消失后脱皮。该疾病是自限性疾病，但恢复缓慢。

登革出血热和登革休克综合征：这些更严重的表现偶尔会使感染复杂化：循环衰竭、毛细血管渗漏综合征和 DIC 合并出血性并发症如瘀点、瘀斑、鼻出血、胃肠道出血和多器官衰竭。其他并发症包括脑炎、肝炎和心肌炎。这种侵袭性疾病的病死率可能接近 10%。

检查

● 检测抗登革病毒 IgG 抗体滴度升高 4 倍以上。● 通过 PCR 扩增登革病毒 RNA。

管理与预防

支持治疗，包括补液、休克和器官功能障碍的管理。用杀虫剂控制蚊数量有助于限制传播。应该避免服用阿司匹林，类固醇也是无效的。可以使用最近获得许可的疫苗。

黄热病

黄热病是一种黄病毒感染，是西非、中非、南美和中美洲热带雨林中猴的人畜共患病。它是通过受感染的伊蚊或趋血蚊传播给人类的，是一个重大的公共卫生问题，每年引起 200 000 人感染，主要发生在撒哈拉以南非洲，死亡率约为 15%。

潜伏期为 3 ～ 6 天，急性期通常以持续不到一周的轻度发热为特征。发热缓解后，部分病例在数小时到数天后再次发热。严重的病例还会出现寒战、高热、严重背痛、腹痛、恶心、呕吐、心动过缓和黄疸。可能会发展为休克、DIC、肝和肾衰竭，并伴有黄疸、瘀斑、黏膜出血、胃肠道出血、癫痫发作和昏迷。

通过检测血液中的病毒（RT-PCR）或 IgM 或 IgG 抗体的升高可做出诊断。

管理

支持治疗，注意液体和电解质平衡，尿量和血压测量。可能需要输血、血浆扩容剂和腹膜透析。需要隔离以防止交叉感染。接种疫苗后免疫力可持续至少 10 年。

病毒性出血热

病毒性出血热是由几种不同病毒引起的人畜共患病，在特定区域的农村和医疗保健机构中发生，如框 5.14 所述。支持治疗、利巴韦林在某些病毒性出血热中有效。受感染患者分泌物的传播会引起重大疫情，如 2014 年西非的埃博拉出血热疫情。患者隔离和严格的感染控制至关重要。

寨卡病毒

寨卡病毒是一种通过伊蚊在灵长类动物中传播的黄病毒，在加勒比海以及中美洲、南美洲流行。感染者无症状或症状轻微，伴有发热，关节痛，结膜炎和皮疹，但孕妇感染寨卡病毒后，其产下婴儿的小头畸形发生率显著增加。预防措施包括避免蚊叮咬，并实行安全的性行为，因为这种病毒存在于精液中。

皮肤病毒感染

单纯疱疹病毒 1 型和 2 型

1 型单纯疱疹病毒（HSV-1）通常会造成头部和颈部的皮肤黏膜损伤，而 2 型单纯疱疹病毒（HSV-2）则主要影响生殖道。HSV-1 的血清阳性率是 30% ～ 100%，HSV-2 的血清阳性率是 20% ～ 60%。

框 5.14 常见的病毒性出血热

疾病（地区）	宿主	传播媒介	严重的临床表现（死亡率）
拉沙热（非洲西部）	多乳鼠	大鼠尿液 体液	出血，脑病，ARDS（对利巴韦林有反应）（15%）
埃博拉出血热（西非和中非）	果蝠和野味	体液 处理灵长类动物	出血，腹泻，肝衰竭，急性肾损伤（25%～90%）
马尔堡病（中非）	不确定	体液 处理灵长类动物	出血，腹泻，脑炎，睾丸炎（25%～90%）
黄热病（中非，南美洲和中美洲）	猴	蚊	肝衰竭，急性肾损伤，出血（约15%）
登革热（非洲、印度、南亚，南美洲和中美洲）	人类	埃及伊蚊	出血，休克（<10%）
克里米亚-刚果出血热（非洲、亚洲、欧洲）	小脊椎动物	太平洋硬蜱 体液	脑炎，出血，肝衰竭，急性肾损伤，ARDS（30%）
玻利维亚出血热和阿根廷出血热（南美洲）	啮齿动物（暮鼠属）	尿液	出血，休克，小脑征象（15%～30%）
肾综合征出血热（流行性出血热）（北亚、北欧、巴尔干）	啮齿动物	粪便中的气溶胶	急性肾损伤，脑卒中，肺水肿，休克（5%）

病毒由感染者释放，通过易感者的黏膜表面感染。HSV 感染感觉神经和自主神经神经节，由于压力、创伤、疾病或免疫抑制而导致的重新激活事件可终身发生。原发感染通常为水疱性口龈炎。它也可能表现为角膜炎（树状溃疡），病毒性甲沟炎，生殖器溃疡或极少表现为脑炎。口腔黏膜中的 HSV 激活会产生典型的唇疱疹。通过 PCR、电子显微镜或水疱液培养可诊断。

并发症

● 角膜树突溃疡：可能会产生瘢痕。● 脑炎：首先影响颞叶。● 湿疹患者 HSV 感染：可导致弥漫性皮肤损伤（疱疹性湿疹，图 5.7）。● 新生儿 HSV 感染：可能播散并可致命。

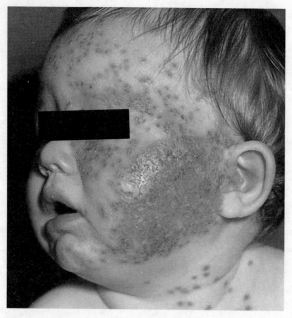

图 5.7 （彩图）HSV-1 感染引起的疱疹性湿疹在皮肤中迅速播散

管理

在发病 48 h 内开始使用抗病毒药物（例如阿昔洛韦）进行治疗。

人类疱疹病毒 8 型

人类疱疹病毒 8 型通过唾液传播，无论 HIV 相关还是地方性、非 HIV 相关，都会导致卡波西肉瘤。

肠道病毒

手足口病：由柯萨奇病毒或艾柯病毒引起的，一种影响儿童的轻微发热性疾病，主要发生在夏季。引起发热、淋巴结肿大、口腔溃疡、手足疱疹。

疱疹性咽峡炎：导致上颚离散的小疱疹伴有高热、咽痛和头痛。

以上感染是自限性的，无需治疗。

痘病毒

这些 DNA 病毒虽然罕见，但却是潜在的重要病原体。

天花：这种疾病死亡率很高，通过接种疫苗在全世界范围内被根除。典型形式包括离心性水疱 / 脓疱疹，面部和四肢最严重，边缘不规则（与水痘不同），并伴有发热、肌痛和吞咽痛。

猴痘和牛痘：引起水疱疹，并通过与被感染的动物接触而传播。

传染性软疣：见第 18 章。

胃肠道病毒感染

诺如病毒（诺沃克病毒）

诺如病毒是英国传染性胃肠炎的最常见病原，可在医院病房、游轮和军营造成暴发。食物处理人员也会传播诺如病毒。经过粪-口传播，具有很高的传染性，经过 24 ～ 48 h 的潜伏期后会出现明显的呕吐和腹泻。通过电子显微镜或者粪便样本 PCR 进行诊断。病例隔离和严格清洁是控制疾病暴发的必要条件。

轮状病毒

轮状病毒感染肠上皮细胞，是全世界幼儿腹泻病的主要原因。在发达国家冬季会有流行，尤其是在托儿所。与患者密切接触的成年人可能会患病。疾病潜伏期持续 48 h，患者出现水样腹泻，呕吐，发热和腹痛。市面上的酶联免疫测定试剂盒可以辅助诊断，该试剂盒只需要新鲜或冷藏的粪便就可以有效地检出病原体。这种疾病是自限性的，但是需要适当管理脱水。已经研制出有效的疫苗。

其他病毒

腺病毒经常从粪便培养中鉴定出来，并被认为是引起腹泻的一个原因。

中东呼吸综合征冠状病毒（MERS-CoV）

这种新型冠状病毒与严重急性呼吸综合征（SARS）冠状病毒有关，2012 年造成中东地区数名患者死于肺炎。

Covid-19

2019 年末，中国武汉出现一种新型冠状病毒，此病毒导致全球大流行，引起多人死于肺炎。

朊病毒病

主要影响神经系统，详见第 16 章。

细菌感染

皮肤、软组织和骨的细菌感染

葡萄球菌

葡萄球菌是人类皮肤和鼻前庭黏膜正常共生菌，但如果通过导管、外科切口或湿疹等原发皮肤病入血可引起全身播散。脓疱、毛囊炎、疖和痈为这种普遍存在的微生物引起的表皮感染（第18章）。

金黄色葡萄球菌引起的伤口和导管相关感染是院内感染的重要原因。良好的无菌操作可降低其发病率。如果有感染播散的证据，如周围蜂窝织炎，应启动抗葡萄球菌的抗菌治疗，如氟氯西林。静脉吸毒者容易发生皮肤及皮下组织感染，其受累肢体血栓形成倾向。如果葡萄球菌感染入血（葡萄球菌菌血症），可能会导致严重的脓毒症和并发症（如心内膜炎或海绵窦血栓），必须积极治疗。金黄色葡萄球菌在血培养中的生长永远不应被视为"污染菌"，除非排除了所有可能的潜在原因，并且重复培养为阴性。

即使细菌没有侵入组织，金黄色葡萄球菌也可以通过在表皮部位产生毒素而引起严重的系统性疾病。

MRSA

对甲氧西林的耐药性是由金黄色葡萄球菌的青霉素结合蛋白突变引起的。无论是糖肽中间体金黄色葡萄球菌，还是极少数情况下万古霉素耐药菌株，万古霉素/替考拉宁（糖肽类）耐药菌株易造成严重感染。在发达国家，MRSA目前占葡萄球菌菌血症的40%，需要对这些感染进行控制和特殊治疗。临床医生必须根据药敏结果及当地指南调整抗感染方案。

葡萄球菌中毒性休克综合征

中毒性休克综合征（TSS）是与金黄色葡萄球菌感染有关的严重危及生命的疾病。葡萄球菌TSS见于使用卫生棉条的妇女，也与其他产毒素菌株的葡萄球菌感染相关。该毒素作为一种"超级抗原"，诱发T细胞的显著活化和细胞因子的大量释放。

TSS起病突然，伴有高热、全身不适（肌痛、头痛、咽痛和呕吐）、猩红热样皮疹和低血压。数小时内迅速进展为多器官衰竭，导致10%～20%的患者死亡。月经液经革兰氏染色证实典型葡萄球菌可临床诊断。治疗是液体复苏和氟氯西林或万古霉素的抗葡萄球菌抗菌治疗。7～10天恢复并伴有脱皮（图5.8）。

链球菌

链球菌是口咽和肠道革兰氏阳性共生菌，可引起一系列感染（框5.15）。

链球菌猩红热

A组（或C组、G组）链球菌可引起咽炎或扁桃体炎，如果产

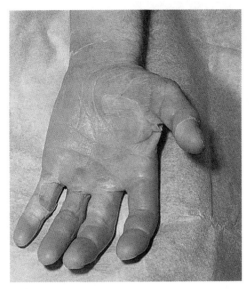

图 5.8　（彩图）中毒性休克综合征后全层脱皮

框 5.15　链球菌和相关感染

A 组（化脓性链球菌）

- 皮肤 / 软组织感染（丹毒，脓疱病，坏死性筋膜炎）
- 产后脓毒症
- 肾小球肾炎
- 骨与关节感染
- 链球菌中毒性休克综合征
- 猩红热
- 风湿热
- 扁桃体炎

B 组链球菌（无乳链球菌）

- 新生儿感染，包括脑膜炎
- 脓毒症
- 女性盆腔感染
- 蜂窝织炎

D 组肠球菌（粪肠球菌）

- 心内膜炎
- 泌尿道感染

（续框）

甲型溶血性链球菌（轻型链球菌、血链球菌、变异链球菌和唾液链球菌）

- 心内膜炎
- 免疫抑制状态下的脓毒症

视黄素敏感甲型溶血性链球菌（肺炎链球菌）

- 肺炎
- 脑膜炎
- 心内膜炎
- 脓毒症
- 细菌性腹膜炎
- 中耳炎

厌氧性链球菌（消化链球菌）

- 腹膜炎
- 肝脓肿
- 口腔感染
- 盆腔炎

注：所有链球菌均可引起脓毒症。

生致热外毒素进而可能导致猩红热。猩红热常见于学龄儿童，也可见于接触儿童的青年。

典型的表现为口周苍白，周身出现弥漫性红斑皮疹，按压后发白（图 5.9）。首先累及舌，出现红肿（"草莓舌"）。病程持续约 7 天；皮疹在 7 ～ 10 天内消失，随后脱屑。肘窝可能有残留的瘀斑。治疗措施包括静脉注射苄基青霉素或口服青霉素，以及对症治疗。

链球菌中毒性休克综合征

A 组（或 C 组、G 组）链球菌可产生毒素，如化脓性外毒素 A。50% 的局部或软组织感染患者以流感样症状为首发表现。首先表现为胸部模糊红斑，并快速出现休克，继而多器官衰竭。

液体复苏是至关重要的，同时使用肠外抗链球菌抗生素，通常为苄基青霉素联合克林霉素。如出现坏死性筋膜炎，需要紧急清创治疗。

蜂窝织炎，丹毒和脓疱病

见第 18 章。

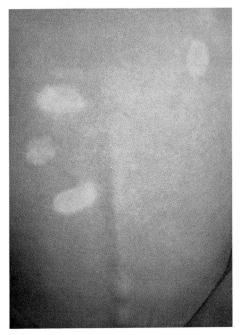

图 5.9 （彩图）猩红热按压后发白

螺旋体病

梅毒

见后文。

地方流行性螺旋体病

雅司病：这种肉芽肿性疾病由雅司螺旋体引起，从形态学和血清学上难以与梅毒和品他病导致肉芽肿性疾病区别开。该病经由接触患者皮肤的微小破损传染。3～4周后感染部位出现原发性肉芽肿性皮损。随后出现继发性出疹，骨膜增厚。雅司病晚期，将出现三期梅毒样骨炎和梅毒瘤。

品他病和非性病性梅毒：这两种螺旋体感染多发生于贫穷边远地区，世界各个低卫生标准的国家均有发现（品他病：南美洲、中美洲国家；非性病性梅毒：中东、中亚）。品他病是经接触传染的皮肤病，非性病性梅毒为非性病性传播形式，通常通过接触或共用饮食餐具传染。

对于雅司病、品他病和非性病性梅毒，通过镜检和血清学来诊断；治疗包括肌内注射一剂量长效苄基青霉素（如苄星青霉素）。提高国家卫生水平能显著减少上述疾病。

系统性细菌感染

布鲁氏菌病

布鲁氏菌病是由动物携带的革兰氏阴性胞内芽孢杆菌引起的地方流行性疾病。以下四种可引起人类患病：

● 马耳他布鲁氏菌（山羊、绵羊和骆驼）。● 流产布鲁氏菌（牛）。● 猪种布鲁氏菌（猪）。● 犬种布鲁氏菌（犬）。马耳他布鲁氏菌引起的疾病最严重。

感染动物的乳汁中长期含有布鲁氏菌，人群通过摄入乳制品和未煮熟的肉类或内脏，或通过呼吸道或破损的皮肤接触感染动物的分泌物或排泄物而感染。

临床表现

急性起病的特征为波状热，寒战，多汗，嗜睡，头痛，关节痛和肌痛。偶尔出现谵妄、腹痛和便秘。体征无特异性，如淋巴结肿大。脾大可能导致血小板减少症。

检查

●80%的病例血培养阳性，马耳他布鲁氏菌最易培养。● 神经布鲁氏菌病患者脑脊液培养约30%阳性。● 血清学：抗体滴度大于1/320或升高4倍支持诊断，但需要数周时间。

管理

氨基糖苷类抗生素与四环素类抗生素在治疗布鲁氏菌病时有协同效应。所以标准的治疗包括6周多西环素联合初始7天静脉注射庆大霉素。如累及骨骼，可加用利福平；神经布鲁氏菌病需加用头孢曲松。

疏螺旋体属感染

莱姆病

莱姆病（命名源自美国康涅狄格州的旧莱姆城）由伯氏疏螺旋体引起，出现于美国、欧洲、俄罗斯、中国、日本和澳大利亚。在欧洲，也发现了包柔氏疏螺旋体和嘎氏疏螺旋体。宿主为硬蜱，吸食各种哺乳动物血液，特别是鹿。该病原体通过蜱叮咬传染给人类。

临床表现

疾病分为三个阶段，各阶段均可进展。

早期局部疾病：特点为蜱叮咬周围皮肤反应，即游走性红斑。叮咬 2 ～ 30 天后首先出现"牛眼样"斑点或丘疹，然后向周围扩大，中心开始消散，可持续数月，皮疹同时可能伴随发热、头痛和局部淋巴结病变。

早期播散疾病：通过血流和淋巴系统播散。可能出现全身性症状，如乏力、关节痛，偶有游走性红斑。神经系统症状可能持续数周或数月，并伴随淋巴细胞性脑膜炎、脑神经麻痹（特别是单侧或双侧的面神经麻痹）及周围神经病变。感染后出现神经根病变可导致疼痛，可能存在一年或更久。在美国，心肌炎常伴有房室传导阻滞，而欧洲少见。

晚期疾病：晚期表现包括关节炎、多神经炎和脑病。尤其是当影响大关节和累及大脑时，可能出现迁延不愈的关节炎，但是在英国罕见。慢性萎缩性肢端皮炎是一种不常见的晚期并发症，在欧洲比在北美更常见。常表现为外周苍白，并出现不均匀的褪色，最终形成光亮、萎缩的皮肤。这些病变很容易被误认为周围血管疾病。

检查

莱姆病的诊断通常是临床诊断。抗疏螺旋体抗体检测在早期阶段通常是阴性，但在疾病晚期敏感度为 90% ～ 100%。活组织培养是缓慢的，不常用，收益率低。PCR 用于检测血液、尿液和脑脊液中的 DNA。

管理

抗体阳性的无症状患者无需治疗。对于游走性红斑的标准治疗为 14 天的多西环素或阿莫西林。播散性疾病需要至少 28 天的治疗。约 15% 的早期患者在治疗开始的 24 h 内出现轻微的贾-赫氏反应（Jarisch-Herxheimer reaction）。神经疏螺旋体病使用 β - 内酰胺类抗生素或三代头孢 3 ～ 4 周。在蜱流行区域需要使用防护服和驱虫剂。

虱传回归热

人虱引起瘙痒，在抓挠挤压叮咬中的人虱时，疏螺旋体（回归热疏螺旋体）通过受感染的虱进入皮肤。

疏螺旋体侵袭身体的多种组织，包括肝、脾和脑膜，引起肝脾大，黄疸和虚性脑膜炎，伴有高热、心动过速和头痛。血小板减少导致瘀斑、浆膜出血和鼻出血。急性期持续 4 ～ 10 天。部分患者会复发。

厚血涂片、薄血涂片或暗视野镜检可检出该病原体。治疗可序贯使用普鲁卡因青霉素和四环素。严重的贾-赫氏反应被认为是治疗成功的表现。

蜱传回归热

软蜱（钝缘蜱）在宿主身体上吸血时通过唾液传播包柔疏螺旋体（和其他疏螺旋体种）。除了在东非人类是宿主外，世界各地的宿主是啮齿动物。

临床表现与虱传回归热类似，但暗视野镜检中检出率相对较低。7天的红霉素或四环素治疗是必要的。

钩端螺旋体病

钩端螺旋体是一种紧密卷曲的丝状病原体，长度为 $5 \sim 7 \, \mu m$，通过旋转和弯曲进行活动。它们定植于无症状动物宿主的肾曲小管，脱落于尿液中，并随尿液大量排出。特定的钩端螺旋体血清型与特定动物宿主有关。如黄疸出血型钩端螺旋体寄生于鼠，犬钩端螺旋体寄生于犬。

钩端螺旋体可以通过完整的或受伤的皮肤或黏膜侵入人类宿主，如浸泡于被污染的水中时。

临床表现

平均潜伏期 $1 \sim 2$ 周。有以下四个主要的临床症状：

钩端螺旋体血症：非特异性高热、虚弱、肌痛和压痛（尤其是小腿和背部），剧烈头痛和畏光，偶有腹泻和呕吐。结膜充血是唯一明显的体征。1周左右可自愈，或者合并其他感染。

无菌性脑膜炎：通常与犬钩端螺旋体有关，与病毒性脑膜炎很难区分。结膜可能充血，但是没有其他区分的标志。

黄疸出血型钩端螺旋体病（魏尔病）：有症状感染者中小于10%的病例可出现严重的或危及生命的症状。它的特点是发热、出血、黄疸和急性肾损伤。结膜充血是一个常见的特征。患者可能会有一过性红斑皮疹，但是特征性皮肤改变是紫癜和大面积瘀斑。在严重的情况下可能会有鼻出血、呕血和黑便，或胸膜、心包、蛛网膜下腔出血。50%左右的患者出现血小板减少。黄疸明显，肝大，但较少出现肝衰竭或脑病。急性肾损伤，主要是由于肾灌注受损和急性肾小管坏死，导致少尿或无尿，尿白蛋白、红细胞和管型增加。心肌炎、脑炎和无菌性脑膜炎是其他相关表现。临床症状恢复数月后可能出现葡萄膜炎、虹膜炎。

肺综合征：特别在远东地区检出率较高。主要临床表现是咯血、呼吸衰竭，CXR 表现为肺斑片状浸润影。严重的病例可出现双侧肺实变和 ARDS。

检查

实验室检查显示多形核白细胞增多，血小板减少和肌酸磷酸激酶升高。黄疸患者肝功能提示轻度肝炎，伴随中度转氨酶升高，凝血酶原时间可能延长。腰椎穿刺可能提示脑脊液中蛋白质水平中度升高、葡萄糖含量正常。检测到该病原体可确诊，其 DNA 或抗体滴度升高：

● 血培养：患病前 10 天最易获得阳性结果。● 尿液培养：钩端螺旋体在患病第 2 周尿液中可检出。● 显微镜凝集试验：急性期或康复期患者血清转阳或滴度升高 4 倍。● PCR：在有早期症状的患者血液中检测出钩端螺旋体 DNA，8 天到数月后尿液均为阳性。

管理及预防

支持治疗，包括输血和血小板，以及透析，都至关重要。口服多西环素或静脉注射青霉素有效，但可能无法预防急性肾损伤。静脉注射头孢曲松是有效的替代选择。在治疗过程中可能会发生贾-赫氏反应，但通常程度较轻。每周多西环素 200 mg 可预防感染。

鼠疫

鼠疫由鼠疫耶尔森菌引起。鼠疫耶尔森菌是一种小型的革兰氏阴性杆菌，通过蚤在啮齿动物之间传播，蚤也可能叮咬人。人类鼠疫病程晚期，鼠疫耶尔森菌可通过飞沫在人群中传播。鼠疫的流行，如"黑死病"，自古以来就折磨着人类，病死率高。因为人际传播的可能和高死亡率，是一种潜在的生物武器。

经皮肤接触后潜伏期为 3 ～ 6 天，吸入感染潜伏期更短。

鼠疫有三种不同的形式。

腺鼠疫：是鼠疫最常见的形式，表现为突发的僵直、高热、皮肤干燥和严重头痛，受影响部位的淋巴结很快出现疼痛和肿胀。最常见的症状为腹股沟"横痃"（肿胀的淋巴结和周围组织）。脉搏增快、低血压和谵妄进展迅速。常可触及脾。

败血症型鼠疫：这种形式的鼠疫常见于老年人，表现为中毒，可能有胃肠道症状，如恶心、呕吐、腹痛和腹泻。可能发生 DIC，表现为各种伤口或穿刺部位出血，伴随瘀斑。低血压、休克、急性肾损伤和急性呼吸窘迫综合征可能会导致进一步恶化。脑膜炎、肺炎和痰中带血可使病情更加复杂，死亡率很高。

肺鼠疫：发病迅猛，伴有咳嗽和呼吸困难。患者很快就咳出大量泡沫状血痰，传染性强，并迅速出现发绀和死亡。CXR 提示双肺浸润性结节逐渐进展为急性呼吸窘迫综合征。

检查

这种病原体可以从血液、痰或淋巴结穿刺物中培养出来，使用魏森染色或免疫荧光可见特征性双极型球菌。血清转阳或者抗 -F1 抗体滴度大于 128 即可确诊。通过 PCR 进行 DNA 诊断的方法仍需进一步评估。鼠疫是一种需上报的疾病。

管理

立即治疗至关重要。链霉素（1 g，每日 2 次）或庆大霉素（1 mg/kg，每日 3 次）为首选药物。四环素和氯霉素是替代方案。同时需要注意急性循环衰竭、DIC 和低氧血症的治疗。患者应隔离 48 h，护理人员应穿防护服，若意外暴露应及时给予多西环素预防性治疗。

李斯特菌病

单核细胞性李斯特菌是一种环境革兰氏阳性菌，会污染食物，包括奶酪和未煮熟的肉类。它在冷藏时繁殖力超过了其他病原体。免疫能力强的患者中可引起胃肠炎，在孕妇、55 岁以上成年人和免疫功能低下者中可引起更严重的侵袭性疾病。在孕妇中，除了发热和肌痛等全身症状外，李斯特菌病会导致绒毛膜羊膜炎、胎儿死亡、流产和新生儿感染。脑膜炎是另一种常见的症状。诊断主要依靠血和脑脊液培养。最有效的治疗方法是静脉注射氨苄西林联合氨基糖苷类抗生素。对青霉素敏感者可使用磺胺甲硝唑-甲氧苄啶（复方新诺明）。良好的食物卫生有助于预防感染。孕妇应避免服用高危食品（见框 5.5）。

伤寒和副伤寒

伤寒和副伤寒为经粪-口途径传播的疾病，在印度次大陆和撒哈拉以南非洲和拉丁美洲是重要的发热原因。在其他地方，这种情况相对罕见。致病菌是伤寒沙门菌、甲型副伤寒沙门菌和乙型副伤寒沙门菌。

临床表现

伤寒：伤寒的潜伏期为 10 ～ 14 天，发病隐匿。表现为体温持续 4 ～ 5 天的阶梯式上升，伴有乏力，头痛加重，嗜睡，肌肉酸痛。有时存在便秘，在儿童中，腹泻和呕吐可能出现在疾病早期。有相对心动过缓。在第一周结束时，上腹部和背部可能出现稀疏、微微隆起、玫瑰色皮疹，按压褪色。可出现咳嗽和鼻出血。在第 7～10 天，可触及脾。腹泻和腹胀后常出现便秘。有可能发生支气管炎和谵妄。如果治疗不及时，在第二周末疾病进展迅速。高达 5% 的患者成为伤寒沙门菌的慢性携带者。

副伤寒：与伤寒相比，病程往往更短，也更温和，发病较突然，可伴有急性肠炎，皮疹可能较多，肠道并发症较少。

并发症

起病 2～3 周派尔集合淋巴结（致病菌定植的小肠内的淋巴滤泡）溃疡出现出血或穿孔。其他并发症包括胆囊炎、心肌炎、肾炎、关节炎和脑膜炎。骨和关节感染在儿童镰状细胞贫血中很常见。

检查

多次血培养是疑似病例最重要的检查手段。血细胞计数通常显示白细胞减少。粪便培养通常在第 2、第 3 周为阳性。

管理

环丙沙星（500 mg，每日 2 次）是首选药物，然而印度次大陆和英国的耐药性正在上升。头孢曲松或阿奇霉素是替代药物。疗程持续 14 天。在治疗期间，发热可持续 5 天。改善环境卫生和生活条件，以及旅行者的疫苗接种可降低伤寒发病率。

兔热病

兔热病是一种北半球的人畜共患病，由土拉热弗朗西丝菌，一种高传染性革兰氏阴性杆菌引起。野兔和家养猫、狗是宿主；蜱和蚊是传播媒介。

感染是通过昆虫叮咬或接触感染动物而引起的。最常见的类型为"腺溃疡"（70%～80%），表现为皮肤溃疡伴局部淋巴病。吸入污染的气溶胶可导致肺兔热病，表现为肺炎。通过结膜感染少见，表现为结节性、溃疡性结膜炎伴局部淋巴结病（眼-淋巴结形式）。确诊依据为单次抗体高滴度（≥1∶160）或凝集试验在 2～3 周内升高 4 倍。DNA 快速检测仍在研发。治疗包括 10～21 天的肠外链霉素或庆大霉素，或口服多西环素或环丙沙星。

类鼻疽

类鼻疽是由类鼻疽伯克霍尔德菌引起的，常见于东南亚和澳大利亚。吸入或定植会导致伴有肺炎的菌血症，和肺、肝、脾及皮下组织的脓肿。CXR 表现类似空洞型结核。血、痰和脓液培养可能培养出类鼻疽伯克霍尔德菌。治疗包括静脉注射头孢他啶或美罗培南，然后口服复方新诺明或多西环素序贯治疗 3 ～ 6 个月。脓肿需积极引流。

放线菌感染

诺卡菌病

这种少见感染由需氧放线菌（诺卡菌属）引起，在土壤中可发现。创伤定植、吸入或摄入引起皮肤溃疡或结节，通常发生在腿部。在热带国家，慢性感染可发展为放线菌性足分支病，累及软组织，偶尔累及骨。在免疫功能不全的患者，全身诺卡菌引起肺化脓性疾病与脑脓肿。全身性感染的治疗需要用亚胺培南联合头孢曲松、阿米卡星或复方新诺明，疗程 6 ～ 12 个月或更长时间。

放线菌

放线菌是厌氧的放线菌种，是口腔的共生菌，可造成头部、颈部、肺部和骨盆（与宫内节育器有关）的深部化脓性感染。最常见的种类是以色列放线菌。治疗需要长期使用青霉素或多西环素。

胃肠道细菌感染

食物中毒

各种感染引起的急性胃肠炎在框 5.4 中列出。

葡萄球菌

金黄色葡萄球菌从食品加工者的手传播至食物，如乳制品及煮熟的肉类。不恰当的存储可导致热稳定的肠毒素产生和生长。

恶心和呕吐出现在中毒后 1 ～ 6 h。腹泻症状不明显。大多数情况下疾病发生迅速，严重脱水偶可危及生命。止吐药和补液是主要治疗手段。发生食物中毒应通知公共卫生部门。

蜡样芽孢杆菌

摄入蜡样芽孢杆菌产生的肠毒素，可迅速发生呕吐，部分在数小时内出现腹泻，24 h 内消失。炒饭和酱汁是常见来源；肠毒素在存储过程中形成。

如果多种病原菌被摄入，可在肠道内产生毒素，导致 12 ～ 24 h 的更长的潜伏期和伴随腹绞痛的水样腹泻，是一种自限性疾病。管理包括补液和上报公共卫生部门。

产气荚膜梭菌

产气荚膜梭菌的孢子普遍存在于大型动物的肠道和土壤中。如果受污染的肉类产品不完全煮熟和存储在缺氧条件下，产气荚膜梭菌的孢子可出芽并呈指数生长。后续再次加热食物导致释放肠毒素。症状（腹泻和痉挛）发生在摄入后 6 ～ 12 h，是一种自限性疾病。

梭菌肠毒素的毒力较强，大多数人进食后出现症状。"点源"暴发，多数患者摄入后出现症状，典型病例发生于供应炖肉的学校或食堂午餐后。

空肠弯曲菌

这种感染是一种人畜共患病，但是这种微生物也可以生存于淡水中。它是英国细菌性胃肠炎最常见的病因。通常的来源是鸡肉、牛肉或受污染的奶制品，接触宠物狗也可引起感染。

潜伏期为 2 ～ 5 天，腹部绞痛伴随恶心、呕吐和严重腹泻，通常有血便。空肠弯曲菌感染常见于年轻人，病程自限性，约 5 ～ 7 天。10% ～ 20% 的患者有迁延的症状，需要人环内酯类抗生素治疗，通常使用阿奇霉素，环丙沙星耐药较常见。约 1% 患者出现菌血症和其他脏器感染。弯曲菌种与吉兰 - 巴雷综合征和感染后反应性关节炎有关。

沙门菌

肠炎沙门菌亚属血清型是除伤寒沙门菌和副伤寒沙门菌以外的菌属，广泛分布于动物，会导致胃肠炎。在世界范围内，最重要的是肠炎沙门菌噬菌体 4 型和鼠伤寒沙门菌 DT104。后者可能环丙沙星耐药。通过受污染的水或食物传播，特别是禽肉、蛋制品和切碎的牛肉；人与人间可传播；或通过外来宠物，例如，蝾螈，蜥蜴或海龟。

沙门菌肠炎的潜伏期是 12 ～ 72 h，主要临床特征是腹泻，有时血便。首发症状常为呕吐。大约 5% 的患者出现菌血症。约 2% 的患者出现感染后反应性关节炎。抗生素并不需要常规使用，除非有菌血症，这是一个明确的抗生素药物使用指征。沙门菌常定植于内皮表面，如动脉粥样硬化患者的主动脉和大血管，因此容易反复发生感染。

大肠埃希菌

多种血清型的大肠埃希菌存在于人类肠道微生物群中。临床疾病的发生需要新的菌株定植或定植株具备致病因素（如产生毒素）。有 5 种致病型，均与腹泻有关。

肠产毒性大肠埃希菌（enterotoxigenic E.coli，ETEC）：这是最常见的发展中国家旅行者腹泻原因（框 5.16）。该病原菌产生热不稳

框 5.16 最常引起旅行者腹泻的病因

- ETEC
- 志贺菌
- 空肠弯曲菌
- 沙门菌
- 类志贺邻单胞菌
- 非霍乱弧菌属
- 嗜水气单胞菌属

定或热稳定肠毒素，1 ～ 2 天的潜伏期后出现明显的分泌性腹泻和呕吐。一般症状较轻，呈自限性，病程 3 ～ 4 天。抗生素的使用价值仍存在争议。

肠侵袭性大肠埃希菌（enteroinvasive E.coli，EIEC）：该菌引起的疾病非常类似于志贺菌导致的痢疾，入侵和破坏结肠黏膜细胞造成疾病。通常不产生肠毒素。急性水样腹泻，腹部绞痛和少量血便常见。很少出现严重症状，通常为自限性。

肠致病性大肠埃希菌（enteropathogenic E.coli，EPEC）：是非常重要的婴儿腹泻病因。其致病基础源自于黏附于肠黏膜的能力。这将导致微绒毛的破坏和正常的吸收能力的中断。从轻微症状、非血性腹泻，到很严重的疾病均可发生。

肠集聚性大肠埃希菌（enteroaggregative E.coli，EAEC）：这些菌株黏附于肠黏膜并在局部产生活跃的肠毒素。"堆砖式"聚集可在小肠中看到。常见于南美洲、东南亚和印度长期腹泻的儿童。

肠出血性大肠埃希菌（enterohaemorrhagic E.coli，EHEC）：许多不同的"O"血清型的大肠埃希菌产生两种不同的肠毒素（志贺样毒素），与志贺菌产生的毒素完全相同（志贺毒素 1 和 2）。大肠埃希菌 O157：H7 也许是最著名的大肠埃希菌志贺样毒素，但其他的，包括 O126 和 O11，也很重要。该病原菌感染剂量低（10 ～ 100 个细菌）。常见于食草动物的肠道。

被污染的蔬菜、牛奶和肉类产品（尤其是未熟的汉堡）都是致病菌来源。潜伏期 1 ～ 7 天。70% 的患者最初出现水样腹泻，逐渐出现均匀的血便，伴随严重腹痛。有时有轻微全身不适、呕吐或发热。肠毒素影响局部肠道同时也影响肾小球、心脏和大脑。潜在的威胁生命的溶血性尿毒综合征（HUS）发生于出现症状 5 ～ 7 天后，发生比例在 10% ～ 15%。高龄及外周血白细胞计数升高，提示需要使用抗生素，尤其是儿童。HUS 必要时需接受透析治疗，并可通过血浆置换来避免。

艰难梭菌

艰难梭菌偶尔出现在肠道微生物群中，是抗生素相关性腹泻最常见的原因。临床感染通常发生在抗生素治疗 6 周时，肠道菌群改变后。通过孢子传播，对酒精凝胶有抵抗力。细菌产生的两种毒素导致患病。存在许多不同核型，其中 027 核型可引起特别严重的疾病和高死亡率。

感染引起的腹泻，可能为血便，可并发假膜性肠炎。约 80% 的 65 岁以上患者出现多种合并症。

约 30% 的抗生素相关腹泻患者粪便中可检出艰难梭菌，其中 90% 的患者伴有假膜性肠炎，但仍有 20% 需要护理的健康老年患者中也可发现。因此，诊断取决于粪便中的艰难梭菌毒素。

引起腹泻的抗生素应该停止使用。治疗是静脉补液和口服甲硝唑 10 天，在严重的情况下，口服万古霉素。粪便移植多用于疾病复发时。

小肠结肠炎耶尔森菌

这种病原体通常存在于猪肉中，引起轻度至中度的胃肠炎，3 ～ 7 天潜伏期后出现明显肠系膜淋巴结炎。它主要引起儿童患病，也可引起成人患病。疾病恢复缓慢。并发症包括反应性关节炎（10% ～ 13%）和虹膜睫状体炎。

霍乱

霍乱由霍乱弧菌 O1 群引起，是典型的毒素介导的细菌性急性水样腹泻，可引起全球大流行。通过有症状的患者或亚临床患者的粪便或呕吐物传播。该病原体在淡水中存活时间长达 2 周，在盐水中存活长达 8 周。通常通过被污染的饮用水、贝类和苍蝇污染的食物或携带者的手传播。

临床表现

突发严重腹泻，不伴有疼痛或绞痛，随之出现呕吐。排泄完正常肠道粪便渣滓后，可见典型"米泔水样"物质排泄出来，包括含有微粒样黏液的清澈液体，导致液体和电解质的大量损失，随后发生休克和少尿，需要补充液体和电解质。

检查和管理

诊断必须依靠粪便暗视野镜检，可见呈"流星样"运动的霍乱弧菌。直肠拭子或粪便培养可鉴别。按国际卫生规则，霍乱是须上报的。补充损失的液体和电解质是至关重要的。静脉注射乳酸林格液直至呕吐停止，此后，继续口服补液。2～5天内可能需要 50 L。四环素、多西环素或环丙沙星可减少排泄霍乱弧菌的持续时间。严格的个人卫生、干净的自来水供应和良好的食品卫生措施可防止疾病的传播。

副溶血弧菌

该海洋病原体引起的疾病类似于 ETEC。常见于食用生海鲜地区（如日本）。在大约 20 h 的潜伏期后，发生暴发性腹泻、腹部绞痛和呕吐。常见全身症状包括头痛和发热。为自限性疾病，4～7天内缓解。

细菌性痢疾（志贺菌病）

志贺菌是可侵袭结肠黏膜的革兰氏阴性杆菌，与大肠埃希菌密切相关，其往往对抗生素多重耐药。该病原菌只感染人类，传播较迅速，通常只需约 10 个细菌即可感染。最常见的传播方式为便后未洗手。疫情发生在精神病院、寄宿学校和其他封闭机构。这是一种常见的战争和自然灾害伴随疾病。

疾病严重程度与血清型有关。宋氏志贺菌引起的病例常为轻症，痢疾志贺菌引起的可能呈暴发性，在 48 h 内导致死亡。症状包括腹泻（可能是血便）、腹部绞痛、里急后重。反应性关节炎或虹膜炎偶可发生，造成病情复杂化（第 15 章）。

口服补液以补充水和电解质是必要的。使用环丙沙星（500 mg，每日 2 次，使用 3 天）抗生素治疗是有效的；阿奇霉素、头孢曲松为替代方案。对以上三种抗生素的耐药均可发生。洗手是非常重要的。

呼吸道细菌感染

多数内容在第 9 章详述。

白喉

白喉棒状杆菌为致病菌，传染性强，通过飞沫传播。平均潜伏期为 2～4 天。许多发达国家已根除白喉，得益于 20 世纪中期大规模疫苗接种，但在俄罗斯和东南亚仍然是一个重要的疾病。世界卫生组织已经发布感染管理的国际指南。

临床表现

患者出现剧烈咽痛、中度发热、显著心动过速。诊断特征是扁桃体上隆起的"水洗皮革样"灰绿色薄膜。可能会出现颈部肿胀（"牛颈征"）、淋巴结压痛肿大、血性鼻腔分泌物、高音咳声。外毒素作用于心脏或神经系统引起心肌炎和周围神经病变等并发症。可发生喉梗阻或瘫痪，并危及生命。

管理

患者应该送往感染科。经验性治疗应在采集咽拭子后开始。管理的三个主要方面：

- 产自高免疫马血清的白喉抗毒素：中和任何游离毒素，但可引起过敏反应。
- 使用抗生素：青霉素、阿莫西林。
- 严格的隔离程序：必须隔离直到连续 3 次间隔 24 h 的咽拭子培养阴性。

预防

应该积极地给所有儿童进行免疫接种。如果在一个封闭的社区发生白喉，接触者应给予红霉素治疗，较青霉素更有效地根除携带者体内的病原体。所有接触者也应该接种或给予加强剂量的类毒素。要求每 10 年使用加强剂量以维持免疫力。

肺炎球菌感染

肺炎链球菌是肺炎的主要原因（第 9 章），也会引起中耳炎、脑膜炎和鼻窦炎。脾缺如的患者有重型肺炎链球菌脓毒症的风险。该菌对青霉素、大环内酯类、头孢菌素和喹诺酮类的耐药增加，但是在英国耐药仍然罕见。肺炎链球菌疫苗对易感患者效果良好，尤其是老年人和脾功能缺如人群。

炭疽

革兰氏阳性炭疽杆菌通常通过与食草动物接触感染，它的孢子在土壤中可以生存数年。有 3 种已知的感染类型：

皮肤炭疽：当处理兽皮和骨时，孢子定植到裸露的皮肤，在水肿及出血的基础上产生丘疹，后发展成一个黑色焦痂。

胃肠炭疽：是由于摄入受污染的肉类。盲肠是首先感染部位，产生恶心、呕吐、厌食和发热，2～3 天后出现腹痛和血性腹泻。

肺炭疽：由孢子吸入造成的疾病，较罕见，是一种潜在的恐怖主义生物武器。发热、呼吸困难、咳嗽、头痛、胸膜积液和脓毒症在暴露 3～14 天后出现，死亡率是 50%～90%。

管理

炭疽杆菌可以从损伤皮肤拭子培养出来。早期抗生素治疗容易治愈皮肤病变。使用环丙沙星治疗直到确认青霉素敏感，可以改为肌内注射苄基青霉素。联合氨基糖苷类抗生素可以改善预后。然后给予两个月的环丙沙星和多西环素以根除孢子。推荐暴露于生物战争的高风险人群预防性使用环丙沙星。

神经系统细菌感染

细菌性脑膜炎、肉毒毒素中毒和破伤风见第16章。

分枝杆菌感染

结核

见第9章。

麻风

麻风（汉森病）是一种由麻风分枝杆菌引起的慢性肉芽肿性疾病，累及皮肤和神经。这种疾病的临床类型由个体对麻风分枝杆菌的细胞介导免疫（CMI）表达程度决定。高水平的CMI消除麻风分枝杆菌，产生结核样型麻风，而缺乏CMI导致瘤型麻风。通过神经损伤、免疫反应和麻风分枝杆菌浸润并产生一系列并发症。它影响了全世界400万人，其中70%生活在印度，它也流行于巴西、印度尼西亚、莫桑比克、马达加斯加、坦桑尼亚和尼泊尔。

未治疗的瘤型麻风患者通过鼻排菌。感染通过鼻发生，其次是血行传播至皮肤和神经。结核样型麻风的潜伏期为2～5年，瘤型麻风潜伏期为8～12年。

临床表现

主要的临床表现为皮损，伴有感觉缺失、周围神经增厚和皮肤涂片或切片抗酸杆菌阳性。两种主要类型的麻风的特点比较见框5.17。

皮肤： 最常见的皮肤病变是斑点或斑块。结核样型麻风患者皮肤色素减退。瘤型麻风患者出现丘疹、结节或弥漫性浸润。面部皮损融合可出现"狮面"外观（图5.10）。

感觉缺失： 在皮肤损伤时微小皮肤感觉和自主神经纤维受损，导致局部感觉损失和少汗。感觉缺失可发生于大范围的周围神经分布或"手套袜套样"分布。

神经损伤： 周围神经受累，包括尺骨（肘），中间（腕），径向（肱骨，导致腕下垂），径向皮肤（腕），腓总神经（膝），胫后神经和踝部的腓肠神经；穿过颧弓的面神经，和颈后三角的耳大神经。以上所有神经应该行放射和压痛检查，检测运动和感觉功能。中枢神经系统通常不受累。

框 5.17　麻风主要类型的临床特征

临床和组织特异性特征	瘤型麻风	结核样型麻风
皮肤和神经		
数量和分布	广泛播散	少数部位，非全身性的
皮损		
边界	不清晰	清晰
皮损隆起	无	常见
颜色——深色皮肤	轻微色素减退	显著色素减退
——浅色皮肤	轻微红斑	紫铜色或红色
表面	光滑，亮泽	干燥或鳞状脱屑
中央愈合	无	常见
出汗和毛发	晚期受损	早期受损
感觉缺失	晚期	早期，明显
神经放射痛或受损	晚期	早期，明显
杆菌	较多	缺乏
病程	渐进的	自愈性
其他组织	上呼吸道黏膜、眼、睾丸、骨骼、肌肉	无
免疫反应	免疫复合物（2 型）	细胞介导（1 型）

　　眼：失明对于有手脚麻木的患者是严重并发症。当面神经（第7 脑神经）累及时可导致眼睑闭合受损。三叉神经损伤引起角膜和结膜麻痹，易出现角膜损伤和溃疡。

　　其他：包括骨和软骨结构破坏导致的鼻塌陷，睾丸萎缩导致的性功能减退。

　　界线类病例

　　偏结核样型界线类麻风（borderline tuberculoid，BT）：皮损比结核样型麻风病常见，神经损伤更严重。患者出现 1 型免疫反应（见后文），易致神经损伤。

　　中间界线类麻风（borderline leprosy，BB）：患者表现很多大小、形状和分布不同的皮损。环形皮损为特征性改变，神经损伤多样。

　　偏瘤型界线类麻风（borderline lepromatous leprosy，BL）：有

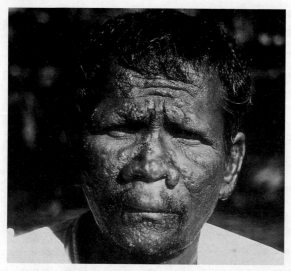

图 5.10 （彩图）瘤型麻风结节广泛播散和浸润，导致眉毛缺失。该患者也有早期鼻塌陷

广泛的小斑疹，神经受累。患者可能同时有 1 型和 2 型免疫反应。

单纯神经性麻风：这种类型主要发生在印度，约占 10% 的病例。出现不对称的周围神经受累，不伴有皮损。

麻风反应

以下免疫反应在上述疾病中可重叠。

1 型免疫反应（可逆性）：见于 30% 的界线类患者（BT、BB、BL），为迟发型超敏反应。皮损多为红斑，周围神经表现为压痛和疼痛，突发神经功能丧失。逆转反应可能为自发性，开始治疗后或多种药物治疗完成后出现逆转。

2 型免疫反应[麻风结节性红斑（ENL）]：部分由免疫复合物沉积引起，见于产生抗体，且暴露于高水平的抗原的 BL 和瘤型麻风患者。患者出现乏力、发热、面部和四肢粉色的小结节。虹膜炎和巩膜外层炎常见。其他表现包括急性神经炎、淋巴结炎、睾丸炎、骨痛、指 / 趾炎、关节炎和蛋白尿。ENL 可间断出现数年。

检查

● 切开皮肤涂片：真皮组织刮到载玻片上染色，镜下计数抗酸杆菌。● 皮肤活检：组织学检查可帮助诊断。● 血清学和 PCR 测试均没有足够敏感性或特异性来进行诊断。

管理

多药联合治疗（multidrug treatment，MDT）：所有的麻风患者均需 MDT（框 5.18）。利福平对麻风分枝杆菌是一种强力杀菌剂，需与其他药物联用，单药易导致耐药。氨苯砜是抑菌剂，通常会导致轻度溶血，很少出现贫血。氯法齐明是红色、脂溶性晶体染料，是一种对麻风分枝杆菌较弱的杀菌剂。皮肤变色（从红色到紫黑色）和鱼鳞病是麻烦的副作用，特别是对于白皮肤。更新的药物如培氟沙星、氧氟沙星、克拉霉素和米诺环素作为二线选择方案。

治疗反应：大多数对口服大剂量泼尼松有效。沙利度胺可能也可以使用，但因其具有致畸性，限制孕妇使用。氢化可的松眼药水用于眼部症状。

患者教育和康复：患者应被告知经过 3 天的化学治疗（后简称化疗）后他们已无传染性，可以过正常社会生活。额外的措施包括：

● 手或脚麻木的患者需要避免和及时治疗烧伤或其他轻伤。● 舒适的鞋很重要。● 溃疡：应识别造成损害的原因，建议避免负重直到溃疡愈合。● 物理治疗：可以帮助防止挛缩和肌肉萎缩。

预后

结核样型麻风患者可能自愈，但瘤型麻风患者未经治疗有高病死率。

多数患者，尤其诊断时无神经损伤，MDT 可治愈皮损。界线类患者有发生 1 型免疫反应的风险，可致严重神经损伤。

框 5.18　改良 WHO 推荐的麻风多药联合治疗方案

麻风类型 [a]	每月督导治疗	日常自行管理治疗	疗程 [b]
少菌型	利福平 600 mg	氨苯砜 100 mg	6 个月
多菌型	利福平 600 mg 氯法齐明 300 mg	氯法齐明 50 mg 氨苯砜 100 mg	12 个月
少菌型单皮损	氧氟沙星 40 0 mg 利福平 600 mg 米诺环素 100 mg		单剂

[a] 当切开皮肤涂片无法获得时，WHO 分级：

● 少菌型单皮损：1 个皮损。

● 少菌型：2～5 个皮损。

● 多菌型：> 5 个皮损。

[b] 含菌量多，伴有高的杆菌指数的患者需要至少 24 个月的治疗。

预防和控制

目标是检出受到麻风影响国家的麻风病例和提供 MDT。卡介苗被证明对麻风有良好且多样的防护效果，添加灭活麻风分枝杆菌的卡介苗并不能增强保护效果。

立克次体和相关胞内细菌感染

这些疾病是由蜱、螨、虱和蚤的唾液和肠道分泌物中的革兰氏阴性菌引起的。在被叮咬后，病原菌在毛细血管内皮细胞中繁殖，引起发热、皮疹和器官损伤。主要有两类立克次体引起的发热：斑点热群和斑疹伤寒群。

斑点热群

落基山斑点热：立氏立克次体由蜱叮咬传播，主要分布于美国西部和东南部各州，中美洲和南美洲也有。潜伏期在 7 天左右。皮疹出现在第 3 或第 4 天，类似麻疹，但数小时内就会出现典型的斑丘疹暴发。24 ～ 48 h 内皮疹从手腕、前臂、脚踝到背部、四肢和胸部呈向心性扩散，最后到腹部，腹部为皮疹最不明显的地方。在严重病例可能会出现大块的皮肤和皮下出血。肝脾可触及。在极端情况下，死亡率是 2% ～ 12%。

其他斑点热：康氏立克次体和非洲立克次体可致地中海和非洲蜱传斑疹伤寒。焦痂（黑色、坏死性溃疡）与躯干、四肢、手掌和足底的斑丘疹有关。并发症包括谵妄和虚性脑膜炎。

斑疹伤寒群

恙虫病：由恙虫热立克次体引起，由螨传播。它在远东、缅甸、巴基斯坦、孟加拉国、印度、印度尼西亚、南太平洋和昆士兰出现。最初患者出现一个或多个焦痂，周围有蜂窝织炎，伴随淋巴结病变。潜伏期约为 9 天。轻度或亚临床病例很常见。症状多为突发头痛（常在眶后）、发热、乏力、咳嗽。红斑丘疹大约出现在第 5 ～ 7 天，蔓延至躯干、面部和四肢，包括手掌和脚底，全身无痛性淋巴结肿大。皮疹 14 天左右消退。患者在 12 ～ 18 天出现弛张热。严重感染时，患者出现咳嗽、肺炎、谵妄、耳聋。可能会出现心力衰竭、肾衰竭和出血。恢复通常是缓慢的，而且心动过速可能持续数周。

流行性（虱传）斑疹伤寒：由普氏立克次体引起，流行于非洲部分地区，尤其是埃塞俄比亚和卢旺达，以及南美洲安第斯山脉和阿富汗。过度拥挤利于传播，通过被虱粪便污染的手抓挠皮肤传播。潜伏期通常为 12 ～ 14 天。发病突然，伴有寒战、发热、额头痛，背部和四肢疼痛、便秘和支气管炎。面部潮红及发绀，眼球充血，焦虑。瘀斑、瘀点出现在第 4 ～ 6 天，先出现在腋窝前皱襞，两侧腹部或手背，然后躯干和前臂，环绕颈部和面部。在第 2 周，症状加重，嘴唇剧痛和干瘪、舌萎缩及震颤、脾大、脉搏减弱、神志不清或谵妄。患者体温在第 2 周末迅速下降，逐渐恢复。致命病例通常在发病后的第 2 周死于毒血症、心力衰竭、肾衰竭或肺炎。

地方性（蚤传）斑疹伤寒：地方性斑疹伤寒由地方性斑疹伤寒立克次体引起，全球流行。当受感染鼠身上蚤的粪便或压碎的尸体接触皮肤时，可感染人类。潜伏期为 8 ～ 14 天。症状类似于轻度虱传斑疹伤寒。皮疹可能少而短暂。

立克次体感染的检查

立克次体感染通常通过临床诊断，也可能是通过专门的实验室进行抗体检测或 PCR 来确诊。鉴别诊断包括疟疾、伤寒、脑膜炎球菌脓毒症和钩端螺旋体病。

立克次体病的管理

不同立克次体病的严重程度不同，但都对四环素、多西环素或氯霉素有治疗反应。谵妄患者需要镇静，大出血患者需要输血。应用杀虫剂杀灭蚤、蜱和螨等传播媒介。

Q 热

Q 热在全世界均有发生，由一种专性胞内寄生的，类似立克次体的贝纳柯克斯体引起，可在细胞外环境生存。牛、羊是主要宿主，由吸入气溶胶颗粒传播，通常在肉类加工过程中传播。在培养过程中，病原体抗原由具有传染性的 I 相转化为不具有传染性的 II 相。

临床表现

潜伏期 3 ～ 4 周。最初的症状是非特异性的，如发热、头痛和畏寒。20% 的病例出现斑丘疹。其他表现包括肺炎和肝炎。慢性 Q 热可能会出现骨髓炎、脑炎和心内膜炎。

检查

诊断通常需要血清学，同型实验和时相特异性抗原可区分感染阶段。急性期 II 相 IgM 在 4 ～ 6 周滴度达到峰值。在慢性感染，I 相和 II 相 IgG 抗体滴度可能升高。

管理

治疗可选择多西环素。Q 热心内膜炎时可加用利福平，而且需要延长使用多西环素和利福平，通常瓣膜需要手术。

巴尔通体病

由胞内寄生的革兰氏阴性杆菌引起，与许多家养宠物身上的立克次体密切相关。引起人类疾病的主要病原体是五日热巴尔通体和汉赛巴尔通体。巴尔通体与以下有关：

战壕热：一种回归热，伴有严重下肢疼痛和衰弱，但不致命。

流浪者的菌血症和心内膜炎：心内膜炎与严重心脏瓣膜损伤有关。

猫抓病：汉赛巴尔通体在儿童和年轻人中通常引起良性淋巴结病变。在猫抓后头部、颈部或手臂出现水疱或丘疹，自行消退，但淋巴结病可持续长达 4 个月。

杆菌性血管瘤病：是 HIV 相关疾病。

检查

● PCR 通常用于诊断。● 血培养：仅适用于实验室。● 血清学检测：可能有用，但可能与衣原体和贝纳柯克斯体发生交叉反应。

管理

巴尔通体属通常使用大环内酯类或四环素治疗。抗生素的使用主要根据临床需要。猫抓病通常可自行消退，但巴尔通体心内膜炎需要瓣膜置换并联合多西环素和庆大霉素。

衣原体感染

三种病原体可引起人主要的衣原体感染：

● 沙眼衣原体，引起沙眼、性病淋巴肉芽肿和性传播生殖器感染。● 鹦鹉热衣原体，引起鹦鹉热。● 肺炎衣原体，引起肺炎。

沙眼

沙眼是沙眼衣原体引起的一种慢性角膜结膜炎，是最常见的可避免性盲症。传播主要在干燥和肮脏的环境中，通过苍蝇、手指在家庭中传播。在流行地区，它是儿童常见的疾病。

临床表现

发病通常较隐匿，可能是无症状的。早期症状包括结膜炎、睑痉挛，可能很难区别于其他类型的结膜炎，但伴有苍白滤泡的结膜充血是沙眼的特点。眼睑外翻和角膜血管形成造成浑浊是很重要的并发症。感染可能不会被发现，直到视力开始下降。

检查和管理

对结膜刮屑进行碘或免疫荧光染色可见细胞内包涵体。单剂量的阿奇霉素（20 mg/kg）是首选的治疗药物，其优于四环素眼膏。眼睑的畸形和瘢痕、角膜混浊、溃疡和瘢痕需要在局部感染控制后手术治疗。

WHO 正在推广沙眼的 SAFE（surgery，antibiotics，facial cleanliness and environmental improvement）控制策略（即手术、抗生素、面部清洁和环境改善）。适当的眼部护理对新生儿和儿童是至关重要的。

原虫感染

全身性原虫感染

疟疾

疟疾是由恶性疟原虫、间日疟原虫、卵形疟原虫和三日疟原虫以及主要的猿类寄生虫诺氏疟原虫引起的。它由雌性按蚊叮咬传播，在海拔 1500 米以下整个热带和亚热带地区发生。世界卫生组织估计，2015 年约有 2.14 亿患者，其中 88% 发生在非洲。现在东南亚和整个非洲的恶性疟原虫对氯喹和磺胺多辛-乙胺嘧啶有耐药性。通过改善病媒生物情况和控制疾病来逆转疟疾复燃是世界卫生组织的主要目标。

旅行者容易感染疟疾。大多数病例由恶性疟原虫引起，通常来自非洲，其中 1% 死于延迟诊断。来自流行国家、居住在非流行国家的移民如果探望原籍国的亲属，尤其面临风险。他们已经失去了部分免疫力，而且往往不采取疟疾预防措施。在欧洲，机场附近的居民偶可因意外输入的蚊感染疟疾。

生活史

雌性按蚊吸食含有疟原虫配子体的人类血液而受到感染。当被感染的蚊将含有子孢子的唾液接种到人类皮肤时，人类开始获得感染。子孢子在半小时内离开血液并进入肝。几天后，裂殖子离开肝，入侵红细胞，在那里进一步增殖，产生裂殖体（图 5.11）。裂殖体破裂释放出更多的裂殖子进入血液并引起发热，其周期性取决于疟原虫的种类（见下文）。

间日疟原虫和卵形疟原虫可以以休眠体形式存留在肝细胞中，休眠体能在数月或数年后发展成裂殖子。因此，疟疾的第一个临床症状可能在患者离开疫区很久之后才发生。药物仅能杀死红细胞阶段的寄生虫，因此疾病可能在使用药物后复发。恶性疟原虫、诺氏疟原虫和三日疟原虫没有持续的红细胞外期，但是发热的复发可能

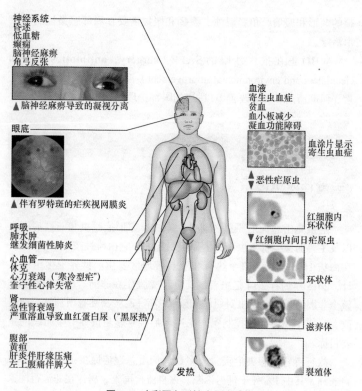

神经系统
昏迷
低血糖
癫痫
脑神经麻痹
角弓反张

▲ 脑神经麻痹导致的凝视分离

眼底

▲ 伴有罗特斑的疟疾视网膜炎

呼吸
肺水肿
继发细菌性肺炎

心血管
休克
心力衰竭（"寒冷型疟"）
奎宁性心律失常

肾
急性肾衰竭
严重溶血导致血红蛋白尿（"黑尿热"）

腹部
黄疸
肝炎伴肝缘压痛
左上腹痛伴脾大

发热

血液
寄生虫血症
贫血
血小板减少
凝血功能障碍

血涂片显示寄生虫血症

▲ 恶性疟原虫

▼

红细胞内环状体

▼ 红细胞间日疟原虫

环状体

滋养体

裂殖体

图 5.11 （彩图）恶性疟原虫感染

是红细胞内繁殖的寄生虫没有在治疗及免疫过程中消除。

临床表现

疟疾的病理过程是由受感染的红细胞溶血和感染红细胞黏附到毛细血管引起的。

恶性疟原虫感染：（图 5.11）是最危险的疟疾。发病通常是隐匿的，有乏力，头痛和呕吐。咳嗽和轻度腹泻也常见。发热没有特定的热型。溶血和肝功能障碍常导致黄疸。肝脾大伴压痛，可迅速出现贫血和血小板减少。框 5.19 总结了恶性疟的并发症。脾切除术后患者增加了严重疟疾的风险。

间日疟原虫和卵形疟原虫感染：在许多情况下，初始表现为持续数日的发热，然后出现典型的隔日热。发热开始时伴随寒战。患者畏寒，体温上升到约 40℃。0.5 ～ 1 h 后，热或潮红阶段就开始了，将持续数小时，因大汗而逐渐降温。这种周期每 48 h 重复一次。肝

框 5.19　恶性疟的严重临床表现和管理

脑型疟

昏迷	保持气道通畅，排除其他原因，必要时机械通气
抽搐	地西泮或三聚乙醛
高热	温海绵擦拭，风扇，对乙酰氨基酚
低血糖	监测血糖，静脉注射葡萄糖
严重贫血（红细胞压积＜ 15%）	输血
急性肺水肿	抬高 45°，静脉切开术，限制静脉输液，利尿，CPAP，血液过滤
急性肾衰竭	排除其他原因，透析（腹膜透析或血液透析）
出血 / 凝血功能障碍	输入新鲜血液或 FFP，冷沉淀
代谢性酸中毒	补液，吸氧，治疗脓毒症和低血糖
休克（寒冷型疟）	怀疑为革兰氏阴性菌脓毒症，静脉输注抗微生物药，液体复苏
吸入性肺炎	静脉输注抗微生物药，吸氧，物理疗法
高寄生虫血症	部分或全部血液置换，血液清除术

From WHO.Severe falciparum malaria.In: Severe and complicated malaria.3rd ed.Trans R Soc Trop Med Hyg 2000；94（suppl.1）：S1-41.

脾逐渐变大，可能伴有压痛。贫血缓慢出现。离开疟疾流行区的前两年易频繁复发。

三日疟原虫和诺氏疟原虫感染：通常症状轻微，每三天出现发热。寄生虫血症可能持续多年，偶尔复发出现发热，或没有任何症状。三日疟原虫引起儿童肾小球肾炎和肾病综合征。诺氏疟原虫感染临床症状通常是轻微的，但可以迅速恶化。

检查

应该检查采用吉姆萨染色的厚和薄血涂片。在厚涂片中，红细胞溶解，释放所有血液阶段的寄生虫。这有助于诊断低水平的寄生虫血症。薄涂片是诊断、分类必需的，也是量化恶性疟原虫感染负荷所必需的（通过计算被感染的红细胞比例）。

检测恶性疟原虫抗原的免疫层析法"试纸"已上市销售，是一种有用的非显微镜诊断手段。其应与血涂片同时使用，特别是在显微镜医师缺乏经验情况下。PCR 仍是主要研究工具。

管理

轻度恶性疟：目前恶性疟原虫对氯喹和和磺胺多辛-乙胺嘧啶几乎在全球范围内耐药，故推荐青蒿素为基础的治疗。单次给予 4 片复方蒿甲醚（蒿甲醚和苯芴醇）胶囊，分别在第 0、8 h、24 h、36 h、48 h、60 h 服用。替代方案是奎宁（600 mg 奎宁盐每日 3 次，连用 5 ～ 7 天），然后多西环素和克林霉素。多西环素妊娠期禁用，妊娠早期禁用蒿甲醚。WHO 推荐以青蒿素为基础的联合疗法，但东南亚已开始出现青蒿素耐药。

复杂恶性疟：严重的疟疾（任何免疫缺乏患者的寄生虫计数＞2%）病情危急。紧急治疗措施应该包括静脉注射青蒿琥酯（2.4 mg/kg，第 0、12 h 和 24 h，然后每天 1 次，持续 7 天）。当患者已充分复苏，口服青蒿琥酯 2 mg/kg，每天 1 次，取代注入 17 ～ 18 mg/kg 的累积剂量。静脉注射奎宁盐是一种替代方法，需同时心电监测。恶性疟原虫感染的严重并发症的治疗措施见框 5.19。

非恶性疟：间日疟原虫，诺氏疟原虫和三日疟原虫感染应该接受口服氯喹（600 mg 氯喹碱，6 h 后 300 mg，然后 150 mg，每天 2 次，持续超过 2 天）。使用抑制剂量的抗疟药物可以预防复发。间日疟原虫和卵形疟原虫使用伯氨喹可达到根治，原理是通过破坏肝内休眠体阶段的寄生虫，之后检查葡糖-6-磷酸脱氢酶（glucose-6-phosphate dehydrogenase，G6PD）水平。在那些 G6PD 缺乏的患者可能出现溶血。红细胞中高铁血红蛋白可导致发绀，但不危及生命。

预防

使用氯喹、阿托伐醌加氯胍（马拉酮）、多西环素或甲氟喹可预防疟疾的临床症状。所访问地区的疟疾风险和氯喹耐药性程度的指导预防建议总结在 www.fitfortravel.nhs.uk。在旅行前许多药剂必须使用，在旅行后继续使用。甲氟喹在多重耐药时很有用，但是存在禁忌证。使用杀虫剂处理的蚊帐、驱虫剂和防护服也是减少感染的重要手段。全保护的疟疾疫苗正在研发。

巴贝虫病

巴贝虫病是由蜱传播的红细胞内原虫类寄生虫引起的疾病。蜱叮咬后 1 ～ 4 周出现发热。既往脾切除的患者可出现严重的疾病。疾病的诊断依靠血涂片。治疗使用奎宁和克林霉素。

非洲锥虫病（睡眠病）

非洲锥虫病由被锥虫感染的采采蝇叮咬从而传播给人类，是撒哈拉以南非洲特有的疾病。由于有效的控制，自 1990 年以来疾病减少了 60%。冈比亚布氏锥虫在非洲西部和中部分布广泛，占病例的 90%。非洲东部和中部部分地区发现了罗德西亚布氏锥虫，与冈比亚布氏锥虫不同的是，它在野生动物中有大量的宿主。在河边和树林茂盛的草原中传播很常见。

临床表现

采采蝇叮咬疼痛较重，通常伴随炎症，若锥虫侵入，叮咬部位 10 天后可能再次出现疼痛和肿胀（锥虫性下疳），与区域淋巴结病变有关。感染后 2 ～ 3 周内，锥虫侵入血液。从早期血液淋巴阶段进入晚期脑病阶段。

罗德西亚布氏锥虫感染：起病急骤，几天或几周内病情严重，可能出现胸腔积液和心肌炎或肝炎的症状。可能有瘀斑。患者可能在没有任何中枢神经系统累及的症状之前就死亡。如果病情不那么急骤，可能出现嗜睡、震颤和昏迷。

冈比亚布氏锥虫感染：病程缓慢，伴有不规律的发热和固定、分散、有弹性、无痛性淋巴结病，尤其是颈后三角。肝脾大，可触及。若不治疗数月后可侵袭中枢神经系统。患者出现头痛、行为改变、认知障碍、夜间失眠和白天嗜睡、精神错乱，最终震颤、轻瘫、消瘦、昏迷和死亡。

检查

● 厚或薄疟疾血涂片可显示锥虫。● 淋巴结穿刺在冈比亚布氏锥虫感染时可能更敏感。● 锥虫病卡凝集试验可作为冈比亚布氏锥虫感染的血清学筛查。● 腰椎穿刺：累及中枢神经系统时，脑脊液提示蛋白质、白细胞计数和 IgM 升高，葡萄糖降低。

管理

非洲锥虫病的治疗选择是有限的，因为大多数抗锥虫药物有毒且昂贵。在累及中枢神经系统前开始治疗，预后良好。早期冈比亚布氏锥虫感染，喷他脒 4 mg/kg，连续肌内注射或静脉注射 7 天。早期罗德西亚布氏锥虫感染，静脉注射苏拉明，20 mg/kg，每周 5 次。对于累及中枢神经系统的患者，冈比亚布氏锥虫感染使用依氟鸟氨酸和硝呋替莫，罗德西亚布氏锥虫感染使用美拉胂醇。

美洲锥虫病（恰加斯病）

美洲锥虫病在美洲南部和中部常见。病原体为克氏锥虫，自猎蝽（锥猎蝽亚科）的粪便传播给人类，感染人类之前，锥虫在猎蝽体内发育。受污染的粪便通过结膜、口腔或鼻黏膜，或皮肤破损处入侵。多达 5% 的感染由输血所致。也可经先天性传播。

临床表现

急性期：发生于 1% ～ 2% 的感染者，且多为 15 岁以下的儿童。1 ～ 5 岁最多见。克氏锥虫通过擦伤感染，形成暗红质硬的肿胀和局部淋巴结病变。结膜病变虽然不常见，但更具有特征性，单侧质硬微红的眼睑肿胀可致闭眼，称为 **Romaña** 征。部分患者急性全身感染症状很快出现，表现为短暂的麻疹样或荨麻疹样皮疹，发热、淋巴结肿大和肝脾大。少数患者可能出现急性心肌炎和心力衰竭或神经系统症状，包括性格改变和脑膜脑炎的体征。婴儿急性感染结果致命。

慢性期：50% ～ 70% 感染者血清反应阳性，寄生虫血症未被检测出，则是一种不确定的感染形式。无症状患者的寿命未受影响，是寄生虫维持的生命周期的自然宿主。几年的潜伏期后，10% ～ 30% 的慢性患者出现轻症心肌炎和传导纤维损伤，引起心肌病。在约 10% 的患者中，损害肌间神经丛导致消化道各部分的扩张，尤其是结肠和食管，即巨结肠。胆道和支气管扩张也是公认的后遗症。美洲锥虫病在 AIDS 患者 CD4 ＋ T 细胞计数低于 $200/mm^3$ 时可重新激活。

检查

● 血涂片：克氏锥虫在急性期中很容易被检出。● 慢性期：病媒接种诊断法，无感的实验室培养的猎蝽吸食患者血液，然后用该昆虫的粪便检测寄生虫。● PCR：在血液或在病媒接种的昆虫粪便中，进行寄生虫 DNA 的 PCR 检测敏感性高。● 抗体检测敏感性也高。

管理

硝呋替莫（10 mg/kg，每日 1 次，共 90 天），和苄硝唑（5 mg/kg，每日 1 次，共 60 天），都是杀寄生虫药物，同时使用每日剂量。两种药物均可用于急性期和早期慢性期。不良反应频繁（30% ～ 55%），但治愈率高达 80%。巨结肠可能需要手术。预防措施包括使用杀虫剂和筛查献血者。

弓形虫病

刚地弓形虫是一种细胞内寄生虫。生命周期有性繁殖阶段发生在猫的小肠上皮细胞。猫粪便中的卵囊在潮湿条件下生存数周或数月，通过受污染的土壤传播给中间宿主（猪、羊和人类）。一旦摄入，寄生虫转变为快速分裂的速殖子。显微镜下组织包囊形成缓殖子，持续存在宿州体内。猫通过摄入被组织包囊感染的猎物而被感染。

人类通过含有卵囊的土壤、沙拉和蔬菜，或进食未煮熟的含有组织包囊的肉类发生感染。羊、猪和兔是最常见的肉类来源。饮用未过滤的水可暴发疫情。在发达国家，弓形虫病是最常见的原虫动物感染；大约有22%英国成年人血清反应阳性。

临床表现

多数免疫功能正常宿主，包括儿童和孕妇，感染不易发现。约10%的患者病程自限，常见于25～35岁的成年人。特征通常是无痛性淋巴结病。系统性症状，如"流感样"症状不常见。完全恢复通常需要数月，症状和淋巴结病不可预测，一些患者一年或更久也没有完全恢复。脑炎、心肌炎、多发性肌炎、肺炎或肝炎偶尔发生于免疫正常患者，但更常见于免疫抑制患者。弓形虫病的垂直传播也会导致视网膜脉络膜炎，脑积水和小头畸形。

检查

弓形虫染色试验采取间接荧光抗体检测法，适于免疫功能正常患者。IgG升高4倍或IgM阳性提示急性感染。高亲和力的IgG可排除既往3～4个月内的感染，对于孕妇有重要意义。免疫功能不全宿主，可通过淋巴结活检或其他组织抗刚地弓形虫抗体组织化学法检测弓形虫或PCR法检测弓形虫特异性DNA。

管理

由于这种疾病通常是自限性的，治疗针对罕见的严重或进展性患者，和免疫抑制患者的感染。刚地弓形虫感染对抗生素治疗反应差，但乙胺嘧啶、磺胺嘧啶和亚叶酸可能有效。

利什曼病

利什曼病是由利什曼原虫属单细胞鞭毛原虫引起，包括三大类：

● 内脏利什曼病（visceral leishmaniasis，VL），又称黑热病。
● 皮肤利什曼病（cutaneous leishmaniasis，CL）。● 黏膜利什曼病（mucosal leishmaniasis，ML）。

尽管大多数临床综合征是从动物（主要是犬类和啮齿动物）通过白蛉传播到人类的人畜共患病，但是目前人类是已知VL唯一的宿主（人际传播），主要发病于印度次大陆和注射吸毒者。利什曼病发生在约 100 个国家，估计每年 90 万～ 130 万新发病例（25% 为 VL）。

生活史

具有鞭毛的前鞭毛体（10 ～ 20 μm）通过雌性白蛉（东半球为白蛉属，西半球为罗蛉属和毛蠓属）的进食传播。前鞭毛体被中性粒细胞摄取，进而凋亡被巨噬细胞吞噬，转化为无鞭毛体（2 ～ 4 μm，利-杜小体）。这些无鞭毛体繁殖导致巨噬细胞裂解并感染其他细胞。白蛉在吸食感染人群和动物宿主的同时也摄入无鞭毛体。在白蛉体中，寄生虫转换成具有鞭毛的前鞭毛体，并在其肠道内繁殖，然后迁移至口器，从而感染新的宿主。

内脏利什曼病（黑热病）

VL 是由杜氏利什曼原虫种团（包括杜氏利什曼原虫，婴儿利什曼原虫，恰氏利什曼原虫）引起的疾病。嗜皮肤性种（如热带利什曼原虫）可能引起 VL，但少见。90% 的 VL 病例发生在印度、苏丹、孟加拉国和巴西。地中海、东非、中国、阿拉伯、以色列和其他南美洲国家也有病例报道。VL 也可在输血后、免疫抑制患者移植后和 HIV 感染等意外情况发生。

临床表现

多数感染人群无症状。印度次大陆地区成人和儿童也同样易感；除成人 HIV 感染人群，其他地区儿童易感。

有症状患者病例特点：

● 发热：起病伴随有僵直、寒战，随时间消退，偶有复发。● 脾大：在开始数周内快速出现，可能变得巨大。● 肝大。● 淋巴结病：常见，除了印度次大陆。● 皮肤：皮肤变黑（"kala-azar"印地语意为"黑热病"）是严重疾病的表现，目前少见。● 全血细胞减少常见。严重贫血会导致心力衰竭。● 血小板减少可能导致视网膜、胃肠道或鼻出血。● 水肿和腹水：继发于低白蛋白。● 继发感染：严重的免疫抑制可能导致结核、痢疾、胃肠炎和水痘。蜂窝织炎、带状疱疹和疖疮也常见。

检查

全血细胞减少伴粒细胞减少和单核细胞增多。有多克隆高丙种球蛋白血症（首先是 IgG，然后 IgM）和低蛋白血症。脾涂片显示无鞭毛体（利-杜小体）敏感性约 98%，但有出血风险。PCR 用于外周血检测，在免疫抑制患者中尤其敏感，但只可在专业的实验室进行。发达国家也使用免疫荧光法进行血清学诊断。在流行地区，高敏感性和特异性的直接凝集试验染色前鞭毛体和同样高效快速的免疫层析法检测试纸 K39 试纸已开发出来。

鉴别诊断

包括疟疾、伤寒、结核、血吸虫病、其他感染和肿瘤性疾病，其中一些可能与 VL 并存。发热、脾大、全血细胞减少和抗疟疾治疗无效可能在进行特定的实验室检查前提供线索。

管理

锑（Sb）剂：这些化合物，如葡萄糖酸锑钠和锑酸葡甲胺是大部分地区最主要的治疗方法。然而，在印度次大陆，几乎三分之二的患者是锑剂难以治疗的。每天给予 20 mg/kg，静脉或肌内注射，连用 28 ～ 30 天。副作用常见，包括关节痛、肌痛，肝转氨酶升高和胰腺炎，特别是合并感染 HIV 的患者。严重的心脏毒性常见，如 ST 段凹陷抬高、QTc 间期延长大于 0.5 ms、心室异位、室性心律失常和猝死。不适当使用锑剂导致心脏中毒和死亡的发生率较高。

两性霉素 B 脱氧胆酸盐：0.75 ～ 1 mg/（kg·d），15 ～ 20 天，是锑剂无效的替代方案。其治愈率接近 100%。与输液相关的副作用，如高热伴僵直血栓性静脉炎、腹泻和呕吐，非常常见。严重的副作用，包括肾或肝毒性、低钾血症、血小板减少症和心肌炎，并不少见。两性霉素 B 脂质体毒性较低。两性霉素 B 脂质体注射剂是欧洲治疗 VL 的一线疗法。高剂量的脂质体耐受性良好，从而减少住院时间和成本。两性霉素 B 脂质体在发展中国家以优惠的价格销售。

其他药物：灭特复星、巴龙霉素和喷他脒也被用于治疗 VL。多药疗法的使用逐渐增多，以防止耐药性的出现。

治疗反应

良好的治疗反应表现为发热缓解、身体状态改善，脾大减轻，体重增加和血常规正常。患者应随访 6 ～ 12 个月，避免复发。

HIV- 内脏利什曼病合并感染

由于抗逆转录病毒治疗，欧洲地区发生率下降，但在非洲、南美洲和印度次大陆增加。

发热、脾大和肝大的临床三联征在合并感染患者中多见，但在低 CD4 ＋ T 细胞计数的患者中可能无典型临床表现。VL 可累及胃肠道（如胃、十二指肠和结肠）、腹水、胸腔积液或心包积液，或累及肺部、扁桃体、口腔黏膜和皮肤。诊断原则与非 HIV 感染患者一致，基于对体液中无鞭毛体的检测或血液 PCR 结果。

HIV- 内脏利什曼病合并感染的治疗基本上与免疫正常患者相同，使用两性霉素 B 或锑剂，但结局有一些差异。一年内有复发的倾向，每月维持使用两性霉素 B 脂质体是有效的。

黑热病后皮肤利什曼病

在印度或苏丹，VL 经过治疗或康复后，部分患者出现皮肤症状。在印度，皮肤改变发生于少数 6 个月至 3 岁或更高龄患者感染后。诊断基于面部，特别是下颌周围临床特征，出现斑疹、丘疹、结节（最常见）和面部斑块。面部常常出现红斑。色素减退斑可能出现，范围和部位有很大差异。没有全身性症状，呈轻微自限性过程。

在苏丹，50% 的 VL 患者（通常是儿童）快速（6 个月内）出现黑热病后皮肤利什曼病，其中有四分之三的患者自愈。印度黑热病后皮肤利什曼病的治疗是困难的——需要锑剂治疗 120 天、数个疗程的两性霉素 B 或灭特复星 12 周。在苏丹采用锑剂治疗 2 个月。

预防和控制

杀虫剂，以及物理障碍，如蚊帐和防护服可帮助防止疾病传播给人类。在流行地区，应消灭被感染或流浪的狗。早期检测和合理治疗可减少该病的人类宿主。

皮肤和黏膜利什曼病

皮肤利什曼病

皮肤利什曼病（东方疖）同时发生在东半球和西半球，引起两种不同类型的利什曼病：

东半球皮肤利什曼病：地中海盆地附近发现的一种轻微疾病；横跨中东和中亚，远至巴基斯坦、撒哈拉以南非洲西部和苏丹。它是由硕大利什曼原虫、热带利什曼原虫和埃塞俄比亚利什曼原虫引起的。

西半球皮肤利什曼病：可致面容毁损，在中部和南部美洲大量发现。它是由墨西哥利什曼原虫种团（即墨西哥利什曼原虫、亚马逊利什曼原虫、委内瑞拉利什曼原虫）和利士曼原虫亚属，即巴西利什曼原虫种团（圭亚那利什曼原虫、巴拿马利什曼原虫、巴西利什曼原虫和秘鲁利什曼原虫）引起。

潜伏期为 2 ~ 3 个月（范围：2 周~ 5 年）。小红丘疹在所有类型的 CL 的叮咬部位出现，丘疹单发或多发，大小逐渐增加，直径可达到 2 ~ 10 cm。结痂覆盖于溃疡表面，溃疡周边隆起（图 5.12）。可有卫星病灶，常见于硕大利什曼原虫感染，偶见于热带利什曼原虫感染。可能出现局部淋巴结病变、疼痛、瘙痒和继发性细菌感染。

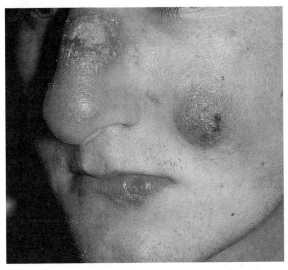

图 5.12 （彩图）皮肤利什曼病

墨西哥利什曼原虫特征性改变为胶工溃疡病，呈自愈性，多见于墨西哥。如果免疫力良好，热带利什曼原虫、硕大利什曼原虫、墨西哥利什曼原虫病损通常自发愈合。部分患者对利什曼原虫无反应，埃塞俄比亚利什曼原虫、墨西哥利什曼原虫、亚马逊利什曼原虫感染的皮肤损害进展为弥漫性皮肤利什曼病，其特征是从起始溃疡逐渐感染播散，通常为起始在面部的非溃疡性结节，逐渐累及整个身体。在部分热带利什曼原虫感染患者中，已愈合的溃疡复发并迁延不愈（复发性或狼疮样利什曼病）。

黏膜利什曼病

利什曼原虫亚属（西半球皮肤利什曼病）从亚马逊流域蔓延至巴拉圭和哥斯达黎加，引起较深的溃疡和黏膜利什曼病。有慢性病变的年轻人风险较高，2% ～ 40% 的患者出现鼻咽黏膜利什曼病，即鼻或口腔黏膜转移性病灶。其特征是增厚，红斑，随后鼻黏膜溃疡，通常起始于鼻子和上唇交界处。嘴唇，软腭、咽喉和喉也可能被侵入和受损。不能自发愈合，咽部严重结构破坏导致的严重呼吸道感染可能引起死亡。

皮肤利什曼病和黏膜利什曼病的检查

● 寄生虫学的确诊对临床诊断是很重要的。● 皮肤涂片：使用吉姆萨染色识别无鞭毛体。● 培养：从溃疡处或细针抽吸组织培养。• PCR：越来越多地用于诊断和种类鉴别，尤其适用于黏膜利什曼病。

皮肤利什曼病和黏膜利什曼病的管理

皮肤利什曼病治疗应基于病原微生物、病变的严重程度、可获得的药物、患者耐受性和地区耐药性进行个体化治疗。

皮肤利什曼病局部应用 15% 的巴龙霉素加 12% 的甲苄索氯铵是有效的。病灶内使用锑剂快速有效，且耐受性良好。对于多个病灶的皮肤利什曼病和黏膜利什曼病，应该使用锑剂 20 mg/（kg·d），肠外给药。皮肤利什曼病需要全身应用锑剂 20 天，黏膜利什曼病需要应用 28 天。难治性皮肤利什曼病和黏膜利什曼病应该使用两性霉素 B，其他有效药物包括喷他脒、氟康唑、酮康唑和伊曲康唑。

皮肤利什曼病和黏膜利什曼病的预防

个人防止白蛉叮咬很重要。目前无有效的疫苗。

肠道原虫感染

阿米巴病

阿米巴病是由溶组织内阿米巴引起的，遍及整个热带地区，偶尔发生于非热带国家。感染可能引起阿米巴痢疾或肠外阿米巴病，如阿米巴肝脓肿。

临床表现

肠阿米巴病或阿米巴痢疾：溶组织内阿米巴的包囊在受粪便污染的水或未煮熟的食物中被宿主摄入。寄生虫侵入宿主结肠黏膜，形成溃疡。阿米巴病的潜伏期从 2 周到数年不等，随后伴有间歇性腹痛的慢性病程（通常在右下腹，类似阑尾炎）和每日 2 次或 2 次以上糊状便。腹泻和便秘常交替发生，腹泻伴有黏液，偶带血丝。可出现痢疾症状，因粪便含有血液和黏液，类似细菌性痢疾或溃疡性结肠炎，特别是老年人和那些合并化脓性感染患者。

阿米巴肝脓肿：当滋养体经门静脉进入肝时发生该病。通常累及肝右叶，其迅速繁殖，破坏肝实质，形成阿米巴脓肿。局部典型症状包括肝大、疼痛、咳嗽和右侧肩部疼痛，但症状也可能不明确或轻微。有时出现高热而不引起全身不适。脓肿大可破溃穿透横膈，其内容物可能被咳出。穿透进入胸腔、腹膜腔或心包腔较少见但很严重。

检查

• 新鲜粪便样品：在显微镜下可能发现运动的滋养体。• 乙状结肠镜检查：可能见到典型的烧瓶样溃疡，应行涂片做显微镜检。

● 抗体：通过免疫荧光法可检测出 95% 的肝阿米巴病和肠阿米巴病患者，但是只能检测出约 60% 的阿米巴痢疾。● PCR：也很敏感，但不广泛使用。

疑似阿米巴肝脓肿可能出现中性粒细胞增多，在 CXR 上出现右侧膈肌上抬。确诊需要肝超声扫描。

管理

肠道和早期的肝阿米巴病口服甲硝唑（800 mg，每日 3 次，5 ～ 10 天）起效迅速。治疗后口服二氯尼特 10 天可清除腔内包囊。需要引流或吸引以防止脓肿破裂，可吸出特征性的巧克力棕色液体，其中很少含有游离的阿米巴原虫。若发生破裂则需要外科手术引流。

贾第虫病

全世界范围均可发现蓝氏贾第鞭毛虫感染，热带地区多见。儿童、旅行者和免疫抑制人群好发，是英国输入寄生虫中最常见类型。包囊能在水中生存长达 3 个月，摄入受污染的水可发生感染。寄生虫入侵十二指肠和空肠黏膜，引起炎症。

1 ～ 3 周的潜伏期之后，出现腹泻、腹痛、虚弱、厌食、恶心和呕吐。可能出现吸收不良伴有脂肪泻。体检可能发现腹部紧张和腹胀。粪便镜检或十二指肠抽吸物可能发现包囊。治疗方法是用单剂量的替硝唑 2 g，或甲硝唑 400 mg，每日 3 次，共 10 天。

隐孢子虫病

隐孢子虫是一种全球分布的人类原虫寄生虫。摄入受污染的水发生感染。潜伏期为 2 ～ 11 天，随后出现腹泻和腹部痉挛。通常是一种自限性疾病，但在免疫抑制患者中病情严重。通过粪便显微镜检或 PCR 诊断。若需治疗，可用复方新诺明。

肠道线虫

人体肠道中的线虫成虫会引起疾病。有两种类型：

● 钩虫：虫卵在土壤中发育成幼虫，进入宿主体内发育成成虫。

● 线虫：虫卵在土壤中不发育，宿主食入后在体内发育成成虫。

钩虫的地理分布受限于幼虫的发育对土壤温度和湿度的需求。

钩虫病（钩虫）

钩虫病是热带地区贫血的主要病因。病原体为十二指肠钩口线虫和美洲板口线虫。钩虫的生活史为土壤中的丝状蚴钻进皮肤经血流到达肺泡，沿支气管上行到达咽部后随吞咽进入肠道，发育成成虫，寄居在十二指肠和空肠。虫卵随粪便排出，在土壤中发育成具有感染性的丝状蚴。地理分布：

● 十二指肠钩口线虫：远东，地中海沿岸，非洲。● 美洲板口线虫：西非、东非和中非、中美洲和南美洲、远东。

临床表现

● 皮肤：足部感染时的过敏性皮炎。● 肺部：阵发性咳嗽，痰中带血。● 胃肠：呕吐，上腹痛，腹泻。● 全身症状：贫血症状，如疲劳、不适、心力衰竭。

检查

● 粪便：镜下可见虫卵。● 粪潜血阳性。● 全血细胞计数：嗜酸性粒细胞增多。

管理

单剂量阿苯达唑（400 mg）为首选方案。替代方案为甲苯咪唑100 mg，每日2次，连续3天。贫血患者口服铁剂治疗。

类圆线虫病（线虫）

粪类圆线虫是一种小型线虫（2 mm×0.4 mm）。生活史为在土壤中的丝状蚴经皮肤侵入体内，随血流到达小肠上部，发育为成虫后定居产卵。卵在肠道孵化，幼虫经粪便传播。在潮湿的土壤中发育成具有感染性的丝状蚴。自身感染可导致慢性病程。分布于热带和亚热带，尤其是远东地区。

临床表现

● 皮肤：瘙痒性皮疹、荨麻疹性丘疹和团块、幼虫移行疹（臀部和腹部的线形荨麻疹）。● 消化道：腹泻、腹痛、脂肪泻、体重下降。● 免疫抑制（如HIV、免疫抑制剂治疗）时发生播散性感染，伴有腹痛、休克、气喘、咳嗽和神经系统症状。

检查

● 粪便：镜检（可见活动幼虫）和培养。● 空肠抽吸/引流液检查。● 血液：通过ELISA检测嗜酸性粒细胞增多和抗体。

管理

● 首选伊维菌素（200 μg/kg，连续2天）。● 阿苯达唑为替代治疗。

蛔虫

蛔虫为淡黄色线虫，长20～35 cm，造成热带流行地区高达

35% 的肠梗阻。通过摄入被虫卵污染食物而感染，虫卵在十二指肠孵化成幼虫，侵入肠黏膜随血流到达肺泡，经肺泡沿支气管上行到达咽部，随吞咽进入消化道在小肠内发育成熟。

临床表现

● 胃肠道：腹痛、严重肠梗阻（尤其是回肠末端）、肠套叠、肠扭转、出血性梗死和穿孔。● 肝胆管：成虫阻塞胆管或胰管。● 幼虫组织迁移引起的全身过敏反应：肺炎、支气管哮喘、荨麻疹。

检查

● 粪便：可见成虫；镜检可见虫卵。● 全血细胞计数：嗜酸性粒细胞增多。● 钡剂造影：偶见虫影。

管理

单剂量阿苯达唑（400 mg）有效。替代药物包括双羟萘酸噻嘧啶、伊维菌素和甲苯咪唑。患者经治疗后排出大量蛔虫。肠梗阻用鼻胃管吸引、哌嗪和静脉输液治疗，完全性肠梗阻行手术治疗。

蛲虫

蛲虫感染，特别是儿童感染，在世界上很常见。吞入体内的虫卵在小肠内发育，成虫寄生在结肠。雌虫在肛门周围产卵，引起剧烈瘙痒；手指上沾染的虫卵可导致自身感染。

临床表现

最常见的症状是肛周或生殖器区域的剧烈瘙痒。

检查

晨起通过在肛周皮肤上贴胶带收集虫卵。

管理

● 单剂量甲苯咪唑 100 mg、阿苯达唑 400 mg 或哌嗪 4 g。2 周后重复给药以控制自身感染。● 若复发，全部家庭成员应接受治疗。● 预防：养成一般卫生习惯，清洗被褥，剪短指甲。

毛首鞭形线虫（鞭虫）

鞭虫感染发生在全世界卫生条件差的地区。摄入被虫卵污染的食物感染。成虫长 3～5 cm，寄生在盲肠、回肠下部、阑尾、结肠和肛管。

感染常无症状，严重的感染可能导致持续腹泻或直肠脱垂。粪便中找到虫卵确诊。轻度感染口服甲苯咪唑 100 mg，每日 2 次；或阿苯咪唑 400 mg，每日 1 次，疗程 3 天；严重感染患者疗程 5～7 天。

组织寄生线虫

丝虫是组织寄生线虫。幼虫阶段的丝虫寄居在蚊或蝇体内，通过叮咬使人获得感染，幼虫在人体内发育成成虫（长 2 ~ 50 cm），交配后产生数百万微丝蚴（长 170 ~ 320 μm）。蚊蝇又通过叮咬人类宿主（通常是唯一的宿主）感染微丝蚴。这就是丝虫完整的生活史。微丝蚴在血液或皮肤中迁移，引起免疫反应相关症状。成虫存活 10 ~ 15 年，微丝蚴存活 2 ~ 3 年。

淋巴管丝虫病

病原体为班氏丝虫和马来丝虫，二者地理分布不同：

● 班氏丝虫：分布热带非洲、北非沿海地区、亚洲、印度尼西亚和澳大利亚北部、南太平洋岛屿、西印度群岛以及北美洲和南美洲。● 马来丝虫：影响印度尼西亚、婆罗洲、马来西亚、越南、中国南部、印度南部和斯里兰卡。

临床表现

急性期： 丝虫性淋巴管炎表现为发热、淋巴结疼痛、压痛和淋巴管炎症引起的皮肤红斑。伴精索炎、附睾炎和睾丸炎。持续数天，一年内反复发作。

慢性期： 持续性水肿，伴有局部淋巴结肿大。皮肤和皮下组织逐渐增大、变粗、起皱和裂开，导致不可逆转的"象皮病"。阴囊极度肿大。伴有乳糜尿和乳白色乳糜渗出液。

热带性肺嗜酸细胞浸润症： 机体对微丝蚴在体内移行过程中出现的过敏反应，印度多见，表现为咳嗽、喘息和发热，可发展为慢性间质性肺病。

检查

● 全血细胞计数：嗜酸性粒细胞增多（比其他蠕虫感染更高）。● 间接免疫荧光和 ELISA：检测丝虫抗体。● 镜检：在夜间的外周血镜检或稀释后离心涂片检查可见微丝蚴。● 放射学：X 线可见丝虫钙化影。

管理

乙胺嗪（DEC；6 mg/kg，单剂量）杀死微丝蚴和成虫。服药后 24 ~ 36 h 内，死亡裂解的微丝蚴可使机体出现严重过敏反应，以发热、头痛、恶心、呕吐、关节痛和虚脱为主要表现，严重程度与丝虫负荷成正比，给予抗组胺药和口服糖皮质激素治疗可控制症状。慢性淋巴水肿应采用物理治疗、严密包扎、抬高患肢等方法，并注意皮肤护理，防止感染。部分病例应用手术治疗。在流行地区给予 DEC 预防，每年一次。

罗阿丝虫病

罗阿丝虫病由罗阿丝虫感染引起。成虫（3～7）cm×4 mm，寄生在皮下组织。

临床表现

通常无症状。可有卡拉巴肿（Calabar swelling），为成虫周围形成的刺激性、紧张性肿块，直径可达几厘米，多发生在四肢，近关节处疼痛明显。几天后消失，也可持续 2 周或 3 周。其他皮肤症状有荨麻疹，罕见丝虫在皮肤（尤其是眼睑）下或穿过结膜下蠕动。

检查

● 血液：涂片镜检可见微丝蚴、嗜酸性粒细胞增多。● 免疫学：抗丝虫抗体阳性率为 95%。● X 线片：显示丝虫钙化。

管理

DEC 治疗 3 周可以治愈，常见反应为发热，应用糖皮质激素治疗。预防应用防护服和驱虫剂。

盘尾丝虫病（河盲症）

病原为盘尾丝虫，经蚋蝇的叮咬传播给人类。盘尾丝虫病是撒哈拉以南非洲、也门和中美洲、南美洲部分地区致盲的主要原因。成虫在人体组织中的寿命长达 17 年。存活的微丝蚴免疫原性差，但死亡的微丝蚴会引起严重的过敏性炎症。眼内的微丝蚴死亡导致失明。

临床表现

● 可能数月或数年无症状。● 瘙痒性丘疹性荨麻疹：擦伤性丘疹、斑片状色素沉着、皮肤增厚、起皱。● 浅表淋巴结病：腹股沟下垂形成"悬垂性腹股沟"。● 坚硬的皮下结节（盘尾丝虫瘤）：成虫周围纤维组织增生所致。● 眼：瘙痒，流泪，结膜炎，可发展为硬化性角膜炎，角膜上有"雪花状"沉积，脉络膜视网膜炎和视神经炎。

检查

● 皮肤活检：可见微丝蚴。● 全血细胞计数：嗜酸性粒细胞增多。● 裂隙灯显微镜下可见眼内微丝蚴。● 丝虫抗体：血清阳性率达 95%。

管理

伊维菌素单剂量 100～200 μg/kg 为杀灭微丝蚴最小的剂量。使用防护服、伊维菌素预防人群感染同时使用杀虫剂杀灭蚋蝇。

龙线虫病（麦地那龙线虫）

麦地那龙线虫是组织内寄生线虫，经宿主食入剑水蚤而传播。目前仅发现在撒哈拉以南非洲地区。处理方法是把从皮肤中钻出的虫体（长度超过 1 m）轻轻缠绕在火柴棍上，每天缠绕一点，几天后可清除，注意操作时绝不能被弄破虫体。

人畜共患线虫

旋毛虫病

旋毛线虫是一种寄生在大鼠和猪体内的线虫，人类通过食用未煮熟的受感染的猪肉或猪肉制品而感染。被摄食的幼虫侵入肠黏膜下层发育为成虫，新生幼虫再次侵入组织内，特别是横纹肌。疫情主要在食用猪肉的国家暴发。

临床表现

轻度感染可无症状。食入污染食物 24 ～ 48 h 后发生严重消化道感染导致恶心、呕吐和腹泻。感染后 4 ～ 5 天出现发热和颜面部、眼睑水肿。幼虫侵入肌肉，引起肌炎。幼虫移行可引起急性心肌炎和脑炎。

检查

● 肌肉活检：镜下可见包膜幼虫。● 公共卫生调查：经调查可能发现一组食用共同来源受感染猪肉的病例。

管理

阿苯达唑（400 mg，每日 2 次，8 ～ 14 天）杀虫。糖皮质激素治疗幼虫相关急性炎症。

皮肤幼虫移行症

犬钩虫感染后幼虫以每天 2 ～ 3cm 的速度在皮下移动，引起剧烈的皮肤瘙痒和线形痕迹。外用 15% 噻苯达唑或口服阿苯达唑治疗。

吸虫

吸虫是寄生于人类和动物体内叶状蠕虫，生活史复杂，可有一个或多个中间宿主，中间宿主通常是淡水软体动物。

血吸虫病

血吸虫病是热带地区主要疾病，通过灌溉水源传播。导致人类疾病的五种血吸虫是：埃及血吸虫、曼氏血吸虫、日本血吸虫、湄公血吸虫和间插血吸虫。血吸虫的生活史见图 5.13。人类为终宿主，

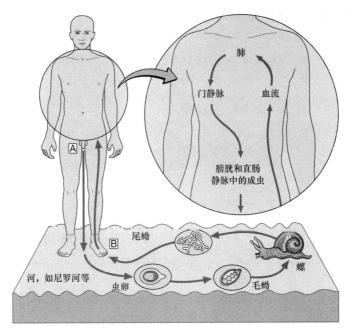

肺

门静脉　血流

膀胱和直肠
静脉中的成虫

尾蚴

螺

河，如尼罗河等　虫卵　毛蚴

图 5.13（彩图）血吸虫的生活史（**A**）虫卵从尿液和粪便排入淡水（**B**）淡水中的尾蚴入侵洗浴者皮肤感染新宿主

中间宿主是淡水螺。短时接触，如在非洲的淡水湖游泳即可感染。

临床表现

临床表现因病原体及感染阶段而异。感染经 3 ～ 5 周潜伏期后，出现发热、荨麻疹、肌痛、腹痛和咳嗽等急性感染症状（片山综合征）。慢性血吸虫病是感染后数月至数年的虫卵沉积所致。埃及血吸虫最常见的症状为无痛性终段血尿，后期出现尿频、感染和肾衰竭。曼氏血吸虫和日本血吸虫侵入肠壁或随血流来到肝。带有黏液和血液的腹泻很常见。框 5.20 为血吸虫病的分型、分期和症状。

检查

血液检查显示嗜酸性粒细胞增多。血清学（ELISA）可筛查，但治疗后仍呈阳性。

埃及血吸虫：尿检见潜血和蛋白。尿沉渣见虫卵。超声扫描可显示膀胱壁增厚，肾积水和膀胱钙化。膀胱镜检查发现"砂质"斑，黏膜出血、变形。

框 5.20　血吸虫病的临床机制

分期	时间	埃及血吸虫	曼氏血吸虫和日本血吸虫
尾蚴入侵	数日	侵入部位丘疹性皮炎	同埃及血吸虫
幼虫迁移和成熟	数周	肺炎、肌炎、肝炎、发热、"血清病"、嗜酸性粒细胞增多、血清转阳	同埃及血吸虫
早期虫卵沉积	数月	膀胱炎，血尿；异位肉芽肿性病变：皮肤、中枢神经系统等；免疫复合物肾小球肾炎	结肠炎；肉芽肿性肝炎；急性门脉高压；异位病损同埃及血吸虫
晚期虫卵沉积	数年	输尿管、膀胱纤维化和钙化；细菌感染，结石，肾积水，癌变；肺肉芽肿与肺动脉高压	结肠息肉病和狭窄；门静脉周围纤维化；门静脉高压；肺部同埃及血吸虫

曼氏血吸虫和日本血吸虫：粪便镜检见带有侧棘的虫卵。直肠活检可见血吸虫。乙状结肠镜检查可见肠壁炎症或出血。

管理

首选吡喹酮（剂量因病原体而异），80% 的人有效。副作用少见，包括恶心和腹痛。输尿管狭窄或膀胱增厚需手术治疗。

肝吸虫

肝吸虫至少感染 2000 万人，是流行地区重要的公共卫生问题。肝吸虫病表现为腹痛、肝大和复发性胆管炎。华支睾吸虫和猫后睾吸虫是胆管癌的主要病因。

绦虫

绦虫是一种寄生在人肠道内的带状蠕虫，人类通过食用未煮熟的感染了牛带绦虫、猪带绦虫或阔节裂头绦虫的牛肉、猪肉或鱼肉获得感染。绦虫引起两种疾病：肠道感染和系统性囊虫病。有些绦虫，如牛带绦虫和阔节裂头绦虫只引起肠道感染，而猪带绦虫可引起肠道感染或猪囊尾蚴病，细粒棘球绦虫只引起系统性感染（棘球蚴病）。

肠绦虫

猪带绦虫在中欧、南非、南美和亚洲部分地区很常见，而牛带绦虫则分布于世界各地。牛带绦虫成虫可能有几米长。粪便中发现虫卵或卵块确诊，使用吡喹酮治疗。预防有赖于有效的肉类检查和彻底的烹煮。

猪囊尾蚴病

猪囊尾蚴病是通过受污染的手指摄入猪带绦虫卵（粪-口途径）或通过食用未煮熟的感染猪肉传播的（图 5.14）。虫卵在胃里孵化为幼虫，侵入肠黏膜，随血流带到皮下组织、骨骼肌和脑，发育并形成猪囊尾蚴病，囊尾蚴长 0.5 ～ 1 cm，囊状物为幼虫头节。

临床表现

可触及皮下结节，结节可钙化。颅内感染引起人格改变、癫痫、脑积水或脑炎。

检查

皮下结节活检可见囊尾蚴。CT/MRI 提示脑囊肿。肌肉 X 线片可能显示钙化囊肿。血清抗体检测可诊断。

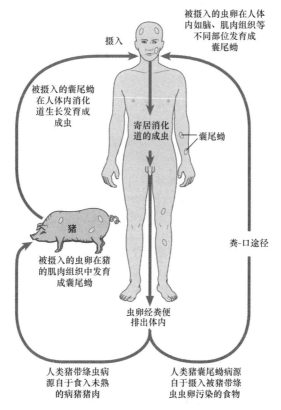

图 5.14 （彩图）猪囊尾蚴病：猪带绦虫生活史

管理和预防

脑囊虫病首选阿苯达唑（每日 15 mg，疗程至少 8 天）。也可选用吡喹酮。泼尼松龙治疗 14 天。癫痫发作使用抗癫痫药。

细粒棘球绦虫和棘球蚴病

狗是细粒棘球绦虫的终宿主；寄生在狗体内的成虫产生的虫卵被中间宿主（包括绵羊、牛、骆驼和人类）摄入，在小肠六钩蚴脱壳而出，侵入血液，扩散到肝。囊肿生长缓慢，有时是间歇性的，生存期可能长于患者。能钙化或破裂产生多个囊肿。这种疾病在中东、北非、东非、澳大利亚和阿根廷很常见。感染疫源地在威尔士和苏格兰农村地区。

临床表现

棘球蚴病通常是在儿童期感染；在肝（75%）、肺、骨或脑形成囊肿。症状是由于囊肿压迫周围组织形成的，进展缓慢。

检查

USS 或 CT 提示囊肿。70% ～ 90% 血清学阳性。

管理和预防

手术切除可选，手术期使用吡喹酮杀死头节。治疗可选阿苯达唑并可与抽吸法有效结合。良好的个人卫生和动物处理习惯、狗的驱虫均可减少疾病的流行。

真菌感染

皮肤浅表真菌感染详见第 18 章。

皮下真菌病

着色芽生菌病

着色芽生菌病是一种皮肤和皮下组织热带真菌病。这种疾病是由裴氏着色霉植入伤口引起的真菌感染，特别是赤足行走者。皮损最初为丘疹，在感染后数月内逐渐扩大形成不规则斑块，最后肥大增生形成菜花样病变。

检查

活检可见色素沉着圆形硬化体。培养出裴氏着色霉确诊。

管理

● 口服伊曲康唑或特比萘芬。● 液氮冷冻手术切除。

足菌肿（真菌性足菌肿和放线菌足菌肿）

足菌肿是深部软组织和骨骼的慢性化脓性感染，主要发生在热带地区。四肢受累最常见。由丝状真菌（真菌性足菌肿，40%）或需氧放线菌（放线菌足菌肿，60%）引起。这两种菌都产生具有特征性的有色颗粒（微菌落），其颜色取决于病原体。

临床表现

病原菌常由刺带入体内，最常见于足（马杜拉足）。初期病原菌植入部位肿胀无疼痛，致病菌在软组织生长和扩散，最终侵犯骨骼。病灶为皮下结节，破溃形成窦道，可见颗粒物经窦道排出。放线菌足菌肿较真菌性足菌肿侵犯速度快、范围广。足菌肿病灶有轻微疼痛，常无发热或淋巴结肿大，但可导致残疾。

检查

组织活检 / 脓液抽吸镜检、培养和药物敏感性测定。

管理

● 真菌性足菌肿：手术加酮康唑或伊曲康唑。● 放线菌性足菌肿：链霉素和氨苯砜长程抗感染。● 严重时需要截肢。

孢子丝菌病

孢子丝菌病是由申克孢子丝菌引起的。表现为病原菌植入部位（常为刺抓伤）皮下结节、溃疡、脓疱（皮肤固定型）。疾病沿皮肤淋巴管扩散，形成多个皮肤结节伴溃疡、渗出（皮肤淋巴管型）。罕见肺部受累。

检查

病理组织送镜检和培养。

管理

● 口服伊曲康唑治疗皮肤孢子丝菌病。● 两性霉素 B 治疗威胁生命的系统性疾病。

系统性真菌病

曲霉病

主要为呼吸系统疾病，详见第 9 章。

念珠菌病

白念珠菌是常见致病菌，其他包括热带念珠菌、光滑念珠菌和克柔念珠菌。感染在免疫抑制的患者中最常见，特别是中性粒细胞减少的患者，因为中性粒细胞是机体对念珠菌的主要防御屏障。感染源常为内源性，白念珠菌为口咽部和生殖区的正常菌群，常产生口咽或阴道念珠菌病或"鹅口疮"。

系统性念珠菌感染可分为急性或慢性：

急性播散性念珠菌病：常表现为念珠菌血症，常伴有留置中心静脉导管。易感因素为近期腹部手术，抗生素，全肠外营养和静脉吸毒。眼部病变高达 40%，由视网膜"棉絮"样渗出发展至玻璃体混浊，危及视力。

慢性播散性（肝脾）念珠菌病：中性粒细胞减少患者经抗菌治疗仍持续发热。患者自觉腹痛，碱性磷酸酶升高，影像学提示肝和脾多发浸润。即使经过治疗但感染仍持续数月。

管理

积极治疗菌血症，移除留置导管。应用棘白菌素，两性霉素 B，伏立康唑和氟康唑治疗。

隐球菌病

隐球菌病呈世界性分布，致病菌为新型隐球菌和格特隐球菌。前者为机会致病菌，多见于 HIV 感染者，后者引发免疫功能正常宿主严重感染。通过呼吸道吸入感染。弥漫性隐球菌感染主要发生在免疫功能低下患者。中枢神经系统表现包括隐球菌性脑膜炎和脑膜瘤。肺隐球菌病在免疫功能低下的患者中可表现为严重肺炎，在免疫功能较低的患者中表现为空洞结节。

诊断是通过活检和（或）培养。治疗方法是静脉注射抗真菌药物，如两性霉素 B 等。通过抗原滴度的下降来监测疾病转归。

轻度肺部感染用氟康唑或肺结节切除术治疗。

导致免疫抑制患者严重感染的其他全身性真菌病包括镰刀菌病和毛霉菌病。两者都十分罕见且严重，静脉注射两性霉素 B 或泊沙康唑治疗。

组织胞浆菌病

组织胞浆菌病是由荚膜组织胞浆菌引起的，遍布美国各地，尤其是在中东部。杜波氏荚膜变种发现于热带非洲地区。荚膜组织胞浆菌在富含鸟类和蝙蝠粪便的土壤中繁殖。人类通过呼吸道吸入受污染的灰尘感染。

临床表现

组织胞浆菌感染通常为自限性或无症状。肺部症状包括发热、干咳、胸痛和流感样症状。全身可见结节性红斑、肌痛和关节痛。

杜波氏荚膜变种表现皮肤溃疡和破坏性骨损伤，不引起肺部感染。体格检查可发现肝脾大、淋巴结肿大、皮疹和听诊有肺部爆裂音。

检查

● 活检：病变组织应送涂片、组织学检查和培养。● CXR：提示浸润、空洞或钙化结节和肺门淋巴结肿大。● 血液抗原或抗体检测。

管理

● 严重感染时静脉注射两性霉素 B。● 慢性感染使用伊曲康唑治疗。● 糖皮质激素用于严重肺部疾病的初始治疗。

球孢子菌病

球孢子菌病是由呼吸道吸入空气中的粗球孢子菌和波萨达斯球孢子菌获得的疾病。主要集中在中美洲、南美洲。60% 感染者无症状，另 40% 患者累及肺部、淋巴结和皮肤。免疫功能低下的患者体内可扩散至肾上腺和脑膜。肺球孢子菌病有两种类型：

原发性肺球孢子菌病：如有症状，则为咳嗽、发热、呼吸困难和皮疹。

进行性球肺孢子菌病：全身不适和大叶性肺炎，类似肺结核。通过补体结合试验和沉淀素试验诊断。三唑类抗真菌药物治疗，严重感染选用两性霉素 B。

副球孢子菌病

本病出现在南美洲，由巴西副球孢子菌引起。主要为皮肤黏膜病变，可累及肺部、黏膜、皮肤、淋巴结和肾上腺。口服伊曲康唑治疗。

芽生菌病

由皮炎芽生菌引起，主要分布于北美洲，非洲散发。全身感染始于肺部和纵隔淋巴结，类似肺结核。骨骼、皮肤和泌尿生殖道可累及。治疗应用伊曲康唑或两性霉素 B。

性传播细菌感染

梅毒

梅毒是由梅毒螺旋体入侵损伤的皮肤或黏膜引起。成人常由性接触感染；通过接吻、输血和皮肤损伤感染也有报道。胎儿通过胎盘感染。

一期梅毒：潜伏期 9～90 日，多为 14～28 日。初发感染为生殖器下疳。由暗红色斑发展成丘疹，逐渐侵蚀成为硬化的无痛性溃疡（下疳），伴腹股沟淋巴结肿大。下疳不治疗可在 2～6 周内消退，留下薄的萎缩性瘢痕。

二期梅毒： 下疳形成后 6 ～ 8 周，梅毒螺旋体扩散产生全身多系统疾病。常见轻度发热、不适和头痛。75% 以上的患者躯干和四肢出现斑丘疹，随后可累及手、足掌。超过 50% 的患者出现无痛性淋巴结肿大。黏膜病变称为黏膜斑，见于外生殖器、口腔、咽或喉，实质为被侵蚀的改良丘疹。可在口腔中产生典型的"蜗牛痕溃疡"，但罕见。

三期梅毒： 在感染后 3 ～ 10 年。特征性病变为慢性肉芽肿性病变，称为树胶样肿，单发或多发，累及皮肤、黏膜、骨骼、肌肉或内脏器官。尽管一些组织损伤可能是永久性的，但经治疗后活动期病变得以控制。

感染后几年内发展为为心血管梅毒，主要表现为主动脉炎伴主动脉瓣关闭不全、心绞痛和动脉瘤；以及神经梅毒，主要表现为脑膜血管病变、脊髓痨或麻痹性痴呆。

胎传梅毒： 在实施产前血清学筛查的地区罕见。妊娠期抗梅毒治疗可同时治疗感染的胎儿和母体。孕期梅毒螺旋体感染可致：

● 流产或死产。● 梅毒婴儿（婴儿严重感染伴有肝脾大和大疱性皮疹）。● 先天性梅毒婴儿（扁平湿疣，口腔 / 肛门 / 生殖器皲裂，鼻塞，肝脾淋巴结肿大）。

诊断是通过皮损涂片中检出梅毒螺旋体，或血清中检出抗梅毒螺旋体 IgG 或 IgM 抗体而确诊。性病研究实验室试验（VDRL）等较老的非特异性血清学检测在传染性单核细胞增多症、水痘和疟疾患者中，可产生假阳性结果。

治疗首选注射青霉素，可引起急性发热反应（贾-赫氏反应）。

淋病

淋病是由淋球菌感染引起，常累及下生殖道、直肠、咽和眼的柱状上皮。经阴道、肛门、口腔性行为传播，潜伏期为 2 ～ 10 天。

男性前尿道感染出现脓尿和排尿困难，约 10% 无症状。可发生睾丸附睾炎。女性尿道、尿道旁腺体 / 导管、前庭大腺 / 导管或宫颈管均可感染，80% 无症状。急性盆腔炎罕见。直肠可因泌尿生殖器官的污染或肛交感染。

感染部位分泌物涂片镜下可见革兰氏阴性细胞内双球菌。抗生素耐药使治疗变得复杂。英国建议肌内注射头孢曲松 500 mg，口服阿奇霉素 1 g，联合抗感染治疗能减缓头孢菌素耐药性。

衣原体感染

衣原体的传播方式与淋病相似。

男性尿道症状较轻，发生率不到50%。可伴睾丸附睾炎。女性累及宫颈和尿道。约80%无症状，可见阴道溢液、排尿困难、经间期和（或）性交后出血。下腹痛、性交困难和月经间出血提示合并盆腔炎。检查可发现黏液脓性宫颈炎、宫颈接触性出血、盆腔炎或无临床症状。盆腔炎是一种重要的长期并发症，可导致输卵管损伤、不孕或异位妊娠。衣原体感染治疗方案为单次口服1 g阿奇霉素，然而盆腔炎需要更长的疗程。

性传播病毒感染

单纯疱疹

生殖器单纯疱疹通常通过性传播（阴道、肛门、口腔-生殖道或口腔-肛门），可发生新生儿围产期感染。单纯疱疹病毒感染表现见前文所述。

人乳头瘤病毒和肛门生殖器疣

人乳头瘤病毒（human papilloma virus，HPV）基因型6、11、16和18最常见经性传播感染生殖道。

HPV基因型6和11引起良性肛门生殖器疣。HPV基因型16和18与发育不良和癌症有关，但与良性疣无关。肛门生殖器疣是由人乳头瘤病毒引起的皮肤组织异常增生，潜伏期3个月到2年。局部冷冻疗法或鬼臼毒素治疗可能有效，避孕套也可提供一定的防护。HPV疫苗可有效预防宫颈癌，一些国家已经开始使用。

HIV 感染

获得性免疫缺陷综合征（acquired immunodeficiency syndrome，AIDS）1981年首次被确认是由HIV-1引起的疾病。HIV-2引起与之类似但病情较轻的疾病，主要分布于西非。AIDS已成为全球第二大疾病，也是非洲的主要死亡原因（死亡率超过20%）。持续的HIV病毒复制和免疫介导的CD4淋巴细胞的破坏导致机体免疫缺陷。

全球流行病和区域模式

2015年，WHO估计约3670万人感染HIV或患有AIDS，210万人新发感染，110万人死亡。使用联合抗逆转录病毒治疗（ART）后，HIV的流行病学发生了变化，2015年达到1700万人；AIDS相关死亡人数自2005年来几乎减少了一半，新发感染人数自1997年以来减少了40%，感染HIV的人数也在增加。各地区的流行率、发病率和传播方式各不相同。在南非，在采用 ART 之前，平均预期寿命低于 40 岁。

HIV 通过性接触、血液和血液制品暴露（如注射毒品、医护人员职业接触）或感染 HIV 的母亲传播给婴儿（宫内、围产期或通过母乳喂养感染）。在世界范围内，主要的传播途径是异性性行为。接触受感染体液后感染 HIV 的风险取决于接触部位的完整性、体液的类型和量以及来源的病毒血症的水平。暴露后的传播风险见框 5.21。

1985 年美国和欧洲进行 HIV 抗体筛查时发现，通过受污染的血液制品感染 HIV 的血友病患者的比例很高。在发达国家，血液制品的筛查实际上已经消除了这种传播方式；然而，WHO 估计，全球输血中有 5% ～ 10% 是含有 HIV 的血液。

病毒学与免疫学

HIV 是逆转录病毒科慢病毒属的包膜 RNA 病毒。HIV 感染携带

框 5.21　单次接触 HIV 感染源后的 HIV 传播风险

HIV 暴露	风险
性接触	
阴道：女传男	0.05%
男传女	0.1%
肛门：插入	0.05%
被插入	0.5%
口腔：插入	0.005%
被插入	0.01%
血液暴露	
输血	90%
静脉吸毒者共用针头	0.67%
经皮针刺伤	0.3%
黏膜沾染	0.09%
母婴传播	
阴道分娩	15%
母乳喂养（每月）	0.5%

CD4 受体的细胞：辅助性 T 细胞、单核巨噬细胞、树突状细胞和中枢神经系统的小胶质细胞。一小部分辅助性 T 细胞进入整合后潜伏期，可造成病毒对抗逆转录病毒药物耐药，因为抗逆转录病毒药物只对复制中的病毒起作用。这样抗逆转录病毒治疗就不能有效清除 HIV。潜伏感染的 CD4 细胞也能逃避 CD8 细胞毒性 T 淋巴细胞。

诊断和初步检测

诊断主要通过检测宿主抗体来检测 HIV 感染；大多数检测对 HIV-1 和 HIV-2 抗体都敏感。全球趋势是更广泛的检测。但在英国，检测仍然针对高危人群（框 5.22）。在检测前和检测结果出来后咨询都是必不可少的。

诊断后应测定 CD4 淋巴细胞计数，这表明免疫抑制的程度，并用于指导治疗。计数在 200 ～ 500/mm^3 的人发生重大机会性感染的风险较低；低于 200/mm^3 时，AIDS 的风险很高。HIV RNA 的定量 PCR，即病毒载量，用于监测对抗逆转录病毒治疗的反应。

框 5.22 英国 HIV 检测人群

以下人群：

    性传播感染者

    吸毒者

    终止妊娠者

    乙型或丙型肝炎、淋巴瘤或结核患者

有以下特征的患者：

    具有提示感染或诊断为 HIV 感染的症状

    要求对性传播疾病进行检测

    自 HIV 流行率高的国家 / 群体

    男性或变性女性与男性发生性关系

    无保护高危性行为

    注射毒品

    与 HIV 阳性、HIV 感染高风险或来自 HIV 高流行国家的人有性接触

新囚犯

注：不包括那些已知的 HIV 阳性者。在高流行率和极高流行率的地区，在初级和二级保健中的每一次接触都应考虑进行检测。

HIV 临床表现

HIV 急性感染期

50% 以上的原发性感染有症状，与传染性单核细胞增多症相似，出现在暴露后 2 ～ 4 周内。临床症状：

- 发热。
- 咽炎伴淋巴结肿大。
- 肌痛 / 关节痛。
- 头痛。
- 腹泻。

此外，皮肤斑丘疹、口腔和生殖器溃疡可区别于传染性单核细胞增多症而提示 HIV 感染。可有淋巴细胞减少伴口咽念珠菌病。症状很少持续超过 2 周。许多患者病情较轻，只有通过回顾性调查才能确定。

确诊通过 PCR 检测血清中的 HIV RNA，因为症状出现后 2 ～ 12 周血清中才能监测出抗 HIV 抗体。如果暴露后应用预防措施，抗体检测假阴性的"窗口期"则会延长。

鉴别诊断包括：

- EBV 感染。
- CMV 感染。
- 链球菌性咽炎。
- 弓形虫病。
- 继发梅毒。

无症状感染期

无症状感染期会持续一段时间，在这段时间内，感染者除了持续性全身淋巴结肿大（除腹股沟外至少两个部位淋巴结肿大）外，没有任何疾病征象。病毒血症在这一阶段达到高峰，高病毒载量预示着 CD4 ＋ T 细胞计数下降的速度更快（图 5.15）。成人 AIDS 从感染到发病的中位时间为 9 年。

轻度 HIV 相关疾病

在发展为 AIDS 之前，大多数患者会出现多种细胞免疫功能受损相关的疾病。仔细检查口腔是很重要的，因为口腔念珠菌病和口腔毛状白斑是常见的疾病。无论 CD4 ＋ T 细胞计数高低，都需要预防机会性感染。

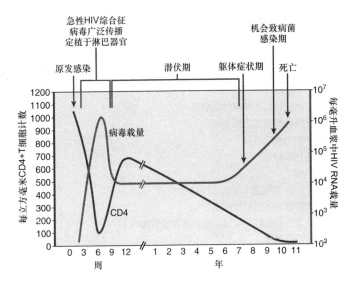

图 5.15 HIV 感染的病毒学与免疫学进展

AIDS

AIDS 的定义是特定的机会性感染、肿瘤和晚期 HIV 感染的其他特征，美国疾病控制与预防中心（CDC）C 类或 WHO 4 期疾病（框 5.23）。

HIV 感染表现

CD4 ＋ T 细胞计数有助于鉴别诊断（框 5.24）。例如，肺部浸润伴 CD4 ＋ T 细胞计数 350/mm³ 时，考虑肺结核可能性大，而耶氏肺孢子菌肺炎（pneumocystis jirovecii pneumonia，PJP）可排除；但伴有 CD4 细胞计数为 50/mm³ 时，PJP 和肺结核都可能。

淋巴结病

HIV 淋巴结病可归因于无症状感染（见前文）、恶性肿瘤（卡波西肉瘤或淋巴瘤）或感染，尤其是结核。肿大的淋巴结应行穿刺活检、分枝杆菌染色及培养、淋巴瘤细胞学检查。

消瘦

HIV 消瘦综合征是一种 AIDS 定义性疾病，包括体重下降 10%

框 5.23 晚期 HIV 感染的临床特点（CDC C 类 /WHO-4 期）；AIDS

食管、气管、支气管或肺部念珠菌病

浸润性宫颈癌

肺外隐球菌病

慢性隐孢子虫病

肝、脾、淋巴结以外的巨细胞病毒病

单纯疱疹慢性溃疡或内脏病变

HIV 脑病或消瘦综合征

慢性猪囊尾蚴病

卡波西肉瘤

淋巴瘤（脑或 B 细胞非霍奇金淋巴瘤）

肺外或播散性非结核分枝杆菌感染

播散性地方性真菌病（如球虫病、组织胞浆菌病）

耶氏肺孢子菌肺炎

复发性细菌性肺炎

进行性多灶性白质脑病

脑弓形虫病

结核

复发性脓毒症

症状性 HIV 相关肾病或心肌病 [a]

非典型播散性利什曼病 [a]

[a] WHO 标准，非 CDC 标准。

框 5.24 CD4 ＋ T 细胞计数与 HIV 相关疾病的相关性

<500/mm³

- 结核、细菌性肺炎、带状疱疹、口咽念珠菌病、非伤寒沙门菌病、卡波西肉瘤、非霍奇金淋巴瘤、HIV 相关的特发性血小板减少性紫癜

<200/mm³

- PJP，慢性单纯疱疹性溃疡，食管念珠菌病，猪囊尾蚴性腹泻、HIV 消瘦综合征、HIV 相关性痴呆、周围神经病、地方性真菌病

<100/mm³

- 脑弓形虫病、隐球菌性脑膜炎、隐孢子虫病和微孢子虫病、原发性中枢神经系统淋巴瘤、CMV 感染、播散性鸟分枝杆菌感染，进行性多灶性白质脑病

和慢性腹泻或慢性虚弱伴不明原因发热。诊断前应排除感染、口腔疼痛和抑郁症。

发热

发热是一个常见的特征性表现。非伤寒沙门菌菌血症可出现发热而无腹泻。HIV 感染者不明原因的发热应行腹部 CT 检查，CT 显示淋巴结病变或脾微脓肿时常提示结核。红细胞减少行骨髓检查。发热的常见潜在病因是结核或播散性鸟分枝杆菌感染。

皮肤黏膜病变

HIV 相关皮肤病包括：

银屑病和药疹：HIV 感染可加剧。

脂溢性皮炎：皮肤皱褶处见鳞片为真菌感染。

单纯疱疹：多见于鼻唇沟和肛门生殖器区域。溃疡持续超过 4 周是 AIDS 的典型特征。

带状疱疹：皮肤水疱性红疹，多见于疾病晚期，疱疹后神经痛常见。

卡波西肉瘤：（图 5.16）一种淋巴内皮肿瘤，与性传播疱疹病毒 8 型有关。主要影响男性，表现为红紫色丘疹或结节性黏膜皮肤病变。可能会扩散到淋巴结、肺部和胃肠道。化疗只用于抗逆转录病毒治疗症状不能改善的患者。

杆菌性血管瘤病：由巴尔通体引起的红紫色皮肤感染性病变。伴播散性发热、淋巴结肿大和肝脾大。

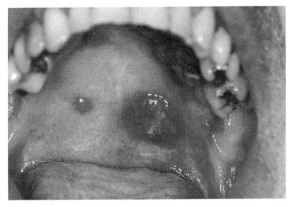

图 5.16　（彩图）口腔卡波西肉瘤全面的检查对于发现可能影响腭部、牙龈、咽喉或舌的疾病非常重要

口腔念珠菌病：HIV 感染患者中非常常见，致病菌为白念珠菌。治疗是口服唑类药物。

口腔毛状白斑：在舌侧垂直分布的白色波纹斑；HIV 感染的特征性病变。常无症状，为 EB 病毒感染。

消化道疾病

食管念珠菌病：吞咽困难，常伴有口腔念珠菌病。全身应用氟康唑治疗可治愈。

大肠腹泻：通常由弯曲杆菌、志贺菌或沙门菌引起。CMV 结肠炎发生在 CD4 + T 细胞计数小于 $100/mm^3$ 的患者。

小肠腹泻：水样腹泻、消瘦无发热，原因为 HIV 肠病，或隐孢子虫病、微孢子虫病、猪囊尾蚴病或播散性鸟分枝杆菌复合群感染。

肝胆管疾病

由于存在共同的危险因素，HIV 常合并 HBV 和（或）HCV 感染，特别是在注射吸毒者和血友病患者中。在 HBV 和 HCV 感染中，HIV 会增加病毒血症及肝纤维化和肝癌的风险。在治疗期间，随免疫恢复可出现肝炎的暴发。

乙型肝炎：所有乙型肝炎病毒复制活跃、肝炎或纤维化的患者均需要抗 HBV 药物治疗。

合并 HBV 感染增加了抗逆转录病毒肝毒性的风险。

丙型肝炎：CD4 + T 细胞计数低于 $200 / mm^3$ 的患者应推迟丙型肝炎的治疗，直到他们接受 ART 稳定为止。抗 HCV 治疗的反应与 HIV 阴性患者相似，但与 ART 药物相互作用常见。

HIV 胆管病：硬化性胆管炎可发生在严重免疫抑制的患者中。可同时感染 CMV、隐孢子虫病和微孢子虫病。需要内镜逆行胰胆管造影（ERCP）和电灼术，ART 也可以改善病情。

呼吸道疾病

HIV 感染患者因呼吸道疾病入院最常见的原因是细菌性肺炎、PJP（高收入国家）或 TB（低收入国家）。

耶氏肺孢子菌肺炎

临床特征包括：

- 进行性呼吸困难。● 干咳。● 发热。● 运动后氧饱和度降低。● 动脉血氧分压降低。● 气体传输障碍。● LDH 升高（肺损伤）。● 气胸。

听诊无特异性。CXR 早期可正常（15% ～ 20%），但典型表现为肺门周围磨玻璃样浸润。诱导痰检可确诊。复方新诺明用于治疗和预防。伴缺氧可用糖皮质激素。

结核

在 TB 发病率高的国家，TB 是入院的最常见原因。临床表现取决于免疫功能。当 CD4 ＋ T 细胞计数大于 200/mm^3 时，既往病灶再次活动呈现上肺叶开放性空泡。随着免疫抑制加重，临床表现变化：

- 疾病进展更快。CXR 表现不典型，淋巴结肿大或胸腔积液，但无尖段空洞。● 在没有空洞时痰涂片呈阴性。● 许多患者有弥散性粟粒状阴影，或伴随着胸膜或淋巴结病变的浸润。HIV 感染者的 TB 对标准短期治疗反应良好（见第 9 章）。

细菌感染：细菌性肺炎（见第 9 章）在 HIV 感染患者中很常见。

神经系统疾病与眼部疾病

认知损害：HIV 早期侵入神经系统，血清转化时发生脑膜脑炎。神经精神测试发现从无症状损害到痴呆症的神经认知障碍。在 CT 或 MRI 上，HIV 相关痴呆与脑萎缩有关，但通常对 ART 有反应。进行性多灶性白质脑病是一种 JC 病毒引起的致命的脱髓鞘疾病；表现为卒中样发作和认知障碍。视力经常受到影响。脑脊液中检出 JC 病毒 DNA 可确诊。无特异性治疗，预后差。巨细胞病毒脑炎也可能导致认知障碍，治疗反应差。

占位性病变：弓形虫感染是最常见的原因。脑弓形虫病是由休眠期弓形虫囊再激活引起的。影像学显示多发性环状强化占位性病变伴周围水肿。影像学改变及血清学阳性可诊断。治疗用磺胺嘧啶和乙胺嘧啶，复方新诺明也有效，1 ～ 2 周症状改善，2 ～ 4 周病灶缩小。原发性中枢神经系统淋巴瘤是与 EBV 感染相关的高级别 B 细胞淋巴瘤。影像学典型表现为单个增强性脑室周围病变伴周围水肿。如无腰椎穿刺禁忌证，可以通过脑脊液 PCR 检测 EBV DNA。采用姑息治疗，应用地塞米松缓解症状。预后差。结核球可通过影像学上类似弓形虫病的病变来识别。脑脊液表现为结核性脑膜炎特征（见第 15 章）。

卒中：HIV 和一些抗逆转录病毒药物会加剧动脉粥样硬化。HIV 也可以引起血管炎，这些都增加了 HIV 患者卒中的发病率。

脑膜炎：新型隐球菌是 AIDS 患者脑膜炎最常见的病因。表现为轻度头痛、呕吐和意识减退。常无颈强直（＜ 50%）。脑脊液隐球菌抗原检测的敏感性和特异性接近100%，而脑脊液蛋白、细胞计数和血糖均正常。治疗方案为两性霉素B治疗2周后改用氟康唑。结核性脑膜炎也很常见，其临床表现与无HIV感染者相似。

周围神经疾病：HIV引起轴突变性，导致约三分之一的AIDS患者发生感觉运动性周围神经病变。

脊髓病和神经根病变：脊髓病最常见结核性脊柱炎。空泡性脊髓病导致晚期HIV疾病瘫痪。巨细胞病毒性多发性神经根炎可引起腿部疼痛、弛缓性截瘫、鞍状麻痹和括约肌功能障碍。更昔洛韦治疗后功能恢复较差。

视网膜病变：CMV视网膜炎导致严重免疫抑制患者无痛、进行性视力丧失。视网膜上可见出血和渗出物。更昔洛韦或伐昔洛韦治疗可阻止病情进展，但不能恢复视力。眼睛也可能受到弓形虫或水痘-带状疱疹病毒感染的影响。此外，ART的免疫恢复有时会导致葡萄膜炎。

风湿性疾病

HIV可引起类似类风湿关节炎的血清阴性关节炎，也可加重反应性关节炎。弥漫性浸润性淋巴细胞增多综合征是一种良性淋巴细胞组织浸润，通常表现为双侧腮腺肿胀和淋巴结病。肝炎、关节炎和多发性肌炎可能会发生。治疗是用糖皮质激素和抗逆转录病毒治疗，但反应是可变的。

血液系统疾病

正常红细胞性贫血和血小板减少在晚期HIV感染患者中很常见。抗逆转录病毒药物可引起血液系统疾病，例如，齐多夫定可引起大细胞贫血和中性粒细胞减少。HIV感染患者的免疫性血小减少症对糖皮质激素或免疫球蛋白以及抗逆转录病毒治疗有反应。

肾病

HIV相关肾病是慢性肾病的重要病因，并伴有肾病综合征。抗逆转录病毒治疗下的肾移植结果较好。

心脏病

HIV相关性心肌病是一种进展迅速的扩张型心肌病。结核性心包炎和加速冠状动脉粥样硬化是其他与HIV相关的心脏疾病。

HIV 感染的管理

预防机会性感染

有效的抗逆转录病毒治疗是最好的保护，但其他保护措施仍然很重要：

● 避免饮用受污染的水和未煮熟的食物。● 使用避孕套。● 避免动物源性感染（猫）。● 疟疾流行地区的病媒生物控制。● 复方新诺明预防：预防肺孢子虫病、弓形虫病和猪囊尾蚴病。● 一旦 CD4 ＋ T 细胞计数超过 $200/mm^3$，接种肺炎球菌、季节性流感和 HBV 疫苗是有用的。● 异烟肼可预防结核菌素皮肤试验 5 mm 或以上的 HIV 感染患者的结核。

抗逆转录病毒治疗

目的：

● 尽可能长时间地将病毒载量降至无法检测的水平。● 将 CD4 ＋ T 细胞计数提高到 $200/mm^3$ 以上，使严重的 HIV 相关疾病发生的可能性降低。● 提高生活质量和生存期，避免不可接受的药物毒性。● 减少传播。

指南建议对所有 HIV 感染者开始抗逆转录病毒治疗，不论 CD4 ＋ T 细胞计数或临床状况如何。早期启动可降低感染率、死亡率和传播风险。紧急治疗很少是必要的，对患者进行终身治疗和坚持治疗的教育是早期的优先事项。通过以下方式提高依从性：

● 公布 HIV 状况。● 加入支持团体。● 患者指定治疗支持者。● 管理同时存在的抑郁症和药物滥用。

对于有严重机会性感染的患者，抗逆转录病毒治疗应在 2 周内开始，但隐球菌性脑膜炎除外，隐球菌性脑膜炎在发病 5 周前开始治疗增加死亡率，结核在 8 周前开始治疗增加免疫重建炎症综合征（immune reconstitution inflammatorysyndrome，IRIS）的风险。IRIS 的特点是过度的免疫反应，具有明显的炎症特征和机会性感染的反常性恶化。

常用药物见框 5.25。标准的起始方案包括双核苷逆转录酶抑制剂（NRTI）与非 NRTI，或蛋白酶或整合酶抑制剂的组合。

CD4 ＋ T 细胞计数和病毒载量每 6 个月监测一次。如果病毒载量被抑制，CD4 ＋ T 细胞计数在第一年上升 $100 \sim 150/mm^3$，此后

框 5.25　常用抗逆转录病毒药物

种类	药物
核苷逆转录酶抑制剂	阿巴卡韦、恩曲他滨、拉米夫定、替诺福韦、齐多夫定
非核苷逆转录酶抑制剂	依非韦仑、利匹韦林
蛋白酶抑制剂	阿扎那韦、达芦那韦、洛匹那韦
整合酶抑制剂	拉替拉韦、度鲁特韦、艾维雷韦
趋化因子受体抑制剂	马拉韦罗

每年上升约 $80/mm^3$。

妊娠，HIV 和 ART

建议所有孕妇进行 HIV 筛查。抗逆转录病毒治疗使母婴传播 HIV 的风险降低到 1% 以下，剖腹产降低了传播的风险，但与接受抗逆转录病毒治疗的风险无异。HIV 也通过母乳喂养传播，但通过对婴儿进行抗逆转录病毒治疗可以降低感染风险。

暴露前预防

替诺福韦联合恩曲他滨的暴露前预防（PrEP）可降低长期处于感染高风险的人群感染 HIV 的风险。PrEP 用药期间应定期进行 HIV 检测。

暴露后预防

当经过仔细的风险评估后认为感染风险很大时，应给予暴露后预防（PEP）。第一剂应尽快给药，最好在 6 ~ 8 h 内给药；72 h 后，PEP 无效。通常建议使用替诺福韦和恩曲他滨，并使用蛋白酶或整合酶抑制剂。暴露后 3 个月应重复进行 HIV 抗体检测。

临床生物化学与代谢医学

陶 惠 刘 岗 译

刘凯雄 王 鹏 审校

在发达国家，卫生医疗系统中针对患者做出的所有关键决定中，60%～70% 涉及实验室服务或参考了其结果。本章描述了主要表现为生物化学实验室结果异常，或其潜在的病理生理学涉及特定的生物化学途径紊乱的疾病。

生物化学检查

由于血液由细胞内（红细胞）和细胞外（血浆）两种成分组成，而溶血会导致血浆受到细胞内元素（特别是钾）的污染，因此避免样本溶血很重要。不应该从正在进行静脉注射的手臂上抽血，以免样本被输注的液体污染。

尿素和电解质紊乱的解释指南见框 6.1。

由于肾通过调节尿量和成分来维持体液成分，因此在分析血液的同时进行尿液样本分析（"随机尿"样本或 24 h 尿样本）通常是有意义的。

水和电解质平衡

总体水（total body water，TBW）约占男性体重的 60%，平均约 40 L。约 25 L 为细胞内液（intracellular fluid，ICF），其余为细胞外液（extracellular fluid，ECF）。血浆占 ECF 的一小部分（约 3 L），其余为组织内但细胞外的组织液。

ICF 中主要的阳离子是钾，而 ECF 中主要的阳离子是钠（图 6.1）。磷酸盐和带负电荷的蛋白质构成细胞内的主要阴离子，而氯离子和碳酸氢盐则是主要的 ECF 阴离子。血浆和组织液的重要区别是只有血浆含有大量蛋白质。

维持 ICF 和 ECF 之间阳离子浓度差异的主要力量是所有细胞膜上不可或缺的钠钾泵（钠钾 ATP 酶）。这些跨细胞膜的梯度对于维持

框 6.1　尿素和电解质结果解释

钠	主要反映体内水分交换
钾	可以反映出 K^+ 在细胞内外的转移 降低：丢失过多（肾、胃肠道） 升高：通常为肾功能障碍
氯离子	通常与钠一起变化 代谢性碱中毒会降低 某些代谢性酸中毒会升高
碳酸氢根	酸碱平衡紊乱时会异常（框 6.6）
尿素	肾小球滤过率、肾灌注压、尿流速降低以及分解代谢状态、高蛋白摄入时升高
肌酸酐	升高与肾小球滤过率降低、肌肉质量的增加、服用某些药物有关

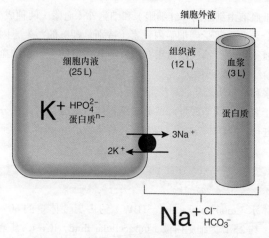

图 6.1　70 kg 健康男性体液和电解质的分布示意图：细胞内 / 外液体积（L）和成分（仅显示主要离子种类）

许多细胞过程至关重要，包括传导组织（如神经和肌肉）的兴奋性。血浆和组织液间隙的蛋白质含量差异由毛细血管壁的蛋白质通透性屏障维持。这种蛋白质浓度梯度形成的血浆胶体渗透压有助于平衡毛细管壁的跨壁压力（胶体渗透压或者膨胀压、血浆渗透压），有利于毛细血管内的液体潴留，维持循环血浆容量。

水钠平衡紊乱

当摄入和排泄失衡导致钠平衡紊乱时，通常调节水分平衡的渗透机制代偿血钠浓度变化（见下文）。因此，钠平衡紊乱主要表现为 ECF 容量的改变，而不是钠浓度的改变。

低血容量症

病因包括以下因素：

- 钠摄入不足。
- 胃肠道钠流失：呕吐、腹泻、外瘘。
- 皮肤钠流失：出汗过多、烧伤。
- 肾钠丢失：利尿剂、盐皮质激素缺乏。
- 内部吸集：肠梗阻、胰腺炎。
- 急性失血。

临床表现

低血容量症的症状和体征为：

- 口渴。● 站立时晕眩。● 无力。● 低 JVP。● 体位性低血压。● 心动过速。● 口干。● 谵妄。● 体重下降。

检查

血钠在低血容量时通常是正常的。肾小球滤过率（GFR）通常得以维持（除非低血容量症非常严重或持续），但是尿流量会因为肾的钠水潴留机制而减少。反映 GFR 的血清肌酐通常是正常的，但血清尿素常因尿流速低和肾小管对尿素的重吸收增加而升高。因为钠和水的重吸收增加，尿渗透压增加。尿钠浓度下降，钠排泄量可能下降至滤过钠负荷的 0.1% 以下。

管理

两个主要组成部分：

- 尽可能治疗病因，以阻止持续的水盐丢失。
- 补充水盐的不足，并在严重耗竭时通过静脉注射提供持续的补充。

静脉补液治疗：一个普通成年人每天需要水 2.45 ～ 3.15 L、钠 105 ～ 140 mmol 和钾 70 ～ 105 mmol。根据 TBW 的正常分布，输入既不含钠也不含蛋白质的液体将分布到体液隔室。例如，输入 5% 葡萄糖，只有 3/40 留在血浆，因此不适合治疗低血容量血症。另外，尽管只有大约 3/15 的输液量留在血浆，但静脉注射生理盐水在扩大 ECF 方面较 5% 葡萄糖更有效。

　　研究表明，含有白蛋白的输液治疗急性低血容量症没有优势，而合成胶体（如右旋糖酐）会增加急性肾损伤的风险和危重症患者的死亡率。因此，晶体液是治疗急性低血容量症的首选。

高血容量症

　　高容量血症是钠和水过量的结果，在心功能和肾功能正常的患者中罕见，因为肾具有很强大的增加水钠排泄的能力。

　　临床实践中钠和水过量的原因包括：

- 肾功能受损：原发性肾病。
- 原发性醛固酮增多症：康恩综合征。
- 继发性醛固酮增多症：充血性心力衰竭、肝硬化、肾病综合征。

　　在心力衰竭、肝硬化和肾病综合征中，钠潴留是由原发性疾病引起的循环功能不全所致（图 6.2）。在肾衰竭中，GFR 的降低会损害钠和水的排泄。

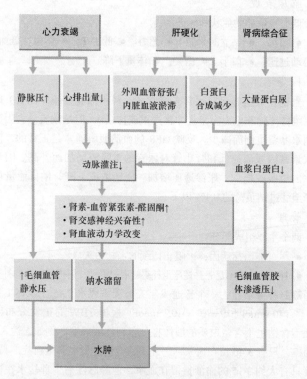

图 6.2　心力衰竭，肝硬化和肾病综合征引起钠过量和水肿的继发性机制。当肾小球滤过率明显降低时，原发性肾的钠水潴留也可能导致水肿的形成

外周水肿是与这些疾病相关的最常见的体征，虽然通常不是康恩综合征的特征。

管理

高容量血症的管理包括：

- 针对病因的特异性治疗，例如，血管紧张素转化酶抑制剂（ACEI）治疗心力衰竭、糖皮质激素治疗微小病变肾病。
- 膳食钠限制在每日 50 ～ 80 mmol。
- 利尿剂（袢类或噻嗪类）。

水平衡

每日的饮水量变化很大，从 500 ml 到数升不等。虽然部分水分通过粪便、汗液和呼吸道丢失，但肾主要负责调节水排泄以平衡摄入量和维持体液渗透压（参考范围：280 ～ 296 mmol/kg）。

ECF 总量的调节主要是通过肾对钠的排泄控制来实现的；然而，肾可以排出相对于血浆的高渗或低渗尿液，以维持恒定的血浆渗透压。这种调节失效会导致血浆钠浓度的异常，进而引起血浆渗透压的异常。血浆渗透压变化（尤其是快速变化）的主要后果是大脑功能的改变。这是因为当细胞外渗透压突然变化时，水迅速流过细胞膜，可导致细胞肿胀（低渗时）或收缩（高渗时），脑细胞功能对这种体积变化非常敏感，特别是在细胞肿胀时，颅内压增加会导致脑灌注减少。

低钠血症

低钠血症定义为血清钠 < 135 mmol/L，表明水相对于钠的潴留。它通常没有症状，但可导致大脑功能紊乱，如厌食、恶心、呕吐、谵妄、嗜睡、抽搐和昏迷。症状与低钠血症的发病速度有关，而与严重程度无关。

其原因根据 ECF 容量的相关变化罗列如下：

- **低容量性低钠血症**（缺钠甚于缺水）：肾钠丢失（利尿剂）、胃肠钠丢失（呕吐、腹泻）、皮肤钠丢失（烧伤）。
- **等容量性低钠血症**[*]（体内钠正常而水分过多）：原发性多饮、

---

[*]译者注：由于原发性多饮或 ADH 分泌增多，水在体内滞留，细胞外液 Na$^+$ 浓度降低。ADH 减少了"游离水"的生成并增加"游离水"的重吸收。同时，细胞外液的扩张使醛固酮分泌减少，远曲小管钠重吸收减少。结果在利钠的同时，"游离水"被保留，发生严重的低钠血症而尿钠增高，所潴留的水 2/3 分布在细胞内液，1/3 分布在细胞外液，仅极少量分布在血管内，故血容量改变不明显。

抗利尿激素分泌失调综合征（syndrome of inappropriate antidiuretic hormone，SIADH，框 6.2）。

- **高容量性低钠血症**（钠水均潴留，水潴留相对更严重）：心力衰竭、肝病或肾病。

检查

血浆、尿电解质和渗透压（框 6.3）通常对低钠血症进行分类所需的唯一检查。

框 6.2　SIADH：病因及诊断

病因

- 肿瘤，尤其小细胞肺癌
- 中枢神经系统疾病：卒中、创伤、感染、精神病
- 肺部疾病：肺炎、肺结核
- 药物：抗惊厥药、精神药物、抗抑郁药、细胞毒性药物、口服降血糖药、阿片类药物
- 特发性

诊断

- 低血钠浓度（通常 < 130 mmol/L）
- 低血浆渗透压（< 275 mmol/kg）
- 尿渗透压不低（> 100 mmol/kg）
- 尿钠浓度不低（> 30 mmol/L）
- 低-正常血浆尿素、肌酐、尿酸
- 排除低钠血症的其他原因
- 相应的临床证据（见前文）

框 6.3　尿钠和渗透压在低钠血症鉴别诊断中的价值

尿钠 / (mmol/L)	尿渗透压 / (mmol/kg)	可能的诊断
< 30	< 100	原发性多饮，摄入量低
< 30	> 100	低容量性低钠血症：呕吐、腹泻 高容量性低钠血症：心力衰竭、肝硬化
> 30	< 100	利尿作用（急性期）
> 30	> 100	低容量性低钠血症：利尿剂、肾上腺功能不全 等容量性低钠血症：SIADH

尿液分析可能产生意义不明确的结果，此时诊断依赖于全面的临床评估。

管理

低钠血症的治疗关键取决于发展速度和严重程度，以及根本原因。

如果低钠血症发展迅速（＜ 48 h），并有脑水肿迹象（患者反应迟钝或抽搐），则应通过输注高渗（3%）氯化钠将钠水平迅速恢复到正常。

快速纠正发展缓慢（＞ 48 h）的低钠血症可能会导致"脑桥中央髓鞘溶解"，这可能会导致大脑永久性的结构和功能性改变，通常具有致死性。慢性无症状低钠血症的血钠纠正速率不应超过 10 mmol/（L·d），更低的纠正速率通常更安全。

治疗应针对根本病因。对于低容量性低钠血症患者，这将包括控制钠丢失和酌情静脉注射生理盐水。液体限制（600 ～ 1000 ml/d）和去除诱发刺激（如引起 SIADH 的药物）通常对等容量性低钠血症患者有效。口服尿素疗法（每日 30 ～ 45 g）对持续性 SIADH 有益。

高钠血症

高钠血症（定义为血钠＞ 145 mmol/L）反映在饮水受限时尿浓缩不足。患者通常会有脑功能下降和脑脱水。这会引发口渴和饮水，如果获得足够的水，则具有自限性。如果不能获得足够的水，可能会导致头晕、谵妄、虚弱，最终导致昏迷和死亡。

管理

高钠血症的治疗既取决于发病速度，也取决于潜在病因。

如果有证据表示病情发展迅速，可相对较快地用适量的静脉低渗液纠正。

然而，在住院的老年患者中，疾病的缓慢进展更有可能，在降低血浆钠浓度时应极为谨慎，以降低脑水肿的风险。

钾平衡

钾是细胞内主要的阳离子（图 6.1），细胞膜内外钾的浓度梯度较大，在对产生静息膜电位和允许动作电位传播方面起着重要作用，这对于神经、肌肉和心脏组织的正常功能至关重要。肾通常排出每日钾摄入量的 90%（80 ～ 100 mmol）。当细胞外碱中毒、胰岛素、儿茶酚胺或醛固酮驱使钾进入细胞时，可能会发生低钾血症。而当细胞外酸中毒、胰岛素缺乏、儿茶酚胺或醛固酮不足或阻断时，钾向细胞外转移，可能会发生高钾血症。

低钾血症

低钾血症的原因包括：

- **细胞外钾向细胞内转移**：碱中毒、胰岛素过量、β_2 激动剂。
- **减少钾摄入量**：饮食与静脉注射疗法中缺钾。
- **肾丢失过多**：
  - 盐皮质激素受体的激活：康恩综合征或库欣综合征、糖皮质激素、甘珀酸——均与高血压相关。
  - 利尿：噻嗪类利尿剂、袢利尿剂、从急性肾小管坏死或梗阻中恢复。
  - 遗传性肾小管缺陷：如巴特综合征。
  - 遗传性或获得性肾小管性酸中毒。
- **胃肠道丢失过多**：
  - 呕吐。
  - 鼻胃管抽吸。
  - 腹泻。
  - 肠梗阻。
  - 滥用泻药。

临床表现

轻度低钾血症（3～3.3 mmol/L）无症状，更大幅度的下降会导致：

- 肌无力。
- 疲劳。
- 心电图改变（图6.3）、心室异位节律或更严重的心律失常；增强地高辛副的作用。
- 麻痹性肠梗阻引起的功能性肠梗阻。
- 肾小管受损（长期低钾时致低钾性肾病），干扰肾小管对 ADH 的反应（获得肾性尿崩症），导致多尿和多饮。

检查

测定血浆电解质、碳酸氢盐、尿钾，有时也需测定尿钙和尿镁，通常足以确诊。

原发性醛固酮增多症（第10章）和其他盐皮质激素过多的患者血浆肾素活性较低，但在其他原因引起的低钾血症患者血浆肾素活性较高。尿钾在肾损害时较高，而在胃肠道损害时较低。有时低钾血症的原因不明，特别是当病史不完整或不可靠、尿钾水平不确定时。许多原因不明低钾病例都与代谢性碱中毒有关，因此测量尿液

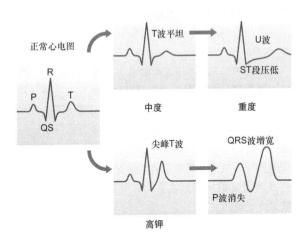

图 6.3　低钾血症和高钾血症心电图

氯离子浓度可以有所帮助：

- 尿氯水平低（＜ 30 mmol/L）是呕吐（自发或自身诱导）的特征。
- 氯化物浓度＞ 40 mmol/L 表示利尿剂治疗（急性期）或肾小管功能紊乱。

管理

如果低钾问题是钾向细胞内转移，逆转潜在的病因（如纠正碱中毒）可能在未补钾的情况下恢复血钾浓度。在大多数情况下，需要补钾（口服或静脉注射）。给药速度取决于低钾血症的严重程度和是否有心脏或神经肌肉并发症，但一般不应超过 10 mmol/h。如果需要更高的给药速度，在外周静脉进行注射时，可以将输注钾的浓度增加到 40 mmol/L，若使用更高浓度的钾溶液，必须用"中心"静脉注射，并进行持续的心脏监测。

高钾血症

高钾血症的病因包括：

- **人为因素**：静脉穿刺时或穿刺后溶血。
- **摄入增加**：外源性（饮食摄入、静脉注射）。
- **细胞内钾向细胞外转移**：酸中毒、胰岛素缺乏、β 受体阻滞剂、严重高血糖、溶血、横纹肌溶解。

- **尿排泄减少**：急性和慢性肾病、盐皮质激素受体激活减少（艾迪生病、ACEI 和血管紧张素受体阻滞药、螺内酯）、肾素抑制（非甾体抗炎药）、肾小管间质疾病。

临床表现

轻、中度高钾血症（＜6.5 mmol/L）通常无症状。更严重的高钾血症可表现为进行性虚弱无力，但有时直到发生心搏骤停才出现症状。典型的心电图改变如图 6.3 所示。尖峰 T 波是心电图的早期征兆，但 QRS 波增宽预示着危险的心律失常。

检查

血浆电解质、肌酐和碳酸氢盐检查结果，结合临床情况，通常可以解释高钾血症的病因。如果没有明显的替代诊断（第 10 章），应该排除艾迪生病。

管理

高钾血症的治疗取决于病情的严重程度和进展速度。在无神经肌肉症状或心电图改变的情况下，减少钾的摄入和纠正潜在的异常可能就足够了。对于急性和（或）重度高钾血症，必须采取更紧急的措施（框 6.4）。

酸碱平衡

血液和组织液中的缓冲对可将 ECF 的 pH 维持在狭窄的范围内，其中最重要的是碳酸氢盐缓冲对（因为 ECF 含有高浓度的碳酸氢盐）：

框 6.4　高钾血症的治疗

机制	治疗
稳定细胞膜电位 [a]	静脉注射葡萄糖酸钙（10 ml，10% 溶液）
将 K^+ 转移到细胞内	吸入 β_2 激动剂，如沙丁胺醇 静脉注射葡萄糖（50 ml，50% 溶液）和胰岛素（5 U 注射用正规胰岛素） 静脉注射碳酸氢钠 [b]
从体内除去 K^+	静脉注射呋塞米和生理盐水 [c] 口服或直肠给予离子交换树脂（如聚苯乙烯磺酸钠） 透析

[a] 如果为严重的高钾血症（通常钾＞6.5 mmol/L）。
[b] 如果有酸中毒。
[c] 如果有足够的残余肾功能。

$$CO_2 + H_2O \xrightleftharpoons[\text{碳酸酐酶}]{} H_2CO_3 \rightleftharpoons H^+ + HCO_3^-$$

该缓冲对的两个关键成分：二氧化碳和碳酸氢盐分别由肺和肾进行调节，通气和肾碳酸氢盐重吸收的改变可以纠正血液酸碱平衡紊乱，但呼吸系统和肾病也会导致酸碱平衡失调。

酸碱平衡紊乱的患者在临床上可能表现为 pH 紊乱导致的组织功能障碍（如心脏和中枢神经系统功能改变），或因潜在代谢变化而继发的呼吸改变（如代谢性酸中毒时的库斯莫尔呼吸）。临床表现通常由酸碱变化的根本原因主导，如失控的糖尿病或原发性肺部疾病。通常，只有当静脉血浆碳酸氢盐浓度异常时，或者当动脉血气分析显示 pH、PCO_2 或碳酸氢盐异常时，酸碱平衡紊乱才会变得明显。

酸碱平衡紊乱常见的血气异常如框 6.5 所示。通过血气图（如图 6.4）可以更容易地解释血气结果，它表明酸中毒或碱中毒是由于急性或慢性呼吸紊乱引起的 $PaCO_2$ 变化还是代谢紊乱原因。

代谢紊乱时，呼吸代偿几乎是即刻的，也就是 PCO_2 的代偿性改变是在代谢紊乱开始后随即就实现了。另一方面，在呼吸系统疾病中，由于二氧化碳的化学缓冲（主要在红细胞内），碳酸氢盐发生微小的初始变化，但通过肾对酸分泌能力的长时间调节来对碳酸氢盐的进一步代偿则需要几天到几周的时间。当临床的酸碱参数与预计代偿值不符时，应怀疑混合型酸碱紊乱。

代谢性酸中毒

当碳酸（因二氧化碳滞留）之外的某种酸在体内蓄积，导致血浆碳酸氢盐浓度下降时，就会发生代谢性酸中毒。代谢性酸中毒的病因根据阴离子隙（主要测定的阳离子 $[Na^+ + K^+]$ 与主要测定的阴离子 $[Cl^- + HCO_3^-]$ 之间的差）进行分类，阴离子隙通常为

框 6.5 酸碱平衡紊乱的主要种类

种类	H^+	主要的变化	代偿反应
代谢性酸中毒	> 40[a]	$HCO_3^- < 24$ mmol/L	$PCO_2 < 5.33$ kpa[b]
代谢性碱中毒	< 40[a]	$HCO_3^- > 24$ mmol/L	$PCO_2 > 5.33$ kpa[b, c]
呼吸性酸中毒	> 40[a]	$PCO_2 > 5.33$ kpa[b]	$HCO_3^- > 24$ mmol/L
呼吸性碱中毒	< 40[a]	$PCO_2 < 5.33$ kpa[b]	$HCO_3^- < 24$ mmol/L

[a] H^+ 浓度 40 nmol/L = pH 7.40

[b] PCO_2 5.33 kPa = 40 mmHg。

[c] PCO_2 不会超过 7.33 kPa（55 mmHg），因为缺氧诱发通气。

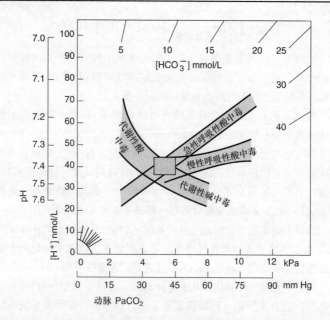

图 6.4 酸碱平衡紊乱时血液 $[H^+]$（H^+ 浓度）、$PaCO_2$、血浆 $[HCO_3^-]$（HCO_3^- 浓度）的变化。矩形阴影表示正常范围。这些条带代表了在体内血液中单一干扰的 95% 可信区间。对角线（顶部和右边）表示碳酸氢盐水平。对于任何测量的 $[H^+]$ 值，相应的 $PaCO_2$ 值表明酸中毒或碱中毒是主要起源于呼吸性还是代谢性

12 ～ 16 mmol/L，但当酸与相应的阴离子蓄积时，阴离子隙增大。

阴离子隙正常的代谢性酸中毒： ECF 中碳酸氢盐丢失或中毒导致，原因包括：

- 胃肠道 HCO_3^- 丢失（腹泻、小肠瘘、尿流改道术）。
- 肾小管性酸中毒（RTA，近端肾小管性酸中毒尿中 HCO_3^- 丢失，远端肾小管性酸中毒酸分泌受损）。
- 盐酸或氯化铵的治疗性输注或中毒。

阴离子隙增加的代谢性酸中毒

- 糖尿病酮症酸中毒（酮体蓄积伴高血糖）。
- 乳酸酸中毒（休克或肝病）。
- 肾衰竭。
- 中毒（阿司匹林、甲醇、乙二醇）。

管理

确定并纠正潜在的病因。由于代谢性酸中毒经常与钠、水的耗竭有关，因此通常需要使用适当的静脉输液进行液体复苏。静脉使用碳酸氢钠治疗代谢性酸中毒是有争议的，只适合治疗严重的酸中毒。

代谢性碱中毒

代谢性碱中毒的特征是血浆碳酸氢盐浓度和血浆 pH 升高（见框 6.5）。由于肺换气不足，PCO_2 出现了代偿性升高，但这受到机体需要避免缺氧的限制。

临床上，除了基础病因的临床表现，与碱中毒本身有关的症状或体征可能很少。当血 pH 突然升高，血钙下降，可出现神经肌肉刺激性增加的表现，如手足抽搐（第 10 章）。

根据伴随的 ECF 容量变化将其原因分类：

低容量性代谢性碱中毒（最常见的模式）：持续呕吐——体内丢失了富含酸的液体、低钾血症刺激肾泌 H^+。低血容量症导致继发性醛固酮增多症，引发近端肾小管碳酸氢钠的重吸收和远端肾小管额外的酸分泌。

等容量性（或高容量性）代谢性碱中毒：碳酸氢盐潴留和容量扩张同时发生。原因包括：

- 康恩综合征。
- 库欣综合征。
- 糖皮质激素。
- 过度使用抗酸药。

管理

与低血容量症相关的代谢性碱中毒用静脉输液治疗，特别是生理盐水。补钾有助于纠正低钾血症及其对肾的影响。

在等容量性（或高容量性）代谢性碱中毒中，治疗应侧重于纠正其基础病因。

呼吸性酸中毒

当 Ⅱ 型呼吸衰竭导致二氧化碳蓄积时，就会发生呼吸性酸中毒（第 9 章）。导致 PCO_2 升高，血浆碳酸氢盐浓度代偿性增加，特别是当疾病持续时间较长，肾已经完全发挥出增加酸排泄的能力时。

呼吸性酸中毒的病因、临床表现和管理将在第 9 章介绍。

呼吸性碱中毒

在一段时间过度通气导致 PCO_2 降低和血浆 pH 升高时会发生

呼吸性碱中毒，若病情持续，会发生肾代偿，导致肾小管泌酸减少，血浆碳酸氢盐浓度下降。

呼吸性碱中毒通常持续时间短，如焦虑状态或辅助通气过度。在妊娠、肺栓塞、慢性肝病和摄入可刺激脑干呼吸中枢的某些药物（如水杨酸盐）的情况下，可延长病程。

过度换气的临床表现见第9章，特征性的口周和手指刺痛是由于碱中毒促进钙与白蛋白的结合，钙离子减少导致。在严重的情况下，低钙束臂征和低钙击面征可能是阳性的，并可能发展为手足抽搐或癫痫发作（第10章）。

混合型酸碱紊乱

在复杂疾病的患者中，同时有一种以上酸碱平衡紊乱并不少见。在这些情况下，动脉pH将代表所有原发性和代偿性变化的净效应。事实上，pH可能是正常的，但可以通过PCO_2和碳酸氢盐浓度的伴随异常来判断潜在的酸碱平衡紊乱（图6.4）。

钙平衡

将在第10章中介绍。

镁平衡

镁主要分布在细胞内，对许多酶（包括钠钾ATP酶）都有重要的功能，还能调节钾通道和钙通道。

游离血浆镁（约占总量的70%）在肾小球被滤过，大部分在髓襻和肾小管中重吸收。甲状旁腺激素（parathyroid hormone，PTH）可增强重吸收。

低镁血症

病因包括：

- 摄入不足：饥饿、肠外营养。
- 丢失过多：胃肠道（呕吐、腹泻、瘘管）、肾（利尿剂、酒精、急性肾小管坏死）。
- 复杂病因形成：急性胰腺炎。

临床表现

低镁血症和低钙血症的临床表现相似：手足抽搐、心律失常（尤其是尖端扭转型室性心动过速，第8章），以及癫痫发作。因为血清钙降低后PTH正常分泌需要镁，所以低镁血症与低钙血症有关，此外低镁血症可诱导骨骼对 PTH 产生抵抗。低镁血症还与低钠血症和低钾血症相关，这可能与某些临床表现有关。

管理

治疗根本病因。口服镁吸收差，可能引起腹泻。如果有症状，可以静脉注射镁纠正。如果是利尿剂引起的，辅助使用保钾利尿剂也可以减少镁经肾丢失。

高镁血症

高镁血症比低镁血症少见得多，高镁血症可能由于：

- 急性肾损伤或慢性肾病。
- 肾上腺皮质功能不全。
- 摄入增加（抑酸剂、轻泻药、灌肠剂）。

临床表现

- 心动过缓。
- 低血压。
- 意识下降。
- 呼吸抑制。

管理

- 限制镁的摄入。
- 优化肾功能。
- 通过静脉输液和袢利尿剂促进肾排出镁。
- 如有明显的心脏效应，静脉注射葡萄糖酸钙以逆转。
- 如果肾功能差，需要透析。

磷酸盐平衡

无机磷酸盐参与能量代谢、细胞内信号传导和骨/矿物质稳态。在肾小球处自由滤过，约 65% 在近端小管被重吸收，另有 10% $\sim$ 20% 在远端小管被重吸收。PTH 可减少近端小管重吸收。

低磷血症

病因包括：

- 向细胞内转移：饥饿后重新进食、呼吸性碱中毒。
- 摄入或吸收不足：吸收不良、腹泻。
- 肾排泄增加：甲状旁腺功能亢进、容量扩大。

临床表现

- 全血细胞的功能和存活率受损。

- 肌无力、呼吸衰竭、充血性心力衰竭、肠梗阻。
- 意识下降、昏迷。
- 骨软化。

管理

磷酸盐、钙、PTH 和 25（OH）D 的监测有助于排除骨软化、佝偻病和原发性甲状旁腺功能亢进。

- 口服磷酸盐补充剂。
- 静脉注射磷酸钠或磷酸钾：可用于危急情况，但有低钙血症和转移性钙化的风险。

高磷血症

高磷血症最常见的原因是急性肾损伤或慢性肾病。肿瘤溶解综合征中细胞内磷酸盐向细胞外的转移是另一个原因。

临床表现

临床表现与低钙血症和转移性钙化有关，特别是产生磷酸钙的慢性肾衰竭和三发性甲状旁腺功能亢进症。

管理

- 对肾病患者进行磷酸盐饮食限制和给予磷酸盐结合剂。
- 如果肾功能正常，用生理盐水扩容可促进肾排泄磷酸盐。

氨基酸代谢紊乱

氨基酸代谢紊乱通常出现在新生儿期，涉及终身治疗方案。

苯丙酮尿症

这种常染色体隐性遗传病导致苯丙氨酸羟化酶缺乏。受累的婴儿会蓄积苯丙氨酸，导致智力缺陷。可通过新生儿筛查和限制饮食中的苯丙氨酸来预防。

高胱氨酸尿

胱硫醚 β 合成酶的常染色体隐性遗传缺乏导致高胱氨酸和甲硫氨酸在血液中积聚。临床表现包括：

- 晶状体移位。
- 智力缺陷、癫痫、精神障碍。
- 马方综合征样骨骼、骨质疏松。
- 动、静脉血栓形成。
- 皮肤色素减退。

治疗包括限制甲硫氨酸、补充胱氨酸的饮食和给予大剂量的吡哆醇。

碳水化合物代谢紊乱

糖尿病在第 11 章中详述。

半乳糖血症

半乳糖血症是编码 1- 磷酸半乳糖–尿嘧啶核苷酸转移酶的基因的常染色体隐性突变引起的。新生儿无法代谢半乳糖,导致乳制品摄入后呕吐或腹泻。可能导致发育不良、白内障和智力缺陷。治疗方法包括终身避免含半乳糖和乳糖的食物。

脂质和脂蛋白代谢

脂质由肠道吸收或由肝释放。其在血液中以乳糜微粒和脂蛋白的形式运输,按其密度进行分类:极低密度脂蛋白(VLDL)、低密度脂蛋白(LDL)、中密度脂蛋白(IDL)和高密度脂蛋白(HDL)。VLDL 在甘油三酯的运输中很重要,LDL 和 HDL 在胆固醇的运输中很重要。高 LDL 和 IDL 水平以及低 HDL 水平预示动脉粥样硬化。

通常进行脂质测量的原因如下:

- 心血管疾病一级或二级预防筛查。
- 脂代谢紊乱患者临床特征的调查分析。
- 遗传性血脂异常患者亲属的检测。

总胆固醇和高密度脂蛋白胆固醇(HDL-C)的非空腹测量可以估计非高密度脂蛋白胆固醇,但需要 12 h 的禁食样本来测量和计算甘油三酯(TG)和低密度脂蛋白胆固醇(LDL-C)。

排除继发性病因后(框 6.6),可诊断原发性脂质异常。

高胆固醇血症

高胆固醇血症通常是多基因引起,导致 LDL-C 升高和心血管疾病风险增加。家族性高胆固醇血症是一种更为严重的疾病,通常为常染色体显性遗传。

临床特征包括:

- 黄色斑。
- 角膜弓。
- 腱黄色瘤。

高甘油三酯血症

高甘油三酯血症最常见的是多基因引起的,但许多病例继发于

框 6.6 继发性高脂血症的病因

继发性高胆固醇血症

- 甲状腺功能减退症[a]
- 妊娠[a]
- 胆汁淤积性肝病[a]
- 药物（利尿剂、环孢素、糖皮质激素、雄激素、抗逆转录病毒药物）[a]
- 肾病综合征
- 神经性厌食症
- 甲状旁腺功能亢进症

继发性高甘油三酯血症

- 2 型糖尿病
- 慢性肾病
- 腹部肥胖
- 饮酒过量
- 肝细胞疾病
- 药物（β 受体阻滞剂、类视黄醇、糖皮质激素、抗逆转录病毒药物）

[a] 共同病因。

酒精、糖尿病或胰岛素抵抗综合征（第 11 章）。TG 升高、HDLC 降低，增加心血管风险。

TG 严重升高的临床特征包括：

- 视网膜脂血症。
- 血液和血浆脂血症。
- 发疹性黄色瘤。
- 急性胰腺炎。
- 肝大。

混合性高脂血症

通常是多基因引起的，没有特殊体征。

血脂异常的管理

风险和收益应该使用预测图单独评估。

非药物管理

血脂异常的患者应接受医疗建议，如有必要，还应接受饮食咨询，以便：

- 将饱和脂肪和反式不饱和脂肪的摄入量减少到总能量的 7% ~ 10%。
- 将胆固醇摄入量减少到每日 250 mg 以下。

- 用瘦肉、低脂乳制品、多不饱和脂肪和低血糖指数的碳水化合物替代食物中的饱和脂肪和胆固醇。
- 减少摄入高能量食物，如脂肪和软饮料，同时增加活动和锻炼来维持或减轻体重。
- 增加心血管保护和营养丰富食物的摄入，如蔬菜、非精制碳水化合物、鱼、坚果、豆类和水果。
- 如果过量饮酒或与高血压、高甘油三酯血症或向心性肥胖有关，应减少饮酒。
- 优先摄入含有降脂营养成分的食物（如 n-3 脂肪酸、膳食纤维和植物甾醇），以获得额外的益处。

对饮食的反应出现在 3 ～ 4 周内，一般的高脂血症（特别是高甘油三酯血症）对这些措施非常敏感。解释和鼓励对改善患者依从性很重要。即使是轻微的体重下降也能大大降低心血管风险，特别在向心性肥胖患者中。

对其他所有可改变的心血管危险因素都应加以评估和治疗。若可能，应替换对血脂有不利影响的同期使用的药物。

药物管理

胆固醇合成酶抑制剂用于抑制胆固醇合成，依折麦布用于抑制胆固醇吸收。苯氧酸类（贝特类）和鱼油用于治疗高甘油三酯血症。治疗选择总结见图 6.5。

其他生化疾病

淀粉样变性

淀粉样变性的特征是不溶性蛋白质在细胞外沉积。这些沉积物由糖胺聚糖、蛋白聚糖和血清淀粉样蛋白 P 组分连接的淀粉样蛋白纤维组成。不明原因的肾病综合征、心肌病和周围神经病变应警惕此病。

淀粉样变性按病因学和蛋白质沉积的类型分类：

- **反应性淀粉样变性（reactive amyloidosis，AA）**：由于慢性感染（如结核、支气管扩张）或炎症（如类风湿关节炎）导致血清淀粉样蛋白 A 生成增加。约 90% 的患者有蛋白尿。
- **轻链淀粉样变性（light chain amyloidosis，AL）**：由于单克隆丙球蛋白病（骨髓瘤、浆细胞瘤），单克隆轻链的产生增加。临床特征包括限制型心肌病、神经病变和（特异病征性

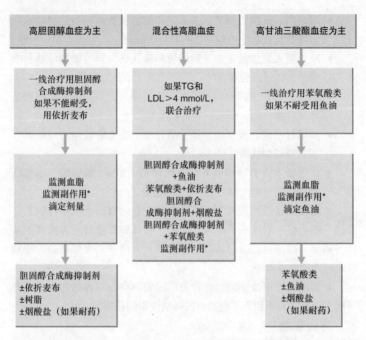

图 6.5 高脂血症药物治疗流程图。* 如果肌酸激酶水平是正常的 5～10 倍或以上，如果肌酸激酶水平升高同时有肌肉症状，或者如果谷丙转氨酶水平升高到正常的 2～3 倍或以上，中断治疗

的）巨舌症。预后不良。

- **透析相关性淀粉样变性**（dialysis–associated amyloidosis，**Aβ₂M**）：肾衰竭致 β₂ 微球蛋白蓄积，开始于透析后 5～10 年，伴有腕管综合征、关节病和淀粉样骨囊肿导致的病理性骨折。

检查

对受累的器官、直肠或皮下脂肪进行活检，用刚果红染色，偏振光下可见淀粉状蛋白沉积物的特征性苹果绿双折射。用放射性标记的 SAP 进行定量闪烁显像，确定淀粉状蛋白样沉积物的分布。

管理

目标是受累器官的支持性治疗，并通过治疗原发性疾病来防止淀粉样蛋白的进一步沉积。肝移植可能为部分遗传性淀粉样变性患者的最佳治疗。

卟啉病

由血红素生物合成途径的遗传性酶缺陷引起的罕见疾病。根据产生过量卟啉的主要部位，它们被分为肝型和红细胞生成型。遗传的外显率低，环境因素影响其表达。

临床表现

可以分为两种模式：

- **光敏性皮肤表现**：疼痛、红斑、大疱、糜烂、多毛和色素沉着是最常见的卟啉病的特征，即迟发性皮肤卟啉病（porphyria cutanea tarda，PCT）。

- **急性神经综合征**：表现为急性腹痛和自主神经功能障碍（心动过速、高血压和便秘），即急性间歇性卟啉病（acute intermittent porphyria，AIP）的特征。

抗惊厥药、磺胺类药物、雌激素和黄体酮（口服避孕药）等药物，酒精甚至禁食经常会引起发作。有时，无法识别任何诱发因素。

检查

测量血液、尿液和粪便中的卟啉及其前体和代谢物，现在还可以测量一些受影响的酶。潜在基因突变的识别使得对某些变异基因进行家族检测成为可能。

管理

脑脊髓与交感神经系统受累时，患者应避免任何已知的急性卟啉病的诱发因素。静脉注射葡萄糖可以通过降低 δ 氨基乙酰丙酸合成酶活性来终止急性发作。对于光敏表现，首先应避免日晒和皮肤创伤，含有锌或钛氧化物的防晒霜是最有效的产品。

7

肾脏病学与尿路疾病

付茂亮　耿希华　张娜娜　张丕芝　王　畅　译
章文豪　李子广　林玉蓉　刘　岗　审校

　　本章描述了在日常实践中常见的肾病和尿路疾病，并对肾脏替代治疗这一高度专业化的领域进行了概述。可能导致电解质和酸碱平衡改变的肾小管功能障碍参见第 6 章。

肾功能的测量

　　肾小球滤过率（glomerular fifiltration rate，GFR）是评价肾功能的关键指标，通常使用内源性肌酐的血清水平，通过纳入性别、年龄和种族的公式进行评估，例如：

$$eGFR = 175 \times [肌酐（\mu mol/L）/88.4]^{-1.154} \times [年龄（岁）]^{-0.203}$$
$$\times 0.742（如果是女性）\times 1.21（如果是黑人）$$

　　（肌酐单位由 mg/dl 换算成 $\mu mol/L$ 时，需将肌酐值乘以 88.4。）

肾脏和尿路疾病常见问题

少尿 / 无尿

　　每日尿量低于 400 ml 称为少尿。每天排尿少于 100 ml 称为无尿。GFR 受损并不总会导致少尿；高溶质负荷或肾小管功能障碍可使得尿量正常或尿量增多。尿量的减少是尿液生成减少、尿流受阻或两者兼有的结果。对于少尿 / 无尿的患者应评估其是否有存在脱水或低血压的表现，以及是否有尿路梗阻（膀胱扩大）的表现。导尿管的植入可以解除远端尿路的梗阻，并可监测尿量。超声检查可以显示梗阻的位置。

肾和尿路的临床检查（图 7.1）

扫本章二维
码看彩图

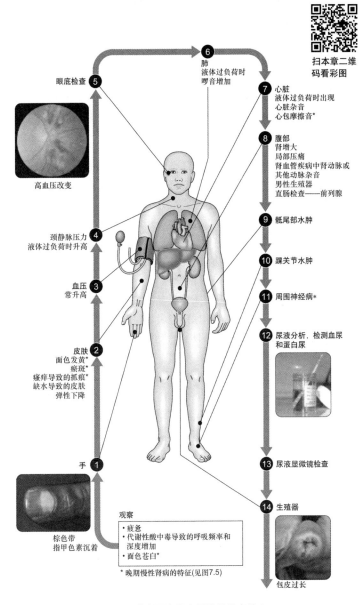

6
肺
液体过负荷时
啰音增加

眼底检查 **5**

高血压改变

7 心脏
液体过负荷时出现
心脏杂音
心包摩擦音*

8 腹部
肾增大
局部压痛
肾血管疾病中肾动脉或
其他动脉杂音
男性生殖器
直肠检查——前列腺

颈静脉压力 **4**
液体过负荷时升高

血压 **3**
常升高

皮肤 **2**
面色发黄*
瘀斑*
瘙痒导致的抓痕*
缺水导致的皮肤
弹性下降

手 **1**

棕色带
指甲色素沉着

9 骶尾部水肿

10 踝关节水肿

11 周围神经病*

12 尿液分析，检测血尿
和蛋白尿

13 尿液显微镜检查

14 生殖器

包皮过长

观察
· 疲惫
· 代谢性酸中毒导致的呼吸频率和
　深度增加
· 面色苍白*

* 晚期慢性肾病的特征（见图7.5）

图 7.1　（彩图）肾和尿路的临床检查

血尿

血尿是指涉及尿路出血在内的泌尿系统任一部位的出血，包括可见的血尿（肉眼血尿），或仅在尿液分析时才能察觉的血尿（非肉眼血尿）。肉眼血尿最常见的原因是肿瘤、尿路感染和结石。试纸阳性血尿的原因见框7.1。图7.2概述了血尿的诊断和治疗。

肾炎综合征

肾炎综合征是指血尿伴随高血压、少尿、液体潴留和肾功能障碍。肾炎综合征是急进性肾小球肾炎的典型特征，必须快速予以检查。

蛋白尿

适量的低分子量蛋白可穿过肾小球基底膜（glomerular basement membrane，GBM），但肾小管细胞可重吸收，因此每日尿蛋白少于150 mg。蛋白尿的量化和解读见框7.2。

蛋白尿通常无症状，只有在尿液分析时才会被发现。蛋白尿可在运动后、发热、心力衰竭和尿路感染（urinary tract infection，UTI）时一过性出现。"直立性蛋白尿"表现为日间尿蛋白阳性，晨起尿蛋白阴性，通常是良性病变。

即便是轻度的尿蛋白升高（即微量蛋白尿）也是不正常的，这可能提示早期肾小球疾病。糖尿病患者应对此进行筛查，因血管紧张素转化酶抑制剂（ACEI）可防止肾功能丧失。持续升高的尿蛋白水平与动脉粥样硬化和心血管疾病死亡率相关。

尿蛋白阳性（试纸阳性）通常提示肾小球损伤，应进行定量分析（蛋白-肌酐比值，protein-creatinine ratio，PCR），并进行病因排查。肾病综合征的特点是大量蛋白尿（24 h尿蛋白 > 3.5 g；PCR > 350 mg/mmol）、低蛋白血症和水肿。肾素-血管紧张素系统的激活导致肾钠潴留。此外还有高胆固醇血症和高凝状态等表现。感染是免疫球蛋

框7.1 试纸阳性血尿的解读

试纸检测阳性	尿液显微镜检查	可能的原因
血尿	白细胞	感染
	异常上皮细胞	肿瘤
	红细胞管型，异形红细胞	肾小球出血
血红蛋白尿	无红细胞	血管内溶血
肌红蛋白尿	无红细胞	横纹肌溶解

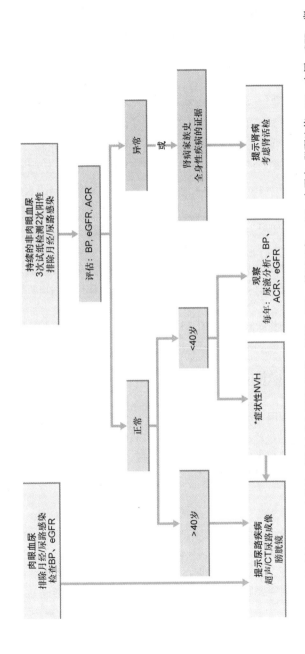

图 7.2 症状性血尿的诊断流程。* 症状性：排尿症状包括排尿犹豫、尿频、尿急、排尿困难。ACR，白蛋白-肌酐比值；BP，血压；GFR，肾小球滤过率；NVH，非肉眼血尿

框 7.2　蛋白尿的量化与解读

ACR	PCR	试纸结果	意义
女性＜ 3.5 男性＜ 2.5	＜ 25	－	正常
3.5 ～ 30	25 ～ 50	－	轻度升高的蛋白尿
30 ～ 70	50 ～ 100	+ ～ ++	试纸阳性
70 ～ 300	100 ～ 350	++ ～ +++	更可能是肾小球疾病 相当于 24 h 尿蛋白＞ 1 g
＞ 300	＞ 350	+++ ～ ++++	肾病；通常是肾小球疾病， 相当于 24 h 尿蛋白＞ 3.5 g

ACR，尿白蛋白（mg/L）/ 尿肌酐（mmol/L）；PCR，尿蛋白（mg/L）/ 尿肌酐（mmol/L）

白经尿液丢失的常见结果。管理包括治疗潜在的肾病，并辅以支持治疗，如低钠饮食、胆固醇合成酶抑制剂、预防性抗凝和预防感染的接种疫苗。

蛋白尿的诊断流程详见图 7.3。

水肿

水肿是指液体在组织间隙的过度积聚。

检查

水肿的原因（框 7.3）通常需要结合心血管系统和腹部的病史和体格检查，以及肾功能和肝功能、尿蛋白和血清白蛋白的测定来确定。当孤立性腹水或胸腔积液难以诊断时，通过抽取积液并测量蛋白质、葡萄糖，以及显微镜细胞检查，通常可以明确诊断（详见第9 章）。

管理

轻度的液体潴留对利尿剂（如噻嗪类、低剂量袢利尿剂）有反应。在利尿剂抵抗的病例中需要限制钠（有时还包括液体）的摄入。在肾病综合征、肾衰竭和严重心力衰竭时，可能需要非常大剂量的利尿剂，有时需要联合使用。特殊的病因（如静脉血栓形成）需针对性治疗。

高血压

高血压是肾病中非常普遍的特征。不管是何种肾病，随着 GFR

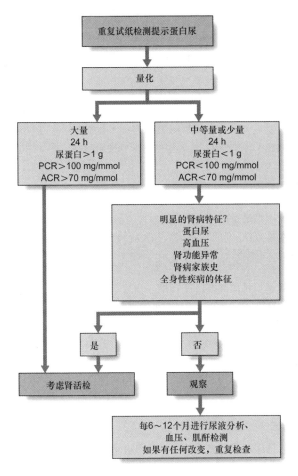

图 7.3 蛋白尿的检查。ACR，白蛋白-肌酐比值；PCR，蛋白-肌酐比值

框 7.3　水肿的原因

细胞外液增加	心力衰竭、肾衰竭、肝病
局部静脉高压	深静脉血栓形成、妊娠、盆腔肿瘤
低血浆胶体渗透压	肾病综合征，肝衰竭，吸收不良
毛细血管通透性增加	感染、脓毒症、钙通道阻滞剂
淋巴回流受阻	感染（丝虫病）、恶性肿瘤、放射性损伤

的下降，高血压越来越常见。高血压还可以识别出有慢性肾病风险（以及相关的心血管疾病风险）的人群，因此高血压患者应每年进行肾功能检查。治疗详见第 4 章。

腰痛

腰部隐痛通常是起源于肌肉骨骼，但也可能是由肾结石、肾肿瘤、急性肾盂肾炎或肾盂梗阻引起的。伴有血尿的放射到腹股沟区的急性腰痛（肾绞痛），是典型的输尿管梗阻症状，最常见的原因是结石。

排尿困难

排尿困难是指排尿时疼痛，常伴有耻骨上疼痛、尿频和尿不尽。原因通常是 UTI，但性传播疾病和膀胱结石也可表现为排尿困难。

尿频

尿频是指排尿频率高于预期。当尿量正常或增多时，尿频可能是多尿的结果，但也见于尿量减少的排尿困难或前列腺疾病的患者。

多尿

框 7.4 中列举了导致尿量异常增高（每日＞3 L）的原因。多尿的评估包括测定尿素和电解质、钙、葡萄糖、白蛋白和液体的摄入与排出量。

夜尿症

夜起排尿可能是多尿的结果，但也可能是由于夜间摄入液体或使用利尿剂。夜尿症也发生在慢性肾病和前列腺增大的患者中，这与尿流不畅、排尿犹豫、膀胱排空不全、尿末滴沥和尿频有关。

框 7.4　多尿的原因

- 液体摄入过多
- 渗透性利尿：高血糖、高钙血症
- 中枢性尿崩症
- 肾性尿崩症：
  锂剂、利尿剂
  间质性肾炎
  低钾血症、高钙血症

尿失禁

尿失禁是指不自觉漏尿。引起尿失禁的尿路病理将在后文描述。但尿失禁也可能发生在尿路正常的患者中，如痴呆、行动不便，或在急性疾病或住院期间短暂发生，特别是在老年人中。利尿剂、酒精和咖啡因可能会加重尿失禁。检查见后文。

肾小球疾病

肾小球疾病可导致急慢性肾病，并可继发于多种损伤：免疫损伤（肾小球肾炎）、遗传异常（如奥尔波特综合征）、代谢应激（如糖尿病）、异常蛋白质沉积（如淀粉样蛋白）或其他直接肾小球损伤。肾小球对损伤的反应因损伤性质而异（图 7.4）。在疾病谱的一

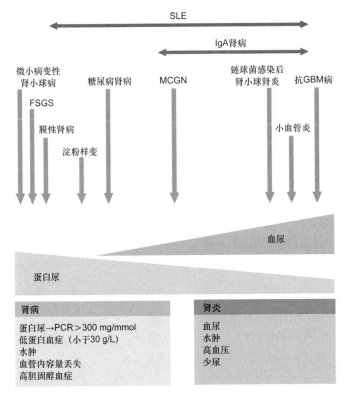

图 7.4　肾小球疾病谱。FSGS，局灶性节段性肾小球硬化症；GBM，肾小球基底膜；IgA，免疫球蛋白 A；MCGN，膜增生性肾小球肾炎；SLE，系统性红斑狼疮；PCR，蛋白-肌酐比值＝尿蛋白（mg/L）/ 尿肌酐（mmol/L）

端，特定的足细胞损伤或肾小球结构改变影响足细胞功能时（如肾小球硬化、基底膜或其他部位的免疫复合物沉积）会导致蛋白尿和肾病综合征。在疾病谱的另一端，炎症引起细胞损伤和增生，导致GBM破裂和血液渗漏进入尿液。在极端情况下，如果出现急性钠潴留和高血压，则被称为肾病综合征。

肾小球性肾炎

尽管炎症反应并不是在所有肾小球疾病中都很明显，但肾小球肾炎仍可理解为"肾小球的炎症"。大多数类型的肾小球肾炎是免疫介导的，部分分型对免疫抑制剂有反应。肾小球肾炎的分类主要依赖于组织病理学。

以肾病综合征为表现的疾病

微小病变性肾小球病

微小病变性疾病，由足细胞可逆性功能障碍引起可以发生在任何年龄段，但大多数儿童和约四分之一的成年患者表现为肾病综合征［PCR > 300 mg/mmol，低蛋白血症（< 30 g/L），水肿和液体潴留］。通常大剂量糖皮质激素治疗（1 mg/kg 泼尼松龙治疗 6 周）可使其缓解。一些反应不完全或频繁复发的患者需要糖皮质激素、细胞毒性药物或其他药物维持治疗。微小病变性肾小球病不会进展为慢性肾病，但会出现与肾病综合征和治疗并发症相关的问题。

局灶性节段性肾小球硬化症

原发局灶性节段性肾小球硬化症（focal segmental glomerulosclerosis，FSGS）可发生在任何年龄，表现为大量蛋白尿和肾病综合征。在携带载脂蛋白 L1 变异基因的西非人中，更易出现 FSGS。组织学显示肾小球节段性硬化，补体成分 3（C3）和 IgM 免疫荧光染色阳性。由于该病是局灶性的，在微小标本肾活检时异常的肾小球可能会被漏诊。

原发 FSGS 可能对大剂量糖皮质激素治疗［0.5 ～ 2.0 mg/(kg·d)］有反应，但鲜有迅速或完全的治疗反应。激素治疗效果不显著时亦可使用环孢素和麦考酚。糖皮质激素无反应的患者常进展为慢性肾病，且肾移植后复发率高，有术后即刻复发。

FSGS 也可以继发于 HIV 感染、病态肥胖症、高血压或溶血尿毒症综合征。继发 FSGS 的组织学与原发 FSGS 相同，但蛋白尿少见。治疗包括使用血管紧张素转化酶抑制剂和对因治疗。

膜性肾病

膜性肾病是成人肾病综合征最常见的病因，常由足细胞表面抗原的自身抗体引起。有些与已知的病因（恶性肿瘤，乙型肝炎，狼疮）有关，但多数是特发性的。膜性肾病患者大约有三分之一自发缓解，三分之一病情持续，另外三分之一则进展为慢性肾病。短期糖皮质激素和环磷酰胺的使用即可改善肾病综合征和远期预后。然而，由于药物的毒性作用，大多数肾病学家只在患者进展为严重肾病综合征或肾功能恶化时才选择此方案。

表现为轻度肾炎综合征的疾病

IgA 肾病和过敏性紫癜

IgA 肾病是最常见的肾小球肾炎，症状多样。血尿是最早的症状（非肉眼血尿常见），高血压也很常见，随后出现蛋白尿。肾功能的逐渐丧失可能导致终末期肾病（end stage renal disease，ESRD）。一些年轻患者会出现急性自限性恶化，常出现肉眼血尿，与轻微的呼吸道感染相关。

IgA 肾病的治疗包括使用血管紧张素转化酶抑制剂控制血压，在进行性肾病时使用大剂量糖皮质激素。

系统性血管炎由感染触发，被称为过敏性紫癜，常见于儿童，成人偶发。临床表现以特征性点状皮疹（皮肤血管炎，通常累及臀部和小腿）、腹痛（胃肠道血管炎）和关节痛为主，合并血尿时提示轻度肾小球肾炎。肾活检显示血管系膜 IgA 沉积，与急性 IgA 肾病难以区分。治疗主要为支持治疗，一般预后良好。

膜增生性肾小球肾炎

膜增生性肾小球肾炎（mesangiocapillary glomerulonephritis，MCGN）的特征是系膜细胞增多，肾小球毛细血管壁增厚。表现为蛋白尿和血尿。主要分为两型：

- 肾小球内免疫球蛋白沉积，与慢性感染、自身免疫性疾病和单克隆丙球蛋白病相关。
- 补体沉积，与先天性或获得性补体通路异常相关。

免疫球蛋白沉积的 MCGN 治疗包括基础疾病的治疗和免疫抑制药物的使用。虽然依库珠单抗有希望治疗伴有补体沉积的 MCGN，但尚无经证实的治疗方法。

以急进性肾小球肾炎为表现的疾病

急进性肾小球肾炎（rapidly progressive glomerulonephritis，RPGN）

在数天到数周内导致肾功能迅速丧失。肾活检常显示与肾小球内坏死病变相关的新月体病变。RPGN 的病因包括：

- 感染后肾小球肾炎。
- 抗 GBM 疾病。
- 小血管炎（详见第 15 章）。
- 系统性红斑狼疮（详见第 15 章）。
- IgA 和其他肾病（偶见）。

抗肾小球基底膜疾病

抗肾小球基底膜（GBM）疾病是一种罕见的自身免疫性疾病，其中特异性抗 GBM 抗体破坏肾小球和肺毛细血管的基底膜，导致肾损伤和肺出血（肺出血肾炎综合征）。治疗包括血浆置换、糖皮质激素和免疫抑制剂。

感染相关肾小球肾炎

细菌感染，通常是亚急性感染（如细菌性心内膜炎），可引起多种组织学改变的肾小球肾炎，但通常伴有广泛的免疫球蛋白沉积和补体消耗。

感染后肾小球肾炎常见于链球菌感染后（链球菌感染后肾炎），但也可能发生在其他感染之后。常见于儿童，但目前在发达国家已经很少见。感染后肾小球肾炎一般出现在咽部感染后 10 天左右，亦可发生在皮肤感染后，但出现时间会更迟。临床表现为不同严重程度的急性肾炎，伴有钠潴留、高血压和水肿。检验结果显示 GFR 降低，蛋白尿，血尿，尿量减少，血清 C3 和 C4 降低，链球菌感染的证据（抗链球菌溶血素 O 试验阳性）。感染相关肾小球肾炎的治疗为支持治疗，包括控制血压和液体过负荷，以及限盐、利尿，必要时透析。抗生素不是必需的，因为肾病是在感染消退后发生的。感染相关肾小球肾炎的预后良好，即使在需要透析治疗的患者中，肾功能也常可恢复正常。

肾小管间质性疾病

这一类疾病主要影响肾小管和周围间质。临床表现为肾小管功能障碍和电解质异常、中度蛋白尿和不同程度的肾损害。

急性间质性肾炎

急性间质性肾炎（acute interstitial nephritis，AIN）可能由过敏药物反应（如质子泵抑制剂、NSAID）、自身免疫性肾炎、感染（如肾盂肾炎、结核）或毒素（如蘑菇毒素或骨髓瘤轻链）引起。临床表现为非少尿性肾功能障碍或伴有发热和皮疹的嗜酸性粒细胞反应。

检查

肾活检显示肾小管和血管周围以及肾小管内的强烈炎症，偶见嗜酸性粒细胞浸润（尤其是药源性疾病）。活检时的慢性炎症程度是长期肾功能的有用预测指标。嗜酸性粒细胞尿可能存在，但其不是鉴别 AIN 的好方法。

管理

去除 / 治疗病因。大剂量糖皮质激素可以加速恢复，并预防远期瘢痕形成。

慢性间质性肾炎

框 7.5 显示了慢性间质性肺炎（chronic interstitial nephritis，CIN）已知的病因；然而，它经常没有明显病因，被确诊较晚。

临床表现、检查和管理

多数患者在成年后发病，表现为中度慢性肾病、高血压和肾萎缩。由于肾小管功能障碍，电解质异常（如高钾血症、酸中毒）可能会很严重。尿液分析无特异性。

支持治疗为主，包括纠正酸中毒和高钾血症，必要时进行肾脏替代治疗。

肾乳头坏死

糖尿病、镰状细胞病或长期应用非甾体抗炎药（nonsteroidal anti-inflammatory drug，NSAID）会使肾乳头的血液供应受损，从而导致肾乳头坏死。有些患者无症状，但当坏死的肾乳头引起输尿管梗阻时，患者将出现肾绞痛和肾功能受损。尿液分析经常显示血尿

框 7.5　慢性间质性肾炎的病因

- 所有导致急性间质性肾炎的病因
- 肾小球肾炎
- 免疫 / 炎症（结节病、干燥综合征、系统性红斑狼疮、移植排斥）
- 中毒（蘑菇毒素、巴尔干病、铅）
- 药物（环孢素、他克莫司、替诺福韦、锂剂、镇痛药）
- 感染（严重肾盂肾炎）
- 先天性 / 进展性（反流性肾病、镰状细胞肾病）
- 代谢性和全身性疾病（低钾血症、高草酸尿症）

和无菌性脓尿。通过 CT 尿路造影或静脉肾盂造影即可诊断。治疗原则是解除梗阻和避免诱因药物。

遗传性肾病

奥尔波特综合征（家族性出血性肾炎，AS）是一种罕见的 X 连锁疾病，表现为因基底膜异常胶原沉积导致的血尿、进行性肾衰竭和感觉神经性耳聋。血管紧张素转化酶抑制剂能减缓疾病的进程但不能阻止器官功能的丧失，多数患者需要肾脏替代治疗。

以 FSGS 为表现的肾病综合征的肾活检结果可能是通过常染色体显性和隐性基因缺陷遗传的。

孤立性肾小管功能缺陷

目前已知越来越多的疾病（如肾性糖尿和胱氨酸尿）是由肾小管细胞中转运分子的特定缺陷引起的。

范科尼综合征（Fanconi syndrome）一词用于描述广泛性近端肾小管功能障碍。该综合征表现为低血磷、低尿酸、糖尿、氨基酸尿和近端肾小管性酸中毒。肾小管酸中毒代表了影响远端肾小管功能（经典型或 1 型）或近端肾小管功能（2 型）的各种疾病的共同终点。这类疾病可导致正常阴离子间隙的代谢性酸中毒（详见第 6 章）。

囊性肾病

成人型多囊肾病

多囊肾病（polycystic kidney disease，PKD）是一种常见疾病（患病率约 1 : 1000），呈常染色体显性遗传。内衬管状上皮的小囊肿从婴儿期或儿童期开始发病，缓慢而不规则地增大。PKD 时，囊肿周围的正常肾组织逐渐被破坏，随着肾功能下降，肾体积大大增加。*PKD1* 基因突变率占病因 85%，*PKD2* 基因突变率为 15% 左右。大约 50% 的 *PKD1* 基因突变患者出现终末期肾病，平均发病年龄为 52 岁，而 *PKD2* 基因突变患者的平均发病年龄为 69 岁。5% ～ 10% 的接受肾脏替代治疗的患者患有 PKD。

临床表现

见框 7.6。

检查和筛查

疾病的检查和筛查基于家族史、临床检查和 USS。约 95% 年龄大于 20 岁的患者通过 USS 可以发现囊肿，但在更年轻的患者中可能

框 7.6 成人 PKD：常见临床表现

- 直到晚年才出现症状
- 由于肾组织增大而引起腰部或腹部不适
- 一侧或双侧肾可触及，表面呈结节状
- 囊肿出血引起的急性腰部疼痛或肾绞痛
- 20 岁后逐渐进展的高血压
- 血尿（很少或没有蛋白尿）
- 尿路或囊肿感染
- 进行性肾衰竭
- 相关特征：

　　肝囊肿（30%）

　　脑血管系统的小动脉瘤

　　二尖瓣和主动脉瓣反流（常见，但鲜有重症）

　　结肠憩室

　　腹壁疝

检测不到较小的囊肿。基因诊断是可行的，但不常规使用。通常无需对颅内动脉瘤进行筛查，但对于有蛛网膜下腔出血家族史的患者，可以使用 MRI 进行筛查。

管理

由于心血管疾病的发病率和死亡率都很高，因此良好的血压控制非常重要，但没有证据表明这能延缓 PKD 患者肾功能的丧失。托伐普坦（血管升压素 V2 受体拮抗剂）可延缓肾体积的增加，减缓肾小球滤过率的下降。PKD 患者往往需要透析和移植。有时由于肾体积太大，必须切除一侧或两侧肾才能给肾移植腾出空间。

其他囊性疾病

肾囊肿和糖尿病综合征是由遗传突变引起的，其肾表型多变，包括囊肿、肾小管间质损伤或先天性肾缺如等。

结节性硬化症（详见第 18 章）可能会导致肾血管平滑肌脂肪瘤和囊肿，偶尔会导致慢性肾病。

希佩尔-林道综合征（详见第 16 章）与多发性肾囊肿、肾腺瘤和肾腺癌有关。其他特征包括中枢神经系统血管母细胞瘤、胰腺囊腺瘤和肾上腺嗜铬细胞瘤。

获得性囊性疾病可在有长期肾衰竭病史的患者中发病，因此它不是遗传性囊性疾病。它与促红细胞生成素生成增加有关，有时与肾细胞癌的发展有关。

肾血管疾病

影响肾血管的疾病可能导致肾缺血，导致急性或慢性肾衰竭或继发性高血压。在老龄人口中，动脉粥样硬化和糖尿病的发病率不断上升，使得肾血管疾病成为终末期肾病的一个重要原因。

肾动脉狭窄

动脉粥样硬化是肾动脉狭窄最常见的原因，在存在广泛动脉疾病的老年患者中发病率高达 4%。在年龄小于 50 岁的患者中，纤维肌发育不良更可能是肾动脉狭窄的原因。这是一种罕见的原因不明的先天性疾病；此病影响动脉中膜（"内侧纤维增生"），使动脉变窄，但很少导致完全闭塞。该病最常见于 15～30 岁的高血压患者，女性比男性更常见。

临床表现

- **高血压**：在肾缺血时，肾素-血管紧张素系统被激活，从而导致血压升高。在动脉粥样硬化性肾动脉疾病中，通常有其他部位（特别是腿部）动脉疾病的证据。预示肾血管疾病的因素见框 7.7。

- **血管紧张素转化酶抑制剂应用后肾功能恶化**：当肾灌注压下降时，肾素-血管紧张素-醛固酮系统被激活，血管紧张素介导的肾小球出球小动脉收缩以维持肾小球滤过压。血管紧张素转化酶抑制剂或血管紧张素受体阻滞剂阻断这种生理反应。血管紧张素转化酶抑制剂应用时 GFR 下降（或肌酐上升超过 30%）会增加发生肾动脉狭窄的可能性。

- **一过性肺水肿**：肾功能和心功能正常或轻度受损的患者反复出现与严重高血压相关的一过性肺水肿，且无其他明显原因

框 7.7　肾动脉狭窄

如果出现以下情况，肾动脉狭窄的可能性更大：

- 严重高血压，或者是近期发作，或者难以控制
- 肾大小不对称
- 反复发作的一过性肺水肿
- 存在下肢外周血管疾病
- 使用血管紧张素转化酶抑制剂后肾功能恶化

时（如心肌梗死），提示肾动脉狭窄。

● **肾功能损害**：这可能是双侧肾动脉狭窄的症状特征。

检查

CT 或 MRI 血管成像的肾动脉影像学检查能确诊。USS 可以显示肾大小不对称。生化检查可能显示肾功能受损和血浆肾素升高，有时还因醛固酮增多症而出现低钾血症。

管理

对于动脉粥样硬化性疾病患者，一线治疗方法是抗高血压药物辅以胆固醇合成酶抑制剂和小剂量阿司匹林。对于年龄小于 40 岁、有难以控制的高血压、肾功能恶化和一过性肺水肿发作的患者，都应该考虑采取介入治疗来纠正血管狭窄。已证实血管成形术联合支架植入术在纤维肌发育不良中具有价值，但在动脉粥样硬化疾病中效果不确定。风险包括由于远端小血管疾病导致的肾梗死和肾功能无法改善。

急性肾梗死

肾动脉突然闭塞通常表现为急性腰部疼痛，伴非肉眼血尿，但偶尔也可没有疼痛。严重高血压很常见，但并不普遍。LDH 和 CRP 通常升高。梗死可能是出肾动脉血栓形成或来自远端的血栓栓塞引起，远端血栓可能导致分支动脉闭塞伴多发性实质梗死，CT 扫描可见。双肾梗死或唯一有功能的肾梗死可导致无尿性 AKI。双侧闭塞的患者常有广泛的血管疾病，并可能有主动脉闭塞的迹象，伴有股动脉搏动缺失和腿部灌注减少。

治疗在很大程度上是支持性的，包括对已确定的血栓栓塞源进行抗凝治疗。有时可通过对急性阻塞的肾动脉进行支架植入术从而恢复肾血流和功能。

肾小血管疾病

许多疾病与肾内小血管（小动脉和毛细血管）的急性损伤和阻塞有关（框 7.8）。这些疾病可能与身体其他部位的类似变化有关。这些综合征的一个共同特征是微血管病性溶血性贫血，此时由于红细胞在通过异常血管时受损，血涂片上可观察到破碎的红细胞。

小血管炎

肾小血管炎通常表现为肾小球肾炎（见后文）。

框 7.8　与急性肾损害相关的血栓性微血管病

原发性血栓性微血管病

- 溶血尿毒症综合征——志贺毒素、补体介导和药物诱导
- 血栓性血小板减少性紫癜

与系统性疾病相关的血栓性微血管病

- 弥散性血管内凝血
- 恶性肿瘤——乳腺、前列腺、肺、胰腺和胃肠道
- 系统性硬化
- 先兆子痫
- 恶性高血压

系统性疾病中的肾损害

糖尿病

糖尿病患者从中度升高的蛋白尿稳步发展为试纸阳性蛋白尿，然后发展为高血压和进行性肾衰竭。很少有患者需要诊断性肾活检，但不典型特征需要怀疑其他情况。

血管紧张素转化酶抑制剂或血管紧张素受体阻滞剂（ARB）可减缓病程的进展（详见第 12 章）。在一些患者中，即使肾功能异常，蛋白尿也可能不出现，病程也可停止进展。

多发性骨髓瘤

在骨髓瘤中，恶性浆细胞产生副蛋白，通常是单克隆轻链（详见第 14 章）。这些副蛋白可能导致急性肾损伤、肾小管损伤、淀粉样变和蛋白尿。骨转移也可能导致高钙血症。

肝肾疾病

严重的肝功能障碍可能导致肾衰竭，即肝肾综合征（详见第 13 章）。肝病患者也可能因出血、应用利尿剂和感染而进展为急性肾损伤。

结节病

结节病最常见的肾表现是肉芽肿中 1-α-维生素 D 导致的高钙血症，其次是肉芽肿间质性肾炎。

系统性血管炎

小血管炎

小血管炎可导致局灶性炎症性肾小球肾炎，通常伴有新月体改

变。此类疾病可能是一种局限于肾的，导致肾功能迅速恶化的疾病，可能与具有急性期反应、体重下降和关节痛的系统性疾病有关；在一些患者中，该病会导致危及生命的肺出血。

最重要的病因是抗中性粒细胞胞质抗体（ANCA）阳性血管炎（详见第 15 章），其中有两种亚型：镜下多血管炎和肉芽肿性多血管炎（以前称为韦氏肉芽肿病）。两者均可出现肾小球肾炎和肺出血，并伴有全身症状。抗体是非特异性的，因此常需要活检明确诊断。

使用糖皮质激素、环磷酰胺和生物制剂（如利妥昔单抗）治疗小血管炎。血浆置换为对药物治疗无效的进行性肾损害的患者提供了额外获益。

中到大血管的血管炎（如结节性多动脉炎）不会导致肾小球肾炎，但会导致高血压、肾梗死或血尿。

系统性硬化病

系统性硬化病的肾并发症最常见于弥漫性皮肤系统性硬化病。肾内血管痉挛导致严重的高血压、微血管病变和进行性少尿性肾衰竭。使用血管紧张素转化酶抑制剂和肾脏替代治疗。

系统性红斑狼疮

亚临床肾损害很常见，表现为非肉眼血尿和蛋白尿，肾功能轻微受损或正常。通常是由肾小球疾病引起的，尽管间质性肾炎也可能发生在重叠综合征（如混合性结缔组织病、干燥综合征）中。系统性红斑狼疮（systemic lupus erythematosus，SLE）几乎可以产生所有肾小球疾病的组织学变化，其临床特征从花斑状、急进性肾小球肾炎到肾病综合征不等。大剂量糖皮质激素和环磷酰胺可降低狼疮性肾炎终末期肾病的风险。

镰状细胞肾病

镰状细胞病患者存活率的提高意味着更大比例的患者存活，这些患者会出现微血管闭塞的慢性并发症（详见第 14 章）。

临床表现

髓质血管的损伤导致尿液浓缩能力的丧失和多尿。典型变现为远端肾小管酸中毒伴高钾血症。乳头坏死也会发生。少数患者进展为终末期肾病。

急性肾损伤

急性肾损伤（acute kidney injury，AKI）是指在几天或几周内突然发生的且通常可逆的肾功能丧失。AKI 有许多可能的病因（图7.5），且 AKI 通常是多因素共同引起的。

临床表现

AKI 的早期识别和干预很重要；所有急诊入院的患者都应进行肾功能检查，并进行 AKI 风险评估：包括检测并存的增加 AKI 风险的糖尿病、血管疾病和肝病，并记录可能损害肾功能的药物（如血管紧张素转化酶抑制剂、非甾体抗炎药）。如果发现血清肌酐升高，确定（最好使用之前的肾功能测量方法）是急性肾病、慢性肾病急性加重还是慢性肾病（图7.6）。不同原因 AKI 的临床表现和相关检查见框7.9。

肾前性 AKI： 肾前性 AKI 患者通常存在低血压和心动过速，并有低血容量的迹象，包括体位性低血压（从平卧到站立血压降低>

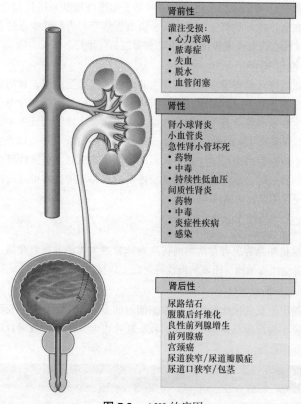

肾前性

灌注受损：
- 心力衰竭
- 脓毒症
- 失血
- 脱水
- 血管闭塞

肾性

肾小球肾炎
小血管炎
急性肾小管坏死
- 药物
- 中毒
- 持续性低血压
间质性肾炎
- 药物
- 中毒
- 炎症性疾病
- 感染

肾后性

尿路结石
腹膜后纤维化
良性前列腺增生
前列腺癌
宫颈癌
尿道狭窄/尿道瓣膜症
尿道口狭窄/包茎

图 7.5 AKI 的病因

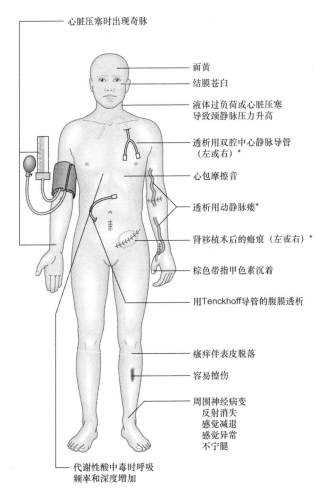

心脏压塞时出现奇脉

面黄

结膜苍白

液体过负荷或心脏压塞
导致颈静脉压力升高

透析用双腔中心静脉导管
（左或右）*

心包摩擦音

透析用动静脉瘘*

肾移植术后的瘢痕（左或右）*

棕色带指甲色素沉着

用Tenckhoff导管的腹膜透析

瘙痒伴表皮脱落

容易擦伤

周围神经病变
反射消失
感觉减退
感觉异常
不宁腿

代谢性酸中毒时呼吸
频率和深度增加

图 7.6　慢性肾病的体征。* 肾脏替代治疗的特征

20/10 mmHg）。脓毒症患者可能存在外周血管扩张，还存在动脉网相对性充盈不足和肾血管收缩，导致 AKI 伴急性肾小管坏死（acute tubular mecrosis，ATN）。尽管肾灌注不足的原因可能很明显，但创伤（如骨盆骨折）或妊娠期子宫内可能会发生隐性失血。此外，由于创伤、烧伤、严重的炎性皮肤病或脓毒症，大量血管内容量可能会丢失。最后，在服用非甾体抗炎药或血管紧张素转化酶抑制剂的患者中，可能发生无低血压的肾前性 AKI。

框 7.9　根据病史、体格检查和实验室 / 影像学检查对 AKI 进行分类

AKI 类型	病史	体格检查	实验室 / 影像学检查
肾前性	容量不足 药物 肝病 心力衰竭	低血压（体位性下降），心动过速，体重下降，口干，皮肤张力升高，无颈静脉怒张	尿钠 < 20 mmol/L 高尿素−肌酐比值 尿液分析无特异性
肾性			
ATN	肾前性状态持续存在 脓毒症 毒性药物 其他（横纹肌溶解、蛇咬伤、蘑菇毒素）	生命体征 容量评估 四肢（骨筋膜室综合征）	尿钠 > 40 mmol/L 致密颗粒（泥褐色）管型 肌酸激酶
肾小球性	皮疹、体重下降、关节痛 胸部症状 静脉药物的应用	高血压 水肿 紫癜、葡萄膜炎、关节炎	蛋白尿，血尿，红细胞管型，异型红细胞，ANCA，抗 GBM，ANA，C3，C4，肝炎，HIV，肾活检
小管间质性	间质性肾炎：药物 结节病 **肾小管阻塞：** 1. 骨髓瘤 2. 结晶性肾病：药物，草酸盐，尿酸盐	发热，皮疹	白细胞尿 嗜酸性粒细胞增多症 嗜酸性粒细胞尿 白细胞管型 微量蛋白尿 副蛋白 钙 尿结晶 血清尿酸 尿草酸盐
血管性	腰痛，创伤 抗凝 近期使用血管造影剂 肾病综合征（肾静脉血栓） 系统性硬化病 腹泻（溶血尿毒症综合征）	血压 眼底检查 网状青斑指端硬化	血尿 C3，C4 肾超声多普勒 CT 血管成像 血小板，溶血筛查，乳酸脱氢酶

（续框）

AKI 类型	病史	体格检查	实验室 / 影像学检查
肾后性	前列腺肿瘤病史 神经源性膀胱 宫颈癌 腹膜后纤维化 膀胱出口综合征	直肠检查（前列腺 和肛门张力） 充盈膀胱 盆腔肿物	尿液分析正常或血尿 肾超声（肾盂积水） 如果超声检查不确定， 则行同位素肾图

肾性和肾后性 AKI：可区分肾性和肾后 AKI 原因的因素总结在框 7.9 中。应对患者进行临床体格检查，并通过 USS 检查是否存在膀胱扩大和肾积水。

管理

框 7.10 总结了所有类型 AKI 的常规治疗。

血流动力学状态：如果出现低血容量，应通过静脉补液或输血来纠正；因为会引起肺水肿，所以应避免液体过量。平衡晶体溶液（如血浆电解质注射液、Hartmann 液或乳酸林格氏液）可能优于生理盐水（0.9% 氯化钠），从而避免高氯性酸中毒。重症患者可能需要正性肌力药物来恢复血压，但研究并不支持使用低剂量多巴胺。

代谢紊乱：血钾高于 6.5 mmol/L 的高钾血症时应立即处理以预防心律失常。血容量的恢复通常可以纠正酸中毒，但如果容量状况

框 7.10　AKI 的治疗

- 评估液体状态以确定液体处方：

  低血容量：必要时通过补液试验和强心药物优化全身血流动力学状态

  体液平衡：平衡液体出入量，液体摄入量等于与尿量加上 500 ml 无知觉失水

  液体过负荷：使用袢利尿剂（常需要大剂量）；如果效果不佳，使用透析治疗

- 如果钾离子浓度 > 6.5 mmol/L，给予钙剂以稳定心肌和葡萄糖＋胰岛素以纠正高钾血症（见第 6 章），直到透析或肾功能恢复以保证钾排泄充足

- 如果 H^+ 浓度 > 100 mmol/L（pH < 7.0），考虑应用碳酸氢钠（100 mmol）来纠正酸中毒

- 停止所有肾毒性药物，并根据肾功能水平减少其他药物的剂量

- 确保充足的营养

- 考虑使用质子泵抑制剂来降低上消化道出血的风险

- 筛查感染，如果存在则进行治疗

- 如有阻塞，必要时引流下尿路或上尿路

允许，严重的酸中毒时可以使用碳酸氢钠治疗。如果患者少尿但仍自由饮水或接受静脉注射葡萄糖，则可能发生稀释性低钠血症。低钙血症很常见，但很少需要治疗。血清磷酸盐水平通常很高。

心肺并发症：肺水肿可能是由于注射了相对于尿量来说过量的液体，以及肺毛细血管通透性增加引起的。如果尿量不能迅速恢复，可能需要透析以清除多余的液体。临时呼吸支持也是必要的。

营养：高代谢患者可能需要肠外营养或肠内管饲，应该包括足够的能量和足够的蛋白质，但应避免高蛋白质摄入量。

感染：AKI 患者有并发感染的风险，及时诊断和治疗至关重要。

药物治疗：已知会导致肾损伤的药物和任何非必需的药物都应停用。血管活性药物（如非甾体抗炎药和血管紧张素转化酶抑制剂）应停止使用，因为这些药物可能会延长急性肾损伤的病程。应给予 H2 受体拮抗剂或质子泵抑制剂以防止胃肠道出血。其余的必需治疗应在必要时调整剂量。

尿路梗阻：肾后性 AKI 时缓解梗阻的方法包括在膀胱流出道梗阻时置管引流，或输尿管梗阻时行输尿管支架或经皮肾造瘘术。

肾脏替代治疗：如果尿毒症和高钾血症对上述措施无效，则可能需要一段时间的肾脏替代治疗。急性肾损伤的两个主要选择是血液透析或高容量血液过滤。两者都有风险，包括血流动力学不稳定和导管感染，因此需要对每个患者进行仔细评估。如果不能进行血液透析，腹膜透析也是可以的。

AKI 的恢复：

AKI 的恢复期伴随着尿量的逐渐恢复和生化指标的稳步改善。一些患者，主要是 ATN 患者或慢性尿路梗阻解除的患者，会出现"多尿期"。此时应提供足够的液体来替代尿液排出。数日后，随着浓缩机制的恢复，尿量降至正常。在多尿期，需要补充钠、氯、钾和磷酸盐，以补偿因尿液增加的丢失。

慢性肾病（CKD）

慢性肾病（chronic kidney disease，CKD）指在数年内发展的不可逆的肾功能恶化。在疾病早期主要表现为生化指标异常，晚期 GFR 以及肾代谢和内分泌功能逐渐丧失，出现肾衰竭的临床症状和体征，即为尿毒症。CKD 各阶段定义详见框 7.11。在 CKD 5 期，若没有肾脏替代治疗则有死亡风险，称为终末期肾病（end stage renal disease，ESRD）。

框 7.11　CKD 分期

分期[a]（根据 GFR[b]）	定义	患病率	临床表现
1	肾损伤[c]，GFR 正常或升高（＞90）	肾功能正常	3.5%	无症状
2	肾损伤且 GFR 60～89	轻度 CKD	3.9%	无症状
3A	GFR 45～59	轻到中度 CKD	7.6%（3A 和 3B）	通常无症状
3B	GFR 30～44	中到重度 CKD		部分患者可出现肾性贫血，大部分患者无进展或缓慢进展
4	GFR 15～29	重度 CKD	0.4%	GFR ＜ 20 时开始出现症状 GFR 下降时出现电解质紊乱
5	GFR ＜ 15 或透析	肾衰竭	0.1%	症状和并发症明显透析起始阶段各患者不同，但通常 GFR ＜ 10 时开始进行透析治疗

[a] 肾功能分期按美国国家肾脏基金会肾脏疾病质量结果倡议 2002 定义。
[b] 需要间隔 3 个月的两次 GFR 来确定分期。GFR 以 ml/（min·1.73 m^2）为单位。
[c] 病理异常或损伤标记物，包括尿液检查或影像学异常。

　　CKD 可由任何引起肾功能受损的情况所致。常见病因见框 7.12。

临床表现

　　慢性肾病初期通常无症状，通常是在筛查高危患者（如糖尿病或高血压患者）时，血液生化检查偶然发现尿素和肌酐升高。大多数患者在 GFR 降至 30 ml/（min·1.73 m^2）之前无症状，甚至有些患者 GFR 值远低于此值仍无症状。早期由于肾单位浓缩功能丧失和渗透负荷（滤过）增加引起夜尿增多，但无特异性。当 GFR 降至 15～20 ml/（min·1.73 m^2）或以下时，症状和体征就会普遍存在，几乎影响全身所有系统（图 7.6）。常见症状包括疲乏、呼吸困难，与肾性贫血或容量超负荷有关。随着肾功能的进一步恶化，患者可能会出现瘙痒、厌食、体重下降、恶心、呕吐和呃逆。在严重的肾

框 7.12　CKD 病因

糖尿病	20% ～ 40%
（肾小管）间质性疾病	20% ～ 30%
肾小球疾病	10% ～ 20%
高血压	5% ～ 20%
系统性炎症性疾病	5% ～ 10%
肾血管疾病	5%
先天性或遗传性疾病	5%
其他	5% ～ 20%

衰竭患者中，由于代谢性酸中毒，可能出现深大呼吸（库斯莫尔呼吸），并且患者可能会出现肌肉抽搐、疲乏、嗜睡和昏迷。

检查

CKD 患者的初步筛查见框 7.13，目的：

● 排除 AKI。● 明确病因。● 明确是否存在使肾功能恶化的可逆因素，例如高血压、尿路梗阻或感染以及肾毒性药物。● 筛查骨营养不良或贫血等并发症。● 筛查心血管危险因素。

管理

目的是防止进一步的肾损害，治疗和控制代谢性和心血管并发症，并做肾脏替代治疗前准备。

监测肾功能：肾功能的变化因时间和个体而异。 因此，对于 CKD 3 期患者，应每 6 个月监测一次肾功能，但对于进行性恶化以及 CKD 4 期和 5 期患者的监测应更为频繁。GFR 与时间的关系曲线图可以揭示治疗效果和 GFR 意外下降，并有助于评估肾脏替代治疗的时机。

延缓进展速度：延缓 CKD 的进展速度可减少并发症、延缓尿毒症症状的发生以及对肾脏替代治疗的需求。尽可能处理各种原发病因；严格控制血压对各种原因的 CDK 都是至关重要的，肾小球疾病患者治疗关键是降低尿蛋白。

降压治疗：降低血压可以延缓 CKD 患者肾功能的恶化速度，同时降低心力衰竭、脑卒中和周围血管疾病的风险。目前最佳血压控制阈值尚无定论，任何程度的血压降低都是有益的。对于中度蛋白尿的 CKD 患者，推荐的降压目标为 130/80 mmHg，而重度

框 7.13　CKD 相关检查

初步检测	说明
尿素和肌酐	与前次结果比较
蛋白尿量化和尿液分析	血尿和蛋白尿提示肾小球疾病，需行肾活检。蛋白尿：使用 ACE 抑制剂或 ARB 以预防 CKD 进展风险
电解质	明确高钾血症和酸中毒
钙，磷酸盐，PTH 和 25（OH）D	肾性骨营养不良的评估
血清白蛋白	低白蛋白：考虑营养不良，炎症，肾病综合征
FBC（±铁，铁蛋白，叶酸，维生素 B12）	贫血，排除常见的非肾性病因后按肾性贫血处理
脂质，葡萄糖，±HbA1c	CKD 的心血管风险高：积极治疗危险因素
肾超声	出现尿路阻塞性症状、持续性血尿、PKD 家族史或进行性 CKD 时，肾萎缩提示慢性病。肾大小不对称提示肾血管性或发育性疾病
肝炎、HIV	如果计划进行透析或移植。血清阴性建议接种乙肝疫苗
其他	框 7.10 中的相关检查，尤其是在 CKD 原因未知的情况下

蛋白尿（PCR ＞ 100 mg / mmol）的 CKD 患者，推荐的降压目标为 125/75 mmHg。降压目标的实现需要多种药物联合使用和患者良好的依从性。

减少蛋白尿：蛋白尿的程度与肾病的进展速度明显相关，减少蛋白尿可延缓肾功能不全进展。ACEI 和 ARB 可以降低蛋白尿、延缓 CKD 的进展，并减少心血管事件和全因死亡率。使用初期可能会导致 GFR 降低，但如果降低幅度不超过 25% 或无进行性降低，则可以继续使用。

并发症的治疗：

体液和电解质平衡：尿素是蛋白质代谢产物，并在 CKD 患者体内蓄积。建议 CKD 4 期或 5 期患者避免进食过多蛋白质。但不建议严格限制蛋白质摄入，因为可能会导致营养不良。

晚期 CKD 患者常常会出现钾蓄积，因此建议患者每日钾摄入量控制在 70 mmol 以下。肾功能不全时，肾不能充分排泄钠和水而导致水钠潴留，这可能表现为水肿和高血压。水钠潴留患者建议低钠饮食（24 h 摄入 < 100 mmol），严重时，也应限制液体的摄入。使用碳酸氢钠纠正酸中毒，使血浆碳酸氢盐保持在 22 mmol/L 以上可能使患者获益。

肾性骨病：肾性骨病的发病机制概述于图 7.7。给予维生素 D 的 1α- 羟基化合成类似物来纠正低血钙症，调整剂量以避免高钙血症，将 PTH 水平降至正常的 2 ～ 4 倍。 以预防或控制骨软化症。高磷血症可通过限制高磷酸盐饮食（牛奶、奶酪、鸡蛋），及使用磷酸盐结合药物来控制。这类药物（如碳酸钙）与膳食形成不可溶性磷酸盐复合物以阻止其吸收。 继发性甲状旁腺功能亢进症通常可以通过这些措施控制，但是在合并自主性甲状旁腺功能亢进的患者中，可能需要行甲状旁腺切除术。

贫血：重组人促红细胞生成素可有效治疗 CKD 相关性贫血。目

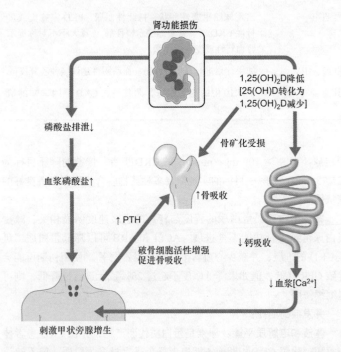

图 7.7 肾性骨病发病机制。在高磷酸盐水平的情况下，1,25（OH）₂维生素 D3 减少和甲状旁腺激素（PTH）增多，使破骨细胞活性增加，类骨质含量增加，导致骨矿化减少

标血红蛋白在 100 ～ 120 g/L。并发症为高血压和血栓形成。缺铁、活动性炎症或恶性肿瘤时，促红细胞生成素的疗效差。因此在治疗前应排除并纠正这些因素。

心血管疾病的风险：CKD 患者的心血管疾病风险较高，应鼓励患者适当运动，保持健康的体重并避免吸烟。高胆固醇血症和甘油酸酯升高在 CKD 中很常见。使用胆固醇合成酶抑制剂控制血脂异常可能有助于延缓疾病进展。

肾脏替代治疗准备：CKD 持续进展并定期复查的患者，应在开始透析前 12 个月进行肾脏替代治疗的准备。这些准备包括心理和社会支持，评估家庭情况，并根据自身情况选择血液透析、腹膜透析和肾移植。

肾脏替代治疗

AKI 需要临时行肾脏替代治疗（renal replacement therapy，RRT），而 CKD 则需要长期行 RRT。在英国，患者开始透析的中位年龄为 65 岁，并且 24% 的 CKD 患者是由糖尿病肾病导致的。治疗目标是在出现 CKD 症状但未出现严重并发症之前就开始 RRT。尽管患者之间有所不同，但通常在 GFR 接近 10 ml/（min·1.73 m²）时开始 RRT。

是否需要行 RRT 及其预后取决于患者的年龄和合并症。没有肾外疾病的年轻患者通过 RRT 治疗可以进行正常的生活活动，但 30 ～ 34 岁患者的死亡率比年龄匹配的对照组高 25 倍。RRT 的目的是替代肾的排泄功能，并维持正常的液体和电解质平衡。RRT 的选择包括血液透析、血液过滤、腹膜透析和移植（图 7.8）。透析的主要副作用（框 7.14）与血容量减少或血液体外循环以及血液与透析系统各组分之间的反应（生物不相容）引起的血流动力学紊乱有关。

保守治疗

在 CKD 5 期有多种合并症的老年患者中，对症治疗越来越被视为一种积极的选择。保守治疗的生存率与接受 RRT 的患者相似，而且患者无需住院和接受有创性操作。应向患者提供充分的药物治疗、适当的心理和社会支持，以在尽可能长的时间内优化和维持现有的肾功能，并在疾病的终末期进行适当的姑息治疗。许多患者可享有数年的良好生活质量。当患者的生活质量较差时，在患者同意的情况下也可停止透析，并提供保守治疗和姑息治疗。

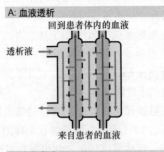

A: 血液透析

回到患者体内的血液

透析液 →

来自患者的血液

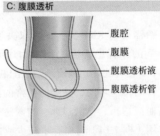

B: 血液滤过

回到患者体内的血液

← 置换液

超滤液 ←

来自患者的血液

C: 腹膜透析

腹腔
腹膜
腹膜透析液
腹膜透析管

图 7.8 （彩图）肾脏替代治疗的选择。**A**：血液透析，溶质沿浓度梯度通过生物半透膜从血液扩散到透析液。**B**：血液过滤，水和溶质均通过压力梯度跨半透膜过滤。在过滤后的血液送回患者体内之前，将置换液加入过滤后的血液。**C**：腹膜透析，腹透液通过导管引入腹腔。溶质通过腹膜顺浓度梯度从血液扩散到腹膜透析液。**D**：移植，移植肾的血管与髂外动静脉吻合，输尿管与膀胱吻合。移植的肾替代了衰竭肾的所有功能

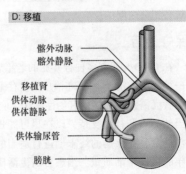

D: 移植

髂外动脉
髂外静脉

移植肾
供体动脉
供体静脉

供体输尿管

膀胱

框 7.14 血液透析并发症

- 透析中的低血压
- 心律失常
- 出血
- 空气栓塞
- 透析器超敏反应
- 治疗间的紧急情况（肺水肿，脓毒症）

血液透析

血液透析（图 7.8A）是 ESRD 患者和 AKI 患者最常采用的 RRT 形式。血管通路必须使用中央静脉导管或动静脉内瘘。通过改变透析液的组成以获得所需的溶质流量，并可改变压力以从循环中除去水分。透析时常规采用肝素抗凝。CKD 患者的血液透析治疗可在家里或医院进行，通常每周 3 次，每次至 3 ～ 5 h。并发症见框 7.14。

血液滤过

血液滤过（图 7.8B）主要用于 AKI。它可以是间歇性的也可以是连续的，并可以通过调节液体的置换率来控制血管内的容量。

腹膜透析

腹膜透析（图 7.8C）主要用于 CKD 患者，在儿童和具有残余肾功能的成人 CKD 患者中具有良好疗效。在持续不卧床腹膜透析（continuous ambulatory peritoneal dialysis，CAPD）中，将 2 L 无菌等渗透析液引入腹部并留在腹部 4 ～ 6 h。自动化腹膜透析与 CAPD 类似，但通过泵在夜间自动进行透析液置换，减少了日常治疗负担。CAPD 并发症汇总在框 7.15。

肾移植

肾移植（图 7.8D）是 ESRD 患者长期生存的最佳治疗方式。肾移植术后肾功能恢复正常、所有 CKD 相关的代谢异常得到纠正。除非有禁忌证，所有患者均应考虑移植。常见禁忌证包括活动性恶性肿瘤、血管炎、心血管疾病和高复发风险肾病（通常指肾小球肾炎）。

移植肾来源于已故的供体或活体供体。免疫因素是影响供体与特定受体匹配的最重要因素，移植物排斥反应是移植失败的主要原因。供体和受体之间的 ABO 血型兼容性至关重要，MHC 抗原，尤

框 7.15　CAPD 并发症

- 腹膜炎
- 导管出口部位感染
- 超滤失败
- 腹膜衰竭
- 硬化性腹膜炎

其是 HLA-DR 的匹配程度会影响排斥的发生率。移植前需检测抗 HLA 抗原的抗体和可结合供体淋巴细胞的抗体；两者都可预测早期排斥。目前可以通过移植前血浆置换或免疫抑制治疗来实现某些与 ABO 和 HLA 不兼容的移植，但仅限于活体供体移植。配对交换，是指无论在血型或 HLA 中出现供体–受体不匹配的情况下，通过计算机匹配其他配对以克服错配，从而大大增加移植的成功率，这种配对交换已越来越多应用于临床。

一旦移植肾开始工作，受体的生化指标通常在几天之内即可达到正常或接近正常。移植后的并发症详见框 7.16。

移植后管理

所有移植患者都需要定期门诊随访，以监测肾功能和终身免疫抑制治疗。常用的免疫抑制方案是泼尼松龙联合环孢素或他克莫司、

框 7.16　肾移植后功能障碍常见原因

移植后时间	原因
数小时到数天	肾静脉 / 动脉血栓形成 输尿管瘘 移植肾功能延迟（即移植肾不能立即开始工作） 超级性排斥反应
数周	急性排斥反应（特别是＜ 3 个月；以后因患者依从性差或免疫抑制剂不足时发生）
数月	BK 病毒性肾病 肾动脉狭窄
数年	慢性移植肾损伤（通常为抗体介导）
任何时间	他克莫司 / 环孢素毒性 脓毒症 疾病复发：早期（FSGS/MCGN） 　　　　　晚期（IgA 肾病 / 膜性肾小球肾炎）

硫唑嘌呤或霉酚酸酯。免疫抑制治疗与感染的发生概率增加相关，尤其是机会致病菌感染，如巨细胞病毒和卡氏肺孢子菌。恶性肿瘤尤其是皮肤恶性肿瘤的风险升高。淋巴瘤罕见但可能发生在早期，常与疱疹病毒尤其是 EB 病毒的感染有关。

在英国，遗体捐献移植物的预后为 1 年时患者存活率为 96%，移植肾存活率为 93%，5 年时患者存活率为 88%，移植肾存活率为 84%。活体供体移植开展后有更好的预后（5 年的移植肾存活率为 91%）。

药物与肾

排泄过程中药物及代谢物在肾的聚集造成肾损伤。详见框 7.17。

尿路感染

尿路感染（urinary tract infection，UTI）是指由细菌引起的急性尿道炎和膀胱炎。它是全科医疗中最常见的细菌感染，占会诊人数的 1%～3%。在 20 岁女性中的患病率为 3%，此后每十年增加 1%。

临床表现

膀胱炎和尿道炎的典型特征包括：

● 急性发作的尿频和尿急。● 排尿时尿道灼痛（排尿困难）。● 排尿时和排尿后耻骨联合上疼痛。● 由于膀胱壁痉挛，在排尿后仍有强烈尿意（尿末滴沥）。● 尿液浑浊，气味难闻。● 伴或不伴肉眼血尿。

无或全身症状轻微。下尿路感染可扩散。出现发热、寒战和腰痛的全身症状提示急性肾盂肾炎，可能是住院指征。

鉴别诊断包括 STI（见第 5 章）或反应性关节炎引起的尿道炎。

检查

UTI 常规实验室检查详见框 7.18。可有选择地进行检查，最常用于儿童、男性和反复感染的患者。在社区中引起 UTI 的典型病原菌包括：

● 胃肠道来源的大肠埃希菌（约占感染的 75%）。● 变形杆菌属。● 假单胞菌属。● 链球菌。● 表皮葡萄球菌。

在医院中，大肠埃希菌仍占主导地位，但克雷伯菌和链球菌更为常见。某些大肠埃希菌菌株具有感染尿路的特殊倾向。

管理

建议所有确诊的 UTI 患者使用抗生素治疗。如果已经进行了尿

框 7.17　药物性肾功能障碍：举例和机制

药物或毒物	机制
血流动力学恶化	
NSAIDs	前列腺素生成减少导致肾血流下降
ACEI	降低出球动脉压力。肾动脉硬化或其他肾低灌注时产生毒性作用
造影剂	可能导致强烈的肾血管收缩，及其他毒性作用
急性肾小管坏死	
氨基糖苷类，两性霉素	直接肾小管毒性，血流动力学因素也可能参与
对乙酰氨基酚	± 严重的肝毒性
造影剂	沉积于肾小管，呋塞米加重其毒性
肾小管 / 集合管功能丧失	
锂剂，顺铂	浓缩功能障碍，发生在低于引起急性肾小管坏死的浓度时
氨基糖苷类，两性霉素	
肾小球肾炎（免疫介导）	
青霉胺、金	膜性肾病
青霉胺	ANCA 阳性小血管炎相关的新月体型肾炎或局灶坏死性肾小球肾炎
NSAIDs	微小病变型肾病
间质性肾炎（免疫介导）	
NSAIDs、青霉胺、PPIs	急性间质性肾炎
间质性肾炎（毒性）	
锂剂	急性中毒
他克莫司、环孢素	这些药物的主要不良反应
肾小管阻塞（晶体形成）	
阿昔洛韦	肾小管内形成药物结晶
化疗药物	溶瘤综合征导致形成尿酸结晶
肾钙沉着症	
肠道清洁剂	钙、磷沉积，一般较轻，但有时可造成不可逆损伤
腹膜后纤维化	
二甲麦角新碱、普拉洛尔	已在英国禁用，特发性更常见

框 7.18　UTI 患者的检查

所有患者

- 试纸法 [a] 检测亚硝酸盐、白细胞酯酶和葡萄糖

- 尿液镜检 / 细胞计数检测尿液的白细胞、病原体

- 尿液培养

婴儿，儿童以及任何发热或复杂尿路感染者

- 全血细胞计数；尿素、电解质、肌酐

- 血培养

肾盂肾炎：男性、儿童、反复感染的女性

- 泌尿系统超声或 CT

- 女性行盆腔检查，男性行直肠检查

持续血尿或其他疑似膀胱病变的证据

- 膀胱镜检查

[a] 在非复杂尿路感染中可以替代显微镜检查和培养。

液培养，则可以在等待结果的同时开始治疗。标准 3 天疗法与延长治疗时间相比，引起肠道菌群改变的可能性更小。初始治疗通常选择甲氧苄啶，然而引起 UTI 的细菌中有 10% ～ 40% 具有耐药性，但社区中耐药率较低。呋喃妥因、环丙沙星和头孢氨苄也常有效。建议患者摄入大量液体和尿碱化剂，但无循证医学证据。

持续性或复发性 UTI

重复培养过程中微生物持续存在提示治疗失败，其潜在原因如下：

- 膀胱排空不完全（前列腺疾病，神经系统疾病）。● 异物（导管，结石）。● 宿主抵抗力差（糖尿病，绝经后萎缩性尿道炎）。

也可能发生不同微生物或间隔后相同微生物的再感染。在女性中，反复感染普遍存在，只有在感染严重或频繁（每年 > 2 次）的情况下，才需要进行进一步的检查。

如果无法消除病因，可以使用抑制性抗生素治疗来防止复发，降低脓毒症和肾损害的风险。定期尿液培养和序贯使用两种或三种抗生素（每 6 个月轮换一次）的方案可减少耐药菌的出现。其他防止复发的简单措施包括：

- 每天摄入大于 2 L 的液体。● 勤排尿。● 良好的个人卫生。

● 性交前后排尿。● 服用蔓越莓汁。

无症状性菌尿

无症状性菌尿为表观健康的无症状患者的尿液中微生物数量大于 10^5/ml。目前尚无证据表明这种情况会在未怀孕且尿路正常的成年人中引起肾瘢痕形成，通常无需治疗。但约 30% 的患者会在 1 年内发展为症状性感染。

急性肾盂肾炎

少数情况下，UTI 从膀胱逆行感染至肾导致急性肾盂肾炎。菌血症并发症罕见，包括肾或肾周脓肿和肾乳头坏死。

临床表现

● 急性发作的一侧或双侧腰部的疼痛，向髂窝和耻骨上区放射。● 腰部压痛和肌紧张。● 30% 出现由膀胱炎导致的排尿困难。● 发热伴寒战、呕吐和低血压。

肾乳头坏死时，坏死的组织的碎片可随尿液经尿道排出，可通过组织学鉴别。组织碎片可能会引起单侧或双侧输尿管梗阻，可能会导致 AKI。诱发因素包括糖尿病、慢性尿路梗阻、止痛药相关肾病和镰状细胞病。

检查及管理

除了 UTI 的相关检查外，还需完善泌尿系统 USS 或 CT 以排除肾周积液和梗阻等诱发因素。保证足够的液体摄入，一线治疗方案为静脉注射头孢氨苄 1 g，每天 4 次，连续 14 天，环丙沙星 500 mg，每天 2 次，连续 7 天。严重的病例初次治疗需要静脉使用头孢菌素、喹诺酮或庆大霉素。

结核

肾和尿路的结核是由其他部位结核感染血行播散所致。

临床表现

● 膀胱症状（尿频、排尿困难），血尿，不适，发热，盗汗，腰痛。● 由于尿路阻塞或肾组织结构破坏而导致的 CKD。● 典型的表现包括肾钙化和输尿管狭窄。

检查和管理

尿液可见中性粒细胞，但常规细菌培养为阴性。应行清晨尿液培养，以鉴定结核杆菌。若有膀胱症状，则需行膀胱镜检查。尿路影像学检查和 CXR 是必需的。标准的抗结核化疗（见第 9 章）是有效的。严重感染时可能需要通过外科手术解除阻塞和进行肾切除术。

反流性肾病

慢性间质性肾炎与早期的膀胱输尿管反流以及肾瘢痕形成有关。

临床表现

肾瘢痕形成和肾 / 输尿管扩张常无症状。任何年龄均可发病，伴有高血压、蛋白尿或 CKD 特征。常有尿频、排尿困难和腰背痛，但可能没有泌尿道感染的病史。尿路结石的发病率增加。

检查

● 放射性核素扫描：对检测反流很敏感。● 动态监测 CT/MRI：可能有助于评估病情进展。● USS：可排除明显的梗阻，但不能识别肾瘢痕形成。● 尿液分析：白细胞和蛋白尿（24 h 通常 < 1 g）。

管理和预后

治疗感染；复发时进行预防性治疗。感染在残余肾功能极小的异常肾中反复发作是肾切除术指征。若仅局限在一侧肾，通过切除异常肾有时可以治愈高血压。除上述情况外很少进行手术治疗，因为大多数反流在儿童时期会自发消失。只要肾发育正常、瘢痕较小或单侧肾瘢痕的儿童和成人的预后良好。重度反流可通过输尿管再植入或在输尿管部位下方三角肌注聚四氟乙烯或多糖治疗。

尿路结石

肾结石的发病率在世界范围内差异较大可能是饮食和环境因素造成，但遗传因素也起到一定作用。在欧洲，有 75% 的肾结石包含草酸钙或磷酸钙，约 15% 的肾结石包含磷酸铵镁，还有少量的纯胱氨酸或尿酸结石。在发展中国家，膀胱结石常见，尤其是在儿童中。在发达国家，儿童膀胱结石的发生率较低。肾结石在成人中较常见。鹿角结石填满整个肾盂，并分支入肾盏。它们通常与感染有关，并且主要由鸟粪石组成。已知有几种肾结石形成的危险因素（框7.19）；但是在发达国家，大多数结石发生在健康的年轻人中，没有明显的诱因。

临床表现

大多数肾结石无症状。结石引起输尿管梗阻可有以下典型症状：

● 肾绞痛：腰部突然疼痛，放射至腹股沟、睾丸或阴唇等 L1 神经分布部位。● 疼痛几分钟内达到高峰；患者不能通过尝试改变姿

框 7.19　肾结石诱发因素

环境和饮食

- 低尿量：高环境温度，液体摄入过少
- 饮食：高蛋白，高钠，低钙
- 高钠排泄
- 高草酸盐或尿酸盐排泄
- 低柠檬酸盐排泄

获得性因素

- 任何原因的高血钙（见第 10 章）
- 回肠疾病或切除（草酸盐的吸收和排泄增加）
- I 型肾小管性酸中毒（远端）

先天性和遗传性因素

- 家族性高钙尿症
- 海绵肾
- 胱氨酸尿
- I 型肾小管性酸中毒（远端）
- 原发性高草酸尿症

势获得缓解。● 脸色苍白，出汗，躁动不安，常伴有呕吐。● 常有排尿困难和血尿。● 剧烈疼痛通常在 2 h 内消失，也可能持续数小时或数天。尽管在严重程度上可能会发生轻微波动，但在发作时疼痛强度通常保持不变。随后可能出现持续的腰部钝痛。

肾乳头坏死、血凝块或肿瘤引起的输尿管梗阻也可出现类似的症状。

检查

● 尿液分析：可见红细胞。● 腹部 X 线检查（AXR）：约 90% 的结石可在 X 线上显影。● 泌尿系 CT 优于 AXR，因为它也可以显示不在 X 线上显影的结石。● USS 可能在阻塞上方显示肾盂结石和肾盂扩张，并减少患者的放射线暴露。

初发肾结石的患者至少应接受最基本的检查（框 7.20）；对于复发性或多发性结石，或复杂性或原因不明患者，应进行更详细的检查。由于大多数结石会自行排出，绞痛后几天内，应筛检尿液，以收集结石进行分析。

框 7.20　肾结石相关检查

标本	检测	初发结石	复发结石
结石	化学成分——若结石能被取出，是最有价值的检测		√
血液	钙	√	√
	磷	√	√
	尿酸	√	√
	U&E	√	√
	碳酸氢盐	√	√
	PTH——仅在血清钙或尿钙过高时检测		（√）
尿液	试纸法检测蛋白、血和葡萄糖	√	√
	氨基酸		√
24 小时尿	尿素		√
	肌酐清除		√
	钠		√
	钙		√
	草酸盐		√
	尿酸		√

管理

● 强效镇痛药，例如双氯芬酸（100 mg）口服或栓剂，吗啡（10～20 mg）或哌替啶（100 mg）肌内注射。● 常常需要镇吐药。

直径小于 4 mm 的结石约 90% 会自行排出，直径大于 6 mm 的结石只有 10% 能自行排出，这可能需要积极干预。如果结石近端梗阻导致无尿或感染（脓肾），则需要立即采取措施。不能自行排出的结石需要进行手术取石，方法是使用输尿管镜和激光碎石术，或经皮肾镜取石术和超声分解器碎石术。另外，还可以用体外冲击波碎石术将结石打碎，外部产生的冲击波聚焦在结石上，将结石碎成易于通过的碎片。

预防结石复发的措施取决于检查结果（框 7.20），包括饮食调整、摄入充足的液体和使用利尿剂。

集合系统和输尿管疾病

先天性异常

包括单肾、双肾双输尿管和肾盂输尿管连接处梗阻。后者可引起儿童肾积水，可通过腹腔镜肾盂成形术治疗。

海绵肾是一种先天性疾病，由于肾髓质集合管乳头畸形导致了髓质囊肿的形成。表现为成年患者肾结石，预后良好。通过 USS、CT 或静脉尿路造影（IVU）诊断。

腹膜后纤维化

腹膜后结缔组织纤维化可压迫并阻塞输尿管。

原因包括特发性（最常见）、药物、放射线、主动脉瘤或恶性肿瘤。表现为输尿管梗阻相关症状。检查显示 ESR/CRP 较高；CT 或 IVU 显示输尿管梗阻和内偏。紧急治疗通常是通过输尿管支架植入。特发性腹膜后纤维化对糖皮质激素有反应；如果没有反应，则必须进行输尿管松解术。

肾和尿路肿瘤

肾细胞癌

这是成人中发病率远超其他类型的肾恶性肿瘤，患病率为每 10 万人约 16 例。男性的发病率是女性的两倍。发病年龄在 65 ～ 75 岁，40 岁之前很少见。可发生局部转移、淋巴转移或血液转移（常转移到肺，骨或脑）。

临床表现

• 50% 的病例无症状，偶然发现。• 常见症状：血尿（60%），腰痛（40%），腹部肿块（25%）或部分输尿管梗阻（PUO）。• 全身性症状包括发热、ESR 升高和凝血功能障碍。• 肿瘤可分泌异位激素，例如 EPO、PTH、肾素。当切除肿瘤时，这些效应均会消失。

检查

• USS：鉴别实体瘤和单纯肾囊肿。• 腹部 / 胸部 CT：用于分期。• USS 或 CT 引导的活检：避免因良性疾病的肾切除术。

管理和预后

即使有转移，也应当尽可能进行根治性肾切除术（转移灶可能在手术后消退）。直径小于 4 cm 的肿瘤适合行部分肾切除术。肾细胞癌对放疗和大多数化疗不敏感，近年来发现酪氨酸激酶抑制剂和 mTOR 抑制剂具有一定疗效。局限于肾的肿瘤 5 年生存率为 75%。当出现远处转移时，5 年生存率仅为 5%。

尿路上皮肿瘤

常起源于移行细胞，可累及肾盂、输尿管、膀胱（最常见）或尿道。男性的患病率是女性的 3 ～ 4 倍，40 岁以下发病罕见。危险因素包括吸烟和接触芳香胺、苯胺染料和醛。

肿瘤若为脆质的乳头状瘤，预后良好；若为侵袭性的溃疡型肿块，预后差。

临床表现和检查

80% 以上的患者表现为无痛性肉眼血尿。可有尿路梗阻。常规体格检查不易发现。疑似膀胱癌必须行膀胱镜检查。泌尿系 CT 或 IVU 可发现上尿路病变。通过胸部 / 腹部 / 盆腔 CT 进行肿瘤分期。

管理和预后

浅表肿瘤可通过经尿道手术和（或）膀胱内灌注化疗来治疗。很少行膀胱切除术。需定期行膀胱镜检查以监测复发。原位癌对膀胱内卡介苗治疗反应良好。浸润性膀胱肿瘤通常采用根治性膀胱切除术和尿流改道治疗。总之，肌层浸润性膀胱癌患者的 5 年生存率为 50% ～ 70%。

尿失禁

压力性尿失禁

压力性尿失禁是当膀胱被动压力超过了尿道压力时发生的漏尿，这是由骨盆底肌肉松弛或尿道括约肌功能减弱引起的，大多数情况下两者并存。女性常见，尤其是在分娩后。在男性少见，常见于前列腺手术后。表现为在咳嗽、打喷嚏或劳累时尿失禁。女性会阴检查会发现咳嗽引起的漏尿。

急迫性尿失禁

当逼尿肌过度活动导致膀胱压力升高超过尿道括约肌的压力时，常会发生漏尿。尿急伴或不伴尿失禁是由尿路感染或膀胱结石导致的膀胱过敏引起。逼尿肌过度活动可能是神经源性的（脊柱裂或多发性硬化症）或特发性的。急迫性尿失禁的发生率随着年龄的增长而增加，在下尿路梗阻的男性中也可见到。通常会在梗阻解除后缓解。

持续性尿失禁

提示膀胱阴道或输尿管阴道瘘，常有既往的手术或放疗史。

充溢性尿失禁

当膀胱长期过度充盈时发生。多见于前列腺增生或膀胱颈梗阻的男性患者，以及任何性别的逼尿肌功能衰竭患者（无力性膀胱）。可以是特发性的，但更常见的原因是手术（例如子宫切除术或直肠切除术）、创伤或感染引起的盆腔神经损伤，或由于椎间盘脱出、创伤或肿瘤引起的马尾神经受压引起的。

排尿滴沥

男性中很常见，即使在相对年轻者中也如此。由于少量尿液滞留在尿道球部的 U 形弯头中，随患者移动时漏出。更多见于尿道憩室或尿道狭窄者。也可见于患有尿道憩室的女性，临床表现类似于压力性尿失禁。

临床评估和检查

用排尿日记记录排尿情况，包括测得的排尿量，排尿频率，诱发因素和相关特征（如尿急）。评估认知功能和活动能力。神经系统评估提示神经系统功能紊乱，如多发性硬化等疾病可能会影响膀胱的神经功能。会阴部感觉和肛门括约肌张力也需要检查，因为相同的神经根也可支配膀胱和尿道括约肌。同时还需检查腰椎是否有隐匿脊柱裂。男性还需进行直肠检查以评估其前列腺并排除粪便嵌塞的影响。所有患者均应进行尿液分析和培养。通过排尿后 USS 或导尿来评估排尿后膀胱容量。在某些情况下，尿流率和全面的尿流动力学评估也可能会有所帮助。

治疗包括肥胖患者减轻体重，对压力性尿失禁的女性进行理疗，对急迫性尿失禁患者使用抗胆碱能药物和瘘管手术治疗。

前列腺疾病

良性前列腺增大

从 40 岁开始，前列腺的体积平均每年增加 2.4 cm^3。约 50% 的 80 岁以上男性出现与良性前列腺增大（benign prostatic enlargement, BPE）相关的下尿路症状。良性前列腺增生常引起组织学异常。

临床表现

临床特点主要为排尿犹豫、尿频和尿急、尿流不畅以及排空不完全感。可能出现急性尿潴留，常由饮酒、便秘或感染引起。膀胱胀痛需急诊导尿。慢性尿潴留为无痛性膀胱扩张，可导致输尿管和肾扩张，最终导致肾衰竭。这些患者可能会在慢性尿潴留基础上出现急性尿潴留。

检查

● 症状评分系统：建立基线值并据此进一步评估病情的恶化／改善。● 尿液流量计读数。● 前列腺体积评估（直肠指检和经直肠超声检查）。● 尿动力学检查。● 肾功能和肾超声检查。

治疗

药物治疗（α-肾上腺素受体阻滞剂，如坦索罗辛；5α-还原酶抑制剂，例如非那雄胺单独或联合使用）可缓解梗阻。经尿道前列腺切除术（TURP）或钬激光剜除术治疗有效。除非前列腺非常大，否则很少需要进行开放式前列腺切除术。

前列腺癌

前列腺癌在北欧和美国常见，但在中国和日本很少见。在英国，患病率为每 10 万人中有 105 例。50 岁之前很少发生，平均发病年龄为 70 岁。

几乎所有前列腺癌都是腺癌。盆腔淋巴结转移较早，腰椎和骨盆处骨转移多见。

临床表现

常无症状或与 BPE 相似的泌尿系统症状。由转移引起的症状和体征少见，包括背痛、体重下降、贫血和输尿管梗阻。直肠指检可触及前列腺结节，质硬，中央沟消失（但 45% 的肿瘤无法触及）。

检查

● PSA：较好的肿瘤标志物——40% 血清 PSA 大于 4.0 ng/ml 的患者经活检确诊前列腺癌。但是由于检出率较低不能作为筛查依据。● 经直肠超声引导下的穿刺活检可确诊。● 尿路超声检查和 U&E。● 确诊后骨盆 MRI 和同位素骨扫描有助于疾病分期，血清高 PSA（＞100 ng/ml）提示骨转移。● PSA：监测疗效和疾病进展最有效指标。

治疗和预后

局限性前列腺癌可以通过根治性前列腺癌切除术、根治性放射疗法或近距离放射疗法（放射性粒子植入）治愈，所有预期寿命超过10年的患者都应建议以上选择。TURP上偶然发现的一个小肿瘤灶不会显著改变预期寿命，只需要进行随访即可。

几乎一半的前列腺癌患者在确诊时已有转移。前列腺癌对雄激素敏感；睾丸切除术或雄激素抑制药物的雄激素耗竭治疗，对局部晚期或转移性前列腺癌有较高的初始缓解率；雄激素受体阻滞剂，如比卡鲁胺或醋酸环丙孕酮，也可阻止肿瘤的生长。小部分患者内分泌治疗无效。初始治疗有效的多数患者在一两年后疾病仍会进展。放疗对于局部骨痛有效。

局灶性前列腺癌患者的10年生存率为95%，但是如果存在转移，则下降到10%。

睾丸肿瘤

这些罕见的肿瘤主要发生在20～40岁的男性中。85%是精原细胞瘤或畸胎瘤。精原细胞瘤为低度恶性，但可能转移到肺部。畸胎瘤含有骨、软骨或其他组织。睾丸肿瘤可能分泌 α-甲胎蛋白或β-人绒毛膜促性腺激素。

睾丸肿块应行超声检查。分期需结合胸部、腹部和盆腔CT结果。治疗方法是睾丸切除术并对转移性睾丸肿瘤进行放疗和（或）化疗。

勃起功能障碍

勃起功能障碍最常见是由心理、血管或神经病变等因素引起的。除糖尿病外，内分泌原因并不常见，其特征是同时丧失性欲。如果患者有晨间勃起，则血管和神经病变的可能性较小，应该怀疑是心理因素。

8

心脏病学

王　楠　秦亚录　孟凡吉　译

卢萌萌　付茂亮　周岳廷　杨小艳　邢西迁

秦亚录　刘　岗　审校

在西方国家，心血管疾病是成年人死亡最常见的原因。虽然许多发达国家缺血性心脏病的发病率正在下降，但东欧和亚洲的发病率却在上升。心脏瓣膜疾病也很常见，虽然风湿热在印度次大陆和非洲仍然占主导地位，但钙化性主动脉瓣疾病现在是发达国家最常见的问题。对心脏病发展的快速识别受到两个因素的限制。首先，处于疾病晚期时，患者通常仍无症状表现；其次，心脏病引起的症状多样性是有限的，因此不同的疾病往往表现出相似的症状。

心血管疾病常见问题

症状与运动之间的密切关系是心血管疾病的一个标志。NYHA（译者注：美国纽约心脏病协会）心功能分级通常用于对心功能受损状况进行分级（框 8.1）。

劳累型胸痛

许多非心脏原因的胸痛在第 4 章中有介绍。本节介绍劳累型胸痛，这是典型的冠状动脉疾病。

详细的病史对于确定胸痛是否是心脏疾病引起的至关重要。劳累和胸痛之间关系的可重复性和可预测性是最重要的特征。持续时间也很重要；新近发作的心绞痛风险要高于长期且无变化的症状。体格检查通常是正常的，但可能会发现危险因素，如黄色瘤提示高

框 8.1　NYHA 心功能分级

Ⅰ 级	正常活动不受限制
Ⅱ 级	正常活动有轻微限制
Ⅲ 级	正常活动显著受限制，休息时无症状
Ⅳ 级	正常活动必有症状；休息时可能出现症状

脂血症。贫血或甲状腺毒症可能会加重心绞痛的症状。主动脉瓣疾病和肥厚型心肌病患者的心血管检查可能会发现左心功能不全或心脏杂音。还可观察到动脉疾病的体征，例如杂音和周围脉搏的丧失。

心血管系统的临床检查（图 8.1）

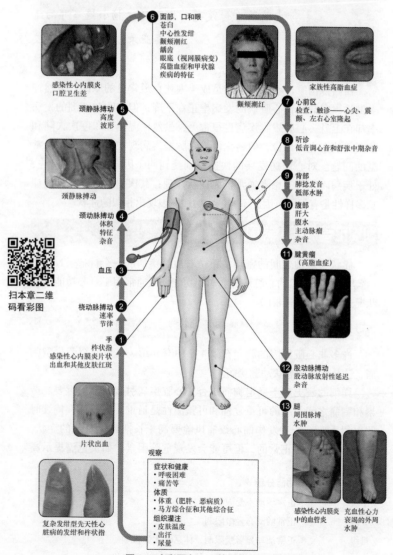

图 8.1 （彩图）心血管系统的临床检查

检查

血细胞计数、空腹血糖、血脂、甲状腺功能检查和 12 导联心电图是基本检查。运动心电图可以识别出需要进一步检查的高风险患者，但也可能出现假阴性和假阳性的结果。胸痛提示冠状动脉疾病，但运动心电图正常的患者应进行 CT 冠状动脉造影。如果发现杂音，应进行超声心动图检查以排除瓣膜疾病或肥厚型心肌病。

持久性剧烈胸痛

持久性剧烈的心源性胸痛可能出现急性心肌梗死或不稳定型心绞痛——急性冠脉综合征。

临床评估

急性冠脉综合征通常在稳定型心绞痛之前出现，但在休息时出现不典型的剧烈胸痛可能是冠状动脉疾病的第一症状。

病史和检查可发现面色苍白或出汗，是由自主神经功能障碍、心律失常、低血压或心力衰竭引起的伴随症状。上述症状提示急性冠脉综合征的患者需要住院和急诊检查。

检查

首先通过 12 导联心电图和血清肌钙蛋白 I 或 T 进行分类。ST 段抬高或压低和肌钙蛋白 I 或 T 升高表明心肌损伤，提示急性冠脉综合征。

如果诊断仍不清楚，则复查 ECG 很有用，特别是在疼痛期间记录下的 ECG。如果血浆肌钙蛋白水平正常，则应在症状出现或住院后 6～12 h 内进行复查。ECG 出现新的变化或肌钙蛋白升高可确诊急性冠脉综合征。如果疼痛缓解，ECG 没有新的变化，肌钙蛋白在正常范围内，患者可以出院，但仍需进一步检查。

急性冠脉综合征的鉴别诊断和管理在本章后文有更详细的描述。

呼吸困难

由心脏原因导致呼吸困难的原因包括心律失常、心力衰竭、急性冠脉综合征、瓣膜病、心肌病和缩窄性心包炎，所有这些稍后讨论。然而，鉴别诊断包括许多非心脏原因，在第 4 章和第 9 章讨论。

晕厥

晕厥是由于脑灌注减少而导致的意识丧失，见第 4 章。

心悸

心悸是一个用来描述各种感觉的术语，包括不稳定的、快的、慢的或有力的心脏搏动。

临床评估

记录一份详细的病史（框 8.2），让患者在桌上跟随心脏搏动而轻敲桌子。

反复发作的短暂的心律不齐，通常是由于房性或室性早搏，如心搏下降或脉搏短绌。剧烈、快促的心脏搏动是焦虑的一种常见临床表现，但也可能发生在贫血、妊娠和甲状腺毒症中。间断的快速性心律不齐（＞120 次 / 分）提示阵发性心律失常。心房颤动（房颤）典型表现为完全无规律的心动过速。

检查和管理

心悸发作时的心电图（动态监护或患者激活记录仪）是确诊的必要条件。大多数病例是由于意识到心跳正常，窦性心动过速或良性早搏，在这种情况下，一个解释和安慰往往就足够了。伴随晕厥的心悸应立即检查。心律失常的管理描述见后文。

心脏停搏

心脏停搏描述的是由于心搏停止、恶性心律失常或机械收缩（无脉性电活动）丧失而导致的心输出量突然完全丧失。患者没有意识和脉搏。冠状动脉疾病是最常见的病因，但瓣膜病、心肌病、药物和电解质异常均可引起恶性心律失常。如果没有及时有效地治疗，死亡是不可避免的。

框 8.2　如何评估心悸

- 心悸是持续性的还是间歇性的？
- 心搏是规则的还是不规则的？
- 心率大概是多少？
- 症状是否会在独立发作时出现？
  - 突然发病吗？发作后如何终止？
- 有伴随症状吗？
  - 有无胸痛、头晕、多尿（室上性心动过速的一个特征）？
- 有无诱发因素，例如运动、酒精？
- 是否有结构性心脏病病史，例如冠状动脉疾病、瓣膜性心脏病？

临床评估与管理

基本生命支持：应遵循 ABCDE 的管理方法：气道恢复（Airway）；人工呼吸（Breathing，口对口）；胸部按压维持循环（Circulation）；功能障碍（Disability，神经系统状况评估）；暴露（Exposure，脱去衣物以进行除颤、听诊、评估皮疹、受伤等）。

只进行胸部按压（"仅用双手"）使心肺复苏术的教学和操作更加简单，现在已向公众普及。

高级生命支持：高级生命支持（图 8.2）旨在当停搏是快速心律失常引起时，通过除颤恢复心律，或通过纠正其他可逆性心脏停搏原因来恢复心输出量。首要任务是使用除颤器或监护仪来评估心律。根据心电图检查结果进行治疗。

心室颤动（室颤，VF）（图 8.3）或无脉性室性心动过速（室速，VT）应立即进行 150 J 除颤，然后再进行 2 min CPR（心肺复苏），因为成功除颤后心输出量很少立即恢复。2 min 后，如果仍然没有脉搏，应进一步电击（150～200 J）。此后，在每次心肺复苏后每 2 min 进行一次电击。肾上腺素（肾上腺素注射液 1 mg，IV）每 3～5 min 给予一次，静脉注射胺碘酮，特别是在除颤成功后发生 VF 或 VT 时。

小幅度的 VF 或"细的 VF"可能会模拟心搏停止。如果不能确诊心脏停搏，应对患者进行除颤。如果观察到的心电图节律预期会产生心输出量，则表明存在"无脉性电活动"。这时应该进行持续的心肺复苏和肾上腺素治疗，同时寻找可逆性病因。心脏停搏也应采用类似的治疗方法，辅以阿托品支持，有时采用体外起搏或经静脉起搏，试图产生心电节律。心脏停搏可逆的主要原因详见图 8.2。

生存链：如果复苏的所有关键因素都能迅速实施，那么是最有可能生存的：心跳停止过程被目击，基本生命支持立即由训练有素的人员实施，在几分钟内提供除颤和高级生命支持。生命支持方面的培训是必不可少的，并应通过定期进修课程来加以巩固。近年来，公共存取自动除颤器已经被引入人口密度高的地方，特别是在那些交通堵塞可能会延误紧急救治的地方。

心脏停搏的幸存者：急性心肌梗死引起的心脏停搏后存活的患者与单纯梗死后恢复的患者预后相似。对于那些有可逆性原因的患者，如运动引起的缺血或主动脉瓣狭窄，应该对其病因进行治疗。VT 或 VF 停搏的幸存者，如果无法确定可逆性病因，可能有再次心

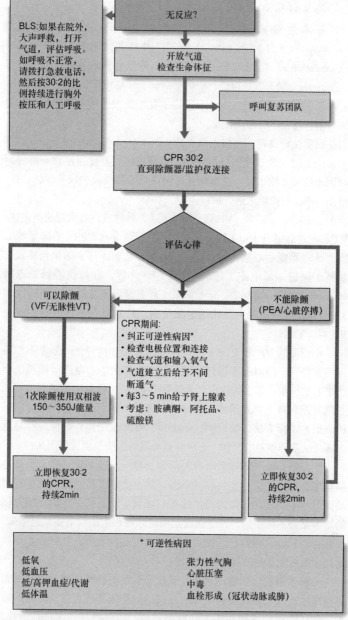

图8.2 基本生命支持和成人高级生命支持的流程。更多信息请参考 www. resus.org.uk。BLS：基本生命支持；CPR：心肺复苏；PEA：无脉性电活动；VF：心室颤动；VT：室性心动过速

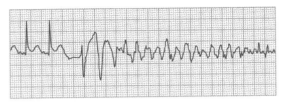

图 8.3　VF。一种畸形无序的节律，这种情况是由两个连续快速的异位搏动引起的

脏停搏发作的风险，应考虑使用植入型心律转复除颤器和抗心律失常药物。在这些患者中，通过使用 β - 肾上腺素受体拮抗剂、ACEI 和冠脉重建降低了心力衰竭治疗的风险。

异常心音和杂音

心脏病的第一临床表现可能是在听诊时偶然发现异常心音。临床评估（框 8.3）是有用的，但通常需要超声心动图来确认异常心音或杂音的性质。一些额外的心音是生理性的，但也可能发生在病理条件下。例如，第三心音在年轻人和妊娠期很常见，但它也是心力衰竭的一个特征。同样，在高动力循环状态下（如贫血、妊娠）可能出现射血收缩期杂音，但主动脉瓣狭窄时也可能出现。舒张期不会出现功能性杂音，而放射状或与震颤相关的收缩期杂音几乎总是病理性的。瓣膜性心脏病的介绍见后文。

收缩期杂音：射血收缩期杂音发生于心室流出道梗阻中，呈收缩中期渐强-渐弱模式。全收缩期杂音伴有二尖瓣或三尖瓣反流和室间隔缺损，从第一心音到第二心音其强度都是恒定的。

舒张期杂音：在狭窄的二尖瓣或三尖瓣上出现轻微、低调的舒张中期杂音，伴湍流，用钟型听诊器听得最清楚。早期舒张期杂音伴主动脉或肺反流，并且逐渐减弱、柔和、吹气样，用膜型听诊器可听到。

心力衰竭

心力衰竭描述了当心脏不能维持足够的心输出量或只能以增加充盈压力为代价时才可以维持的心输出量的状态。早期它主要由劳累引发症状，但晚期在休息时亦可出现心力衰竭的症状。

左心衰竭：左心室输出量减少，左心房或肺静脉压力增加。左心房压的急性升高可能导致肺水肿；逐渐增加的左心房压导致反射性肺血管收缩和肺动脉高压。

框 8.3　如何评估心脏杂音

什么时候发生？

- 根据心音、颈动脉搏动和心尖搏动给杂音计时。是收缩期还是舒张期？
- 杂音是否累及整个心脏收缩期或舒张期，还是局限于心动周期较短的部分？

有多响？（强度）

- 1 级 非常轻微（仅在理想条件下才可听到）
- 2 级 轻微
- 3 级 中等
- 4 级 响亮伴震颤
- 5 级 非常响亮
- 6 级 不用听诊器就能听到

注：舒张期杂音很少大于 4 级。

在哪里听最好？（位置）

- 听心尖和心底部，包括主动脉和肺动脉区域

放射到哪里？

- 对颈部、腋窝或背部放射评估

它听起来像什么？（音调和质量）

- 音调由流量决定（高音调表示高速流量）
- 强度是固定的还是可变的？

右心衰竭：右心室输出量减少和右心房压力增加。常见原因是慢性肺部疾病和肺栓塞。

全心衰竭：可能由于疾病影响左右心室（如扩张型心肌病），或由于左心衰竭导致左心房压慢性升高、肺动脉高压和右心衰竭。

流行病学

心力衰竭主要影响老年患者，50～59 岁人群患病率约 1%，80～89 岁患病率在 10% 以上。预后不良；由左心室功能不全引起的严重心力衰竭患者中，约有 50% 在 2 年内死于泵衰竭或室性心律失常。缺血性心脏病是最常见的原因，但大多数类型的心脏病可导致心力衰竭（框 8.4）。

病理生理学

心输出量由前负荷、后负荷和心肌收缩力决定（图 8.4）。心室功能障碍可能是由于收缩受损或异常舒张、心室顺应性降低（通常由左心室肥厚引起）而导致的。

框 8.4　心力衰竭的机制

原因	例子
心室收缩力下降	心肌梗死（节段性功能障碍） 心肌炎 / 心肌病（全心功能障碍）
心室流出道梗阻（压力超负荷）	高血压、主动脉瓣狭窄（左心衰竭）、肺动脉高压、肺动脉瓣狭窄（右心衰竭）
心室流入道梗阻	二尖瓣狭窄、三尖瓣狭窄
心室容量超负荷	左心室容量超负荷（例如二尖瓣或主动脉瓣反流） 室间隔缺损 右心室容量超负荷（如房间隔缺损）
心律失常	心室颤动 完全性房室传导阻滞 心动过速引起的心肌病
心脏舒张功能障碍	缩窄性心包炎 限制型心肌病 左心室肥厚和纤维化 心脏压塞

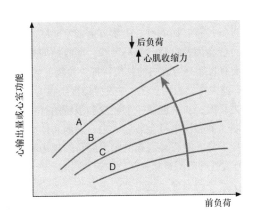

图 8.4　（彩图）Starling's 机制。正常（**A**），轻度（**B**），中度（**C**）和重度（**D**）心力衰竭。心室功能与心肌舒张特性有关。前负荷（舒张末期容积、舒张末期压力、充盈压力或心房压力）的增加将增强心室功能；但过度舒张会导致明显的恶化。在心力衰竭时，曲线向右移动并变平。心肌收缩力增加或后负荷减少将使曲线向上向左移动（绿色箭头）

收缩期和舒张期功能障碍通常并存，特别是在冠状动脉疾病中。心输出量下降激活交感神经系统（SNS），造成血管收缩；激活肾素-血管紧张素-醛固酮系统（RAAS），导致血管紧张素Ⅱ、醛固酮、内皮素-1和抗利尿激素介导水钠潴留。后负荷和前负荷的增加导致恶性循环。

虽然交感神经激活最初会通过增强收缩力和提高心率来维持心输出量，但长时间激活会导致心肌细胞凋亡、肥大和局灶性心肌坏死，并易导致心律不齐。利尿钠肽从扩张的心房释放，并补偿了醛固酮的保钠作用，但是这种机制在心力衰竭中不堪重负。出现肺水肿和外周水肿，并伴有肾灌注损害和继发性醛固酮增多症。

高心排型心衰：无心脏病时，若心输出量过高，如伴有大动静脉分流或甲状腺毒症，可发生心力衰竭。

临床型心衰：心力衰竭可以像心肌梗死一样快速进展，或者像瓣膜病一样逐渐发展。"代偿性心力衰竭"指的是心功能逐渐受损的患者，其适应性变化可预防明显的心力衰竭。感染或心律失常可能会导致此类患者出现急性心力衰竭。

急性左心衰：通常为休息时突然发作的呼吸困难，并伴有急性呼吸窘迫、端坐呼吸和虚脱。从病史中可以明显看出病因（如急性心肌梗死）。患者出现烦躁不安、面色苍白、大汗、四肢末梢发冷、脉搏急促，并且颈静脉压（JVP）通常升高。心尖没有移位，因为心室没有时间进行扩张。如果有二尖瓣反流或室间隔破裂和肺底部捻发音，听诊可能会闻及三重"奔马"律，即收缩期杂音。慢性心力衰竭急性期会有长期心力衰竭的其他特征（参阅下文）。应确定潜在的诱因（如心律失常、药物变化、并发感染性疾病）。

慢性心力衰竭：通常遵循一个复发和缓解的过程，稳定期会因失代偿而中断。低心输出量会导致乏力、虚弱和体力下降、四肢末梢发冷和血压下降。左心衰引起的肺水肿可表现为呼吸困难、端坐呼吸、夜间阵发性呼吸困难和肺部捻发音。右心衰产生高JVP，伴有肝淤血和体位性外周水肿。能走动的患者水肿影响脚踝，而卧床的患者水肿聚集在大腿和腰骶周围。

慢性心脏病可能引起其他并发症：

- 体重下降（心脏恶病质）由胃肠道充血导致的食欲缺乏和吸收障碍导致。
- 肾衰竭由低心输出量引起的肾灌注不良导致——应用利尿剂、ACEI和血管紧张素受体阻滞剂使其恶化。

- 低钾血症由利尿剂和醛固酮过多引起。
- 高钾血症由药物（特别是 ACEI 螺内酯的应用）作用和肾功能不全引起。
- 低钠血症由利尿剂治疗不当或抗利尿激素分泌过多而导致的水潴留所致——预后不良的标志。
- 血栓栓塞——伴有肺栓塞的 DVT 或因房颤或并发心肌梗死的心脏血栓而引起的全身栓塞。
- 房性和室性心律失常可能与电解质变化（例如低钾、低镁血症）、潜在的心脏疾病和伴随的交感神经激活有关。多达 50% 的患者发生猝死，可能是由 VF 引起的。

检查

● CXR：可能显示心脏肥大，并显示肺水肿的特征性变化（图 8.5），包括上叶肺静脉扩张，克利 B 线（肋缘附近的水平线提示间质性肺水肿），肺门模糊不透明（肺泡水肿）和胸腔积液。● 超声心动图：所有疑似心力衰竭的患者可以明确病因（如瓣膜病、心肌梗死后室壁节段性运动受损）并评估左心室功能障碍。● ECG：可能显示左心室肥大，既往有心肌梗死的证据。● U & Es、LFT、TFT 和 FBC：可以识别前文列出的一些病因和相关并发症。● 脑钠肽（BNP）：心力衰竭时升高，是一种预后标志物，也有助于区分心力衰竭与其他原因引起的呼吸困难或周围性水肿。

急性肺水肿的管理

在框 8.5 中对此进行了总结。对于严重的或无反应的患者，治疗见第 4 章心源性休克。

慢性心力衰竭的管理

一般措施

治疗的目的是通过增加心肌收缩力，优化前负荷或减少后负荷并控制心率和心律来改善心脏功能。除了治疗潜在原因，非药物治疗和药物治疗都很重要。

非药物治疗措施包括：

● 心力衰竭的有效教育。● 维持营养状况。● 戒烟。● 避免过量摄入盐或酒精。● 定期进行适当运动。● 接种流感疫苗和肺炎球菌疫苗。

药物治疗

如果存在肺部或全身性静脉淤血，则应使用减少前负荷的药物。

肺泡水肿网状阴影　　上叶血管凸显　　肺门血管扩张

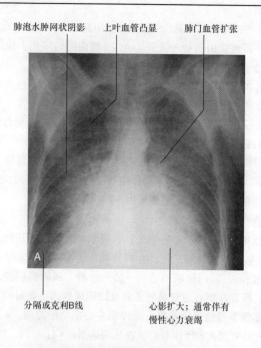

分隔或克利B线　　　　　　心影扩大；通常伴有
　　　　　　　　　　　　慢性心力衰竭

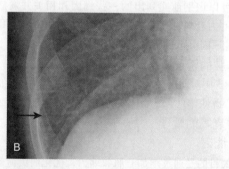

图8.5　心力衰竭的放射学特征。（**A**）肺水肿患者的CXR。（**B**）肺底增大，显示分隔或克利B线（箭头）

如果心输出量低，减少后负荷和增加心肌收缩力的药物很有用。

利尿剂：促进钠和水的排泄，减少血浆容量和前负荷，从而改善肺部和全身静脉淤血。某些有严重慢性心力衰竭的患者，可能需要静脉注射袢利尿剂或袢利尿剂和噻嗪类利尿剂联合治疗。醛固酮受体拮抗剂如螺内酯是保钾利尿剂，可改善严重心力衰竭患者和心肌梗死后心力衰竭患者的长期预后。

框 8.5 急性肺水肿的管理

措施	效果
患者端坐位	降低前负荷
给予高流量吸氧	纠正低氧血症
通过紧扣面罩确保 CPAP 为 5 ～ 10 mmHg	降低前负荷和肺毛细血管水力梯度
给予硝酸酯类：[a] 静脉注射硝酸甘油（10 ～ 200 μg/min） 舌下含服硝酸甘油 2 ～ 5 mg	降低前后负荷
给予袢利尿剂： 呋塞米（50 ～ 100 mg IV）	降低容量负荷

[a] 硝酸酯类的剂量应每 10 min 增加一次，直到症状有所改善或收缩压小于 110 mmHg 为止。

ACEI：阻断慢性心力衰竭中神经激素激活的恶性循环，防止盐和水潴留，周围血管收缩和交感神经系统激活。它们可改善中度至重度心力衰竭以及心肌梗死后的耐受性和死亡率。特别是在低血容量和老年患者中，它们可能会导致低血压和肾损害，因此应谨慎开始应用。

ARB：引起与 ACEI 相似的血流动力学和死亡率，对 ACEI 不耐受的患者是有用的替代药物。

脑啡肽酶抑制剂：沙库比曲抑制内源性利尿剂 ANP 和 BNP 的分解。与 ACE 治疗相比，和 ARB 缬沙坦（沙库比曲缬沙坦片）联合使用，可以改善症状和降低死亡率，现推荐用于治疗顽固性心力衰竭。

血管扩张剂：慢性心力衰竭时，ACEI 或 ARB 是禁忌的。可以使用静脉扩张剂（如硝酸酯类）和动脉扩张剂（如肼曲嗪），但可能导致低血压。

β 受体阻滞剂：有助于消除交感神经刺激对慢性心力衰竭的不利因素，并降低心律失常和猝死的风险。临床应用必须从小剂量开始缓慢递增剂量，以避免诱发慢性加急性心力衰竭，但适当使用已被证明可增加射血分数，改善症状和降低死亡率。

伊伐布雷定：作用于窦房结以降低心率。它可降低中度至重度左心室功能障碍的死亡率和住院率，它在 β 受体阻滞剂不能耐受或无效时是有用的。

地高辛：可用于控制心力衰竭伴房颤的患者心率。它可以减少严重心力衰竭患者的住院次数，但对长期生存没有影响。

胺碘酮：对左心室功能差的患者控制心律失常有用，因为它几乎没有负性肌力作用。

非药物治疗

植入型心律转复除颤器：降低部分慢性心力衰竭患者猝死的风险，特别是有症状的室性心律失常的患者。

心脏再同步化治疗：恢复左心室的正常收缩状态，这在左心室功能受损和左束支传导阻滞的患者中可能是不同步的。

冠状动脉血运重建：旁路移植术或经皮冠状动脉介入治疗可改善血液供应不足的"冬眠"心肌区域的功能，并可用于治疗精心挑选的心力衰竭和冠状动脉疾病患者。

心脏移植：一种治疗顽固性心力衰竭患者成熟和成功的方法。冠状动脉疾病和扩张型心肌病是最常见的适应证。移植的使用受到供体心脏可用性的限制，因此通常只用于有严重症状的年轻患者。严重的并发症包括排斥、感染（由于免疫抑制治疗）和加速动脉粥样硬化。

心室辅助装置：已被用作心脏移植的桥梁，最近作为潜在的长期治疗。它们通过使用滚轴泵、离心泵或脉动泵来辅助心输出。目前并发症的发生率很高（如出血、全身栓塞、感染）。

心律失常

心律失常通常分为心动过速（心率＞100次/分）或心动过缓（心率＜60次/分）。心动过速主要有两种机制：

自律性增加：常因儿茶酚胺引起异位病灶反复自发去极化。

折返：当存在两个具有不同传导特性的旁路途径（如正常区域和局部缺血区域）时，就会发生这种情况。在窦性心律中，每个冲动在进入共同的远端通路之前先通过这两个通路。如果不同路径的不应期不同，过早的冲动可能沿着一条路径传播，然后逆行沿着另一条路径传播，建立一个闭合回路或重新进入回路，从而引发心动过速。

"室上性"（窦性、房性或交界性）心律失常通常会产生狭窄的QRS波群，因为心室是通过正常途径去极化的。室性心律失常会导致宽大畸形的QRS波群，因为心室在一个异常的顺序中被激活。

临床表现

心动过速会引起心悸、头晕、晕厥、胸痛或呼吸困难，并引发心力衰竭甚至猝死。心动过缓引起乏力和晕厥。

检查

在许多情况下，12 导联心电图可进行诊断。如果心律失常是间歇性的，则应使用动态心电图或患者的运动心电图。

管理

取决于节律。

窦性心律失常：指吸气时心率正常增加，呼气时心率减慢。它是由副交感神经调节的，可能在年轻患者中明显。

窦性心动过缓：健康人群可发生在休息时，尤其是运动员。

病理原因包括心肌梗死、颅内压升高、低体温、甲状腺功能减退症、胆汁淤积性黄疸和药物治疗（如 β 受体阻滞剂、维拉帕米、地高辛）。无症状窦性心动过缓无需治疗；有症状的患者可能需要静脉注射阿托品或安装起搏器。

窦性心动过速：通常是由于运动、情绪或妊娠引起的交感神经活动增加。病理原因包括贫血、发热、甲状腺毒症、嗜铬细胞瘤、心力衰竭、休克和药物治疗（如吸入 β 受体激动剂）。

病态窦房结综合征

病态窦房结综合征是由窦房结退化引起的，多见于老年人。由于间歇性心动过速、心动过缓或无心房或无心室活动的停搏（窦性停搏或窦房传导阻滞），其典型表现为心悸、眩晕或晕厥。永久性起搏器可能有益于有症状性心动过缓的患者，但无症状的患者则不建议使用。

房性心律失常

心房异位搏动（期前收缩）：通常无症状，但会给人一种脉搏短绌或异常强烈搏动的感觉。心电图显示过早但正常的 QRS 波群；前一个 P 波有一个不同的形态，因为心房从异常部位激活。很少需要治疗。

房性心动过速：心房自律性增加、窦房疾病或地高辛中毒引起的 P 波形态异常狭窄的复杂性心动过速。它可能对降低自律性的 β 受体阻滞剂或 I 类或 III 类抗心律失常药物有反应（框 8.9）。导管消融术可能对于复发性心动过速的纠正有用。

心房扑动：右心房较大的折返激动所致。心房率约 300 次 / 分，但2∶1、3∶1或4∶1房室传导阻滞通常会产生150次/分、100次/分或75次/分的心室率。心电图呈锯齿状的颤动波。对于常规的2∶1房室传导阻滞，这些可能被QRST波群遮盖，但是可以通过按摩颈动脉窦（图8.6）或静脉注射腺苷短暂增加房室传导阻滞来发现。地高辛、β受体阻滞剂或维拉帕米可以控制心室率，但通常首选使用胺碘酮或氟卡尼进行电或化学心脏复律。β受体阻滞剂或胺碘酮可用于预防复发性心房扑动，但是目前导管消融术是有持续症状的患者的首选疗法。

抗凝血药用于控制心脏复律前后的血栓形成风险，如房颤（见下文）。

心房颤动

心房颤动（房颤，AF）是最常见的持续性心律失常，其患病率随年龄增长而增加。心房快速跳动，但不协调且无效。心室以通过房室结传导的速率不规则地激活，从而产生"节律不齐"的脉搏。

心电图（图8.7）显示形态正常但节律不齐的QRS波群，没有P波。

房颤可分为：

● 阵发性（间歇性、自行终止发作）。● 持续性（可通过电复律或化学复律终止的长时间发作）。● 永久性。

阵发性房颤往往发展成永久性的，伴随基础疾病的进展和心房电和结构的重塑。常见原因见框8.6；但是，许多患者出现原因不明的"特发性房颤"。

临床表现

房颤有时无症状，但典型表现为心悸、呼吸困难和乏力。对于冠状动脉疾病或心力衰竭的患者，如果其心室功能差或有瓣膜疾

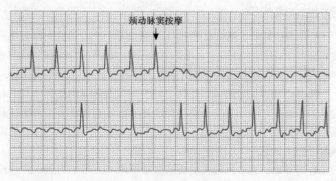

图8.6 心房扑动2∶1阻滞：按摩颈动脉窦后呈现扑动波

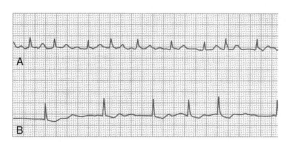

图 8.7　房颤的两种情况。QRS 波群不规律，没有 P 波。（**A**）房颤发作时通常有快速的心室率，通常为 120 ～ 160 次 / 分。（**B**）在慢性房颤中，由于药物和房室结疲劳的影响，心室率可能会慢得多

框 8.6　心房颤动的常见原因

- 冠状动脉疾病（包括急性心肌梗死）
- 瓣膜性心脏病，特别是风湿性二尖瓣疾病
- 高血压
- 窦房病变
- 甲状腺功能亢进症
- 酒精
- 心肌病
- 先天性心脏病
- 胸部感染
- 肺栓塞
- 心包疾病
- 特发性房颤

病，则可能引起心绞痛。无症状性房颤可在老年人中表现为栓塞性脑卒中。

检查和管理

所有患者都应该做心电图、超声心动图和 TFT 检查。

阵发性房颤：当房颤并发急性疾病（例如胸部感染）时，原发性疾病治疗后通常可恢复窦性心律。阵发性房颤发作有时并不一定需要治疗。对于反复发作的症状，β 受体阻滞剂可用于减少引起房颤的异位，是常用的一线治疗，尤其是对伴有缺血性心脏病、高血压或心力衰竭的患者。氟卡尼和 β 受体阻滞剂可预防发作，但在冠状动脉疾病或左心室功能障碍时应避免使用。胺碘酮也有效，但其

副作用限制了使用。地高辛和维拉帕米可控制房颤的发生率，但不能预防房颤的发作。导管消融术在耐药病例中是有用的。

持续性房颤：节律控制——如果房颤持续时间少于3个月，患者年轻且无结构性心脏病，则最有可能成功恢复窦性心律。建议在发病后48 h内应立即复律。对于没有结构性心脏病且稳定的患者，静脉注射氟卡尼通常是有效的；对于有结构性心脏病的患者通过中心静脉导管给予胺碘酮，如果药物治疗无效，则使用直流电复律。超过48 h后，应控制心室率，并推迟复律时间至口服抗凝4周以上。预防性药物胺碘酮可能有助于减少复发，导管消融术可能有助于顽固性的病例。

心室率控制——如果不能恢复窦性心律，在持续发作期间，使用β受体阻滞剂和非二氢吡啶类钙通道阻滞剂（例如维拉帕米）控制心率方面比地高辛更有效。在特殊情况下，首次植入永久性起搏器后，可通过导管消融术诱导完全性心脏传导阻滞来治疗房颤。

血栓预防

左心房舒张和收缩丧失可能导致血栓形成，使患者容易发生卒中和全身栓塞。进行心脏复律的患者需要使用华法林（INR目标2.0～3.0）或直接口服抗凝药物进行临时抗凝治疗，这些药物应在心脏复律前4周开始使用，并维持3个月。

在慢性房颤中，卒中的风险与抗凝治疗引起出血的风险相平衡。患有二尖瓣疾病的患者应终身抗凝；在其他情况下，临床评分（框8.7）用于评估卒中风险。风险与房颤发作的频率和持续时间关系不大，因此指南没有区分阵发性房颤、持续性房颤和永久性房颤。

直接口服抗凝剂（例如阿哌沙班、达比加群）在预防血栓性卒中方面至少与华法林一样有效，并且颅内出血的风险较低。它们也不需要监测，而且药物相互作用较少。在推荐抗凝治疗之前，必须考虑并发症（如频繁跌倒）和药物相互作用。

室上性心动过速

这一术语描述了一组由心房折返或异常心房病灶引起的狭窄性复杂型心动过速（图8.8），包括AVNRT（房室结折返性心动过速）和AVRT（房室折返性心动过速）（见下文）。

房室结折返性心动过速

AVNRT是由于右心房和房室结折返所致，多发生于结构正常的

框 8.7　非瓣膜性房颤的 CHA$_2$DS$_2$-VAS$_c$ 卒中风险评分

	参数	得分
C	充血性心力衰竭	1 分
H	高血压病史	1 分
A$_2$	年龄 ≥ 75 岁	2 分
D	糖尿病	1 分
S$_2$	患过卒中或 TIA	2 分
V	血管病变	1 分
A	年龄 65 ～ 74 岁	1 分
S$_c$	女性	1 分
	最大总得分	9 分

每年卒中风险

0 分＝ 0（无需预防）

1 分＝ 1.3%（推荐口服抗凝剂，仅限男性）

2 分以上 ≥ 2.2%（推荐口服抗凝剂）

欧洲心脏病学会临床实践指南：房颤（管理）2010 年和更新重点（2012）。Eur Heart J 2012；33：2719-2747.

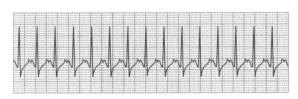

图 8.8　室上性心动过速。心率 180 次 / 分，QRS 波群正常

心脏。它会规律地引起心动过速，心率为 120 ～ 240 次 / 分，持续数秒至数小时。

患者心跳快速、有力、规律，并可能感到头晕或呼吸困难。可发生多尿症。心电图常显示有规律的心动过速，QRS 波群正常，但偶尔存在频率依赖性束支传导阻滞。

管理

发作可通过颈动脉窦按摩或瓦尔萨尔瓦动作（译者注：深吸气后屏住呼吸、再用力作呼气动作）终止，但如果无效，通常静脉注射腺苷或维拉帕米会恢复窦性心律。如果存在血流动力学严重的不稳定，则应通过直流电复律终止心动过速。对于反复发作的患者，导管消融术是最有效的治疗方法，比长期使用 β 受体阻滞剂或维拉帕米的药物治疗更为可取。

房室折返性心动过速

在这种情况下，一条快速传导的异常传导束（"附加径路"）将心房和心室连接起来（图 8.9）。在 50% 的病例中，通过该路径的室性早搏出现较短的 PR 间期和 QRS 波群起始部粗钝，称为 δ 波。由于房室结和附加径路具有不同的传导速度和不应期，因此会形成折返回路，引起心动过速。当伴有症状时，这被称为预激综合征（WPW 综合征）。心动过速时的心电图与 AVNRT 不能鉴别。

管理

颈动脉窦按摩，瓦尔萨尔瓦动作或静脉注射腺苷可终止心动过速。如果发生房颤，它可能会产生危险的快速心室率（因为附加径路缺乏房室结的限速特性），从而导致晕厥。可以通过紧急直流电复律来治疗。

对于有症状的患者，附加径路的导管消融术作为一线治疗，几

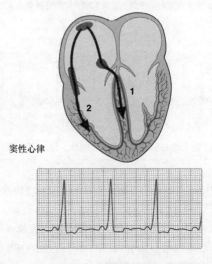

窦性心律

图 8.9 WPW 综合征。一条辅助传导束使电流绕过房室结，立即从心房传到心室。当通过房室结发生心室激动时（1），心电图正常；然而，当它出现通过附加径路时（2），就会出现很短的 PR 间期和广泛的 QRS 波群。在窦性心律中，心室激活通过两条路径发生，导致 PR 间期短、QRS 波群起始部粗钝（δ 波）的特征。通过附加径路发生的激动比例可能有所不同；因此，有时心电图看起来是正常的

乎总是可以治愈的。可以预防性使用氟卡尼或普罗帕酮，但不能长期用药，因为消融更安全和更有效。地高辛和维拉帕米可缩短附加径路的不应期，必须避免使用。

室性早搏

室性早搏（ventricular premature beat，VPB）经常发生在健康人群休息时，运动后消失。它们还发生在亚临床冠状动脉疾病、心肌病或心肌梗死后。大多数患者无症状，但有些患者感到心律不规律或脉搏短绌。由于 VPB 的每搏量低，脉搏减弱或消失。当去极化在传导系统外传播时，心电图显示出广泛而畸形的 QRS 波群。

治疗（β 受体阻滞剂）只在有严重症状的病例中需要。心力衰竭患者或急性心肌梗死频发 VPB 幸存的患者多预后不良。治疗应针对根本病因。

室性心动过速

VT 常发生在冠状动脉疾病或心肌病的患者中，并可能引起血流动力学不稳定或发展为 VF（图 8.5）。心电图显示心动过速伴宽大、畸形的 QRS 波群，频率大于 120 次 / 分（图 8.10）。迄今为止，室速是造成宽波心动过速的最常见原因，但可能难以与室性心动过速合并束支传导阻滞或 WPW 综合征区分。当有疑问时，按照 VT 来处理问题会更安全。

管理

如果收缩压小于 90 mmHg，则需立即进行直流电复律，但如果对 VT 有良好的耐受性，则可以尝试静脉注射胺碘酮。低钾血症、低镁血症、酸中毒和低氧血症必须纠正。β 受体阻滞剂和（或）胺碘酮可能对预防随后的疾病有效。应避免使用Ⅰc 类抗心律失常药物，因为它们会引起恶性心律失常。对于左心室功能障碍或难治性室速导致血流动力学不稳定的患者，建议使用植入型心律转复除颤器。心脏健康的患者偶尔会发生室速；在这种情况下，预后良好，导管消融术可以治愈。

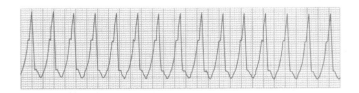

图 8.10　VT：节律分离。典型的宽而畸形的 QRS 波群，频率为 160 次 / 分

尖端扭转型室性心动过速

该型室速伴随 QT 间期延长，可能是先天性或继发于药物（例如 I a、I c 和 Ⅲ 类抗心律失常药物、大环内酯类抗生素、三环类抗抑郁药、吩噻嗪类）或电解质紊乱（$Ca^{2+}\downarrow$，$Mg^{2+}\downarrow$，$K^{+}\downarrow$）。心电图显示快速宽大的波群，似乎围绕基线随着 QRS 轴的变化扭转。它通常是非持续性的，但可能蜕变为室颤。窦性心律心电图显示 QT 间期延长（心率校正为 60 次 / 分时，男性 > 0.44 s，女性 > 0.46 s）。

管理

所有病例均应给予静脉注射硫酸镁。心房起搏或静脉注射异丙肾上腺素可通过增加心率缩短 QT 间期。否则，将针对根本原因进行治疗。先天性长 QT 综合征患者通常需要植入型心律转复除颤器。

房室传导阻滞

这通常表明有影响房室结的疾病。阻滞可能是间歇性的，只有在心动过速压迫传导束时才表现。

一度房室传导阻滞

AV 传导延迟，导致 PR 间期延长（> 0.20 s）。很少引起症状。

二度房室传导阻滞

这由于一些心房冲动无法传导到心室进而导致心搏"遗漏"。

莫氏 I 型房室传导阻滞（"文氏现象"）：PR 间期逐渐延长，最终导致心搏遗漏。这种现象周而复始。有时在迷走神经张力高的运动员休息或睡眠时出现这种现象。

莫氏 Ⅱ 型房室传导阻滞：传导冲动的 PR 间期保持不变，但有些 P 波不传导。它通常由希氏–浦肯野传导系统疾病引起，并有心脏停搏的风险。在 2∶1 房室传导阻滞（图 8.11），由于出现了交替 P 波，所以无法区分莫氏 I 型和 Ⅱ 型传导阻滞。

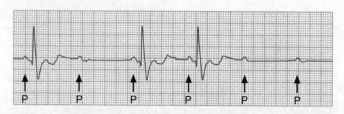

图 8.11 二度房室传导阻滞（莫氏 Ⅱ 型）。传导冲动的 PR 间期正常，但有些 P 波不传导。固定的 PR 间期将其与文氏现象区分开来

三度房室传导阻滞

房室传导完全受阻，心房和心室独立搏动（房室分离，图8.12），心室活动由房室结或希氏束（窄 QRS 波）或远端浦肯野纤维（宽 QRS 波）产生的逸搏心律维持。远端逸搏心律较慢，可靠性较低。脉搏缓慢、有规律，对运动没有反应。在颈部可以看到大炮波（a 波），由于房室同步性丧失，第一心音的强度会发生变化。

临床表现

典型的表现是反复发作的突然意识丧失，通常没有任何征兆（"阿–斯"发作）。如果心搏停止时间延长，可能会发生缺氧性癫痫发作（由于脑缺血）。在发作期间，面色苍白，死亡样外观，但当心脏再次开始跳动时，就会出现特有的红润。与癫痫相反，恢复很快。

管理

由于右冠状动脉供血房室结，急性下壁心肌梗死常伴有短暂房室传导阻滞。通常有明确的逸搏心律，如果患者状态保持良好，无需治疗。有症状的二度或三度传导阻滞可能对静脉注射阿托品有反应，如果无效，可使用临时起搏器。在大多数情况下，房室传导阻滞需要在 7～10 天内解决。

二度或三度房室传导阻滞合并急性前壁心肌梗死提示广泛的心室损害并累及双束支，预后较差。可能会发生心搏停止，应立即植入临时起搏器。如果患者出现心搏停止，静脉注射阿托品（3 mg）或静脉注射异丙肾上腺素（2 mg 加入 5% 葡萄糖注射液 500 ml 中，以 10～60 ml/h 的速度输注）可能有助于维持循环，直到可以植入临时起搏电极为止。

房室传导阻滞伴有症状性心律失常的患者应安装永久性起搏器。无症状的一度或莫氏 I 型房室传导阻滞不需要治疗，但无症状的莫氏 II 型或三度房室传导阻滞患者通常需要植入永久性起搏器。

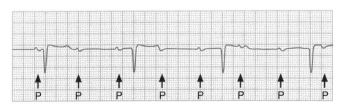

图 8.12 三度房室传导阻滞。心房和心室波完全分离。心房率 80 次/分，心室率 38 次/分

束支传导阻滞

左右束支传导系统的中断延迟相应心室的激动，QRS 波群变宽（≥ 0.12 s），并在 QRS 形态上产生特征性变化（图 8.13 和图 8.14）。右束支传导阻滞（RBBB）可能是正常变异，但左束支传导阻滞（LBBB）通常提示严重的潜在心脏病（框 8.8）。

抗心律失常药

框 8.9 总结了抗心律失常药物的主要类别及其副作用。

心律失常的非药物治疗

电复律

这有助于终止如房颤或室性心动过速的心律失常。电击可中断心律失常并产生短暂的心脏停搏，随后恢复窦性心律。心脏复律通常在全身麻醉下选择性地进行心脏复律。在 R 波后立即开始冲击，因为 T 波期间施加的电击可能引起心室颤动。高能量电击可能导致

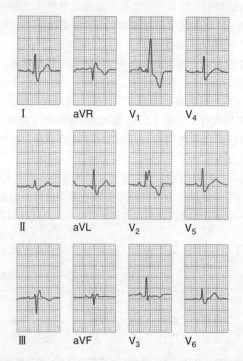

图 8.13 RBBB。注意在 V_1 和 V_2 导联中有宽的 "M" 形结构的 QRS 波，在 I 导联中有宽的 S 波

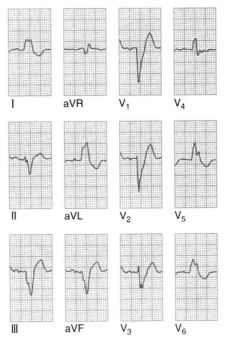

图 8.14　LBBB。注意宽 QRS 波伴随 Q 波消失或者 I 导联中的切迹以及 V_5 和 V_6 导联的 "M" 形 QRS 波

框 8.8　束支传导阻滞常见原因

右

- 正常变异
- 右心室肥大或负荷过重，如 PE
- 先天性心脏病，如房间隔缺损
- 冠状动脉疾病

左

- 冠状动脉疾病
- 主动脉瓣疾病
- 高血压
- 心肌病

框 8.9 抗心律失常药物的分类、用途和副作用

药物	主要用途	用法	副作用
Ⅰ类：细胞膜稳定类			
丙吡胺	房性心动过速和室性心动过速	静脉注射或口服	心肌抑制
利多卡因	室性心动过速和纤颤	静脉注射	抽搐
美西律	房性心动过速和室性心动过速	静脉注射或口服	心肌抑制
氟卡尼	房性心动过速和室性心动过速	静脉注射或口服	心肌抑制
Ⅱ类：β 受体阻滞剂类			
阿替洛尔	治疗和预防室上性心动过速和房颤，预防室性早搏，包括运动诱导的 VT	静脉注射或口服	心肌抑制、支气管痉挛、四肢冰冷
比索洛尔		口服	
美托洛尔		静脉注射或口服	
Ⅲ类：延长动作电位类			
胺碘酮	房性心动过速和室性心动过速	静脉注射或口服	甲状腺和肺毒性
决奈达隆	阵发性心房颤动	口服	肾和肝毒性
索他洛尔 [a]	心房颤动和少部分室性心律失常	静脉注射或口服	尖端扭转型室性心动过速
Ⅳ类：慢钙通道阻滞剂类			
维拉帕米	治疗室上性心动过速和控制房颤	静脉注射或口服	心肌抑制
其他类			
阿托品	治疗迷走神经性心动过缓	静脉注射	口干、视力下降
腺苷	鉴别和治疗室上速	静脉注射	脸红、晕厥
地高辛	治疗室上速和控制房颤心率	静脉注射或口服	胃肠不适、心律失常

[a] 索他洛尔同样具有Ⅱ类 β 受体阻滞剂功能。

术后胸壁疼痛，因此通常电击从 50 J 开始，必要时再进行较大强度的电击。

除颤

除颤器通过两个涂有导电胶状物或凝胶垫的船形电极板（位于右胸骨上缘和心尖部）提供高能量直流电击。它们用于治疗因心室颤动或室性心动过速引起的心搏骤停。现代的装置提供双相电击，电击过程中电击极性发生逆转，减少了心脏去极化所需的能量。在心室颤动和其他紧急情况下，第一次和第二次电击的能量应为 150 J，此后最高达到 200 J。

临时起搏器

经静脉起搏：使用透视成像系统通过颈内静脉、锁骨下静脉或股静脉在右心室顶端放置起搏电极。电极连接到外部起搏器，如果心率降到设定的频率以下，该起搏器会发出可调的电脉冲。临时起搏可用于治疗一过性的心脏传导阻滞或其他原因引起的一过性心动过缓（如药物过量），或作为永久起搏的过渡。并发症包括气胸、臂丛神经或锁骨下动脉损伤、感染或脓毒症（通常是金黄色葡萄球菌）和心包炎。

经皮起搏：通过放置在心尖和胸骨上缘外侧的两个黏性凝胶垫电极，提供足以诱发心脏收缩的电刺激。它设置起来既容易又快，但会引起患者明显不适。

永久性起搏器

它们使用相同的原理，但脉冲发生器被植于皮肤下。电极可以放置在右心室心尖、右心耳或这两个位置一起放置电极（双腔）。心房起搏可能适用于无房室传导阻滞的窦房结疾病的患者。在双腔起搏中，心房电极可用于检测自发的心房活动并触发心室起搏，从而保持房室同步，并允许运动时心室率随着心房率的增加而增加，从而提高运动耐量。代码用于表示起搏模式（框 8.10）。大多数双腔起搏器编程为 DDD 模式。心率响应型起搏器在运动或呼吸频率增加时触发心率上升，用于运动期间无法提高心率的患者。永久性起搏器的并发症包括：

早期：气胸，心脏压塞，电极移位，感染。

晚期：感染，脉冲发生器或电极受损，因机械疲劳导致导线断裂。

植入型心律转复除颤器

除了永久性起搏器的功能外，植入型心律转复除颤器（ICD）还

框 8.10　国际通用起搏器代码

起搏心腔	感知心腔	反应方式
O＝无	O＝无	O＝无
A＝心房	A＝心房	T＝触发
V＝心室	V＝心室	I＝抑制
D＝心房和心室	D＝心房和心室	D＝触发和抑制

可以检测节律，并通过锁骨下静脉或头静脉植入心脏的导线感知心率并输送电流。它们能自动感知并终止危及生命的室性心律失常。这些设备可以使用超速、同步复律或除颤治疗室性快速心律失常。ICD 植入与起搏器植入有相似的并发症（见上文）。ICD 的适应证如框 8.11 所示。

心脏再同步治疗

心脏再同步治疗（CRT）对选定的 LBBB 患者是一种有效的治疗方法，LBBB 会导致左心室收缩不同步，加重心力衰竭。CRT 系统通过右心室导联和左心室心外膜表面起搏，通过冠状窦将电极植入心外膜静脉。同时对室间隔和心外膜起搏可以重新同步左心室收缩，改善选定患者的心力衰竭和死亡率。

导管消融治疗

这是许多如 AVNRT、房室折返性心动过速和心房扑动患者的首

框 8.11　植入型心律转复除颤器治疗的主要适应证

一级预防

- 心肌梗死后，如果左心室射血分数＜30%
- 轻度至中度症状性心力衰竭，接受最佳药物治疗，左心室射血分数 ＜35%
- 选定的遗传性疾病，如长 QT 综合征、心肌病

二级预防

- 心室颤动或室性心动过速心搏骤停的幸存者，非暂时性或可逆性原因所致
- VT 伴有血流动力学不稳或严重的左心室功能不全（左心室射血分数 ＜35%）

选治疗方法，对一些房颤或室性心律失常患者也有效果。通过静脉系统将多根导管电极置入心脏，用于记录窦性心律、心动过速和起搏后心脏的激活顺序。一旦发现心律失常的病灶或折返环，就用导管通过射频电流或冷冻消融来消除致心律失常的组织。严重并发症少见（＜1%），但包括需要植入起搏器的完全性心脏传导阻滞和心脏压塞。成功的消融使患者避免长期使用药物治疗。

冠状动脉疾病

　　冠状动脉疾病（CAD）是心绞痛和急性冠脉综合征最常见的病因，也是全世界最常见的死亡原因。在英国，1/3 的男性和 1/4 的女性死于 CAD。

　　冠状动脉疾病几乎都是由动脉粥样硬化及其并发症，特别是血栓形成引起的。动脉粥样硬化是动脉壁的一种进行性炎症性疾病，其特征是局部富含脂质的粥样斑块沉积，在其增大到足以损害动脉灌注或直到病变导致血栓闭塞或血管栓塞之前，在临床上无症状。目前已经确定的危险因素如下：

　　年龄和性别：年龄是动脉粥样硬化最有力的独立危险因素。绝经前妇女患病率低于男性，但绝经后的风险是相似的。然而，激素替代治疗在预防动脉粥样硬化方面没有作用。

　　遗传学：阳性家族史在早发性疾病患者中很常见（男性＜50 岁，女性＜55 岁），由于共同的遗传、环境和生活方式，同卵双胞胎死于 CAD 的风险为 8 倍，异卵双胞胎死于 CAD 的风险为 4 倍。其他危险因素，如高血压、高脂血症和糖尿病，具有多基因遗传。

　　吸烟：最重要的可改变的危险因素，吸烟与 CAD 密切相关。

　　高血压：动脉粥样硬化的发生率随着血压（收缩压和舒张压）的升高而增加。降压治疗可降低心血管死亡率和卒中风险。

　　高胆固醇血症：风险随着血清胆固醇浓度的增加而增加。降低血清总胆固醇和低密度脂蛋白可降低心血管事件的风险。

　　糖尿病：是动脉粥样硬化的一个潜在危险因素，常与弥漫性疾病相关。胰岛素抵抗（高胰岛素水平的正常葡萄糖稳态）也是 CAD 的危险因素。

　　生活方式：过量饮酒与高血压和脑血管疾病有关。缺乏运动和肥胖是动脉粥样硬化的独立危险因素；经常锻炼似乎有保护作用。缺乏新鲜水果、蔬菜和多不饱和脂肪酸的饮食会增加心血管疾病的风险。

社会剥夺：是心血管疾病的独立危险因素。指南建议降低社会贫困患者的治疗门槛。

管理

一级预防：目的是预防风险升高的健康个体的动脉粥样硬化。公共卫生措施被用来积极劝阻肥胖和吸烟等风险因素。此外，评分系统可以识别高危人群进行治疗。

二级预防：即治疗已经患病者，以预防后续事件。在发生心肌梗死等事件后，患者通常会接受生活方式的建议，如饮食和戒烟。下文将讨论其他干预措施。

心绞痛

心绞痛是心肌氧供需失衡引起短暂性心肌缺血时出现的一种综合征。到目前为止，动脉粥样硬化是心绞痛最常见的病因；然而，它也可以与主动脉瓣疾病、肥厚型心肌病、血管炎或主动脉炎一起发生。心绞痛可伴有冠状动脉痉挛，当伴有一过性 ST 段抬高时，称为 Prinzmetal's 心绞痛。

心绞痛在压力试验时伴有心肌缺血，冠状动脉造影正常，称为 X 综合征。目前对这种疾病了解甚少，但预后良好。

临床表现

病史是做出诊断的最重要因素。稳定型心绞痛的特点是由劳累或其他压力引起的中心性胸痛、不适或呼吸困难，并通过休息迅速缓解。检查结果通常为阴性，但可能会发现以下证据：

● 主动脉瓣狭窄（心绞痛的偶然原因）。● 危险因素（如高血压、糖尿病；检查眼底）。● 左心室功能障碍（如心脏增大）。● 其他动脉疾病（如颈动脉杂音、外周血管疾病）。● 加重心绞痛的情况（如贫血、甲状腺功能亢进）。

检查

症状不能很好地反映 CAD 的程度，所以对于有可能进行血管再通的患者，建议进行压力试验和无创成像。

运动心电图：首选检查是使用标准的跑步机或自行车测力计方案进行。水平或向下倾斜的 ST 段压低大于或等于 1 mm 是缺血的征兆；向上倾斜的 ST 段压低缺乏特异性。运动试验对识别患有严重 CAD 的高危个体很有价值，但也会出现假阴性和假阳性，女性的预测准确率较低，并不是所有的患者都能达到所需的运动水平。

心肌灌注扫描：如果疑似 CAD 较高，但运动试验不明确、无法解释（如 LBBB）或无法进行，则心肌灌注扫描很有帮助。应激状态下但不是静息状态下出现的灌注缺陷表明可逆性心肌缺血；持续性缺陷提示既往心肌梗死。

CT 冠状动脉造影：越来越多地用于诊断疑似 CAD 患者。它可以明确诊断，并且（如果阴性或仅显示轻微疾病）可以避免行心导管插入术。

冠状动脉造影：提供有关 CAD 程度的详细解剖学信息。通常在考虑冠状动脉旁路移植术或经皮冠状动脉介入治疗时进行。

管理

应该从仔细解释问题开始，讨论可以缓解症状和改善预后的生活方式和医疗干预措施。管理则包括：

- 评估 CAD 的程度和严重性。
- 识别和控制危险因素（见上文）。
- 使用药物控制症状。
- 识别高危患者接受治疗以提高预期寿命。

所有继发于 CAD 的心绞痛患者均应服用小剂量（75 mg）阿司匹林（如果阿司匹林引起消化不良，则每天服用 75 mg 氯吡格雷），无限期持续服用，可以降低心肌梗死的风险。同样，即使胆固醇正常，所有患者都应该服用胆固醇合成酶抑制剂。

抗心绞痛药物治疗

目标是以最小的副作用和最简单的药物方案控制心绞痛。使用了五组药物，但几乎没有证据表明组间疗效差异。通常从硝酸甘油和 β 受体阻滞剂开始，添加钙通道拮抗剂、长效硝酸酯类无限期的持续服用，如果两种药物不能控制症状，应考虑血管重建。

硝酸酯类：舌下硝酸甘油（GTN）喷雾剂（400 μg）用于急性发病和运动前预防。GTN 贴片的效果更长。硝酸异山梨酯或单硝酸异山梨酯可以口服。头痛是常见的副作用。

β 受体阻滞剂：这些药物通过降低心率、血压和心肌收缩力来限制心肌耗氧量，但可能引起哮喘患者的支气管痉挛。心脏选择性制剂如比索洛尔（每天 5 ～ 15 mg）被广泛使用。

钙通道拮抗剂：这些药物通过降低血压和心肌收缩力来降低心肌耗氧量。硝苯地平和氨氯地平可能引起反射性心动过速，因此常与 β 受体阻滞剂合用。维拉帕米和地尔硫䓬可单药使用。所有这些药物的使用都会加重心力衰竭，引起周围水肿和头晕。

钾通道激活剂：尼可地尔作为一种动脉和静脉血管扩张剂，其优点是它不会表现出硝酸酯类的耐受性。

I_f 通道拮抗剂：伊伐布雷定通过调节窦房结离子通道引起心动过缓。它不抑制收缩或加重心力衰竭。

非药物治疗

经皮冠状动脉介入治疗（PCI）：在射线下，将细导丝穿过冠状动脉狭窄处，并用它定位球囊，然后气囊被充气以扩张狭窄处。这可以与冠状动脉支架的结合，这种支架是浸透了抗增殖药物的金属支架，用于扩张和维持狭窄的血管。PCI 是一种有效的对症治疗，但不能提高慢性稳定型心绞痛患者的生存率。它主要用于单支或双支血管疾病，也可用于扩张狭窄的旁路移植物。主要的急性并发症是血栓或夹层造成的血管阻塞，这可能导致心肌损伤（2%～5%），需要支架置入或紧急冠状动脉旁路移植术（CABG）。主要的远期并发症是再狭窄。支架植入可显著降低再狭窄的风险，可能是因为它允许更完全的扩张。抗增殖药物洗脱支架可以进一步降低这种风险。用有效的血小板抑制剂如 P2Y12 受体拮抗剂（氯吡格雷、普拉格雷或替卡格雷）与阿司匹林和肝素联合应用可改善 PCI 术后的预后。

冠状动脉旁路移植术（CABG）：内乳动脉、桡动脉或大隐静脉逆行段可用于冠状动脉狭窄的旁路移植，通常在体外循环下进行。手术死亡率为 0～1.5%，但老年患者和左心室功能差或有明显合并症（如肾衰竭）的患者手术死亡率较高。围手术期卒中的风险为1%～5%。约 90% 的患者术后 1 年心绞痛消失，但不到 60% 的患者在冠状动脉旁路移植术后 5 年或更长时间无症状。动脉移植物的长期通畅率远高于静脉移植物。长期服用阿司匹林或氯吡格雷可以改善移植血管的通畅性，而强化降脂治疗可以减缓冠状动脉和移植血管病变的进展。与那些在手术后戒烟的人相比，持续吸烟者在手术后 10 年内死亡的可能性是后者的两倍。CABG 可提高左主干冠状动脉狭窄患者和有症状的三支冠状动脉疾病患者的生存率；术前左心室功能受损或压力试验阳性的患者获益最大。

急性冠脉综合征

包括不稳定型心绞痛和心肌梗死。不稳定型心绞痛是指新发或迅速恶化（逐渐加重）的心绞痛，以及无心肌损伤的轻微运动或静息状态下的心绞痛。急性心肌缺血临床表现为心肌坏死。诊断心肌梗死的标准是心脏生物标志物值（如心肌肌钙蛋白）上升到超过第99百分位，并且至少有以下一项：

1. 缺血症状
2. 新出现的明显 ST-T 改变或新的 LBBB
3. 进行性加重的病理性 Q 波
4. 影像学上新出现的存活心肌丢失或出现新的局部室壁运动异常
5. 通过血管造影或尸检确定冠状动脉内血栓

急性冠脉综合征可出现新发或在慢性稳定型心绞痛基础上发病。潜在的病理生理学通常是有病变的粥样斑块附着的血栓形成。

临床表现

主要症状是休息时出现的严重和持久的心绞痛样疼痛。其他症状包括：

● 呼吸困难。● 迷走神经刺激引起的呕吐，尤其是下壁心肌梗死时。● 心律失常导致晕厥或猝死。

心肌梗死可能偶尔是无痛的，尤其是在糖尿病或老年患者中。

急性冠脉综合征的并发症

心律失常：心律失常在急性冠脉综合征中很常见，但往往是一过性的。通过减轻疼痛、休息和纠正低钾血症，可将风险降至最低。心室颤动发生在 5% ~ 10% 的住院患者。在前 48 h 内除颤的室颤患者与未除颤的患者预后相同。恢复期的室性心律失常意味着心室功能差，选定的患者可能受益于 ICD。房颤是常见的，只有在引起心动过速伴低血压时才需要心脏复律，否则通常给予地高辛或 β 受体阻滞剂。如果房颤持续，需要抗凝治疗。

心动过缓不需要治疗，除非有低血压，在这种情况下，使用阿托品（0.6 ~ 1.2 mg 静脉注射）。下壁心肌梗死可引起房室传导阻滞，常在再灌注后消失。如果由于二度或三度房室传导阻滞，或前壁心肌梗死并发房室传导阻滞，则需要临时起搏器。

复发性心绞痛：急性冠脉综合征后出现复发性心绞痛的患者有较高的风险，应考虑进行冠状动脉造影和紧急血运重建。血管造影术也适用于所有溶栓成功的患者，以治疗残余狭窄。动态心电图改变和持续疼痛的患者应静脉注射糖蛋白Ⅱb/Ⅲa受体拮抗剂。

急性心力衰竭：急性心力衰竭通常反映广泛的心肌损伤，预后不良。心力衰竭的处理见前文。

心包炎：是梗死的并发症，在第二天和第三天尤为常见。一种明显的新的疼痛发展，这种疼痛通常是位置性的，或者因吸气而加剧。可听到心包摩擦音。阿片类镇痛药优于非甾体抗炎药和糖皮质激素，因为后者可能增加动脉瘤和心肌破裂的风险。

心肌梗死后综合征：是一种自身免疫性疾病，发生在梗死后数周至数月，以持续发热、心包炎和胸膜炎为特征。严重的症状可能需要用非甾体抗炎药或糖皮质激素治疗。

乳头肌断裂：由于严重二尖瓣反流的突然发作，导致急性肺水肿和休克伴广泛收缩期杂音。可能需要紧急二尖瓣置换术。

室间隔破裂：通常表现为血流动力学突然恶化，伴有新的、响亮的全收缩期杂音。可能很难与急性二尖瓣反流区分，但往往导致右心衰，而不是肺水肿。多普勒超声心动图将证实诊断。如果手术不及时，这种情况通常是致命的。

心室破裂：导致心脏压塞，通常是致命的。

其他公认的梗死相关并发症

包括：

- 心脏血栓引起的全身栓塞。● 发生心室壁瘤。

检查

ECG：是急性胸痛评估中最重要的检查，并指导初始治疗。它显示了心肌梗死的一系列特征性变化（图 8.15）：

最早的改变是 ST 段抬高，随后 R 波大小减小，出现 Q 波（表示全层梗死）。随后，T 波倒置，这种改变在 ST 段恢复正常后持续存在。心电图变化最明显的部位是"面对"梗死区的导联。前间壁梗死时，V_1 至 V_4 的一个或者多个导联出现异常。高侧壁梗死在 I、aVL 导联中产生 V_4 到 V_6 的改变。下壁梗死在 II、III 和 aVF 导联中最明显。左心室后壁梗死不会引起标准导联 ST 段抬高或 Q 波，但可以通过相互改变（ST 段压低和 V_1—V_4 导联高 R 波）来诊断。

在非 ST 段抬高急性冠脉综合征中，部分或轻微冠状动脉闭塞导致不稳定型心绞痛或心内膜下心肌梗死（NSTEMI）。心电图显示 ST 段压低和 T 波改变。

偶尔，新发的 LBBB 是唯一伴有梗死的心电图改变。

ST 段抬高或新 LBBB 患者需要立即进行再灌注治疗。不稳定型心绞痛或 NSTEMI 患者进展为 STEMI 或死亡的风险很高。

心脏生物标志物：应连续测量血浆肌钙蛋白。在不稳定型心绞痛中，肌钙蛋白没有升高，根据病史和心电图做出诊断。相反，心肌梗死导致血浆肌钙蛋白 T 和 I 浓度以及其他心肌酶的升高（图 8.16）。肌钙蛋白 T 和 I 在 3 ～ 6 h 升高，在 36 h 左右达到峰值，并持续升高长达 2 周。

心电图：这有助于评估心室功能和检测并发症，如壁血栓、心脏破裂、室间隔缺损、二尖瓣反流和心包积液。

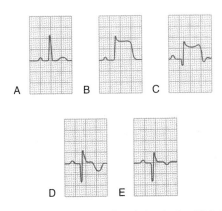

图 8.15 全层心肌梗死心电图变化的序列演变。（**A**）正常心电图。（**B**）（数分钟）急性 ST 段抬高。（**C**）（数小时）R 波逐渐消失，发展 Q 波，ST 段抬高和 T 波倒置。（**D**）（数天）深 Q 波和 T 波倒置。（**E**）（数周或数月）陈旧或已确定的梗死；Q 波倾向于持续，但 T 波变化不明显

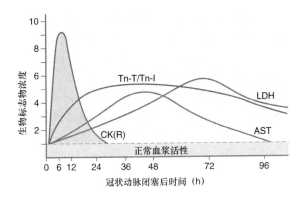

图 8.16 心肌梗死后血浆心脏生物标志物浓度的变化。肌酸激酶（CK）、肌钙蛋白 T（Tn-T）和肌钙蛋白 I（Tn-I）首先升高，其次是天冬氨酸转氨酶（AST），然后是乳酸脱氢酶（LDH）。在接受再灌注治疗的患者中，由于清除效应，血浆肌酸激酶［CK（R）曲线］迅速升高

冠状动脉造影：对于中度或高度危险的患者，包括以下患者，应考虑进行血管重建的血管造影：● 未能接受药物治疗。● 广泛的心电图改变。● 血浆肌钙蛋白升高。● 严重的既往明确诊断的稳定型心绞痛。

其他检查：CXR 可能显示肺水肿或心脏增大。血脂应该在梗死后胆固醇下降的 24 h 内进行测量。

管理

急诊入院是必需的，因为适当的药物治疗至少可将死亡和复发性缺血的风险降低至少 60%。初步治疗总结如图 8.17 所示。

应使用定义分数（如 GRACE 分数；框 8.12）进行临床风险分层，以选择患者进行早期冠状动脉造影或早期活动和出院。

镇痛：对缓解痛苦、降低肾上腺素分泌和减少对心律失常的易感性至关重要。应滴定阿片类药物，配合适当的镇吐剂（如甲氧氯普胺），直至患者感到舒适为止。

再灌注治疗：当心电图显示出现新的束支传导阻滞或肢体导联特征性 ST 段抬高超过 1 mm 或胸导联 ST 段抬高超过 2 mm 时，即有再灌注治疗的指征。经皮冠状动脉介入治疗是出现症状患者 12 h 内的首选治疗方法（图 8.17）。如果 120 min 内不能进行 PCI，并且溶栓禁忌，也应在剩下的时间内尽快进行手术。患者应在 24 h 内考虑接受经皮冠状动脉介入治疗，即使是在自发再通或溶栓后。95% 以上的患者经皮冠状动脉介入治疗恢复了冠状动脉通畅，1 年生存率超过 95%，心力衰竭和复发性心肌梗死显著减少。成功的经皮冠状动脉介入治疗不仅可以快速缓解疼痛，还可使急性 ST 抬高回落和缓解短暂性心律失常。经皮冠状动脉介入治疗对非 ST 段抬高的急性冠脉综合征患者的短期死亡率没有直接影响。

溶栓：如果不能及时完成初次 PCI（见图 8.17），推荐进行溶栓治疗。溶栓后死亡率明显下降，但改善率低于急诊 PCI。最初 12 h 获益明显，尤其是最初 2 h 内。替奈普酶和瑞替普酶是人组织纤溶酶原激活剂的类似物，静脉注射给药，辅助包括院前处置在内的急救治疗，溶栓的主要副作用是出血。每 1000 名溶栓治疗的患者额外发生出血性脑卒中 4 例，其他大出血的发生率为 0.5% ～ 1%。因此，如果有严重出血的风险，应停止溶栓治疗（框 8.13）。如果存在溶栓禁忌证，但有心源性休克的证据，或溶栓成功后 24 h 内，应考虑经皮冠状动脉介入治疗，以防止再发梗死并改善预后。

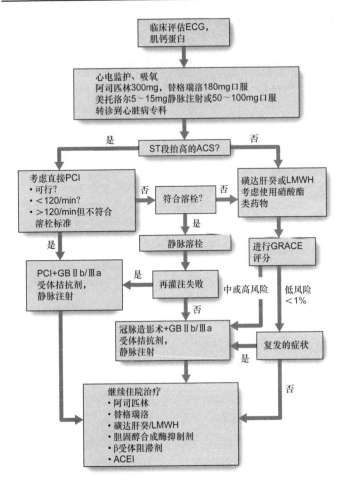

图 8.17 急性冠脉综合征治疗总结。PCI，经皮冠状动脉介入治疗；GP，糖蛋白；LMWH，低分子量肝素

　　抗血栓治疗：口服阿司匹林的抗血小板治疗（初始 300 mg，长期 75 mg）可提高生存率（死亡率降低 25%）。P2Y12 受体拮抗剂如替格瑞洛（180 mg，然后 90 mg，每日 2 次）应与阿司匹林联合给药，持续 12 个月。阿司匹林不耐受的患者应接受氯吡格雷（300 mg，然后每天 75 mg）。糖蛋白 II b/ III a 受体拮抗剂（如替罗非班）阻断血小板聚集，可用于经皮冠状动脉介入治疗的急性冠脉综合征高危患者的静脉注射。

框 8.12　急性冠脉综合征的危险分层：GRACE 评分

临床表现	分值范围		
心力衰竭（Killip 分级）	无心力衰竭：0	至	心源性休克 59
收缩压（mmHg）	≥ 200：0	至	≤ 80：58
心率	≤ 50：0	至	≥ 200：46
年龄（岁）	≤ 30：0	至	≥ 90：100
肌酐（μmol/L）	0 ~ 34：1	至	≥ 353：28
入院时心脏停搏	39		
ST 段偏移	28		
心肌酶升高水平	14		

前五个因素根据定义的范围得分 [见 SIGN 指南 93；2007 年 2 月；第 42 页（附件 1）和 47 页（附件 4）]：http：//www.sign.ac.uk/guidelines/fulltext/93/。总分预测住院死亡：≤ 60 分为 0.2%，> 240 分上升到 52%。

框 8.13　溶栓治疗的相对禁忌证（直接经皮冠状动脉介入治疗的潜在对象）

- 活动性内出血
- 既往蛛网膜下腔出血或脑出血
- 高血压患者血压控制不佳
- 近期手术（1 个月内）
- 近期外伤（包括外伤复苏后）
- 高度怀疑活动性消化性溃疡
- 妊娠

抗凝：目的是减少血栓栓塞并发症和再梗死。磺达肝癸钠（每天 2.5 mg）具有最好的安全性和疗效，但低分子量肝素是一个有用的替代方案。抗凝治疗应持续 8 天或直至出院。

抗心绞痛治疗：舌下含服硝酸甘油（300 ~ 500 μg）是不稳定型心绞痛的有效急救措施，静脉注射硝酸酯类可用于治疗左心室衰竭和复发性或持续性缺血性疼痛。在出现症状 12 h 内就诊的患者中，静脉注射 β 受体阻滞剂（阿替洛尔或美托洛尔）可减轻疼痛，减少心律失常并降低短期死亡率，但如果出现心力衰竭、低血压或心动过缓，应避免使用。如果有持续的胸部不适，可以在 β 受体阻滞剂基础上加用硝苯地平或氨氯地平。长期口服 β 受体阻滞剂可将心肌梗死幸存者的死亡率降低约 25%。

肾素-血管紧张素阻断：长期使用 ACEI（如依那普利 10 mg，每日 2 次或雷米普利 2.5 ～ 5 mg，每日一次）可对抗心室重塑，预防心力衰竭，提高生存率，减少心肌梗死再发和再住院率。心力衰竭患者受益最大，但所有急性冠脉综合征患者都应警惕心力衰竭。ACEI 可能会加重低血压，在这种情况下，ARB（如坎地沙坦）耐受性可能更好。

盐皮质激素受体拮抗剂：急性心肌梗死并发心力衰竭和左心室功能障碍，以及肺水肿或糖尿病的患者，使用依普利酮（每天 25 ～ 50 mg）或螺内酯（每天 25 ～ 50 mg）进一步获益。

降脂治疗：急性冠脉综合征后，所有患者都应接受 HMG-CoA 还原酶抑制剂（胆固醇合成酶抑制剂）治疗，无论血清胆固醇水平如何。血清低密度脂蛋白胆固醇浓度大于 3.2 mmol/L（120 mg/dl）的患者强化降脂获益明显，如阿托伐他汀（每天 80 mg）。依折麦布、贝特类药物和阴离子交换树脂可用于使用胆固醇合成酶抑制剂耐药的病例。

戒烟：戒烟是急性冠脉综合征后患者能做的唯一最有效的事情，因为戒烟可以使 5 年死亡率减半。可以通过支持性建议和药物治疗，提高戒烟的成功率。

饮食和锻炼：保持理想的体重，地中海式的饮食，定期锻炼，控制高血压和糖尿病都可以改善长期预后。

康复

如未出现并发症，患者可以在第二天活动，在 2 ～ 3 天回家，并逐渐增加活动，目标是在 4 周内重新工作。大多数患者可能在 1 ～ 4 周后恢复驾驶，但卡车和公共汽车驾驶员通常需要特殊评估。焦虑和抑郁等情绪问题很常见，必须得到相应的认识和处理。正式的康复计划，基于个人和群体咨询的分级运动方案，往往非常成功。

预后

无医疗救治时，几乎 1/4 的心肌梗死患者在数分钟内死亡。一半的死亡发生在症状出现后的 24 h 内，约 40% 受影响的患者在第一个月内死亡。在急性发病后存活的患者中，超过 80% 可以再存活一年，约 75% 可以存活 5 年，50% 可以存活 10 年。早期死亡通常是由心律失常引起的，但中晚期的预后取决于心肌损害的程度。预后不良特征包括左心室功能差、房室传导阻滞和持续性室性心律失常。前壁梗死比下壁梗死的预后差。

外周动脉疾病

约 20% 的 55 ～ 75 岁的英国成年人患有外周动脉疾病（peripheral arterial disease，PAD），但只有 1/4 的人有症状，通常是间歇性跛行。绝大部分 PAD 都是因为动脉粥样硬化，和 CAD 有相同的危险因素。5% ～ 10% 的动脉粥样硬化性心脏病患者患有糖尿病，但在肢体严重缺血的患者中，这一比例上升至 30% ～ 40%。糖尿病动脉粥样硬化斑块的机制是中大动脉粥样硬化，因此糖尿病不是下肢血运重建的禁忌证。

临床表现

症状性 PAD 腿部受累是上肢的 8 倍。数个血管可能会受到不同程度和不对称的影响。框 8.14 列出了慢性 PAD 的临床症状。

间歇性跛行（intermittent claudication，IC）：IC 是 PAD 最常见的表现，指腿部肌肉缺血性疼痛。通常在小腿（股浅动脉疾病）感觉到，但可能发生在大腿或臀部（髂动脉疾病）。通常情况下，疼痛会在行走相当恒定的距离后出现，并在停止行走后迅速缓解。

临界肢体缺血（critical limb ischaemia，CLI）：定义为踝部血压低于 50 mmHg 时需要阿片类镇痛的静息痛和（或）溃疡或坏疽。踝部血压高于 50 mmHg 的静息痛称为亚临界肢体缺血（SCLI）。严重的肢体缺血（severe limb ischaemia，SLI）包括 CLI 和 SCLI。虽然 IC 通常是因为单节段斑块，但 SLI 常因多部位病变引起。如果未行旁路移植术或血管内重建，患者有在数周或数月内失去肢体（或生命）的危险，但治疗困难，因为大多数是存在多系统合并症和多种疾病的老年患者。

急性肢体缺血（acute limb ischaemia，ALI）：最常由先前存在

框 8.14　慢性下肢缺血的检查结果

- 脉搏——减弱或消失
- 杂音——表示湍流，但与潜在疾病的严重程度无关
- 皮肤温度降低
- 抬高时苍白，放平时变红（Buerger 征）
- 浅表静脉缓慢充盈，在略高水平排空
- 肌肉萎缩
- 皮肤和指甲——干燥，变薄，脆性增加
- 脱发

的动脉狭窄或血栓栓塞（通常继发于 AF）的急性血栓性闭塞导致。典型的表现是所谓的"急性缺血性疼痛综合征"（框 8.15）。小腿挤压痛表明肌肉梗死和即将发生的不可逆性缺血。所有疑诊急性肢体缺血的患者必须立即与血管外科医生讨论。如果没有禁忌证，应给予肝素（3000～5000 U）静脉注射限制血栓播散并保护侧支循环。通常很难区分血栓和栓塞。慢性下肢缺血的证据（如既往 IC 症状、杂音、对侧脉搏减弱）支持血栓形成的诊断，而突然发作癫痫和房颤的存在更倾向于栓塞。

由于血栓形成，ALI 通常可以通过静脉注射肝素（APTT 目标 2.0～3.0）、抗血小板药物、高剂量胆固醇合成酶抑制剂、静脉输液和吸氧进行治疗。由于栓塞（无侧支循环），ALI 通常会在 6 h 内导致广泛的组织坏死，除非肢体血运重建。不可逆的缺血要求早期截肢或姑息治疗。

检查

在健康状态下，踝肱压力指数（ankle-brachial pressure index，ABPI，踝部动脉收缩压和肱部动脉收缩压之间的比值）大于 1.0。在 IC 中，ABPI 通常为 0.9，而在 CLI 中通常小于 0.5。进一步应用超声多普勒、MRI 或造影 CT 检查确定受累部位。动脉内数字减影血管造影只用于血管内重建的患者。其他检查应包括全血计数，以排除贫血和血小板增多症，以及血脂和血糖的检查。

管理

医疗管理包括戒烟、运动、抗血小板治疗（阿司匹林或氯吡格雷）、胆固醇合成酶抑制剂和对同时存在的糖尿病、高血压或红细胞增多症的治疗。Vorapaxar 是一种血小板活化抑制剂，最近已被批准与阿司匹林或氯吡格雷联合治疗 PAD 患者。外周血管扩张剂西洛他

框 8.15 ALI 的症状和体征

症状和体征	注释
疼痛 苍白 无脉	在完全急性缺血时可能不存在，可能出现在慢性缺血时
极度寒冷	不可靠，因为缺血的肢体受环境温度的影响
感觉异常 瘫痪	即将发生的不可逆缺血的重要特征

唑可以改善对常规治疗无效的患者的步行距离。血管成形术、支架植入术、内膜切除术或旁路移植术通常用于尽管经过 6 个月的药物治疗仍因严重症状致残的患者。锁骨下动脉疾病通常采用血管成形术和支架植入术治疗。

血栓闭塞性脉管炎（Buerger 病）

这种炎性闭塞的动脉疾病通常影响 20 ～ 30 年烟龄的男性吸烟者，造成跛行和手指疼痛，腕和踝脉搏消失。戒烟是至关重要的，交感神经切除术和前列腺素输注可能有效。

雷诺综合征

在温带气候条件下，15 ～ 30 岁的年轻女性中有 5% ～ 10% 患有这种疾病。它通常是良性的，所以要打消患者的疑虑，并建议避免受凉。有较严重手指溃疡的雷诺综合征患者，伴有结缔组织病。

主动脉疾病

主动脉瘤

主动脉瘤是主动脉腔的异常扩张。男性患腹主动脉瘤（abdominal aortic aneurysm，AAA）的概率是女性的 3 倍，60 岁以上的男性中约有 5% 会发生腹主动脉瘤。

主动脉瘤最常见的原因是动脉粥样硬化，危险因素前已描述。此外，遗传因素会导致主动脉瘤在家族中高发。马方综合征是一种罕见的病因。

临床表现

临床表现取决于动脉瘤的部位。胸主动脉瘤通常可能表现为急性严重的胸痛，但可能出现其他特征，包括主动脉瓣反流、喘鸣、嘶哑和上腔静脉综合征。累及食管或支气管可能伴有大出血。

AAA 可以表现为多种形式，包括腹痛或背痛、下肢血栓栓塞和十二指肠或下腔静脉受压。门诊患者的年龄通常为 65 ～ 75 岁，急诊患者的年龄通常为 75 ～ 85 岁。许多 AAA 是无症状的，偶然或在筛查时被发现。

检查

超声可确诊并用于监测无症状 AAA；如果动脉瘤直径超过 5.5 cm，则考虑选择性修复。CT 和 MRI 扫描用于评估胸主动脉瘤并计划手术干预。

管理

所有症状性 AAA 都应考虑修复，尤其因为疼痛往往会先于破裂。远端栓塞是修复的强烈指征。AAA 的破裂导致伴有低血容量性休克的严重腹痛，发展迅速且致命。AAA 破裂的手术死亡率约为 50%，但幸存者预后良好。通过股动脉支架植入的血管内修复越来越多取代开放手术。

主动脉夹层

主动脉壁内膜破裂使得动脉血液进入中膜，中膜被分成两层，在现有的"假腔"或"真腔"旁边形成一个"假腔"。主动脉夹层分为 A 型和 B 型，分别是累及和未累及升主动脉。主动脉粥样硬化和高血压是常见的病因，其他诱发因素包括胸主动脉瘤、主动脉缩窄、主动脉手术史、马方综合征、外伤和妊娠。

临床表现

患者通常表现为突然发作的严重"撕裂性"前胸疼痛或肩胛间背痛，通常伴有晕厥。主动脉分支闭塞可能导致卒中、心肌梗死或截瘫，以及肱动脉、颈动脉或股动脉搏动的不对称。

检查

CT 和 MRI 是首选的检查。CXR 可显示上纵隔增宽和主动脉"关节样"变形，但这些表现在 10% 的病例中不存在。经食管超声心动图是有用的；经胸超声心动图仅显示 3 ～ 4 cm 的升主动脉。

管理

急性夹层的早期死亡率为每小时 1% ～ 5%。初始管理包括缓解疼痛和静脉注射拉贝洛尔（目标收缩压＜ 120 mmHg）。内膜开窗或支架植入的腔内修复可能是有效的。

马方综合征

这是一种罕见的常染色体显性结缔组织病，与主动脉瘤和夹层的高风险有关。

临床表现

主动脉瓣和二尖瓣反流，皮肤松弛，关节过度活动，手臂、腿和手指过长（蜘蛛脚样指），脊柱侧弯，漏斗胸，高腭弓，晶状体脱位，视网膜脱离和气胸。

检查

临床诊断通过基因检测得到证实。患者应接受主动脉根部的连续超声心动图检查；如果观察到扩张，应考虑择期手术。

管理

所有患者应给予 β 受体阻滞剂以降低主动脉扩张的风险。最好避免引起心输出量增加相关的活动。对于进行性主动脉扩张的患者，可以进行主动脉根部置换术。

高血压

卒中、冠状动脉疾病等心血管疾病的风险与高血压密切相关；然而，并没有特定的临界值，超过该临界值，心血管疾病风险会突然增加。当血压升高到特定阈值以上时，即诊断为高血压，此时心血管并发症的风险和治疗的益处超过了治疗的成本和副作用。英国高血压协会将高血压定义为血压大于 140/90 mmHg。

在超过 95% 的病例中，没有发现高血压的具体潜在原因，称为原发性高血压。原发性高血压的重要诱发因素包括：

● 年龄。● 种族（非裔美国人和日本人发病率较高）。● 遗传因素。● 高盐摄入量。● 酒精过量。● 肥胖。● 缺乏锻炼。● 子宫内发育受损。

在大约 5% 的病例中，高血压是由一种特定的潜在疾病（继发性高血压）引起的。原因包括：

● 肾病（肾血管疾病、肾小球肾炎、多囊肾病；见第 7 章）。● 内分泌疾病（嗜铬细胞瘤、库欣综合征、原发性醛固酮增多症、肢端肥大症、甲状腺毒症、先天性肾上腺增生；见第 10 章）。● 妊娠。● 药物（皮质类固醇、含雌激素的口服避孕药、合成代谢类固醇）。● 主动脉缩窄。

临床表现

高血压通常无症状，直到在常规检查中或出现并发症时被发现。因此，建议 40 岁以上的成年人每 5 年进行一次血压检查，以检测隐性高血压。病史可能揭示家族性高血压、生活方式因素（运动、盐摄入、吸烟、酒精摄入）和潜在的药物原因。检查可能揭示桡股搏动延迟（主动脉缩窄）、肾增大（多囊肾病）、腹部杂音（肾动脉狭窄）或库欣综合征的特征。更常见的是，可能有危险因素的证据，如向心性肥胖或高脂血症，或出现并发症，如左心室肥大（左心室隆起、第四心音）、主动脉瘤、卒中或视网膜病变（框 8.16）。

检查

降压治疗通常是终身的，因此诊断所依据的血压读数的准确性至关重要。测量应在手臂支撑坐位情况下进行。使用适当尺寸的袖带进行测量，精确到 2 mmHg，如果初始值较高，应在休息 5 min 后

框 8.16　高血压性视网膜病变

1 级	小动脉增厚、弯曲和反射性增加（"银线样征象"）
2 级	1 级加动脉交叉处的静脉缩窄（"动静脉夹闭"）
3 级	2 级加视网膜缺血的证据（火焰状或斑点状出血和絮样渗出）
4 级	3 级加视神经盘水肿

重复测量。血压测量，尤其是由医生进行的血压测量，会导致血压短暂升高（"白大衣"高血压）。在 24 h 或更长时间内获得的一系列自动动态血压测量提供了比有限的诊所测量读数更全面的血压数据。家庭自测血压是一种尚不成熟的替代方法。对于血压异常不稳定或难治性高血压患者、有症状性低血压患者和疑似白大衣高血压的患者，动态或家庭测量可能特别有帮助。

所有高血压患者还应进行尿液分析（血尿、蛋白尿、尿糖）、U&Es、血糖、血脂、甲状腺功能和 12 导联心电图的检查。对选定的患者进行额外的检查，以确定靶器官损害（如超声心动图）或继发性高血压的潜在原因（如肾性 USS、尿儿茶酚胺）。

管理

降压治疗的目的是降低心血管不良事件的发生率。降低血压的相对获益（卒中风险降低 30%，CAD 风险降低 20%）在所有患者组中是相似的，风险最高的高血压患者降压治疗的绝对获益最大。因此，治疗决策应由心血管疾病风险的整体评估来指导。实际上，这最好使用风险预测图表来计算（图 8.18，图 8.19）。英国高血压协会管理指南总结于框 8.17。

以下生活方式措施不仅可以降低血压，还可以降低心血管疾病风险：

● 纠正肥胖。● 减少酒精摄入。● 限制盐的摄入。● 定期进行体育锻炼。● 增加水果和蔬菜的摄入。

药物治疗

噻嗪类药物：噻嗪类药物的降压作用机制尚未完全明确，可能需要 1 个月才能见效。

每日苄氟噻嗪剂量是 2.5 mg。

ACEI：ACEI（如赖诺普利，每日 10 ～ 40 mg）是有效的，但会导致肾功能损害或肾动脉狭窄患者的肾衰竭。尿素氮和电解质应该在治疗前和治疗后 1 ～ 2 周检查。副作用包括首剂低血压、咳嗽、

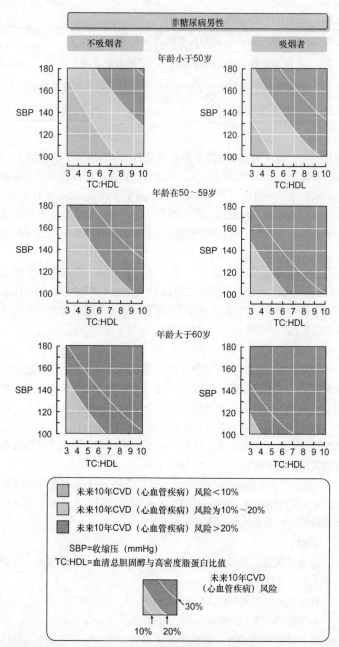

图 8.18 （彩图）非糖尿病男性心血管疾病风险预测图示例。心血管病风险从患者的年龄、性别、吸烟习惯、血压和胆固醇比值来预测

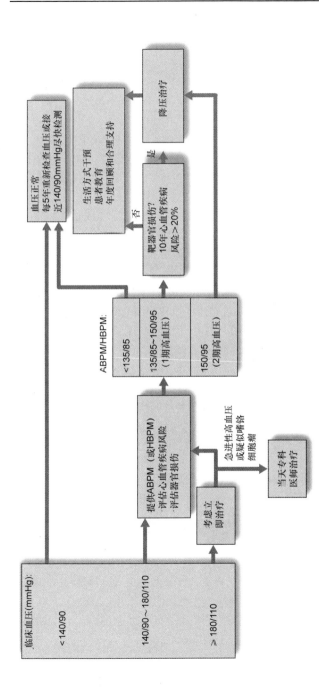

图 8.19 高血压的管理：英国高血压协会指南。对于 40 岁以下的患者，可以考虑专科转诊治疗 1 期高血压。ABPM，动态血压监测；HBPM，家庭血压监测

皮疹、高钾血症和肾功能不全。

ARB：ARB（如厄贝沙坦每日 150 ～ 300 mg）与 ACEI 疗效相似，但不会引起咳嗽，且耐受性更好。

钙通道拮抗剂：氨氯地平（每日 5 ～ 10 mg）和硝苯地平（每日 30 ～ 90 mg）对老年患者特别有效。副作用包括脸红、心悸和液体潴留。

β 受体阻滞剂：不作为一线降压治疗，除非患者有其他适应证，如心绞痛。阿替洛尔（每日 50 ～ 100 mg）和比索洛尔（每日 5 ～ 10 mg）是 $β_1$ 受体选择性的，与非选择性药物相比，引起循环不良和支气管痉挛的副作用较小。

β 受体和 α 受体联合阻滞剂：拉贝洛尔（200 mg ～ 2.4 g，每日分次服用）可用作急进性高血压的输注治疗（见下文）。

其他血管扩张剂：包括 $α_1$ 受体拮抗剂（如多沙唑嗪，每日 1 ～ 16 mg）和血管平滑肌松弛剂（如肼屈嗪，每日 2 次，每次 25 ～ 100 mg）。副作用包括首剂后体位性低血压、头痛、心动过速和液体潴留。

通常联合治疗来实现理想的血压控制，推荐的治疗流程如图 8.20 所示。然而，合并症可能对初始药物的选择有重要影响（例如，β 受体阻滞剂可能是心绞痛患者最合适的治疗方法，但哮喘患者应避免使用）。

急进性高血压

这种罕见的高血压并发症的特征是快速进行性终末器官损伤，包括视网膜病变、肾功能障碍和脑病。血压突然降低可能会导致灌注下降，导致脑、冠状动脉或肾功能不全。理想情况下，使用口服药物，在 24 ～ 48 h 内将血压控制在 150/90 mmHg 左右。必要时，静脉注射拉贝洛尔、硝酸甘油和硝普钠是有效的替代品，但需要仔细监测。

心脏瓣膜疾病

病变的瓣膜可能出现变窄（狭窄），或者可能无法完全关闭，从而导致血液回流。主动脉夹层、创伤性破裂、心内膜炎或乳头肌破裂并发心肌梗死时，可能会发生突然的瓣膜功能衰竭。瓣膜疾病也可能是由先天性的或风湿性心肌炎、梅毒性主动脉炎、心力衰竭时的心室扩张或老年性退行性变引起的。

急性风湿热

通常儿童或年轻人多见。目前在西欧和北美很少见，但在印度

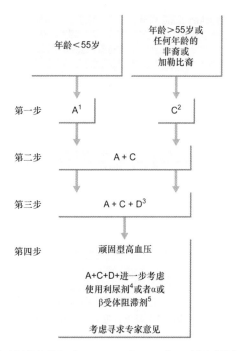

图 8.20　抗高血压药物联合。[1]A ＝ ACEI 或 ARB。[2]C ＝钙通道阻断剂（CCB）；如果不耐受 CCB 或心力衰竭，可考虑噻嗪类。[3] D ＝噻嗪类。[4] 低剂量螺内酯或大剂量噻嗪类。[5] 如果利尿剂不耐受、禁忌或无效，考虑 α 或 β 受体阻滞剂

次大陆、非洲和南美洲仍然流行。它是由免疫介导的对 A 组链球菌特定菌株感染的延迟反应引起的，这些链球菌具有与心肌肌球蛋白和肌膜蛋白交叉反应的抗原。针对链球菌抗原产生的抗体介导心内膜、心肌和心包以及关节和皮肤的炎症。

临床表现

急性风湿热通常在链球菌咽炎发作后 2～3 周出现，表现为发热、厌食、嗜睡和关节痛。诊断基于修正的 Jones 标准（框 8.17）。心肌炎可能不同程度地累及心内膜、心肌和心包，表现为呼吸困难（心力衰竭或心包积液）、心悸或胸痛（心包炎）。其他特征包括心动过速、心脏增大、新出现的的杂音（尤其是二尖瓣反流）或因二尖瓣炎引起的舒张中期的轻度杂音（Carey Coombs 杂音）。

大关节（膝盖、脚踝、肘部、手腕）急性、不对称、疼痛和迁移性关节炎是最常见的主要表现。

框 8.17　诊断风湿热的 Jones 标准

主要表现

心肌炎

多发性关节炎

舞蹈病

环形红斑

皮下结节

次要表现

发热

关节痛

既往风湿热

ESR 或 CPR 升高

白细胞增多

一度房室传导阻滞

诊断标准

- 诊断需要两个或两个以上主要表现，或一个主要和两个或更多次要表现加上先前链球菌感染的支持证据：近期出现的猩红热，链球菌溶血素（ASO）或其他链球菌抗体滴度升高，咽部细菌培养阳性

- 如果只有一种主要表现，近期链球菌感染的证据尤其重要

　　边缘红斑表现为红色斑疹，中心褪色，但在边缘仍然保持红色；主要发生在躯干和四肢近端，而不是面部。皮下结节小、硬、无痛，最容易在骨骼或肌腱伸肌表面摸到。通常在发病后 3 周以上出现其他表现。

　　小舞蹈症（圣维杜斯舞蹈病）是一种晚期（＞3 个月）的神经病学表现，其特征是情绪不稳定和手、足或面部无目的的不自主舞蹈样运动；通常在几个月内自发恢复。

　　检查

　　WBC、ESR 和 CRP 升高表明存在全身炎症，有助于监测疾病。咽拭子通常是阴性的，因为感染已经消退。ASO 滴度上升或高（儿童＞300 U，成人＞200 U）提示之前有链球菌感染。心电图（房室传导阻滞、心包炎）和超声心动图（心脏扩张、瓣膜异常）可显示心肌炎的证据。

　　管理

　　应给予苄星青霉素（每次肌内注射 120 万 U）或口服苯氧甲基

青霉素（250 mg，每日 4 次，共 10 天）以清除残余链球菌感染。卧床休息减轻关节疼痛和减少心脏工作负荷。心力衰竭需要治疗。高剂量阿司匹林（每天 60 ～ 100 mg/kg，最大剂量每天 8 g）通常可以缓解关节炎疼痛，对阿司匹林 24 h 内的反应有助于确诊。泼尼松龙每天 1 ～ 2 mg/kg 可更快地缓解症状，适用于心肌炎或严重关节炎，直至 ESR 恢复正常。如果随后仍发生链球菌感染，患者易发生进一步的风湿热发作，应给予青霉素长期预防，通常持续到 21 岁。

慢性风湿性心脏病

其特征是进行性瓣膜纤维化，并且在至少一半有风湿热并伴有心肌炎的患者中出现。风湿热的一些发作可能会被忽视，只有大约一半的患者有阳性病史。二尖瓣在 90% 以上的病例中受累，其次是主动脉瓣。

二尖瓣狭窄

二尖瓣狭窄大部分继发于风湿性疾病。瓣膜口因进行性纤维化、小叶钙化以及瓣尖和瓣下结构融合而逐渐缩小。从左心房到左心室的血流受限会导致左心房压力升高，导致肺静脉充血和呼吸困难，而低心输出量可能会导致疲劳。患者通常无明显症状，直到二尖瓣面积小于 2 cm² （正常为 5 cm²）。房颤频繁发生是因为左心房逐渐扩张，房颤的发作通常会导致快速失代偿引起肺水肿，因为心室充盈依赖于左心房收缩。运动和妊娠也会增加左心房压力，导致失代偿。左心房压力的逐渐升高会导致肺动脉高压、右心室肥大和扩张、三尖瓣反流和右心衰竭。

临床表现

劳力性呼吸困难通常是主要症状，导致患者运动耐量逐年下降，最终导致休息时的呼吸困难。急性肺水肿或肺动脉高压可能导致咯血。检查时，患者通常处于房颤状态，颧颊部潮红可能很明显。血栓栓塞是一种常见的并发症，尤其是在房颤患者中。心尖搏动特点是轻拍。听诊时，可能有一个响亮的第一心音，一个开瓣音和一个低音调的舒张中期杂音。JVP 升高、右心室抬举、第二心音响亮的肺音成分以及三尖瓣反流的特征都表明存在肺动脉高压。

检查

● 多普勒超声心动图可精确评估二尖瓣狭窄的程度，包括估计瓣膜面积、瓣膜压力梯度和肺动脉压。● 由于左心房肥大或房颤，ECG 可能显示双峰 P 波。● CXR 可能显示左心房扩大和肺淤血的特征。

管理

医疗管理包括治疗肺淤血的利尿剂、地高辛，限制心率的 β 受体阻滞剂或钙通道阻滞剂，如果有房颤，还包括抗凝剂。对于持续性症状或肺动脉高压，需行瓣膜成形术、瓣膜切开术或瓣膜置换术。球囊瓣膜成形术或瓣膜分离术在非钙化性单纯狭窄中有用；钙化性疾病或伴有反流的狭窄需要瓣膜置换。

二尖瓣反流

二尖瓣反流的原因见框 8.18。慢性二尖瓣反流导致左心房逐渐扩张，心房内压力几乎不增加；进行性左心室扩张是因为慢性容量超负荷。急性二尖瓣反流引起左心房压力快速上升，导致肺水肿。

二尖瓣脱垂：轻度二尖瓣反流的常见原因，这是由先天性异常或退行性黏液瘤样改变引起的，很少见于马方综合征的患者。在轻微的情况下，瓣膜仍然有能力，但在收缩期向后凸出鼓入心房，引起收缩中期的喀喇音，但没有杂音。如果瓣膜反流，喀喇音之后是收缩末期杂音。如果腱索断裂，可能会突然恶化。该病与多种良性心律失常、非典型胸痛和极小的栓塞性脑卒中或短暂性脑缺血发作有关，尽管如此，但长期预后良好。

临床表现

慢性二尖瓣反流通常会导致进行性劳力性呼吸困难和疲劳，而突发性二尖瓣反流通常会出现急性肺水肿。反流喷射造成向腋下传导的全收缩期杂音。第一心音降低，可能存在第三心音。心尖搏动增强，通常向左移位，表明左心室扩张。可能出现房颤、肺静脉淤血和肺动脉高压的表现。

检查

多普勒超声心动图显示心室大小、左心室功能、反流严重程度和瓣膜结构异常。心电图一般显示房颤。如果考虑手术，则需置入心脏导管进行检查。反流的严重程度可以通过左心室造影和左心房或肺动脉楔压曲线中的 v（收缩）波大小来评估。

框 8.18　二尖瓣反流的原因

- 二尖瓣脱垂
- 左心室和二尖瓣环扩张（如冠状动脉疾病、心肌病）
- 瓣尖和腱索损伤（如风湿性心脏病、心内膜炎）
- 乳头肌缺血或梗死
- 心肌梗死

管理

药物治疗包括利尿剂和血管扩张剂（如 ACEI）减少后负荷。房颤需要地高辛和抗凝。定期复查对于发现症状的恶化、进行性心脏扩大和左心室损伤很重要，因为这些都是外科干预的指征。二尖瓣修复目前是严重二尖瓣反流的首选治疗方法，即使是在无症状的患者中。因为早期修复可以防止不可逆的左心室损伤。急性严重二尖瓣反流需要紧急瓣膜置换或修复。

主动脉瓣狭窄

主动脉瓣狭窄的三个常见原因是：

● 风湿热（通常与二尖瓣疾病有关）。● 先天性二尖瓣钙化。● 老年性退行性主动脉瓣狭窄。

心输出量最初得以维持，但左心室变得越来越肥大。最终，它不再能克服流出道梗阻，并发展为心力衰竭。主动脉瓣狭窄患者通常多年无症状，但当症状出现时会迅速恶化。

临床表现

轻度至中度主动脉瓣狭窄通常无症状，但在常规检查中可偶然发现。三个主要症状是心绞痛、晕厥和呼吸困难。

● 心绞痛：由于肥厚的左心室对抗高压流出道梗阻的氧需求增加而出现（或并存 CAD）。● 晕厥：通常发生在用力时，此时心输出量因严重的流出梗阻而不能满足需求，导致血压下降。● 劳力性呼吸困难：提示心脏代偿失调是慢性过度压力超负荷的结果。

典型的临床症状是：

● 放射至颈部的粗糙喷射性收缩期杂音（通常伴有震颤）。● 柔和的第二心音。● 缓慢上升的颈动脉脉搏。● 脉压窄。● 心尖抬举样搏动但无移位。

检查

● 多普勒超声心动图是重要的检查。它可以提示瓣膜开放受限和任何结构异常，并可以计算收缩压梯度。● 心电图：通常显示左心室肥大的特征，通常有向下倾斜的 ST 段和 T 波倒置（劳损改变），部分患者存在严重的狭窄，心电图也可以是正常的。● CT 或 MRI 评估钙化。● 心导管检查术：通常需要在手术前评估冠状动脉。

管理

无症状主动脉瓣狭窄的患者在保守治疗下预后良好，但应加强随访，因为心绞痛、晕厥或心力衰竭的加重是及时手术的指征。高龄不是瓣膜置换术的禁忌证，即使是 80 岁以上的患者，瓣膜置换术效果很好。对于经导管主动脉瓣植入术（TAVI）尤其如此。球囊瓣膜成形术适用于先天性狭窄，但不适用于钙化性狭窄。

主动脉瓣反流

这种情况可能是由主动脉瓣尖疾病（如风湿热、感染性心内膜炎）或主动脉根部扩张（如强直性脊柱炎、马方综合征、主动脉夹层或动脉瘤）引起的。左心室扩张和肥大以补偿反流，从而使每搏输出量大幅增加。随着疾病的发展，左心室舒张末期压力升高，出现肺水肿。

临床表现

轻度至中度主动脉瓣反流的患者通常无症状，但由于每搏输出量增加，可能会感到心悸。劳力性呼吸困难是较严重疾病的主要症状。典型的脉冲呈高容量，易塌陷，脉压宽，心尖搏动抬举并向左侧移位。舒张早期特有的柔和杂音通常在患者前倾或呼气末屏气时在胸骨左侧最清楚。由于每搏输出量增加，收缩期杂音是很常见的。在急性重度反流（如心内膜炎主动脉瓣尖穿孔）中，可能没有时间出现代偿性左心室肥大和扩张，可能以心力衰竭的特征为主。

检查

● 多普勒超声心动图：用于明确诊断，并可能显示扩张，高动力左心室。● 心导管检查术和主动脉造影：也有助于评估反流的严重程度、主动脉扩张和是否并存冠状动脉疾病。● 如果 CXR 或超声心动图上怀疑主动脉扩张，MRI 可用于评估主动脉扩张。

管理

应治疗基础疾病（如心内膜炎和梅毒）。症状性反流是主动脉瓣（如果并存主动脉根部扩张，需联合主动脉根部）置换的指征。无症状患者也应每年随访一次以监测症状的发展，以及超声心动图上监测心室大小有无增加；如果收缩末期内径增加到 55 mm 或更大，则应进行主动脉瓣置换术。应使用硝苯地平或 ACEI 等血管扩张药物控制收缩压。

三尖瓣狭窄

不常见，通常为风湿性，几乎总是与二尖瓣和主动脉瓣疾病有关。它可能会导致右心衰竭的症状和体征。

三尖瓣反流

是肺动脉高压或心肌梗死引起的右心室扩张常见的继发事件，

也可能由心内膜炎（尤其是静脉注射吸毒者）、风湿热或类癌综合征引起。症状是由前向流量减少（疲劳）和静脉充血（水肿、肝大）引起的。最明显的体征是在 JVP 有一个大的收缩期 v 波。其他特征包括在胸骨左缘闻及全收缩期杂音和搏动性肝。当右心室负荷过重的原因得到纠正时，如充血性心力衰竭的利尿剂和血管扩张剂治疗，由右心室扩张造成的三尖瓣反流经常得到改善。

肺动脉瓣狭窄

可能继发于类癌综合征，但通常是先天性的，可能是孤立的或与其他异常，如法洛四联症有关。检查时有收缩期杂音，在胸骨左上部最明显，向左肩传导。轻度至中度肺动脉狭窄是非进展的，不需要治疗。严重肺动脉狭窄（压差 > 50 mmHg）通过经皮球囊瓣膜成形术治疗，若无法进行，通过外科瓣膜切开术治疗。

肺动脉瓣反流

很少见，是一种孤立的现象，通常与任何原因的肺动脉高压引起的肺动脉扩张有关。

人工瓣膜

病变瓣膜可以用机械或生物瓣膜替换。常见的瓣膜包括球形和笼形、倾斜圆盘形和倾斜双叶状瓣膜。所有机械瓣膜都会产生可闻及的咔哒声，需要长期抗凝以防止血栓栓塞。猪或同种异体移植瓣膜是最常见的生物瓣膜。它们产生正常的心音，不需要抗凝。

感染性内膜炎

感染性心内膜炎是由心脏瓣膜（天然的或人工的）或心室或血管内壁的微生物感染引起的。尽管感染性特别强的微生物（如金黄色葡萄球菌）可引起既往正常心脏的心内膜炎，但是它通常发生在既往心内膜损伤的部位。由高压血液喷射引起的心内膜损伤区域（例如 VSD、二尖瓣反流、主动脉瓣反流）尤其脆弱。当感染发生时，由微生物、纤维蛋白和血小板组成的赘生物生长，并可能作为栓子脱落。邻近组织被破坏，可能形成脓肿，瓣膜反流可能通过瓣尖穿孔、腱索扭曲或破裂而发展。心外表现，如血管炎和皮肤病变，是由栓子或免疫复合物沉积引起的。

微生物学

金黄色葡萄球菌是急性心内膜炎的最常见原因，源于皮肤感染、脓肿或血管途径，比如静脉输液或静脉吸毒。草绿色链球菌（来自上呼吸道或牙龈）和肠球菌（来自肠道或泌尿道）可进入血流，是亚急性心内膜炎的常见病因。表皮葡萄球菌是一种正常的皮肤共生菌，是心脏手术后心内膜炎中最常见的致病菌，使心脏手术复杂化。更罕见的病因包括革兰氏阴性 HACEK 群微生物（嗜血杆菌属、放线菌属、人心杆菌属、埃肯氏菌属、金氏菌属）。贝纳柯克斯体（Q 热）和布鲁氏菌在接触农场动物的患者中偶尔会引起发病。酵母和真菌可能是免疫缺陷患者的病因。

临床表现

亚急性心内膜炎：当先天性或瓣膜性心脏病患者出现持续发热、异常疲劳、盗汗、体重下降或瓣膜功能障碍新征象，应考虑本病。其他特征包括栓塞性卒中、瘀点状皮疹、片状出血、镜下血尿和脾大。奥斯勒结节（指尖疼痛肿胀）很少见，杵状指是晚期症状。

急性心内膜炎：通常表现为严重的发热性疾病，伴有明显和变化的心脏杂音和瘀点。慢性心内膜炎的临床症状通常不存在，但栓塞事件（如脑栓塞）很常见，可迅速发展为心力衰竭或肾衰竭。

术后心内膜炎：心脏瓣膜手术的患者出现不明原因的发热。发热方式可能类似于亚急性或急性心内膜炎，这取决于病原体的毒性。致残率和死亡率很高，经常需要再次修复手术。

检查

诊断基于修正的 Duke 标准（框 8.19）。血培养是鉴别病原体和指导抗生素治疗的关键；在开始治疗前，应使用严格的无菌技术，取 3～6 组样本。超声心动图检查赘生物和脓肿形成，以及评估瓣膜损伤。经食管超声检测赘生物的灵敏度高于经胸超声（90% *vs.* 65%），尤其对人工心脏瓣膜患者来说价值更大。未能检测到赘生物并不排除诊断。正常血红蛋白、正常红细胞性贫血和高白细胞计数、ESR 和 CRP 是常见的。CRP 监测进展优于 ESR。通常存在镜下血尿。心电图可显示房室传导阻滞（由脓肿形成引起）。CXR 可能有心力衰竭的证据。

管理

应立即清除任何感染源（如牙周脓肿）。如果是急性的，经验性抗生素治疗是用万古霉素（1 g 静脉注射，每天 2 次）和庆大霉素（1 mg/kg 静脉注射，每天 2 次）；如果是亚急性的，用阿莫西林（2 g 静脉注射，每天 6 次），用或不用庆大霉素。随后的抗生素治疗由培养结果指导，通常持续 4 周。手术适应证（清除感染物质、瓣膜置换）包括心力衰竭、脓肿形成、抗生素治疗失败和左侧心脏瓣膜上

框 8.19　感染性心内膜炎的诊断（修正的 Duke 标准）

主要标准

- 血培养阳性：两次培养出典型病原体；持续血培养阳性时间间隔＞ 12 h；三次或三次以上培养阳性时间超过 1 h
- 心内膜受累：赘生物的阳性超声心动图表现；新的瓣膜反流

次要标准

- 易感性的瓣膜或心脏异常
- 静脉注射毒品
- 发热≥ 38℃
- 栓塞现象
- 血管炎现象
- 血培养提示有微生物生长但未达到主要标准
- 提示性超声心动图发现

确诊心内膜炎：两个主要标准，或一个主要标准加三个次要标准，或五个次要标准

可疑的心内膜炎：一个主要标准加一个次要标准，或三个次要标准

的大面积赘生物（系统性栓塞的高风险）。

预防

直到最近，抗生素预防一直被常规用于有感染性心内膜炎风险的患者进行介入治疗。然而，由于感染性心内膜炎发作和介入治疗之间的相关性尚未得到证实，抗生素预防不再常规使用。

先天性心脏病

先天性心脏病通常在儿童时期发病，但房间隔缺损等先天性心脏病在成年前可能无症状，或在常规检查或 CXR 检查中偶然发现。以前在童年时期致命的缺陷现在可以得到纠正或减轻，所以延长生存期是常态。此类患者可能会在成人时期再次出现心律失常或心力衰竭。

动脉导管未闭

在胎儿时期，大多数来自肺动脉的血液通过动脉导管进入主动脉。正常情况下，导管在出生后不久就关闭了，但在这种异常情况下却没有关闭。因为主动脉内的压力高于肺动脉内的压力，所以会出现连续的左向右分流。

通常在婴儿期不致残，但可能导致最终的心力衰竭，呼吸困难

为首发症状。持续的"机械性"杂音，在锁骨下左侧第二肋间隙最明显。动脉导管未闭的治疗通常在儿童早期通过使用可植入闭合装置进行导管介入术来完成。

主动脉缩窄

这种情况与其他异常有关，包括二叶主动脉瓣和大脑"浆果状"动脉瘤。它是新生儿心力衰竭的重要原因，但在较大的儿童或成人中通常无症状。缩窄附近的高血压可能引起头痛，远端循环减少偶可导致腿部无力或痉挛。血压在上半身升高，但在腿部正常或较低，股动脉搏动微弱、延迟。收缩期杂音在缩窄处后方听到。CXR 可显示主动脉轮廓改变，以及肋骨下表面的侧支循环切迹。MRI 是首选检查。除了最轻微的情况，应对所有病例进行手术矫正。如果足够早地做到这一点，持续性高血压是可以避免的，但是在儿童期晚期或成年期修复的患者通常仍然患有高血压。主动脉缩窄的复发可以通过球囊扩张和支架置入来治疗，在某些情况下，这也可以作为首要的治疗方法。

房间隔缺损

这种常见的先天性缺损导致血液从左心房分流到右心房，然后分流到右心室和肺动脉。结果，右心和肺动脉逐渐扩大。

这种情况通常无症状，但可能导致呼吸困难、心力衰竭或心律失常，例如房颤。典型的体征包括广泛且固定分裂的第二心音和肺动脉瓣上的收缩期血流杂音。超声心动图可直接显示缺损，并可显示右心室扩张或肥大。CXR 典型地显示心脏和肺动脉的增大，以及肺动脉增宽。心电图通常显示不完全的 RBBB。当患者进行 CXR 或心电图检查时，通常首先检测到缺损。肺动脉流量比全身流量增加 50% 的房间隔缺损应通过手术或导管植入闭合装置进行纠正。

室间隔缺损

这是最常见的先天性心脏病；它可能是孤立的或复杂的先天性心脏病的一部分。从高压左心室到低压右心室的血流产生全收缩期杂音，胸骨左缘明显，但放射到心前区。VSD 可能表现为婴儿心力衰竭，较大的儿童或成人表现为轻微血流动力学障碍的杂音，或者很少表现为艾森门格综合征（见下文）。多普勒超声心动图有助于识别可能自发闭合的血流动力学影响较小的室间隔缺损。对于较大的室间隔缺损，CXR 显示肺血管影增加，心电图显示双侧心室肥大。小的室间隔缺损不需要治疗。较大的室间隔缺损应需要连续心电图和超声心动图。手术修复适用于心力衰竭或肺动脉高压的患者。

艾森门格综合征

持续升高的肺血流量（如从左向右分流）会导致肺阻力增加和肺动脉高压。在严重的肺动脉高压中，左向右分流可能会逆转，导致右向左分流和明显的发绀（艾森门格综合征）。艾森门格综合征患者特别容易受到后负荷变化的影响，血管舒张、麻醉和妊娠等因素导致后负荷变化从而加剧右向左的分流。

法洛四联症

是儿童发绀疾病最常见的原因，包括：

● 右心室流出道梗阻（通常为瓣下）。● 右心室肥大。● 室间隔缺损。● 主动脉骑跨。

发绀是常见的，但新生儿可能没有，直到右心室压力上升到大于左心室压力。进食或哭泣后，瓣下梗阻可能会突然增加，导致呼吸暂停和意识不清（"法洛综合征"）。在年龄较大的儿童中，法洛综合征并不常见，但是，随着 RV 压力的上升导致 VSD 从右向左分流的增加，发绀加重，以及发育迟缓、杵状指和红细胞增多症。在肺部听诊区听到喷射收缩期杂音。诊断依靠超声心动图。心电图显示右心室肥大，CXR 提示"靴形"心。有效的治疗方法是手术解除流出道梗阻和封堵 VSD，儿童手术后预后良好。

成人先天性心脏病

许多以前无法在童年存活的患者现在都在接受矫正手术后存活下来。这些成年幸存者可能会出现问题，例如，那些通过"Mustard"修复纠正大动脉转位的患者，血液在心房水平被重新引导，留下供应主动脉的右心室，可能在成年后发展为右心室衰竭。成人心室缺损修复后可能会因术后瘢痕而出现室性心律失常，并可能需要植入除颤器。所有这样的患者都需要在专科诊所中进行仔细的随访，直至成年。

心肌疾病

心肌炎

这是一种急性心肌炎症性疾病，由感染、自身免疫性疾病（如系统性红斑狼疮）或毒素（如可卡因）引起。病毒感染是最常见的原因，特别是柯萨奇病毒和甲型和乙型流感病毒。其他原因包括莱姆病、美洲锥虫病和急性风湿热。

有四种表现：

- **暴发性心肌炎**：病毒性疾病引起严重的心力衰竭或心源性休克。
- **急性心肌炎**：表现为心力衰竭逐渐加重，导致扩张型心肌病。
- **慢性活动性心肌炎**：罕见，伴有慢性心肌炎症。
- **慢性持续性心肌炎**：可引起胸痛和心律失常，有时无心室功能障碍。

超声心动图可显示左心室功能障碍，有时是区域性的（局灶性心肌炎）。MRI 可显示炎症的诊断类型。肌钙蛋白和 CK 的含量与受损程度成正比。

多数患者治疗是支持性的，预后良好；然而，由于室性心律失常或快速进行性心力衰竭，可能发生死亡。某些形式的心肌炎（如美洲锥虫病）可能导致慢性低度心肌炎或扩张型心肌病。心力衰竭或心律失常可能需要治疗，应避免剧烈体力劳动。偶尔需要移植。

扩张型心肌病

这种情况的特点是左心室和右心室的舒张和收缩功能障碍。原因包括：

- 酒精。● 细胞骨架蛋白的遗传突变。● X 连锁肌营养不良。● 病毒性心肌炎的自身免疫反应。

多数患者出现心力衰竭。心律失常、血栓栓塞、猝死随时都可能发生，胸痛也时有发生。鉴别诊断包括 CAD，扩张型心肌病只有在排除 CAD 后才能诊断。

超声心动图和 MRI 是有用的检查。治疗的目的是控制心力衰竭和预防心律失常。预后是不确定的，可能需要心脏移植。

肥厚型心肌病

这是心肌病最常见的形式，其特征是复杂的左心室肥厚和心肌纤维排列不良。肥大可能广泛，也可能主要局限于室间隔。心力衰竭的发生是因为僵硬、低顺应性的心室阻碍了舒张期充盈。室间隔肥厚也可能导致动态 LV 流出道梗阻（肥厚梗阻型心肌病）。这种疾病是一种常染色体显性遗传病，外显率高，表达多样。

与劳累相关症状（心绞痛和呼吸困难）、心律失常和猝死（主要由室性心律失常引起）是主要的临床问题。除了在肥厚型心肌病发生梗阻时急冲脉特征之外，症状与主动脉瓣狭窄相似。超声心动图通常是诊断性的。心电图异常可能提示左心室肥厚或深 T 波倒置。

β 受体阻滞剂、减慢心率的钙通道拮抗剂和丙吡胺可缓解症状并预防晕厥发作，心律失常通常对胺碘酮有反应，但目前还没有药物能明确改善预后。流出道梗阻可以通过部分手术切除或使用导管注射酒精使室间隔基底隔膜发生医源性梗死来改善。对于有猝死危险因素的患者，包括既往晕厥、室性心律失常或严重肥大的患者，应考虑 ICD。

限制型心肌病

在这种罕见的情况下，心室充盈受损，因为心室"僵硬"。这导致心房高压，伴有心房肥大、扩张和继发房颤。淀粉样变性是英国最常见的原因。

诊断可能很困难，需要多普勒超声心动图、CT 或 MRI 以及心内膜心肌活检。对症治疗，但预后差，可能需要移植。

累及心肌的其他疾病列于框 8.20。

心脏肿瘤

原发性心脏肿瘤很罕见，但肿瘤转移会影响心脏和纵隔。大多数原发性心脏肿瘤是良性的（75%），其中大多数是左心房息肉样黏液瘤。治疗方法是手术切除。

框 8.20　心肌的特殊疾病

感染

- 病毒，如柯萨奇病毒 A 和 B、流感病毒、HIV
- 细菌，如白喉棒状杆菌、伯氏疏螺旋体
- 原生动物，如锥虫

内分泌和代谢紊乱

- 如糖尿病、甲状腺功能减退症和甲状腺功能亢进症、肢端肥大症、类癌综合征、嗜铬细胞瘤、遗传性贮积疾病

结缔组织病

- 如系统性硬化病、系统性红斑狼疮、结节性多动脉炎

浸润性疾病

- 如血色素沉着症、含铁血黄素沉着症、结节病、淀粉样变性

毒素

- 如阿霉素、酒精、可卡因、辐射

神经肌肉疾病

- 如强直性肌营养不良、弗里德赖希共济失调、X 连锁肌营养不良

心包疾病

急性心包炎

这可能由感染（病毒、细菌、结核）、免疫反应（如心肌梗死后、结缔组织病）、创伤、尿毒症或肿瘤导致。心包炎和心肌炎经常并存，所有形式的心包炎都可能产生心包积液（见下文）。

临床表现

心包炎的特征性疼痛是胸骨后疼痛，放射到肩部和颈部，并因深呼吸和运动而加重。低热很常见。可听到心包摩擦声，这是一种由发炎心包的运动产生的高调、表面摩擦或嘎吱声，用于心包炎的诊断。

检查

心电图显示受影响区域广泛的 ST 段抬高，凹陷向上。PR 段压低是急性心包炎非常敏感的指标。

管理

疼痛通常通过阿司匹林缓解，但可能需要更有效的抗炎剂，如吲哚美辛。糖皮质激素可能会抑制症状，但没有证据表明它们会加速治愈。病毒性心包炎通常会在几天或几周内消退。

心包积液

是指心包腔内液体的积聚，通常伴有心包炎。心脏压塞描述了由大量或快速发展的积液压迫心脏引起的急性心力衰竭。

典型的表现包括低血压、随着吸气而反常上升的明显升高的 JVP、奇脉（吸气期间血压的过度下降）和心音低沉。超声心动图可诊断，并有助于确定最佳的抽液部位。在大量积液的情况下，心电图上的 QRS 电压通常会降低。CXR 可能显示心脏阴影大小增加，如果积液较多，心脏阴影可能呈球形。患者接受经皮心包穿刺术或外科引流症状迅速好转；外科引流在心脏破裂和主动脉夹层手术中更安全。结核性心包炎引起积液，在心包腔周围穿刺术中诊断，抗结核治疗和糖皮质激素有效。

慢性缩窄性心包炎

缩窄性心包炎是由心包的逐渐增厚、纤维化和钙化引起的。事实上，心脏被包裹在一个坚固的外壳中，不能正常充盈。常继发于结核性心包炎，但也可并发心包积血、病毒性心包炎、类风湿性关节炎和化脓性心包炎。

全身静脉充血的症状和体征是缩窄性心包炎的特征。房颤很常见，通常会出现严重的腹水和肝大。呼吸困难并不明显，因为肺部很少充血。任何不明原因的右心衰竭和心脏小的患者都应该怀疑这种情况。显示心包钙化的 CXR 和超声心动图通常有助于确定诊断，尽管可能难以与限制型心肌病鉴别。

管理

外科手术切除病变心包可以显著改善患者症状，但是会带来高致残率，并且在高达 50% 的患者中无效或基本无效。

呼吸病学

方年新　蓝紫涵　黄　勇　张　路　汪梓垚　张　锐　唐　飞　译
赵生涛　刘凯雄　张龙举　李云雷　张小芳　杨澄清　罗　玲
王　鹏　审校

　　呼吸系统疾病呈现出高发病率和可避免的死亡率，结核、大流行性流感和肺炎是世界卫生中最主要的疾病。过敏、哮喘和慢性阻塞性肺疾病（chronic obstructive pulmonary disease，COPD）的患病率增加，加之全球吸烟率上升，共同导致了慢性疾病的高负担。尽管肺癌的诊断和治疗得到改进，但其预后仍然很差。

呼吸系统疾病常见问题

咳嗽

　　咳嗽是最常见的呼吸道症状，其潜在病因通常可以从其他临床特征中明确，尤其在比较严重的疾病中。

　　急性或短暂性咳嗽常见病因：

- 病毒性下呼吸道感染。● 后鼻滴涕（鼻炎/鼻窦炎）。● 异物吸入。● 喉炎或咽炎。● 肺炎。● 充血性心力衰竭。● 肺栓塞。

　　慢性咳嗽的病因更具挑战，尤其是在体格检查、胸部 X 线检查（CXR）和肺功能都正常的情况下，需考虑：

- 后鼻滴涕。● 咳嗽变异性哮喘。● 胃食管反流伴误吸。● 药物性咳嗽（ACEI）。● 百日咳鲍特菌感染。● 间质性疾病。

　　尽管大多数肺癌患者表现有 CXR 的异常，但建议近期出现不明原因咳嗽的成年人（尤其是吸烟者）进行纤维支气管镜和胸部 CT 检查，因为这些检查可能发现支气管内小的肿瘤、异物或早期间质性肺病。

呼吸急促（呼吸困难）

　　呼吸急促或呼吸困难定义为一种呼吸不畅的感觉。不同于其他感觉，其无明确受体，在大脑中也没有局部表现，并且引起的原因有多种，包括健康状态（如运动）和肺部、心脏或肌肉相关的疾病。

呼吸系统临床检查（图 9.1）

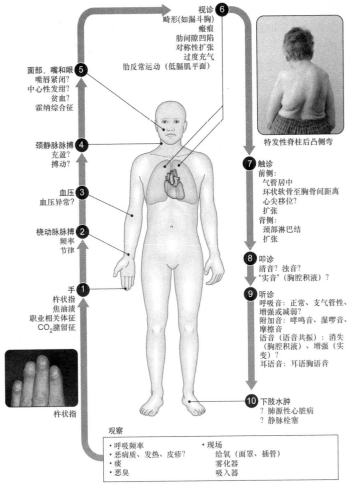

视诊 ⑥
畸形(如漏斗胸)
瘢痕
肋间隙凹陷
对称性扩张
过度充气
肋反常运动（低膈肌平面）

面部、嘴和眼 ⑤
嘴唇紧闭?
中心性发绀?
贫血?
霍纳综合征

特发性脊柱后凸侧弯

颈静脉脉搏 ④
充盈?
搏动?

血压 ③
血压异常?

桡动脉脉搏 ②
频率
节律

手 ①
杵状指
焦油渍
职业相关体征
CO$_2$潴留征

杵状指

触诊 ⑦
前侧:
气管居中
环状软骨至胸骨间距离
心尖移位?
扩张
背侧:
颈部淋巴结
扩张

叩诊 ⑧
清音? 浊音?
"实音"（胸腔积液）?

听诊 ⑨
呼吸音: 正常、支气管性、
增强或减弱?
附加音: 哮鸣音、湿啰音、
摩擦音
语音（语音共振）: 消失
（胸腔积液）、增强（实
变）?
耳语音: 耳语胸语音

下肢水肿 ⑩
? 肺源性心脏病
? 静脉栓塞

观察

·呼吸频率	·现场
·恶病质、发热、皮疹?	给氧（面罩、插管）
·痰	雾化器
·恶臭	吸入器

图 9.1　（彩图）呼吸系统临床检查

扫本章二维
码看彩图

慢性劳力性呼吸困难

呼吸困难的病因通常可以从详细的临床病史中诊断出来。关键问题包括：

您在休息和夜间的呼吸情况如何？

在慢性阻塞性肺疾病（COPD）中，最大通气量存在固定的结构上的限制，并且在运动过程中发生渐进性的过度通气。因此呼吸困难常在劳累的时候发生，通常不会发生于休息时和夜间。相反，典型的哮喘患者常因为呼吸困难、胸闷和喘息而夜间憋醒。

端坐呼吸在 COPD 和心脏疾病中常见。由于平卧时腹部内容物导致膈肌移位，使得气道阻塞更加严重，所以患者睡觉时通常需要支撑。因此，不能通过端坐呼吸来鉴别呼吸源性或心源性呼吸困难。

状态好的一天，您能做什么？

应记录患者平步行走的大致距离以及爬坡或爬楼的能力。日内和日间变异性是哮喘的特征；在轻度哮喘中，患者可能数天没有任何症状。COPD 的典型特征是逐年加重的活动受限，伴有日复一日持续失能。对于可疑的哮喘患者，应使用峰流速日志记录其变异性。

常伴有干咳的持续渐进性呼吸困难，可在休息时出现，提示间质性疾病。左心室功能受损也可导致慢性劳力性呼吸困难、咳嗽和喘息。既往心绞痛、高血压或心肌梗死病史提示心源性呼吸困难，可以通过心尖搏动移位、颈静脉搏动（JVP）增强和周围性水肿证实（虽然这些体征也可发生在伴有液体潴留的低氧性肺部疾病）。CXR 可能显示心脏增大，心电图和超声心动图可能提示左心室疾病。测量动脉血气可能有助于鉴别，因为在没有心内分流或肺水肿的情况下，心脏病患者的氧分压（PaO_2）正常，二氧化碳分压（$PaCO_2$）较低或正常。

您在童年或上学时有呼吸问题吗？

尽管迟发性哮喘可能没有童年喘息史，但当存在此既往史时，哮喘的可能性提高。特应性过敏史也增加哮喘的可能性。

您呼吸困难时伴有其他症状吗？

手指或口周麻木和"我无法深吸气"的感觉是心因性过度通气的典型症状，但需排除其他可能的病因才能诊断。过度通气的其他症状包括因呼吸性碱中毒引起的头昏眼花、中枢性胸闷或手足抽搐。这些令人恐慌的症状可能会导致进一步的焦虑，加重过度通气。心因性呼吸困难很少影响睡眠，常在休息时发作，可由压力引起，甚至可以通过运动来缓解。动脉血气显示 PaO_2 正常，$PaCO_2$ 降低和碱中毒。

慢性呼吸困难患者出现胸膜性胸痛，尤其是随着时间推移发生在多个部位时，提示肺血栓栓塞。这种情况偶尔也表现为不伴其他特定症状的慢性呼吸困难，在诊断心因性过度通气前应注意鉴别。

晨起头痛是呼吸困难患者的重要症状，它可能提示二氧化碳潴留和呼吸衰竭。这些情况尤其发生在伴有肌肉骨骼疾病而损害通气功能的患者（例如脊柱后凸侧弯或肌营养不良）。

急性重度呼吸困难

这是最常见的突发医疗急诊之一。虽然呼吸系统病因很常见，但它也可能是由心脏病、代谢性疾病、中毒导致酸中毒或心理原因所引起的。急性重度呼吸困难患者的处理流程见第4章。

胸痛

胸痛可能由心脏、呼吸系统、食管或肌肉骨骼疾病引起。这种常见症状的处理流程见第4章。

杵状指

末端指骨软组织的无痛性肿胀导致指甲的纵向和横向的凸度增加（图9.2）。甲床处的手指前后径超过了远端指间关节直径，并且指甲近端与相邻皮肤之间的正常角度消失。杵状指通常是对称的（除非病因是单侧的，如用于透析的动静脉分流），并且通常也累及脚趾。杵状指有时是先天性的，但在超过90%的患者中，它提示严重的潜在疾病。最常见的潜在病因是化脓性或恶性肺部疾病，但一些其他疾病也可引起杵状指：

- 胸部（80%）：结核、支气管扩张、脓胸、肺癌、肺纤维化。

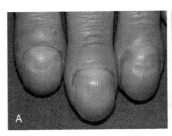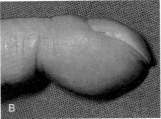

图9.2 （彩图）杵状指

- 心血管：发绀型先天性心脏病、感染性心内膜炎。
- 胃肠道：肝硬化、炎症性肠病。
- 其他：甲状腺杵状指。
- 先天性（10%）。

如果病因消除，杵状指可以逆转，例如囊性纤维化的支气管扩张患者行肺移植后。

咯血

咳出任何量的血都是一个令人担忧的症状，并且几乎都导致患者到医院就诊。

应采集详细病史以证实是真正的咯血，而不是呕血、牙龈出血或鼻出血。除非证明有其他原因，否则咯血通常有严重的病因。反复少量咯血或痰中带血丝的病史高度提示肺癌。发热、盗汗和体重下降提示结核。肺炎链球菌肺炎通常是"铁锈色"痰的病因，但它也会导致明显的咯血，所有可导致化脓或脓肿形成的肺部感染也是如此。支气管扩张症和肺曲霉球可引起灾难性咯血，这些患者可能有幼年时患结核或肺炎的病史。肺血栓栓塞是咯血的常见病因，应注意鉴别。即使经过全面检查，许多咯血的发作仍无法查明病因，很可能是单纯的支气管感染所致。

检查和管理

在严重的急性咯血时，应调整患者体位呈立位（或在已知出血部位时采取患侧卧位），并给予氧疗和血流动力学复苏。输注抗纤溶药物氨甲环酸或血管升压素前体特立加压素可能会限制出血，但疗效证据有限；也可考虑支气管动脉造影栓塞治疗或胸外科手术治疗来控制出血。

然而，在大多数病例中，咯血并不威胁生命，可以按照推断顺序进行包括 CXR、FBC、凝血筛查、支气管镜检查和 CT 肺动脉造影（CTPA）等检查以找出病因。

"偶发"肺结节

肺结节定义为影像学上表现为直径 < 3 cm 的圆形、局灶性密度增高阴影，周围被含气肺组织包绕。CT 检查的普及导致"偶发"肺结节流行，然而这些结节不能被视为无害的，除非排除了早期感染或恶性疾病，或已证实至少 2 年稳定无变化。

可列出的肺结节病因非常广泛，且大多数是良性的（框 9.1）。符合良性病变的 CT 特点有：直径小于 5 mm 或体积小于 80 mm³，弥漫性、中心性、叠层状或爆米花样钙化，或存在肉眼可见的脂肪。此外，病变周围淋巴结或胸膜下结节呈豆状或三角形时，则无需做任何进一步的检查。

对于其他情况，合适的管理取决于结节的外形和临床情况，而计算机预测模型可以明确风险。

支气管镜很难发现肺结节，并且除了肺部感染（如结核）外，盲洗的获益很低；尽管随着支气管内成像技术的发展，这些可能会得到改进。根据部位、大小以及患者的身体状况，可在超声或 CT 引导下行经皮穿刺活检。发生气胸的风险约为 15%，其中约 7% 需要行肋间引流。当高度怀疑恶性时，尽管检查未确定，手术切除可能是恰当的，因为手术仍然是治愈肺癌的最佳机会。

正电子发射断层成像（PET）对于直径 ≥ 1 cm 的肺结节很有价值，高代谢活性强烈提示恶性肿瘤，而"冷"结节则提示良性疾病。但是，在感染性疾病或肉芽肿性疾病高发的地区，PET 可出现假阳性。

如果结节较小且难以抵达，宜隔期行 CT 扫描。3 个月后再行

框 9.1　肺结节的病因

常见

- 肺癌
- 单发转移瘤
- 局灶性肺炎
- 肺脓肿
- 结核瘤
- 肺梗死

少见

- 良性肿瘤
- 淋巴瘤
- 动静脉畸形
- 棘球蚴囊
- 肺血肿
- 支气管囊肿
- 类风湿结节
- 肺隔离症
- 肉芽肿性多血管炎
- 肺曲霉球（通常周围伴有空气新月征）

CT 检查能可靠地检测到较大结节的增长，并且还能做出决策；根据临床情况决定是否需要进一步的隔期扫描。

对于癌症可能性很低的患者，则应权衡隔期 CT 扫描的益处与假阳性结果导致患者不必要的焦虑以及放射线暴露所带来的风险。

胸腔积液

胸腔内液体积聚称为胸腔积液。明显的脓液（脓胸）或血液（血胸）积聚代表不同的疾病。胸腔积液的积聚是由于静水压升高或渗透压降低（在心脏、肝或肾衰竭中可见"漏出液"），或由于胸膜表面疾病本身或相邻肺组织损伤导致毛细血管通透性增加（"渗出液"）。框 9.2 列出一些胸腔积液的病因。

胸膜炎的症状和体征通常在胸腔积液产生前出现，尤其是在患有肺炎、肺梗死或结缔组织疾病的患者中。然而，其起病可能是隐匿的。呼吸困难通常是与胸腔积液相关的唯一症状，其严重程度取决于积液量和形成速度。

检查

放射学：胸腔积液在 CXR 上的典型表现是肺底部的弧形阴影，使肋膈角变钝并向腋窝上升；液体似乎沿着侧胸壁移动。实际上，

框 9.2　胸腔积液的病因

常见

- 肺炎（"肺炎旁积液"）
- 结核
- 肺梗死
- 恶性肿瘤
- 心力衰竭
- 膈下疾病（膈下脓肿、胰腺炎）

少见

- 低蛋白血症（肾病综合征、肝衰竭）
- 结缔组织病（系统性红斑狼疮、类风湿关节炎）
- 心肌梗死后综合征
- 急性风湿热
- Meigs 综合征（卵巢肿瘤＋胸腔积液）
- 黏液性水肿
- 尿毒症
- 石棉相关良性胸腔积液

液体在这一平面上环绕着整个肺部，但是仅在 X 线束呈切线位投射侧胸壁穿过液体时形成放射线阴影。至少需要大约 200 ml 的积液才能在后前位 CXR 上检测到，但是超声或 CT 检查可以识别更少量的积液。胸膜腔内既往形成的瘢痕或粘连可引起局灶性积液。相比普通 CXR 检查，超声检查可以更精确地判定胸腔积液量，并可显示象征渗出液的漂浮碎屑。肺分隔提示进展的脓胸或消散的血胸。与普通 CXR 或超声检查相比，CT 更容易显示胸膜异常，并且可以鉴别胸膜疾病的良恶性。

胸膜穿刺和活检：在某些情况下（如左心衰竭），除非出现非典型特征，否则无需对胸腔积液取样。在其他的大多数情况下，则需要进行诊断性穿刺。胸膜穿刺可显示胸腔积液的颜色和性质，仅从外观上就可立即鉴别脓胸或乳糜胸。血性胸腔积液提示肺梗死或恶性肿瘤，但也可能是穿刺创伤所致。胸腔积液的生化检测可区分漏出液和渗出液（框 9.3）；革兰氏染色和培养可发现感染。胸腔积液中主要的细胞类型能提供有用的信息，细胞学检查是必要的。pH 降低提示感染，但也可能见于类风湿关节炎、食管破裂或晚期恶性肿瘤。超声或 CT 引导下胸膜活检可以为病理和微生物检查提供标本；如诊断尚未明确，电视辅助胸腔镜可以让操作者直接观察胸膜并直接引导活检。

管理

为了缓解呼吸困难可能需要治疗性抽液，但是单次抽液不宜超过 1.5 L，因为这可能会引起复张性肺水肿。在确诊前，切勿将胸腔积液抽干，因为这可能妨碍下一步的活检，直至胸腔积液再次生成。治疗潜在病因如心力衰竭、肺炎、肺梗死或膈下脓肿，胸腔积液通常会跟着改善。而肺炎、结核和恶性肿瘤相关的胸腔积液将在病因治疗后管理。

脓胸

脓胸是指脓液在胸膜腔内。脓液可能像浆液一样稀薄，也可能浓稠，以至于即使用大孔径的针也无法抽出。在显微镜下，可见大

框 9.3　鉴别漏出液和渗出液的 Light 标准

胸腔积液如果符合下述标准一项及以上，即可诊断为渗出液：

- 胸腔积液蛋白：血清蛋白比值 > 0.5
- 胸腔积液 LDH：血清 LDH 比值 > 0.6
- 胸腔积液 LDH 大于血清 LDH 正常值高限的 2/3

量中性粒细胞。从脓液中可分离出致病菌，也可能分离不出。脓胸可累及整个胸膜腔或仅其中一部分（"局限性"或"包裹性"脓胸），且通常为单侧。脓胸总继发于邻近结构的感染，通常为肺（细菌性肺炎和结核）。超过40%的社区获得性肺炎患者出现相关的胸腔积液（"肺炎旁"积液），其中约15%会继发感染，通常发生在诊断或治疗延误的情况下。

临床表现

● 尽管给予了恰当的抗生素治疗，仍有持续或反复发热的肺部感染。● 寒战、多汗、乏力和体重下降。● 胸膜性疼痛、呼吸困难、咳嗽、咳痰（如果脓胸破入支气管形成支气管胸膜瘘，则痰量很大）。● 胸腔积液的临床体征。

检查

● 血液检测：显示中性粒细胞增多和CRP升高。● CXR：证实存在胸腔积液，常表现为胸壁上的包裹性病灶（"D形阴影"）。如果除了脓液外还存在空气（脓气胸），则有水平状的"液平"标记气液界面。● 超声检查显示胸腔积液的位置，胸膜增厚的程度，胸腔积液是单腔还是被纤维蛋白和碎屑分隔为多腔。● CT：可用于评估肺实质和主支气管的通畅性。● 超声引导下穿刺抽脓：可确诊脓胸；当已经使用抗生素后，脓液通常是无菌的。

区分结核性与非结核性胸腔积液是困难的，常需要行胸膜组织学检查、培养和（或）核酸扩增试验。

管理

当患者起病急骤且脓液稀薄时，应当插入一个大的肋间管以引流胸膜腔间隙。如果引流液显示为浑浊的液体或脓液时，或者超声看到有脓腔，则应对引流管进行负压吸引（$-5 \sim -10\ cmH_2O$），并定期用20 ml生理盐水冲洗。应给予针对引起脓胸的致病菌的抗生素治疗2～4周。胸腔内纤溶治疗是无效的。如果胸腔积液难以引流（脓液较浓稠或包裹时），则需要手术清除脓胸腔。如果脏层胸膜增厚妨碍了肺的复张，则可能需要对肺进行"剥脱"手术。如果形成支气管胸膜瘘，也需要手术。

呼吸衰竭

"呼吸衰竭"一词指肺部气体交换不能维持正常的动脉血氧和二氧化碳水平，并根据无/有高碳酸血症（升高的$PaCO_2$）分为Ⅰ型和

Ⅱ型，其主要病因见框 9.4。

急性呼吸衰竭

管理

及时诊断并管理根本病因是至关重要的。在 Ⅰ 型呼吸衰竭中，高浓度的氧气（面罩给氧 40% ～ 60%）通常可以缓解缺氧，但偶尔可能需要持续气道正压通气（CPAP）或有创机械通气。

急性 Ⅱ 型呼吸衰竭是急症。这有助于区分通气驱动强而不能呼吸充足空气的患者，和呼吸功能降低或不足的患者。前者中，特别是存在吸气性喘鸣时，必须考虑急性上呼吸道阻塞（如异物吸入或喉部梗阻），此时海姆利克急救法、立即气管插管或气管切开可能挽救生命。

更常见的病因是严重的 COPD、哮喘或 ARDS（见第 4 章）。应在监测动脉血气的条件下给予高浓度氧疗（如 60%）。哮喘或 COPD 患者应给予氧气驱动的沙丁胺醇 2.5 mg 雾化治疗，可重复给药直至支气管痉挛缓解。初始治疗无效、意识水平下降和血气中呼吸性酸中毒加重 [H^+ > 50 nmol/L（pH < 7.3），$PaCO_2$ > 6.6 kPa（50 mmHg）]，均提示需要辅助通气（见第 4 章）。

框 9.4　呼吸衰竭：病因和血气异常

	Ⅰ型		Ⅱ型	
	低氧 [PaO_2 < 8.0 kPa（60 mmHg）]		低氧 [PaO_2 < 8.0 kPa（60 mmHg）]	
	$PaCO_2$ 正常或下降 [< 6 kPa（45 mmHg）]		$PaCO_2$ 升高 [> 6 kPa（45 mmHg）]	
	急性	慢性	急性	慢性
H^+	→	→	↑	→或↑
HCO_3^-	→	→	→	↑
病因	哮喘急性发作	COPD	急性重症哮喘	COPD
	肺水肿	肺纤维化	COPD 急性发作	睡眠呼吸暂停
	肺炎	癌性淋巴管炎	上呼吸道阻塞	脊柱后凸侧弯
	肺叶萎陷	右向左分流	急性神经病变 /瘫痪	肌病 / 肌营养不良
	气胸		麻醉药品	强直性脊柱炎
	肺栓塞		原发性肺泡低通气	
	ARDS		连枷胸外伤	

伴有呼吸驱动或意识水平下降的急性 II 型呼吸衰竭患者，病因可能是镇静药物中毒、CO_2 潴留或原发性中枢驱动衰竭（如脑出血或颅脑外伤后）。目击者提供的病史非常有价值，使用拮抗剂逆转镇静药有时会有帮助，但不应延误插管和机械通气治疗。

慢性和"慢性病程急性加重"的 II 型呼吸衰竭

在严重的 COPD 或神经肌肉疾病中，$PaCO_2$ 可能会持续升高，但肾潴留碳酸氢盐会纠正动脉血的 pH 至正常水平。这种"代偿"模式可能会被进一步的疾病加重而打破，如 COPD 急性加重，导致"慢性呼吸衰竭急性发作"，伴有酸中毒和呼吸窘迫，随后出现嗜睡和昏迷。这些患者对升高的 $PaCO_2$ 失去了化学敏感性，仅依靠低氧来驱动呼吸，如果给予高浓度氧疗，可能会因此进展成危险的呼吸抑制。

慢性 II 型呼吸衰竭急性发作的治疗目的是在不加重 $PaCO_2$ 和酸中毒的前提下，实现安全的 PaO_2 [$> 7.0\ kPa（52\ mmHg）$]。

有意识并具有足够呼吸驱动的患者可以从无创通气（NIV）中获益，这已被证明可以减少插管率并缩短住院时间。昏迷且呼吸驱动低下的患者需要紧急决定是否插管行机械通气。需要考虑的重要因素包括：患者和家属的意愿，是否存在可治愈的诱发因素，先前的功能状态和生活质量。

对于二氧化碳昏迷的患者，插管和机械通气已取代呼吸兴奋剂（如多沙普仑）。

慢性呼吸衰竭的家庭通气

一些由脊柱畸形、神经肌肉疾病或晚期肺病（如囊性纤维化）所致的慢性呼吸衰竭患者，可以从家庭无创通气中受益。晨起头痛（由 $PaCO_2$ 升高引起）和疲劳可能会出现在这些疾病中，但也可以通过睡眠检查或晨间血气分析来明确诊断。夜间家庭无创通气常足以使白天的 PCO_2 恢复至正常，并缓解疲劳和头痛。在疾病晚期，可能还需要日间无创通气。

肺移植

经过仔细筛选的对药物治疗无效的晚期肺病患者，肺移植是公认的治疗方法。单肺移植可用于治疗某些经过筛选的患有晚期肺气肿或肺纤维化的患者。但禁用于慢性双肺感染（如囊性纤维化）的患者，因为免疫抑制使移植的肺容易被交叉感染。对于这些疾病，双肺移植是标准手术方式。晚期先天性心脏病（如艾森门格综合征）的患者仍偶尔需要进行心肺移植。对药物治疗无反应的原发性肺动脉高压患者，一些外科医生倾向于采取心肺移植。

肺移植的预后正在稳步改善。在英国的一些临床中心，使用现代免疫抑制药物的 10 年生存率超过 50%。然而，闭塞性细支气管炎等慢性排斥反应仍然折磨着一些移植受者。

限制肺移植可行性的主要因素是供体肺的短缺。为了提高器官的可用性，正在研发从供体取出后在体外对肺进行修复的技术。

阻塞性肺疾病

哮喘

哮喘的特点是慢性气道炎症和气道高反应性，导致喘息、咳嗽、胸闷和呼吸困难。哮喘的气流阻塞可随时间变化，且因治疗而逆转。因为可以影响所有年龄组，所以从全球劳力丧失寿命年角度来看，哮喘是最重要的慢性呼吸道疾病之一。

特应性（对过敏原产生 IgE）和哮喘之间的关系已经被证实。常见的过敏原包括屋尘螨、猫、狗、蟑螂和真菌。职业性哮喘的某些病例也涉及过敏。

阿司匹林可通过产生半胱氨酸白三烯引起哮喘。在运动诱发哮喘的患者中，过度通气可导致气道衬液中水分和热量的丢失，触发介质释放。

在持续性哮喘中，炎症细胞慢性浸润与气道结构细胞相互作用，并分泌细胞因子、趋化因子和生长因子。诱导痰标本显示，虽然嗜酸性粒细胞通常占优势，但部分患者以中性粒细胞性炎症为主，而其他患者还可观察到乏炎症表现，称之为"寡粒细胞性"哮喘。

随着哮喘的严重程度和病程增加，可发生气道重塑，包括气道纤维化和固定狭窄，以及支气管扩张剂反应降低。

临床表现

典型症状包括反复发作的喘息、胸闷、气短和咳嗽。轻度间歇性哮喘患者，在发作间期可能无症状。持续性哮喘的表现形式是慢性喘息和气短。

症状诱发因素：运动、冷空气、过敏原暴露（如宠物、职业性）、呼吸道病毒感染、药物（β 受体阻滞剂、阿司匹林和非甾体抗炎药）。

症状有昼夜变化（清晨加重）；睡眠常被咳嗽和喘息干扰。

检查

结合病史、体格检查、肺功能和其他检查来确定哮喘的可能性。

肺功能检查可显示：

● 使用支气管扩张剂 / 糖皮质激素诊断性治疗后，FEV_1 增加 ≥ 12% 且绝对量 ≥ 200 ml。● 连续 2 周，每周至少 3 天的呼吸流量峰值（PEF）日变异率 > 20%。● 6 min 运动后 FEV_1 下降 ≥ 15%。

FEV_1 正常的患者，支气管激发试验（如用甘露醇）是一种敏感但不特异的气道高反应性检查方法。

特应性皮肤点刺试验阳性、总 IgE 和过敏原特异性 IgE 升高、近期未使用糖皮质激素的成年人呼出气一氧化氮（嗜酸性粒细胞气道炎症的标志）高于 $40/10^9$ 或外周血嗜酸性粒细胞增多，这些依据支持诊断。

CXR 多数正常，但大的支气管黏液堵塞所致肺叶萎陷和 CT 显示一过性阴影伴支气管扩张提示过敏性支气管肺曲菌病。

管理

哮喘治疗的目标是维持完全控制：

● 无日间症状。● 无活动受限。● 无夜间症状 / 惊醒。● 不需要使用急救药物。● 肺功能正常。● 无急性发作。

患者每周出现需要使用急救药物的症状 2 次以上为部分控制，任何一周出现上述症状 3 次以上为未控制。

患者教育：应向患者讲授关键症状（如夜间惊醒）、不同药物类型和 PEF 监测的重要性，以指导管理。拟定书面的行动计划可能会有所帮助。

避免诱发因素：通过减少接触抗原，如家里宠物，可以改善哮喘的控制。避免与致敏物质接触可能治愈职业性哮喘。多数患者对数种抗原敏感，因此几乎不可能完全避免。建议患者戒烟。

药物治疗

应根据患者的偏好和观察到的使用能力选择恰当的吸入装置。

第 1 级——临时吸入短效 $β_2$ 受体激动剂：适用于轻度间歇性哮喘患者（症状少于每周一次，连续 3 个月；每月夜间发作少于两次）。但患者往往低估哮喘的严重程度。

第 2 级——常规预防性治疗：近 2 年有急性发作、每周吸入 $β_2$ 受体激动剂 3 次或以上、每周报告症状 3 次或以上或每周有 1 个夜晚被哮喘惊醒的任何患者应规律吸入糖皮质激素。

第 3 级——附加治疗：与单独增加 ICS 剂量相比，ICS + LABA 可以改善哮喘控制并减少急性发作。白三烯受体拮抗剂（如孟鲁司特每日 10 mg）是一种效果较差的附加疗法。

第 4 级——中等剂量吸入糖皮质激素和附加治疗控制不佳：ICS 剂量可增加到每日 2000 μg 的 BDP 或等效剂量其他激素。如果以上呼吸道症状为主，应使用鼻喷糖皮质激素。可以考虑使用白三烯受体拮抗剂、长效胆碱能拮抗剂、茶碱或缓释 β_2 受体激动剂，如果无效即停用。

第 5 级——持续或频繁使用口服糖皮质激素：为控制症状需使用最低剂量的泼尼松龙。每年接受超过 3 或 4 个疗程或长期服用糖皮质激素（> 3 个月）的患者有出现全身副作用的风险。可使用二磷酸盐预防骨质疏松症。特应性患者使用奥马珠单抗（一种抗 IgE 单克隆抗体）可能有助于减少糖皮质激素剂量并改善症状。美泊利单抗可考虑用于嗜酸性粒细胞介导的疾病。

降级治疗：一旦确定哮喘已控制，应将吸入（或口服）糖皮质激素剂量滴定到维持哮喘有效控制的最低剂量。

哮喘急性发作

哮喘急性发作的特点是症状加重，PEF 恶化和气道炎症增加。可能是由感染（最常见的是病毒）、霉菌（链格孢霉和枝孢霉）、花粉（特别是雷雨后）和空气污染高峰诱发。大多数发作在数小时到数天内逐渐恶化，但有些发作几乎没有预兆，称为脆性哮喘。

轻度至中度发作的处理

ICS 剂量翻倍并不能防止即将发生的恶化。当症状加重（早晨症状持续到中午，夜间惊醒或对支气管扩张剂反应减弱），PEF 下降到最佳值的 60% 以下时，通常需要"抢救性"短期口服糖皮质激素（泼尼松龙每日 30 ～ 60 mg）。除非服用超过 3 周，否则没有必要逐渐减量。

急性严重哮喘的处理

详见框 9.5 和图 9.3。

慢性阻塞性肺疾病

慢性阻塞性肺疾病（COPD，中文简称慢阻肺）是一种可防可治的疾病，表现为持续性进行性气流受限，是与暴露于有害颗粒或气体相关的慢性炎症。相关诊断包括慢性支气管炎（2 年内连续咳嗽

---

*译者注：ICS（inhaled corticosteroids）吸入型糖皮质激素、LABA（long-acting beta 2 receptor agonists）长效 β_2 受体激动剂、BDP（beclomethasone dipropionate）二丙酸倍氯米松

框 9.5 急性严重哮喘即刻评估

急性严重哮喘

- PEF 在预计值的 33% ～ 50%（< 200 L/min）
- 心率 ≥ 110 次 / 分
- 呼吸频率 ≥ 25 次 / 分
- 不能一口气说完一句话

危及生命的征象

- PEF < 预计值的 33%（< 100 L/min）
- SpO_2 < 92% 或 PaO_2 < 8 kPa（60 mmHg），特别是吸氧时
- $PaCO_2$ 正常或升高
- 沉默肺 / 无效呼吸
- 心动过缓或心律失常
- 发绀
- 低血压
- 衰竭、谵妄或昏迷

濒死性哮喘

- $PaCO_2$ 升高和（或）需要高压力的机械通气

和咳痰至少 3 个月）和肺气肿（远端气腔永久异常扩大，肺泡壁破坏）。肺外表现包括体重下降和骨骼肌功能障碍，COPD 可伴有心血管疾病、脑血管疾病、代谢综合征、骨质疏松和抑郁。

COPD 的患病率与社区危险因素的暴露率有关，特别是吸烟、煤尘暴露和生物燃料烟雾。其社会和经济意义重大。据预测，到 2030 年，COPD 将成为第七大致残原因和第四大最常见的死亡原因。并非所有吸烟者都会患上 COPD，提示个体对吸烟的易感程度不同，但 COPD 在吸烟量少于 10 包年（1 包年 = 20 支 / 天，持续 1 年）的吸烟者中不常见。

临床表现

年龄超过 40 岁、持续咳嗽、咳痰和（或）呼吸困难的患者都应疑诊 COPD。呼吸困难程度应予以量化 [如医学研究委员会（MRC）呼吸困难量表 *，框 9.6]。轻者体征可无异常，查见异常体征往往提示病情已较为严重（图 9.4）。晚期伴有呼吸衰竭时，可出现水肿或晨起头痛（高碳酸血症）。杵状指或咯血都不是 COPD 的典型表现，如果有，应该排查可能存在的恶性肿瘤。

有两种经典表型，而临床实践中经常重叠：

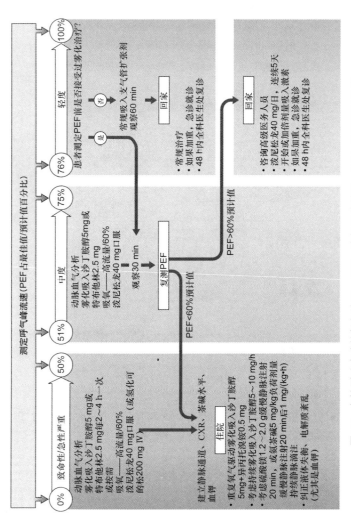

图 9.3 急性严重哮喘的紧急处理。CXR，胸部 X 线检查；PEF，呼吸流量峰值

329

框 9.6 改良 MRC 呼吸困难量表

活动相关呼吸困难严重程度	
0	只有剧烈运动时才感到呼吸困难
1	在平地快步行走或步行爬小坡时出现气短
2	由于气短，平地行走时比同龄人慢或需要停下来休息
3	在平地行走 100 m 左右或数分钟后需要停下来呼吸
4	严重呼吸困难以至于不能离家，或在穿、脱衣服时出现呼吸困难

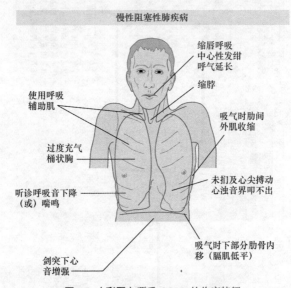

图 9.4 （彩图）严重 COPD 的临床特征

● 红喘型：瘦且呼吸急促，$PaCO_2$ 可保持正常。● 紫肿型：进展为高碳酸血症、水肿和继发性红细胞增多症。

检查

CXR 可能显示过度充气、大疱或吸烟的其他并发症（如肺癌）。FBC 可表现为红细胞增多症。年轻肺气肿患者应检查 α_1- 抗胰蛋白酶水平。

对严重程度的评估通常基于支气管扩张后的肺功能测定（占预计值的百分比，如英国 NICE 指南）：

Ⅰ级（轻度）——$FEV_1 > 80\%$ 预计值，$FEV_1/FVC < 0.7$，外加其他症状；

Ⅱ级（中度）——FEV_1 为 50% ～ 79% 预计值,FEV_1/FVC ＜ 0.7;

Ⅲ级（重度）——FEV_1 为 30% ～ 49% 预计值,FEV_1/FVC ＜ 0.7;

Ⅳ级（极重度）——FEV_1 ＜ 30% 预计值, FEV_1/FVC ＜ 0.7。

最近的严重程度评估也涉及 COPD 对个体的影响,包括活动受限和是否频繁急性加重。

肺容积测量可量化过度充气,肺气肿患者的一氧化碳弥散量降低,运动测试可客观评估运动耐力。如果脉搏血氧饱和度低于 93%,应评估家庭氧疗的必要性。

越来越多使用 CT 来检测、描述和量化肺气肿。

管理

重点在于改善呼吸困难、降低急性发作频率和严重程度,改善健康状况和预后。

减少烟草暴露:帮助患者戒烟,结合药物治疗和适当的支持计划。已证实戒烟可以减慢 FEV_1 的下降（图 9.5）。尽可能推广使用生物燃料的无烟替代品。

支气管扩张剂:短效支气管扩张剂（β_2 受体激动剂或抗胆碱能药物）可用于轻度 COPD 患者。长效支气管扩张剂更适合中度至重度患者。患者应选择一个可以有效使用的吸入装置。

尽管 FEV_1 变化轻微,但呼吸困难可能已有显著改善,可能是反映了运动时的动态过度充气的减少。口服茶碱制剂可用于不能使用

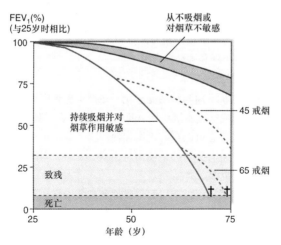

图 9.5 FEV_1 年下降示意图,易感吸烟者加速下降。戒烟后的下降与健康不吸烟者相似

吸入器的患者，但副作用限制了其应用。选择性磷酸二酯酶抑制剂正在评估中。

联合吸入糖皮质激素和支气管扩张剂：吸入糖皮质激素（ICS）和 LABA（长效 β_2 受体激动剂）的联合使用可改善肺功能，减少急性加重的频率和严重程度，并改善生活质量。这些获益可能伴随肺炎风险的增加，特别是老年人。联合使用 ICS/LABA，常同时给予 LAMA*。伴有严重心脏病或有尿潴留史的患者，应谨慎使用 LAMA。

口服糖皮质激素：在病情加重期间可以使用，但持续使用可能导致骨质疏松和肌肉功能受损，应予以避免。

呼吸康复：鼓励运动。包括体育训练、教育和营养咨询在内的多学科方案（通常为期 6 ～ 12 周）可减轻症状，改善健康状况，并增强信心。

氧疗：长期氧疗（LTOT）可以提高 COPD 伴缺氧患者 [PaO_2 < 7.3 kPa（55 mmHg）] 的生存率。建议氧疗时间每天至少 15 h，保持 PaO_2 > 8 kPa（60 mmHg）或 SaO_2 > 90%。运动时血氧饱和度降低的患者可以考虑使用移动氧疗，氧疗可以改善患者的运动能力和（或）呼吸困难。短脉冲氧疗没有获益，应该避免。

手术干预：经过仔细筛选的患者，肺减容手术（切除无功能肺气肿肺组织）减轻了过度充气和减少呼吸做功。肺大疱压迫周围肺组织的患者有时可行大疱切除术。肺移植可能使合适的患者受益。

其他措施：接种肺炎球菌疫苗和每年接种流感疫苗；治疗抑郁症和恶病质。吗啡能有效缓解晚期患者的呼吸困难。

COPD 预后与年龄呈负相关，与 FEV_1 直接相关。预后不良的预测指标包括体重下降和肺动脉高压。

COPD 急性加重

其特征是症状增加和肺功能恶化。在严重患者中更常见，可能是由细菌、病毒或空气质量变化引起的。可能存在呼吸衰竭和（或）液体潴留。许多患者可以在家里增加使用支气管扩张剂，短期口服糖皮质激素，如果有必要的话使用抗生素。发绀、周围水肿或意识水平改变应及时转诊。

氧疗：高浓度氧疗可能引起呼吸抑制和酸中毒加重。可以采用吸入氧浓度 24% 或 28% 的控制性氧疗，旨在维持 PaO_2 > 8 kPa

---

*译者注：LAMA（long-acting antimuscarinic antagonist）长效抗胆碱能药物。

（60 mmHg）或 $SaO_2 > 90\%$，但又不加重酸中毒。

支气管扩张剂：可以雾化短效 β_2 受体激动剂和抗胆碱药。如有呼吸抑制，应降低驱动气体的氧含量。

糖皮质激素：口服泼尼松龙（通常 30 mg，5 ～ 10 天）可减轻症状，改善肺功能，缩短住院时间。如果需要频繁激素治疗，应考虑预防骨质疏松症。

抗生素：建议在脓痰、痰量增加或呼吸困难时使用抗生素。可以使用氨苄西林、四环素或大环内酯类药物。仅在产 β - 内酰胺酶病原菌流行局部区域才需要使用阿莫西林–克拉维酸。

通气支持：对于持续性呼吸急促和呼吸性酸中毒［H^+浓度 ≥ 45 nmol/L（pH ＜ 7.35）］的患者，NIV（无创机械通气）与减少气管插管的需求和降低死亡率相关。如果有急性加重的可逆性原因（如肺炎），可考虑插管和通气；肺炎患者 NIV 的证据要弱得多。

其他治疗：如果出现周围水肿，应给予利尿剂。静脉注射氨茶碱的证据有限，并且有发生心律失常和药物相互作用的风险。呼吸兴奋剂多沙普兰已被 NIV 取代。

支气管扩张

支气管扩张是指由于慢性气道炎症和感染引起的支气管异常扩张。通常是后天获得的，但也可能由潜在的遗传或先天气道防御缺陷引起（框 9.7）。

临床表现

● 慢性咳嗽伴脓痰。● 咯血。● 体重下降和全身衰弱。● 胸膜痛。

框 9.7 支气管扩张的病因

先天性
● 囊性纤维化
● 原发性纤毛不动综合征
● 卡塔格内综合征（鼻窦炎和脏器转位）
● 原发性低丙种球蛋白血症

获得性
● 肺炎（百日咳或麻疹并发）
● 吸入异物
● 化脓性肺炎
● 肺结核
● 变应性支气管肺曲霉病并发哮喘
● 支气管肿瘤

● 口臭。

急性加重可引起发热及上述症状加重。体格检查有支气管扩张部位痰液引起的粗湿啰音。呼吸音减弱提示可能有肺叶萎陷。疾病晚期可闻及瘢痕所致的支气管呼吸音。

检查

痰液：可发现常见的呼吸道病原体。随着病情进展，可能出现铜绿假单胞菌、金黄色葡萄球菌、真菌如曲霉菌和各种分枝杆菌。培养有助于恰当地选择抗生素。

放射学：轻症患者 CXR 可以是正常的。疾病晚期可见到气道壁增厚、囊状支气管扩张和肺实变或萎陷。CT 更敏感，可显示出扩张的气道壁增厚。

纤毛功能评估：可使用糖精试验或鼻黏膜活检。

管理和预后

气流阻塞的患者，吸入支气管扩张剂和糖皮质激素可使气道通畅。

物理治疗：患者应每日规律进行物理治疗，保持扩张的支气管内无分泌物。深吸气后用力呼气（"主动呼吸循环"技术），以及产生呼气正压的设备（PEP 面罩或振动阀）等有助于清除痰液。

抗生素：大多数支气管扩张症患者使用的抗生素与 COPD 患者相似，但需要更高的剂量和更长的疗程。但葡萄球菌和革兰氏阴性杆菌，特别是假单胞菌属定植的患者，应根据病原学结果指导抗菌治疗。

手术治疗：仅 CT 提示单侧支气管扩张且局限于单叶/段的少数病例适合手术治疗。

合并纤毛功能障碍和囊性纤维化时，该病呈进行性发展，并最终导致呼吸衰竭。其他患者如定期进行物理治疗，合理使用抗生素，则预后良好。支气管扩张可通过预防或治疗常见病因，如麻疹、百日咳、结核来预防。

囊性纤维化

囊性纤维化（cystic fibrosis，CF）是白种人最常见的致命性遗传疾病，每 2500 名新生儿中就有 1 人患病。它是由编码氯通道 *CFTR* 的基因（7 号染色体上）突变引起的。CF 突变携带率为 1/25，为常染色体隐性遗传。最常见的突变是 *ΔF508*，但已经鉴定出超过 2000 种突变。这种基因缺陷会导致汗液中钠和氯含量增加，以及气道上皮衬液耗竭，从而导致气道慢性细菌感染。也会影响肠道上皮、胰腺、肝和生殖道。英国已经常规筛查新生儿 CF，通过基因检测和汗液电解质检测来确诊。

临床表现

出生时肺是正常的，但在儿童时期开始出现支气管扩张。金黄色葡萄球菌是患儿最常见的病原体；然而，在成年患者中，越来越多地出现铜绿假单胞菌和其他革兰氏阴性杆菌。反复感染加重导致进行性肺损害，最终导致因呼吸衰竭而死亡。该基因缺陷的其他临床表现包括肠梗阻、胰腺外分泌功能不全伴吸收不良、糖尿病和肝硬化。男性 CF 患者由于输精管发育不良而导致不育。

管理和预后

建议定期进行胸部物理治疗。病情加重时，通常用口服抗生素治疗金黄色葡萄球菌感染；假单胞菌则常需要静脉用抗生素。主要的临床难题是铜绿假单胞菌、嗜麦芽窄食单胞菌和洋葱伯克霍尔德菌的耐药株。也经常发现曲霉菌和非结核分枝杆菌（"温和"的定植菌）。雾化抗生素疗法（黏菌素或妥布霉素）可以用来抑制慢性假单胞菌感染。雾化重组人脱氧核糖核酸酶（DNA 酶）液化痰液，减少部分患者急性加重并改善其肺功能。规律应用大环内酯类抗生素（如阿奇霉素）可减少假单胞菌定植患者的病情加重并改善肺功能。家庭氧疗和 NIV 有助于晚期患者呼吸衰竭的治疗。最终，肺移植可以有巨大的改善作用，但受限于供体器官的可用率。

CF 非呼吸系统症状的治疗：口服胰酶和维生素补充剂可以应对吸收不良。更高的热量需求可由补充喂养弥补，有必要的话则通过包括鼻胃管或胃造瘘管在内的方式进行喂养。约 25% 的患者最终会出现糖尿病，而且通常需要使用胰岛素。同时关注并治疗骨质疏松症。

近几十年来，CF 的预后得到了很大的改善，主要是由于更好的营养和对支气管脓毒症的治疗。英国 CF 患者的中位生存期已经超过了 45 岁。

旨在改善离子通道功能的新型口服药物治疗，如 ivacaftor，已经开始显示出临床获益，并可能会在未来几年内进一步改善预后。

呼吸系统感染

上呼吸道感染

急性鼻炎（普通感冒）：通常是鼻病毒感染所致，表现为打喷嚏、鼻塞伴清涕，可并发下呼吸道感染、鼻窦炎、急性喉炎或中耳炎。

无并发症的鼻炎不需要抗生素治疗。

急性支气管炎和气管炎：通常继发于急性鼻炎。咳黏液/黏液脓性痰。患者出现发热、胸闷、喘息和呼吸困难。气管炎患者会出现咳嗽时疼痛。本病通常具有自限性，但可能引发支气管肺炎或诱发COPD/哮喘急性加重。

百日咳鲍特菌：百日咳的病因；是上呼吸道感染的重要病原体。它具有很强的传染性，在英国必须上报。接种疫苗可得到保护，通常在婴幼儿期保护性较好，但在成年后有效性减弱。成年人通常表现为轻微的鼻炎，但有些人会出现阵发性咳嗽，持续时间可达100天。鼻咽拭子PCR或血清学检测可确诊。如果及早识别，大环内酯类抗生素可能会改善病程。

鼻窦炎：通常会引起鼻塞、鼻堵或流涕，同时可能伴有面部疼痛或嗅觉丧失。检查可见鼻黏膜红肿并有脓液。要查看有无鼻息肉，并排除牙齿感染。一般采用局部糖皮质激素、鼻减充血剂和定期鼻腔冲洗治疗即可，尽管通常存在细菌感染，但仅当症状持续超过5天时才适用抗生素。持续或反复发作的患者应及时转诊至耳鼻喉专科医生。

流感：见第5章。

肺炎

肺炎是与近期发生的节段性、大叶性或多叶影像学阴影相关的急性呼吸系统疾病。它被分为社区获得性肺炎（community-acquired pneumonia，CAP）、医院（院内）获得性肺炎（hospital-acquired pneumonia，HAP）或发生于免疫功能低下宿主的肺炎。"大叶性肺炎"是一个影像学和病理学术语，指一个或多个肺叶均匀实变，常伴有胸膜炎症；支气管肺炎是指伴有更多片状肺泡实变的支气管和细支气管炎症，常累及双肺下叶。

社区获得性肺炎

在英国，每年每1000名成人有5～11人感染CAP。在幼儿和老年人中的发病率更高。全世界约20%的儿童死于肺炎。大多数患者在家中治疗是安全的，但20%～40%的患者有必要住院。院内死亡率通常为5%～10%，在严重疾病中上升至50%。最常见的致病微生物是肺炎链球菌。老年患者应考虑流感嗜血杆菌，而肺炎支原体和衣原体感染更常见于年轻人。近期有流感病史的患者可能易患金黄色葡萄球菌肺炎（尽管大多数流感后肺炎是由肺炎链球菌引起的）。重症肺炎的罕见病因包括军团菌（感染自温水——需询问外出旅行史）和鹦鹉热（来自感染鹦鹉热衣原体的鸟类）。近期的国外旅行也增加了罕见病因致肺炎的机会，例如中东呼吸综合征冠状病毒（中东）、类鼻疽伯克霍尔德菌（东南亚和澳大利亚北部）和地方性真菌感染（北美、中美洲或南美洲）。

临床表现

以发热、僵直和寒战为表现急性起病。咳嗽，起初干咳，后伴黏液脓性痰，而铁锈色痰是肺炎链球菌的特征。厌食和头痛也很常见，胸膜炎性胸痛可能是特征性表现。偶有咯血。查体可发现捻发音或支气管呼吸音，提示潜在肺部实变。

肺炎的鉴别诊断包括恶性肿瘤、肺梗死、肺嗜酸性粒细胞增多症和隐源性机化性肺炎。

检查

血液：白细胞计数极高（$> 20 \times 10^9$/L）或低（$< 4 \times 10^9$/L）：严重程度的标志。中性粒细胞数大于 15×10^9/L：提示细菌感染。溶血性贫血：偶见于支原体感染的并发症。

U&E：尿素大于 7 mmol/L（约 20 mg/dl）或低钠血症：严重程度的标志。

肝功能检查：低白蛋白血症：严重程度的标志。

ESR/CRP：非特异性升高。

血培养：菌血症：严重程度的标志。

冷凝集素：50% 的支原体感染患者呈阳性。

动脉血气：在重症病例中或当动脉血氧饱和度低于 93% 时用于检测呼吸衰竭。

痰液：革兰氏染色、培养和抗菌药物敏感性试验。

口咽拭子：PCR 检测支原体和其他非典型病原体。

尿液：肺炎球菌和（或）军团菌抗原。

CXR：大叶性肺炎（图 9.6）——受累肺叶均匀实变伴空气支气管影。支气管肺炎——片状和节段性阴影。多叶阴影、空洞和脓肿提示金黄色葡萄球菌感染。

胸腔积液：当积液量较多时，最好在超声引导下进行抽吸和培养。

管理

疾病严重度评分系统（图 9.7）有助于把握抗生素使用指征和入院指征。

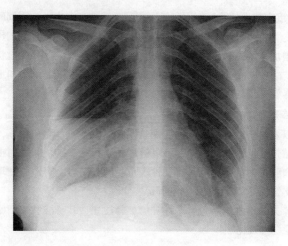

图 9.6 右肺中叶肺炎

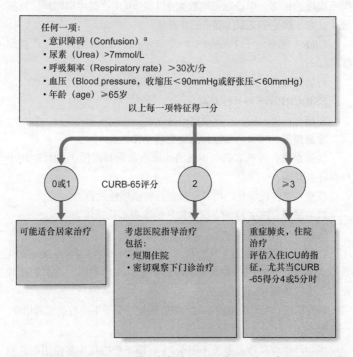

任何一项：
· 意识障碍（Confusion）[a]
· 尿素（Urea）>7mmol/L
· 呼吸频率（Respiratory rate）>30次/分
· 血压（Blood pressure，收缩压<90mmHg或舒张压<60mmHg）
· 年龄（age）≥65岁

以上每一项特征得一分

0或1　　CURB-65评分　　2　　≥3

可能适合居家治疗

考虑医院指导治疗
包括：
· 短期住院
· 密切观察下门诊治疗

重症肺炎，住院治疗
评估入住ICU的指征，尤其当CURB-65得分4或5时

图 9.7 医院 CURB-65。[a] 指简化版智力测试评分≤8分，或新出现的人物、空间或时间定向力障碍（尿素 7 mmol/L 约为 20 mg/dl）

对于所有呼吸急促、低氧血症、低血压或酸中毒患者，应给予高浓度（＞35%）氧气吸入（应湿化），以使 PaO_2 保持在 8 kPa 或更高（60 mmHg）或 SaO_2 保持在 92% 或更高（COPD 相关高碳酸血症除外）。重症病例、老年或呕吐患者给予静脉液体。理想情况下，在血培养后给予抗生素（框 9.8），但不要延误重症肺炎的治疗。如果咳嗽受到抑制（如由于疼痛），考虑对胸膜痛进行镇痛和物理治疗。如果存在以下情况，则转诊至 ICU 考虑进行 CPAP 或插管：CURB 评分 [*]4～5，且患者对治疗无反应；尽管高流量吸氧，但仍持续缺氧；进行性高碳酸血症；重度酸中毒；休克；意识水平下降。

并发症

● 肺炎旁胸腔积液。● 脓胸。● 肺叶萎陷。● 血栓栓塞性疾病。● 气胸。● 肺脓肿（金黄色葡萄球菌）。● 肾衰竭、急性呼吸窘迫综合征、多器官衰竭。● 异位脓肿形成（金黄色葡萄球菌）。● 肝炎、心包炎、心肌炎、脑膜脑炎。● 药物超敏反应相关性发热。

随访和预防

CXR 的改善通常滞后于临床好转，应在 6 周左右安排复查。如果症状、体征持续存在或怀疑患有潜在的恶性肿瘤，应该进行 CXR 检查。

建议特定的高风险人群接种流感疫苗和肺炎链球菌疫苗。

CURB65 评分

指标	分值
意识障碍（C）	1
尿素氮（U）＞ 7mmol/L	1
呼吸频率（R）≥ 30 次 /min	1
血压（B）：SBP ＜ 90 mmHg 或 DBP ≤ 60 mmHg	1
年龄 ≥ 65 岁	1

该评分的临床意义一般为：
①总分 0～1 分，为低危，仅需院外治疗；
②总分 2 分，为中危，需短期住院或密切观察下院外治疗；
③总分 ≥ 3 分，为高危，需住院或 ICU 治疗。

---

[*]译者注：CURB65 评分由 2003 年美国胸科协会提出，目前其应用较为广泛，其总分由 0 分到 5 分不等。

框 9.8　社区获得性肺炎的抗生素治疗

单纯性 CAP

- 阿莫西林每次 500 mg，每日 3 次，口服，共 7～10 天
- 如果对青霉素过敏，克拉霉素每次 500 mg，每日 2 次或红霉素每次 500 mg，每日 4 次

如果培养出葡萄球菌或疑似葡萄球菌感染

- 静脉注射氟氯西林，每次 1～2 g，每日 4 次，联合
- 静脉注射克拉霉素每次 500 mg，每日 2 次

如果怀疑支原体或军团菌感染

- 克拉霉素每次 500 mg，每日 2 次或红霉素每次 500 mg，每日 4 次，联合
- 重症病例静脉注射利福平每次 600 mg，每日 2 次

重症 CAP

- 静脉注射克拉霉素，每次 500 mg，每日 2 次或静脉注射红霉素，每次 500 mg～1 g，每日 4 次，联合
- 静脉注射阿莫西林/克拉维酸，每次 1.2 g，每日 3 次或静脉注射头孢曲松，每次 1～2 g，每日 1 次或静脉注射头孢呋辛，每次 1.5 g，每日 3 次

改编自英国胸科学会指南：https://www.brittthoracic.org.uk/quality-improvement/guidelines/pneumonia-adults/.

医院获得性肺炎

HAP 定义为入院至少 2 天以后的新发肺炎。HAP 的危险因素包括免疫防御功能降低（如糖皮质激素治疗、糖尿病、恶性肿瘤）、咳嗽反射减弱（如术后）、延髓或声带麻痹（如卒中）。由于意识水平降低、呕吐、吞咽困难、反流或鼻胃管插管引起的误吸也易诱发，口腔、鼻窦或腹腔脓毒症也是如此。

管理和预后

既往未使用过抗生素的患者可使用阿莫西林-克拉维酸或头孢呋辛治疗。如果患者接受过一个疗程的抗生素治疗，则应考虑使用哌拉西林/他唑巴坦或第三代头孢菌素。

在晚发型 HAP 中，抗生素的选择必须覆盖革兰氏阴性菌、金黄色葡萄球菌（包括 MRSA）和厌氧菌。抗假单胞菌药可使用美罗培南或第三代头孢菌素联合氨基糖苷类。覆盖 MRSA 可使用万古霉素或利奈唑胺。根据当地的微生物学特点和抗生素耐药性指导最佳药物选择。通常开始时广泛覆盖，获得培养结果以后，停用不太合适的抗生素。

HAP 的死亡率较高（约 30%）。预防措施包括勤洗手和临床环境消毒，限制质子泵抑制剂的使用。

化脓性和吸入性肺炎（包括肺脓肿）

在化脓性肺炎中，炎症过程破坏了肺实质。微脓肿形成是化脓性肺炎的特征性组织学表现；术语"肺脓肿"是指局部大量脓液积聚。微生物包括金黄色葡萄球菌和肺炎克雷伯菌。化脓性肺炎可能由原发感染、口咽吸入感染性物质或血液传播（如在静脉吸毒者中）引起。引起肺梗死或肺叶萎陷的细菌感染也可引起化脓性肺炎或肺脓肿。

CXR 的特征为致密阴影伴空洞和（或）液平面。使用阿莫西林和甲硝唑治疗，根据培养结果进行调整。脓肿可能需要延长治疗 4 ~ 6 周。

免疫功能低下患者的肺炎

在使用免疫抑制药物的患者和细胞或体液免疫机制缺陷的患者中，肺部感染是常见的。引发大多数感染的常见病原体与引发 CAP 的相同。而革兰氏阴性菌，尤其是铜绿假单胞菌，比革兰氏阳性菌更严重，同时罕见的微生物或通常认为是非致病菌的微生物也可能成为机会性病原体。甚至可能同时存在一种以上的微生物。

临床表现和检查

患者可能有非特异性症状，在机会致病性微生物（如卡氏肺孢菌和分枝杆菌）感染的患者中，发病往往不太迅速。卡氏肺孢子菌肺炎的咳嗽和呼吸困难可比 CXR 异常早数天出现。就诊时，患者通常表现为发热、血氧下降，而呼吸音听诊正常。诱导痰可做出诊断，高分辨率 CT（HRCT）可发现空洞、曲霉球或典型的肺孢子菌双侧气腔阴影。在保证安全的情况下支气管镜检查是有用的，但通常风险太大。

管理

治疗应尽可能针对已识别的微生物。通常病原不明，需要广谱抗生素治疗（如第三代头孢菌素，或喹诺酮类联合抗葡萄球菌抗生素，或抗假单胞菌青霉素联合氨基糖苷类）；此后，根据研究结果和临床反应制定治疗方案。卡氏肺孢菌感染的研究和治疗见前文。

结核

结核（tuberculosis，TB）由结核分枝杆菌（mycobacterium tuberculosis，MTB）感染引起，它是包括牛分枝杆菌（动物宿主）

和非洲分枝杆菌（人类宿主）在内的多种微生物复合群的一部分。

英国的 TB 发病率正在缓慢下降；然而，2014 年全球共记录了 960 万例新发病例，其中大多数发生在最贫穷的国家，这些国家难以支付管理和控制方案的费用。同年，150 万男性、女性和儿童死于 TB，TB 继续与 HIV 并列为全世界的主要死亡原因。

MTB 是通过吸入来自其他感染患者的气溶胶飞沫核传播的。在感染部位，干酪样区域周围形成肉芽肿团块，形成原发性肺部病变，即"贡氏病灶"。原发病灶联合局部淋巴结受累被称为"Ranke 原发复合征"。如果杆菌在免疫建立前扩散（通过淋巴或血液），则可能在其他器官中出现继发性病灶，包括淋巴结、浆膜、脑膜、骨骼、肝、肾和肺。一旦免疫应答启动，这些病灶就会消退，这些微生物逐渐丧失活力。然而，"潜伏杆菌"可能持续存在数年，仍可通过结核菌素皮肤试验或 γ 干扰素释放试验（IGRA）检测到。框 9.9 总结了 TB 的易患因素。

临床表现

原发性肺结核：指既往未感染（结核菌素阴性）个体的感染。少数患者出现自限性发热，但仅在发生超敏反应或进行性感染时才

框 9.9 增加 TB 风险的因素

患者相关

- 年龄（儿童和老年人较年轻成人易感）
- 来自高患病率国家的第一代移民
- 与涂片阳性患者密切接触；在拥挤的环境下更易患，如监狱、宿舍
- TB 自愈的 CXR 证据
- 1 年内的原发性感染
- 吸烟

相关疾病

- 免疫抑制：HIV、抗肿瘤坏死因子治疗、高剂量糖皮质激素、细胞毒性药物
- 恶性肿瘤（尤其是淋巴瘤和白血病）
- 1 型糖尿病
- 慢性肾病
- 酗病
- 胃肠道疾病伴营养不良（胃切除术、旁路术、胰腺癌、吸收不良）
- 维生素 D 或维生素 A 缺乏
- 儿童近期麻疹

出现临床疾病。进行性原发疾病可出现在初发疾病期间或数周至数月的潜伏期后。

粟粒型结核：血行播散引起粟粒型结核，可呈急性或亚急性，表现为发热 2 ～ 3 周、盗汗、厌食、体重下降和干咳。可出现肝脾大，头痛可能提示并存结核性脑膜炎。听诊通常是正常的，但随着疾病的进展，会出现广泛的湿啰音。眼底镜检查可显示脉络膜结节。CXR 可显示 1 ～ 2 mm 病灶（粟粒种子样）分布于整个肺部。可能出现贫血和白细胞减少。

继发性肺结核：这是最常见的继发性疾病。在数周内隐匿发作。全身症状包括发烧、盗汗、乏力、食欲减退和体重下降，并伴有咳嗽，常伴有咯血。CXR 的典型表现为位于其中一个上叶的边界不清的阴影。随着疾病进展，可能会出现实变、萎陷和空洞。粟粒型或空洞提示疾病具有活动性。

肺外结核（框 9.10）：约占 HIV 阴性个体病例的 20%，在 HIV 阳性个体中更常见。颈部或纵隔淋巴结炎是最常见的肺外表现。脑膜疾病是中枢神经系统 TB 的最重要形式，因为如果未识别、未治疗，它会很快致命。

检查

典型的 CXR 表现如图 9.8 所示。通常通过直接镜检（齐-内染色或金胺染色）和痰液、支气管灌洗液或其他感染部位样本培养确诊结核。痰液涂片阳性必须有 5000 ～ 10000 个抗酸杆菌，而培养阳性只需 10 ～ 100 个活菌。由于结核分枝杆菌在固体和液体培养基上生长缓慢，促进了核酸扩增试验（nucleic acid amplification test，NAAT）的发展，该试验可在 2 h 内检测 MTB（和利福平耐药性）。尽管 NAAT 对 MTB 具有特异性，但其灵敏度不足以替代培养。随着

框 9.10　肺外结核的表现

神经系统	结核性脑膜炎、脑积水、结核瘤、脊髓压迫、脑神经麻痹
腹部	腹部肿块、腰肌脓肿、肠系膜淋巴结炎、肠梗阻、腹水、肛门直肠溃疡
心血管	心包积液，缩窄性心包炎
骨骼肌肉	脊柱 TB 伴慢性背部疼痛和后凸畸形、单关节炎
泌尿生殖系统	血尿 / 排尿困难，女性不孕，附睾炎
一般情况	体重下降、发热、盗汗、淋巴结肿大

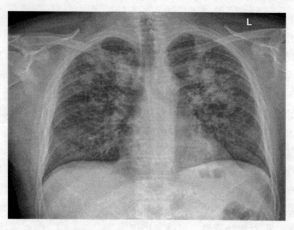

图 9.8 TB 的典型 CXR 表现：双上肺多个斑片状浸润病灶伴空洞形成

耐药 TB 的日益流行，药物敏感性的分子检测越来越重要。

化学治疗

标准治疗包括异烟肼和利福平治疗 6 个月，在前 2 个月联合使用吡嗪酰胺和乙胺丁醇。首选两种或三种药物混合的固定剂量的片剂。对于任何涂片阳性或涂片阴性但有典型 CXR 变化且对标准抗生素无反应的患者，应立即开始治疗。6 个月的治疗适用于肺结核和大多数肺外结核；然而，脑膜结核推荐治疗 12 个月，包括脊髓受累的脊髓结核——在这些病例中，可使用链霉素替代乙胺丁醇。为降低异烟肼引起周围神经病变的风险，应给孕妇和营养不良患者开用吡哆醇。如果预期不会产生耐药性，则可以假定患者在治疗 2 周后无传染性。

定期监测肝功能很重要，因为一些抗结核药物可能具有肝毒性。糖皮质激素可减轻炎症，减少组织损伤，目前推荐用于治疗心包或脑膜结核，以及患有支气管内膜结核的儿童。它们也可能对胸腔积液、输尿管结核和严重肺结核有益。

控制和预防

潜伏性结核的检测：潜伏性结核一生中发病的风险为 5% ～ 15%，大多数病例发生在头 5 年。可从免疫反应（IGRA）中检出。

追踪接触者：可识别指示病例、被指示病例感染的其他人员和应接受卡介苗接种或化学治疗的密切接触者。涂片阳性患者的密切接触者中有 TB 感染证据的有 10% ～ 20%，涂片阴性、培养阳性患者的密切接触者中有 TB 感染证据的有 2% ~ 5%。对于结核菌素皮肤试验或 IGRA 阳性但 CXR 正常的无症状接触者，可采用药物预防（如利福平和异烟肼治疗 3 个月），以防止进展为临床疾病。应向 65 岁以下的成人提供化疗预防。涂片阳性患者的密切接触者中 HIV 感染者也应考虑使用。曾经接种卡介苗和接触非结核分枝杆菌的患者结核菌素皮肤试验可能呈假阳性。免疫抑制或严重感染时出现皮肤试验假阴性。通过使用对 MTB 具有特异性的 IGRA 可能可以克服这些局限性。

直接面试下督导化疗（directly observed therapy，DOT）：治疗依从性差会导致病程延长、复发风险和耐药性。DOT 包括每周三次的督导化疗。在英国，建议用于高危人群，包括流浪者、酗酒或吸毒者、严重精神疾病患者和有不依从史的患者。

TB 和 HIV/AIDS

HIV 与 TB 之间有密切联系，特别是在撒哈拉以南非洲地区，是一项重大挑战。将 TB 的检测和治疗与 HIV 的检测和治疗联系起来的方案很重要，所有 TB 患者都应该检测 HIV。TB 是 HIV 患者的主要死亡原因，死亡率高。

耐药结核

在全球范围内，3.3% 的新发 TB 病例和 20% 的既往治疗病例存在多种耐药结核，其中 9.7% 存在广泛耐药结核。采用疗效更低、毒性更大和更昂贵的疗法进行长期治疗可能可以治愈。

疫苗

卡介苗（BCG）是一种活化的用于刺激保护性免疫的活疫苗。它可预防儿童播散性疾病，但对成人的效果不确定。全球的疫苗接种政策各不相同；在英国，建议对高流行率社区的婴儿、医护人员和特定的接触者进行疫苗接种。

预后

大多数患者有望治愈。复发的风险很小（< 5%），大多数复发发生在 5 个月内。未经治疗的涂片阳性 TB 患者将保持传染性约 2 年；25% 的未治疗病例将在 1 年内死亡。

机会性分枝杆菌感染

其他种类的环境分枝杆菌可能在受损的肺部定植或致病。它们是低致病力病原体，最常见于免疫功能低下的患者或瘢痕肺（如囊性纤维化）。堪萨斯分枝杆菌、鸟分枝杆菌复合体、马尔默分枝杆菌、脓肿分枝杆菌和蟾蜍分枝杆菌可能引起结节性或空洞性肺部疾病。这些微生物不具有传染性（囊性纤维化中的脓肿分枝杆菌除外），但它们可能具有多重耐药性，如果发生疾病，则需要长期治疗。

真菌性呼吸系统疾病

变应性支气管肺曲霉病

变应性支气管肺曲霉病（allergic bronchopulmonary aspergillosis，ABPA）是一种对烟曲霉菌的超敏反应。哮喘或囊性纤维化患者的常规 CXR 显示肺浸润可能提示该诊断。持续强烈的炎症反应导致支气管扩张。

检查

● CT 显示近端支气管扩张。● 血清总 IgE 和曲霉菌特异性 IgE 升高。● 血清中烟曲霉沉淀素升高。● 血嗜酸性粒细胞增多。● 痰中有烟曲霉菌。

管理

● 常规小剂量泼尼松龙（每天 7.5～10 mg）可抑制疾病。● 伊曲康唑可用作类固醇节制剂。● 抗 IgE 单克隆抗体可能对耐药病例有帮助。

慢性肺曲霉病

包括单纯性肺曲霉球和一系列罕见的空洞性、纤维化性和半侵袭性肺曲霉病等，这些疾病很难诊断，需要长期全身抗真菌治疗。

单纯性肺曲霉球

曲霉菌定植于 TB 等疾病所遗留的空洞中。CXR 和 CT 显示含有真菌球的不规则空洞，血液检查显示烟曲霉沉淀素 /IgG 升高，痰液检查证实烟曲霉菌。

肺曲霉球通常无症状，但可引起昏睡、体重下降和可能危及生命的反复咯血。

无症状病例不需要治疗，咯血应通过手术控制，如果无法手术，应使用氨甲环酸和支气管动脉栓塞术进行干预。

侵袭性肺曲霉病

这种严重情况通常发生于因药物或疾病导致免疫功能低下的中性粒细胞减少患者。当这类患者出现抗生素无效的严重化脓性肺炎时，应怀疑本病。痰中丰富的真菌成分有助于诊断。该病死亡率高，但使用抗真菌药如伏立康唑、两性霉素或卡泊芬净治疗可能会成功。

支气管和肺肿瘤

肺癌是全球最常见的癌症死亡原因，每年导致 159 万人死亡。90% 的肺癌与吸烟直接相关，风险与吸烟量和雪茄焦油含量成正比。戒烟后患肺癌的风险缓慢下降，但风险仍高于不吸烟者。发达国家的吸烟率和肺癌发病率正在下降，而发展中国家则在上升。暴露于自然界产生的氡是另一个已知的患癌的风险。城市居民肺癌发病率略高于农村居民；这一点，可能与大气污染（包括烟草烟雾）或职业的差异有关，因为许多工业材料（例如石棉和二氧化硅）与肺癌相关。

肺癌

这类肿瘤来源于支气管上皮或黏液腺，常见的细胞类型有腺癌（35% ～ 40%）、鳞状细胞癌（25% ～ 30%）、小细胞癌（15%）和大细胞癌（10% ～ 15%）。肺癌有多种不同的表现形式，如果肿瘤发生在大支气管，症状可出现较早，但起源于外周支气管的肿瘤可以无症状长大。外周鳞状细胞肿瘤可能形成空洞。局部扩散可进入纵隔，侵犯或压迫心包、食管、上腔静脉、气管或膈神经或左喉返神经。也经常可观察到锁骨上和纵隔淋巴结转移。血源性转移最常累及肝、骨骼、脑、肾上腺和皮肤。即使是小的原发性肿瘤也可能引起广泛的转移，这是小细胞肺癌的一个特殊特征。

临床表现

咳嗽：这是最常见的早期症状。

咯血：尤其是中央型肿瘤。

支气管阻塞：完全阻塞导致肺叶或肺萎陷，伴有呼吸急促、纵隔移位、叩诊浊音和呼吸音减弱。部分梗阻可引起单侧喘息症状，咳嗽后症状不消失，同时分泌物的排出受阻，引起肺炎或肺脓肿。一个吸烟患者持续出现肺炎提示有潜在肺癌的风险。当气管或喉部因肿瘤或淋巴结变窄时，会出现喘鸣（一种刺耳的吸气噪声）。

呼吸急促：癌症可能表现为呼吸急促，导致昏厥、肺炎或胸腔积液，或压迫膈神经并导致膈肌麻痹。

疼痛和神经压迫：胸膜痛可提示胸膜恶性侵犯或远端感染。肺尖癌可能引起霍纳综合征（同侧不完全性上睑下垂、眼球内陷、瞳孔缩小和少汗；第 20 章），是颈部交感神经受累所致。Pancoast 综合征（手臂内侧疼痛，手部无力或消瘦）表明肺尖肿瘤累及臂丛神经。

纵隔扩散：食管受累可能引起吞咽困难。心包受累可导致心律失常或积液。淋巴结恶变引起的上腔静脉阻塞，导致颈部和面部充血和肿胀、结膜水肿、头痛和胸壁静脉扩张。左肺门肿瘤累及左喉返神经引起声音改变和犬吠样咳嗽。可触及肿大的锁骨上淋巴结。

转移扩散：可能导致局灶性神经缺陷、癫痫发作、人格改变、黄疸、骨痛或皮肤结节。倦怠、厌食和体重下降通常提示转移扩散。

杵状指：常见。

肥大性肺性骨关节病：是前臂远端和腿部的疼痛性骨膜炎，最常与支气管肺癌有关。

非转移性肺外效应：见框 9.11。

检查

检查的主要目的是：

● 确诊。● 确定组织细胞类型。● 判断疾病的严重程度。

支气管肺癌常见的 CXR 特征如图 9.9 所示。

活检和组织病理学：中央型肺癌可在支气管镜下取活检，支气管内超声（endobronchial ultrasound，EBUS）对纵隔和肺门淋巴结的采样有助于手术的分期。对于外周的肿瘤，通常在 CT 或 USS 引导下经皮穿刺活检。气胸的风险很小，但如果存在广泛的 COPD，则可能妨碍该手术。胸腔积液患者，胸膜抽液和活检是优选的检查方式。胸腔镜检查可以在直视下进行活检来提高诊断率。在有转移性疾病的患者中，可通过对受累淋巴结、皮肤病变、肝或骨髓进行针吸或活检确诊。

框 9.11　支气管肺癌的非转移性肺外表现

- 低钠血症（抗利尿激素分泌异常）
- 促肾上腺皮质激素异位分泌
- 高钙血症（甲状旁腺激素相关肽分泌）
- 肌无力（兰伯特-伊顿综合征）
- 杵状指
- 肥大性肺性骨关节病
- 多发性肌炎和皮肌炎
- 类癌综合征
- 男性乳房发育
- 多发性神经病
- 脊髓病
- 小脑变性
- 肾病综合征
- 嗜酸性粒细胞增多症

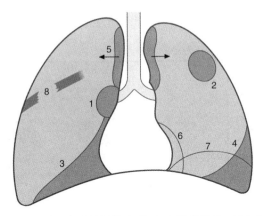

图 9.9　支气管肺癌的常见放射学表现。（1）肺门肿块。（2）外周阴影。（3）肺、肺叶或节段萎陷。（4）胸腔积液。（5）纵隔增宽。（6）心影增大。（7）横膈抬高。（8）肋骨破坏

分期指导治疗：小细胞肺癌常早期出现远处转移，通常手术受到限制。非小细胞肺癌患者，需要 CT 检测局部或远处扩散以分期，从而制定治疗方案。上纵隔或肺门淋巴结采样可使用 EBUS 或纵隔镜检查。对下纵隔淋巴结进行采样可通过食管壁采样内镜 USS 检查。CT 和 PET 联合越来越多地用于检测转移灶。头部 CT、放射性核素骨扫描、肝 USS 和骨髓活检适用于有扩散的患者（这些部位的临床或生化证据提示有扩散）。分期结果可助于确定管理和预后（图9.10）。还需要进行生化检测来评估患者是否能耐受积极治疗。

管理和预后

手术切除是患者长期生存的最大希望，但一些接受根治性放射治疗（放疗）和化学治疗（化疗）的患者也获得了长期缓解或治愈。由于肿瘤扩散或合并症，以治愈为目的的治疗在 75% 以上的病例中是不可能实现的或不恰当的，这些患者只能接受姑息治疗和最佳的支持治疗。

手术治疗：精确的术前分期再加上手术和术后护理的改进，Ⅰ期患者 5 年生存率超过 75%，Ⅱ期患者超过 55%。

放射治疗：对局限性病变采用根治性放疗的患者也可获得长期缓解或治愈。然而，放疗主要用于缓解并发症，如大气道阻塞、上腔静脉阻塞、复发性咯血和胸壁浸润或骨转移引起的疼痛。

肿瘤分期	N0 (无)	N1 (同侧肺门)	N2 (同侧纵隔或隆突下)	N3 (对侧或锁骨上)
T1a（≤1 cm）	I A1（92%）	II B（53%）	III A（36%）	III B（26%）
T1b（>1 cm，≤2 cm）	I A2（83%）			
T1c（>2 cm，≤3 cm）	I A3（77%）			
T2a（>3 cm，≤4 cm）	I B（68%）			
T2b（>4 cm，≤5 cm）	II A（60%）			
T3（>5 cm）	II B（53%）	III A（36%）	III B（26%）	III C（13%）
T4（>7cm，或侵犯心脏、血管、食管、隆突）				
M1a 肺内转移/胸腔积液	IV A（10%）			
M1b 单侧胸外转移				
M1c 双侧胸外转移	IV B（0%）			

图 9.10 非小细胞肺癌的肿瘤分期和生存率。对于每个临床分期，5 年生存率百分比在括号中显示

　　化学治疗：在小细胞癌中，化疗联合放疗可使中位生存期从 3
个月延长至一年以上。化疗对非小细胞肺癌的疗效一般较差，尽管
以铂为基础的治疗方案提供了 30% 的应答率并适度增加其生存率。
突变靶向化疗可用于特定的病例。

　　对于有症状的恶性胸腔积液患者，可通过引流和胸膜固定术治疗。

　　当由多学科团队，包括肿瘤学家、胸外科医生、呼吸科医生和
专科护士在专科中心管理肺癌时，可获得最佳结局。有效的沟通、
止痛和营养支持很重要。

　　总体而言，支气管肺癌的预后极差，约 70% 的患者在诊断后 1
年内死亡，不到 8% 的患者在诊断后存活 5 年。

继发性肺部肿瘤

　　最常见的转移到肺部的肿瘤是乳腺、肾、子宫、卵巢、睾丸和
甲状腺的肿瘤，通常伴有多处转移灶。淋巴浸润（淋巴管炎）可能
在乳腺癌、胃癌、肠癌、胰腺癌或支气管癌中发生。这种严重的情
况导致严重和快速进行性呼吸困难，并伴有明显的低氧血症。

纵隔肿瘤

　　多种情况在放射学上可表现为纵隔肿块（图 9.11）。纵隔内的良
性肿瘤和囊肿通常是偶然发现。恶性纵隔肿瘤的区别在于其侵入和

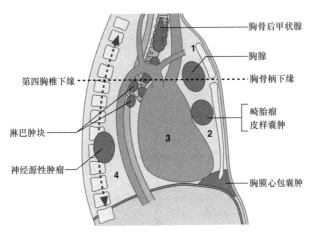

图 9.11　纵隔分区。（1）上纵隔。（2）前纵隔。（3）中纵隔。（4）后纵
隔。更常见的纵隔肿瘤的部位如图所示（From Johnson N McL. Respiratory
medicine. Oxford: Blackwell Science; 1986. ）

压迫支气管和肺等结构的能力。CT（或 MRI）是纵隔肿瘤的首选检查方法。

间质性和浸润性肺部疾病

弥漫性实质性肺疾病

弥漫性实质性肺疾病（diffuse parenchymal lung disease，DPLD）是一组影响肺实质（间质）的异质性疾病，具有许多临床、生理学和影像学相似性。当前分类如图 9.12 所示。它们通常表现为干咳和呼吸困难，起病隐匿，但不断进展。体格检查可闻及吸气性细湿啰音，许多病例出现杵状指。可能与 DPLD 相似的其他疾病包括弥漫性感染（如病毒、肺孢子菌、TB）、恶性肿瘤（如淋巴瘤或支气管肺泡癌）、肺水肿和误吸。

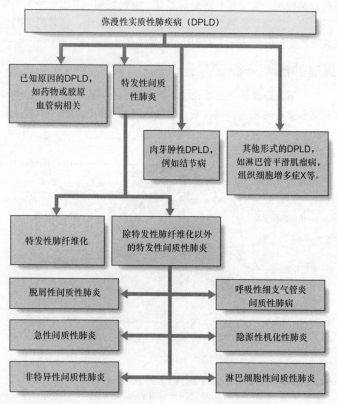

图 9.12 弥漫性实质性肺疾病的分类

检查

HRCT 是评估间质性肺病的核心。随着诊断和分期的不同，表现也不同，包括弥漫性磨玻璃影、结节影和网状影。基底胸膜下蜂窝影是普通型间质性肺炎的典型表现，通常足以诊断特发性肺纤维化。临床或 CT 结果不一致应及时考虑支气管肺泡灌洗或经支气管镜或手术活检。CT 也可显示其他病症的表现，例如结节病的胸膜下结节。

DPLD 的肺功能检查通常显示为肺容量减少和气体交换减少的限制性通气功能障碍。（但是肺泡出血时气体交换可能增加）。

特发性间质性肺炎

这是一个通过其影像学和组织学表现进行区分的病因不明的 DPLD 亚组。

特发性肺纤维化

特发性肺纤维化（idiopathic pulmonary fibrosis，IPF）是特发性间质性肺炎中最常见和最重要的一种，以普通型间质性肺炎（usualinterstitial pneumonia，UIP）的病理学（或影像学）证据为特征。病因尚不清楚；推测包括暴露于传染性病原体（如 EBV）或职业粉尘（金属或木屑），药物（抗抑郁药）或慢性胃食管反流。部分病例为家族性。与吸烟存在强相关性。

临床表现

● 50 岁以前不常见。● 通常表现为进行性呼吸困难和干咳、吸气受限、呼吸急促和中心性发绀。● 可伴杵状指。● 通常在肺底闻及似于 Velcro 啰音（爆裂音）的吸气性细湿啰音。● 可能在因其他原因行 CT 检查时偶然发现。

检查

CXR 显示下肺外周网状和网状结节样阴影。HRCT 可能具有诊断价值，表现为斑块状，主要是外周、胸膜下和基底段网状影，伴胸膜下囊肿（蜂窝样）和（或）牵拉性支气管扩张。肺功能检查显示限制性障碍，肺容量和气体交换减少。运动试验有助于证明运动时动脉低氧血症，随着 IPF 的进展，静息时也存在缺氧。血液检查可能显示抗核抗体阳性或基础结缔组织病的证据。具有与 UIP 一致的典型临床特征和 HRCT 表现的患者不需要肺活检，尤其是排除了间质性肺病的其他已知原因的患者。

管理

如果肺活量在预计值的 50% ～ 80%，可向患者提供吡非尼酮（一种抗纤维化药物）或尼达尼布（一种酪氨酸激酶抑制剂）。两种药物均可延缓肺功能下降率；但是，两种药物均不能改善咳嗽或呼吸困难，如果第一年肺功能下降超过 10%，应停止治疗。控制胃食管反流的药物可改善咳嗽。应建议吸烟者戒烟。建议接种流感疫苗和肺炎链球菌疫苗。适当时使用移动氧气进行肺康复是有益的。家庭氧疗可能有助于缓解缺氧患者的呼吸困难。适当时，应考虑肺移植。

公认的中位生存期是 3 年，然而，病例进展的速度差别很大，可以从几个月内死亡到存活多年。连续的肺功能监测可以提供有用的预后信息，肺功能相对保持在稳定水平，意味着更长的生存期，而运动时明显的气体交换障碍和（或）氧饱和度下降预示着预后较差。

非特异性间质性肺炎

非特异性间质性肺炎（non-specific interstitial pneumonia，NSIP）的临床表现与 IPF 相似，但患者往往更年轻且多为女性。可表现为孤立的特发性肺部疾病，但常与结缔组织病、药物、慢性过敏性肺炎和 HIV 感染有关，肺部症状可先于结缔组织病出现。HRCT 对此病的特异性比对 IPF 低，可能需要肺活检来确诊。预后优于 IPF（5 年死亡率＜ 15%）。

结节病

结节病是一种以非干酪样上皮样肉芽肿为特征的多系统疾病；多见于北欧寒冷地区。它倾向于在西印度和亚裔人群中引起更为严重的疾病，但不包括因纽特人、阿拉伯人和中国人群。尽管可能与非典型分枝杆菌、病毒和遗传因素有关，但病因仍不清楚。结节病在吸烟者中较少见。

临床表现

任何器官均可受累，但 90% 的病例累及肺。另外，淋巴结、肝、脾、皮肤、眼、腮腺和关节是最常受累的部位。Löfgren 综合征——结节性红斑、外周关节病、葡萄膜炎、双侧肺门淋巴结病（bilateral hilar lymphadenopathy，BHL）、嗜睡和偶尔发热——见于年轻成人。在行 CXR 无症状个体中可能检测到 BHL。肺部疾病可隐匿地表现为咳嗽、劳力性呼吸困难和影像学浸润。约 20% 的患者发生纤维化，可能导致无症状性肺功能丧失。肾钙质沉着症引起的高钙血症是一种重要的并发症。

检查

● FBC：淋巴细胞减少。● 肝功能：可能轻度紊乱。● Ca^{2+}：可能升高。● 血清血管紧张素转化酶：疾病活动的非特异性标志物。● CXR：用于结节病分期（框 9.12）。● HRCT：特征性网状结节状阴影，沿淋巴管周围分布，集中于支气管血管束和胸膜下区域。● 肺功能：运动时可能出现受限和氧饱和度下降。● 支气管镜检查：可显示黏膜"鹅卵石"样外观，支气管和经支气管镜活检通常显示非干酪样肉芽肿。

20 ~ 30 岁 BHL 患者 CXR 显示结节性红斑通常足以做出可靠的诊断。

管理

多数患者可自行缓解，因此在无器官损害的情况下，暂停治疗 6 个月是适当的。伴有结节性红斑的急性起病患者应接受非甾体抗炎药治疗，如果全身不适，应接受糖皮质激素治疗。全身性糖皮质激素也适用于高钙血症，肺或肾功能受损或葡萄膜炎。轻度葡萄膜炎对糖皮质激素滴眼液有反应，吸入性糖皮质激素可限制无症状实质性结节病对全身糖皮质激素的需求。应警告患者，阳光可能会导致高钙血症和肾损害。重症病例可能对氨甲蝶呤或硫唑嘌呤有反应，但一般预后良好。

全身炎症性疾病引起的肺部疾病

急性呼吸窘迫综合征

见第 4 章。

呼吸系统受累性结缔组织病

现已发现，肺纤维化是许多结缔组织病的并发症。在临床表现

框 9.12　结节病的 CXR 分期和结局

分期	描述
Ⅰ 期：BHL（通常对称）；气管旁淋巴结常肿大	通常无症状，但可能与结节性红斑和关节痛相关；大多数病例在 1 年内消退
Ⅱ 期：BHL 和实质浸润	患者可能出现呼吸困难或咳嗽；大多数病例自行消退
Ⅲ 期：实质浸润，无 BHL	疾病不太可能自行消退
Ⅳ 期：肺纤维化	可导致机械通气失败、肺动脉高压和肺源性心脏病

方面通常与 IPF 难以区分，肺部疾病可能先于其他症状出现。结缔组织病也可能引起胸膜、膈肌和胸壁肌肉疾病。在结缔组织病中，肺动脉高压和肺源性心脏病可并发肺纤维化，在系统性硬化症中尤为常见。

由于用于治疗结缔组织病的药物（如金剂和氨甲蝶呤）的肺毒性作用，结缔组织疾病患者也可能发生呼吸系统并发症，以及由中性粒细胞减少或使用免疫抑制药物治疗导致的继发性感染。

类风湿疾病：肺纤维化是最常见的肺部表现。各种类型的间质性疾病都有描述，但 NSIP 可能是最常见的。胸腔积液很常见，尤其是血清阳性的男性。大多数可自行消退。生化检查显示渗出性积液伴葡萄糖水平显著降低和 LDH 升高。不能自行消退的积液可能对泼尼松龙（每日 30 ～ 40 mg）有反应，但有些会转为慢性。类风湿肺结节通常无症状，通常于胸部 X 线检查时偶然发现。通常为多发性，部位为胸膜下，可类似癌症。类风湿结节合并尘肺病称为卡普兰综合征。闭塞性细支气管炎和支气管扩张也是已确认的类风湿关节炎的肺部并发症。类风湿关节炎的治疗也可能是相关的；糖皮质激素治疗易引起感染，氨甲蝶呤可能引起肺纤维化，抗肿瘤坏死因子治疗与肺结核的再激活有关。

系统性红斑狼疮：复发性胸膜炎常见于 SLE，伴或不伴积液。急性肺泡炎很少与弥漫性肺泡出血相关，是一种需要免疫抑制的危及生命的并发症。肺纤维化是 SLE 相对不常见的表现。部分 SLE 患者表现为劳力性呼吸困难和端坐呼吸，但无肺纤维化。肺功能检查显示肺容量减少，CXR 显示膈肌升高。这种情况（"肺萎缩"）可能代表膈肌疾病。抗磷脂综合征与静脉和肺血栓栓塞的风险增加有关，这些患者需要终身抗凝治疗。

系统性硬化病：大多数系统性硬化病患者最终发展为弥漫性肺纤维化（尸检时高达 90%）。在一些患者中，它是惰性的，当进展时，如在 IPF 患者中，中位生存期约为 4 年。在进行性系统性硬化病的 CREST 变异型中肺纤维化罕见，但可能发生孤立性肺动脉高压。其他肺部并发症包括继发于食管疾病的复发性吸入性肺炎。在罕见情况下，胸壁皮肤的硬化可能很广泛，以至于限制胸壁运动——即所谓的 hidebound 胸。

肺嗜酸性粒细胞增多症和血管炎

肺嗜酸性粒细胞增多症是指一组不同病因的疾病（框 9.13），其中 CXR 异常与支气管肺泡灌洗时嗜酸性粒细胞增多伴或不伴外周血嗜酸性粒细胞增多有关。嗜酸细胞性肺炎可能表现为急性发热或 CXR 显示慢性外周浸润，但对糖皮质激素反应良好。

肉芽肿性多血管炎（旧称韦氏肉芽肿病）：表现为咳嗽、咯血、胸痛和发热。也会发生流涕和结痂，以及中耳炎。CXR 可见多发空洞结节。鼻或肺活检显示特异性的坏死性肉芽肿和血管炎。并发症包括声门下狭窄和鞍鼻畸形。治疗采用免疫抑制疗法。鉴别诊断包括嗜酸性肉芽肿伴多血管炎（框 9.13）。

肺出血-肾炎综合征：肺出血与肾小球肾炎的关系表现为 IgG 抗体与肾小球或肺泡基底膜结合（第 7 章）。肺部疾病的出现通常先于肾受累，伴有影像学浸润、缺氧和咯血。男性更常见，几乎只发生于吸烟者。

辐射和药物引起的肺部疾病

急性放射性肺炎通常见于肺照射后 6～12 周内，可引起咳嗽和呼吸困难。可自行缓解，对糖皮质激素治疗有反应。数月后可出现慢性间质纤维化。

药物可能引起许多实质反应：

急性呼吸窘迫综合征：氢氯噻嗪、链激酶、阿司匹林和阿片类药物（药物过量）。

肺嗜酸性粒细胞增多症：见框 9.13。

非嗜酸性肺泡炎：胺碘酮、金剂、呋喃妥因、博来霉素、氨甲蝶呤。

胸膜疾病：溴隐亭、胺碘酮、氨甲蝶呤、甲基麦角新碱或能够

框 9.13　肺嗜酸性粒细胞增多症

外源性

- 蠕虫，如蛔虫、弓蛔虫、丝虫
- 药物，如呋喃妥因、磺胺吡啶、丙咪嗪、氯磺丙脲、保泰松
- 真菌，如引起 ABPA 的烟曲霉菌

内源性

- 隐源性嗜酸细胞性肺炎
- 嗜酸性肉芽肿伴多血管炎（许尔许斯特劳斯综合征）——哮喘、血嗜酸性粒细胞增多、神经病变、肺浸润、嗜酸性粒细胞血管炎
- 嗜酸细胞增多综合征

诱导 SLE 发生的药物（苯妥英、肼屈嗪、异烟肼）。

哮喘：β 受体阻滞剂、胆碱能激动剂、阿司匹林、非甾体抗炎药。

职业与环境性肺病

职业性气道疾病

职业性哮喘：所有处于工作年龄的新发哮喘患者均应考虑是否患有职业性哮喘，尤其是周末或节假日等非工作期间哮喘症状有改善的患者。可以通过皮肤试验或特异性过敏原测试来证明对过敏原的敏感性。工作中连续记录峰流量对于确定病因至关重要。

反应性气道功能障碍综合征：这是一种持续的哮喘样综合征，典型表现是单次吸入气道刺激物如高浓度的气体、烟雾或蒸汽后出现气道高反应性。治疗方案与哮喘类似。

COPD：虽然吸烟仍然是 COPD 的主要原因，但职业性 COPD 常见于接触煤尘、石英、镉和生物质燃料烟雾的工人。

肺尘埃沉着病

肺尘埃沉着病（尘肺病）指因为矿物粉尘的吸入导致肺部结构的永久性改变，不包括支气管炎和肺气肿。

煤工尘肺（coal worker's pneumoconiosis，CWP）：长期吸入煤尘会压制肺泡巨噬细胞，导致纤维化反应。分类依据为影像学结节的大小和范围。单纯性煤工尘肺指在一个其他方面均为健康的个体中肺部影像学出现结节样改变。进行性大块纤维化（progressive massive fibrosis，PMF）是指形成团块状肿块（主要位于上叶），可形成空洞，伴有咳嗽、咳痰和呼吸困难。停止接触煤尘后，进行性大块纤维化可能会加剧，极端情况下会导致呼吸衰竭。

硅沉着病：在吸入晶硅石（多为石英粉尘）的石匠中常见。典型的硅沉着病发展缓慢，在无症状暴露多年后发病。加速型硅沉着病暴露时间较短（通常为 5 ~ 10 年），且更具侵袭性。放射学特征与煤工尘肺相似，在肺中上带可见多发的 3 ~ 5 mm 的结节状阴影。随着疾病的发展，进行性大块纤维化形成。肺门淋巴结增大伴有"蛋壳样"钙化不常见，也无特异性。患者必须远离进一步暴露，但即使暴露停止，纤维化仍在发展。硅沉着病患者患结核、肺癌和 COPD 的风险增加。

有机粉尘引起的肺病

过敏性肺炎

过敏性肺炎（hypersensitivity pneumonitis，HP，也称为外源性过敏性肺泡炎）是吸入某些类型的有机粉尘引起，这些粉尘在肺泡和细支气管壁上引起弥漫性免疫复合物反应。在英国，50% 的过敏性肺炎报告病例见于农民；另一组重要的人群是鸟类爱好者。

临床表现

当任何接触有机粉尘的人在再次接触相同粉尘的几个小时内主诉"流感"样症状（头痛、全身乏力、肌痛、发热、干咳、呼吸困难）时，应怀疑患有急性过敏性肺炎。听诊可闻及广泛的吸气末湿啰音和吱吱声。伴有慢性低水平暴露（如室内宠物鸟）的疾病发作更为隐蔽。如果不加以控制，这种疾病可能会进一步导致纤维化、严重的呼吸功能障碍、低氧血症、肺动脉高压、肺源性心脏病，并最终导致死亡。

检查

● CXR：可见弥漫性微结节影，以肺上部更明显。● HRCT：在急性期，可见双侧存在磨玻璃影和实变影，小叶中央结节以及呼气相气体潴留。在慢性期，以纤维化居多。● 肺功能测试：显示限制性通气障碍，伴有肺容量减少和换气功能下降。● ABGs：晚期患者有缺氧。● 血清学：显示变应原的沉淀抗体阳性，如费恩小多孢菌（农民肺）或鸟类血清蛋白（鸟类爱好者的肺）。然而，沉淀性抗体经常在缺少过敏性肺炎证据的情况下出现。● 支气管肺泡灌洗：可能显示 CD8 ＋ T 细胞增多。● 肺活检：可能是诊断所必需的。

管理

患者应尽可能避免接触反应源。这可能有困难，因为不是对生计有影响（如农民），就是对爱好有影响（如鸽子饲养者）。带有适当过滤器的防尘口罩可最大限度地减少暴露，并可与降低抗原水平的方法（如储存前烘干干草）联合使用。在急性病例中，应每日给予泼尼松龙 40 mg，疗程 3 ～ 4 周。大多数患者会完全康复，但当长期暴露于抗原时，间质性纤维化的发展会导致永久性残疾。

石棉相关肺病和胸膜疾病

石棉是一种天然存在的硅酸盐，分为温石棉（白石棉：占世界产量的 90%）和蛇纹石（青石棉、蓝石棉和褐石棉）。20 世纪中期，石棉被广泛用作工业隔热材料。在经过一段漫长的潜伏期后，石棉暴露可能会导致胸膜和肺部疾病。

胸膜斑块：壁胸膜上不连续的纤维化区域，常伴有钙化，是既往石棉暴露最常见的表现。患者通常无症状，通常在 CXR（图 9.13）或 CT 扫描中偶然发现。它们不会损害肺功能，是良性的。

急性良性石棉性胸膜炎：发生在约 20% 的石棉工人中，但多数是亚临床的。有症状者表现为胸膜炎和轻度发热。诊断必须排除其他已知病因的胸膜炎和胸腔积液。反复发作可能导致弥漫性胸膜增厚。

弥漫性胸膜增厚：影响脏胸膜，如果范围广泛，可能导致限制性肺功能损害、劳力性呼吸困难，偶尔还会引起胸痛。CXR 显示广泛的胸膜增厚和肋膈角变钝。CT 可见肺实质条索影和圆形肺不张。约三分之一的患者会出现病情恶化。严重病例可考虑手术剥脱。可能需要胸膜活检排除间皮瘤。

石棉沉着病：大量接触石棉数年后发生的肺纤维化；低水平暴露或旁观者暴露人群中罕见。表现为劳力型呼吸困难和双肺较低区域吸气末爆裂音。可见杵状指。肺功能和 HRCT 表现与 UIP 相似。上述临床特征，加上重要的石棉接触史，一般足以确诊；很少需要肺活检。与特发性肺纤维化相比，石棉肺进展更为缓慢，并且预后更好。约 40% 的患者（通常是吸烟者）发展成肺癌，10% 发展成间

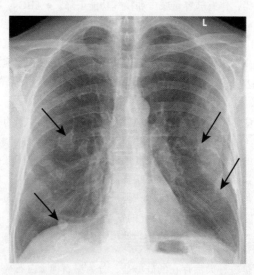

图 9.13 石棉暴露导致的胸膜斑块表现为密度与肋骨相似的局限性钙化不透明影（箭头）

皮瘤。

间皮瘤：一种影响胸膜或罕见情况下影响腹膜的恶性肿瘤。通常由既往石棉暴露引起，即使暴露可能是轻微的。暴露和发病之间有很长的时间间隔，因此，尽管石棉暴露控制有所改善，但间皮瘤导致的死亡仍在继续增加。胸膜间皮瘤表现为胸腔积液引起的呼吸困难增加，或因胸壁受累引起的持续性胸痛。随着肿瘤的进展，它会将肺包裹，并可能侵犯肺实质、纵隔和心包。转移性肿瘤通常在死后发现。预后差。经过高度筛选的患者可会从根治性手术中获益，但在大多数情况下，治疗的目的是减轻症状。化疗可能会提高生活质量，有小的生存获益（约 3 个月）。放疗用于控制疼痛和限制肺活检部位肿瘤播散的风险。胸腔积液通过引流和胸膜固定术来治疗。上皮样肿瘤、肉瘤样肿瘤、双相肿瘤从发病后的生存期分别为 16 个月、10 个月、15 个月。

肺癌：大量石棉暴露会增加罹患肺癌的风险，尤其是吸烟者。

肺血管疾病

静脉血栓栓塞

大多数（80%）肺栓塞（PE）是由下肢深静脉血栓形成引起的。罕见的病因包括羊水、胎盘、空气、脂肪、肿瘤（尤其是绒毛膜癌）和脓毒性栓塞（来自影响三尖瓣/肺动脉瓣的心内膜炎）。肺栓塞很常见，约占所有入院患者的 1%，约占住院死亡患者的 5%。

临床表现

临床表现不同，取决于栓子的数量、大小和分布以及潜在的心肺储备。考虑三个问题是有帮助的：

● 临床表现与肺栓塞一致吗？ ● 患者是否有肺栓塞的危险因素？ ● 是否有其他诊断可以解释患者的临床表现？

80% ～ 90% 的患者存在公认的肺栓塞危险因素（框 14.5）。临床特征（框 9.14）很大程度上取决于栓塞的大小和合并症。

检查

CXR：肺栓塞可能会导致多种非特异性表现，但多数病例 CXR 正常。急性呼吸困难和低氧血症患者的 CXR 正常，应怀疑肺栓塞，单侧胸膜炎性胸痛患者的双侧肺不张也应怀疑肺栓塞。CXR 还可以排除其他诊断，如心力衰竭、肺炎或气胸。

ECG：心电图通常是正常的，但有助于排除其他诊断，例如心

框 9.14　肺血栓栓塞临床表现

	急性大面积肺栓塞	急性小/中面积肺栓塞	慢性肺栓塞
症状	昏厥或虚脱，中央性胸痛，恐惧，严重呼吸困难	胸膜炎性胸痛，呼吸受限，咯血	劳力型呼吸困难；肺动脉高压或右心衰竭晚期症状
体征	严重循环衰竭：心动过速、低血压、颈静脉压上升、右心室奔马律、肺动脉瓣第2心音分裂、重度发绀；尿量减少	心动过速、胸膜摩擦音、半膈膜隆起、湿啰音、胸腔积液（通常为血性）、低热	早期：可能轻微；后期：右心隆起、肺动脉瓣第二心音增强、分裂；晚期：右心衰竭
CXR	多为正常；可有轻微血量减少	胸膜肺混浊，胸腔积液，线性阴影，半膈膜隆起	肺动脉干增大，心脏增大，右心室突出
ECG	$S_1Q_3T_3$，前向 T 波倒置，右束支传导阻滞	窦性心动过速	右心室肥大和劳损
ABGs	PaO_2 和 $PaCO_2$ 明显降低；代谢性酸中毒	PaO_2 正常或者降低	劳力型 PaO_2 下降或运动试验中的 PaO_2 下降
鉴别诊断	心肌梗死，心脏压塞，主动脉夹层	肺炎、气胸、肌肉骨骼胸痛	其他引起肺动脉高压的原因

肌梗死或心包炎。肺栓塞最常见的心电图表现是窦性心动过速和前向 T 波倒置；较大的栓子可能会导致右心劳损，出现 $S_1Q_3T_3$ 图形、ST 段和 T 波改变或右束支传导阻滞。

ABGs：通常表现为 PaO_2 减少，$PaCO_2$ 正常或低，但偶尔也正常。伴有休克的急性大面积肺栓塞可发生代谢性酸中毒。

D-二聚体：D-二聚体升高的价值有限，因为其也见于心肌梗死、肺炎和脓毒症。然而，D-二聚体为低水平，特别是临床风险较低时，具有较高的阴性预测值，通常不需要进一步的检查（图 9.14）。在高危患者中，D-二聚体结果应被忽略，因为即使其正常，也必须行进一步的检查。血清肌钙蛋白 I 可能升高，反映右心劳损。

肺动脉造影（CTPA）：属于一线的诊断测试（图 9.15）。它不仅可以排除肺栓塞，还可以揭示其他诊断。然而，造影剂是有肾毒性的，有肾受损的患者应谨慎使用。对静脉注射造影剂过敏的患者，

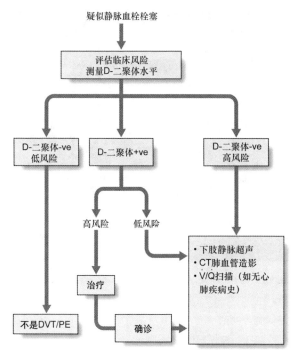

图 9.14　疑似肺血栓栓塞患者检查流程。临床风险是基于静脉血栓栓塞危险因素的存在和其他诊断的可能性。DVT，深静脉血栓形成；PE，肺栓塞；V/Q，通气／灌注；ve，静脉栓塞

通气／灌注扫描是一种替代方法。

腿部静脉多普勒超声：可用于疑似肺栓塞的患者，特别是如果肢体有临床症状，因为许多患者会有可检查到的下肢近端静脉血栓。

超声心动图：有助于鉴别诊断和评估急性循环衰竭。急性右心扩大常见于大面积肺栓塞，可见血栓。其他诊断，包括左心室衰竭、主动脉夹层和心脏压塞在内也可诊断。

肺血管造影：在特定的条件或实施导管介入治疗时是仍然有用的。

管理

一般措施：所有低氧血症患者应给予足够氧气，使 SpO_2 恢复到 90% 以上。低血压应使用静脉输液或血浆扩容治疗；避免使用利尿剂和血管扩张剂。阿片类药物对于缓解疼痛和不适可能是必需的，但应谨慎使用。对于濒死患者，体外心脏按压可以使大的中央型栓子移动和破裂，从而可能成功救治。

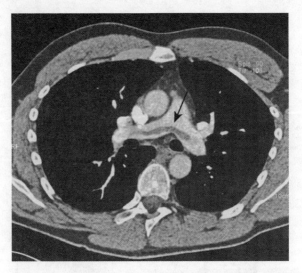

图 9.15　CT 肺动脉造影。箭头指向肺动脉分叉处的鞍状栓塞

抗凝：肺栓塞的主要治疗方法是抗凝，这在第 14 章的肺栓塞和其他形式的静脉血栓栓塞疾病中进行了讨论。

溶栓治疗：当急性大面积肺栓塞伴有心源性休克（收缩压 < 90 mmHg）时，溶栓治疗可改善预后，但对血压正常的患者无明显益处。溶栓治疗有颅内出血的风险，必须对患者进行仔细的出血风险筛查。

腔静脉滤器：尽管接受了充分的抗凝治疗但仍复发肺栓塞的特定患者，或存在抗凝治疗禁忌证的患者，在肾静脉起点以下的下腔静脉中插入滤器可能会受益。

预后

有超声心动图证据显示右心室功能不全或心源性休克的患者急性死亡率最高。然而，一旦开始抗凝治疗，死亡率会迅速下降。复发的风险在首次发病后的前 6 ~ 12 个月是最高的，10 年后，约三分之一的人会再次发病。

肺动脉高压

肺动脉高压的定义是指静止时平均肺动脉压超过 25 mmHg。病因见框 9.15。进一步的分类是使用基于功能障碍程度的 NYHA Ⅰ 至 Ⅳ 级（框 8.1）。固有肺部疾病导致的呼吸衰竭是肺动脉高压最常见的原因。

框 9.15 肺动脉高压的分类

肺动脉高压	原发性：偶发性和家族性
	继发性：结缔组织病（局限性皮肤系统性硬化症）、先天性系统性肺分流、门静脉高压、HIV 感染、接触各种药物或毒素，新生儿持续肺动脉高压
肺静脉高压	左侧瓣膜或心室疾病，肺静脉闭塞性疾病
与肺实质疾病和（或）低氧血症相关的肺动脉高压	COPD；DPLD；睡眠呼吸障碍；长期高海拔暴露，严重的脊柱后凸侧弯
慢性血栓栓塞性疾病	复发性血栓栓塞、原位血栓形成、镰状细胞病

Modified from Dana Point 2008.Simmoneau G，et al.Updated clinical classification of pulmonary hypertension.J Am Coll Cardiol 2009；54:S43–S54.

原发性肺动脉高压是一种罕见但重要的疾病，多见于 20 ～ 30 岁的女性。通常是偶尔发生的，但很少与遗传突变相关。

表现为劳力型呼吸困难和晕厥。放射学显示肺动脉增大，超声心动图显示右心室增大；肺动脉压可以通过多普勒超声上三尖瓣反流的速度来估计。

确诊（未行心肺移植）后中位生存期为 2 ～ 3 年。应由专科医师进行管理，措施包括利尿剂、氧气、抗凝剂和疫苗接种。特殊治疗包括伊洛前列素、依前列醇、西地那非和口服内皮素受体拮抗剂波生坦；上述药物治疗可以显著改善部分病例的症状和预后。部分患者可考虑双肺移植，慢性近端肺血栓栓塞症患者应考虑肺血栓内膜切除术。

上呼吸道疾病

鼻咽疾病

变应性鼻炎

常见的症状是鼻塞、流涕和喷嚏。这些症状可能是季节性的，也可能是常年性（持续症状），这是因为对抗原的速发型超敏反应，这些抗原包括来自草（花粉症）、花、杂草或树木的花粉。常年性变应性鼻炎可能是对室尘、真菌孢子或动物毛屑抗原的反应，或对物理或化学刺激物的反应。季节性变应性鼻炎的皮肤过敏试验通常呈阳性，而在常年性鼻炎的诊断价值有限。

管理

应尽量减少接触触发抗原（如花粉）。下列药物可单独或联合使用：口服抗组胺药、局部糖皮质激素鼻喷雾剂和（或）色甘酸钠鼻喷雾剂。当症状严重到干扰日常活动时，也可使用免疫疗法（脱敏法），但有严重反应的风险，必须在专科中心实施。

睡眠呼吸障碍

多种呼吸系统疾病可在睡眠时表现出来，例如夜间咳嗽和哮喘。夜间肺通气不足可能会加重因脊柱后凸、膈肌麻痹或肌无力（如肌营养不良）而患有限制性肺病患者的呼吸衰竭。相比之下，一小部分但重要的疾病仅在睡眠期间由于上呼吸道阻塞（阻塞性睡眠呼吸暂停）或通气动力异常（中枢型睡眠呼吸暂停）而引起问题。

睡眠呼吸暂停/低通气综合征

在此病中，睡眠期间反复出现的上呼吸道阻塞足以导致睡眠中断和日间嗜睡，年龄在 30 ～ 60 岁的白种人中，有 2% 的女性，4% 的男性会受此影响。日间嗜睡导致道路交通事故的风险增加 3 倍。

睡眠期间上呼吸道肌肉张力的降低会导致咽部变窄，通常表现为打鼾。吸气时咽部负压会导致上呼吸道完全阻塞（通常在软腭水平）。这会导致短暂的觉醒和上呼吸道肌肉张力的恢复。患者会迅速恢复睡眠、打鼾并再次出现呼吸暂停。这个循环会重复多次，造成严重的睡眠障碍（睡眠呼吸暂停/低通气综合征；SAHS）。诱发因素包括：

● 肥胖。● 男性。● 鼻塞。● 肢端肥大症。● 甲状腺功能减退。● 家族原因（下颌和上颌后移）。● 酒精和镇静剂（可使上呼吸道扩张肌肉松弛）。

临床表现

日间嗜睡是主要症状。打鼾几乎是普遍现象；伴侣报告称患者在所有体位下都会大声打鼾，并且经常注意到有多次呼吸中止（呼吸暂停）。睡眠无法让人恢复精力。患者有注意力不集中、认知功能和工作表现受损、抑郁、易怒和夜尿症等症状。

检查

日间嗜睡的定量评估可通过问卷调查获得（如 Epworth 睡眠评分量表）。对夜间呼吸、氧合和睡眠质量的研究具有诊断意义（SAHS 定义为每小时睡眠 ≥ 15 次呼吸暂停/低通气）。

鉴别诊断

发作性睡病是一种罕见引起嗜睡的原因，发病率为 0.05%，与猝倒（当完全清醒的人由于情绪触发反应而失去肌肉张力时）、入睡前幻觉（睡眠开始时出现幻觉）和睡眠麻痹有关。

特发性嗜睡症发生在年轻人中，以长时间夜间睡眠为特征。

管理

主要风险是交通事故，建议所有司机在通过缓解嗜睡症状前不要开车。减肥和避免酒精和镇静剂是有益的。大多数患者需要通过鼻/面罩实施 CPAP，以防止睡眠期间上呼吸道塌陷。CPAP 常显著改善患者症状、日间表现和生活质量。不幸的是，30%～50%的患者对 CPAP 的依从性差或不耐受。保持下颌骨向前的口腔夹板（下颌前徙装置）是一种替代方法。腭部手术没有益处。

喉部疾病

喉部疾病最常见的症状是声音嘶哑。持续超过数天的声音嘶哑的鉴别诊断是：

● 喉部肿瘤。● 声带麻痹。● 吸入糖皮质激素。● 由于过度发声导致慢性喉炎。● 大量吸烟。● 慢性鼻窦感染。

喉麻痹

影响喉运动神经传导的疾病几乎都是单侧的，并且由于左喉返神经的胸内走行，疾病通常是左侧的。甲状腺切除术或甲状腺癌可能会损伤一条或两条喉返神经。症状包括声音嘶哑，"牛样咳"和喘鸣，如果两条声带均受累，症状可能会很严重。在某些患者中，CXR 可能显示未曾怀疑的肺癌或结核。如无此类异常，应行喉镜检查。在单侧麻痹时，可以通过向受累的声带内注射特氟隆来改善声音。在双侧麻痹时，可能需要气管插管、气管切开或喉部手术。

喉梗阻

儿童由于声门较小，比成人更易发生喉梗阻。异物引起的突发性完全喉梗阻会导致急性窒息——剧烈但无效的费力吸气，肋间间隙和无支撑的下肋骨凹陷，并伴有发绀。如无缓解，这种情况很快就会致命。在大多数情况下，梗阻最初是不完全的，其临床特征是进行性呼吸困难并伴有喘鸣和发绀。

管理

需要紧急治疗以解除梗阻：

- 当异物引起儿童喉梗阻时，通常可以通过将患者头部向下并用力挤压胸部来排出异物。

- 在成人中，这通常是不可能的，但是突然用力压迫上腹部（海姆立克法）可能有效。

- 在其他情况下，应通过直接喉镜检查来检查病因，喉镜检查可用于移除未被察觉的异物或将导管经阻塞物插入气管。

- 如果上述操作未能缓解梗阻，必须立即进行气管切开，但是除了在紧急情况下，此类手术应由外科医生在手术室进行。

- 在血管性水肿中，通常可以用肾上腺素 0.5～1 mg（0.5～1 ml，1∶1000）肌内注射，马来酸氯苯那敏 10～20 mg 缓慢静脉注射和氢化可的松琥珀酸钠 200 mg 静脉注射防止喉完全闭塞。

气管疾病

气管梗阻

气管梗阻常见的原因是纵隔淋巴结因肺癌转移而肿大导致的外压，而气管原发的良性或恶性肿瘤则比较少见。在极少数情况下，气管可能受到主动脉弓动脉瘤、胸骨后甲状腺肿或儿童结核性纵隔淋巴结压迫。气管狭窄是气管切开、长时间插管、肉芽肿性多血管炎或创伤的偶发并发症。

临床表现

所有严重气管狭窄的患者都可以检查到喘鸣音。应立即进行支气管镜检查，以确定梗阻的部位、程度和性质。

管理

气管的局部肿瘤可以切除，但切除后重建在技术上可能比较困难。手术的替代方案有支气管内激光治疗、支气管镜下放置气管支架、化疗和放疗。

气管食管瘘

可能是新生儿的先天性异常。在成人中，通常是因为纵隔的恶性病变，如癌或淋巴瘤，侵蚀气管和食管，使它们之间产生通道。吞咽的液体通过瘘口进入气管和支气管，引起咳嗽。

管理

如果及时进行先天性瘘的闭合手术，效果通常很好。恶性瘘通常没有根治疗法，随后会很快因严重肺部感染而死亡。

胸膜疾病

胸膜炎，胸腔积液和脓胸的描述见前文。

气胸

气胸是胸膜腔内存在空气，可以是自发的，也可以由医源性损伤，或肺、胸壁创伤引起。原发性自发性气胸发生于无肺部疾病史的患者。吸烟、高身材和肺尖胸膜下肺小泡是已知的危险因素。继发性气胸影响既往有肺部疾病的患者，尤其是 COPD、大疱性肺气肿和哮喘患者。最常见于老年患者，死亡率最高。

临床表现

有突发的单侧胸膜炎性胸痛或呼吸困难（有潜在胸部疾病的患者可能有严重的呼吸困难）。对于小气胸，体格检查可能正常；较大的气胸（＞半侧胸廓的 15%）会导致呼吸音减弱或消失，并产生响亮的叩诊音。张力性气胸时，因为有一个充当交通作用的单向阀，允许在吸气时空气从肺进入胸膜腔，但在呼气时不会出来；这会导致胸膜内压升高，从而导致纵隔移位、压迫对侧肺、全身静脉回流受损和心血管损害。

检查

CXR 显示萎陷肺的轮廓边缘清楚，和胸壁之间肺纹理消失。CXR 还可显示任何纵隔移位，并提供有无胸腔积液和潜在肺部疾病的信息。必须注意区分先前存在的大的肺气肿和气胸，以避免错误尝试抽气；如果有疑问，CT 有助于区分肺大疱和胸膜腔积气。

管理（图 9.16）

原发性气胸，肺边缘离胸壁小于 2 cm，患者没有呼吸困难症状，通常无需干预可自愈。对于出现中等或大量自发性原发性气胸的年轻患者，应首先进行经皮抽气，有 60%～80% 的机会避免胸腔引流。慢性肺病患者通常需要胸腔引流和住院观察，因为即使是小气胸也可能导致呼吸衰竭。

在钝性切开或通过使用导丝和扩张器（Seldinger 技术）至壁层胸膜后，将肋间引流管插入腋中线的第 4、5 或 6 肋间隙。导管应沿肺尖方向推进，连接到水下密封引流装置或单向海姆利克引流阀上，并牢牢固定在胸壁上。很少有人指出夹住引流管有潜在的危险。应在肺部完全复张且气泡停止后的第二天早上移除引流管。5～7 天后持续冒泡可作为手术指征。

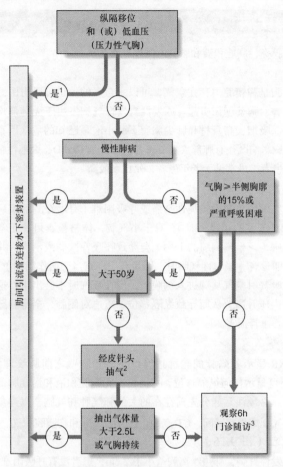

图 9.16 自发性气胸的处理。（1）在插入肋间引流管之前，需要立即减压。（2）在锁骨中线前方第二肋间隙抽吸；如果感觉到阻力、患者咳嗽剧烈或抽气量超过 2.5 升，则停止。（3）如果病情明显恶化，应告知患者立即再次就诊

应补充氧气，因为这会加快空气被胸膜重新吸收的速度。由于滞留气体在高海拔会膨胀，气胸未解决的患者在气胸消失前不得乘坐飞机。应建议患者戒烟，并告知其气胸复发的风险（原发性自发性气胸的复发风险为 25%）。

复发性自发性气胸： 在第二次自发性气胸（即使是同侧）发作后，建议所有患者接受联合胸腔镜胸膜磨损术或胸膜切除术的外科胸膜固定术，如果呼吸储备较低，有复发风险，则应考虑在继发性

气胸后首次发作后进行上述外科胸膜固定术。计划继续进行在有气胸情况下会特别危险的活动（如潜水）的患者也应在原发性自发性气胸的首次发作后接受确定性治疗。

膈肌疾病

先天性疾病：先天性膈肌缺陷（博赫达勒克孔和先天性胸骨后膈疝）可导致腹部内脏疝出。单侧膈的异常抬高或膨出（膈肌膨升），更常见于左侧，这种情况可能是由于膈肌发育不完全或部分缺失造成的。

获得性疾病：导致膈肌麻痹的膈神经损伤可能是特发性的，但最常见的原因是肺癌。其他原因包括颈椎疾病、颈脊髓肿瘤、带状疱疹、包括道路交通伤和产伤在内的创伤、手术和纵隔肿块以及主动脉瘤引起的神经牵拉。CXR 展示了单侧膈肌抬高。筛查 USS 可以显示麻痹的半膈肌在鼻吸气时出现反常的向上运动。双侧膈肌无力可发生在任何类型的神经肌肉疾病，包括吉兰-巴雷综合征、脊髓灰质炎、肌营养不良、运动神经元疾病和结缔组织病，如系统性红斑狼疮和多发性肌炎。

胸壁畸形

胸椎后凸侧弯：背棘的排列异常以及对胸廓形态的影响可能是先天性的，也可能是由以下原因引起：

● 脊椎疾病，包括结核。● 骨质疏松症。● 强直性脊柱炎。● 创伤。● 肺部手术史。● 神经肌肉疾病，如脊髓灰质炎。

脊柱后凸侧弯，如果严重，会限制和扭曲胸壁的扩张。严重畸形的患者可能会发展为 II 型呼吸衰竭。

漏斗胸：在漏斗胸中，胸骨体通常只有下端向后弯曲。很少会产生任何临床后果。通常只是为了美观需要进行手术矫正。

鸡胸：鸡胸（鸽胸）经常由儿童时期的严重哮喘引起。

10

内分泌学

蒋铫瑶　邱孝丰　译

廖云飞　审校

内分泌学涉及激素的合成、分泌和作用。内分泌腺分泌并释放多种化学物质，发挥信使作用，协调体内多种不同细胞的生理活动。因此，内分泌疾病可影响到多个器官和系统。

内分泌系统主要的功能及解剖

尽管一些内分泌腺（如甲状旁腺和胰腺）可对代谢信号直接做出反应，但大多数受控于垂体释放的激素。垂体前叶激素的分泌由下丘脑产生的物质所控制，沿垂体柄向下流动，释放到门静脉血液中。垂体后叶激素在下丘脑中合成，从垂体后叶释放，运送到神经轴突。下丘脑和垂体的激素释放受到大量神经、代谢、生理或激素的调节：其中特别重要的是靶腺体（如甲状腺、肾上腺皮质和性腺）产生的激素反馈调节。这些整合在一起的内分泌系统被称为"轴"（图 10.1）。

有些激素（如胰岛素、肾上腺素）与特定细胞的表面受体结合发挥作用。另一些（如类固醇，三碘甲腺原氨酸，维生素 D）与细胞内特定的受体结合形成配体激活的转录因子，直接调节基因的表达。

通常，由内分泌腺体合成的激素会被释放到循环系统中，在远处部位发挥作用。此外，许多其他器官亦可分泌激素或者直接参与代谢以及激活激素前体。有些激素，如神经递质，以旁分泌的方式影响邻近细胞，或以自分泌的方式影响相关细胞分泌激素的过程。

由内分泌腺引起的病理改变通常被称为"原发性"疾病（如桥本甲状腺炎引起的原发性甲状腺功能减退症）。而对内分泌腺体的异常刺激通常被称为"继发性"疾病（如 TSH 缺乏患者的继发性甲状腺功能减退症）。

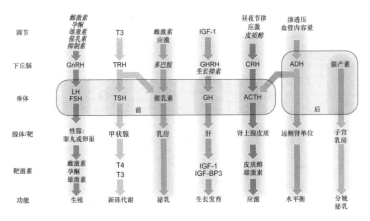

图 10.1 主要的内分泌轴和内分泌腺体。甲状旁腺，肾上腺球状带和胰腺内分泌部不受垂体控制。斜体表示负调控。ACTH，促肾上腺皮质激素；ADH，抗利尿激素；CRH，促肾上腺皮质激素释放激素；FSH，卵泡刺激素；GH，生长激素；GHRH，生长激素释放激素；GnRH，促性腺激素释放激素；IGF，胰岛素样生长因子；LH，黄体生成素；TRH，促甲状腺激素释放激素；TSH，促甲状腺激素

内分泌疾病的临床检查（图10.2）

内分泌疾病常见问题

　　内分泌病患者临床表现不同，经常就诊不同专科医生。经典症候群表现为单个腺体功能障碍；然而通常合并非特异性症状（框10.1）或无症状的生化检测异常。此外，内分泌疾病常是疾病诊断内容的一部分，包括电解质异常、高血压、肥胖和骨质疏松症。虽然肾上腺、下丘脑和垂体疾病相对罕见，但其诊断往往依赖于对患者的非特异性临床症状敏锐的观察，因此，临床医生熟悉其内分泌疾病的主要特征是非常重要的。

甲状腺

　　人群中有 5% 患甲状腺疾病，其中主要为女性。甲状腺轴参与了几乎所有有核细胞的细胞分化和代谢的调节过程，因此甲状腺功能紊乱具有多种临床表现。滤泡上皮细胞通过将碘与酪氨酸结合进而合成甲状腺激素。甲状腺主要分泌甲状腺素（T4）和少量较活跃

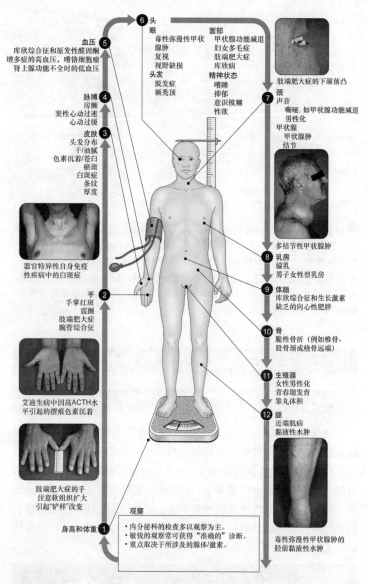

6 头

眼

毒性弥漫性甲状腺肿

腺肿

复视

视野缺损

头发

脱发症

额秃顶

面部

甲状腺功能减退

妇女多毛症

肢端肥大症

库欣病

精神状态

嗜睡

抑郁

意识模糊

性欲

肢端肥大症的下颌前凸

5 血压

库欣综合征和原发性醛固酮
增多症的高血压，嗜铬细胞瘤
肾上腺功能不全时的低血压

4 脉搏

房颤

窦性心动过速

心动过缓

3 皮肤

头发分布

干/油腻

色素沉着/苍白

瘢斑

白斑症

条纹

厚度

器官特异性自身免疫
性疾病中的白斑症

7 颈

声音

嘶哑，如甲状腺功能减退

男性化

甲状腺

甲状腺肿

结节

多结节性甲状腺肿

2 手

手掌红斑

震颤

肢端肥大症

腕管综合征

艾迪生病中因高高ACTH水
平引起的摺痕色素沉着

8 乳房

溢乳

男子女性型乳房

9 体脂

库欣综合征和生长激素
缺乏的向心性肥胖

10 骨

脆性骨折（例如椎骨、
股骨颈或桡骨远端）

11 生殖器

女性男性化

青春期发育

睾丸体积

12 腿

近端肌病

黏液性水肿

肢端肥大症的手
注意软组织扩大
引起"铲样"改变

观察

1 身高和体重

• 内分泌科的检查多以观察为主。

• 敏锐的观察常可获得"准确的"诊断。

• 重点取决于所涉及的腺体/激素。

毒性弥漫性甲状腺肿的
胫前黏液性水肿

图 10.2 （彩图）内分泌疾病的临床检查

扫本章二维
码看彩图

框 10.1　内分泌疾病非特异性的临床表现

症状	最可能的内分泌疾病
嗜睡和抑郁	甲状腺功能减退症，糖尿病，甲状旁腺功能亢进症，性腺功能减退症，肾上腺功能不全，库欣综合征
体重增加	甲状腺功能减退症，库欣综合征
体重下降	甲状腺毒症，肾上腺功能不全，糖尿病
多尿和多饮	糖尿病，尿崩症，甲状旁腺功能亢进症，低钾血症（原发性醛固酮增多症）
怕热	甲状腺毒症，绝经
心悸	甲状腺毒症，嗜铬细胞瘤
头痛	肢端肥大症，垂体肿瘤，嗜铬细胞瘤
肌无力（通常近端）	甲状腺毒症，库欣综合征，低钾血症（原发性醛固酮增多症），甲状旁腺功能亢进，性腺功能减退症
特征性粗化	肢端肥大症，甲状腺功能减退症

的三碘甲腺原氨酸（T3）；血液中约 85% 的 T3 是由 T4 外周转化产生的。在血浆中循环中，它们几乎完全（> 99%）与转运蛋白结合，主要是甲状腺结合球蛋白（TBG）。未结合的激素弥散到组织中并发挥多种代谢作用。测量游离激素优于测量激素总量的原因是前者不受 TBG 浓度变化的影响。比如，口服避孕药后，TBG 升高，总 T3 或 T4 可能升高，但游离甲状腺激素水平正常。

甲状腺产生 T3 和 T4 受到促甲状腺激素（TSH）的刺激，后者是垂体前叶促甲状腺激素细胞响应下丘脑促甲状腺激素释放激素（TRH）合成的一种糖蛋白。甲状腺激素的合成受到下丘脑和垂体的负反馈调节，如甲状腺毒症时，血浆 T3 和 T4 浓度升高，TSH 的分泌受到抑制。

相反，在原发性甲状腺功能减退症中，低 T3、T4 伴随着循环 TSH 水平的升高。因此，TSH 被认为是研究甲状腺功能最有用的方法。然而，TSH 可能需要数周才能"赶上"T4/T3 水平，例如，抗甲状腺治疗可以缓解甲状腺毒症患者的持续低 TSH 水平。常见的 TFT（甲状腺功能测定）异常见框 10.2。

甲状腺疾病常见问题

甲状腺毒症

甲状腺毒症中，毒性弥漫性甲状腺肿约占 76%，多结节性甲状

框 10.2　如何解释甲状腺功能检查

TSH	T4	T3	最可能的解释
UD	升高	升高	原发性甲状腺毒症
UD 或低	升高	正常	甲状腺功能减退症合并 T4 的过度治疗
			人为甲状腺毒症
UD	正常 [a]	升高	原发性 T3 毒症
UD	正常 [a]	正常 [a]	亚临床甲状腺毒症
UD 或低	升高	低或正常	甲状腺功能正常病态综合征，胺碘酮治疗
UD 或低	低	升高	甲状腺功能减退症合并 T3 的过度治疗
UD	低	低	继发性甲状腺功能减退症 [d]
			进化中的一过性甲状腺炎
正常	低	低 [b]	继发性甲状腺功能减退症 [d]
轻微升高 5 ～ 20 mIU/L	低	低 [b]	原发性甲状腺功能减退症
			继发性甲状腺功能减退症 [d]
升高 > 20 mIU/L	低	低 [b]	原发性甲状腺功能减退症
轻微升高 5 ～ 20 mIU/L	正常 [c]	正常 [b]	继发性甲状腺功能减退症
升高 20 ～ 500 mIU/L	正常	正常	人为现象
			IgG 干扰了 TSH 试验
升高	升高	升高	不遵从医嘱使用 T4 替代，最近"加载"剂量
			继发性甲状腺毒症 [d]
			甲状腺激素抵抗

[a] 通常为参考范围的上限。
[b] T3 不是甲状腺功能减退症的敏感指标，不应要求。
[c] 通常为参考范围的下限。
[d] 为继发性垂体或下丘脑疾病。
UD ＝检测不出。注意 TSH 试验可能会报告可检测 TSH。

腺肿占 14%，毒性甲状腺腺瘤占 5%。不常见的原因包括一过性甲状腺炎（de Quervain's，产后甲状腺炎），碘诱导（药物，补充），人为以及垂体 TSH 瘤。

临床评估

甲状腺毒症的临床表现见框 10.3。最常见的症状是：

● 食欲正常但体重下降。● 怕热。● 心悸。● 震颤。● 易怒。

甲状腺毒症的所有病因都可引起眼睑挛缩和眼睑滞缓，但仅有

框 10.3 甲状腺毒症的临床特征

症状	体征
常见	
食欲正常或增加的体重下降	体重下降
怕热，出汗	震颤
心悸，震颤	手掌红斑
呼吸困难，疲劳	窦性心动过速
易怒，情绪不稳	眼睑退缩，眼睑滞后
较不常见	
骨质疏松症（骨折，身高降低）	伴杂音的甲状腺肿 [a]
腹泻，脂肪痢	房颤 [b]
咽峡炎	收缩期高血压 / 脉压增大
踝关节肿	心力衰竭 [b]
焦虑，精神病	反射亢进
肌无力	非持续性痉挛
周期性瘫痪（主要在中国 & 亚洲群体）	近端肌病
	球肌病 [b]
瘙痒，脱发	
闭经 / 月经过稀	
不孕症，自发性流产	
无性欲，勃起功能障碍	
过度流泪	
罕见	
呕吐	男子女性型乳房
淡漠	蜘蛛痣
神经性厌食症	甲剥离
哮喘发作	色素沉着

[a] 仅出现于毒性弥漫性甲状腺肿。
[b] 尤其在老年患者中可发现该特征。

毒性弥漫性甲状腺肿可引起眼球突出、眼肌麻痹和复视。

检查

图 10.3 总结了诊断方法。

TFT：多数患者 T3 和 T4 升高，但 5% 患者 T4 正常、T3 升高（T3 毒症）。原发性甲状腺毒症时，血清 TSH 水平低到检测不出（< 0.05 mU/L）。

抗体：80% ~ 95% 的毒性弥漫性甲状腺肿患者的 TSH 受体抗体（TRAb）是升高的。而其他的甲状腺抗体变化是非特异性的，因为它们在许多健康人中也存在。

影像学：^{99m} 锝闪烁扫描法扫描显示甲状腺内同位素捕获（图 10.3）。毒性弥漫性甲状腺肿时存在弥漫性摄取。多结节性甲状腺肿结节内有少量不均匀摄取。热点见于高功能腺瘤，在休眠腺组织中无摄取。低摄取性甲状腺毒症，常见于一过性甲状腺炎，极少数见于患者通过使用左旋甲状腺素而诱发的"人为甲状腺毒症"。

管理

甲状腺毒症的治疗包括抗甲状腺药物、放射性碘及手术，具体选择取决于其潜在的发病机制。非选择性 β 受体阻滞剂（普萘洛尔 160 mg/d）可使患者在 24 ~ 48 h 内缓解症状。

房颤（atrial fibrillation，AF）：约 10% 的甲状腺毒症患者出现房颤（老年人较多）。亚临床甲状腺毒症也是 AF 的一个危险因素。β 受体阻滞剂对控制心室率的作用优于地高辛。血栓栓塞并发症尤其常见，因此抗凝药物是必要的。一旦患者甲状腺功能的生化指标正常，约 50% 的房颤会自动恢复为窦性心律。

甲状腺危象：这是一种医学急症，死亡率为 10%。最显著的症状是发热、躁动、谵妄、心动过速或房颤，和心力衰竭。常见于未经诊断的甲状腺毒症患者合并感染，以及甲状腺次全切除术或 ^{131}I 治疗后发生。患者应补液，给予普萘洛尔口服（80 mg，每日 4 次）或静脉注射（1 ~ 5 mg，每日 4 次）。碘化钠（每日口服 500 mg）在 48 ~ 72 h 内通过抑制激素的释放和 T4 转化为 T3，使血清 T3 水平恢复正常。

甲状腺功能减退症

甲状腺功能减退症（甲减）是一种常见的疾病，男女比例为 1:6。

在非碘缺乏地区，90% 以上的甲减患者为自身免疫性疾病（桥本甲状腺炎），以及甲状腺毒症 ^{131}I 或手术治疗后出现的甲状腺功能

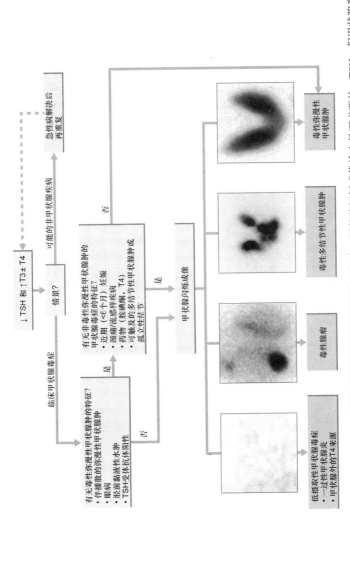

图 10.3 甲状腺毒症的鉴别诊断。在大多数药物诱导的甲状腺毒症病例中，甲状腺闪烁成像检查是不必要的。TSH，促甲状腺激素

减退症。

临床评估

临床特征取决于甲状腺功能减退症的持续时间和严重程度。本病发病隐匿，在几个月或几年之后，典型特征（框10.4）才会出现。

检查

原发性甲状腺功能减退症中，T4水平低，TSH水平升高（＞20 mU/L）（图10.4）。T3不是甲状腺功能减退症的敏感指标，不必测量。继发性甲状腺功能减退症罕见，是由下丘脑或垂体前叶病变导致TSH分泌减少引起的，如垂体大腺瘤。T4水平低，TSH水平

框10.4　甲状腺功能减退症的临床特征

症状	体征
常见	
体重增加	体重增加
畏寒	
疲劳，嗜睡	
皮肤干燥	
头发干枯	
月经过多	
较不常见	
便秘	声音嘶哑
嘶哑	面部特征：
腕管综合征	嘴唇发紫
脱发症	面颊潮红
全身不适	眶周水肿
肌肉僵硬	侧眉脱落
耳聋	贫血
抑郁	胡萝卜素血症
不孕症	热激红斑
	心动过缓高血压
	反射迟缓
	真皮黏液性水肿
罕见	
精神病（黏液水肿型精神病）	肠梗阻，腹水
溢乳	心包积液和胸腔积液
勃起功能障碍	小脑共济失调
	肌强直

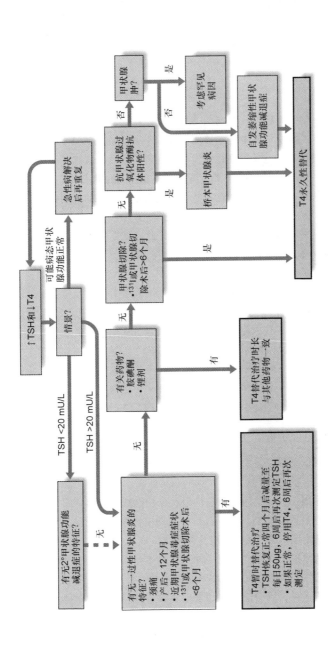

图 10.4 成人甲状腺功能减退症的诊断流程。这一方案忽略了甲状腺功能减退的先天因素，如甲状腺发育不全和激素生成障碍。伴有甲状腺肿的甲状腺功能减退症的罕见病因包括淀粉样变性和结节病。TSH，促甲状腺激素

通常也低，但有时检测结果矛盾。其他与甲状腺功能减退症相关的生化异常包括 $\uparrow$ CK、$\uparrow$ LDH、$\uparrow$ AST、$\uparrow$ 胆固醇、$\downarrow$ Na^+ 和贫血（大细胞性或正常细胞性）。心电图可显示窦性心动过缓伴小复合体和 ST 异常。甲状腺过氧化物酶抗体常在自身免疫性疾病中升高，但这在健康人群中也常见。

管理

大多数患者需要终身左旋甲状腺素治疗：左旋甲状腺素每日 50 μg 持续 3 周，接着每日 100 μg 持续 3 周，然后维持每日 100 ～ 150 μg。

一过性甲状腺功能减退症发生在毒性弥漫性甲状腺肿甲状腺切除术或 ^{131}I 治疗后的 6 个月内、亚急性甲状腺炎的甲状腺毒症后期和产后甲状腺炎。这些患者在甲状腺功能衰竭过程中的短期内可能没有症状，因此并不一定接受左旋甲状腺素治疗。

左旋甲状腺素的半衰期为 7 天，因此在重复 TFT 改变剂量之前应经过 6 周。患者在 2 ～ 3 周感觉改善；皮肤、发质和积液的解决可能需要 3 ～ 6 个月。

应调整左旋甲状腺素的剂量，使 TSH 保持在正常范围内。这通常要求 T4 水平在参考范围的正常上限，因为所需的 T3 仅源自于 T4 的外周转化。有些医生提倡 T4/T3 的联合替代治疗，但这种方法仍存有争议。甲状腺素的剂量稳定后，应每 1 ～ 2 年进行一次 TFT。

同时服用其他药物（例如苯妥英、硫酸亚铁、利福平）以及妊娠可能增加对左旋甲状腺素的需求。如果不遵医嘱，仅在诊所服用左旋甲状腺素，可能出现反常的高 T4 和高 TSH 水平的结合。

缺血性心脏病患者的左旋甲状腺素替代治疗：心肌缺血加重、梗死和猝死是公认的并发症。在已知的缺血性心脏病中，左旋甲状腺素应以低剂量引入，并在专家的督导下增加。冠状动脉介入治疗可能需要给予完全替代剂量。

妊娠期：大多数患有原发性甲状腺功能减退症的孕妇每日需要增加左旋甲状腺素 25 ～ 50 μg。妊娠期甲状腺功能减退症左旋甲状腺素剂量治疗不足与胎儿认知发育受损有关。

黏液水肿型昏迷：这是一种罕见的伴有意识减退的甲状腺功能减退症的表现，通常发生于出现黏液水肿的老年患者。体温可能低，惊厥并不少见，脑脊液压力和蛋白质含量升高。死亡率为 50%，生存与否取决于早期的识别和治疗。

黏液水肿型昏迷是一种急症，必须在生化诊断确认前就开始治疗。给予碘塞罗宁 20 μg 静脉注射一次，接着 20 μg 每日 3 次，直到出现持续的临床症状改善。48～72 h 后，口服左旋甲状腺素（每日 50 μg）可代替。除明确患者为原发性甲状腺功能减退症外，甲状腺功能衰竭应被假定为是继发于下丘脑或垂体病变，在等待 T4、TSH 和皮质醇结果期间，给予氢化可的松 100 mg 肌内注射，每日 3 次。其他措施包括缓慢复温，谨慎静脉输液，应用广谱抗生素和高流量吸氧。

TFT 正常的甲状腺功能减退症状

坚持认为自己患有甲状腺功能减退症的人，尽管 TFT 正常，仍需保证已仔细考虑过器质性疾病。如果症状持续存在，应考虑转诊到专业研究医学上无法解释症状的团队。

TFT 异常但无症状

亚临床甲状腺毒症：TSH 检测不到，而 T3/T4 在参考范围内较高水平。这种情况通常见于有多结节性甲状腺肿的老年患者，其房颤和骨质疏松症的风险增加，因此比较公认的是这样的患者需要治疗（通常用 [131]I）。另外，因上述人群每年有 5% 出现明显的甲状腺毒症，所以须进行每年随访。

亚临床甲状腺功能减退症：TSH 升高，T3/T4 在参考范围内较低水平。抗甲状腺过氧化物酶抗体阳性或 TSH 大于 10 mIU/L 的患者最易进展为显性甲状腺衰竭。这类患者应该用左旋甲状腺素治疗来恢复 TSH 水平。

非甲状腺疾病（"甲状腺功能正常性病变综合征"）：全身性疾病患者 TSH 低，T4 升高，T3 正常或低。原因为 T4 向 T3 的转化减少、结合蛋白水平及亲和力的改变和 TSH 分泌减少。在恢复期，TSH 可能增加到原发性甲状腺功能减退症的水平。因此，在急性疾病期间若没有明确的甲状腺疾病症状，不必进行 TFT。如果发现了异常结果，在疾病恢复后应重复检测甲状腺功能。

甲状腺肿

甲状腺肿块或肿胀有许多可能的原因（框 10.5）。主要为孤立性结节、多结节性甲状腺肿或弥漫性甲状腺肿。结节性甲状腺疾病在成年女性中很常见。大多数甲状腺结节是难以触及的，偶然在颈部影像学上被发现，例如，颈动脉多普勒超声或者肺血管造影，或在癌症患者分期时被发现。

4%～8% 的成年女性和 1%～2% 的成年男性可在颈部扪及甲

框 10.5　甲状腺增大的原因

弥漫性甲状腺肿

- 单纯性甲状腺肿
- 桥本甲状腺炎 [a]
- 毒性弥漫性甲状腺肿
- 药物：碘剂，胺碘酮，锂剂
- 碘缺乏症（地方性甲状腺肿）[a]
- 化脓性甲状腺炎 [b]

- 一过性甲状腺炎 [b]
- 内分泌障碍 [a]
- 浸润性：淀粉样变，结节病等
- 木样甲状腺炎 [b]

多结节性甲状腺肿

孤立性结节

- 胶样囊肿
- 增生性结节
- 滤泡性腺瘤
- 乳头状癌
- 滤泡性癌

- 髓细胞癌
- 未分化癌
- 淋巴瘤
- 转移瘤

[a] 左旋甲状腺素治疗后甲状腺肿可能缩小。
[b] 通常伴有疼痛。

状腺结节。有时多结节性甲状腺肿和孤立性结节由于结节出血而出现急性疼痛性肿胀。

尽管实际上只有 5% ～ 10% 的结节是恶性的，但甲状腺结节患者常担心自己会患癌症。原发性甲状腺恶性肿瘤更可能发生在：

- 儿童或青少年期的孤立结节，尤其有局部照射史者。● 老年患者的孤立结节。● 颈部淋巴结病患者。

极少情况下，肾癌、乳腺癌或肺癌的转移表现为疼痛、肿大的甲状腺结节。PET 扫描发现的甲状腺结节约 33% 为恶性。

临床评估和检查

检查时，肿胀的甲状腺随吞咽动作移动，触诊通常可以区分甲状腺肿胀的三个主要原因。鉴别诊断包括淋巴结病、颈囊肿、皮样囊肿和甲状舌管囊肿。如果对颈前肿胀有任何疑问，应立即进行 USS 手术。

应检测 T3、T4 和 TSH 水平，如前所述治疗甲状腺功能亢进症或甲状腺功能减退症。

甲状腺闪烁成像：血清 TSH 低和结节性甲状腺患者应进行 ^{99m} 锝闪烁成像，确认是否存在自主功能（"热"）结节（图 10.3），对于这种结节不必细针吸取。成像上的"冷"结节更可能被证明是恶性的；

然而，因大多数甲状腺结节为良性，当 TSH 正常时，闪烁成像并不作为常规检查甲状腺结节的方法。

甲状腺 USS：若甲状腺功能正常，则使用超声来区分弥漫性甲状腺肿和局部甲状腺肿。炎症性疾病导致的弥漫性甲状腺肿（如毒性弥漫性甲状腺肿和桥本甲状腺炎）会引起弥漫性低回声，（在毒性弥漫性甲状腺肿中）多普勒超声显示甲状腺血流量增加。甲状腺自身抗体在两种疾病中都出现，但若功能正常伴弥漫性甲状腺肿的年轻患者甲状腺自身抗体阴性，则提示为单纯性甲状腺肿。超声还能显示甲状腺结节的大小和数量，并能区分实性和囊性结节。它不能可靠地区分良性和恶性结节，但可提示恶性结节的特征包括低回声、结节内多血流、微钙化和不规则分叶边缘。单纯囊性结节和海绵状外观均提示为良性。

细针穿刺细胞学检查：对于大多数怀疑为恶性或放射学检查不确定的甲状腺结节，建议采用此法。临床上可在超声引导下吸取出可扪及的结节。吸引术可以治疗囊肿，但复发是手术的指征。细针穿刺细胞学检查不能区分滤泡腺瘤和滤泡状癌，其中 10% ～ 20% 的病例所获标本不充分。

管理

USS 显示为良性的结节应进行超声监测观察；当恶性肿瘤的可能性很低时，患者可安心出院。在碘缺乏常见时，足量的左旋甲状腺素抑制 TSH 可使一些结节缩小。这种治疗方法不适于碘充足的人群。

怀疑为恶性的结节可行叶切除术或甲状腺切除术。不确定的结节通常最终被手术切除。经组织细胞学证实为恶性的结节治疗方法见后文。

弥漫性或多结节性甲状腺肿也可能为美观原因或解除相邻结构（喘鸣或吞咽困难）的压迫而需要手术。左旋甲状腺素可缩小桥本甲状腺炎的甲状腺肿，特别是 TSH 升高时。

自身免疫性甲状腺疾病

毒性弥漫性甲状腺肿

毒性弥漫性甲状腺肿（Graves' disease）最常累及 30 ～ 50 岁的女性。最常见的临床表现是伴或不伴弥漫性甲状腺肿的甲状腺毒症（见框 10.3）。毒性弥漫性甲状腺肿也会引起眼病，罕见也会引起胫前黏液性水肿。这些特征可发生在甲状腺功能正常的情况下。

Graves'甲状腺毒症

IgG 抗体直接针对滤泡细胞上的 TSH 受体，刺激激素的产生和甲状腺肿的形成。80%～95% 患者中可以检测到这些 TRAb。该病的自然病程遵循以下三种模式之一：

● 严重起伏的长期甲状腺功能亢进。● 复发和缓解交替。● 单一、短暂的甲状腺功能亢进，随后出现长期缓解，有时出现甲状腺功能减退。

毒性弥漫性甲状腺肿有很强的遗传因素，同卵双生之间有 50% 的一致性。吸烟与 Graves'甲状腺毒症关系不大，但与眼病的发展密切相关。

管理

β 受体阻滞剂对症状有缓解作用，但最终的治疗需要控制甲状腺激素的分泌。框 10.6 中比较了不同的治疗方案。一些临床医生会开具一个疗程的抗甲状腺药物，出现复发时则采取 ^{131}I 或手术治疗。然而，许多中心机构考虑到使用抗甲状腺药物后复发的高风险，将 ^{131}I 作为一线方法。一些数据表明，^{131}I 增加了恶性肿瘤的发生率；然而，这种关联可能与毒性弥漫性甲状腺肿有关，而非其治疗方法。

抗甲状腺药物：最常用的是卡比马唑和丙基硫氧嘧啶。这些药物通过抑制酪氨酸碘化来减少甲状腺激素的合成。抗甲状腺药物以高剂量引入（卡比马唑每日 40～60 mg，丙基硫氧嘧啶每日

框 10.6　Graves'甲状腺毒症的治疗方法比较

管理	常见指标	禁忌证	缺点 / 并发症
抗甲状腺药物（卡比马唑，丙基硫氧嘧啶）	患者首次发病 <40 岁	母乳喂养（丙基硫氧嘧啶可用）	过敏性皮疹 2% 粒细胞缺乏症 0.2% 复发（>50%）
甲状腺次全切除术	大甲状腺肿 药物依从性差 药物治疗后复发	甲状腺手术史 依赖声音，例如，歌剧演唱家，演讲者	甲状腺功能减退症约 25% 一过性低钙血症 10% 甲状旁腺功能减退症 1% 喉返神经麻痹 1%
放射性碘	患者 >40 岁 手术后复发	妊娠 Graves'眼病活性期	甲状腺功能减退症：第一年 40%，15 年后 80% 眼病加重

400 ～ 600 mg）。2 周内患者自觉改善，4 周甲状腺生化指标正常，这时可以减少剂量。维持剂量通过测定 T4 和 TSH 确定。卡比马唑继续使用 12 ～ 18 个月，希望出现永久缓解。对于毒性弥漫性甲状腺肿，50% ～ 70% 的患者通常在停止治疗 2 年内会出现复发。抗甲状腺药物的副作用包括皮疹和可逆的粒细胞缺乏症。

甲状腺手术：手术前患者的甲状腺功能必须正常。术前 10 日口服碘化钾，每日 3 次，每次 60 mg，抑制甲状腺激素的释放，缩小腺体并减少血流，使手术更容易。并发症并不常见。术后 1 年，80% 的患者甲状腺功能恢复正常，15% 出现甲状腺功能减退，5% 仍有甲状腺毒症。甲状腺近全切除术，留下邻近喉返神经的小部分组织，必然会导致永久甲状腺功能减退，但可最大限度地治愈甲状腺毒症。

放射性碘：^{131}I 单次口服剂量（400 ～ 600 MBq，10 ～ 15 mCi），特异性地分布在甲状腺内。75% 的患者在 4 ～ 12 周内有效。症状可通过 β 受体阻滞剂或卡比马唑控制。然而，卡比马唑降低了 ^{131}I 治疗的疗效，应避免在放射性碘治疗后的 48 h 内使用。如果甲状腺毒症在 6 个月后仍持续，则需要加大剂量再次进行放射性碘治疗。大多数患者最终会发展为甲状腺功能减退症，需要长期随访。

妊娠期甲状腺毒症

必须谨慎解释妊娠期的 TFT。甲状腺结合球蛋白增多，因此总 T4/T3 水平升高，而 TSH 参考范围降低；TSH 被完全抑制伴游离甲状腺激素水平升高，提示甲状腺毒症。甲状腺毒症几乎都是由毒性弥漫性甲状腺肿引起的。母体的甲状腺激素、TRAb 和抗甲状腺药物都可经过胎盘。

丙基硫氧嘧啶是妊娠前三个月的首选治疗，因为卡比马唑罕见胚胎疾病（特别是皮肤缺损发育不全）相关。使用最小剂量的丙基硫氧嘧啶（每日 < 150 mg），将母体 TFT 保持在正常参考范围内，最大限度地减少胎儿的甲状腺功能减退和甲状腺肿。妊娠 6 ～ 9 月 TRAb 的水平预测了新生儿甲状腺毒症的可能性；若未升高，可在产前 4 周停用抗甲状腺药物，以避免胎儿在大脑发育最快的时期出现甲状腺功能减退。母乳喂养期间，应选用丙基硫氧嘧啶，因其在母乳中排泄的最少。

Graves'眼病

眼眶内有细胞因子介导的成纤维细胞增生、组织液增多和慢性炎症细胞浸润。这导致眼外肌的肿胀和最终纤维化，以及球后压力升高。严重者眼球向前移位并伴有视神经受压。

Graves' 眼病通常为发作性。就诊的甲状腺毒症患者约 50% 可被发现患眼病，多为吸烟者，但也可出现在甲状腺毒症发作之前或之后（突眼性毒性弥漫性甲状腺肿）。主要症状与眼球突出和眼睑退缩引起的角膜暴露增加有关：

● 风和阳光加重流泪。● "沙砾"感。● 角膜溃疡引起的疼痛。● 视神经受压导致的视力/视野或色觉下降。● 眼外肌受累导致的复视。

大多数患者不需要处理。应鼓励戒烟。甲基纤维素滴眼液用于眼睛干涩，太阳镜可减少过度流泪。严重的炎症发作可用糖皮质激素（脉冲式静脉注射甲泼尼龙），有时还可进行眼眶放疗。视力丧失需要进行紧急眼眶减压手术。眼肌手术可改善复视。

胫前黏液性水肿

这种浸润性皮肤病出现在不到 5% 的毒性弥漫性甲状腺肿患者中。小腿前侧和足部可见粉紫色斑块。病灶处瘙痒，皮肤可能呈橘皮样外观伴粗糙的毛发。对于严重的病例，局部使用糖皮质激素可能有帮助。

桥本甲状腺炎

桥本甲状腺炎的发病率随年龄的增长而升高。其特点是破坏性的淋巴浸润引起不同程度的纤维化，因而导致不同程度的甲状腺肿，罹患甲状腺淋巴瘤的风险略有增加。"桥本甲状腺炎"一词用于抗甲状腺过氧化物酶自身抗体阳性和甲状腺肿（伴或不伴甲状腺功能减退）的患者，而"自发性萎缩性甲状腺功能减退症"用于无甲状腺肿和 TSH 受体阻断抗体阳性的甲状腺功能减退患者。然而，这两种综合征都是桥本病的变异型。

触诊患者时可扪及小或中等大小的弥漫性硬肿。约 25% 的患者患有甲状腺功能减退症，其余患者在未来几年有患甲状腺功能减退症的风险。该病患者 90% 以上抗甲状腺过氧化物酶抗体阳性。可给予左旋甲状腺素治疗。

一过性甲状腺炎

亚急性（de Quervain's）甲状腺炎

亚急性甲状腺炎是一种由病毒诱导（如柯萨奇病毒、流行性腮腺炎病毒）的一过性甲状腺毒症，通常累及 20 ～ 40 岁的女性。

甲状腺区常出现疼痛，可放射至下颌和耳部，吞咽和咳嗽时疼痛加重。甲状腺肿并有压痛。无痛的一过性甲状腺炎也可发生。全身不适常见。甲状腺炎症导致储存的胶质激素释放，并损害滤泡细胞。因此，T4/T3 水平升高 4 ～ 6 周，直到胶体耗尽。随后是甲状腺功能减退期，滤泡细胞恢复，甲状腺功能在 4 ～ 6 个月内恢复。在甲状腺功能亢进期，由于滤泡细胞损伤和 TSH 抑制，碘摄取和锝捕获能力降低。NSAID 对疼痛和全身不适有作用。偶尔需要泼尼松龙每日 40 mg，持续 3 ～ 4 周。轻度甲状腺毒症可用普萘洛尔治疗。需监测甲状腺功能，以便在甲状腺功能减退期临时给予左旋甲状腺素。

产后甲状腺炎

母体的免疫反应在分娩后增强，可能暴露出亚临床自身免疫性甲状腺疾病。产后有 5% ～ 10% 的妇女会出现一过性无症状甲状腺功能障碍。然而，产后甲状腺炎可能是在分娩 6 个月内出现的症状性甲状腺毒症的原因，该诊断可通过微量的放射性同位素摄取来证实。其临床病程与无痛亚急性甲状腺炎相似。产后甲状腺炎可在往后的妊娠后复发，并可能发展为甲状腺功能减退症。

碘相关性甲状腺疾病

碘缺乏

碘是 T4 和 T3 必不可少的组成部分。碘缺乏常见于中非、东南亚和西太平洋地区。可用碘的减少会增加甲状腺活性，刺激甲状腺肿和结节的形成。大多数患者甲状腺功能正常，伴 TSH 正常或升高。妊娠期间，碘缺乏与胎儿大脑发育受损有关。作为一种公共卫生预防措施，食盐中通常添加碘。

碘所致甲状腺功能障碍

高碘水平抑制甲状腺激素的释放；这是甲状腺危象和甲状腺毒症手术前用碘治疗的基本原理。

预防性碘化治疗方案后的碘缺乏可诱发一过性甲状腺毒症。对于有潜在甲状腺疾病易引发甲状腺毒症（如多结节性甲状腺肿或毒性弥漫性甲状腺肿）的个体，摄入碘（如放射造影剂）可诱发甲状腺毒症。

胺碘酮

抗心律失常药物胺碘酮含有大量的碘。胺碘酮对甲状腺滤泡细胞也有细胞毒性作用，抑制 T4 向 T3 的转化。约 20% 的患者会发展为甲状腺功能减退症或甲状腺毒症。TSH 是甲状腺功能最好的预测指标。胺碘酮相关的甲状腺毒症被分为：

- Ⅰ型：碘诱导的甲状腺激素合成过量。
- Ⅱ型：胺碘酮的细胞毒性作用导致的甲状腺炎。

甲状腺毒症的治疗很困难。过量的碘使腺体对放射性碘产生抵抗。抗甲状腺药物可能对Ⅰ型甲状腺毒症患者有效，但对Ⅱ型甲状腺毒症患者无效，而糖皮质激素对后者是有效的。在胺碘酮治疗前，应检查甲状腺功能，若 TSH 受抑制，应避免使用胺碘酮。甲状腺功能应定期监测。

对于甲状腺功能减退的患者，可以在继续使用胺碘酮的同时给予左旋甲状腺素。

单纯弥漫性和多结节性甲状腺肿

单纯弥漫性甲状腺肿

这种情况多见于 15～25 岁的患者，通常是在妊娠期间。可见软而对称的甲状腺肿，甲状腺大小是正常的 2～3 倍。无压痛、淋巴结病或杂音，TFT 正常。甲状腺肿可能不经治疗而恢复或进展为多结节性甲状腺肿。

多结节性甲状腺肿

青壮年患者的单纯性甲状腺肿可进展为结节，结节以不同的速度生长并"自主地"分泌甲状腺激素，抑制 TSH 依赖的生长和剩余腺体的功能。最终，约 25% 的病例出现完全的 TSH 抑制，而 T4 和 T3 水平通常在正常参考范围内（亚临床甲状腺毒症），但有时也会升高（毒性多结节甲状腺肿）。

临床表现和检查

患者表现有甲状腺毒症、大甲状腺肿或结节出血引起的突然疼痛肿胀。触诊时甲状腺呈结节状或分叶状，并可向胸骨后延伸。巨大甲状腺肿可引起喘鸣、吞咽困难和上腔静脉阻塞。由喉返神经麻痹引起的声音嘶哑常提示甲状腺癌。可由 USS 和（或）甲状腺闪烁成像证实该诊断。流速-容量环是一种很好的气管压迫筛查试验。胸腔入口的 CT 或 MRI 可以量化气管压迫和胸骨后延伸的程度。评估结节形成肿瘤的详情见后文。

管理

小甲状腺肿：由于可能进展为毒性多结节性甲状腺肿，每年都需要进行甲状腺功能评估。

大甲状腺肿：甲状腺手术适用于纵隔压迫或需改善外观的甲状腺。[131]I 用于年龄较大患者，可缩小甲状腺，但常见 10～20 年后复发。

毒性多结节性甲状腺肿：选用 ^{131}I；甲状腺功能减退症比毒性弥漫性甲状腺肿少见。对于较大的甲状腺肿，可能需要行部分甲状腺切除术。抗甲状腺药物不作为常规使用，因为停药总是会导致复发。

亚临床甲状腺毒症：越来越多的人使用 ^{131}I 治疗，因为 TSH 抑制是 AF 和骨质疏松症的危险因素。

甲状腺肿瘤

甲状腺肿瘤患者通常表现为一个孤立的结节。其中大多数是良性的，少数（毒性腺瘤）分泌过量的甲状腺激素。原发性甲状腺恶性肿瘤罕见（占所有肿瘤的 1%）。如框 10.7 所示，可以根据细胞起源的类型进行分类。除髓样癌外，甲状腺癌在女性中更为常见。

毒性腺瘤

只有不到 5% 的甲状腺毒症是由毒性孤立结节引起的。结节为滤泡性腺瘤，通常大于 3 cm，分泌过量甲状腺激素。TSH 抑制后，剩余腺体萎缩。多数患者为女性，年龄在 40 岁以上。

甲状腺闪烁成像可用于诊断。甲状腺毒症是轻微的，50% 的患者仅 T3 升高（T3 甲状腺毒症）。^{131}I 非常有效，是一种理想的治疗方法，因为结节周围的萎缩细胞不摄取碘，这使永久性甲状腺功能减退症并不常见。甲状腺半切除术可供选择。

分化性腺癌

乳头状癌：最常见的甲状腺恶性肿瘤。可能是多灶性的，并扩散到局部淋巴结。

滤泡状癌：单个包膜的病变。颈部淋巴结扩散是罕见的。经血源性转移，可在骨、肺和大脑中发现转移。

管理

应由多学科小组进行个体化治疗。进行甲状腺全切除术后，辅以大剂量 ^{131}I 消融剩余的甲状腺组织。此后，由于分化型甲状腺癌依赖 TSH，

框 10.7　甲状腺恶性肿瘤

肿瘤起源	肿瘤类型	发病率 /%	发病年龄 / 岁	10 年生存率 /%
滤泡细胞	乳头状	75 ～ 85	20 ～ 40	98
	滤泡状	10 ～ 20	40 ～ 60	94
	间变性	< 5	> 60	9
滤泡旁 C 细胞	髓样癌	5 ～ 8	儿童或 > 40	78
淋巴细胞	淋巴瘤	< 5	> 60	45

应给予足够的左旋甲状腺素以抑制 TSH（每日 150 ～ 200 μg）。随访期间，甲状腺已消融的患者仍不应检测到血清甲状腺球蛋白。检测到甲状腺球蛋白提示肿瘤复发或转移，进一步的手术或 [131]I 治疗可能有作用。[131]I 难治的癌可能对索拉非尼或乐伐替尼有反应。

大多数甲状腺乳头状癌和甲状腺滤泡状癌患者可通过合适的方法治愈。不良预后因素包括高龄、远处转移、男性和某些组织学亚型。

间变性癌和淋巴瘤

这两种情况在临床上很难区分。患者年龄通常在 60 岁以上，甲状腺迅速增大 2 ～ 3 个月或以上。甲状腺肿质硬对称，可引起喘鸣（气管受压）和声音嘶哑（喉返神经麻痹）。虽然有时用手术和放射治疗处理间变性癌，但目前还没有有效的治疗方法。

由桥本甲状腺炎引起的淋巴瘤预后较好。放疗配以化疗可显著缩小甲状腺肿，获得 9 年的中位生存期。

髓样癌

肿瘤起源于甲状腺滤泡旁 C 细胞，可分泌降钙素、5-HT（5- 羟色胺）和 ACTH。因此，可能发生类癌综合征和库欣综合征。

患者表现有甲状腺硬块和颈部淋巴结病。远处转移罕见。血清降钙素升高，这有助于监测治疗效果。低钙血症罕见。治疗方法为甲状腺全切除术并清扫颈部淋巴结。凡他尼布和卡博替尼用于晚期病例。髓样癌偶见于 70% ～ 90% 的病例；10% ～ 30% 是多发性内分泌肿瘤 Ⅱ 型的组成部分，有遗传倾向。

木样甲状腺炎

这种罕见的良性疾病与甲状腺癌有着相似的表现，呈不规则、纤维状、坚硬的缓慢生长的甲状腺肿。还可能有纵隔和腹膜后纤维化。气管和食管压迫往往需要进行甲状腺切除术。

生殖系统

男性的睾丸主要有两个功能：

● 由黄体生成素（LH）控制的间质细胞合成睾酮。● 在卵泡刺激素（FSH）的调控下，支持细胞形成精子。

LH 的负反馈抑制主要由睾酮介导，而抑制素抑制 FSH。

在女性中，卵泡刺激素会在月经周期的前 14 天刺激卵泡的生长和发育。这导致了雌二醇的逐渐增加，一开始抑制 FSH 的分泌（负反馈），但当达到一定水平后，则刺激促性腺激素释放激素（GnRH）

脉冲的频率和幅度增加，引起促黄体生成素的分泌（正反馈）激增，从而诱导排卵。进而卵泡分化为分泌孕酮的黄体，孕酮的撤退引起月经出血。

在发达国家，月经停止（绝经期）的平均年龄为 50 岁。绝经前 5 年就开始有无排卵周期增多。雌激素和抑制素分泌下降，导致垂体 LH 和 FSH 分泌增加。

生殖系统疾病常见问题

青春期延迟

虽然体重是一个触发因素，但遗传因素影响青春期的启动时间。如果青春期开始的实际年龄超过全国平均年龄 2.5 SDs（在英国，男孩 > 14，女孩 > 13），则视为青春期延迟。

框 10.8 是鉴别诊断。关键的区别是"时钟运行缓慢"（青春期体质性延迟）和下丘脑 / 垂体（低促性腺激素型性腺功能减退症）或性腺（高促性腺激素型性腺功能减退症）的病理。

青春期体质性延迟：这应该被认为是一种正常的变异，也是青春期延迟最常见的原因，尤其是男孩。受影响的儿童在整个童年时

框 10.8　青春期延迟和性腺功能减退症的原因

体质性延迟

低促性腺激素型性腺功能减退症
- 下丘脑 / 垂体结构性病变——见框 10.16
- 功能性促性腺激素缺乏
  - 慢性全身性疾病（如哮喘、乳糜泻、囊性纤维化）
  - 心理压力、神经性厌食、过度运动
  - 内分泌病：高催乳素血症、库欣综合征、甲状腺功能减退症
- 孤立性促性腺激素缺乏（卡尔曼综合征）

高促性腺激素型性腺功能减退症

- 获得性性腺损伤
  - 化学疗法 / 放射疗法
  - 创伤 / 手术
  - 自身免疫性性腺功能衰竭
  - 流行性腮腺炎、结核
  - 血色素沉着病
- 发育 / 先天性障碍
  - 克兰费尔特综合征 / 特纳综合征
  - 无睾症 / 隐睾

期都比同龄人矮。通常有家族史，骨龄低于实际年龄。青春期会自发开始，但是长时间的延迟会造成严重的心理影响。

低促性腺激素型性腺功能减退症：这可能是由于垂体/下丘脑的结构性、炎症性或浸润性疾病导致的。其他的垂体激素也可能同时缺乏。功能性促性腺激素缺乏是由多种因素引起的（框10.8）。单纯的促性腺激素缺乏是由于基因异常影响了GnRH或促性腺激素的合成。最常见的疾病是卡尔曼综合征，嗅球发育不全导致的嗅觉丧失也是其特征。如果不治疗，骨骺无法融合，导致身材高大，四肢长度不成比例（类阉者体质）。隐睾（睾丸未降）和男性乳房发育见于所有形式低促性腺激素型性腺功能减退症。

高促性腺激素型性腺功能减退症：与青春期延迟相关的高促性腺激素型性腺功能减退症通常归因于性染色体异常（克兰费尔特综合征/特纳综合征）。导致性腺功能衰竭的其他原因见框10.8。

检查

● LH/FSH，睾酮，雌二醇，FBC，肾、肝、甲状腺功能和腹腔疾病自身抗体：关键测量。● 促性腺激素浓度升高：染色体分析。● 促性腺激素浓度低：体质性延迟和低促性腺激素型性腺功能减退症鉴别。● 腕和手的X线：允许估计骨龄。● 神经影像学：低促性腺激素型性腺功能减退症。

管理

低剂量的雌激素（女孩）或睾酮（男孩）可以诱发青春期。高剂量有骨骺提前融合的风险，因此治疗应由专家监控。对于体质性延迟，一旦内源性青春期形成，治疗停止。在其他情况下，激素剂量在青春期逐渐增加，在发育完成后给予足量成人替代剂量。

性早熟

性早熟（precocious puberty，PP）是指男孩在9岁之前发育第二性征，女孩在6～8岁发育第二性征。中枢性PP是由下丘脑-垂体-性腺轴过早成熟引起的，原因尚不清楚。结构性原因在年幼的儿童和男孩中更常见，包括中枢神经系统肿瘤、损伤和先天性异常。

外周性PP比较少见，是由缺乏促性腺激素而引起的过量类固醇所致；病因包括先天性肾上腺皮质增生症和纤维性骨营养不良综合征。

闭经

女性从未有过月经来潮可诊断为原发性闭经。通常是由于青春期延迟，但也可能是解剖缺陷的结果，如子宫内膜发育不全、阴道发育不全。

继发性闭经指月经中止。造成这种情况的原因有：

● 生理性（妊娠、绝经期）。● 低促性腺激素型性腺功能减退症（见框 10.8）。● 卵巢功能障碍（高促性腺激素型性腺功能减退症，见框 10.8）。● 多囊卵巢综合征（PCOS），分泌雄激素的肿瘤。● 子宫功能障碍（子宫腔粘连综合征）。

卵巢早衰（过早绝经）的定义是绝经发生在 40 岁之前。

临床评估

下丘脑/垂体疾病和卵巢早衰引起雌激素缺乏，这导致更年期症状：潮热、多汗、焦虑、易怒、性交困难、阴道感染。应寻找溢乳史。任何原因的体重下降都可能导致闭经。体重增加可能提示甲状腺功能减退症或库欣综合征。多毛和月经不调提示 PCOS。

检查

● 尿人绒毛膜促性腺激素（hCG）测量可排除妊娠。● LH，FSH，雌激素，催乳素，睾酮，T4 和 TSH。● LH↑，FSH↑，雌激素↓：提示原发性卵巢功能衰竭。卵巢自身抗体提示自身免疫性卵巢衰竭。● LH↑，催乳素↑，睾酮↑伴雌激素水平正常：常见于PCOS。● LH↓，FSH↓，雌激素↓：提示下丘脑/垂体疾病（垂体 MRI 提示）。● 骨密度评估适用于低雄激素和雌激素水平的患者。

管理

尽可能治疗潜在的病因。结构性垂体/下丘脑疾病和 PCOS 的处理见后文。对于雌激素缺乏，补充雌激素对于治疗症状和预防骨质疏松症是必要的。对于有子宫的女性，雌激素不能在不加孕酮的情况下使用，因为有患子宫内膜癌的风险。雌激素作为口服避孕药使用最为方便。在绝经后的女性中，激素替代疗法（HRT）可以缓解绝经期症状并预防骨质疏松性骨折，但也会引起不良反应（如卒中、乳腺癌、肺栓塞）。许多权威人士建议妇女在 50 岁之前都应接受 HRT，之后只有在出现不可接受的更年期症状时才应继续服用。

男性性腺功能减退症

男性低和高促性腺激素型性腺功能减退症的临床特征包括：

● 性欲减退。● 嗜睡。● 肌无力。● 剃须频率下降。● 男性乳房发育。● 不育。● 青春期延迟。

引起性腺功能减退的原因见框 10.8。轻度性腺功能减退也可发生于中枢性肥胖和代谢综合征的老年男性。

检查

男性性腺功能减退由低水平血清睾酮证实。通过随机检测 LH 和 FSH 水平来区分低和高促性腺激素型性腺功能减退症。低促性腺激素型患者应检查是否有垂体病变。高促性腺激素型患者应检查睾丸是否为隐睾或萎缩，并进行核型分析（克兰费尔特综合征）。

管理

睾酮替代治疗用于预防骨质疏松症，恢复肌力和性欲。前列腺癌患者应避免使用睾酮。50 岁以上的男性应监测前列腺特异性抗原（PSA）。

不孕症

每 7 对育龄夫妇中就有 1 对患有不孕症。导致女性不孕的原因包括无排卵或结构异常阻止受精或着床。男性不育可能是由于精子质量或数量受损。无精症或少精症通常是特发性的，但也可能由性腺功能减退引起（框 10.8）。在许多夫妇中未找到原因。

临床评估

● 性生活史。● 月经史。● 阴囊检查睾丸大小、输精管和精索静脉曲张。

检查

● 对尝试怀孕 12 个月后失败的伴侣双方进行检查，除非有明显的异常（如闭经）。● 精液分析精子数量和质量。● 月经规律的女性：月经周期第 21 天血清孕酮升高证实排卵。● 经阴道 USS 评估子宫和卵巢解剖。● 使用腹腔镜或子宫输卵管造影检查输卵管是否通畅。

管理

一般性建议：建议夫妻月经周期内每 2 ~ 3 天性交一次。

诱导排卵：

● 多囊卵巢综合征伴无排卵周期：氯米芬。

● 促性腺激素缺乏或氯米芬无效时：每日注射 FSH，然后用 hCG 诱导卵泡破裂。

● 下丘脑疾病：脉冲输注 GnRH 疗法，以刺激垂体促性腺激素分泌。

在诱导排卵的过程中，需进行监测，包括超声，以避免超数排卵和卵巢过度刺激综合征。对诱导无效或有原发性卵巢功能衰竭的妇女可以考虑捐赠的卵子或胚胎，以及收养。

体外受精：体外受精（in vitro fertilisation, IVF）被广泛用于多

种原因引起的特发性或持续不孕（＞3 年）。40 岁以上的女性成功率下降。

男性不育症：通常予患有低促性腺型性功能减退症的不育男性以注射 hCG 治疗。摘除精索静脉曲张可提高精液质量。从附睾中提取精子，在体外将精子注射至卵母细胞细胞质内的方法称为单精子卵细胞质内注射（intracytoplasmic sperm injection, ICSI）用于少精症或精子质量差的男性。使用捐献的精子是无精症的另一种选择。

男子女性型乳房

男子女性型乳房是由于雄激素 / 雌激素比例失调（雄激素缺乏或雌激素过量）而导致的男性乳腺组织的发育。原因如框 10.9 所示。生理性的男性乳房发育常见，即新生儿（母体雌激素）、青春期男孩（雌二醇在睾酮之前达到成人水平）和老年男性（睾酮浓度下降）。

询问药物史。在检查中，男性乳房发育通常是不对称的。触诊时应考虑区别乳腺组织与肥胖症患者的脂肪过多，若仍有疑问，则需进行 USS 或乳腺 X 线检查。睾丸检查是否有隐睾、萎缩或肿瘤。

应检测睾酮、LH、FSH、雌激素、催乳素以及 hCG。在睾丸肿瘤和产生 hCG 的肿瘤中雌激素浓度是升高的。其潜在病因应予以处理，如药物治疗的改变、肿瘤切除等。对于生理性的男性乳房发育，安慰通常就足够了，但若伴有严重的心理困扰，手术切除可能是合理的。雄激素替代治疗可改善性腺功能减退导致的男子女性型乳房。

妇女多毛症

妇女多毛症是指女性（上唇、下颌、胸部、背部、下腹部、大腿、前臂）的末端毛发粗厚且过度生长，这种分布依赖于雄激素。应与多毛症区分开来。妇女多毛症的原因和治疗见框 10.10。

重点观察药物史和月经史，BMI，BP，女子男性化（阴蒂增大，

框 10.9　男性乳房发育的原因

- 特发性
- 生理性
- 药物：西咪替丁、地高辛、抗雄激素类药（醋酸环丙孕酮、螺内酯）、大麻
- 性腺功能减退症（见框 10.8）
- 雄激素抵抗综合征
- 雌激素过量：肝衰竭（类固醇代谢障碍）、雌激素分泌性肿瘤（如睾丸）、hCG 分泌性肿瘤（如睾丸、肺）

框 10.10 妇女多毛症的病因

病因	检查结果	治疗
特发性	正常	美容处理 抗雄激素类药物
PCOS	LH ：FSH 比值 > 2.5：1 雄激轻微↑ 轻微的高催乳素血症	减肥 美容处理 抗雄激素类药物
先天性肾上腺皮质增生症（95% 21-羟化酶缺乏症）	地塞米松 ACTH 试验抑制雄激素↑导致 17OH- 孕酮↑	逆节律给予糖皮质激素替代治疗以抑制清晨 ACTH
应用外源性雄激素	LH/FSH↓ 尿检发现药物滥用	停止滥用类固醇
卵巢或肾上腺皮质的雄激素分泌肿瘤	地塞米松/雌激素不抑制雄激素↑ LH/FSH↓ CT/MRI 显示肿瘤	手术切除
库欣综合征	肾上腺雄激素正常或轻微上升	治疗病因

声音低沉，男性型秃头，乳房萎缩）检查和相关特征，如库欣综合征。近期与男性化有关的多毛症提示雄激素分泌性肿瘤。应测量睾酮、催乳素、LH 和 FSH。如果睾酮水平超过正常女性范围上限的两倍，尤其伴有 LH 和 FSH 下降，那么特发性妇女多毛症和 PCOS 的可能不大。

多囊卵巢综合征

PCOS 累及高达 10% 的育龄妇女。它与肥胖有关，主要原因仍不确定。遗传是重要因素，因为多囊卵巢综合征常累及多个家庭成员。

临床表现

● 垂体功能障碍：LH↑，催乳素↑。● 无排卵月经周期：月经过少、继发性闭经、卵巢囊肿、不孕。● 雄激素过量：妇女多毛症、痤疮。● 肥胖症：高血糖、雌激素↑、血脂异常、高血压。

管理

减肥可以降低月经失调、妇女多毛症和糖尿病的风险。

月经：二甲双胍可降低胰岛素抵抗，并恢复正常月经周期。高雌激素可引起子宫内膜增生。使用周期性孕酮诱导定期撤退出血可降低子宫内膜瘤变的风险。

妇女多毛症：许多患者使用剃毛、漂白和打蜡。电解和激光治疗有效但昂贵。依氟鸟氨酸乳膏可抑制毛发生长。如果其他措施都失败，可采用抗雄激素治疗。选项包括：

- 雄激素受体拮抗剂（如醋酸环丙孕酮）。
- 5α-还原酶抑制剂（如非那雄胺）：防止睾酮激活。
- 外源性雌激素：抑制卵巢激素的产生。

不孕症：见前文。

特纳综合征

每 2500 名女性就有 1 人患特纳综合征。这种综合征通常与 45XO 核型有关。虽然性腺发育不良会导致"条纹状卵巢"，但生殖器为女性特征。雌激素缺乏导致负反馈丧失以及 FSH 和 LH 浓度升高。有一系列相关的身体畸形，包括：

- 身材矮小。 • 颈蹼（25% ~ 40%）。 • 乳头间距大。 • 盾形胸。 • 马蹄肾。 • 手足淋巴水肿（30%）。 • 自身免疫性甲状腺疾病（20%）。 • 主动脉瓣狭窄。 • 主动脉根部扩张。 • 心理问题：智商低。 • 耳聋。

大剂量的生长激素可能对身材矮小有帮助。雌激素疗法可诱导青春期发育，需要长期的雌激素替代治疗。

克兰费尔特综合征

克兰费尔特综合征累及约 1‰ 的男性，通常与 47XXY 核型有关。睾丸间质细胞功能受损，导致高促性腺激素型性功能减退症。常诊断于患有男子女性型乳房和青春期延迟的青少年。受累的个体通常有小而质韧的睾丸，并可能有学习困难。高大的身材在儿童早期就很明显，青春期时由于骨骺未闭合而导致腿长。雄激素缺乏的个体需要雄激素替代治疗。

甲状旁腺

四个甲状旁腺位于甲状腺腺体后侧。甲状旁腺激素（parathyroid hormone，PTH）与维生素 D 相互作用来调控钙的代谢。血清中 50% 的钙以离子形式存在，另 50% 以体内有机物和蛋白质复合的形式存在。甲状旁腺主细胞直接对钙浓度的变化做出反应，分泌 PTH 以应对离子钙的下降。PTH 可促进肾小管和骨骼中钙的重吸收，刺激碱性磷酸酶并降低血浆磷酸盐浓度。PTH 还可促进肾将 25- 羟胆钙化醇转化为其活性代谢物 1，25- 羟胆钙化醇，从而增强肠道对钙的吸收。

为了研究钙代谢紊乱，应进行钙、磷酸盐、碱性磷酸酶和 PTH 的测量。大多数实验室测量血清中的总钙。如果血清白蛋白低于 40 g/L 就需要纠正，每减少 1 g/L，就向上调整钙的值 0.02 mmol/L（0.08 mg/dl）。

甲状旁腺疾病常见问题

高钙血症

框 10.11 列举了高钙血症的病因。甲状旁腺功能亢进和恶性高钙血症最常见。

家族性低尿钙高钙血症（familial hypocalciuric hypercalcaemia，FHH）是一种罕见但重要的疾病，因为它可能被误诊为原发性甲状旁腺功能亢进症。

临床评估

高钙血症的症状和体征包括多尿、多饮、肾绞痛、嗜睡、食欲减退、恶心、消化不良、消化性溃疡、便秘、抑郁以及认知受损（骨骼、结石以及腹部器官）。恶性高钙血症患者可快速出现症状。目前 50% 以上的患者在生化检查时发现，且无任何症状表现。甲状旁腺功能亢进患者中高血压很常见。甲状旁腺肿瘤几乎不可触及。若有高钙血症家族史，则 FHH 或多发性内分泌肿瘤（multiple endocrine neoplasia，MEN）的可能性较大。

框 10.11　高钙血症原因

PTH 正常 / 升高（失调）

- 原发性或三发性甲状旁腺功能亢进症
- 锂剂诱发的甲状旁腺功能亢进
- 家族性低尿钙高钙血症

PTH 降低（抑制）

- 恶性肿瘤——肺，乳腺，肾，甲状腺，淋巴瘤，骨髓瘤
- 1，25（OH）$_2$ 维生素 D 升高——维生素 D 中毒，结节病，HIV
- 甲状腺毒症
- 佩吉特病
- 乳碱综合征
- 噻嗪类利尿剂
- 糖皮质激素缺乏

检查

最具特异性的检查是测定血清 PTH 浓度。高钙血症存在的情况下如果检测到 PTH 升高，则可能的诊断是原发性甲状旁腺功能亢进症。血浆高磷酸盐和碱性磷酸酶伴肾功能不全提示三发性甲状旁腺功能亢进症。高钙血症可引发肾钙化和肾小管损伤，最终导致高尿酸血症和高氯血症。

尿钙排泄降低提示可疑 FHH，确诊需通过检测钙敏感受体基因突变来确定。

如果仅是 PTH 水平降低而没有其他症状，则可能是恶性肿瘤，伴或不伴骨转移。需适当进行 CXR、骨髓瘤筛查和 CT 检查。PTH 相关肽引起的恶性肿瘤相关性高钙血症可通过特异性检测来测定。

管理

严重的高钙血症治疗方法见第 20 章。甲状旁腺功能亢进症治疗见前文。FHH 无需治疗。

低钙血症

低钙血症的鉴别诊断见框 10.12。低钙血症最常见的原因是血浆白蛋白水平降低伴游离钙浓度正常。碱中毒患者血清总钙浓度正常时，游离钙浓度可降低，可见于过度通气。低镁血症亦可引起低钙血症，因低镁血症可影响 PTH 分泌。

临床评估

游离钙浓度降低会引起周围神经的兴奋性增加。血清总钙低于

框 10.12　低钙血症的鉴别诊断

	血清总钙	游离血清钙	血清磷酸盐	血清 PTH 浓度
低白蛋白血症	↓	→	→	→
碱中毒	→	↓	→	→或↑
维生素 D 缺乏	↓	↓	↓	↑
慢性肾衰竭	↓	↓	↑	↑
甲状旁腺功能减退症	↓	↓	↑	↓
假性甲状旁腺功能减退症	↓	↓	↑	↑
急性胰腺炎	↓	↓	→或↓	↑
低镁血症	↓	↓	可变	↓ or →

2.0 mmol/L（8 mg/dl）可引起手足抽搐。儿童可表现为典型三联征，即腕足痉挛、喘鸣和惊厥。成人可表现为手、脚和口周麻木和刺痛。当缺乏典型症状时，低钙束臂征（即用血压计缚于前臂，充气使压力超过收缩压，可引发腕部痉挛）或低钙击面征（轻触面神经可引起面部肌肉抽搐）可提示潜在手足搐搦。低钙血症可导致视神经盘水肿和 QT 间期延长，易引发室性心律失常。长期低钙血症伴高磷血症可能导致基底神经节钙化、癫痫、精神疾病和白内障。低钙血症伴低磷血症（维生素 D 缺乏）可致儿童佝偻病和成人骨软化症。

管理

呼吸急促伴手足搐搦时，可采用重复吸入呼出的空气来缓解碱中毒（$PaCO_2 \uparrow$）。

缓慢静脉注射 10% 葡萄糖酸钙 20 ml 可立即提高血清钙浓度。静脉注射含镁制剂可纠正低镁血症引起的低钙血症。

原发性甲状旁腺功能亢进症

原发性甲状旁腺功能亢进症是由甲状旁腺腺瘤（直径从几毫米到几厘米不等）自主分泌 PTH 引起的。应与继发性甲状旁腺功能亢进症区分，后者 PTH 分泌增加是由长期低钙血症（如维生素 D 缺乏）引起，三发性甲状旁腺功能亢进症，其长期刺激甲状旁腺（常见于慢性肾病）可导致腺瘤形成和自主 PTH 分泌（框 10.13）。

原发性甲状旁腺功能亢进症的发病率约为 1/800，女性是男性的 2 ～ 3 倍，90% 的患者年龄大于 50 岁，亦可见于多发性内分泌肿瘤综合征。临床表现如前所述。

骨骼和放射学改变包括：

- 双能 X 射线吸收法（DEXA）扫描可见骨密度降低，骨质疏松表现。● 破骨细胞活性增强，引起骨盐溶化，骨质重吸收，代以

框 10.13　甲状旁腺功能亢进症

类型	血清钙	PTH
原发		
单发腺瘤（90%），多发腺瘤（4%），结节性增生（5%），癌（1%）	升高	不抑制
继发		
慢性肾衰竭，吸收不良，骨软化和佝偻病	降低	升高
三发	升高	不抑制

纤维组织形成纤维性骨炎表现为骨痛、骨折和和畸形。● 软骨钙质沉着病。● 焦磷酸钙盐晶体沉积于关节囊（尤其是膝盖）导致骨关节炎或急性假性痛风。● X 线改变：骨膜下糜烂，趾骨末端吸收。"胡椒粉瓶"状骨和肾钙化。

术前可用 ^{99m}Tc 甲状腺核素扫描或超声定位腺瘤，但也呈阴性。

管理

原发性甲状旁腺功能亢进症治疗可采用手术切除单发的甲状旁腺腺瘤或增生的腺体。经验丰富的外科医生可从 90% 的病例中鉴别出单发的腺瘤。甲状旁腺骨病患者术后发生低钙血症的风险显著，术前补充维生素 D 可减少术后发生低钙血症的风险。

手术切除适用于年龄小于 50 岁及有症状或并发症的患者，如合并肾结石、肾损害或骨质疏松症。其余患者可每年复查症状、肾功能、血清钙和骨密度。

严重的高钙血症治疗详见第 20 章。

西那卡塞是一种拟钙制剂，可增强钙受体的敏感性，从而降低 PTH 水平，可用于三发性甲状旁腺功能亢进症和不愿或不能手术的原发性甲状旁腺功能亢进症患者。

甲状旁腺功能减退症

甲状旁腺功能减退症病因：

● 甲状腺手术伤及甲状旁腺。● 少数情况下腺体浸润，如血色素沉着症，威尔逊氏症。● 先天 / 后天（罕见），如自身免疫性多内分泌腺综合征 I 型，常染色体显性遗传性甲状旁腺功能减退症。

假性甲状旁腺功能减退症

PTH 水平高，但组织对 PTH 抵抗。临床特征包括：

● 身材矮小。● 第四掌骨与跖骨短小。● 圆脸。● 肥胖。● 皮下钙化。

假性假甲状旁腺功能减退症是指血清钙和 PTH 浓度正常的情况下表现出以上临床特征。由于基因组印记，假性甲状旁腺功能减退症由母亲遗传基因缺陷引起的，而从父亲遗传导致假性假甲状旁腺功能减退症。

持续甲状旁腺功能减退症和假性甲状旁腺功能减退症可通过口服钙盐和维生素 D 类似物（阿法骨化醇或骨化三醇）治疗

由于存在医源性高钙血症、尿钙增高和肾钙质沉着的风险，治疗过程中需对各项指标进行监测。

肾上腺

肾上腺的一个解剖结构内具有不同内分泌腺体。

肾上腺髓质分泌儿茶酚胺受交感神经系统的支配。大部分的肾上腺皮质由分泌皮质醇和肾上腺雄激素的细胞组成，并构成下丘脑-垂体-肾上腺轴（hypothalamic-pituitary-adrenal axis，HPA axis）的一部分。皮质球状带在肾素-血管紧张素系统的控制下分泌醛固酮。

肾上腺的解剖和功能见图 10.5。

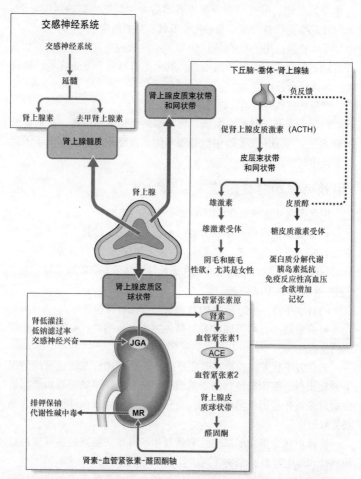

图 10.5 肾上腺结构和功能。ACE，血管紧张素转化酶；ACTH，促肾上腺皮质激素；JGA，球旁器；MR，盐皮质激素受体

糖皮质激素：人体主要的糖皮质激素是皮质醇。早晨的分泌水平最高，午夜分泌水平最低。超过 95% 的循环皮质醇与皮质醇结合球蛋白结合存在，游离皮质醇具有活性。皮质醇激素分泌在压力或疾病的情况下升高，这种升高可保护关键的代谢功能不受影响，因此在压力下皮质醇缺乏最为明显。

盐皮质激素：醛固酮是最重要的盐皮质激素。它与肾上腺盐皮质激素受体结合，引起钠潴留并增加钾和氢离子排泄。醛固酮主要分泌血管紧张素 Ⅱ，是一种激活肾素-血管紧张素系统后产生的肽结构物质（图 10.5）。肾入球小动脉的低灌注压、低钠过滤或增加交感神经兴奋性会刺激肾小球旁器中肾素活性。

儿茶酚胺：在人体中大多数循环去甲肾上腺素来自交感神经末梢。然而，去甲肾上腺素在肾上腺髓质中被糖皮质激素诱导的酶转化为肾上腺素。因此，髓质是循环肾上腺素的主要来源。

肾上腺雄激素：肾上腺雄性激素在 ACTH 刺激下分泌，较大程度上影响青春期的启动，亦是女性体内主要的雄激素来源，或可在影响女性性欲方面起到重要作用。

肾上腺疾病常见问题

库欣综合征

库欣综合征是糖皮质激素受体的过度活化引起的。内源性原因在框 10.14 中列出；迄今为止，最常见的病因是医源性，是由于长时间服用合成的糖皮质激素（如泼尼松龙）引起的。

框 10.14　内源性库欣综合征分类

ACTH 依赖——80%

- 垂体腺瘤分泌 ACTH（库欣病）——70%
- 异位 ACTH 综合征（如支气管癌，小细胞肺癌）——10%

非 ACTH 依赖——20%

- 肾上腺皮质腺瘤——15%
- 肾上腺癌——5%

其他原因引起的皮质醇增多症（假性库欣综合征）

- 酒精过量（临床及生化改变）
- 重度抑郁（生化改变）
- 原发性肥胖（轻微的生化改变）

临床评估

糖皮质激素过量摄取的众多临床表现详见图 10.6，一些常见症状容易和库欣综合征混淆，因为这些症状都与皮质醇分泌状况改变有关，例如肥胖和抑郁。

详细询问用药史对于排除医源性影响至关重要，因为即使是吸入或局部使用糖皮质激素也可导致库欣综合征。一些临床特征在异位 ACTH 综合征患者身上更普遍。异位肿瘤缺少对皮质醇负向反馈的敏感性，最终导致异常高浓度的 ACTH 引起的特征性色素沉积、低血钾碱中毒、进行性加重肌病和高血糖。如果分泌 ACTH 的肿瘤是恶性的，则症状发展迅速且有可能合并恶病质。

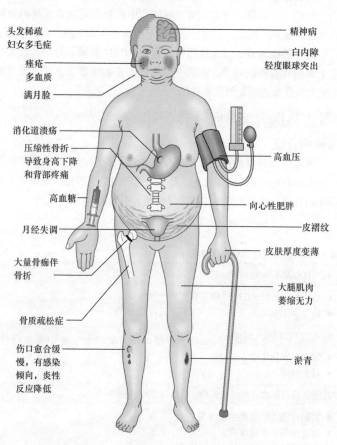

图 10.6 （彩图）库欣综合征的临床表现

在库欣病患者中，垂体瘤一般表现为微肿瘤（直径＜10 mm），因此垂体巨腺瘤的症状很少见（垂体机能减退、视野缺陷或断续的高催乳素血症）。

检查

此病的诊断是一个两步过程，首先要明确患者是否有库欣综合征，其次是明确病因。进一步检查包括血清电解质、血糖、糖化血红蛋白以及骨矿盐密度。

患者能诊断库欣综合征吗？ 库欣综合征的确诊需要依靠明确皮质醇分泌水平（24 h 尿皮质醇）和血清皮质醇水平的增加，同时这种升高不能被 1 mg 地塞米松抑制试验或 48 h 小剂量地塞米松抑制试验抑制（0.5 mg，4 次 / 日，持续 48 h）。皮质醇分泌失去日夜节律，且深夜血清或唾液皮质醇水平上升也是库欣综合征的特征性临床表现。医源性库欣综合征患者除了免疫分析呈现与皮质醇的交叉反应的糖皮质激素（如泼尼松龙）之外，其余的皮质醇水平会比较低。

库欣综合征的病因是什么？ 血清 ACTH 水平低于 1.1 pmol/L 提示肾上腺肿瘤，而 ACTH 水平高于 3.3 pmol/L 提示病因是垂体源性或异位 ACTH 分泌。垂体源性和异位 ACTH 分泌性库欣综合征的鉴别诊断有赖于垂体肿瘤还保持着一些正常调节特征，而异位肿瘤没有这种正常调节。也就是说，垂体疾病患者，注射 CRH 能够刺激 ACTH 和皮质醇分泌，也会被 48 h 大剂量地塞米松抑制试验所（2 mg，4 次 / 日，持续 48 h）。CT 和 MRI 能发现大部分肾上腺肿瘤。肾上腺癌通常比较大（＞5 cm）。未成像的肿瘤通过选择性肾上腺静脉插管和皮质醇取样定位。垂体 MRI 能发现 60% 的垂体微腺瘤。对于 MRI 阴性的患者，可行经岩下窦静脉采血检测 ACTH。

管理

未经治疗的库欣综合征患者 5 年死亡率高达 50%。多数患者会接受手术治疗，术前可以使用美替拉酮和酮康唑抑制糖皮质激素分泌。

库欣病： 经蝶窦选择性腺瘤切除术是最常用的术式。双侧肾上腺切除术也是备选项，但是由于缺乏负反馈抑制，有引起垂体肿瘤发生的风险。这会导致纳尔逊综合征，表现为垂体侵袭性巨肿瘤和极高的血 ACTH 水平，从而导致色素沉积。纳尔逊综合征可通过垂体放疗来预防。生长抑素类似物帕瑞肽可以抑制 ACTH 分泌，使肿瘤缩小，对于不能手术的患者可能有一定效果。

肾上腺肿瘤： 腹腔镜手术是肾上腺皮质腺瘤的首选治疗方法。对于肾上腺癌，则尽可能切除，然后对肿瘤床进行放疗，同时给予肾上腺溶解药物米托烷，但常有复发。

异位 ACTH 综合征：手术切除导致综合征的异位肿瘤。对于不能切除的恶性肿瘤，则可使用前述药物减轻库欣综合征的症状。

糖皮质激素的治疗应用

糖皮质激素可以用于许多疾病的治疗，但即使是局部制剂（皮肤，直肠和吸入）使用也会引起内源性 ACTH 和皮质醇分泌的严重抑制。与 5 mg 泼尼松龙的等效制剂有：

● 20 mg 氢化可的松。● 25 mg 醋酸可的松。● 0.5 mg 地塞米松。

糖皮质激素的副作用

糖皮质激素过量的临床特征如图 10.6 所示，与治疗剂量和持续时间有关。糖尿病或葡萄糖不耐受会恶化，皮质醇的快速变化会引起明显的情绪障碍、抑郁或躁狂和失眠。糖皮质激素诱导的骨质疏松症患者的骨折风险高于绝经后骨质疏松症患者，因此当全身使用糖皮质激素 3 个月以上时就应当开始考虑行骨保护治疗（第 15 章）。由于痛域上升，内脏穿孔的迹象可能被掩盖，患者可能对感染没有发热反应。糖皮质激素与非甾体抗炎药（包括阿司匹林）协同作用，增加胃糜烂和溃疡的风险。潜伏性结核可能会重新激活，服用糖皮质激素的患者如果免疫力低下，就有可能感染严重的水痘–带状疱疹病毒。

糖皮质激素撤退的管理

所有糖皮质激素治疗均能抑制 HPA 轴，然而，由于糖皮质激素撤退引发肾上腺皮质激素危象只会发生在延长疗程（＞3 周）或重复疗程，或泼尼松龙剂量大于 7.5 mg/ 天的患者。在这种情况下，糖皮质激素的撤退必须缓慢，因为 HPA 轴可能需要数月才能恢复。患者必须避免突然停药，应当随身携带类固醇卡片和（或）佩戴标有剂量标志的特殊手环。

为明确 HPA 轴是否正在恢复，当剂量减少到 5 mg 泼尼松龙时，在下一次给药前的前一天上午 9 点测量皮质醇。如果皮质醇低于 100 nmol/L，继续缓慢减量，每个早上给予 3 mg 的皮质醇。一旦晨起皮质醇高于 100 nmol/L，要进行 ACTH 刺激实验确认激素可以完全撤药。

肾上腺功能不全

肾上腺功能不全是皮质醇和（或）醛固酮的分泌不足引起的，其病因列于框 10.15。最常见的病因是 ACTH 缺乏（继发性肾上腺皮

框 10.15　肾上腺功能不全的病因

继发性（ACTH↓）

- 糖皮质激素治疗的撤药
- 下丘脑 / 垂体疾病

原发性（ACTH↑）

- 艾迪生病
  - 常见诱因：自身免疫性、结核、HIV/AIDS、转移癌、双侧肾上腺切除术
  - 少见诱因：淋巴瘤、肾上腺内出血（脑膜炎球菌败血症中的沃 - 弗综合征）、淀粉样变、血色素沉着病
- 皮质类固醇生物合成酶缺陷
  - 先天性肾上腺皮质增生症
  - 药物：甲吡酮、酮康唑

质衰竭），通常是由于长程糖皮质激素治疗撤药或垂体瘤引起。先天性肾上腺皮质增生症和艾迪生病相对罕见。

临床评估

肾上腺功能不全患者可能表现为慢性病程或急性循环休克。

慢性病程中，休重下降、疲劳和厌食的初始症状常常被误诊为抑郁症或慢性疲劳。所有低钠血症患者均应考虑肾上腺功能不全的诊断。急性肾上腺危象的特征包括循环休克伴严重低血压、低钠血症、高钾血症，偶尔还伴有低血糖和高钙血症。临床症状可以表现为肌肉痉挛、呕吐、腹泻和发热。并发的疾病、手术或感染往往加剧危机。过多的 ACTH 引起的色素沉着可能很突出，特别是在最近的瘢痕和压力区。10%～20% 的自身免疫性艾迪生病患者会发生白癜风。

检查

在急性危象时，应储存一份随机血样，用于皮质醇和促肾上腺皮质激素的测定，但其他检查则推迟到治疗后进行。对于慢性病程，可在进行治疗前完成所有检查。

糖皮质激素的评估： 肾上腺功能不全患者随机血浆皮质醇水平通常较低，但在重病患者可能反在参考范围内。短期 ACTH 刺激试验（替可克肽，短时替可沙肽试验）需要 250 μg ACTH（替可沙肽）肌内注射，在 0 和 30 min 时测量血清皮质醇。任何一个时间点皮质醇水平高于 500nmol/L（18 μg/dl）均可排除肾上腺功能不全的

诊断。在原发性或继发性肾上腺功能不全时会出现皮质醇水平不增加的情况，可以通过检测 ACTH 来鉴别，ACTH 缺陷患者 ACTH 水平低，而艾迪生病患者 ACTH 水平高。

盐皮质激素的评估：皮质醇水平低下和醛固酮缺乏都会发生低钠血症。而高钾血症更多地出现在醛固酮缺乏时。血浆肾素和醛固酮水平应在仰卧位测定。盐皮质激素缺乏时，血浆肾素活性高，血浆醛固酮水平低或处于正常范围的下限。

确定病因诊断的其他检验：患者出现不明原因继发性肾上腺功能不全，应按照前文所述方法进行检查。对于 ACTH 升高的患者，需要进一步检查肾上腺。肾上腺自身抗体在自身免疫性肾上腺衰竭中常呈阳性，同时也可出现在其他自身免疫性疾病中。如果是阴性，CT 或 MRI 肾上腺成像可能显示恶性肿瘤，AXR 能显示结核患者肾上腺钙化。还应进行 HIV 检测。

管理

糖皮质激素替代治疗：口服氢化可的松（皮质醇）是首选药物。对于非危重病患者，晨起时给予 10 mg 氢化可的松，下午 15：00 左右再给予 5 mg。替代剂量以不引起类库欣反应样的副作用为宜。体重增加过多通常表明替代过度，而持续嗜睡或色素沉着可能表明剂量不足。接受糖皮质激素替代治疗的患者建议剂量：● 在并发感染期间，将氢化可的松的剂量增加一倍。● 围手术期增加剂量（大手术，100 mg，4 次 / 日）。● 在家里持续注射氢化可的松以防呕吐。● 携带类固醇卡，佩戴医用手环。

肾上腺危象是一种紧急情况，需要静脉注射琥珀酸氢化可的松 100 mg，静脉注射生理盐水以纠正容量消耗，如果出现低血糖，需要 10% 葡萄糖。应继续静脉注射氢化可的松（100 mg 肌内注射，4 次 / 日），直到患者能够接受口服治疗。造成危象的诱因应处理。

盐皮质激素替代治疗：仅用于原发性而非继发性肾上腺功能不全。服用氟氢可的松（每日 0.05 ～ 0.15 mg）。置换的充分性可以通过测量血压、血浆电解质和血浆肾素活性来评估。

雄激素替代治疗：对原发性肾上腺功能不全的妇女可给予硫酸脱氢表雄酮（DHEAS，每日 50 mg）治疗性欲减退和疲劳，但证据并不充分。

肾上腺偶发瘤

肾上腺偶发瘤在超过 10% 的成人中出现。它们都是在为检查其他疾病而进行的腹部 CT 或 MRI 扫描发现的。其中约 85% 是无功能的肾上腺皮质腺瘤。其余包括肾上腺皮质功能性肿瘤、嗜铬细胞瘤、原发性 / 继发性癌或错构瘤。

诊断过程应包括地塞米松抑制试验、尿液或血浆甲氧基肾上腺素检测；女性男性化应检查血清睾酮、DHEAS 和雄烯二酮。CT 和 MRI 可用于评估恶性可能性（大小、均一性、脂质含量和增强性）。活检不能区分腺瘤和癌，但可以帮助诊断转移情况。直径大于 4 cm 的功能性病变和肿瘤通常可以通过腹腔镜下肾上腺瘤切除术进行切除。在无功能性病变中，只有在多次影像学检查显示有生长迹象的情况下，才需要切除小于 4 cm 的肿瘤。

原发性醛固酮增多症

超过 10% 的高血压患者可患此症。高血压患者盐皮质激素分泌增多的指征包括：

● 低钾血症。● 传统疗法血压控制效果不佳。● 年轻时发病。

盐皮质激素分泌增多的原因包括：

高肾素和醛固酮水平（继发性醛固酮增多症）：肾素分泌增加是由于肾灌注不足和低血压引起的，例如利尿剂治疗、心力衰竭、肝衰竭、肾动脉狭窄或肾素分泌型肾肿瘤。

低肾素和高醛固酮（原发性醛固酮增多症）：伴有高血压；大多数患者患有特发性双侧肾上腺增生，只有少数患者患有醛固酮分泌腺型瘤（康恩综合征）。

低肾素和醛固酮水平：即使醛固酮水平低，远端肾单位的盐皮质激素受体通路也可被激活。异位 ACTH 综合征、甘草滥用、11- 脱氧皮质酮分泌型肾上腺肿瘤或假性醛固酮增多症均可发生。

临床评估

原发性醛固酮增多症患者通常无症状，但可表现出钠潴留或低钾血症的临床特征。钠潴留可引起水肿，低钾血症可导致肌无力（严重者可致瘫痪）、多尿（肾小管损伤引起尿崩症）和偶发手足抽搐（代谢性碱中毒和低钙）。血压升高。

检查

生化：电解质：低钾血症、碳酸氢钠水平增加、血钠正常高限（原发性醛固酮增多症）、低钠血症（继发性醛固酮增多症：低血容量症刺激 ADH 释放，血管紧张素 II 水平增高刺激发生口渴）。肾素和醛固酮水平按上述模式区分。

定位：腹部 CT/MRI 可定位产生醛固酮的腺瘤，但无分泌功能的肾上腺腺瘤很常见，小腺瘤可能会漏掉。如果扫描结果不确定，可进一步采用肾上腺静脉采血测量醛固酮。

管理

盐皮质激素受体拮抗剂（螺内酯和依普利酮）可治疗盐皮质激素分泌过多引起的低钾血症和高血压。如出现乳房发育（约 20%），可以将螺内酯改为钠通道阻滞剂阿米洛利（每日 10～40 mg）。对于醛固酮产生腺瘤患者，在单侧肾上腺切除术前应纠正电解质紊乱。

术后，高达 70% 的病例仍患有高血压。

嗜铬细胞瘤和副神经节瘤

这些罕见的神经内分泌肿瘤可分泌儿茶酚胺（肾上腺素，去甲肾上腺素）。约 80% 发生在肾上腺髓质（嗜铬细胞瘤），20% 发生在交感神经节（副神经节瘤）。大多数是良性的，但约 15% 表现为恶性特征。约 30% 与遗传疾病有关，包括神经纤维瘤病（第 16 章）、脑视网膜血管瘤病（第 16 章）和多发性内分泌肿瘤 II 型（见后文）。

临床表现

症状可为突发性，包括：

- 高血压（伴体位性低血压）。• 心悸。• 苍白。• 多汗。• 头痛。• 焦虑（对死亡的恐惧）。• 腹痛。• 葡萄糖不耐受

一些患者可出现高血压的并发症，如卒中。可能有相关家族综合征的特征表现（见上文）。

检查

可通过测定血清和（或）尿液中的代谢产物（甲氧基肾上腺素和去甲肾上腺素）来确诊是否儿茶酚胺分泌过多。在患者压力大或服用某些药物（如三环类抗抑郁药）时可能出现假阳性。儿茶酚胺间歇性分泌的特性可导致假阴性结果。腹部 CT / MRI 可鉴别嗜铬细胞瘤，通常需结合间碘苄胍（MIBG）显像进行诊断。[68]镓-dotatate PET/CT 对副神经节瘤具有较高敏感性。

管理

术前需持续至少 6 周药物治疗。可选择非竞争性 α 受体阻滞剂酚苄明（每次 10～20 mg，3～4 次 / 日，口服）与 β 受体阻滞剂（如普萘洛尔）一起使用。在使用 α 受体阻滞剂之前禁止使用 β 受体阻滞剂，可导致血压异常升高。在嗜铬细胞瘤的手术过程中应严密控制血压。

先天性肾上腺皮质增生症

先天性肾上腺皮质增生症源于罕见的常染色体隐性遗传，皮质醇生物合成缺陷导致阻滞下游激素不足，反馈降低，ACTH 升高，导致阻滞上游类固醇过量堆积。

最常见的是 21- 羟化酶缺乏。这会导致皮质醇和醛固酮的合成受损，同时 17-OH- 孕酮会转化为肾上腺雄激素。约 30% 的病例出现在婴儿期，表现为糖皮质激素和盐皮质激素缺乏以及雄激素过量，包括女孩性征不明。其余的皮质醇缺乏症和（或）ACTH 和雄激素分泌过多可致性早熟。成年女性可表现为闭经和（或）妇女多毛症。

检查

17- 羟孕酮水平在 21- 羟化酶缺乏时升高，评估见前文的"肾上腺功能不全"部分。患儿家庭应接受产前诊断性检查。

管理

糖皮质激素替代治疗可抑制 ACTH 过多引起的雄激素分泌增加。

在患有迟发性 21- 羟化酶缺乏症的多毛症女性中，抗雄激素治疗同样有效。

胰腺和消化道的内分泌

胰腺内分泌疾病常见问题

自发性低血糖

胰岛素或磺酰脲类药物联合治疗糖尿病最易引发低血糖。诊断自发性低血糖需满足惠普尔三联征：

- 出现低血糖症状。● 出现症状时经测量确有血糖水平降低。
- 纠正低血糖水平后症状消退。

自发性低血糖不会发生在特定的血糖水平，除非血糖值于 3.0 mmol/L，否则不需治疗。

临床评估

低血糖的临床表现详见第 11 章。自发性低血糖症状呈偶发性，关键在禁食 / 运动时症状发作频率以及摄入糖后症状缓解程度。所有昏迷患者都应考虑低血糖，即使有明显的病因，如酒精中毒。

检查

患者是否有低血糖？ 急性发作时通常采用毛细血管血糖试纸测定来确诊。但可信度较低，最好通过实验室检测确诊。要在门诊确诊低血糖诊断需连续监测 72 h：如出现症状，则需采血确认低血糖，并测量胰岛素和 C 肽。如果口服葡萄糖能缓解则说明满足惠普尔三联征。试验期间若无临床表现和生化低血糖则可排除低血糖诊断。

低血糖是由什么引起的？ 根据发生低血糖时血清中胰岛素和 C 肽的含量可对病因进行分类：

- 胰岛素↓同时 C 肽↓：酒精（非糖尿病患者的最常见病因）、药物、重大疾病、垂体功能减退症、肾上腺皮质衰竭、非胰岛细胞瘤导致的肝糖原释放障碍。
- 胰岛素↑同时 C 肽↓：外源性胰岛素。
- 胰岛素↑同时 C 肽↑：胰岛素瘤、药物（磺酰脲类、喷他脒）。

胰岛素瘤通常直径较小（< 5 mm），可以通过 CT、MRI 或内镜 / 腹腔镜超声鉴别。约 10% 的胰岛素瘤是恶性的。在少数情况下，肉瘤可因 IGF-2 的产生而引起复发性低血糖。

管理

急性低血糖应在采集血样后立即治疗。静脉注射葡萄糖（5% 或 10%）后应口服碳水化合物。一些情况下需持续输注葡萄糖，如磺酰脲类中毒。或可肌内注射胰高血糖素（1 mg）刺激肝糖原分解，但当糖原储备耗尽（酒精过量，肝病）时无效。胰岛素分泌型肿瘤引发的慢性复发性低血糖症可通过定期摄入碳水化合物与胰岛素分泌抑制剂（二氮嗪或生长抑素类似物）联合治疗。良性胰岛素瘤通常采用手术切除。

胃肠胰腺神经内分泌肿瘤

神经内分泌肿瘤（neuro-endocrine tumour，NET）是由多器官的神经内分泌细胞衍生的混杂组分，包括胃肠道、肺、肾上腺（嗜铬细胞瘤）和甲状腺（髓样癌）。它们从良性（如大多数胰岛素瘤）到恶性程度不等。大多数胃肠道和胰腺的 NET 没有分泌功能且生长缓慢，但可转移。例如转移到肝。NET 可为单灶或多灶（MEN 1 型为典型）。

胃肠道的良性肿瘤可分泌 5- 羟基吲哚乙酸（5-HIAA），但只在肝或腹膜转移，血管活性激素释放至体循环才产生类癌综合征（脸红、喘息和腹泻）。分泌性胰腺 NET 包括：

- 胃泌素瘤：佐林格-埃利森综合征。● 胰岛素瘤：复发性低血糖。● 舒血管肠肽瘤：水样腹泻、低钾血症。● 胰高血糖素瘤：糖尿病，坏死松解性游走性红斑。● 生长抑素瘤：糖尿病、脂肪泻。

检查

影像学结合超声、CT、MRI 和（或）放射标记生长抑素类似物来鉴别原发灶及分期。需要对肿瘤或转移瘤进行活检以确定其组织学类型。类癌综合征需通过 24 h 尿液收集 5-HIAA 升高的浓度而确诊。食用某些食物之后可出现假阳性，如鳄梨和菠萝。快速血糖测定血浆嗜铬粒蛋白 A，以及病理分泌激素测定可用作肿瘤标志物。

管理

单发的肿瘤通常手术切除。使用二氮嗪可减少胰岛素瘤分泌胰岛素，大剂量质子泵抑制剂可抑制胃泌素瘤分泌胃酸。生长抑素类似物可减轻类癌综合征以及胰高血糖素与血管活性肠肽过量引起的症状。晚期可采用细胞毒性药物化疗、间碘苄胍靶向放疗、舒尼替尼、依维莫司和肝转移瘤切除 / 栓塞治疗。

下丘脑和垂体

下丘脑和垂体疾病较为罕见（年发病率约为 3 : 100 000）。垂体由前叶和后叶两叶组成，通过漏斗柄与下丘脑相连，其中有门静脉将血液从下丘脑正中隆起输送到前叶，神经纤维输送到后叶。图 10.1 概述了垂体的功能。

下丘脑和垂体疾病常见问题

垂体疾病的临床特征如图 10.7 所示。最常见的问题是垂体前叶腺瘤。

患有垂体疾病的年轻女性最常表现为继发性闭经或溢乳（高催乳素血症）。男性和绝经后女性较少报告性腺功能减退症状，因此更可能发病较晚而表现为更大肿瘤导致的视野缺损。越来越多的垂体肿瘤在 CT/MRI 扫描中被发现。肿瘤的大小和其分泌功能决定了症状：

- 微腺瘤（直径 < 10 mm）通常为偶然发现，只有当它们分泌过量激素时才应进行治疗（如库欣病、肢端肥大症和高催乳素血症）。
- 大腺瘤也可压迫邻近神经组织和正常垂体组织，从而引起神经症状和垂体功能减退（见图 10.7）。

垂体功能减退症

垂体功能减退症是指垂体前叶任意激素的联合缺乏。最常见的原因是垂体大腺瘤，其他原因见框 10.16。

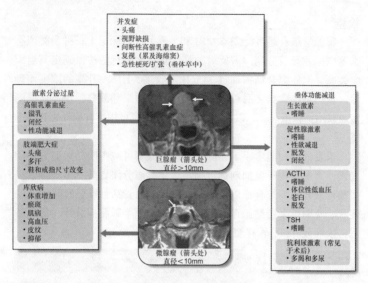

图 10.7 大、小垂体肿瘤的临床疗效。ACTH，促肾上腺皮质激素；TSH，促甲状腺激素

临床评估

随着垂体病变的进展，症状的发作是隐匿的。垂体功能以特有的顺序丧失：

1. 生长激素：嗜睡，肌无力，脂肪量增加。

2. 促性腺激素（LH 和 FSH）：性欲减退，男性乳房发育，男性胡须减少，女性月经量少或闭经。

3. ACTH：表现出皮质醇缺乏症状，但醛固酮分泌正常。血钾正常，但可发生体位性低血压和稀释性低钠血症。缺乏 β - 促脂解激素刺激黑素细胞从而引起苍白（ACTH 前体的片段）。

4. TSH：继发性甲状腺功能减退进一步导致淡漠和对寒冷不耐受。

检查

垂体疾病的检查见框 10.17。对于重症患者最首要的是诊断和治疗皮质醇缺乏（见上文），再做其他检查。所有垂体激素缺乏的患者都应该行 MRI 或 CT 扫描，以排除垂体或下丘脑肿瘤。如非肿瘤，应进一步检查明确是否为感染或浸润性原因。

管理

急症患者的治疗与肾上腺功能不全的治疗类似（见上文），一旦

框 10.16 垂体前叶激素缺乏的原因

结构

- 原发性垂体瘤（腺瘤）、颅咽管瘤[a]、脑膜瘤[a]、脑出血（卒中）、蛛网膜囊肿

炎性 / 浸润性

- 结节病，感染（如垂体脓肿，结核，梅毒，脑炎），血色素沉着症，组织细胞增生症

先天性缺陷

- GnRH（卡尔曼综合征）[a]，TRH，GHRHa，CRH

功能[a]

- 慢性全身性疾病，过度运动，神经性厌食症

其他

- 头部受伤[a]，鞍区放疗[a]，鞍区手术[a]，产后垂体坏死（希恩综合征）

[a] 垂体激素缺乏的最常见原因

垂体功能减退症的原因明确，如垂体大腺瘤，则需要特殊治疗。

皮质醇替代治疗：常用氢化可的松。盐皮质激素替代不是必需的。

甲状腺激素替代治疗：左旋甲状腺素 50 ～ 150 μg，每日一次。目的是使血清 T4 浓度维持在正常上限。肾上腺功能不全时，不先行纠正糖皮质激素治疗而给予甲状腺替代治疗，可导致肾上腺危象。

性激素替代治疗：适用于男性或 50 岁以下女性的促性腺激素缺乏。

生长激素替代治疗：每日皮下注射生长激素以治疗儿童和青少年的生长激素缺乏，一旦骨骺融合当停止。现有证据表明生长激素可提高成年人的生活质量和体能。还可帮助年轻人获得更高的骨密度峰值。进行生长激素替代治疗时需监测血清 IGF-1 水平。

垂体肿瘤

垂体肿瘤可导致局部占位效应，可通过 CT/MRI 发现或表现为垂体功能减退。多种疾病均可出现垂体 / 下丘脑区域肿块的表现：

- 鞍内肿块多为垂体大腺瘤（最常见的是无功能腺瘤）。● 多数鞍上肿块为颅咽管瘤。● 鞍旁肿块最常见为脑膜瘤。

临床评估

常表现为硬脑膜牵拉性头痛。传统意义上认为视交叉神经受压会导致双颞偏盲或上象限视野缺损，但任何视野缺损都可由鞍上牵

拉引起，因为肿瘤可能压迫视神经（暗点）或神经束（同侧偏盲）。眼底镜检查可见视神经萎缩。横向牵拉可压迫第 3、第 4 或第 6 脑神经，导致复视和斜视，尽管这在垂体前叶肿瘤中不常见。

偶可出现垂体瘤梗死或出血导致的囊性病变，称之为垂体卒中。垂体卒中可导致突发的局部压迫和急性发作性垂体功能减退。非出血性垂体梗死可发生于产科大出血（希恩综合征）、糖尿病和颅内压升高。

检查

明确诊断需行手术活检，手术是治疗方案的一部分。此外所有患者都应进行垂体功能评估（见框 10.17）。

管理

具体的治疗方案参见高催乳素血症、肢端肥大症和库欣病部分。如果血清催乳素升高，应用多巴胺受体激动剂可缩小病变，此种情况无需手术。无分泌功能的垂体大腺瘤和颅咽管瘤应手术治疗，如有需要可结合放疗。如有视神经压迫症状则需要紧急处理。多数垂体手术采用上唇下方或鼻部切口经蝶窦入路。鞍上肿瘤有时需要经额叶手术（开颅）。所有垂体手术都有损害内分泌功能的风险。相关

框 10.17　垂体和下丘脑疾病的检查

垂体激素缺乏

- ACTH 缺乏：短时 ACTH 刺激试验；胰岛素耐量试验（当短时 ACTH 刺激试验无法鉴别时使用）
- LH/FSH 缺乏：男性——随机血清睾酮，LH，FSH；绝经前女性——询问月经周期是否正常；绝经后女性——随机血清 LH（通常 > 20 IU/L），FSH（通常 > 30 mU/L）
- TSH 缺乏：血清 T4；注意继发性甲状腺功能减退中常能检测到 TSH（非活性亚型）
- GH 缺乏（仅在 GH 替代治疗中评价）：运动后立即测量；需考虑其他刺激试验
- 中枢性尿崩症（可被 ACTH/TSH 缺乏掩盖）：排除其他多尿的原因（如血糖，血钾和血钙因素）；禁水试验或 5% 生理盐水灌注试验

激素分泌过量

- 血清催乳素测定；如有需要可检查是否存在肢端肥大症（糖耐量测试）或库欣综合征

解剖结构

- 视野测试；MRI/CT 垂体或下丘脑成像

的垂体功能减退应按前文所述方法治疗。

术后 4 ~ 6 周应复查垂体功能（见框 10.17）以监测是否手术合并损伤。数月后应行影像学检查，如有残留肿瘤可联合放疗以减少复发风险，但收效比需进行个体化讨论。对于急症患者不推荐使用放疗，因其需数月才起效。若患者有终身垂体功能减退的风险（前 10 年 50% ~ 70%），则需每年行垂体功能检查。对无分泌功能的肿瘤应复查其影像学。较小的病变不是手术指征，可通过连续的神经影像学来监测。

高催乳素血症 / 溢乳

高催乳素血症表现为性腺功能减退和（或）溢乳。溢乳是指没有进行母乳喂养就分泌乳汁。催乳素刺激乳汁分泌，但不刺激乳房发育；男性很少发生溢乳。

引起高催乳素血症的原因可为：

生理性：妊娠、哺乳、睡眠、性交、压力（如癫痫发作后）。

药物：多巴胺拮抗剂（吩噻嗪、抗抑郁药、甲氧氯普胺）；多巴胺消耗药物（利血平、甲基多巴）；雌激素（避孕药）。

病理性：垂体肿瘤分泌催乳素（催乳素瘤）或压迫垂体柄，中断下丘脑多巴胺抑制催乳素分泌的作用（"中断"高催乳素血症）。

其他原因包括原发性甲状腺功能减退症、多囊卵巢综合征、下丘脑疾病和巨催乳素血症。巨催乳素是与 IgG 抗体结合的催乳素，可与一些催乳素监测试剂产生交叉反应。由于巨催乳素不能通过血管壁到达催乳素受体，因此没有病理意义。

临床评估

对于女性中除了溢乳外，其相关的性腺功能减退可导致继发性闭经和无排卵性不孕症。询问病史应包括用药史、近期妊娠史和月经史。乳房检查是排除恶性肿瘤的重要手段。男性可表现为性欲下降，剃须次数减少，嗜睡。还需进一步评估垂体疾病症状。

检查

应首先排除妊娠。测定巨催乳素含量，如果非结合催乳素浓度正常且无症状表现，则无需进一步诊断性检查。催乳素含量异常提示潜在的病理改变：

● 正常：小于 500 mIU/L。● 500 ~ 1000 mIU/L：压力或药物因素，最常见于非妊娠 / 非哺乳期患者。应复测。● 1000 ~ 5000 mU/L：药物因素、催乳素微腺瘤或"中断"高催乳素血症。● 超过 5000 mU/L：

提示巨催乳素瘤。

其他诊断方法包括：

● 性腺功能测试（见前文）。● TFT 排除原发性甲状腺功能减退症（TRH 诱导的催乳素分泌过量）。● 排除药物影响后如催乳素仍升高，则需行下丘脑／垂体的 MRI/CT 检查。● 大腺瘤患者需行垂体功能检查（框 10.17）。

管理

任何可疑的病因都应纠正（停止使用违规药品；原发性甲状腺功能减退症患者给予左旋甲状腺素治疗）。生理性溢乳可用多巴胺受体激动剂治疗，可采用溴隐亭每日 2.5 ～ 15 mg，卡麦角林每周 250 ～ 1000 μg，喹那内酯每日 50 ～ 150 μg。

催乳素瘤

大多数绝经前女性的催乳素瘤是微腺瘤，症状早期出现。有时催乳素瘤可分泌生长激素而并引起肢端肥大症。催乳素浓度与肿瘤大小相关：水平越高，肿瘤越大。

管理

多巴胺受体激动剂是治疗一线用药，可减少大部分大腺瘤分泌催乳素，无需手术治疗。对于催乳素微腺瘤，停药治疗几年后部分患者高催乳素血症不会复发。在大腺瘤中，只有在治疗性手术或放疗后才可停药。

如果药物治疗不能缩小催乳素瘤，则需经蝶窦手术切除。微腺瘤治愈率约为 80%，大腺瘤治愈率相对较低。如果停药，部分大腺瘤需继续进行放疗以控制肿瘤生长。

妊娠

微腺瘤患者应在确认怀孕后立即停用多巴胺受体激动剂。反之，由于催乳素大腺瘤在雌激素的刺激下可迅速生长。妊娠期间应持续多巴胺受体激动剂治疗，并监测催乳素水平和影像学。

肢端肥大症

肢端肥大症是由 GH 分泌过量引起的，常为垂体大腺瘤引起。

临床表现

如果 GH 在骨骺融合前分泌过多，会导致巨人症。骨骺融合后 GH 分泌过量引起肢端肥大症。最常见的症状是头痛和多汗。其他临床特征包括：

● 颅骨生长, 眶上脊突出。● 凸颚。● 嘴唇, 鼻子和舌头增大。● 手、脚增大。● 腕管综合征。● 心肌病。● 糖尿病、高血压、心血管疾病和结肠癌的发病率增加。● 其他任何垂体肿瘤的特征 (图 10.7)。

检查

口服葡萄糖耐量试验同时检测 GH 可确诊。正常受试者血浆 GH 抑制量小于 0.5 μg/L (2 mIU/L)。在肢端肥大症患者中, 血浆 GH 不会被抑制, 约 30% 的患者出现反常性升高; IGF-1 也升高。除此之外还应检查其他垂体功能 (见框 10.17)。催乳素升高约 30% 是因为肿瘤共同分泌作用。也可以用结肠镜检查结肠肿瘤。

管理

手术: 经蝶窦手术为首选, 可治愈 GH 过量, 尤其微腺瘤。通常手术只破坏部分肿瘤, 根据术后影像学及糖耐量试验结果, 有时需进一步联合其他治疗。

放疗: 如术后仍存在肢端肥大症, 通常需术后继续放疗, 以抑制肿瘤生长并降低 GH。但 GH 常下降缓慢 (需多年时间), 并且会伴有垂体功能减退症的风险。

药物: 生长抑素类似物 (奥曲肽, 兰瑞肽) 作为缓释注射剂, 用于降低术后 GH 水平, 需降到 1.0 μg/L (3 mIU/L)。在接受放疗的患者中, 这些药物可在数年后酌情停用。多巴胺受体激动剂降低 GH 的作用较差, 但对高催乳素血症患者疗效较好。生长激素受体拮抗剂 (培维索孟) 每日注射可用于生长抑素类似物治疗效果不佳的患者。

颅咽管瘤

颅咽管瘤是蝶鞍区或鞍上间隙内的良性肿瘤。通常是压迫垂体或邻近结构引起临床表现, 可通过手术和放疗减少复发率。

尿崩症

尿崩症 (diabetes insipidus, DI) 的特征是排尿过多和口渴。可分为中枢性尿崩症 (下丘脑分泌抗利尿激素缺乏) 和肾性尿崩症 (肾小管对抗利尿激素敏感度降低)。病因见框 10.18。临床特征包括多尿 (5 ~ 20 L/24 h) 和多饮。尿液的比重和渗透压低。意识清醒的患者可通过完整的口渴反馈维持摄入足够的液体。然而在意识丧失或下丘脑渴中枢损伤的患者中, 尿崩症有潜在致命危险。诊断时需与糖尿病和精神性多饮 (通常是有精神疾病的患者) 鉴别。

框 10.18　尿崩症的病因

中枢性

- 结构性下丘脑或垂体柄高位病变：见框 10.16
- 先天性
- 遗传缺陷：
  显性遗传
  隐性遗传（DIDMOAD 综合征）

肾性

- 遗传缺陷：V2 受体突变；水通道蛋白 -2 突变
- 代谢异常：高钙血症；低钾血症
- 药物治疗：锂剂；地美环素
- 中毒：重金属中毒
- 慢性肾病：多囊肾病、浸润性疾病、镰刀形细胞贫血

检查

如果血浆渗透压升高（＞ 300 mOsm/kg），抗利尿激素检测不到或尿液没有最大限度地浓缩（＜ 600 mOsm/kg）即可诊断 DI。随机采血标本和尿液样本可进行筛查，但更常用禁水试验进行确诊：禁水 8 h，每 2 h 测量体重、血浆和尿液渗透压；如果减重超过 3% 则停止试验，血浆渗透压大于 300 mOsm/kg，尿液渗透压小于 600 mOsm/kg 则诊断 DI。

去氨加压素（DDAVP）是一种半衰期较长的抗利尿激素的类似物，可用于区分中枢性 DI 和肾性 DI：

- 中枢性 DI：使用 DDAVP 后尿渗透压升高超过 50% 可确诊。
- 肾性 DI：使用 DDAVP 后尿液不浓缩。• 精神性多饮：试验前血浆渗透压降低提示精神性多饮。

中枢性尿崩症患者应评估垂体前叶功能和蝶鞍区解剖结构是否异常，参见框 10.17。

管理

中枢性 DI 可采用 DDAVP 治疗，通常以喷雾剂的形式通过鼻黏膜给药，也可口服或肌内注射。理想的剂量以防止夜尿症但避免低钠血症为宜，例如，使用 DDAVP 鼻喷的剂量为早上 5 μg，晚上 10 μg。噻嗪类利尿剂可改善肾性 DI 引起的多尿（苄氟噻嗪每日 5 mg 或阿米洛利每日 5 ～ 10 mg）。

影响多个内分泌腺的疾病

多发性内分泌肿瘤

多发性内分泌肿瘤（MEN）综合征是罕见的常染色体显性遗传病，其特征是多发性腺体增生和肿瘤。

- 多发性内分泌肿瘤Ⅰ型（MEN-Ⅰ，维尔纳综合征）：与原发性甲状旁腺功能亢进症、垂体肿瘤和胰腺神经内分泌肿瘤相关。● 多发性内分泌肿瘤Ⅱ型（MEN-Ⅱ，西普勒综合征）：原发性甲状旁腺功能亢进症、甲状腺髓样癌和嗜铬细胞瘤。● 多发性内分泌肿瘤Ⅲ型（MEN-Ⅲ）：在 MEN-Ⅱ基础上出现马方综合征样体型，骨骼和牙齿异常以及黏膜神经瘤。

MEN-Ⅰ源于 MENIN 基因突变，MENIN 基因是 11 号常染色体上的肿瘤抑制基因。MEN-Ⅱ和 MEN-Ⅲ源于 10 号常染色体上的 RET 癌基因突变。可对患者亲属进行基因检测。

MEN 患者应定期监测：

- MEN-Ⅰ：钙含量、胃肠激素和催乳素应每年监测一次；每 2 年做一次垂体和胰腺 MRI。● MEN-Ⅱ和 MEN-Ⅲ：应监测钙含量、降钙素和尿儿茶酚胺含量。在 RET 基因突变个体中，甲状腺髓样癌患病率为 100%。因此应在儿童时期行预防性甲状腺切除术。

自身免疫性多内分泌腺综合征

自身免疫性多内分泌腺综合征（autoimmune polyglandular syndrome，APS）分为两种：APS-Ⅰ和 APS-Ⅱ。

- APS-Ⅱ（施密特综合征）：常见于 20 ～ 60 岁女性。是指两种或两种以上的自身免疫性内分泌疾病联合发作。如艾迪生病、甲状旁腺功能减退症、1 型糖尿病、毒性弥漫性甲状腺肿和乳糜泄。为常染色体显性遗传，不完全外显，与 HLA-DR3 密切相关。
- APS-Ⅰ，自身免疫性多分泌病-念珠菌病-外胚层营养不良（APECED）：常染色体隐性遗传，非常罕见。除自身免疫性疾病表现外，还有甲营养不良，牙釉质发育不全和黏膜皮肤念珠菌感染。

11

糖尿病

刘　岗　吴文娟　译
廖云飞　刘凯雄　审校

　　糖尿病是一种因胰岛素绝对或相对缺乏引起的以高血糖为特征的临床综合征，长期的糖代谢紊乱可导致眼、肾和神经系统并发症。糖尿病是全球流行病，其患病率正在上升：2015 年有 4.15 亿患者，预计 2040 年将达 6.42 亿，糖尿病正成为所有国家医疗保健机构的重大负担。

功能解剖学和生理学

胰岛素分泌的调节

　　在葡萄糖和其他营养物质刺激下，胰岛素从胰腺 β 细胞分泌到门静脉循环中。此外，胰岛素释放可受自主神经系统调节，并在进食后被肠肽增强（"肠促胰岛素"效应）。

　　胰岛素前体为胰岛素原，在 β 细胞肽酶裂解下生成胰岛素和 C 肽。葡萄糖刺激引起胰岛素分泌是双相的：初始快速相代表预先生成的胰岛素分泌，而延长的第二相代表新合成的胰岛素分泌。

胰高血糖素分泌的调节

　　胰岛还含有分泌胰高血糖素的 α 细胞。胰高血糖素的作用与胰岛素相反，作用于肝（和肾）刺激糖原分解，增加肝葡萄糖的生成。胰岛素和胰高血糖素的分泌成相互调节，关系紧密。

血糖稳态

　　正常血糖浓度维持在较窄的范围内。大脑不能以糖原或甘油三酯的形式储存能量，也不能利用脂肪酸，因此依赖于肝的葡萄糖供应来成生 ATP。葡萄糖稳态反映葡萄糖从肝和肠道进入循环与外周组织（尤其是肌肉和脑）摄取葡萄糖之间的平衡。

糖尿病患者的临床检查（图 11.1）

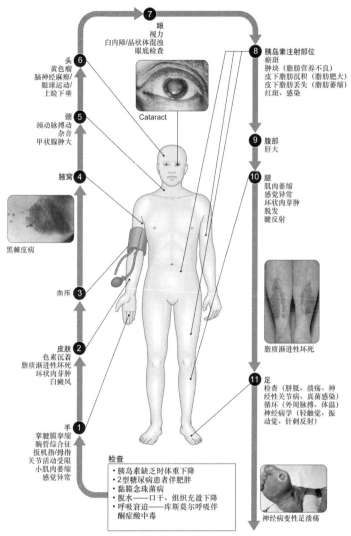

图 11.1 （彩图）糖尿病患者的临床检查

脂肪代谢

胰岛素还可调节脂肪酸代谢，促进脂肪细胞（和肝细胞）利用游离脂肪酸（FFA）和甘油合成甘油三酯。餐后高胰岛素水平促进甘油三酯蓄积。禁食期间，低胰岛素水平有利于脂肪分解，释放可被多种组织氧化利用的游离脂肪酸和甘油，肝中的部分氧化作用促进糖异生并产生酮体，因此饥饿时酮体产生增加。

检查

尿糖

尿试纸可用于筛查糖尿病。测试时最好使用餐后 1 ~ 2 h 的尿液，敏感性最高。因糖尿可能由低肾糖阈引起（一种与糖尿病无关的良性病，常见于妊娠期和年轻人），因此糖尿阳性还需通过血液检查进一步评估。尿糖检测的另一个缺点是可能会受到部分药物（如 β - 内酰胺类抗生素、左旋多巴和水杨酸盐）的干扰。

血糖

实验室血糖检测价格低廉，可靠性高。也可采用便携式电子血糖仪测量毛细血管血糖，用于监测糖尿病治疗。静脉血糖值低于动脉或毛细血管（手指针刺）血糖值。红细胞中葡萄糖相对较少，因此全血葡萄糖浓度低于血浆浓度。静脉血浆血糖值用于诊断最可靠。

组织液葡萄糖

皮下植入的传感器目前用于组织液连续血糖监测（continuous glucose monitoring，CGM），每 1 min 或 5 min 提供实时血糖测量。CGM 准确性不如血糖检测，尤其是当血糖水平较低或变化较快时，但其便利性和易测性使之得到广泛应用。

尿酮和血酮

尿酮可见于禁食、运动或反复呕吐，或摄入高脂肪、低碳水化合物饮食的正常人。因此尿酮并非糖尿病的诊断病征，但若同时合并糖尿，则糖尿病诊断可能性大。β - 羟基丁酸（Beta-hydroxybutyrate，β -OHB）可在实验室的血样本中测量，也可使用试纸棒和电子测量仪在毛细血管血液的指尖样本中测量。血液 β -OHB 监测有助于指导并发症或持续性高血糖期间的胰岛素调整，以预防或检测可能的糖尿病酮症酸中毒。

糖化血红蛋白

糖化血红蛋白（Hb）反映数周至数月内血糖的控制。葡萄糖与 Hb 的非酶共价结合（糖基化）增加了 HbA_{1c}（糖化血红蛋白）相对于非糖化的成人 Hb（Hb_{A0}）的比例。HbA_{1c} 的生成速率与血糖浓度成正比，HbA_{1c} 每升高 11 mmol/mol 对应于血糖升高 2 mmol/L（36 mg/dl）。HbA_{1c} 浓度反映红细胞寿命内（120 天）的血糖水平，对反映过去一个月的血糖控制最敏感。

贫血和妊娠患者的 HbA_{1c} 估计值本身会降低，可能会发生误判，在尿毒症和血红蛋白病患者中 HbA_{1c} 值变化多，可能难以解释其临床意义。

胰岛自身抗体

由于 1 型糖尿病的特征是胰岛 β 细胞的自身免疫性破坏，因此寻找这种自身免疫过程的证据有助于糖尿病的鉴别诊断（见后文）。

C 肽

血清 C 肽是内源性胰岛素分泌的标志物，不受注射胰岛素治疗的影响。其水平在病程长的 1 型糖尿病患者中极低，而在严重胰岛素抵抗患者中极高。

尿蛋白

标准检测试纸可检测到低于 300 mg/L 的尿白蛋白，但更低水平需特定试纸或实验室尿液分析。在无尿路感染的情况下，微量白蛋白尿或蛋白尿是糖尿病肾病和大血管疾病风险增加的标志。

糖尿病的确诊

血糖值按范围可分为正常、受损（糖尿病前期）或糖尿病血糖值。高于糖尿病的临界血糖值使微血管并发症（视网膜病变、肾病、神经病变）的风险水平显著增加。糖尿病前期患者发生微血管并发症的风险可忽略不计，但发生糖尿病的风险在增加。此外，由于人群大血管疾病（大血管粥样硬化）的风险随血糖升高而持续存在，因此糖尿病前期患者发生心血管疾病（心肌梗死、脑卒中和外周血管疾病）的风险也在增加。

对于有症状的患者，可通过空腹血糖、随机血糖、葡萄糖耐量试验或 HbA_{1c} 测定来诊断糖尿病（框 11.1）。无症状个体应进行二次确认试验，不能通过毛细血管血糖结果来诊断糖尿病。

根据空腹血糖和 2 h 葡萄糖耐量检查结果，糖尿病前期可细分为"空腹血糖受损"或"糖耐量受损"。应告知糖尿病前期患者其患糖尿病的风险，并予生活方式建议，积极管理高血压以及血脂异常，以降低风险。

应激性高血糖发生于急性重症疾病期间，是皮质醇和儿茶酚胺

框 11.1　糖尿病和糖尿病前期的诊断

符合以下任意一项可确诊糖尿病：

- 随机样本中或 75 g 葡萄糖负荷后 2 小时的血糖 ≥ 11.1（200 mg/dl），或
- 空腹血糖 ≥ 7.0 mmol/L（126 mg/dl）或
- HbA$_{1c}$ ≥ 48 mmol/mol

对于无症状患者，需要两次诊断试验来确诊糖尿病

"糖尿病前期"被划分为：

- 空腹血糖受损：6.1 mmol/L（110 mg/dl）≤空腹血糖 < 7.0 mmol/L（126 mg/dl）
- 糖耐量受损：空腹血糖 < 7.0 mmol/L（126 mg/dl），但口服含 75 g 葡萄糖的饮料后 2 h 血糖 7.8 ~ 11.1 mmol/L（140 ~ 200 mg/dl）

拮抗胰岛素作用的结果。糖皮质激素治疗也可引起高血糖。应激性高血糖通常在急性疾病消退后消失，但应重新测量血糖。

糖尿病确诊后，其他检查应包括：

- U&E。• 肌酐。• LFT。• TFT。• 血脂。• 尿液：酮类、蛋白质。

糖尿病的病因和发病机制

在两种常见类型的糖尿病中，环境因素与遗传易感性相互作用决定了发生临床综合征的类型及其发病时间。然而 1 型和 2 型糖尿病的潜在基因、环境诱发因素和病理生理学存在显著差异。

1 型糖尿病

1 型糖尿病存在严重的胰岛素缺乏，需要补充治疗。这是一种 T 细胞介导的、可致分泌胰岛素的胰岛 β 细胞进行性破坏的自身免疫性疾病。只有当 80% ~ 90% 的 β 细胞被破坏时才会出现糖尿病的典型症状。病理显示胰岛炎症（胰岛有单核细胞浸润），其中 β 细胞被破坏，但分泌胰高血糖素和其他激素的细胞保持完整。胰岛细胞抗体可在临床糖尿病发生之前检测到，并随着糖尿病病程延长而消失，但不适用于筛查或诊断。谷氨酸脱羧酶（glutamic acid decarboxylase，GAD）抗体可用于鉴别成人晚发性 1 型自身免疫性糖尿病（late-onset type 1 autoimmune diabetes in adults，LADA）。1 型糖尿病与其他自身免疫性疾病有关，如甲状腺疾病、乳糜泻、艾迪生病、恶性贫血和白癜风。

遗传易感性

遗传因素约占 1 型糖尿病易感性的 1/3。同卵双生子之间的均患

病的概率为 30% ～ 50%。6 号染色体上的 HLA 单倍型 *DR3* 和（或）*DR4* 与 1 型糖尿病易感性增加有关。

环境易感性

不同的地理、季节环境下糖尿病发病率有所差异，这表明环境因素在 1 型糖尿病发生中具有重要作用。与病因有关的病毒感染包括流行性腮腺炎病毒、柯萨奇 B4 病毒、逆转录病毒、风疹病毒、巨细胞病毒和 EB 病毒。现在认为各种食物中的亚硝胺（在熏肉和腌制的肉类中可见）和咖啡是潜在的致病因素。因为牛乳喂养的婴儿比母乳喂养的婴儿更容易发生 1 型糖尿病，故牛血清白蛋白（牛奶成分之一）也认为与 1 型糖尿病有关。儿童早期减少微生物暴露可能会限制免疫系统成熟，增加自身免疫性疾病易感性（"卫生假说"）。

1 型糖尿病患者的代谢紊乱

1 型糖尿病患者表现为胰岛素分泌不足。高血糖水平对残余 β 细胞具有毒性，可迅速发生严重的胰岛素缺乏。胰岛素缺乏与如图 11.2 所示的代谢后遗症有关。高血糖导致糖尿和脱水，继而诱发继发性醛固酮增多症。失控的脂肪水解和蛋白水解导致体重下降、糖异生和生酮作用增加。当酮体生成超过其代谢时发生酮症酸中毒。继发性醛固酮增多促使尿钾丢失。患者通常出现短期高血糖症状（口渴、多尿、夜尿和疲乏等）、感染和体重下降，并可发生酮症酸

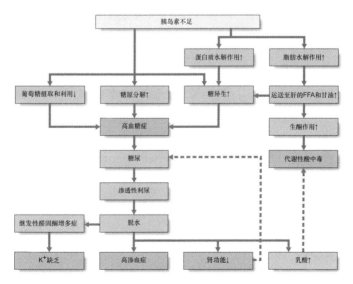

图 11.2 胰岛素缺乏引起的急性代谢并发症。FFA，游离脂肪酸

中毒。尽管通常认为这种疾病发生于儿童和青少年时期，但约 50%的病例发生在成年后。

2 型糖尿病

2 型糖尿病只有在排除高血糖的其他原因（包括 1 型糖尿病）后才能诊断。患者保留一定的胰岛素分泌能力，但存在胰岛素抵抗，随后胰岛 β 细胞功能受损，导致"相对"的胰岛素缺乏。

胰岛素抵抗与代谢综合征

2 型糖尿病常伴有其他疾病，当这些疾病同时存在时称为"代谢综合征"（框 11.2），其中胰岛素抵抗倾向为主要缺陷。2 型糖尿病与大血管（冠状动脉、脑、外周血管）疾病和高死亡率密切相关。

胰岛素抵抗的主要原因尚未明确，且胰岛素信号转导存在多种缺陷。"中心"脂肪组织可能通过释放游离脂肪酸和激素（脂肪因子）增强胰岛素抵抗。久坐的患者比肥胖程度相近但经常活动的患者易产生胰岛素抵抗。缺乏运动会下调胰岛素敏感酶表达，也可增加骨骼肌内游离脂肪酸蓄积。运动还能增加肌肉对非胰岛素依赖型葡萄糖的摄取，减少对胰腺 β 细胞产生胰岛素的"需求"。许多胰岛素抵抗的患者还可发生非酒精性脂肪肝。

胰腺 β 细胞衰竭

2 型糖尿病早期只有约 50% 的 β 细胞功能丧失。胰岛细胞周围发现淀粉样物质沉积。尽管 β 细胞数量通常减少，但 β 细胞质量不变和胰高血糖素分泌增加均可导致高血糖。

遗传易感性

遗传因素在 2 型糖尿病发病中至关重要。不同种族具有不同的易感性，但同卵双生子同时发病发生率接近 100%。然而，有许多基因参与其中，个体患糖尿病的风险还受到环境因素影响。

框 11.2　胰岛素抵抗（代谢）综合征的表现

- 高胰岛素血症
- 2 型糖尿病或糖耐量受损
- 高血压
- 血脂异常（LDL ↑、甘油三酯↑、HDL ↓）
- 非酒精性脂肪肝
- 向心性肥胖
- 纤维蛋白原、尿酸增高
- 多囊卵巢综合征（女性）

环境和其他风险因素

饮食与肥胖：流行病学表明 2 型糖尿病与暴饮暴食有关，尤其合并肥胖和运动缺乏。当 BMI 超过 30 kg/m² 时，2 型糖尿病的风险增加 10 倍。然而只有少数肥胖者会患糖尿病。在同时具有胰岛素抵抗和 β 细胞衰竭遗传倾向的患者中，肥胖可能是一种致病因素。

年龄：2 型糖尿病主要是中老年人的一种疾病。在英国，65 岁以上人群中有 10% 患糖尿病，不到 70% 的糖尿病病例发生在 50 岁以后。

2 型糖尿病患者的代谢紊乱

相对少量的胰岛素即可抑制脂肪分解，肌肉也可摄取一定的葡萄糖，因此体重下降和酮症酸中毒罕见。高血糖进展缓慢，因此诊断可能被遗漏或偶然间发现。最初，患者通常无症状或有长期（通常数月）疲乏史，伴或不伴高渗症状（口渴和多尿）。部分患者在胰岛 β 细胞功能严重下降、胰岛素严重缺乏时才就诊，这些患者可能表现为体重下降，但酮症酸中毒仍不常见。然而在非洲裔美国人等种族中，首次表现为糖尿病酮症酸中毒（diabetic ketoacidosis，DKA）的患者中有一半患 2 型糖尿病。

感染等并发疾病可增加拮抗胰岛素的应激激素（皮质醇、生长激素、儿茶酚胺）的生成，导致更严重的高血糖和脱水。

其他类型的糖尿病

包括：

● 胰腺疾病（如胰腺炎、血色素沉着病、囊性纤维化）。● 内源性胰岛素拮抗物质生成过多（肢端肥大症、库欣病、甲状腺毒症）。● β 细胞功能的遗传缺陷（如青年成熟期发病型糖尿病，罕见的常染色体显性遗传病，占糖尿病病例的 < 5% 以下）。● 胰岛素作用的遗传缺陷。● 药物诱导的糖尿病（糖皮质激素、噻嗪类、苯妥英）。● 与遗传综合征相关的糖尿病 [如唐氏综合征、尿崩症、糖尿病、视神经萎缩、耳聋（尿崩症–糖尿病–视神经萎缩–耳聋综合征，DIDMOAD）]。

糖尿病的临床表现特点

高血糖症

确认高血糖并诊断糖尿病后（框 11.1），区分 1 型和 2 型糖尿病至关重要，因为前者不经胰岛素治疗是致命的。框 11.3 中比较了 1

框 11.3　1 型和 2 型糖尿病的临床特征对比

	1 型	2 型
典型发病年龄	＜ 40 岁	＞ 50 岁
症状持续时间	数周	数月到数年
体重	正常或低	肥胖
尿酮	有	无
未予胰岛素治疗出现快速死亡	是	否
自身抗体	80%～90% 呈阳性	否
确诊时伴糖尿病并发症	否	25%
糖尿病家族史	不常见	常见
其他自身免疫性疾病	常见	不常见

型和 2 型糖尿病的临床特征，高血糖可引起多种症状：

● 口渴。● 多尿 / 夜尿症。● 疲劳。● 视物模糊。● 外阴瘙痒 / 龟头炎。● 恶心。● 饮食过多。● 易怒，注意力低下，头痛。

2 型糖尿病患者可无症状或表现慢性疲劳或不适。不受控制的糖尿病与感染易感性有关，患者可出现皮肤感染。胰腺疾病史（尤其是酗酒）使胰岛素缺乏可能性更大。

1 型和 2 型糖尿病的临床特征可能会重叠，特别是在发病年龄、症状持续时间和家族史方面。典型 2 型糖尿病越来越多地发生在肥胖年轻人中。老年患者也有 β 细胞的自身免疫活性的证据，一种 1 型糖尿病缓慢进展的变体型（LADA）。80% 以上的 2 型糖尿病患者超重，50% 合并高血压，高脂血症常见。

糖尿病的并发症表现

糖尿病并发症（框 11.9）可以是未确诊糖尿病患者的表现，约 25% 的 2 型糖尿病患者在确诊时已出现并发症。出现高血压或血管事件患者应排除并存的糖尿病。

糖尿病急症

糖尿病酮症酸中毒

糖尿病酮症酸中毒（DKA）是主要发生在 1 型糖尿病患者中的急症，在英国死亡率较低（约 2%），但发展中国家和非住院患者的死亡率较高。DKA 可以为糖尿病首次发病表现，也可以是已确诊糖尿病患者由应激（特别是感染）诱发。尽管 DKA 是 1 型糖尿病的典型特征，但越来越多 DKA 患者（尤其是黑人）有潜在的 2 型糖尿病。部分 DKA 的诱因是自我管理不当。DKA 反复发作的年轻患者中高达 20% 存在心理问题并发进食障碍。

DKA 的主要生化特征是：

● 高血糖症。 ● 高酮血症。 ● 代谢性酸中毒。

高血糖引起渗透性利尿，导致脱水和电解质丢失。酮症由应激激素（儿茶酚胺等）加剧胰岛素缺乏所致，导致大量脂肪水解、产生大量 FFAs，促进肝生酮作用。当超过酸性酮体的代谢能力时，酮体在血液中蓄积。由此产生的代谢性酸中毒迫使氢钾交换增加，细胞内钾进入细胞外经尿液或呕吐丢失。中重度 DKA 成人患者液体和电解质平均丢失量见框 11.4。DKA 患者存在全身性缺钾，但血钾水平最初可因不成比例的失水反而增加，因此缺钾不体现在血钾水平上。然而，一旦开始胰岛素治疗，由于静脉液体稀释、钾转移入细胞和肾持续失钾，血钾可能急剧下降。

临床评估

DKA 临床特征详见框 11.5。

检查

以下检查很重要，但不应因检查延误静脉输液和胰岛素补充：

● U& Es、血糖、血浆碳酸氢盐和酸碱状态（因动静脉血 pH 和碳酸氢盐的差异较小，可采用静脉血）。 ● 尿酮和血浆酮体。 ● ECG。
● 感染筛查：FBC、血 / 尿液培养、CRP、CXR。白细胞增多代表应激反应而非感染。

管理

DKA 管理指南见框 11.6。患者应住院接受治疗，最好是在集中监护区治疗，并由糖尿病专科团队参与。定期进行临床和生化监测至关重要。治疗主要是胰岛素、补液和补钾。

框 11.4　成人中重度糖尿病酮症酸中毒的平均体液和电解质丢失

● 水：6 L	3 L 细胞外液
● 钠：500 mmol	——用盐水补充
● 氯：400 mmol	3 L 细胞内液
● 钾：350 mmol	——用葡萄糖水补充

胰岛素：首选静脉注射，0.1 U/（kg·h）。若无法静脉推注可肌内注射 10 ～ 20 U，此后每小时肌内注射 5 U。理想情况下血糖下降速率为 3 ～ 6 mmol/（L·h）[约 55 ～ 110 mg/（dl·h）]；因可引起脑水肿，应避免血糖快速下降（尤其是儿童）。若胰岛素开始输注后 1 h 内血糖未下降，应重新评估胰岛素剂量。血糖降低时开始加入 10% 葡萄糖，并继续输注胰岛素促进细胞摄取葡萄糖，恢复正常代谢。患者正常进食和饮水前不应给予短效胰岛素皮下注射。

补液：需大量补液，详情见框 11.6。

钾：最初常出现高钾血症，因此通常不建议与第一升液体一起补钾。之后通常需大量补钾（第一个 24 h 内 100 ～ 300 mmol）。由于存在心律失常风险，重度 DKA 应监测心律。

碳酸氢盐：补充充足液体和胰岛素可纠正酸中毒，因此不建议静脉注射碳酸氢盐。酸中毒是改善组织氧输送的适应性反应，过量碳酸氢盐与儿童和年轻成人脑水肿发病机制有关。

高血糖高渗状态

高血糖高渗状态特征是低血容量、重度高血糖 [> 30 mmol/L（600 mg/dL）] 和高渗（血清 > 320 mOsm/L），无明显酮症酸中毒。多见于老年患者，但年轻患者中越来越常见。起病缓慢（数天至数

框 11.5　糖尿病酮症酸中毒的临床特征

症状

- 多尿、口渴
- 体重下降
- 乏力
- 恶心、呕吐
- 视力模糊
- 腹痛、小腿痉挛

体征

- 脱水
- 低血压（体位性或仰卧位）、心动过速
- 四肢冰冷 / 周围性发绀
- 呼吸窘迫（Kussmaul 呼吸）
- 呼气有丙酮味
- 低体温
- 谵妄、嗜睡、昏迷（10%）

框 11.6　糖尿病酮症酸中毒的管理

第一小时

- 静脉输注生理盐水：60 min 内输入 1 L，收缩压 < 90 mmHg 时加速
- 给予胰岛素：50U 可溶性人胰岛素溶于 50 ml 生理盐水中，静脉注射，0.1 U/（kg·h）
- 进行初步检查的同时诱因治疗，见正文
- 监测：每小时——毛细血管血糖和酮体、静脉碳酸氢盐和钾、脉搏、BP、氧饱和度、尿量；每 4 h——血浆电解质

1 ～ 12 h

- 静脉输注生理盐水：4 h 内给予 2 L，然后 4 ～ 8 h 内给予 2 L；老年、年轻和肾衰竭或心力衰竭患者酌情减少；若血钠 > 155 mmol/L，给予 0.45% 氯化钠
- 根据血浆钾补充氯化钾：> 5.5 mmol/L——不补充；3.5 ~ 5.5 mmol/L——氯化钾 40 mmol /L 输注；< 3.5 mmol/L——需要更多氯化钾——进一步检查
- 当血糖 < 14 mmol/L（252 mg/dl）时，加入 10% 葡萄糖 125 ml/h 静脉注射

12 ～ 24 h

- 检查酮症和酸中毒是否纠正——若未纠正需进一步检查
- 继续静脉输液和胰岛素（2 ～ 3 U/h），直至患者恢复进食和饮水
- 若酮血症和酸中毒已纠正且患者恢复进食，则在糖尿病团队的建议下开始 SC 胰岛素治疗

附加流程

无尿 3 h 导尿、心血管受损置入 CVP 导管、意识不清或呕吐置入 NG 管、若血氧饱和度 < 92%，则行 ABG 和重复 CXR、严重时心电图监测、低分子肝素预防血栓

Modified from Joint British Diabetes Society Inpatient Care Group, (2013).

周），脱水和高血糖严重，死亡率（在美国高达 20%）高于 DKA。

血浆渗透压需测定或使用以下公式计算：

渗透压＝ 2 [Na$^+$] + [BUN] + [Glu]（所有的单位都是 mmol/L）

血浆渗透压正常值为 280 ～ 296 mOsm/L，当大于 340 mOsm/L 时意识水平下降。治疗不同于 DKA，尤其是仅用 0.9% 氯化钠缓慢补液时以避免渗透压快速变化，且需根据血清渗透压指导补液。当血糖下降速率稳定，才可加入胰岛素。给予肝素预防血栓栓塞并发症。

低血糖

非糖尿病患者的低血糖见前文。常见的糖尿病患者低血糖发生于胰岛素治疗后［血糖低于 3.9 mmol/L（70 mg/dl）］，偶有磺脲类药物治疗后低血糖。低血糖风险限制了将血糖控制在接近正常范围，对低血糖的恐惧在患者及亲属中很常见。

临床评估

● 自主神经系统激活症状：出汗、震颤、心悸、饥饿和焦虑。
● 脑葡萄糖剥夺症状（神经性低血糖），包括谵妄、嗜睡、协调性差和言语困难。

低血糖也会影响情绪，引起紧张和低能状态。教育患者识别低血糖发作对于接受胰岛素治疗的患者很重要。低血糖严重程度由自我治疗能力来界定："轻度"是指发作可自我治疗，而"重度"发作需要他人帮助才能恢复。

低血糖的情况：使用胰岛素或磺脲类药物患者发生低血糖的危险因素和原因列在框 11.7 中。重度低血糖会致严重并发症（如惊厥、昏迷、局灶性神经病变），在接受胰岛素治疗的患者中低血糖引起死亡

框 11.7　低血糖：常见原因和危险因素

低血糖的病因

● 未进餐 / 进餐延迟
● 意外或异常运动
● 饮酒
● 口服降血糖药或胰岛素剂量 / 时间错误
● 引起胰岛素吸收变化的脂肪堆积
● 自主神经病变导致胃轻瘫
● 吸收不良，如乳糜泻
● 未识别的其他内分泌疾病，如艾迪生病
● 人为（故意诱导）
● 母乳喂养

严重低血糖危险因素

● 严格血糖控制
● 察觉低血糖的能力受损
● 极端年龄
● 糖尿病病程长
● 既往低血糖史
● 肾或肝功能不全

率高达 4%。极少数情况下，低血糖会导致无合并症的年轻 1 型糖尿病患者在睡眠中猝死。重度低血糖严重影响患者的工作、驾驶、旅行、运动和人际关系。1 型糖尿病的夜间低血糖很常见，但因低血糖通常不会唤醒患者，通常无法发现。患者可能描述睡眠质量差、晨起头痛和生动梦境或梦魇，或者床伴观察到其大汗淋漓、躁动、抽搐甚至癫痫发作。识别上述问题唯一可靠方法是夜间测量血糖。使用胰岛素治疗控制良好的糖尿病患者，可能因高胰岛素血症诱导运动性低血糖。在健康人群中，运动抑制内源性胰岛素分泌，使肝葡萄糖生成增加，以满足增加的代谢需求。因运动可改善注射部位的血液流动，胰岛素水平随之升高，所以接受胰岛素治疗的糖尿病患者运动可致低血糖。

对低血糖的感知：患者感知低血糖的葡萄糖阈值因环境（例如夜间或运动期间）而异。此外，随病程延长和对频繁低血糖的反应，出现症状的血糖阈值降低。这种大脑适应与低血糖的反调节激素反应效果类似。综上所述，1 型糖尿病患者对低血糖的感知降低（受损）。尽管血糖浓度 < 3.0 mmol/L（55 mg/dl），但低血糖症状可不严重，甚至感知不到。20% ~ 25% 的 1 型糖尿病患者和不足 10% 接受胰岛素治疗的 2 型糖尿病患者对低血糖感知受损。

管理

急性低血糖治疗取决于其严重程度和患者意识状态。若能尽早识别低血糖，可予口服速效碳水化合物，随后进食含复合碳水化合物零食即可。对于吞咽困难患者应予静脉注射葡萄糖（75 ml 20% 葡萄糖，15 min 以上，儿童 0.2 g/kg）或肌内注射胰高血糖素（1 mg，儿童 0.5 mg）。若患者有意识，可在口腔内涂抹黏性葡萄糖凝胶溶液或果酱，无意识者禁用。完全恢复不会立即发生，逆转认知障碍可能需要 60 min。因使用长效胰岛素或磺酰脲类药物而再发低血糖风险高的患者需要根据血糖测定给予 10% 葡萄糖滴定补液。血糖恢复正常而意识未能恢复患者应警惕脑水肿（具有较高死亡率和致残率）。

恢复后确定低血糖原因至关重要，对治疗进行适当调整并进行患者教育。口服降糖药中毒处理见第 3 章。

低血糖的预防

患者教育必须涵盖低血糖危险因素和治疗。应强调定期血糖监测的重要性和随时获得葡萄糖（和胰高血糖素）的必要性，回顾运动期间胰岛素和碳水化合物管理尤为必要。患者亲属和朋友也需了解低血糖症状和体征，并应指导他们如何处理（包括如何注射胰高血糖素）。

糖尿病的管理

目标包括改善症状和最大限度地减少并发症：

● 1 型糖尿病：胰岛素紧急治疗并及时转诊给专科医生。

● 2 型糖尿病：给予饮食和生活方式改变的建议，若需要随后开始抗糖尿病药物 / 胰岛素治疗。

● 治疗高血压、血脂异常，戒烟。

糖尿病是一种随时间进展加重的复杂疾病。因此糖尿病患者应由接受过糖尿病护理培训的工作人员终生定期随访。随访访视的清单见框 11.8。在控制良好的 2 型糖尿病患者中，随访频率从妊娠期间的每周到每年不等。

血糖控制自我评估：除非有因使用胰岛素或服用磺脲类药物而有发生低血糖的风险，2 型糖尿病患者通常不需要定期自我评估血糖。应教会胰岛素治疗患者使用毛细血管血糖仪监测血糖，并根据结果指导胰岛素剂量并进行运动和疾病管理。空腹血糖为 5～7 mmol/L（90～126 mg/dl）、餐前血糖为 4～7 mmol/L（72～126 mg/dl）和餐后 2 h 血糖为 4～8 mmol/L（72～144 mg/dl）为最佳控制。动态血糖监测越来越多地用于替代手指采血检测。不建议进行尿糖检测。

治疗目标

目标 HbA_{1c} 取决于患者。糖尿病早期（即可通过饮食或一到

框 11.8　如何随访糖尿病患者

生活方式问题	吸烟、饮酒、压力、性健康、运动
体重	
BP	基于风险的个体化目标为（130～140）/（70～80）mmHg
（空腹）尿常规检查	葡萄糖、酮类、大量和微量白蛋白尿
生物化学	肾、肝、甲状腺功能；血脂分析
血糖控制	HbA_{1c}，检查家庭血糖监测记录
低血糖发作	重度和轻度发作的次数和原因、症状的性质、意识、驾驶
注射部位（如果使用胰岛素）	
眼睛检查	视力、眼底镜检查、数字摄影检查
下肢和足部	周围神经病变、溃疡、畸形、指甲病变

两种口服药物控制）合适的目标为 48 mmol/mol 或更低。然而 58 mmol/mol 的较高目标可能更适合于已有心血管疾病的老年患者或接受胰岛素治疗并有低血糖风险的患者。较低 HbA_{1c} 目标的受益（主要是能降低微血管疾病风险）与增加的风险（主要为接受胰岛素治疗患者的低血糖）需要权衡。2 型糖尿病是一种进展性疾病，因此通常需要随时间推移而增加药物以达到个体化的目标 HbA_{1c}。

治疗高血压（目标 < 140/80 mmHg）和血脂异常对降低心血管风险很重要。胆固醇合成酶抑制剂适用于 10 年心血管事件风险至少为 20% 的患者，以及所有 40 岁以上的 2 型糖尿病患者。所有糖尿病患者总胆固醇应低于 4 mmol/L（150 mg/dl）、LDL 胆固醇应低于 2 mmol/L（75 mg/dl）。

患者教育、饮食和生活方式

可通过多学科团队（医生、营养师、专科护士和足科医生）在门诊实现。改变生活方式很重要，如定期运动、坚持健康饮食、减少饮酒、戒烟，但对许多患者来说难以坚持。

健康饮食

糖尿病患者应在诊断、复查和改变治疗时寻求营养师帮助。营养建议应在考虑其年龄和生活方式的前提下个性化定制，目的是改善血糖控制，管理体重，避免急性和长期并发症。

碳水化合物

碳水化合物的量和类型决定餐后血糖。相对于葡萄糖饮料，特定摄入的碳水化合物对血糖的影响能力称为血糖指数（GI）。淀粉类食物（如大米、粥和面条）的血糖指数较低，可减少餐后血糖波动。然而食品加工和制备会影响食物的血糖指数，限制它们的益处。

低碳水化合物饮食短期内可导致体重下降和血糖控制改善，但难以坚持和依从性差限制其广泛应用。全谷物摄入量增加未显示可改善血糖控制。

对于 2 型糖尿病患者，建议避免摄入精制碳水化合物，并将碳水化合物摄入量限制在总能量摄入的 50% 以下。

脂肪

总脂肪摄入量应限制在能量摄入量的 35% 以下，其中多不饱和脂肪不应超过 11%。富含单不饱和脂肪的地中海饮食似乎有益。

盐

糖尿病患者应遵循一般人群建议：即成人每日钠摄入量不应超

过 6 g。

体重管理

2 型糖尿病患者超重或肥胖比例高，诸多降糖药物和胰岛素可促进增重。腹部肥胖也预示胰岛素抵抗和心血管风险。可通过减少能量摄入和体力活动增加能量消耗来实现减重。在极端情况下，减肥手术可显著减轻 2 型糖尿病患者的体重，改善 HbA_{1c}，部分可停止糖尿病治疗。

运动

建议所有糖尿病患者长期保持一定强度的体力活动（例如步行、园艺、游泳或骑自行车）。监督式锻炼计划可能对 2 型糖尿病患者特别有益。美国指南建议，18 岁以上成年人应每周进行 150 min 的中等强度运动或 75 min 的高强度运动，或两者结合。建议一周内两天或两天以上进行肌肉强化（抗阻）训练。最近证据还表明应避免久坐（> 90 min）。

饮酒

可适量饮酒。酒精抑制糖异生（特别是服用胰岛素或磺脲类药物时），诱发或延长低血糖。含有酒精的饮料可能是热量的主要来源，减重时必须减少摄入。

驾驶

各国关于糖尿病患者驾驶的立法各不相同。在英国，接受胰岛素治疗的患者必须通知司机车辆执照局（DVLA），糖尿病患者驾驶员必须对低血糖有足够认识，具有可接受的视力和视野，并且在驾驶时无造成公众风险的可能，还要求在行程前和行程期间进行血糖检测。

斋月

《古兰经》要求穆斯林在斋月期间从日出到日落间禁食。尽管糖尿病患者是公认的例外，但许多患者仍选择禁食。若血糖控制允许，斋月期间不引起低血糖的糖尿病治疗是最安全的。

降血糖药物

用于 2 型糖尿病的大多数药物依赖于内源性胰岛素的产生，因此对 1 型糖尿病无效。过去磺脲类和双胍类一直是主要的治疗药物，但目前临床有多种新药可用，其治疗地位尚待确定。

当前美国和欧洲指南将二甲双胍作为一线治疗，鼓励根据患者的具体情况、同时考虑每种药物的不良风险（尤其是低血糖和体重增加的风险）来选择二线治疗。但缺乏指导临床医生和患者选择二线或三线治疗的证据缺乏。

双胍类

二甲双胍目前被广泛用作 2 型糖尿病的一线治疗。大约 25% 的患者在使用二甲双胍时发生轻度胃肠道副作用（腹泻、腹部痉挛、腹胀和恶心），但也有 5% 的患者即使在低剂量下也无法耐受。二甲双胍可改善胰岛素敏感性和外周葡萄糖摄取，降低肠道对葡萄糖的吸收和肝的糖异生。其降糖作用需内源性胰岛素，但不增加胰岛素分泌，也不会导致低血糖。二甲双胍不会增加体重，因此是肥胖患者的首选药物。它与磺脲类降糖药有协同作用，可结合使用。二甲双胍每日 2 ~ 3 次与食物同服。通常的起始剂量为 500 mg，每日 2 次（通常维持剂量为 1 g，每日 2 次）。因可增加乳酸酸中毒的风险，酒精过量和肾、肝功能受损时禁用。若出现其他严重疾病（尤其是休克或低氧血症），应暂停使用。

磺脲类

磺脲类药物是"胰岛素促泌剂"，即促进胰岛 β 细胞分泌胰岛素有效降低血糖。可有效降低血糖，通常作为二甲双胍单药治疗控制血糖不佳时的辅助治疗。长期使用磺脲类药物可减少微血管并发症。

格列齐特和格列吡嗪几乎无副作用，但格列本脲为长效药，易引起低血糖，因此老年人应避免使用。

α – 葡萄糖苷酶抑制剂

通过选择性抑制双糖酶延缓肠道对碳水化合物的吸收。阿卡波糖或米格列醇随餐服用可降低餐后血糖，副作用包括胃肠胀气、腹胀和腹泻。

噻唑烷二酮类

噻唑烷二酮类（ZTD）（"格列酮类"或 PPAR γ 激动剂）结合并激活脂肪组织中的受体，增强内源性胰岛素的作用，血浆胰岛素浓度不升高，不易发生低血糖。

自 20 世纪 90 年代末以来，广泛使用 TZD 来治疗糖尿病，但因诸多不良反应逐渐明显，其使用有所下降。据报告罗格列酮可增加心肌梗死风险，并于 2010 年撤市。另一常用的 TZD 吡格列酮似乎不会增加心肌梗死风险，但可引起液体潴留而加重心力衰竭，且近期数据显示其可增加骨折和膀胱癌风险。上述观察结果的披露显著减少了吡格列酮的临床使用。

吡格列酮对胰岛素抵抗患者有效，对减少脂肪肝和非酒精性脂肪性肝炎也有有益作用。无论加用或不加磺脲类药物治疗，吡格列酮常联合二甲双胍。当它非常有效时，可以与胰岛素一起使用，但胰岛素和 TZDs 联合使用会显著增加液体潴留和心衰风险，应谨慎使用。

基于肠促胰岛素的疗法：DPP-4 抑制剂和 GLP-1 受体激动剂

肠促胰岛素效应发生在葡萄糖口服给药而不是静脉注射时，系由于肠肽（GLP-1 和 GIP）的释放，导致胰岛素分泌增加，GLP-1 和 GIP 可被 DPP-4 分解。

DPP-4 抑制剂：防止 GLP-1 和 GIP 分解，增加内源性 GLP-1 和 GIP 水平，例如西格列汀、维格列汀、沙格列汀和利格列汀。耐受性良好，对体重影响小。

GLP-1 受体激动剂：经过修饰可抵抗 DPP-4 的拟态 GLP-1，必须通过皮下注射给药，因在下丘脑水平降低食欲，故与 DPP-4 抑制剂相比具有优势。因此 GLP-1 类似物可降低血糖并可导致体重下降，这在 2 型糖尿病肥胖患者中独具优势，例如艾塞那肽（每日 2 次）、艾塞那肽缓释剂（每周一次）和利拉鲁肽（每日一次）。

基于肠促胰岛素的疗法不会引起低血糖。

钠-葡萄糖共转运体 2 抑制剂

SGLT2 在近端小管中重吸收葡萄糖，其抑制可导致糖尿。SGLT2 抑制剂达格列净、卡格列净和恩格列净有助于降低血糖、热量损失和体重下降；然而，由此产生的糖尿可致生殖器真菌感染。SGLT2 抑制剂还可降低心血管死亡率，可能对血管疾病患者特别有益。

胰岛素

主要胰岛素制剂的作用时间如框 11.9 所示。

皮下多次剂量胰岛素治疗

胰岛素可在前腹壁、上臂、大腿外侧和臀部皮下注射。胰岛素吸收率可受胰岛素制剂、注射部位、深度和量、皮肤温度（加温）、局部按摩和运动的影响。注射部位区域性脂肪肥大将延迟吸收。

一旦被血液吸收，胰岛素的半衰期只有几分钟。胰岛素依赖肝肾排泄，因此肝或肾衰竭时胰岛素水平升高。

通过可重复使用的注射器给药很大程度上已被含足量胰岛素、供多次给药的笔式注射器给药取代。

因胰岛素类似物有更灵活性和便利，很大程度上（尤其对于 1 型糖尿病）已取代可溶性和低精蛋白胰岛素。与可溶性胰岛素需在

框 11.9　胰岛素制剂的作用时间（h）

胰岛素	起效	峰值	持续时间
速效（胰岛素类似物：赖脯胰岛素、门冬胰岛素、谷赖胰岛素）	< 0.5	0.5 ～ 2.5	3 ～ 4.5
短效［可溶性（普通）］	0.5 ～ 1	1 ～ 4	4 ～ 8
中效（低精蛋白胰岛素、慢胰岛素锌悬液）	1 ～ 3	3 ～ 8	7 ～ 14
长效（牛长效胰岛素）	2 ～ 4	6 ～ 12	12 ～ 30
长效（胰岛素类似物：甘精胰岛素、地特胰岛素）	1 ～ 2	无	18 ～ 26

进食前 30 ～ 60 min 注射不同，速效胰岛素类似物可在餐前、餐中甚至餐后立即给药。长效胰岛素类似物比低精蛋白胰岛素能更好地维持"基础"胰岛素水平长达 24 h。

胰岛素治疗的并发症包括：

● 低血糖。● 体重增加。● 外周水肿（胰岛素治疗在短期内引起盐和水潴留）。● 胰岛素抗体，局部过敏（罕见）。● 注射部位脂肪萎缩。

常见问题是因夜间生长激素和皮质醇释放和一夜后低精蛋白胰岛素减少引起的空腹高血糖（"黎明现象"）。

胰岛素给药方案

方案选择取决于所需血糖控制的期望程度、胰岛素缺乏的严重程度、患者生活方式和患者调整胰岛素剂量的能力。大多数 1 型糖尿病患者通常每天需要多次注射胰岛素。对于 2 型糖尿病，通常以为每日一次的长效胰岛素开始，加或不加口服降糖药物。

与各种胰岛素方案相关的血浆胰岛素谱如图 11.3 所示。

每日两次给药：早餐和晚餐前给予短效和中效胰岛素（通常为可溶性和低精蛋白胰岛素）是最简单的方案。最初每日 2/3 的胰岛素在早晨以短效：中效＝ 1 ∶ 2 的比例给药；其余在晚上给药。若患者难以混合胰岛素，则也可使用含有固定比例可溶性和低精蛋白胰岛素的预混制剂，但单个成分不能独立调整。固定混合胰岛素也改变了药代动力学，即与单独注射相同胰岛素相比，胰岛素峰值和达到峰值效应的时间都显著降低。

多次注射方案：此方案很受欢迎，每餐前注射短效胰岛素，再

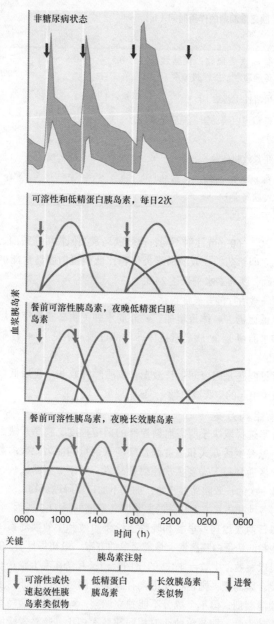

图 11.3 与不同胰岛素给药方案相关的血浆胰岛素谱。示意图与顶上图（阴影区域）所示的非糖尿病成人胰岛素应答（均值 ± 标准差）进行比较。上述是血浆胰岛素的理论模式，个体之间的作用幅度和持续时间可能存在相当大的差异

加每日一次或两次注射中效或长效胰岛素（基础—餐时方案）。该方案更符合生理，允许灵活的进餐时间和日常体力活动。

皮下持续胰岛素（胰岛素泵）：电池泵输注连续皮下胰岛素，允许灵活的推注时间、方式和基础速率，实现极佳的血糖控制。可与动态血糖监测系统相结合，形成一个"闭环"或人工胰腺系统。目前该系统使用受到成本限制。

移植

全胰腺移植存在与胰腺外分泌功能有关问题，长期免疫抑制是必要的。在糖尿病终末期肾衰竭患者中通常进行胰腺／肾联合移植，移植预后良好。

同种异体胰岛细胞移植（通常通过门静脉进入肝）已被世界各地的许多中心成功采用。胰岛的供应、纯化和储存正在取得进展，但患者 β 细胞的自身抗体对移植排斥和胰岛破坏的问题仍然存在。

特殊情况下糖尿病的管理

妊娠期间的糖尿病

妊娠期间进行细致的血糖控制非常重要。母亲糖尿病与先天性畸形、死产、先兆子痫、早产、手术分娩、新生儿低血糖和新生儿入住重症监护的风险增加相关。

妊娠糖尿病

指妊娠期间首次发病或确诊的糖尿病。1 型或 2 型糖尿病偶有在妊娠期间发生，但大多数患者在妊娠结束后糖耐量立即恢复正常。高风险患者包括 BMI 大于 30、既往分娩巨大儿、妊娠糖尿病病史、糖尿病家族史或属于高风险种族（南亚、加勒比黑人、中东）。

妊娠伴糖尿病的定义基于胎儿生长相关的母体血糖水平，低于非妊娠期糖尿病标准。定义为：

● 空腹静脉血糖大于 5.1 mmol/L（92 mg/dl）；或 ● 75 g 葡萄糖负荷后 1 h 静脉血糖大于 10 mmol/L（> 180 mg/dl）或 2 h 大于 8.0 mmol/L（144 mg/dl）。

妊娠糖尿病的管理

目标是患者血糖正常化，防止胎儿过度生长。限制精制碳水化合物饮食很重要。妊娠糖尿病患者应定期检查餐前和餐后血糖，目标是餐前血糖水平低于 5.3 mmol/L（95 mg/dl），餐后 2 h 血糖水平低于 6.4 mmol/L（114 mg/dl）。若必须治疗，可以使用二甲双胍、格列本脲或胰岛素，但应避免其他治疗。

分娩后，母体血糖通常迅速恢复到孕前水平。但其发生 2 型糖尿病的风险仍然相当高（5 年风险 15% ～ 50%，具体取决于人群），应在产后 6 周测量空腹血糖，并每年进行 HbA$_{1c}$ 检查，并予饮食和生活方式建议以降低此风险。

糖尿病合并妊娠

妊娠早期母体高血糖可致包括心脏、肾和骨骼畸形在内的胎儿异常，其中以尾部退化综合征最具特征。糖尿病妇女应接受孕前咨询，并鼓励其在受孕前实现良好的血糖控制，应在受孕前开始服用高剂量叶酸（5 mg，而不是通常的每日 400 μg），以降低神经管缺陷风险。

糖尿病合并妊娠妇女血糖控制目标与妊娠糖尿病相同，但通常难以实现。妊娠会增加酮症的风险，这对母亲很危险，也与胎儿死亡率增高（10% ～ 35%）有关。

妊娠与糖尿病视网膜病变和肾病的恶化相关。妊娠前大量蛋白尿和（或）肾功能不全提示先兆子痫和不可逆的肾功能丧失的风险增加。在考虑妊娠之前，需要仔细权衡风险。糖尿病使围生期死亡率增加 3 ～ 4 倍，先天性畸形增加 5 ～ 6 倍。

手术与糖尿病

手术可引起分解代谢应激和反调节激素分泌分泌增加，导致糖原分解、糖异生、脂肪水解、蛋白水解和胰岛素抵抗增加。这通常又导致胰岛素分泌增加，从而发挥胰岛素的抑制和控制作用。对于糖尿病患者，胰岛素相对缺乏会导致分解代谢增加，最终导致代谢失代偿。此外高血糖会增加感染风险并影响伤口愈合，而低血糖风险（半清醒患者尤其危险）也应该尽量避免。

术前评估

术前评估包括：

● 血糖控制（HbA$_{1c}$ 和餐前血糖）。● 心血管和肾功能。● 足部风险（围手术期减压）。

理想情况下，HbA$_{1c}$ 应低于 75 mmol/mol，更高的 HbA$_{1c}$ 值应在手术前优化。对于严重高血糖或酮症酸中毒的急诊患者，应首先通过静脉输注生理盐水和（或）葡萄糖加胰岛素 6U/h 并酌情纠正血钾水平。

围手术期管理

需要全身麻醉的糖尿病患者的围手术期管理总结见图 11.4。低风险患者可作为日间病例就诊或在手术当天入院。术后需要继续禁食的患者应继续输注胰岛素和葡萄糖，同时补充钠和钾。英国指南推荐使用葡萄糖 / 生理盐水（0.45% 生理盐水加 5% 葡萄糖和 0.15% 氯化钾）。

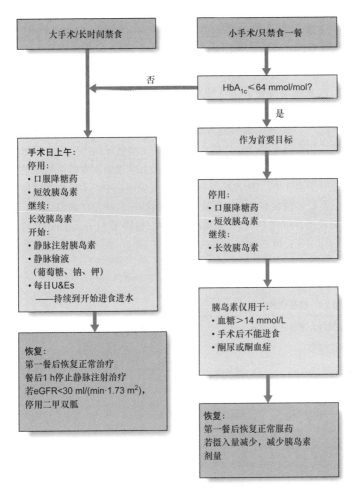

图 11.4 糖尿病患者手术和全身麻醉（血糖 > 14 mmol/L = 250 mg/dl）的管理

447

糖尿病并发症

糖尿病患者死亡率是相应年龄和性别对照组的两倍多。糖尿病并发症总结见框 11.10，心血管疾病占糖尿病所有死因的 70%。糖尿病患者的动脉粥样硬化发生较早、范围更广、程度更重，糖尿病增强了其他主要心血管风险因素（吸烟、高血压和血脂异常）的影响。

小血管疾病（糖尿病微血管病变）是糖尿病的特异性并发症。肾、视网膜以及外周和自主神经损害，导致大量患病和残疾：失明、行走困难、慢性足部溃疡以及肠和膀胱功能障碍。微血管病变风险与高血糖持续时间和程度相关。

预防糖尿病并发症

改善血糖控制可降低糖尿病微血管并发症风险的证据来自 1 型糖尿病的 DCCT（糖尿病控制与并发症试验）和 2 型糖尿病的 UKPDS（英国糖尿病前瞻性研究）。DCCT 为期 9 年，与常规治疗相比，接受强化治疗和严格血糖控制的 1 型糖尿病患者发生糖尿病并发症的风险总体降低 60%，然而强化治疗组的重度低血糖的发生率是对照组 3 倍。UKPDS 显示，在 2 型糖尿病中，无论使用何种治疗，血糖控制良好和高血压有效治疗的糖尿病并发症频率均降低且进展较慢。根据 UKPDS 的推断，HbA_{1c} 每降低 11 mmol/mol，与糖尿病相关死亡降低 21%、心肌梗死降低 14%、微血管并发症风险降低 30% ～ 40%。

框 11.10　糖尿病的并发症

微血管 / 神经病理性	
视网膜病变，白内障	视力受损
肾病	肾衰竭
周围神经病变	感觉丧失、运动无力
自主神经病变	体位性低血压、胃肠道问题（胃轻瘫、排便习惯改变）
足病	溃疡、关节病
大血管	
冠脉循环	心肌缺血 / 梗死
脑循环	短暂性脑缺血发作、脑卒中
外周循环	跛行、缺血

上述研究表明糖尿病并发症是可以预防的，治疗目标应该是"接近正常"的血糖。然而，最近控制糖尿病心血管风险行动的研究显示，在接受积极治疗将 HbA$_{1c}$ 降至 48 mmol/mol 以下的高危患者亚组中，死亡率增加。因此，尽管低 HbA$_{1c}$ 目标适用于无基础心血管疾病的早期糖尿病年轻患者，但积极降糖对糖尿病病程长且有多种合并症的老年患者并无益处。

RCTs（随机对照试验）也表明积极控制血脂和 BP 可减少并发症。ACEI 可改善心脏病结局和预防糖尿病肾病。

糖尿病眼病

糖尿病视网膜病变是发达国家成年人致盲的常见病因。糖尿病累及眼睛的并发症详见第 17 章。

糖尿病肾病

糖尿病肾病是发达国家末期肾衰竭（ESRF）最常见的病因之一。约 30% 的 1 型糖尿病患者在 20 岁后进展为糖尿病肾病，但此后每年风险下降不到 1%。发生肾病的危险因素包括：

● 血糖控制不佳。● 糖尿病病程。● 其他微血管并发症。● 种族：亚洲人、皮马印第安人。● 高血压。● 肾病或高血压家族史。

病理可见肾小球基底膜增厚呈结节状沉积。随着肾小球硬化加重，出现大量蛋白尿，肾功能进行性恶化。

诊断和筛查

微量白蛋白尿［定义为尿白蛋白：肌酐比值男性为 2.5 ～ 30 mg/（mmol·Cr）、女性为 3.5 ～ 30 mg/（mmol·Cr）；试纸检测不到］尽管在 2 型糖尿病中可能有其他病因，但它却是 1 型糖尿病发生显性糖尿病肾病的危险因素。显性肾病定义为存在大量白蛋白尿（尿白蛋白＞ 300 mg/d、尿试纸可检测到）。1 型糖尿病患者应在确诊 5 年后开始每年筛查一次，2 型糖尿病患者自确诊时开始每年筛查一次。

管理

可通过改善血糖控制、积极降低 BP 和其他心血管风险因素来减缓肾病进展。

ACEI 或 ARB 可阻断肾素-血管紧张素系统，达到其他药物同等降压作用的同时提供额外获益，建议作为一线治疗。然而 ACEI 或 ARB 治疗可引起肾动脉狭窄造成肾损害，此时钙通道阻滞剂（地尔硫䓬、维拉帕米）可作为二线替代品。

使用 ACEI 或 ARB 将尿白蛋白量减半可将进展为终末期肾病（end-stage renal disease, ESRD）的风险降低近 50%。然而，在已进展患者中，肾替代治疗在糖尿病早期阶段具有价值。

肾移植极大地改善了诸多患者生活质量，且同种异体肾移植中糖尿病肾病复发罕见。

糖尿病神经病变

50% ～ 90% 患者出现该并发症，可累及运动、感觉和自主神经，但大多数患者无症状。

患病率与糖尿病病程和代谢控制程度有关。

临床表现

对称性感觉性多发性神经病：通常无症状。最常见的体征是远端振动觉减退、感觉模式损伤（"手套和袜套"感）和腿部肌腱反射丧失。症状可能包括足部或手部感觉异常、腿前部疼痛（夜间加重）、足底烧灼感、感觉过敏和（重度时的）宽基步态。脚趾可呈钩形，骨间肌肉萎缩。弥漫性小纤维神经病变可引起痛觉和温度觉改变，并与症状性自主神经病变有关，特征性表现包括足部溃疡和沙尔科神经病性关节病。

非对称性运动性糖尿病神经病变（糖尿病性肌萎缩症）：表现为严重的、进行性的腿部近端（偶见手臂）无力和肌肉萎缩，伴有剧烈疼痛、感觉过敏和感觉异常。还可出现明显体重下降（"神经性恶病质"）和腱反射消失；CSF 蛋白质水平通常升高，这种情况被认为与腰骶丛的急性梗死有关。通常 12 个月内恢复，但部分病变不能恢复，主要是支持性治疗。

单神经病：单个周围神经或脑神经的运动或感觉功能均可受影响。与其他神经病变不同，单神经病变严重，起病急骤。患者通常可恢复。最常累及第三和第六对脑神经（引起复视）以及股神经和坐骨神经。多发性单神经炎累及多条神经。神经压迫性麻痹通常累及正中神经和腘外侧神经（足下垂）。

自主神经病变：与血糖控制不佳关系尚不明确。改善血糖控制较少能改善其症状。在进展为自主神经病变的 10 年内，30% ～ 50% 患者死亡，体位性低血压提示预后不良。

胃轻瘫：指在无机械性梗阻的情况下，客观测量到胃排空延迟，通常提示存在糖尿病自主神经病变，但也可合并糖尿病相关的为神经性厌食症或贪食症。胃轻瘫可引起慢性恶心、呕吐（尤其是未消化的食物）、腹痛和早饱感，通过固相餐后的 99^m- 锝闪烁显像诊断。

勃起功能障碍：30% 的男性糖尿病患者受累，通常是多因素的。心理问题、抑郁、酒精和药物治疗均可引起勃起功能障碍。

管理

见框 11.11。

糖尿病足

足部组织坏死是糖尿病患者住院的常见原因。足部溃疡通常是在有神经病变（外周和自主神经）和（或）外周血管疾病的情况下轻微创伤的后果；感染是继发现象。大多数溃疡为神经性或神经缺血性溃疡，通常在皮肤胼胝斑块部位发生，于在斑块下发生组织坏死，最终突破皮肤表面。伴神经病性关节破坏性炎症的沙尔科神经性关节病通常也由糖尿病引起的。

框 11.11　周围感觉运动和自主神经病变的处理

神经病变类型	症状 / 体征	管理
外周躯体神经病变	疼痛和感觉异常	严格控制血糖 抗惊厥药（如加巴喷丁） 抗抑郁药（如阿米替林、度洛西汀） P 物质耗竭剂（局部辣椒素） 阿片类制剂（曲马多、羟考酮） 膜稳定剂（美西律、静脉注射利多卡因） 抗氧化剂（α- 硫辛酸）
自主神经病变	体位性低血压	氟氢可的松、NSAIDs、米多君、弹力袜
	胃轻瘫	甲氧氯普胺、红霉素、胃蠕动调节、肠造瘘进食
	动力障碍	腹泻：洛哌丁胺、奥曲肽 便秘：刺激性泻药
	弛缓性膀胱	间歇性自我导尿
	多汗	丙胺太林、可乐定 局部用抗毒蕈碱药（如格隆溴铵）
	勃起功能障碍	西地那非 前列腺素注射液

管理

预防性治疗是糖尿病足管理最有效的方法。患者教育至关重要。每年的筛查应包括正式的感觉测试和胼胝清除（由足科医生进行）。深入管理包括：

- 坏死组织清创术。
- 出现感染时及时使用抗生素并延长抗生素使用时间。
- 定制矫形器鞋（防止受压和畸形）。
- 血管评估：足部缺血需进行血管造影/血管重建。
- 沙尔科足：石膏固定，避免负重。
- 截肢：若广泛组织/骨破坏，或血管重建不可能或失败时出现难治性缺血性疼痛时可以考虑。

12

胃肠病学

赖　敏　崔勇鹤　万春琴　刘　岗　译

王　格　刘春华　翟　哲　赖　敏　崔勇鹤　李爱民

蒋嘉睿　审校

胃肠道疾病有很高的发病率和死亡率。在英国，至全科医生就诊的患者中，其中约 10% 是因为消化不良，1/14 是因为腹泻。在发展中国家，感染性腹泻和吸收不良是许多健康不良和死亡的原因。

胃肠道疾病的常见问题

吞咽困难

吞咽困难是指吞咽时感到困难，与癔球症（无器质性原因的喉部"肿块"感）和吞咽痛（吞咽时疼痛）不同。运动性吞咽困难是神经肌肉功能障碍引起的影响吞咽过程，导致窒息、鼻反流或误吸入气管，还可能出现流涎、构音障碍、声音嘶哑和其他神经症状。食管性吞咽困难包括良性或恶性狭窄和食管运动障碍。尽管在食管变得极度狭窄前患者吞咽液体还是正常的，但他们会诉吞咽食物后"梗阻感"。

内镜因可取活检和狭窄扩张而显著优势。食管 X 线钡餐可以判断大多数运动性吞咽困难，有些需要进行食管测压。

消化不良

消化不良是指上腹部不适、腹胀和恶心等症状。导致消化不良的病因很多（框 12.1）。尽管症状与诊断相关性差，但详细的病史采集可能会发现消化性溃疡的典型症状，和需要紧急检查的"警报症状"（框 12.2）或其他疾病的症状。80% 的人在一生中某个时候会出现消化不良，经检查后通常没有发现异常，尤其是较年轻患者。

检查可发现贫血、体重下降、淋巴结病、腹部肿块或肝病。有"警报症状"的患者，以及 55 岁以上新发消化不良的患者需要及时内镜检查。

胃肠道临床检查（图 12.1）

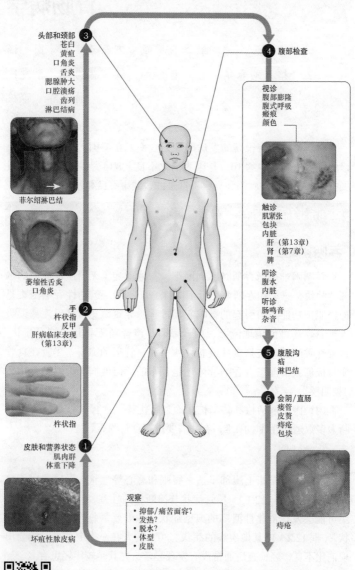

图 12.1 （彩图）胃肠道临床检查

扫本章二维
码看彩图

454

框 12.1　消化不良的原因

胃肠道疾病

- 消化性溃疡
- 急性胃炎
- 胆结石
- 动力障碍，如食管痉挛
- 结肠癌
- "功能性"（非溃疡性消化不良和肠易激综合征）
- 胰腺疾病（癌症、慢性胰腺炎）
- 肝病（肝炎、癌症转移）

全身性疾病

- 肾衰竭
- 高钙血症

药物

- 非甾体抗炎药（NSAIDs）
- 铁和钾
- 糖皮质激素
- 地高辛

其他

- 心理方面，如焦虑、抑郁
- 酒精

框 12.2　消化不良的"警报症"

- 体重下降
- 贫血
- 呕吐
- 呕血和（或）黑便
- 吞咽困难
- 可触及的腹部肿块

　　年轻患者应进行幽门螺杆菌检查；如果治疗后仍有症状，应行内镜检查。

胃灼热和反流

　　胃灼热是指胸骨后的灼热不适，有时伴有苦性液体反流到咽喉。胃灼热症状出现在饭后、躺下或弯腰、拉伤或负重时，是典型的胃食管反流表现。然而，近一半的反流患者症状不典型，表现为胸痛、打嗝、口臭、慢性咳嗽或咽痛。

对调整饮食、抗酸剂或抑酸有应答的年轻患者不需要进一步检查。年龄超过 55 岁的患者、有警报症状或非典型特征的患者需要紧急行内镜检查。

呕吐

呕吐是一种复杂的反射，包括膈肌、肋间肌和腹肌收缩，同时食管下括约肌松弛，导致胃内容物强行排出。

个人史有助于区分主要原因：

- 酗酒
- 胃十二指肠——消化性溃疡、癌症、胃轻瘫
- 中枢神经系统——前庭神经元炎、偏头痛、颅内压升高、脑膜炎
- 代谢性——糖尿病酮症酸中毒，艾迪生病
- 急腹症——阑尾炎、胆囊炎、胰腺炎、肠梗阻
- 感染——肠胃炎、肝炎、尿路感染
- 药物——地高辛，阿片类药物，非甾体抗炎药，抗生素，细胞毒性药物
- 心因性

胃肠道出血

急性上消化道出血

这是最常见的胃肠道急症，在英国每年每 10 万人中有 50 ～ 170 人因此住院。

呕血量较大时，可能呈鲜红色并伴有血凝块，呕血量较小时，则呈棕褐色（"咖啡渣样"）。出血迅速时可伴晕厥。贫血意味着慢性出血。黑便是指含有改变血液成分（译者注：血红蛋白在肠内与硫化物作用形成硫化铁）的黑色、柏油样粪便，是上消化道出血的常见症状。偶尔升结肠的病变也会出现上述症状。严重的急性上消化道出血偶有出现红褐色或鲜红色粪便。急性上消化道出血的病因见框 12.3。

管理

静脉插管： 应用大口径套管针建立通道。

临床评估： • 循环——心动过速、低血压和少尿提示严重出血。
- 肝病——黄疸、皮肤红斑、肝脾大和腹水。• 合并症——心肺疾

框 12.3　急性上消化道出血的常见原因

- 食管炎（10%）
- 食管黏膜撕裂症（马洛里-魏斯撕裂）（5%）
- 静脉曲张（2% ～ 9%）
- 消化性溃疡（幽门螺杆菌或 NSAID）（35% ～ 50%）
- 糜烂性胃炎（NSAID 或酒精）（10% ～ 20%）
- 血管畸形（5%）
- 胃癌或食管癌（2%）

病、脑血管疾病或肾病可能因出血而恶化，也会增加内镜检查和手术的风险。

血液检验：全血细胞计数：出血会引起贫血，但突发大出血后血红蛋白可能是正常的。严重出血应交叉配型至少 2 U 的血液。U&Es——休克可能导致肾损伤；尿素氮也会随着管腔内血液的消化而升高。LFTs 和凝血酶原时间可用与于肝病或使用抗凝剂患者。

液体复苏：静脉滴注晶体液升压，如有休克和活动性出血，应输血。慢性肝病使用抗生素。所有休克的患者都应该吸氧。

内镜检查：复苏后，80% 的患者可通过内镜检查明确诊断。内镜检查如发现活动性出血，可以通过热活检钳或组织夹，联合肾上腺素注射来治疗。这可以止血，并结合静脉注射 PPI 治疗，防止再出血，从而避免手术。静脉曲张出血见第 13 章。

监测：每小时应监测一次脉搏、血压和尿量。

手术：当内镜止血失败，老年体弱患者发生一次再出血，年轻患者发生两次再出血时，有手术指征。

成功治疗溃疡出血后，所有患者应避免使用 NSAIDs，幽门螺杆菌检测阳性者应根除治疗。

下消化道出血

这可能是小肠、结肠或肛管出血的结果。

严重急性下消化道出血

患者表现为解大量鲜红或洗肉水样稀便和休克。

憩室病：这是最常见的原因。出血几乎总是自发停止，如果没有停止，病变部位可通过血管造影、结肠镜定位并手术切除。

血管发育不良：老年患者近端结肠血管畸形导致出血，出血通常自发停止，但容易复发。治疗方法是进行结肠镜下电凝术，如果仍有出血，则切除。

肠系膜下动脉闭塞引起的缺血：表现为腹部绞痛和直肠出血。它发生在患有动脉粥样硬化的老年患者中，可通过结肠镜诊断。只有进展为腹膜炎时才需要切除。

梅克尔憩室：在儿童或青少年中，可能侵及主要动脉并导致下消化道大量出血。通常只有通过剖腹手术探查才能诊断。

亚急性或慢性下消化道出血

这是非常常见的，通常是由痔疮或肛瘘引起。直肠镜检查可明确诊断，但有排便习惯改变，且所有40岁及以上的患者都有结肠镜检查的必要，以排除结直肠癌。

不明原因的消化道出血

如果上消化道内镜检查和结肠镜检查均不能确诊，CT肠系膜血管造影通常可以确定出血部位，血管造影栓塞通常可以止血。如果血管造影呈阴性，可以采用双气囊小肠镜或胶囊内镜来确定小肠出血部位。当所有这些方法都失败时，建议采用剖腹探查和腹腔镜检查。

隐匿性胃肠道出血

隐匿性出血（无可见血液）可能达到200毫升/天，导致缺铁性贫血，并意味着严重的疾病。最重要的原因是结直肠癌，它可能没有胃肠道症状。任何原因不明的缺铁性贫血患者都应考虑进行胃肠道检查。粪便隐血（FOB）阴性不能排除重要的胃肠疾病。FOB目前仅用于结肠肿瘤的人群筛查。

腹泻

腹泻被定义为每天排便超过200克，通常出现频率增加和稀便或水样便。在严重的情况下，会出现排便急迫和大便失禁。

急性腹泻

感染性腹泻通常由细菌、病毒或寄生虫的粪–口传播引起，通常是短暂的。持续10天以上的腹泻很少由感染引起。药物，包括抗生素、细胞毒性药物、PPIs和NSAIDs，可引起急性腹泻。

慢性或复发性腹泻

最常见的原因是肠易激综合征，经常表现为早餐前后水样或颗粒状粪便，很少发生在晚上。

有时患者出现便秘。粪便通常含有黏液，但不含血液，且24 h粪便量小于200克。慢性腹泻也可由结肠或小肠的炎症或肿瘤性疾病或吸收不良引起。阴性检查结果提示肠易激综合征。

吸收不良

正常饮食患者出血腹泻和体重下降提示吸收不良。膨胀、苍白、漂浮的粪便（脂肪泻）表明脂肪吸收不良。吸收不良可能表现为腹胀、可闻及肠鸣音、痉挛和粪便中有未消化的食物。也可能出现不适、嗜睡、周围神经病变以及与维生素或矿物质缺乏有关的症状。

吸收不良是由三种成分的消化异常引起的：

● 胆汁或胰酶缺乏引起的腔内消化不良。● 小肠切除或小肠上皮受损引起的黏膜吸收不良。● "黏膜下"淋巴阻塞阻止吸收的脂质进入淋巴管。

吸收不良的检查如图 12.2 所示。

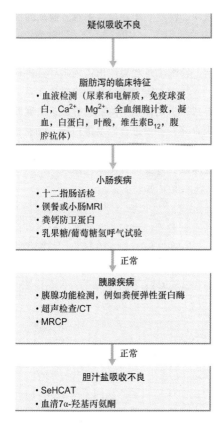

图 12.2　疑似吸收不良的调查。CT，计算机断层成像；MRCP，磁共振胰胆管成像；MRI，磁共振成像；SeHCAT，Se 牛磺酸胆汁酸

体重下降

6个月内非计划体重下降超过 3 kg 是有意义的。既往的体重记录可以帮助确诊。病理性体重下降可由精神疾病、全身性疾病、胃肠道疾病或任何特定器官系统的晚期疾病引起。

病史和体格检查

生理原因：尽管老年患者的饮食史可能不可靠，但饮食、运动或社会环境的变化需要记录在病史中；营养师的意见往往是有价值的。

精神疾病：神经性厌食症、贪食症和抑郁症的特征只有在正式接受精神病治疗后才能表现出来。酗酒的患者因为自我忽视和不良饮食导致体重下降。

全身性疾病：慢性感染会导致体重下降，必须寻找国外旅行史、发热、盗汗、僵硬、剧烈咳嗽和排尿困难。混乱的性行为和滥用药物暗示着 HIV 相关的疾病。体重下降是恶性肿瘤（癌症、淋巴瘤或其他血液学疾病）扩散的晚期特征，可通过检查发现。

消化道疾病：吞咽困难和胃流出道梗阻导致进食不足。恶性肿瘤可能通过机械性梗阻、厌食或全身效应导致体重下降。胰腺或小肠吸收不良会导致严重的体重下降和营养缺乏。克罗恩病和溃疡性结肠炎会导致厌食症，害怕进食以及蛋白质、血液和肠道营养物质的流失。

代谢和其他原因：许多内分泌或代谢紊乱，以及终末期呼吸和心脏疾病可能出现体重下降。

检查

● 尿液分析：葡萄糖、蛋白质和血液。● 血液检测：LFTs、随机血糖和 TFTs；CRP 和 ESR（通常在感染、结缔组织病和恶性肿瘤中升高）。● 骨髓穿刺或肝活检：当临床怀疑有隐匿性粟粒性结核时，可鉴别。● 腹部和盆腔 CT：偶尔有帮助，仅在仔细询问病史及再权衡之后安排。

便秘

便秘是指排便次数减少，常伴有排便紧张、排便不彻底和肛周或腹部不适的感觉。它发生在许多疾病中。

在病史没有指向任一明确的病因（框 12.4）时，没有必要检查每个便秘患者。大多数补充膳食纤维和合理使用轻泻药有效。中老年患者病史短或有令人担忧的症状（直肠出血、疼痛或体重下降）必

框 12.4　便秘的原因

胃肠道

- 缺乏膳食纤维和（或）液体摄入
- 动力障碍，如肠易激综合征
- 器质性疾病，如结肠癌、结肠憩室病、先天性巨结肠（希尔施普龙病）
- 排便障碍，如肛裂、克罗恩病

非胃肠道

- 药物，如阿片类、抗胆碱药
- 神经系统疾病，如多发性硬化症、截瘫
- 代谢 / 内分泌，如高钙血症、甲状腺功能减退症
- 其他：任何严重疾病，尤其是老年人、抑郁症

须及时进行钡灌肠或结肠镜检查。其他需要进一步检查的情况如下：

- 最初，直肠指检、直肠镜和乙状结肠镜检查、常规生化检查，包括血钙和甲状腺功能，以及全血细胞计数（FBC）。● 如果正常：1 个月的膳食纤维和（或）轻泻药试验。● 如果症状持续：通过钡灌肠或 CT 结肠造影检查结肠是否有器质性疾病。

腹痛

腹痛可能是：

- 内脏性腹痛：因为内脏的拉伸或扭转，通常接近腹中线。● 躯体性疼痛：由于腹膜刺激，通常程度剧烈、腹部一侧痛和局部肌强直。● 牵涉痛：如胆囊疼痛牵涉背部或肩胛。● 心理因素：文化、情感和心理社会因素会影响疼痛的体验。在一些患者中，尽管进行了调查，仍没有发现器质性病因。

急腹症

急腹症约占所有紧急入院手术的 50%，是一个或多个病理过程的结果：

炎症（如阑尾炎、胰腺炎、憩室炎）：渐进性弥漫性疼痛，可持续数小时。如果累及壁腹膜，疼痛可局限。活动会加剧腹痛，产生肌紧张。

穿孔（如消化性溃疡，卵巢囊肿，结肠憩室病）：疼痛突然发生，程度剧烈，导致弥漫性腹膜炎。

梗阻（肠、胆或输尿管）：疼痛呈绞痛、痉挛，致使患者辗转不安。如果在两次痉挛之间疼痛没有消失，提示并发炎症。

如果有腹膜炎的征象（即压痛、反跳痛伴肌紧张），则需要静脉输液、吸氧和抗生素进行治疗。进一步检查应包括：

● FBC：可能提示白细胞增多。● U&Es：提示脱水。● 血清淀粉酶：急性胰腺炎时升高。● 直立位 CXR：膈下游离气体提示穿孔；AXR 可检查肠梗阻。● USS：可能提示游离液体或腹腔内脓肿。● 经口腔或肛门进行对比研究：有助于评估梗阻，对区分假性梗阻和机械性大肠梗阻至关重要。● CT：对胰腺炎、腹膜后病变或肿块、肾结石和主动脉瘤有用。● 血管造影：用于肠系膜缺血。● 诊断性腹腔镜检查：如果病因不明，可能有用。

管理

封闭穿孔，抗生素治疗或手术切除炎症部位，解除梗阻。大多数但不是所有的患者都需要手术。手术治疗的必要性和紧迫性取决于临床的严重程度和稳定性，以及是否有腹膜炎。

急性阑尾炎：保守治疗后穿孔或复发的风险很高，因此通常建议手术。

小肠梗阻：如果病因明显，手术不可避免（如绞窄性疝），早期手术是合适的。如果怀疑原因是先前手术引起的粘连，则只有 48 h 内症状仍未消退或出现绞窄症状（绞痛持续、腹膜炎、心动过速、发热、白细胞增多）的患者才应接受手术。

大肠梗阻：假性梗阻采用非手术方法治疗。一些患者结肠镜减压有效，但机械性肠梗阻需要手术治疗。两者可行水溶性对比灌肠进行鉴别。

急性胆囊炎：见第 13 章。

急性憩室炎：见本章后文。

消化性溃疡穿孔：见本章后文。

慢性或复发性腹痛

详细的病史，包括发热，体重下降和情绪，是必不可少的。如果腹部和直肠检查正常，应仔细检查影响脊柱、脊髓、肺和心血管系统的疾病。

检查手段的选择取决于病史和体格检查（框 12.5）。持续的症状需要排除结肠或小肠疾病。精神障碍史、反复阴性结果或不确定任何特定疾病或器官类型的模糊症状可能提示心理因素原因。

持续性腹痛

持续性腹痛通常提示具有某些诊断的特征，例如恶性肿瘤、慢性胰腺炎或腹腔内脓肿。偶尔会找不到病因，导致诊断为"慢性功

框 12.5　慢性或复发性腹痛的检查

症状	可能的诊断	检查
上腹痛；消化不良；与食物有关	胃十二指肠疾病或胆道疾病	内镜检查和 USS
排便习惯改变；直肠出血；梗阻症状	结肠疾病	钡灌肠和乙状结肠镜检查 / 结肠镜检查
广泛动脉粥样硬化患者中由食物刺激引发的疼痛	肠系膜缺血	肠系膜血管造影术
上腹痛向背部放射；酗酒史；体重下降；腹泻	慢性胰腺炎或胰腺癌	USS、CT 和胰腺功能检测
腰部疼痛伴尿路症状	肾或输尿管结石	USS 和静脉尿路造影术

能性腹痛"。在这些患者中，心理原因是很可能的，治疗的目的是控制症状、心理支持和尽量减少疾病的影响。

营养失调

肥胖

肥胖是一种对健康可能造成潜在的灾难性后果的流行性疾病。与 1980 年 7% 的肥胖率相比，现在英国肥胖的成年人（BMI > 30）超过了 25%，大约 66% 的成年人超重（BMI > 25）。

病因学

肥胖的流行提示了能量摄入和消耗的变化。据估计，全球人均每日食物热量供给从 20 世纪 60 年代的 2350 kcal 增加到 20 世纪 90 年代的 2800 kcal。食物的分量，尤其是含糖饮料和高脂肪零食的分量增加了。能量消耗的方式改变也是重要因素；肥胖与看电视时间呈正相关，与体育活动时间呈负相关。

对肥胖的易感性因人而异。双生子研究证实了肥胖的遗传基因模式，为一种多基因遗传疾病。少数情况下可以确定具体病因，如甲状腺功能减退症、库欣综合征或胰岛素瘤。涉及的药物包括：三环抗抑郁药、磺脲类药物、丙戊酸钠和 β 受体阻滞剂。

并发症

肥胖对健康的危害：

● 代谢综合征（第 11 章）● 非酒精性脂肪性肝炎。● 肝硬化。● 睡眠呼吸暂停综合征。● 骨关节炎。● 心理疾病。

肥胖对死亡率和慢性病发病率都有不利影响；肥胖吸烟者的预期寿命减少了 13 年。CAD 是导致死亡的主要原因，但一些癌症的发病率也在上升。

临床表现和检查

肥胖可以用体重指数（BMI）来量化 [BMI ＝ 体重（kg）除以身高（m）的平方（kg/m²）]：

● 18.5 ～ 25 为正常。● 25 ～ 30 为超重 ● 30 以上为肥胖。

BMI 大于 40 时，并发症的风险急剧上升。腰围大还与肥胖的代谢和心血管并发症相关。

饮食史可能有助于指导饮食建议，但易受漏报影响。酒精是能量摄入的重要来源。所有肥胖患者均应进行 TFTs，如怀疑库欣综合征，应进行大剂量地塞米松抑制试验或 24 h 尿皮质醇试验。评估其他心血管危险因素同样重要。应行血压监测，测量血糖和血脂以检测 2 型糖尿病和血脂异常。转氨酶升高提示非酒精性脂肪性肝炎。

管理

如果及早发现和治疗，肥胖的健康风险在很大程度上是可逆的。对肥胖患者的研究证明，减轻体重的干预措施可以改善心血管危险因素。减轻体重和增加体育锻炼的生活方式可以减少 2 型糖尿病的发病率。

大多数寻求帮助的患者之前都尝试过减肥，有时是反复尝试。对能量平衡感同身受地解释，认识到有些人是更容易肥胖，更重要的是应商定适当的减肥目标（如体重的 10%）。

生活方式建议：应建议所有患者在日常生活中尽可能多地锻炼身体（如步行而不是开车上班），以最大限度地增加体育锻炼。应讨论改变饮食行为（包括控制分量、避免吃零食、规律饮食以促进饱腹感以及使用人造甜味剂）。

减肥饮食：对于超重的人而言，上述生活方式建议可能会逐渐奏效。对于肥胖患者，通常需要更积极的干预。减肥饮食要求患者每日热量总摄入比正常摄入量减少约 2.5 MJ（600 kcal）。目标是每周减重 0.5 kg 左右。坚持是成功的主要决定因素。部分患者需要更快速的减肥，例如，为手术做准备时。饥饿不仅没有益处，反而会带来心脏病猝死风险。非常低热量的饮食可以使体重每周下降1.5 ～ 2.5 kg，但需要医生和营养学家的监督。

药物：药物治疗通常只适用于有高风险并发症的肥胖患者。持续服用抗肥胖药物的患者，随着时间的推移，体重往往会反弹。因此建议短期使用抗肥胖药物，使坚持低热量饮食的患者达到最大减重效果。奥利司他可以抑制胰腺和胃脂肪酶，减少饮食中约 30% 脂肪的吸收。副作用与由此产生的脂肪吸收不良有关：即稀便、油斑、腹泻、排气和脂溶性维生素吸收不良。最近，芬特胺 / 托吡酯和阿曲酮 / 安非他酮等联合治疗在美国已经被许可使用。如果减重效果不佳，应停止药物治疗。

手术：通过减少胃容积的减重手术是长期治疗肥胖最有效的方法。对于严重肥胖（BMI ≥ 40）且有很高的肥胖并发症发生风险，饮食和药物治疗无效的患者，应考虑采用减重手术。减重的机制可能与限制胃容积本身无关，而是与干扰食欲刺激素的释放有关，食欲刺激素是下丘脑释放饥饿的信号。在有经验的医院中死亡率较低，但术后并发症常见。

营养不足

饥饿和饥荒

世界上仍有一些地区，特别是非洲，成年人 BMI 低于 18.5 的患病率仍然高达 20%。世界范围内一半以上儿童死亡的原因是慢性营养不足。在成年人中，蛋白质-能量营养不良的主要形式是营养缺乏，即由下列任何一种造成的持续的负能量（卡路里）平衡：

能量摄入减少：原因包括：

● 饥荒。● 持续性反流或呕吐。● 厌食。● 吸收不良（如小肠疾病）。● 消化不良（如胰腺外分泌不足）。

能量消耗增加：原因包括：

● 基础代谢率增加（甲状腺毒症、外伤、发热、癌症恶病质）。● 过度的体力活动（如马拉松运动员）。● 能量损失（如糖尿病患者的尿糖）。● 能量储存受损（如艾迪生病、嗜铬细胞瘤）。

临床表现

营养不足的严重程度可以通过 BMI、中臂围和皮褶厚度的测量来评估。成人严重营养不足的临床特征包括：

● 体重下降。● 口渴、乏力、发冷、夜尿、闭经、勃起功能障碍。● 皮肤松弛、苍白、干燥。● 头发稀疏 / 脱发。● 四肢冰冷、发绀、压疮。● 肌肉萎缩。● 皮下脂肪减少。● 水肿（即使没有低白蛋白血症）。● 体温异常，脉搏慢，血压低。● 腹胀，腹泻。● 腱反射减少。● 如果附近有食物，就会变得冷漠、失去主动性、抑郁、内向、有攻击性。● 易受感染。

营养不足往往导致维生素缺乏，特别是维生素 B1、叶酸和维生素 C。腹泻导致钠、钾和镁的消耗。死亡率高往往是感染导致，例如斑疹伤寒或霍乱，但通常为隐匿性。晚期饥饿中，患者变得完全不能活动，可能采取弯曲的胎儿体位；死亡悄然而至，往往来得十分突然。

检查

血浆游离脂肪酸增加，伴有酮症和轻度代谢性酸中毒。血糖低，但白蛋白可维持。胰岛素分泌减少，胰高血糖素和皮质醇升高，T3 逆转取代正常的三碘甲状腺原氨酸。基础代谢率下降，因为瘦体重减少和下丘脑补偿。可有轻度贫血、白细胞减少和血小板减少。

管理

根据 BMI 对患者进行分级。中度饥饿的人需要额外补给，而体重严重不足的人需要住院治疗。严重饥饿时肠上皮和外分泌胰腺将会萎缩。

起初，应该给予少量食物；食物应适口，类似于通常的主食。如谷类加一些糖、奶粉和油。应限制盐的摄入。微量营养素的补充（如钾、镁、锌和多种维生素）可能是必需的。每天 6.3 ～ 8.4 MJ（1500 ～ 2000 kcal）将防止病情恶化，但需要额外的热量恢复体重。在重新进食期间，体重每月增加 5% 表明进展理想。其他措施均是支持治疗，包括皮肤护理、充分补充水分、治疗感染和严密监测体温，因为体温调节可能会受损。

医院内营养不足

在英国，三分之一的住院患者（特别是老年人）在入院时受到中度或重度营养不足的影响。一旦进入医院，许多人因为食欲不振、并发疾病和"禁零食"而体重下降。营养不足导致免疫力下降和肌无力，并增加发病率、死亡率和住院时间。

社会问题影响食物的选择，并可能导致或加剧疾病的进展。社会孤立、可支配收入少和缺乏对健康饮食的知识或兴趣可能会增加对高热量、营养质量差的方便食品的依赖。慢性炎症、感染或恶性肿瘤的非特异性作用，以及特定的胃肠疾病，可能会对食欲产生不利影响，减少食物摄入量。

医院患者的营养支持

肠内营养优于肠外营养，前提是肠道功能接近正常。

正常饮食：首先解决进食问题，如义齿缺失或不合适，动手困难（关节炎，卒中）或卧床不起。应记录食物摄入量，并提供充足的适口食物。

口服营养补充剂：应用高能量和高蛋白质含量的液体膳食补充剂补充口服食物摄入不足。

肠内营养：对于不能吞咽的患者需要建立人工营养支持。如有可能，应采用肠内营养途径，因为这可以保护黏膜屏障的完整性，防止菌血症，并在重症监护患者中减少多器官衰竭的风险。对于短期肠内营养支持，液体食物由细孔鼻胃管提供。使用前应检查管路位置；胃吸出物的 pH 小于 5。如不能确定，CXR 可以确认鼻胃管的位置。在胃潴留或出口梗阻的情况下，可以放置鼻空肠管。对于需要长期的肠内营养支持的患者，PEG 更舒适，更不容易发生移位。然而，经皮胃造口术是一种侵入性的手术，并发症包括局部感染（30%）和腹腔内脏器穿孔。

肠外营养：对于口服摄入量不足或不安全的、无法管饲或肠道无功能的营养不足患者，可采用经宽径导管直接注入中心静脉的方式进行喂养。肠外营养与许多感染和代谢并发症（电解质紊乱，高血糖）有关。严格的无菌操作和仔细的临床和生化监测是必要的，以减少风险。实践中，肠外营养最常用于接受手术的多器官功能衰竭或严重营养不足的患者。术后肠外营养应保留至不能耐受或不可行肠内营养时，或并发症（尤其是脓毒症）损害胃肠功能，且至少 7 天不能口服或肠内喂养时。

再喂养综合征

当营养不足的患者得到治疗时，会释放胰岛素，导致细胞摄取磷酸盐、钾和镁。磷酸盐、钾和镁水平下降会导致严重后果，如心律失常、肌无力和癫痫发作。在再喂养开始前，应该纠正电解质的水平。维生素 B1 的快速消耗使病情恶化。应该缓慢地恢复喂养，在喂养前 3～5 天应密切监测血清钾、磷酸盐和镁。

伦理问题

在严重或晚期疾病中，患者和家属应该参与并决定侵入性营养支持的程度。管饲被视为一种医学治疗，所有侵入性喂养在可能的情况下都需要征得同意，或者在不可能征得同意的情况下需要为患者的最佳利益采取相应措施。团队应该与家属一起为每个患者制定认可的营养计划。

肠衰竭（"短肠综合征"）

肠衰竭（intestinal failure，IF）是指肠功能下降到宏量营养素和（或）水和电解质吸收所需的最低限度以下，因此需要静脉补充以支持健康和（或）成长。

管理

IF 是一个复杂的临床问题，最佳治疗方案需要多学科团队共同参与。IF 多为短肠综合征合并慢性肠蠕动障碍，其余为慢性假性肠梗阻。生理紊乱的严重程度与剩余的小肠功能有关（而不是被切除了多少）。治疗的目标是：

- 提供营养、水和电解质，以维持健康与正常体重。
- 尽可能利用肠内或经口途径。
- 尽量减少基础疾病，以及 IF 及其治疗的负担。
- 提高生活质量。

如果回肠能够保持完整，通常可以避免长期的营养支持。与空肠不同，回肠可以逐步增加水和电解质的吸收。部分或全部结肠的存在进一步改善了液体的吸收，并可通过短链脂肪酸产生能量。

维生素缺乏症

维生素分为脂溶性和水溶性。脂肪吸收不良引起脂溶性维生素的缺乏。

维生素缺乏症在发展中国家最普遍，但在发达国家仍有发生，特别是老年人和酗酒者。框 12.6 总结了维生素的来源以及维生素的缺乏。

口腔和唾液腺疾病

口腔溃疡：常见，浅表，疼痛和特发性。在严重的情况下，原因应考虑感染、药物反应或白塞综合征。外用曲安奈德或水杨酸胆碱凝胶可缓解症状。

口腔癌：口腔鳞状细胞癌在世界范围内很常见，在英国其发病率呈上升趋势。死亡率约为 50%，主要是因为诊断较晚。不良饮食、酒精、吸烟或嚼烟草或槟榔是传统的危险因素，但 HPV16 和 18 也与之有关。如果局部创伤或感染治疗 2 周后仍未好转，应对可疑病变进行活检。治疗方法包括切除、放疗或光动力疗法。

念珠菌病：由白念珠菌引起，其本是一种正常的口腔共生菌，但增殖可导致婴儿鹅口疮，常见于接受糖皮质激素、抗生素或细胞

框 12.6 临床重要维生素和维生素缺乏

名称	来源	缺乏	检查
脂溶性			
维生素 A	肝、牛奶、黄油、鱼油	眼干燥症，夜盲症，角膜软化，滤泡性角化过度症	血清视黄醇
维生素 D	日晒，鸡蛋，乳制品	佝偻病，骨软化病	血清 25（OH）D/1,25（OH）$_2$D
维生素 E	蔬菜，种子油	溶血性贫血，共济失调	血清维生素 E
维生素 K	绿色蔬菜	凝血功能障碍	凝血试验 ± 血清维生素 K
水溶性			
硫胺素（维生素 B1）	谷物、豆类、猪肉	脚气病，韦尼克-科尔萨科夫综合征	红细胞转酮酶，全血维生素 B1
核黄素（维生素 B2）	牛奶，谷物	舌炎，口炎	红细胞谷胱甘肽还原酶，全血维生素 B2
烟酸（维生素 B3）	肉类，谷物	糙皮病	尿中代谢物
吡哆醇（维生素 B6）	肉类，鱼类，土豆，香蕉	多发性神经炎	血浆磷酸吡哆醛或红细胞氨基转氨酶活化系数
生物素（维生素 H）	肝，蛋黄，谷物	皮炎、肌炎、瘫痪	全血或尿生物素
叶酸	肝，牛奶	贫血，妊娠期间神经管缺陷	红细胞叶酸
维生素 B12	动物产品	贫血、神经变性	血浆 B12
维生素 C	柑橘类水果、蔬菜	坏血病	抗坏血酸（血浆：每日摄入量，白细胞，组织储存）

毒性药物治疗的人，以及糖尿病或 AIDS 患者。舌部和颊部黏膜可见白斑。吞咽困难提示咽部和食管念珠菌病。临床诊断后可启动治疗，确诊后应使用制霉菌素或两性霉素悬液或含片。口服氟康唑用于耐

药病例。

腮腺炎：由病毒或细菌感染引起，流行性腮腺炎导致自限性急性腮腺炎。细菌性腮腺炎通常为大手术的并发症，通过良好的术后管理可以避免其发生。广谱抗生素是必要的，如果有脓肿，则需要手术引流。

食管疾病

胃食管反流病

约 30% 的普通人受胃食管反流导致的胃灼热影响。

胃食管反流病（gastro-oesophageal reflux disease，GORD）是食管黏膜长期接触胃内容物从而导致的症状，有一定比例可发生食管炎。如果食管括约肌张力降低或频繁不当的括约肌放松，则可能发生反流。50 岁以上的人口中 30% 可发生胃横膈膜疝（裂孔疝），通常无症状。由于失去贲门和食管之间的斜角，其会引起反流。几乎所有食管炎、巴雷特食管或消化性狭窄的患者都可发展为裂孔疝。食管炎患者常有食管蠕动活动缺陷，且经抑酸药物治愈后仍持续存在。

胃酸是最重要的食管刺激物，症状与暴露时间密切相关。GORD 患者胃排空延迟。妊娠和肥胖引起的腹内压增加可能是原因之一。减肥可以改善症状。饮食中的脂肪、巧克力、酒精和咖啡会使下食管括约肌放松，并可能引发相应症状。

临床表现

主要症状为胃灼热和反流，常由弯曲、紧张或卧床引起。"反酸"，即胃酸反流导致的反射性唾液分泌，为常见症状。常见近期体重增加。部分患者在夜间因胃液反流刺激喉部而呛醒。其他患者出现可能由反流性食管痉挛引起的吞咽困难、慢性咳嗽或类似心绞痛的非典型胸痛。

并发症

食管炎：内镜下的表现从正常到轻度红肿到严重溃疡出血并形成狭窄，症状和内镜下表现之间的相关性较差。正常的内镜检查和组织学检查不排除显著的反流性疾病。

巴雷特食管：是一种食管下段的鳞状内膜被柱状上皮化生取代的癌前病变。它发生在慢性反流的反应中，10% 在内镜检查中可见。流行病学表明，真实的发病率为 1.5% ~ 5%，因为本身是无症状的，或者是疾病发展至食管癌时才被发现。巴雷特食管患者的食管癌相对风险增加了 40 ～ 120 倍，但绝对风险很低（每年 0.1% ～ 0.5%）。巴雷特食管发病率正在上升，特别是在 50 岁以上的白人男性中。危险因素包括肥胖和吸烟，但不包括酒精。十二指肠胃食管反流，除胃酸外，胆汁，胰酶和胃蛋白酶，同样可能是重要因素。诊断需要多次活检以发现肠上皮化生和（或）发育不良。抑酸或抗反流手术均不能阻止巴雷特食管的进展，治疗仅适用于反流症状或狭窄等并发症。内镜消融或光动力治疗可引起巴雷特食管的消退，但腺黏膜仍然存在，并没有消除癌症风险。定期内镜检查是有争议的，它可以检测出不典型增生和早期恶性肿瘤，但是，由于大多数巴雷特食管直到癌症进展时才被发现，因此不会降低食管癌的总体死亡率。巴雷特食管患者建议每 3 ～ 5 年进行内镜检查，如果存在发育不良，则应增加内镜检查频次。

重度发育不良的患者需要在专科中心进行密切的随访；治疗方案包括内镜切除或消融术，或食管切除术。

缺铁性贫血：食管炎隐匿性失血的结果。许多这类患者因裂孔疝食管糜烂出血。然而，食管裂孔疝是非常常见的疾病，即使内镜检查发现食管炎和食管裂孔疝，也必须考虑到出血的其他原因，特别是结肠直肠癌。

良性食管狭窄：长期食管炎的结果，通常在老年患者中表现为固体食物吞咽困难。胃灼热病史在老年人中是常见的，但不是一成不变的。当活检可以排除恶性肿瘤时，可通过内镜检查考虑良性食管狭窄诊断。内镜球囊扩张术与导管扩张术是有帮助的治疗，术后使用 PPI 进行长期治疗，以减少复发的风险。应检查牙齿，并建议患者充分咀嚼食物。

胃扭转：偶尔会出现巨大的胸内裂孔疝自行扭转（胃扭转），引起完全阻塞，导致严重胸痛、呕吐和吞咽困难。通过 X 线检查和钡餐明确诊断。大多数患者可自行痊愈，但随后又复发，因此通常建议进行选择性预防性手术。

检查

对于有典型症状的年轻 GORD 患者，可采用经验性治疗，无需检查。

内镜检查：建议年龄超过 50 岁的，，症状不典型或怀疑有并发症的患者采用。有典型症状但内镜结果正常不应排除 GORD。

24 小时 pH 监测：如果内镜检查后诊断不清楚或如果考虑手术治疗。在正常活动时记录腔内 pH 和症状。超过 6% ～ 7% 的研究中

pH 小于 4 是反流的诊断标准。

管理

生活方式建议应该包括减肥、避免饮食触发、床头抬高、避免夜宵并戒烟。抗酸药、藻酸盐和 H2 受体拮抗剂可缓解症状但不能治愈，而 PPIs 在大多数情况下可治愈食管炎，是严重反流性疾病的治疗选择。复发是常见的，因此一些患者需要终身治疗。但是长期 PPI 治疗增加肠道感染和幽门螺杆菌相关胃黏膜萎缩的风险。腹腔镜下胃底折叠术适用于不能缓解或在 pH 监测确认持续反流、拒绝长期服用 PPIs 的患者。虽然大多数患者的胃灼热和反流症状有所缓解，但也有少数患者出现并发症。

食管炎的其他原因

感染：食管念珠菌病可能使 HIV 感染复杂化。

腐蚀性物质：用漂白剂或摄入酸企图自杀会导致口腔和咽部烧伤和腐蚀性食管炎。并发症包括穿孔、纵隔炎和狭窄。早期应行保守治疗（镇痛和营养支持），应避免呕吐和内镜检查，以防止穿孔。随后，尽管有一定风险，内镜扩张狭窄通常是必要的。

药物：如果钾补充剂和非甾体抗炎药药片被困在狭窄上方，则可能导致食管溃疡。双膦酸盐会引起食管溃疡，有食管疾病的患者应谨慎使用。

嗜酸性食管炎：可能导致儿童和年轻人吞咽困难，对局部糖皮质激素有反应。

动力障碍

咽囊

吞咽不协调可导致囊疝通过环咽肌。大多数患者是老年人和无症状患者，但少部分可发生反流、口臭和吞咽困难。钡餐可显示囊状结构，也可显示吸入性肺炎。内窥镜检查有穿孔风险。有症状的患者需要手术治疗。

食管失弛缓症

食管失弛缓症的特点是食管下括约肌紧张，在吞咽过程中不能放松，食管扩张收缩失败。其原因尚不清楚，可能与局部神经供应失衡有关。南美锥虫病（克氏锥虫病）是南美洲的地方病，可造成难以区分的临床综合征（第 5 章）。

临床表现和检查

食管失弛缓症通常在中年时缓慢发展，伴有间歇性固体吞咽困难，可通过饮水、站立和走动来缓解。无胃灼热，但一些患者会经历严重的食管痉挛引起的胸痛。随着吞咽困难的进展，出现夜间吸入性肺炎。食管失弛缓症患者易患食管癌。

内镜检查对排除癌症是必不可少的。钡餐造影检查（图 12.3）可显示食管下段锥形狭窄，食管体扩张、无蠕动、充满食物。测压可证实食管下括约肌不松弛，食管体收缩力差。X 线检查可显示纵隔增宽及误吸的特征。

治疗

内镜下扩张：使用介入定位球囊扩张食管括约肌可改善 80% 患者的症状。但部分患者需要多次扩张，如经常复发最好行手术治疗。内镜下注射肉毒杆菌毒素到括约肌可缓解食管失弛缓症，但容易出现复发。内窥镜下的食管肌层切开术在食管失弛缓症专科治疗中心可能有益。

外科肌切开术：无论是腹腔镜手术还是开腹手术，都是非常有效的。扩张和肌切开术可能并发胃食管反流，因此，肌切开术常叠

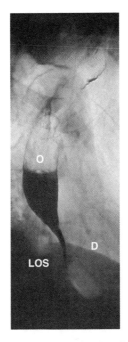

图 12.3　食管失弛缓症。X 线显示充满钡的液面，食管扩张（O），远端变细，食管下括约肌闭合（LOS）。D，膈肌

加抗反流手术，并给予 PPI。

其他食管动力障碍

食管痉挛或异常强烈的蠕动活动：可导致类似心绞痛的发作的胸痛。使用口服或舌下硝酸盐或硝苯地平有时可改善。

系统性硬化症：在系统性硬化症或肢端硬皮综合征（第9章）中，食管肌肉被纤维组织取代，蠕动功能丧失导致胃灼热和吞咽困难。食管炎通常很严重，可发生良性纤维性狭窄。这些患者需要长期服用PPIs。皮肌炎、类风湿关节炎和重症肌无力也可引起吞咽困难。

良性狭窄：通常发生在老年 GORD 患者中。食管-胃交界处可出现黏膜下纤维化环，引起间歇性吞咽困难。

环状后蹼是缺铁性贫血的一种罕见并发症，易导致鳞状上皮癌。良性狭窄可以通过内镜下使用金属丝引导的导管或球囊扩张来治疗。

食管肿瘤

食管癌

几乎都是鳞状细胞癌或腺癌，小细胞癌是罕见的第三种类型。

鳞状细胞癌：在白种人中很罕见（10 万人中约 4 例），但在伊朗、非洲部分地区和中国很常见（10 万人中约 200 例）。鳞状细胞癌可以发生在食管的任何部位，但几乎所有食管上段的肿瘤都是鳞状细胞癌。

腺癌：起源于巴雷特食管或胃贲门的食管下三分之一处。英国的发病率正在上升（每 10 万人中约 5 例）。

临床表现和检查

进行性无痛性吞咽困难，可发生急性食物团梗阻，胸痛或声音嘶哑常提示侵犯纵隔。体重下降常见。食管和气道之间的瘘管导致吞咽后咳嗽、肺炎和胸腔积液。体征包括恶病质和颈部淋巴结病，但也可能不存在。

辅助检查可选择内镜活检，随后采用 TNM 分期对肿瘤进行分期，并确定是否需要手术。EUS 对淋巴结进行活检并评估肿瘤侵犯深度。胸部和腹部 CT，通常联合 PET，可以确定肿瘤转移扩散和局部侵犯，继而决定是否手术。

管理和预后

约 70% 的患者表现为广泛转移。在这些情况下可以选择以减轻吞咽困难和疼痛为基础的姑息性治疗。内镜下激光消融或支架置入可改善吞咽困难，而姑息性放疗可使鳞状细胞癌和腺癌缩小。在高发病率地区，早期浅表肿瘤可通过内镜下黏膜下剥离治疗。

尽管进行了治疗，但肿瘤一旦突破食管壁或涉及淋巴结（T3，N1），术后 5 年生存率约为 10%。对于不广泛转移者，术后 5 年生存率显著改善。"潜在治愈性"手术（切除所有可见肿瘤）后的 5 年生存率为 30%，术前化疗可进一步改善这一情况。尽管鳞状细胞癌对放疗敏感，单独放疗 5 年生存率仅为 5%；如果联合化疗，5 年生存率可以提高至 25% ～ 30%。

食管穿孔

最常见的原因是内镜下穿孔合并扩张或插管。消化性溃疡穿孔狭窄通常采取保守的广谱抗生素和肠外营养治疗，大多数在数日内痊愈。恶性、腐蚀性和放疗性狭窄穿孔需要手术。

自发性食管穿孔由强烈的呕吐引发。患者多表现为严重胸痛、休克、皮下肺气肿、胸腔积液和气胸。其诊断通过水溶性造影剂明确。主要治疗方法是手术，但死亡率很高。

胃和十二指肠疾病

胃炎

急性胃炎：最常见的原因是酒精、阿司匹林或非甾体抗炎药摄入。通常为无症状和自限性，但可能导致消化不良、厌食、恶心、呕吐、呕血或黑便。在持续性病例中，内镜检查是必要的，以排除消化性溃疡或癌症。治疗包括避免诱因及对症治疗，必要的抗酸剂和使用 PPIs 抑酸或止吐药。

慢性胃炎：最常见由幽门螺杆菌感染引起。症状与内镜及病理结果的相关性较差。大多数患者无症状，不需要治疗，但消化不良的患者可能受益于根除幽门螺杆菌。

自身免疫性慢性胃炎：由自身免疫系统攻击胃壁细胞导致，通常无症状。血液循环中可能存在壁细胞和内因子抗体。部分患者中，胃萎缩可导致内因子减少和恶性贫血。可能伴随其他自身免疫性疾病，特别是甲状腺疾病。长期而言，胃癌的发病率会增加 2 ～ 3 倍。

消化性溃疡

消化性溃疡是指食管下段、胃或十二指肠的溃疡，以及经胃空肠吻合术后发生在空肠的溃疡，或极少见的发生在梅克尔憩室相邻回肠的溃疡。胃溃疡或十二指肠溃疡可以是急性的也可以是慢性的；

两者均穿透了黏膜肌层，但急性溃疡没有纤维化的迹象。糜烂不会穿透黏膜肌层。

胃溃疡和十二指肠溃疡

由于幽门螺杆菌根除疗法，许多西方国家的消化性溃疡发病率正在下降，但发展中国家的发病率仍然很高。十二指肠溃疡男女比例为（5∶1）～（2∶1），胃溃疡男女比例为 2（或更少）∶1。慢性胃溃疡通常为单发；大多数位于胃小弯处。十二指肠溃疡常发生于十二指肠的第一部分，位于幽门黏膜与十二指肠黏膜交界的远端。10% 的患者同时存在胃溃疡和十二指肠溃疡，10% ～ 15% 的患者出现多发溃疡。

病理生理学

幽门螺杆菌：在英国，幽门螺杆菌感染率随着年龄的增长而上升（50 岁以上的人口感染率达到 50%）；在发展中国家，感染率高达 90%。在儿童时期感染可能通过人与人之间的接触传播。大多数感染者保持健康和无症状。约 90% 的十二指肠溃疡患者和 70% 的胃溃疡患者存在幽门螺杆菌感染；其余 30% 的胃溃疡是由非甾体抗炎药引起的。

幽门螺杆菌是一种革兰氏阴性菌，利用多个鞭毛定植在上皮黏液层。上皮黏液层的 pH 几乎是中性的，任何酸度都能被病原体从尿素中产生的氨所缓冲。幽门螺杆菌主要寄生于胃型上皮及十二指肠上皮化生部位。它通过激发上皮细胞的炎症反应来形成慢性胃炎。在大多数人中，幽门螺杆菌引起胃窦炎和生长抑素的消耗。随后的高胃泌素血症刺激壁细胞分泌胃酸，但通常没有临床后果。在少数情况下，感染引起的胃窦炎伴高胃泌素血症使壁细胞产生大量的酸性物质，导致十二指肠溃疡。胃溃疡的发病机制尚不清楚，但幽门螺杆菌可能通过降低胃黏膜对酸和胃蛋白酶的抵抗作用。有时，幽门螺杆菌引起的广泛胃炎，导致胃萎缩和低氯血症，伴有胃内细菌增殖，易导致胃癌。

非甾体抗炎药：治疗与黏膜防御受损引起的消化性溃疡有关。

吸烟：吸烟会增加胃溃疡的风险，其次还会增加十二指肠溃疡的风险。一旦溃疡形成，吸烟更有可能引起并发症和难治性溃疡。

临床表现和检查

消化性溃疡是一种慢性疾病，可自发性复发，缓解期长达数十年。十二指肠溃疡和胃溃疡有共同的症状：

● 与进食有关的上腹疼痛。 ● 偶有呕吐；每日持续性呕吐表明胃出口梗阻。

三分之一的患者，特别是服用非甾体抗炎药的老年患者，病史没有明显的特征；疼痛可能不存在或仅表现为模糊的上腹部不适。偶有厌食和恶心，或餐后过度饱腹感，可能为唯一症状。消化性溃疡甚至可能是"无症状的"，表现为慢性失血、呕血或急性穿孔引起的贫血。溃疡的个体化症状的诊断价值不大。

内镜检查是首选的检查方法。胃溃疡有时可能是恶性的，因此必须经常进行活检和随访，以确保愈合。

消化性溃疡患者应进行幽门螺杆菌感染筛查（框 12.7）。部分患者需要消化内镜检查；其他为非侵入性。总体而言，呼吸或粪便抗原试验，因其准确、简单和无创，成为最佳检查手段。

管理

治疗的目的是减轻症状，诱导愈合和防止复发。

根除幽门螺杆菌：所有证实为幽门螺杆菌阳性消化性溃疡的患者都应该接受根除幽门螺杆菌治疗。既可以治愈溃疡、防止复发，又可以使 90% 以上的患者不再需要长期治疗。一起服用 PPI 与两种抗生素（阿莫西林、克拉霉素和甲硝唑）至少 7 天。一线治疗为 PPI（每日 2 次）、克拉霉素每日 500 mg、阿莫西林每日 1 g 或甲硝唑每日 400 mg，连续 7 天。依从性、副作用（通常是腹泻、恶心、呕吐）和对甲硝唑的耐药性会影响根除幽门螺杆菌成功率。初始治疗后仍

框 12.7　幽门螺杆菌感染的诊断方法

方法	优点	缺点
无创		
血清学	快速获取，适合于人群研究	缺乏敏感性和特异性，不能区分是否既往感染
^{13}C 尿素呼气试验	更高的敏感性和特异性	需要昂贵的质谱仪
粪便抗原检测	廉价，特异性 > 95%	可接受性
有创（胃窦活检）		
组织学	敏感性和特异性好	会出现假阴性，等待时间长
快速尿素酶试验	廉价，快速，特异性 > 95%	敏感性 85%
微生物培养	金标准，明确了抗生素药物敏感性	缓慢而费力，缺乏敏感性

感染的患者和存在耐药菌感染的患者应接受奥美拉唑、次柠檬酸铋、甲硝唑和四环素的二线治疗。对于经过两次治疗后仍存在幽门螺杆菌定植的患者而言，只能在尝试 根除幽门螺杆菌治疗（在抗生素敏感性测试的指导下）和长期抑酸之间做出选择。

幽门螺杆菌和非甾体抗炎药是溃疡的独立危险因素，需要长期服用非甾体抗炎药治疗的患者应首先进行根除治疗以降低溃疡风险。建议后续使用 PPI 与非甾体抗炎药，但对于服用低剂量阿司匹林的患者是必要的。

一般措施：避免吸烟、阿司匹林和非甾体抗炎药。适量的酒精是无害的，无需特殊的饮食建议。

维持治疗：成功根除幽门螺杆菌后，无需维持治疗。

手术治疗：消化性溃疡现在很少需要手术治疗，除非在药物治疗后出现穿孔、出血、幽门梗阻或持续或复发性溃疡。难治性胃溃疡采用胃部分切除治疗，即切除胃溃疡和胃的溃疡区以排除潜在的肿瘤。紧急情况下，进行活检，然后溃疡出血进行止血或穿孔修补即可。

胃切除术或迷走神经切开术的并发症

溃疡手术目前虽不常见，但在前幽门螺杆菌时代许多患者接受过手术治疗，约 50% 的患者存在某种程度的并发症。

倾倒：胃快速排空导致近端小肠膨胀，高渗性胃内容物吸引液体进入肠腔。导致腹部不适、脸红、心悸、出汗、心动过速、低血压和饭后腹泻。应避免高碳水化合物饮食。

胆汁反流性胃病：十二指肠胃胆汁反流导致慢性胃病，可引起消化不良。用含铝抗酸剂或硫糖铝对症治疗可能是有效的。少数患者需要进行校正手术。

腹泻和消化不良：任何消化性溃疡手术后，患者进食 1～2 h 后可能会出现腹泻。胃排空快，与胰胆管分泌物混合不充分，快速通过时间和细菌过度生长可能导致吸收不良。饮食建议少吃含精制碳水化合物的干性食物。药物如磷酸可待因或洛派丁胺也可能有一定帮助。

体重下降：大多数患者术后体重下降，30%～40% 的患者术后下降的体重无法恢复。常见的原因是由于残余胃体缩小导致摄入量减少，但腹泻和轻度脂肪泻也有影响。

贫血：这是胃大部切除术后长期并发症，缺铁是最常见的原因。

叶酸和维生素 B12 缺乏的情况相对较少。铁和叶酸摄入不足、缺乏胃酸和内因子分泌、残胃缓慢出血和复发性溃疡也是造成贫血的原因。

代谢性骨病：骨质疏松症和骨软化病都是钙和维生素 D 吸收不良的结果。

胃癌：有报道称胃癌风险增加。低氯血症、胆汁十二指肠胃反流、吸烟和幽门螺杆菌感染的风险最高。虽然相对危险度有所增加，但绝对危险度仍较低，且胃手术后不需要内镜筛查。

消化性溃疡的并发症

穿孔：使胃内容物进入腹膜，引起腹膜炎。相对于胃溃疡，十二指肠溃疡穿孔更常见。大约四分之一的病例发生在溃疡急性期，通常与服用非甾体抗炎药有关。可导致：

- 突发剧烈疼痛，通常是溃疡的首发症状，开始于上腹部，并逐渐扩散。膈肌刺激引起的肩顶端疼痛，腹痛引起的浅呼吸以及休克都是常见的。● 板状腹。● 无肠鸣音。● 膈下气体引起的肝浊音消失。

板状腹持续存在，虽然疼痛可能暂时改善，但患者的病情随后会恶化为弥漫性腹膜炎。在至少 50% 的病例中，直立位 CXR 显示膈下有游离气体。如果没有，水溶性造影剂检查可证实穿孔。

确诊后，通过手术修补急性穿孔。手术后，应治疗幽门螺杆菌（如果存在）和避免非甾体抗炎药。穿孔的死亡率为 25%，受人群年龄和合并症影响。

胃出口梗阻：最常见的原因是幽门附近的溃疡，但少量病例是由胃窦癌或成人肥大性幽门狭窄造成。

临床表现：

- 恶心。● 大量呕吐胃内容物。● 腹胀。● 检查发现消瘦、脱水，在最后一餐后持续 4 h 或以上的振水音。见胃蠕动波即可诊断。

酸性胃内容物的丢失导致碱中毒、脱水、低氯、低钾和碳酸氢盐和尿素氮升高（低氯性代谢性碱中毒）。反常性酸性尿的发生是由于肾进行钠氢交换。应在宽口径鼻胃管排空胃后进行胃镜检查。

管理：

- 胃肠减压及大量输注含钾等渗液。● PPIs：可治愈溃疡，缓解幽门水肿，减少手术可能。● 良性狭窄可能需要球囊扩张。● 对于部分患者而言，在经过 7 天的胃肠减压后可能需要进行部分胃切除术。

出血：见前文。

佐林格–埃利森综合征

本病占十二指肠溃疡的 0.1%，是以严重的消化性溃疡、胃酸分泌过多和胰腺或十二指肠的神经内分泌肿瘤（"胃泌素瘤"）为特征的一种罕见疾病。患者多为 30 ～ 50 岁。胃泌素瘤分泌胃泌素，最大限度地刺激胃酸的产生和增加壁细胞的数量。胰脂肪酶失活、胆汁酸沉积，可导致腹泻和脂肪泻。约 90% 的肿瘤发生在十二指肠近端壁或胰头。一半是多发性的，超过一半是恶性的，但生长缓慢。MEN 1 的发生率为 20% ～ 60%。

患者表现为多处对标准治疗无反应的严重消化性溃疡。病程短；出血和穿孔是常见的并发症。腹泻发生在 1/3 的患者中，并可能是主要症状。

在基础条件下胃酸分泌亢进、五肽促胃液素的少量增加，可通过胃肠减压得到证实。可见血清胃泌素明显升高（10 ～ 1000 倍）。可通过 EUS，放射性标记生长抑素受体显像和 ^{68}Ga-DOTATATE PET 明确肿瘤位置。

大约 30% 的小型和单一的肿瘤可以被定位和切除。对于多发或转移性疾病的患者，持续使用大剂量奥美拉唑可治疗溃疡并减轻腹泻。皮下注射奥曲肽可减少胃泌素的分泌。所有患者都应接受 MEN 1 基因筛查。

功能障碍

功能性消化不良

定义为没有器质性疾病的慢性消化不良。其他常见症状包括饱腹、腹胀和恶心。病因涵盖了黏膜、运动和精神疾病。

临床表现和检查

患者通常是年轻人（＜ 40 岁），女性的发病率是男性的 2 倍。腹痛常与其他"消化不良"症状组合伴随出现，最常见的是恶心、早饱和餐后腹胀。觉醒时疼痛或恶心是其特征，直接问诊可引起肠易激综合征的症状。必须与消化性溃疡和腹腔内恶性肿瘤鉴别。功能性消化不良患者经常出现焦虑，但没有具有诊断意义的体征，也没有体重下降。必须询问用药史、排除抑郁症和妊娠。当清晨有明显的恶心和干呕时，应怀疑酒精过量。

病史通常对诊断有提示意义，但对于 55 岁以上的患者，需要行内镜检查排除黏膜疾病。

管理

最重要的治疗是解释和安慰。应讨论心理因素影响的可能性，并解释心理因素对肠道功能影响的概念。特殊饮食无效，但限制脂肪可能获益。

药物治疗并非都有效，但根据症状，抗酸剂、甲氧氯普胺、多潘立酮或 H2 受体拮抗剂可能有效。小剂量阿米替林有时会有帮助。应该为感染幽门螺杆菌的患者提供根除治疗。心理咨询或心理治疗对有严重压力的人可能有益。

功能性呕吐

可能是面对日常烦恼的一种反应，这种紊乱通常发生在刚起床或刚吃完早餐时；在年轻人中，它可以归因于学校恐惧症。清晨呕吐也可发生在妊娠、酗酒和抑郁时。周期性呕吐往往是特发性的或与使用大麻有关。体重无下降或很少会下降。

对于所有患者，必须排除其他常见病因。镇静剂和止吐药在治疗中只占次要地位。抗抑郁药可能有效。

胃轻瘫

由遗传或获得性胃动力性疾病、植物神经失调症（特别是糖尿病神经病变）、胃十二指肠肌肉系统疾病（如系统性硬化和淀粉样变）或药物（如阿片或抗胆碱能药物）引起的非梗阻性胃排空障碍。典型症状是早饱和呕吐；体格检查时可出现腹部饱满和振水音。治疗方法为甲氧氯普胺和多潘立酮。

胃肿瘤

胃癌

在中国、日本和南美部分地区胃癌非常常见，英国和美国不常见。对美国日本移民的研究显示，第二代移民的发病率要低得多，这证实了环境因素的重要性。胃癌多见于男性，50 岁后发病率上升。

幽门螺杆菌感染与胃癌发生相关，占 60% ～ 70% 胃癌病例。幼年时期的感染可能是一重要因素。少数幽门螺杆菌感染的个体变为胃酸缺乏，这些人被认为具有胃癌的最大风险。

高盐饮食、烟熏或腌制食品，缺乏新鲜水果和蔬菜以及维生素 C 和 A，可能会使人易患胃癌。由亚硝酸盐还原细菌形成的致癌物定植在胃酸缺乏的胃中也可能是原因之一。虽然癌症风险在患者的一级亲属中增加了 2 ～ 3 倍，但尚未发现明显的遗传异常。

几乎所有的胃癌都是腺癌，由胃底部的黏液分泌细胞引起。在发展中国家，50% 的胃癌发生在胃窦，20% ～ 30% 发生在胃体，20% 发生在贲门。然而，在西方人群中，近端胃肿瘤比胃体和远端胃肿瘤更常见。这可能反映了西方生活方式的改变或幽门螺杆菌流行率的降低。硬化性癌，黏膜下弥漫性浸润癌（皮革样胃）并不常见。早期胃癌的定义是局限于黏膜或黏膜下层的癌，而不考虑是否累及淋巴结。在日本，由于对胃癌的广泛筛查，早期胃癌很常见，而在西方国家，超过80%的患者表现为进展期胃癌。

临床表现

早期胃癌通常为无症状，但可在因消化不良行内镜检查而发现。2/3的胃癌晚期患者出现体重下降。溃疡样疼痛发生率为50%。隐匿性出血引起的贫血也很常见。1/3的患者出现厌食和恶心。早饱、呕血、黑便和消化不良是较不常见的特征。肿瘤阻塞胃-食管交界处时可出现吞咽困难症状。

检查可能未发现异常，但体重下降、贫血或可触及上腹部肿块的征象并不少见。黄疸或腹水可能是转移扩散的标志。肿瘤扩散偶尔发生在锁骨上淋巴结、脐部或卵巢。副肿瘤现象，如黑棘皮病、血栓静脉炎和皮肌炎很少发生。转移最常发生在肝、肺、腹膜和骨髓。

检查

胃镜检查是一种对胃癌的诊断和分期有用的选择，任何有"警报症状"的消化不良患者都应及时进行胃镜检查（见框12.2）。胃溃疡的边缘和底部需要多点活检。一旦确诊，CT是必要的，以进行准确的分期和评估可切除性，但可能遗漏受累的小淋巴结。即使有了这些技术，也需要腹腔镜检查来确定肿瘤是否可以切除。

管理和预后

手术：手术切除是治愈的唯一希望，90%的早期胃癌患者都可以做到手术切除。广泛的淋巴结切除可能增加生存率，但有更高的复发率。对于不能治愈者，当表现为出血或胃流出道梗阻时，有必要行姑息性切除术。完全切除所有肉眼可见的肿瘤，并进行淋巴结清扫，5年生存率可达到50%～60%。围手术期使用怀柔比星、顺铂和氟尿嘧啶化疗可提高生存率。

不能手术的肿瘤：化疗可提高生存率和缓解症状。生物制剂曲妥珠单抗对于HER2过表达的肿瘤患者可能有益。内镜下支架置入或肿瘤激光消融对部分吞咽困难或出血患者有益。

胃淋巴瘤

原发性胃淋巴瘤占所有胃恶性肿瘤的5%以下，但60%的原发性胃肠道淋巴瘤发生在胃。正常的胃中没有淋巴组织，但在幽门螺杆菌感染的情况下会形成集合淋巴结。幽门螺杆菌感染与一种特殊的低级别淋巴瘤（MALT 型黏膜相关淋巴组织结外边缘区淋巴瘤）的发展有关。

临床表现类似于胃癌，胃镜下肿瘤表现为息肉样或溃疡性肿块。高级别 B 细胞淋巴瘤的治疗方法包括利妥昔单抗、化疗、手术和放疗。预后取决于诊断时的阶段。预示良好预后的特征有：

- Ⅰ期或Ⅱ期。● 小的、可切除的肿瘤。● 肿瘤组织学分级低。● 年龄在 60 岁以下。

小肠疾病

导致吸收不良的疾病

乳糜泻

乳糜泻是一种发生在基因易感个体中的免疫介导的炎症性小肠疾病。由不能吸收小麦麸质蛋白以及黑麦、大麦和燕麦中的类似蛋白引起。可导致吸收障碍，采用无麸质饮食可缓解。世界范围内均可发病，但在北欧更为常见（英国的患病率为 1%）。

发病机制尚不清楚，但对麸质蛋白的免疫反应起着关键作用。具有较强的遗传学特性，同卵双生患者具有较强的一致性，与 HLA-DQ2/DQ8 基因突变相关。可发生肠道菌群失调，但尚不清楚这是病理因素还是继发于黏膜改变。有诸多疾病与之可相关联（框 12.8）。

临床表现

- 婴儿：发育不良，吸收不良。● 大龄儿童：发育和青春期延迟，营养不良，轻度腹胀。● 成人：在 30 ～ 40 岁发病；男女发病率之比为 1 : 2。● 部分吸收不良；其他表现为疲劳、体重下降、铁或叶酸缺乏。● 口腔溃疡、消化不良、腹胀。

检查

十二指肠黏膜活检：在肉眼下黏膜可能正常，但应多点活检。绒毛萎缩是特征性的，但也应考虑其他病因（框 12.9 和图 12.4）。

抗体：对于有提示性症状的患者，抗体检测是一种有价值的筛查工具，但不能替代十二指肠黏膜活检。在大多数未治疗的病例中可检测到既敏感又特异的抗肌内膜抗体 IgA。同时存在 IgA 缺乏症的患者必须分析 IgG 抗体。组织转谷氨酰胺酶（tTG）检测更容易实施，半定量组织转谷氨酰胺酶（tTG）检测对 IgA 缺乏症患者更准确。

血液学和生物化学：因缺铁或叶酸而出现小细胞或巨细胞性贫

框 12.8　乳糜泻相关的疾病

- 胰岛素依赖型糖尿病（2% ～ 8%）
- 甲状腺疾病（5%）
- 原发性胆汁性肝硬化（3%）
- 干燥综合征（3%）
- IgA 缺乏（2%）
- 恶性贫血
- 炎症性肠病
- 结节病
- 神经系统并发症：脑病、小脑萎缩、周围神经病变、癫痫
- 重症肌无力
- 疱疹样皮炎
- 唐氏综合征
- 肠病相关 T 细胞淋巴瘤
- 小肠癌
- 食管鳞状细胞癌
- 溃疡性空肠炎
- 胰腺功能不全
- 镜下结肠炎
- 脾萎缩

框 12.9　次全绒毛状萎缩的重要病因

- 脂肪泻
- 热带口炎性腹泻
- 疱疹样皮炎
- 淋巴瘤
- 艾滋病肠病
- 贾第虫病
- 低丙种球蛋白血症
- 辐射
- 惠普尔病
- 佐林格-埃利森综合征

血。由于脾功能减退而出现靶形红细胞、球形红细胞和红细胞包涵体。钙、镁、总蛋白、白蛋白和维生素 D 减少。

　　通过双能 X 射线吸收法扫描测量骨密度：骨质疏松症在老年女性中很常见。

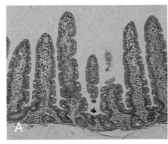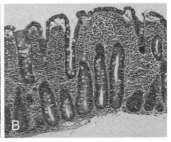

图 12.4 （彩图）空肠黏膜。（**A**）正常黏膜。（**B**）乳糜泻时空肠黏膜，显示绒毛次全萎缩和明显的炎症浸润

管理

● 终生无麸质饮食有助于黏膜愈合。● 纠正铁、叶酸、钙和维生素 D 的缺乏。● 定期监测症状、体重和营养状况。● 反复小肠活检：用于症状无改善或 tTG 水平仍然很高的患者。

应仔细评估饮食依从性，如依从性好，应警惕其他病因，如胰腺功能不全或镜下结肠炎，以及乳糜泻并发症，如溃疡性空肠炎或肠病相关 T 细胞淋巴瘤。极少数情况下，是"难治性的"，需要糖皮质激素或免疫抑制药物来诱导缓解。

并发症

恶性肿瘤风险增加，特别是肠病相关的 T 细胞淋巴瘤、小肠癌和食管鳞状细胞癌。

可发生溃疡性空肠回肠炎；随后可能出现发热、疼痛、梗阻或穿孔。通过钡餐检查或内镜检查确诊；偶尔需要剖腹手术全层活检病理确诊。糖皮质激素的使用好坏参半，部分患者需要手术切除和肠外营养治疗。

可发生骨质疏松症和骨软化病，但在严格坚持无麸质饮食的患者中少见。

疱疹样皮炎

以肘部、膝盖、背部和臀部出现严重发痒的水泡为特征。尽管通常无胃肠道症状，但几乎所有的患者空肠活检都有部分绒毛萎缩。无麸质饮食后通常仍会出现皮疹，部分患者需要使用氨苯砜进行额外治疗。

热带口炎性腹泻

热带口炎性腹泻是一种慢性、进行性吸收不良，伴有小肠结构

和功能异常的疾病，发生于热带地区或来自热带地区的患者。该病主要发生在西印度群岛和亚洲，包括印度南部、马来西亚和印度尼西亚。通常开始于急性腹泻之后。常见以大肠埃希菌、肠杆菌和克雷伯菌为代表的小肠细菌的过度繁殖。黏膜病理与乳糜泻非常相似。

临床表现包括：

- 腹泻、腹胀、厌食、乏力、体重下降。
- 前往热带地区的旅行者突然出现严重腹泻和发热。

慢性症状：

- 巨幼细胞性贫血（叶酸吸收不良）。● 常见踝关节水肿、舌炎和口炎。● 可能会出现缓解和复发。

需与包括贾第虫病（第5章）在内的感染性腹泻进行鉴别。

四环素（250 mg，每日4次，共28天）可长期缓解或治愈。叶酸（每日5 mg）可改善症状和空肠形态结构。

小肠细菌过度生长（"盲襻综合征"）

正常十二指肠和空肠含有大肠菌群，但数量不超过 $10^3/ml$。细菌过度繁殖，十二指肠空肠中可能出现 $10^8 \sim 10^{10}/ml$ 的微生物，其中大多数通常只在结肠中存在。易导致细菌过度繁殖的疾病包括低氯血症、动力障碍（如系统性硬化症、糖尿病）、手术切除、瘘管和低丙种球蛋白血症。

临床表现包括：

- 水样腹泻和（或）脂肪泻。● 维生素 B12 缺乏导致的贫血。

也可能存在潜在的肠道病因的症状。

辅助检查如下：

- 小肠钡剂或 MRI 肠造影可发现盲襻或瘘管。● 内镜十二指肠活检：排除黏膜疾病，如脂肪泻。● 内镜下空肠内容物抽吸：厌氧和好氧培养。● 氢呼气试验：口服葡萄糖或乳果糖后测量一系列呼吸样本。小肠内的细菌会导致呼吸中氢气的快速上升。● 血清维生素 B12 浓度低；叶酸水平正常或升高。● 免疫球蛋白水平：可排除低丙种球蛋白血症。

尽管高达 50% 的患者治疗无效，四环素仍是可选择的治疗方案。甲硝唑或环丙沙星是其替代方案。部分患者需要长达4周的治疗，少数病例演成慢性。后期需要肌内注射补充维生素 B12。

惠普尔病

以小肠黏膜 PAS 染色阳性"泡沫样"巨噬细胞浸润为特点的一种罕见疾病。原因是巨噬细胞被革兰氏阳性杆菌（惠普尔养障体）

感染，在活检中可通过 PCR 检测到。

惠普尔病是一种多系统疾病（框 12.10）。最常见于中年男性，其表现取决于器官受累的情况。低热是常见的症状。

如果不给予治疗，惠普尔病可危及生命。静脉注射头孢曲松 2 周，然后用口服复方新诺明至少一年，可获得满意的疗效，但多达三分之一的患者后期会出现中枢神经系统复发，需要进一步延长抗生素治疗时间。

胆汁酸性腹泻

胆汁酸性腹泻可发生在小肠切除或胆囊切除术后，或与镜下结肠炎、慢性胰腺炎、乳糜泻、小肠细菌过度生长或糖尿病相关。最常见于克罗恩病回肠切除术后。长期的影响取决于切除的部位和切除肠管长度，严重程度从轻微到危及生命各不相同。

临床表现包括：

● 腹泻。● 胆汁盐丢失导致的脂肪吸收不良。● 致结石胆汁引起的胆结石。● 草酸盐肾结石。● 维生素 B12 缺乏。

小肠对维生素 B12 和胆汁酸重吸收的对比研究有助于诊断。

考来烯胺或氢氧化铝通常对腹泻有良好的治疗反应。

短肠综合征

见前文。

放射性肠炎和结直肠炎

因腹部或盆腔恶性肿瘤接受放疗的患者中，10% ～ 15% 发生肠损害，其风险随总剂量、给药方案和联合化疗的使用而变化。

急性期，可出现恶心、呕吐、腹痛和腹泻。当直结肠受累时，出现黏液便、血便和里急后重。部分患者在 5 ～ 10 年后进入慢性期，可能因毛细血管扩张、瘘管、粘连、狭窄或吸收不良而出血。

框 12.10　惠普尔病的临床特征

胃肠道	腹泻，脂肪泻，蛋白丢失性肠病
肌肉骨骼	血清阴性大关节关节炎，骶髂关节炎
心脏	心包炎、心肌炎、心内膜炎
肺脏	胸膜炎、咳嗽、肺浸润
血液系统	贫血、淋巴结病
神经系统	情感淡漠，昏厥，痴呆，肌阵挛
其他	发热、色素沉着

乙状结肠镜检查提示类似溃疡性直肠炎的表现，同时结肠镜检查可显示病变的范围。肠钡剂检查或 MRI 可有小肠狭窄、溃疡和肠瘘。

管理

● 腹泻：可待因、地芬诺酯或洛哌丁胺。● 抗生素用于抑制细菌过度生长。● 营养补剂用于吸收障碍。● 针对胆汁酸腹泻可应用考来烯胺。● 避免手术治疗，因为放射性损伤的肠道难以切除和吻合，除非梗阻、穿孔或肠瘘。● 内镜氩离子血浆凝固治疗的益处有限，并且可能导致肠瘘。

小肠的其他疾病

蛋白丢失性肠病

蛋白丢失性肠病的定义是肠道内蛋白质过量丢失，导致低蛋白血症。蛋白丢失性肠病发生在各种炎症性和肿瘤性肠道疾病中，但在溃疡条件下最常见。在其他疾病中，蛋白丢失是黏膜通透性增加或肠淋巴管阻塞造成的。

患者表现为周围性水肿和存在正常肝功能和无蛋白尿的低蛋白血症。通过测量静脉注射后 $\alpha 1$ 胰蛋白酶抑制剂或 ^{51}Cr 标记白蛋白的粪便清除来确诊。关键是基础疾病的治疗，辅以营养支持和控制外周水肿的措施。

梅克尔憩室

胃肠道中最常见的先天性异常，发病率为 0.3% ～ 3%。大多数患者无明显症状。憩室是由于卵黄管未关闭，造成持续存在盲端囊状突起。通常在回盲瓣 100 cm 内，最长可达 5 cm。约 50% 含有异位胃黏膜。

并发症通常发生在 2 岁前，但偶尔发生在年轻人。出血的原因是临近异位壁细胞的回肠黏膜溃疡出血，表现为复发性黑便或经直肠（排出的）血液改变。静脉注射 ^{99m} 锝（^{99m}Tc）同位素扫描，^{99m} 锝集中于异位壁细胞可确诊。其他并发症包括肠梗阻、憩室炎、肠套叠和穿孔。除非出现并发症，否则无需手术。

小肠感染

旅行者腹泻、贾第虫病和阿米巴病

见第 5 章。

腹部结核

结核分枝杆菌很少引起白种人腹部疾病，但在发展中国家和

AIDS 患者中必须考虑。肠道感染通常由在咳嗽后吞咽人类结核分枝杆菌引起。许多患者没有肺部症状，CXR 结果正常。结核分枝杆菌感染最常发生在回盲肠部；其临床表现和影像学表现可能类似于克罗恩病。腹痛症状可以呈急性或慢性，与克罗恩病相比，结核病患者较少出现腹泻。常见低热症状。结核可影响胃肠道的任何部位，导致包括伴有瘘管的肛周疾病。腹膜结核可导致腹膜炎伴渗出性腹水、腹痛和发热。也会出现肉芽肿性肝炎。

检查和治疗

● ESR：升高。● 碱性磷酸酶：如果升高，提示肝受累。● 内镜、腹腔镜或肝活检以进行组织学确诊。● 活检组织的培养可能需要 6 周，但目前可以使用快速 PCR 技术进行快速诊断。

当临床表现怀疑是腹部结核时，即使缺乏细菌学或组织学证据，也应开始标准的抗结核治疗（如果存在耐药性则进行调整）。

小肠肿瘤

小肠很少发生肿瘤，胃肠道肿瘤中小肠肿瘤占比小于 5%。

良性肿瘤

最常见的是壶腹周围腺瘤、GIST、脂肪瘤和错构瘤。多发性腺瘤是十二指肠患者常见的家族性腺瘤息肉病，需要定期的内镜检查。波伊茨-耶格综合征中存在几乎没有恶变可能的错构瘤性息肉。

恶性肿瘤

小肠恶性肿瘤罕见，包括腺癌、神经内分泌肿瘤、恶性 GIST 和淋巴瘤。大多数发生在中年或老年人中。卡波西肉瘤常见于 AIDS 患者。

腺癌

腺癌在 FAP、乳糜泻和波伊茨-耶格综合征患者中发病率增加。钡餐或小肠灌肠检查可显示大多数病变。也可使用肠镜检查、胶囊内镜检查、肠系膜血管造影和 CT。治疗方案为手术切除。

神经内分泌肿瘤

小肠中的神经内分泌肿瘤（NETs）可引起各种症状（框 12.11）。其检查和治疗见第 10 章。

淋巴瘤

非霍奇金淋巴瘤作为全身疾病的一部分，可累及胃肠道，但很少累及肠道，累及肠道时最常发生于小肠。淋巴瘤在乳糜泻、AIDS 和其他免疫缺陷的患者中更常见。

绞痛、梗阻和体重下降是常见临床表现，小肠活检、造影和 CT

框 12.11　神经内分泌肿瘤的临床表现

- 肿瘤引起的小肠梗阻
- 肠缺血（由肠系膜浸润或血管痉挛引起）
- 肝转移引起疼痛、肝大和黄疸
- 潮红和喘息
- 腹泻
- 心脏受累（三尖瓣反流、肺动脉狭窄、右心室心内膜斑块）导致心力衰竭
- 面部毛细血管扩张
- 诊断基于检测 24 h 尿液中过量的 5- HT 代谢产物，5- HIAA 完成。

有助于诊断。分期后，如有可能，行手术切除，晚期肿瘤可行放疗和化疗。

炎症性肠病

　　溃疡性结肠炎和克罗恩病是可反复发作和缓解的、经年不愈的慢性炎症性肠病（inflammatory bowel disease，IBD）。这两种疾病有许多相似之处，有时无法区分它们（框 12.12）。然而，溃疡性结肠炎只累及结肠，而克罗恩病可以累及胃肠道的任何部分。

　　IBD 的发病率在不同人群之间差异很大。从 20 世纪中期开始，在更"卫生"的环境、冷藏和广泛使用抗生素的同时，溃疡性结肠炎和克罗恩病在西方国家的发病率显著增加。发展中国家采用了西方化的生活方式后，也经历了类似的疾病发展模式。溃疡性结肠炎的患病率为（100 ~ 200)/10 万，而克罗恩病的患病率为（50 ~ 100）/10 万。这两种疾病在 10 ~ 30 岁最常见。

　　人们曾认为炎症性肠病的发生是因为遗传易感性的个体对环境诱因（如肠道细菌）产生了异常的炎症反应。现在越来越多的证据表明，微生物生态失调、病毒体和真菌菌群（真菌种类）可能在IBD 的发生发展中起重要作用。

　　临床表现

　　溃疡性结肠炎：主要症状是带黏液的直肠出血和出血性腹泻，症状因疾病的部位和活动性而异（框 12.13）：

　　直肠炎：直肠出血及黏液排出，有时伴有里急后重，某些患者便秘或频繁排出少量水样便，无全身症状。

　　广泛性结肠炎：血性腹泻伴黏液、厌食、不适、体重下降和腹痛。患者中毒性表现，伴有发热、心动过速和腹膜炎症。首次发作

框 12.12　溃疡性结肠炎与克罗恩病的比较

	溃疡性结肠炎	克罗恩病
年龄	任何年龄	任何年龄
性别	男女均等	女性略多
种族	任何	任何，但在德系犹太人中更常见
遗传因素	*HLA–DR**103 与严重疾病相关	先天免疫缺陷：*NOD2* 突变易感
危险因素	多见于不吸烟者/戒烟者、阑尾切除术有保护作用	更常见于吸烟者
解剖分布	仅结肠；始于肛门直肠边缘，向近端有不同程度的延伸	可分布于胃肠道的任何部分、肛周部位常见、分布不均——"跳跃性病变"
肠外表现	常见	常见
症状	出血性腹泻	多变；疼痛、腹泻、体重下降均常见
组织学	炎症局限于黏膜，隐窝变形、隐窝炎、隐窝脓肿、杯状细胞消失	黏膜下或跨壁炎症常见，裂隙性溃疡、瘘管、分布不均、肉芽肿
管理	5-ASA、糖皮质激素、硫唑嘌呤、抗肿瘤坏死因子、结肠切除术	糖皮质激素、硫唑嘌呤、氨甲蝶呤、抗肿瘤坏死因子、营养疗法；手术不能治愈，5-ASA 无效

框 12.13　溃疡性结肠炎疾病严重程度评估

	轻症	重症
每日排便次数	< 4	≥ 6
便血	±	+++
粪便容量（g/24 h）	< 200	> 400
脉搏（次/分）	< 90	≥ 90
温度（℃）	正常	> 37.8
Hb（g/L）	正常	< 100
ESR（mm/h）	正常	> 30
血清白蛋白（g/L）	> 35	< 30
AXR	正常	肠道扩张和（或）黏膜岛
乙状结肠镜检查	正常或颗粒状黏膜	腔内出血

通常最严重，随后复发和缓解；少数患者症状可持续。应激、并发感染、肠胃炎、抗生素或非甾体抗炎药可能引起复发。

克罗恩病

主要症状是腹痛、腹泻和体重下降。

回肠克罗恩病：表现为因亚急性/急性肠梗阻、炎性肿块、腹腔内脓肿引起的腹痛。腹泻为水样便，不伴有血或黏液。厌食或脂肪、蛋白质吸收不良和维生素缺乏造成体重下降。

克罗恩病结肠炎：症状与溃疡性结肠炎完全一样，伴有血性腹泻、黏液、嗜睡、乏力、食欲不振和体重下降。未累及直肠和只表现为肛周疾病提示克罗恩病，而不是溃疡性结肠炎。

许多患者同时有小肠和结肠疾病。少数患者只有单一症状：肛周疾病或因空肠狭窄而致的呕吐或严重的口腔溃疡。

体格检查显示：

● 体重下降、贫血、舌炎和口角炎。● 腹部压痛，炎症部位最明显。● 肠壁肥厚或腹腔内脓肿所致的腹部肿块。● 至少 50% 的患者会出现肛周皮赘、肛裂或瘘管。

并发症

危及生命的结肠炎：溃疡性结肠炎和克罗恩病都会发生。在极端情况下，结肠扩张（中毒性巨结肠），细菌毒素穿过病变的黏膜进入循环。结肠扩张最常发生在结肠炎的首次发作期间，与框 12.13 中的严重程度指标有关，属急症，通常需要切除结肠。尽管在没有中毒性巨结肠的情况下也可能发生穿孔，但如果 AXR 显示横结肠扩张到 6 cm 以上，则有很高的穿孔风险。

出血：因大动脉被侵蚀，但很少发生。

瘘管：肠瘘只发生于克罗恩病，会引起腹泻和吸收不良。肠膀胱瘘会导致复发性尿路感染和积气性尿路感染。肠阴道瘘导致阴道排便。肠瘘也可能导致肛周或坐骨直肠脓肿和裂开。

肿瘤：广泛、持久的结肠炎会增加癌症的风险。30 年后，溃疡性结肠炎的累积风险可达 20%，但克罗恩结肠炎的累积风险较低。长期的小肠克罗恩病偶尔会并发小肠腺癌。慢性结肠炎患者应在诊断后开始结肠镜随访达 10 年，对染色异常的区域进行靶向活检（全结肠染色内镜）。高度异型增生的患者应考虑行全结直肠切除术以预防癌症。

肠外并发症：IBD 可以被认为是一种全身性疾病，一些患者的临床主要表现为肠外并发症。有些肠外并发症是在肠道疾病复发时发生的，另一些肠外并发症则与肠道疾病活动性无关（框 12.14）。

鉴别诊断见框 12.15 和框 12.16。

检查

FBC：可能因出血或铁、叶酸或维生素 B12 吸收不良而出现贫血。由于蛋白丢失性肠病或营养不良，血清白蛋白低。

ESR：急性升高或脓肿时升高。

CRP：有助于监测克罗恩病的活动性。

框 12.14　IBD 的全身表现

	当 IBD 活动时	与 IBD 活动性无关
眼	结膜炎、虹膜炎、巩膜外层炎	
口腔	溃疡	
肝	脓肿、门静脉积脓、脂肪肝	自身免疫性肝炎、胆结石、硬化性胆管炎
血管	肠系膜、门静脉或深静脉血栓形成	
皮肤	结节性红斑、坏疽性脓皮病	
骨骼 / 关节	大关节关节炎	代谢性骨病、骶髂关节炎

框 12.15　溃疡性结肠炎或克罗恩结肠炎的类似情况

感染	如沙门菌、志贺菌、弯曲杆菌、大肠埃希菌 O157、单纯疱疹病毒、阿米巴
血管	放射性直肠炎、缺血性结肠炎
肿瘤	结肠癌
炎症	白塞综合征
药物	NSAIDs

框 12.16　小肠克罗恩病的鉴别诊断

- 右髂窝肿块的其他原因：盲肠癌[a]，阑尾脓肿[a]
- 感染（结核分枝杆菌、耶尔森菌、放线菌）
- 肠系膜淋巴结炎
- 盆腔炎
- 淋巴瘤

[a] 常见；其他原因少见

粪便钙防卫蛋白：敏感，有助于鉴别肠易激综合征和监测活动性。

粪便培养：有助于排除急性加重期伴发的肠道感染。

血培养：适用于已被确诊结肠炎或克罗恩病的发热患者。

内镜检查：腹泻和炎性标志物升高的患者，应进行回肠结肠镜检查。溃疡性结肠炎主要表现为血管形态丧失、颗粒状、脆性和溃疡。在克罗恩病中，斑片状炎症表现为散在的深溃疡，肛周或直肠未累及。进行活检以确定疾病的范围，并寻找长期结肠炎的不典型增生。溃疡性结肠炎，异常融合在远端结肠和直肠最严重，未癌变不会形成狭窄。克罗恩结肠炎的内镜下异常呈斑片状，中间有正常黏膜，溃疡和狭窄常见。可能需要肠镜和上消化道内镜联合检查对克罗恩病进行完整性评估。

影像学检查：钡剂灌肠可显示溃疡或狭窄，但不如结肠镜检查敏感。如果未行全结肠镜检查，CT 结肠成像是首选。小肠成像对克罗恩病的分期至关重要，MRI 小肠成像已取代钡剂造影，因为其还能显示肠外和盆腔表现。它还可以区分炎症性狭窄和纤维性狭窄，炎症性狭窄对抗炎治疗有效，但纤维性狭窄需要手术或球囊扩张。AXR对诊断活动性疾病有用，可以显示结肠扩张、黏膜水肿或穿孔的迹象。在小肠克罗恩病中，可能存在由肿块引起的肠梗阻或肠袢移位。

USS：可以辨别克罗恩病中的小肠增厚和狭窄。

管理

由内科医生、外科医生、放射科医生和营养师组成多学科管理是有利的。溃疡性结肠炎和克罗恩病是终身疾病，咨询师和患者支持小组发挥着重要作用。主要目标是：

● 治疗急性发作。● 防止肠道损伤和复发。● 早期发现癌症。● 甄别需要手术的患者。

溃疡性结肠炎

活动性直肠炎：对于轻中度疾病，美沙拉嗪栓剂或灌肠以及口服美沙拉嗪联合使用均是有效的。外用糖皮质激素的效果较差，只用于对外用美沙拉嗪不耐受的患者。耐药患者可口服泼尼松龙。

活动性左侧或广泛性溃疡性结肠炎：在轻度病例中，大剂量口服 5-氨基水杨酸（ASA），联合外用 5-ASA 泡沫灌肠是有效的。口服泼尼松龙适用于严重或无反应的病例。

严重溃疡性结肠炎：对最大剂量口服治疗无效的严重结肠炎患者（见框 12.13）应在医院监测。

临床检查：腹痛、体温、脉搏、便血和排便频率。

实验室检查：血红蛋白、白细胞介素、蛋白、电解质、ESR、CRP、粪便培养。

放射影像学检查：用于 AXR 显示的结肠扩张。通常需要静脉输液和肠内营养支持。糖皮质激素以静脉推注或滴注的形式给药。急性重症发作时外用和口服氨基水杨酸盐无效，对糖皮质激素使用超过 3 天无效的重症患者，静脉注射环孢素或英夫利昔单抗的抢救治疗可避免 60% 的结肠切除术。尽管接受了 7～10 天的最大程度的药物治疗，结肠扩张（直径＞6 cm）、病情恶化的患者，仍需要紧急结肠切除术。

维持缓解：建议对所有广泛病变的患者进行终身维持治疗，但对于直肠炎患者则不是必要的。5- 氨基水杨酸盐（如美沙拉嗪）为一线药物。尽管使用了 5-ASA，但仍经常复发的患者使用硫嘌呤类（如硫唑嘌呤）或生物疗法（英夫利昔单抗等）治疗。

克罗恩病

克罗恩病是一种进展性疾病，如果治疗不理想，会形成瘘管和狭窄。治疗的目标是诱导缓解，然后用最少的糖皮质激素维持治疗。

诱导缓解：如果已排除脓肿和穿孔，以下药物都可用于诱导缓解。回肠疾病用布地奈德治疗，副作用最小。结肠炎或难治性回肠疾病口服泼尼松龙治疗。糖皮质激素的患者还应补充钙和维生素 D。聚合物或元素饮食的营养治疗可在没有糖皮质激素的情况下诱导缓解，是儿童和广泛回肠疾病的一个有用的选择。

严重的结肠疾病用静脉输注糖皮质激素治疗。重度回肠或全肠道疾病需要用硫嘌呤类＋抗 TNF 治疗（英夫利昔单抗或阿达木单抗）。在排除脓肿和穿孔的情况下，这些药物可用于缓解。

缓解维持：硫嘌呤（硫唑嘌呤或巯基嘌呤）或氨甲蝶呤被广泛用于维持治疗。对无反应性疾病的患者用免疫调节剂治疗加抗 TNF 治疗。戒烟很重要，因为持续吸烟预示着复发。

瘘管和肛周疾病：瘘管的位置通过影像学（通常是骨盆 MRI）来确定。通常需要在麻醉状态下进行检查和手术干预，通常也需要营养支持。对于单纯性肛周疾病，甲硝唑和（或）环丙沙星有助于愈合。硫嘌呤可用来治疗慢性疾病。抗 TNF 治疗有助于治愈肠外瘘和肛周疾病。

外科治疗

溃疡性结肠炎

高达 60% 的广泛溃疡性结肠炎患者最终需要手术。适应证包括生活质量下降、药物治疗失败、暴发性结肠炎、癌症或重度异型增生。全直肠结肠切除回肠造口术或直肠结肠切除术加回肠-肛袋吻合术可治愈患者。在手术前，必须由工作人员和做过手术的患者向患者提供咨询。

克罗恩病

手术适应证与溃疡性结肠炎相似。处理瘘管、脓肿和肛周疾病，或缓解小肠或大肠梗阻常需手术。与溃疡性结肠炎相比，手术不能治愈，疾病复发常见，因此保守治疗更常用。广泛性克罗恩病患者需要行全结肠切除术，但因为有肛袋内复发伴包括瘘、脓肿形成和袋失败的高风险，应避免回肠-肛袋形成。

显微镜下结肠炎

这包括两种相关的疾病：淋巴细胞性和胶原性结肠炎，原因不明。临床表现为水样腹泻，结肠镜检查正常；然而，组织学显示黏膜下胶原带，伴有慢性炎症浸润。这种疾病在女性中更常见，与类风湿关节炎、糖尿病、乳糜泻和非甾体抗炎药或 PPIs 等药物有关。布地奈德或 5-ASAs 治疗通常是有效的，但停药后易复发。

肠易激综合征

肠易激综合征（Irritable bowel syndrome，IBS）是一种常见的功能性肠道疾病，无结构病理改变的情况下，腹痛与排便习惯的改变有关。

10% ～ 15% 的普通人群受累，但其中只有 10% 的患者有症状才咨询医生。IBS 是胃肠道疾病转诊的最常见原因，并导致频繁缺勤和生活质量下降。年轻女性发病率是男性的 2 ～ 3 倍。常与非溃疡性消化不良、慢性疲劳综合征、痛经和尿频伴发。IBS 有时与身体或性虐待史有关，询问病史时需要特别注意，因为这些患者可从心理治疗中受益。

在全科医疗中，就诊的大多数患者没有心理问题，但约 50% 被转诊到医院的患者有明显的焦虑、抑郁、躯体化症状、惊恐发作和神经官能症。急性心理压力和明显的精神疾病会改变内脏感觉和胃肠动力。这些因素，加上异常的疾病行为，加重但不导致肠易激综合征。

患者有腹泻到便秘的一系列动力障碍，但均无诊断价值。IBS 与 5- 羟色胺（5-HT）释放改变有关，在腹泻为主的疾病中，5-HT 释放增加，5-HT 释放减少时出现便秘。

一些患者在胃肠炎发作后出现 IBS，但更常见的是年轻女性和那些有基础心理问题的人。另一些患者可能对特定的饮食成分不耐受，特别是乳糖和小麦。

临床表现赫尔检查

反复发作的下腹部绞痛排便后可缓解。已排除肠道气体过多、病因不明的、全天加重的腹胀。患者排便习惯异常，将其分类为以便秘为主还是以腹泻为主对疾病的认识是有用的。便秘型往往会排出少量的颗粒状粪便，通常伴有腹痛或肛部痛。腹泻患者排便频繁，但粪便便量少，很少有夜间症状。黏液常见，但无直肠出血。

患者体质好，体重无减轻。尽管腹胀和触诊触痛常见，但其他检查无任何异常。

检查结果是正常的。FBC、粪便钙防卫蛋白和乙状结肠镜通常是常规检查，但结肠镜检查应仅在老年患者和直肠出血患者中进行，以排除结直肠癌和 IBD。非典型表现需要检查以排除器质性胃肠道疾病。在腹泻为主的病例中，应该排除乳糜泻、乳糖不耐受、甲状腺功能亢进症和寄生虫感染。

管理

许多患者担心他们已经发展为癌症，而焦虑本身可导致结肠症状，进而出现恶性循环而加剧焦虑症状，可以向患者解释为症状不是由于器质性疾病，而是肠蠕动和感觉改变的结果。安抚无效者，应尝试对症治疗。一些患者在排除小麦、乳糖、过量咖啡因或人工甜味剂后受益。在营养师指导下的限制性更强的"低发酵性碳水化合物"饮食，逐步重新引入不同的食物类别，就像尝试无麸质饮食一样，可能对某些患者有益。益生菌有时也是有效的。

难治性患者有时会从小剂量阿米替林的几个月治疗中受益，焦虑症或情感性障碍患者应该单独治疗。心理干预（如认知行为疗法、放松疗法和肠道导向的催眠疗法）保留用于最困难的病例。大多数患者有复发和缓解的过程。

缺血性肠道损伤

缺血性肠道损伤通常是动脉闭塞的结果，表现多样，诊断困难。

急性小肠缺血

肠系膜上血流可能受到心脏或主动脉栓塞（40% ～ 50%）、潜在动脉粥样硬化血栓形成（25%）或低血压（25%）的影响。血管炎和静脉闭塞是罕见的原因。患者通常有心脏病和心律失常的证据。

腹痛加重较其他体征更具有鉴别意义。早期，腹部可膨隆、肠鸣音减弱或消失，后期出现腹膜炎特征。

检查显示：

● 白细胞增多。● 代谢性酸中毒。● 磷酸盐和淀粉酶升高。● 由于黏膜水肿，AXR 上有"拇指印"。● 肠系膜或 CT 血管造影显示的大动脉闭塞或狭窄。

管理

复苏、心脏病治疗和静脉注射抗生素治疗之后应进行剖腹手术、栓子清除术和血管重建术。高风险手术患者，溶栓治疗有时可能有效。存活者常发生短肠综合征，需要营养支持（有时包括家庭肠外营养）以及抗凝。在特定的患者中可以考虑小肠移植。

急性结肠缺血

脾曲和降结肠位于动脉供应的"分水岭"区域。动脉血栓栓塞通常是原因之一，但结肠缺血也可继发于严重低血压、结肠扭转、绞窄性疝、全身性血管炎、主动脉瘤手术或高凝状态。患者通常是老年人，表现为突发左下腹痛和直肠出血。发病后 48 h 内可通过结肠镜检查确诊。症状通常在 24～48 h 后自行缓解，2 周内痊愈。一些患者留有残余的纤维性狭窄或节段性结肠炎。

慢性肠系膜缺血

这是由于动脉粥样硬化性狭窄至少影响到两条腹腔动脉系统，即肠系膜上动脉和肠系膜下动脉。患者在进食约 30 min 后出现钝而严重的中上腹疼痛，伴体重下降，有时还有腹泻。检查发现全身性动脉疾病，有时可闻及腹部杂音。肠系膜血管造影证实至少有两条动脉受累。有时可以行血管重建或经皮血管成形术。如果不进行治疗，许多患者会发展为肠梗死。

结肠和直肠疾病

结肠和直肠肿瘤

息肉和息肉综合征

息肉可以是肿瘤性的，也可以是非肿瘤性的，单发或多发，大小从几毫米到几厘米不等。

结直肠腺瘤： 在西方国家极其常见，50% 的 60 岁以上人群有腺瘤，通常位于直肠和远端结肠。几乎所有的结直肠癌都是由腺瘤性息肉发展而来。大型的、多发性、绒毛状或异型增生的息肉的恶变率更高。腺瘤通常无症状，偶然发现，偶尔会有出血和贫血，绒毛腺瘤有时分泌大量黏液，导致腹泻和低钾血症。

乙状结肠镜检查发现息肉是结肠镜检查和息肉切除术的适应证，可以显著降低随后的癌症风险。非常大或无蒂的息肉有时需要手术。一旦所有息肉都被摘除，75 岁以下的患者应该每隔 3～5 年接受一次结肠镜检查，因为 50% 的患者可以出现新的息肉。

10%～20% 的息肉有恶变的迹象。当在切除边缘 2 mm 内发现癌细胞是低分化或侵犯淋巴管时，推荐分段结肠切除术。其他的可以通过结肠镜检查进行随访。

息肉病综合征可通过组织病理学分类，包括肿瘤性、家族性、腺瘤性息肉病和几种非肿瘤综合征（包括波伊茨-耶格综合征）。

家族性腺瘤性息肉病（familial adenomatous polyposis，FAP）：一种罕见的（1/13000）常染色体显性遗传病。约 20% 为无家族史的新突变。到 15 岁时，80% 的患者将会有几千个腺瘤性结肠息肉，并在几年后开始出现直肠出血等症状。在腺瘤出现后的 10～15 年内，会进展为结直肠癌，到 50 岁时 90% 的患者会受累。十二指肠腺瘤的恶化率为 10%，是预防性结肠切除术后死亡的主要病因。肠外特征包括皮下表皮样囊肿、良性骨瘤、牙齿异常和脂肪瘤。一些患者出现暗色、圆形、色素沉着性视网膜病变（先天性视网膜色素上皮肥大），在高危人群中，这些可 100% 预测 FAP。

早期识别至关重要，乙状结肠镜检查如正常则排除诊断。基因检测可以确诊，一级亲属也应该进行检测。FAP 家族中的儿童应在 13～14 岁时进行突变基因检测，携带突变基因的儿童应定期接受乙状结肠镜检查。受影响的个体应该离开学校接受结肠切除术。建议定期行上消化道内镜检查十二指肠腺瘤。

波伊茨-耶格综合征：包括小肠和结肠的多发性错构瘤性息肉，以及嘴唇、口腔和手指的黑色素沉着，通常没有症状。患小肠或结肠腺癌以及胰腺癌、肺癌、睾丸癌、卵巢癌、乳腺癌和子宫内膜癌的风险虽很小，但已明显增高。患者应定期接受上消化道内镜和结肠镜检查（当息肉＞1 cm 可切除）以及小肠和胰腺成像。

结直肠癌

虽然结直肠癌在发展中国家相对罕见，但在西方国家，结直肠癌是第二大常见恶性肿瘤，也是癌症第二大死亡原因。在英国，年发病率为（50～60）/10 万，其在 50 岁以上人群越来越普遍。

遗传和环境因素同样很重要。约 70% 与多种体细胞突变相关，

25% 与多种易感基因相关，5% 与遗传单基因突变相关。环境因素解释了发病率的广泛地理差异和移民从高风险国家迁移到低风险国家时发病率的降低。增加风险的饮食因素是红肉和饱和脂肪酸，而纤维素、水果、蔬菜、叶酸和钙似乎有保护作用。

遗传性非息肉病性结肠癌好发于亲属在年轻时就发病的患者中。在受累的个体中，患结直肠癌的终身风险达 80%。那些符合诊断标准的个体应转诊行家族评估、基因测试和结肠镜检查等，每 1～2 年复查一次，尽管如此，检查间期仍可能有癌变发生。

在不符合遗传性非息肉病性结肠癌标准的患者中，有 20% 的患者有结直肠癌家族史。在这些家庭中，当一个或两个一级亲属受累时，患结肠癌的终身风险分别为 1/12 和 1/6。

大多数肿瘤起源于良性腺瘤性息肉的恶变。超过 65% 发生在直肠乙状结肠，另有 15% 发生在盲肠或升结肠。直肠癌可侵犯盆腔脏器和侧壁，发现时常见淋巴和肝转移，诊断时肿瘤分期决定预后。

临床表现

左半结肠肿瘤中，新鲜直肠出血常见，梗阻发生的时间较早。右半结肠肿瘤表现为隐匿性出血导致贫血或排便习惯改变，但梗阻是晚期的特征。2/3 的患者出现绞窄性下腹疼痛，50% 的患者有直肠出血，少数有梗阻或穿孔。直肠癌通常会导致早期出血、黏液排出或排空不全感。

检查时可触及肿块，可因转移有贫血或肝大征象。指检可触及低位直肠肿瘤。

检查和管理

- 结肠镜检查：敏感性和特异性优于钡剂灌肠，并允许活检（图 12.5）。
- CT 结肠成像：如果结肠镜检查不完整或风险较高，可使用 CT 结肠成像，可检测直径大于 6 cm 的肿瘤和息肉。
- CT：对发现肝转移有价值。
- 盆腔 MRI 或肛门内 USS：用于直肠肿瘤分期。
- 癌胚抗原：许多患者都是正常的，其诊断价值较小，但连续的癌胚抗原监测可在随访中帮助发现早期复发。

治疗应多学科共同讨论和计划。

新辅助疗法：术前放疗或放化疗被用来"降期"大型直肠癌，使其可切除。

手术：切除肿瘤和结肠周围淋巴结。在可行条件下行直接吻合术，否则行结肠造口术。孤立性肝或肺转移瘤有时会在后期切除。术后，患者应在 6～12 个月内定期接受结肠镜检查，以寻找 6% 的复发病例的局部复发灶或新的"异时性"病变的出现。

辅助治疗：30%～40% 的患者在就诊时有淋巴结转移，因此有复发的风险（框 12.17）。无论是切除部位还是淋巴结、肝或腹膜，大多数在 3 年内复发。辅助化疗降低了 Dukes C 期结肠癌和某些 Dukes B 期肿瘤患者复发的风险。如果肿瘤切缘受累，术后放疗可降低局部复发的风险。

姑息性治疗：原发性肿瘤切除适用于某些转移患者，以治疗梗阻、出血或疼痛。5- 氟尿嘧啶 / 亚叶酸、奥沙利铂或伊立替康姑息性化疗可提高生存率。盆腔放疗有时对直肠疼痛、出血或严重的里急后重有效。内镜下激光治疗或插入可膨胀的金属支架可用于解除梗阻。

预防和筛查：有几种可能的方法可达到早期或癌前阶段发现并

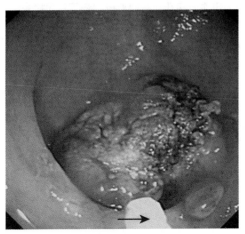

图 12.5　不适合手术的直肠癌息肉患者接受激光治疗的结肠镜视图（箭头）

框 12.17　结直肠癌的分期和生存率

	Dukes 分期			
	A	**B**	**C**	**D**
定义	肿瘤局限于肠壁内	侵犯肠壁	肿瘤淋巴结转移	远处转移
诊断时患病率（%）	10	35	30	25
5 年生存率（%）	＞90	65	30～35	＜5

移除病变的目的。多个国家通过对 50 岁以上的人群定期 FOB 筛查，可提高早期发现率，并降低结直肠癌死亡率。结肠镜检查仍然是金标准，但需要专业知识，费用昂贵且有风险。软式乙状结肠镜检查可以降低大约 35% 的结直肠癌死亡率（而对照组为 70%），在美国，建议 50 岁以上的人每 5 年检查一次。

憩室病

大于 70 岁的人群 50% 以上患有乙状结肠和降结肠的无症状性憩室病。10% ～ 25% 憩室病有症状，而复杂的憩室病（急性憩室炎、结肠周围脓肿、出血、穿孔或狭窄）并不常见。

膳食纤维缺乏被认为是憩室病的原因，而憩室病在高膳食纤维的人群中却很少见。少量粪便的推进需要较高的结肠内压力，导致黏膜疝出。

憩室是腹膜覆盖的黏膜突起，被粪便嵌顿，进而发炎。炎症可缓解或进展为出血、穿孔、脓肿形成、瘘管和腹膜炎。反复发作可能导致纤维性狭窄。

临床表现

● 耻骨上或左侧髂窝因伴随便秘或痉挛而引起绞痛。● 可触及乙状结肠或髂窝肿块。● 伴憩室炎的局部压痛、肌紧张、腹壁强直（"左侧阑尾炎"）。● 腹泻、直肠出血或发热。● 并发症的发生率约为 5%，在服用 NSAIDs 或阿司匹林的患者中更为常见。

检查和管理

● CT 结肠成像或钡剂灌肠：显示憩室、狭窄和瘘管。CT 还可显示穿孔或结肠周围脓肿等并发症。● 结肠镜检查：需要经验以避免穿孔的风险。

无症状憩室病无需治疗。无论有或没有膨化泻药和大量的液体，便秘可以通过高纤维饮食来缓解。刺激剂应该避免，但解痉药有时会有帮助。

急性憩室炎可用抗革兰氏阴性菌和厌氧菌的抗生素治疗。研究表明，与保守治疗相比，急性切除只适用于严重出血或穿孔。经皮穿刺引流结肠旁脓肿可能是有效的。反复急性梗阻后，应择期切除病变段并进行一期吻合术。

便秘和排便障碍

单纯性便秘：便秘是很常见的，通常增加膳食中的纤维或在液体摄入量充足情况下使用膨胀剂治疗有效。

严重特发性便秘：几乎只见于年轻女性，通常始于童年或青春期。原因不明，往往难以治疗。膨胀剂可能使症状加重，但促动力剂或聚乙二醇 3350 的平衡溶液对一些肠蠕动缓慢者有益。

粪便嵌顿：嵌顿往往发生在虚弱、残疾、制动或住院的患者身上。药物、自主神经病变和肛门痛也是原因之一。可同时并发梗阻、穿孔、出血。治疗包括用花生油灌肠软化粪便、补水和小心用手指将粪便抠出。

结肠黑色素沉着症和轻泻药误用综合征：长期使用刺激性轻泻药会引起良性的结肠黏膜（"虎皮"）的棕色变，可随着轻泻药的停用而消失。偷偷滥用轻泻药可能是有暴食症或神经性厌食症病史、年轻女性的一种精神疾病，主诉顽固性水样腹泻，否认使用轻泻药，对其尿液进行轻泻药筛查可能会有所帮助。

先天性巨结肠：先天性神经节细胞缺失导致肛门内括约肌不能松弛，进而导致便秘和结肠扩张（巨结肠）。便秘、腹胀和呕吐通常在出生后立即发生，但偶尔在儿童或青少年时期发病。三分之一患者有家族史。指诊直肠空虚。钡灌肠显示小段直肠和狭窄段上方结肠扩张。全层活检证实神经节细胞缺失。治疗包括切除受累结肠节段。

获得性巨结肠：在童年，这是在如厕训练时自发屏住粪便的结果，一岁后发病，与先天性巨结肠的区别在于有排便的冲动和直肠中有粪便，通常对渗透性轻泻药有反应。在成人，获得性巨结肠可能发生在抑郁症或痴呆症患者身上，或为病情的一部分，或为抗抑郁药的副作用。长期滥用刺激性轻泻药可能会导致巨结肠，神经系统疾病、系统性硬化症、甲状腺功能减退症和阿片类药物滥用也可能导致巨结肠，可通过治疗潜在原因，采取高残留饮食、轻泻药和灌肠剂来管理。

急性结肠假性梗阻（Ogilvie 综合征）：可能是由外伤、手术、呼吸衰竭或肾衰竭或糖尿病引起的。近端结肠突然无痛性大量扩张，而没有机械性梗阻的特征。肠鸣音正常或高调，而非消失。可能会发展为穿孔和腹膜炎。X 线显示结肠扩张，空气延伸到直肠。盲肠直径大于 10 ～ 12 cm 易穿孔。钡灌肠显示无机械性梗阻。管理包括治疗潜在的疾病和纠正任何生化异常。新斯的明用于增强肠蠕动。用直肠导管或通过仔细的结肠镜进行减压可能是有效的。

肛门直肠疾病

大便失禁

常见原因包括严重腹泻、嵌顿、肛门直肠或神经系统疾病和产科创伤。仔细的病史和检查，特别是肛门直肠和会阴的检查，可能有助于确定潜在的病因。肛门内 USS 对于确定肛门括约肌的完整性很有价值，而磁共振直肠造影、测压和电生理学也是有用的。

管理包括治疗潜在的疾病，盆底锻炼、生物反馈技术和括约肌修复手术对某些患者有效。

痔疮

痔疮极为常见，由肛管周围静脉丛充血引起，与便秘和劳累有关，并可能在妊娠期间进展。一期痔疮出血，二期痔疮脱垂但自动回纳，三期痔疮则需要手动回纳。症状包括排便后鲜红色出血、疼痛、肛门瘙痒和黏液分泌。治疗包括预防便秘、注射硬化疗法或套扎术。通常是可治愈的，少数人需行痔切除术。痔动脉结扎术是一种很有前途的有可能取代手术治疗方法。

肛门瘙痒

很常见，病因包括感染、皮肤病和肛门疾病（如痔疮或肛裂）。这会导致肛周皮肤受到粪便污染，导致瘙痒–抓挠–瘙痒循环，从而使症状加剧。良好的个人卫生至关重要，排便后要仔细清洗，会阴区必须保持干燥和清洁。

孤立性直肠溃疡综合征

发生在直肠前壁溃疡伴黏膜脱垂的年轻患者中。症状包括轻微出血和直肠黏液、里急后重和会阴疼痛。治疗通常较困难，但避免用力排便很重要。

肛裂

肛门黏膜的浅表撕裂，最常见于后中线，伴有肛门内括约肌痉挛。排便时剧烈疼痛，伴有少量出血、黏液排出和瘙痒。皮肤可能有硬结，水肿性皮赘或"前哨痔"很常见。

使用容积性轻泻药和增加液体摄入避免便秘很重要。使用硝酸甘油放松内括约肌对 60% ～ 80% 的患者有效，地尔硫䓬霜也可替代硝酸甘油。对将肉毒杆菌毒素注射入肛门内括约肌以诱导括约肌松弛可能对耐药患者有效。麻醉下手动扩肛可导致长期大便失禁，不应考虑。

直肠肛管周围脓肿和肛管直肠瘘

肛周脓肿位于肛门括约肌间，可能指向肛周皮肤。坐骨直肠脓肿位于坐骨直肠窝。克罗恩病有时是致病原因。

患者主诉肛周极度疼痛、发热和（或）流脓。自发性破裂也可能导致瘘管的形成。脓肿和瘘管都需要手术治疗。

腹腔疾病

腹膜炎

腹膜炎通常由内脏破裂引起，但也可能并发于肺炎球菌或链球菌感染的有或无腹水的儿童。衣原体性腹膜炎是盆腔炎的并发症，表现为右上腹疼痛、发热和肝摩擦音。TB 也可能导致腹膜炎和腹水形成。

肿瘤

最常见的是来自卵巢或胃肠道的继发性腺癌。间皮瘤是一种罕见的因接触石棉而导致的肿瘤，预后极差。

子宫内膜异位症

异位子宫内膜可植入乙状结肠和直肠的浆膜侧。周期性充血和炎症导致腰痛、出血、腹泻、便秘、粘连或梗阻，患者常为 20 ～ 45 岁的未产妇。双合诊可发现道格拉斯腔内的压痛结节。经期乙状结肠镜检查显示一个被完整黏膜覆盖的蓝色肿块。治疗方案包括腹腔镜透热疗法和孕激素治疗。

胰腺疾病

急性胰腺炎

急性胰腺炎占所有因腹痛入院患者的 3%。患病率为（2 ～ 28）/10 万，且发病率正在上升。

急性胰腺炎由细胞内胰蛋白酶原的过早激活引起，释放出能消化胰腺和周围组织的蛋白酶。急性胰腺炎的原因见框 12.18。通常为轻度和自限性，器官功能障碍最小，恢复顺利。约 20% 的患者病情严重，伴有坏死、假性囊肿或脓肿以及多器官衰竭等并发症。

临床表现和并发症

持续的剧烈上腹部疼痛在 15 ～ 60 min 后达到顶峰并放射到背部，伴有恶心、呕吐和上腹部压痛，但在发病早期，由于炎症主要发生在腹膜后，可能没有肌紧张和反跳痛。随着麻痹性肠梗阻的进展，肠鸣音减少或消失。严重者可出现缺氧、低血容量性休克和少尿。侧腹部变色（格雷·特纳征）或脐周变色（卡伦征）是重症胰腺炎合并出血的特征。

并发症列于框 12.19。

检查

诊断依据是血清淀粉酶或脂肪酶明显升高（尽管淀粉酶可能在

框 12.18　急性胰腺炎的原因

常见（90% 的病因）

- 胆结石
- 酒精
- 特发性
- ERCP 后

罕见

- 手术后
- 创伤
- 药物（如硫唑嘌呤）
- 感染（如流行性腮腺炎）
- 肾衰竭
- 低体温
- 奥迪括约肌功能障碍
- 接触石化产品

框 12.19　急性胰腺炎并发症

并发症	病因
全身性	
全身炎症反应综合征	细胞因子、血小板聚集因子和激肽释放增加血管通透性
缺氧	肺血管微血栓致 ARDS
高血糖	胰岛破坏伴胰岛素 / 胰高血糖素释放改变
低钙血症	脂肪坏死时钙螯合、离子钙水平下降
血清白蛋白降低	毛细血管通透性增加
胰腺	
坏死	无活性胰腺组织和胰周组织死亡，经常被感染
脓肿	靠近胰腺的局限性脓液积聚，几乎不含胰腺坏死组织
假性囊肿	胰管破裂
胰源性腹水或胸腔积液	胰管破裂
胃肠道	
上消化道出血	胃或十二指肠糜烂
静脉曲张出血	脾或门静脉血栓
糜烂侵蚀结肠	胰腺假性囊肿糜烂
十二指肠梗阻	胰腺肿块压迫
梗阻性黄疸	胆总管受压

24 ～ 48 h 内恢复正常），以及胰腺肿胀的超声或 CT 证据。肠缺血、溃疡穿孔和卵巢囊肿破裂时淀粉酶也升高（但程度较轻），而腮腺炎时唾液淀粉酶升高。血清淀粉酶持续升高提示有假性囊肿形成。腹膜淀粉酶在胰腺腹水中显著升高。血清脂肪酶（如果可行这项检查）对急性胰腺炎的诊断准确率高于淀粉酶。USS 可显示胰腺肿胀、胆结石、胆道梗阻或假性囊肿形成。X 线检查有助于排除穿孔、梗阻和肺部并发症。发病后 6 ～ 10 天的 CT 检查有助于确定胰腺有无坏死；对比增强降低提示坏死性胰腺炎。气囊提示感染和即将形成的脓肿，此时，需要经皮抽吸细菌培养并适当使用抗生素。CT 还可显示炎症过程是否累及结肠、血管和周围结构。

管理和预后

不良预后因素如框 12.20 所示。连续 CPR 监测是判断疾病进展的指标，前 4 天 CRP 峰值 > 210 mg/L 预测重症急性胰腺炎的准确性为 80%。血清淀粉酶对预后无预测价值。急性胰腺炎死亡率在 10% 左右。约 80% 的病例病情较轻，预后良好；98% 的死亡病例发生在 20% 的重症病例中，三分之一的死亡病例发生在第一周内，通常由多器官衰竭引起。

管理包括诊断、复苏、检测和治疗并发症，以及潜在原因（特别是胆结石）的治疗。

所有危重病例均应在 HDU/ICU 进行管理。中心静脉导管和尿管用于监测休克患者。治疗包括：

- 使用阿片类药物进行镇痛。• 输注生理盐水或其他晶体液纠正低血容量。• 鼻胃抽吸：只有在有麻痹性肠梗阻的情况下才有必要。• 经鼻胃管肠内喂养：应及早开始。它可以降低内毒素血症风险，

框 12.20　急性胰腺炎的不良预后因素（格拉斯哥标准）[a]

- 年龄 > 55 岁
- PO_2 < 8 kPa（60 mmHg）
- WBC > 15×10^9/L
- 白蛋白 < 32 g/L（3.2 g/dl）
- 血清钙 < 2 mmol/L（8 mg/dl）（经矫正的）
- 血糖 > 10 mmol/L（180 mg/dl）
- 尿素 > 16 mmol/L（45 mg/dl）（补液后）
- ALT > 200 U/L
- LDH > 600 U/L

[a] 随着这些因素的增加，严重程度和预后恶化，> 3 表示病情严重。

从而降低全身并发症风险。● 胰岛素以纠正高血糖。● 低氧患者氧合，全身炎症反应综合征患者可能需要通气支持。● 钙：仅在发生低血钙性手足抽搐时需要。● 建议使用低剂量 SC 肝素预防血栓栓塞。● 广谱抗生素，如亚胺培南或头孢呋辛，可改善感染坏死的预后。

重症急性胰腺炎合并胆管炎或黄疸的患者应进行紧急 ERCP 检查，以诊断和治疗胆总管结石。对于不太严重的胆源性胰腺炎，可以在急性期缓解后进行胆道成像（使用 MRCP）。应在胰腺炎消退后2周内行胆囊切除术，并术中行胆道造影，以防止进一步的潜在致命性发作。

坏死性胰腺炎或胰腺脓肿的患者需要紧急内镜或微创清创术清除所有空腔以清除坏死物质。胰腺假性囊肿的治疗方法是延迟引流至胃、十二指肠或空肠。

慢性胰腺炎

慢性胰腺炎是一种以胰腺外分泌组织纤维化和破坏为特征的慢性炎症性疾病。因为胰岛受累，晚期会发生糖尿病。在西方国家，大约 80% 的病例由酗酒引起。其他原因包括营养不良、食用木薯和反复发作的急性胰腺炎，还有些病例是特发性的。囊性纤维化导致无痛性慢性胰腺破坏（见第9章）。慢性胰腺炎主要发病于中年酗酒男性。

临床表现

● 腹痛：50% 的病例表现为急性胰腺炎样发作，尽管每次发作都会导致进一步的胰腺损伤。持续、缓慢的进行性疼痛，无急性加重，35% 的患者有疼痛。前倾或饮酒可减轻疼痛。● 无痛性腹泻：一种罕见的表现。● 体重下降。● 脂肪泻：表明 90% 以上的外分泌组织已被破坏，蛋白质吸收不良发生在最晚期的病例中。● 糖尿病患者占 30%，慢性钙化性胰腺炎患者上升至 70%。● 上腹部压痛，有时因长期使用热水瓶而在腹部和背部出现灼热性红斑。● 与饮酒和吸烟有关的其他的疾病的表现。

检查

检查如框 12.21 和图 12.6 所示。

并发症包括：

● 假性囊肿和胰源性腹水：急 / 慢性胰腺炎均可见。● 肝外梗阻性黄疸：由胆总管穿过病变胰腺时的良性狭窄引起。● 十二指肠狭窄。● 门静脉或脾静脉血栓形成导致节段性门静脉高压和胃静脉

框 12.21　慢性胰腺炎的检查

用于确诊的检查

- USS
- CT（可能显示萎缩、钙化或导管扩张）
- AXR（可能显示钙化）
- MRCP
- EUS

胰腺功能检查

- 胰泌素注射后收集纯胰液（金标准，但因有创而很少使用）
- 胰月桂酰或 PABA 试验
- 粪便胰腺弹性蛋白酶

术前的解剖学检查

- MRCP

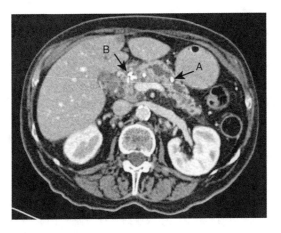

图 12.6　慢性胰腺炎的影像。CT 显示严重扩张的不规则导管伴钙化的结石（箭头 A）。注意腺体头部的钙化（箭头 B）

曲张。● 消化性溃疡。

管理

戒酒：这在阻止疾病进展和减轻疼痛方面至关重要，但建议经常被忽视。

镇痛：NSAIDs 是有价值的，但是严重的持续性疼痛通常需要使用阿片类药物，有成瘾的风险。口服胰酶补充剂可抑制胰腺分泌，减少部分患者的镇痛需求。

手术 / 内镜检查：对已排除了可能诱因但保守措施无效的、严重慢性疼痛的患者可能对狭窄、结石和假性囊肿的手术或内镜治疗或腹腔神经丛松解术有反应。无这类手术适应证的患者需要全胰腺切除术。不幸的是，即使在此之后，一些患者仍能会感到疼痛。此外，手术还会导致难以控制的糖尿病。

限制脂肪摄入和口服胰酶补充剂：用以治疗脂肪泻，添加 PPI 以优化十二指肠 pH 以提高胰酶活性。

先天性胰腺异常

环状胰腺

在这种先天性异常中，胰腺环绕十二指肠的第二 / 第三部分，导致胃出口梗阻。

囊性纤维化

见第 9 章。

胰腺肿瘤

在西方人群中，胰腺癌的整体发病率为（10 ～ 15）/10 万，而在 70 岁以上的人群中，发病率上升至 100/10 万。男性患病率是女性的 2 倍。该病与吸烟和慢性胰腺炎有关。5% ～ 10% 的患者有遗传倾向。

大约 90% 的胰腺肿瘤是腺癌，它起源于胰管，早期扩散累及局部结构和区域淋巴结。

临床表现

• 疼痛：持续的钝痛，放射到背部，向前弯曲可以减轻疼痛。• 因厌食、脂肪泻和肿瘤代谢效应而导致的体重下降。• 梗阻性黄疸：60% 的肿瘤起源于胰头，伴有胆总管梗阻和相关的严重瘙痒。• 较少见：腹泻、十二指肠阻塞引起的呕吐、糖尿病、复发性静脉血栓形成、急性胰腺炎或抑郁症。• 体检显示体重下降、因肿瘤引起的腹部肿块、可触及的胆囊或肝转移。黄疸患者可触及的胆囊通常是胰腺癌引起的胆道梗阻。

检查

• USS 和 CT：显示胰腺肿块。• LFTs：适用于胆汁淤积性黄疸。• 对手术范围分期：使用腹腔镜联合腹腔镜 EUS 来确定肿瘤大小、血管受累程度和转移扩散。• 诊断有疑问时，可考虑 MRCP 或

ERCP。

对于因晚期疾病、虚弱或合并症而不适合手术的患者，可以使用 USS 或 CT 引导的细胞学检查或活检。EUS 内镜下细针穿刺可明确血管侵犯情况，并获得细胞学诊断依据。

管理

手术切除：唯一的根治方法，完全切除后的 5 年生存率约 20%。辅助化疗可以提高生存率。因为大多数肿瘤在诊断时都是局部晚期，故只有 15% 的肿瘤适合根治性切除。对绝大多数患者来说，治疗主要是姑息性的。用 FOLFIRINOX（5- 氟尿嘧啶、亚叶酸钙、伊立替康和奥沙利铂）化疗可将中位生存期提高至 11 个月。

镇痛：经皮或超声内镜引导下注射乙醇，也可同时进行腹腔神经丛松解术。

黄疸：健康患者行胆肠吻合术；经皮或内镜下胆总管支架置入对于老年或病情非常严重的患者是有效的姑息性治疗。

总体生存率仅为 3% ～ 5%、中位生存期为 3 ～ 10 个月，取决于分期。

胰腺神经内分泌肿瘤

胰腺神经内分泌肿瘤可能与甲状旁腺和垂体腺瘤有关（第 10 章）。大多数内分泌肿瘤是非分泌性的，尽管是恶性的，但生长缓慢且转移较晚。其他肿瘤分泌激素，因其内分泌作用而被发现。

13

肝脏病学

翟　哲　李云雷　译

王　格　刘　岗　吴文娟　王　慧　王　楠　审校

　　肝重 1 ~ 1.8 kg，发挥许多重要功能（图 13.1）。在发达国家，肝病最常见的病因是酗酒，肝硬化导致许多人死亡。而在发展中国家，大多数慢性肝病和肝胆肿瘤的病因是肝炎病毒和寄生虫感染。临床无症状的慢性肝病通常表现为常规的血液检查异常，或并发感染或由于手术诱发肝功能失代偿。

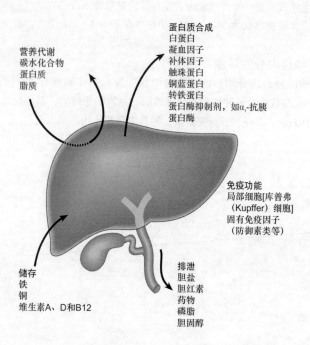

图 13.1　肝的重要功能

512

腹部肝胆疾病的临床检查（图 13-2）

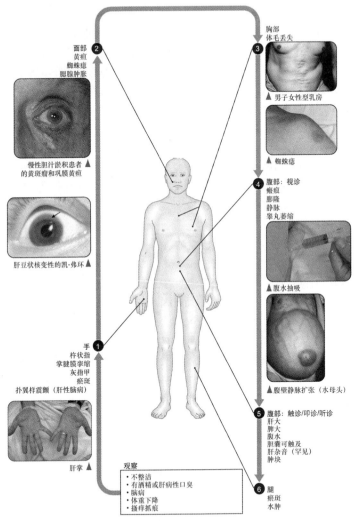

图 13.2 （彩图）腹部肝胆疾病的临床检查

扫本章二维
码看彩图

肝病常见问题

急性肝衰竭

　　急性肝衰竭是一种以突发严重肝功能损害导致谵妄、木僵甚至昏迷等精神变化的肝性脑病为特征的少见综合征（框13.1）。既往肝功能正常的患者，通常需要一个极高程度的肝损伤才能导致肝功能衰竭，然而在既往已有慢性肝病的患者中，额外的轻微肝损伤即可诱发急性肝衰竭。急性肝衰竭通常需要进行肝活检，但是否存在慢性肝病的临床表现才是指导临床的关键。

　　世界范围内急性肝衰竭最常见的病因是病毒性肝炎，而在英国最常见的病因是对乙酰氨基酚毒性（第3章）。急性肝衰竭还见于其他药物性肝损伤，或鬼笔鹅膏（蘑菇）中毒、妊娠、肝豆状核变性（Wilson disease）或休克。部分病因仍不明确，通常患有非甲、非戊病毒性肝炎或隐源性急性肝衰竭。

临床评估

　　急性肝功能衰竭主要表现是脑功能紊乱（肝性脑病），以轻度发作性的注意力和警觉性降低起病，不断发展到烦躁不安，继而出现嗜睡和昏迷。脑水肿可能会导致颅内压升高，从而引起瞳孔不等大，反射异常或固定，高血压，心动过缓，过度换气，大汗，局部或全身性肌阵挛，局灶性发作或去大脑状态。视神经盘水肿很少作为晚期症状出现。更常见的症状包括无力、恶心、呕吐、右季肋部不适。

　　检查提示迅速进展的黄疸，危重患者黄疸通常更为明显。然而瑞氏综合征（脑病合并内脏脂肪变性综合征）一般不出现黄疸，暴发性急性肝衰竭患者有时在出现黄疸之前就已死亡。肝大罕见，如发现突发性腹水，提示静脉流出梗阻（巴德-基亚里综合征）。脾大不常见且不明显。晚期可出现腹水和水肿，也可能是液体治疗所致。

检查

　　辅助检查有助于明确肝衰竭的病因（框13.2）和预后（框13.3）。

框13.1　急性肝衰竭的分类

类型	时间：黄疸到肝性脑病	脑水肿	常见病因
超急性	＜7天	常见	病毒，对乙酰氨基酚
急性	8～28天	常见	原因不明，药物
亚急性	29天～12周	不常见	原因不明，药物

由于无法合成凝血因子导致凝血酶原时间快速延长，凝血检测对急性肝衰竭预后有较强预测价值，故应每天进行两次凝血检测。服用过量对乙酰氨基酚后，血浆转氨酶活性可升高至正常水平的 100～500 倍，但随着肝损害的进展，转氨酶活性下降，因此，转氨酶活性对确定肝衰竭预后没有意义。

管理

急性肝损伤患者一旦出现凝血酶原时间进行性延长或肝性脑病，应立即收入 HDU 或 ICU 治疗，从而保证并发症（低血糖、感染、肾衰竭、代谢性酸中毒）得到及时治疗。支持治疗以期待肝细胞再生。N- 乙酰半胱氨酸治疗可改善预后，尤其是对乙酰氨基酚中毒导致的

框 13.2　急性肝衰竭病因的检查

- 血、尿毒理学筛查
- 抗-HBc IgM，HBsAg
- 抗-HAV IgM
- 抗-HEV、HCV、巨细胞病毒、单纯疱疹病毒、EB 病毒
- 铜蓝蛋白、血清铜、尿铜、裂隙灯眼检查
- 自身抗体：ANF、ASMA、LKM、SLA
- 免疫球蛋白
- 肝超声和肝静脉多普勒超声

框 13.3　急性肝衰竭的不良预后标准 [a]

对乙酰氨基酚过量

- 过量服药 24 h 内或之后 $H^+ > 50$ nmol/L（pH < 7.3）

  或
- 血肌酐水平 > 300 μmol/L（3.38 mg/dl）＋凝血酶原时间（PT）> 100 s ＋肝性脑病 3 级或 4 级

非对乙酰氨基酚

- 凝血酶原时间（PT）> 100 s

  或

- 满足以下中的三项：出现黄疸到肝性脑病时间 > 7 天；年龄 < 10 岁或 > 40 岁；不明原因或药物引起的肝衰竭；胆红素 > 300 μmol/L（17.6 mg/dl）；凝血酶原时间（PT）> 50 s

  或

- 凝血 V 因子水平 < 15% 和肝性脑病 3 级或 4 级

[a] 预测死亡率 ≥ 90%。

肝衰竭。已开展人工肝支持系统，但在临床尚未进行常规使用。肝移植是重要的治疗方案，因此，应尽早尽快将患者转移至移植中心进行全面评估，为获得供体肝争取时间。急性肝衰竭肝移植手术的生存率有所提高，预计 1 年生存率约为 60%。

肝功能检查异常

通常在常规检查中发现肝功能检查（liver function tests，LFTs）异常（例如，3.5% 的患者在择期手术前进行常规检查发现）。大多数肝功能检查持续异常的患者可能患有严重的肝病。最常见的肝功能检查异常病是因为酒精性肝病或非酒精性脂肪性肝病（NAFLD）。肝功能检查异常的流程见图 13.3。完整的病史必须包括饮酒和吸毒（处方药和其他）、自身免疫性疾病、家族病史、糖尿病和代谢综合征的特征。不能依赖慢性肝病的特征准确地识别是否患有严重慢性肝病。同样，正常的 LFTs 也不能排除可能发展为肝硬化的严重慢性肝病，如原发性硬化性胆管炎，血色素沉着症和慢性丙型肝炎。

不同类型的肝功能异常（肝细胞性或梗阻性）可提示可能病因（框 13.4）。

黄疸

当血浆胆红素超过 40 μmol/ L（约 2.5 mg/dl）时，临床上可出现黄疸表现。

胆红素代谢

血液中的胆红素一般都是未结合胆红素，由于它不是水溶性的，可与白蛋白结合并且不会经尿液排泄。未结合胆红素通过葡糖醛酸转移酶结合成水溶性结合物，该结合物被输出到胆汁中。胆红素排泄途径如图 13.4 所示。

肝前性黄疸

由溶血或先天性高胆红素血症引起的，其特征是单纯出现胆红素水平升高。

当出现溶血时，红细胞或骨髓前体的破坏导致胆红素的产生增加。由溶血引起的黄疸通常是轻微的，原因是未结合胆红素在血浆中积累之前，健康的肝可以排泄比正常多六倍的胆红素负荷。新生儿并非如此，因为新生儿胆红素代谢能力较弱。

非溶血性高胆红素血症的唯一常见形式是吉尔伯特（Gilbert）综合征，这是一种遗传性疾病，导致结合胆红素降低，非结合胆红素

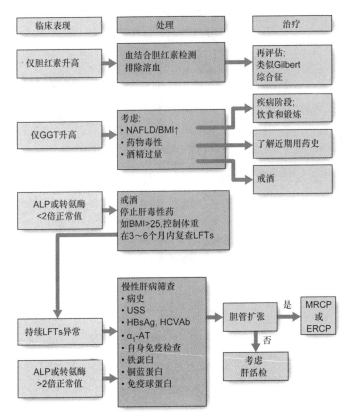

图 13.3　无症状患者 LFTs 异常的处理建议。α_1-AT，α_1-抗胰蛋白酶；ALP 碱性磷酸酶；ERCP：内镜逆行胰胆管造影；GGT，γ 谷酰基转移酶；HBsAg，乙型肝炎表面抗原；丙型肝炎病毒抗体 HCVAb；MRCP，磁共振胰胆管成像；NAFLD，非酒精性脂肪性肝病

在血液中积累。预后良好，无需治疗。胆红素代谢的其他遗传性疾病是非常罕见的。

肝细胞性黄疸

肝细胞性黄疸是肝实质病变导致肝无法将胆红素输送到胆道系统。在肝细胞性黄疸中，血液中未结合胆红素和结合胆红素水平均增加，这可能是胆红素运输受到不同形式影响所致。

引起黄疸的肝实质疾病通常出现转氨酶水平的升高。急性黄疸伴谷丙转氨酶（ALT）大于 1000 U/L，提示甲型或乙型肝炎，药物毒性（对乙酰氨基酚）或缺血性肝病。明确诊断通常需要影像学和活检。

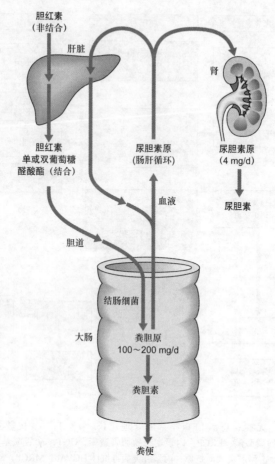

图 13.4　胆红素排泄途径

梗阻性（胆汁淤积性）黄疸

胆汁淤积性黄疸可能由以下原因引起：

- 肝细胞无法启动胆汁输送。
- 胆管或门静脉梗阻。
- 肝门与壶腹之间的肝外胆管梗阻。

胆汁淤积性黄疸时，由于结合胆红素无法进入胆小管而反流入血，同时转运至肝细胞的未结合胆红素无法清除，如果不给予治疗，往往会造成胆汁淤积性黄疸进行性加重。胆汁淤积性黄疸引起梗阻性 LFTs，病因见框 13.4。对于局限于肝外胆管的黄疸患者可行手术或内镜治疗。

临床评估

腹痛可见于胆总管结石、胰腺炎或胆总管囊肿。肿瘤患者黄疸

框 13.4　肝炎和梗阻性肝功能异常的原因

肝细胞性——转氨酶不成比例地升高	
轻度（＜100 U/L）	丙型肝炎
	慢性乙型肝炎
	血色素沉着病
	脂肪肝
中度（100～300 U/L）	酒精性肝炎
	非酒精性脂肪性肝炎
	自身免疫性肝炎
	肝豆状核变性
重度（＞300 U/L）	药物（如对乙酰氨基酚）
	急性病毒性肝炎
	自身免疫性肝病
	肝缺血
	毒素（如鬼笔鹅膏中毒）
	慢性乙型肝炎发作
梗阻性——碱性磷酸酶不成比例地升高	
肝内	原发性胆汁性胆管炎
	原发性硬化性胆管炎
	酒精
	药物
	肝浸润性病变（淋巴瘤，肉芽肿，淀粉样变，转移瘤）
	囊性纤维化
	严重细菌感染
	妊娠
	遗传性胆汁淤积性肝病，例如良性复发性肝内胆汁淤积症
	慢性右心衰竭
肝外	癌：壶腹部，胰腺，胆管，肝转移
	胆总管结石病
	寄生虫感染
	外伤性胆管狭窄
	慢性胰腺炎

持续进展，而在硬化性胆管炎、胰腺炎和胆管狭窄患者中可出现黄疸波动。腹部检查可发现不规则肝大或癌性肿块。如果胆囊可被触及，黄疸则不太可能由胆结石引起，因为长期发炎的含结石的胆囊不容易扩张。胆管炎表现为黄疸、右上腹疼痛和发热。

肝大

在西方国家，引起肝大的最常见的恶性原因是肿瘤肝转移，而原发性肝癌合并慢性病毒性肝炎在远东地区更常见。肝硬化可出现肝大（特别是由酒精或血色素沉着引起的），而在晚期也可出现肝体积减小。

腹水

腹水是指游离液体在腹膜腔内积聚，多为恶性疾病、肝硬化或心力衰竭所致；然而，腹膜和内脏器官的原发性疾病可产生腹水，特别是慢性肝病患者（框 13.5）。

病理生理学

随着肝硬化的进展出现主要由一氧化氮介导的内脏血管舒张，引起体循环动脉压下降，从而导致肾素-血管紧张素系统的激活，继发性醛固酮增多，交感神经兴奋增加，心房利钠激素分泌增加和激肽释放酶-激肽系统激活改变（图 13.5），这些往往使动脉血压正常化，但产生水钠潴留。内脏血管扩张和门静脉高压共同改变了肠道毛细血管通透性，促使腹腔内液体积聚。

临床评估

少量腹水通常无症状，但腹水大于 1 L 会引起腹胀，两肋胀满，

框 13.5　腹水病因

常见病因

- 恶性疾病：肝、腹膜
- 心力衰竭
- 肝硬化

其他病因

- 低蛋白血症：肾病综合征，蛋白丢失性肠病，营养不良
- 胰腺炎
- 感染：TB
- 肝静脉梗阻：巴德-基亚里综合征，静脉闭塞症
- 罕见：梅格斯综合征（Meige syndrome），甲状腺功能减退

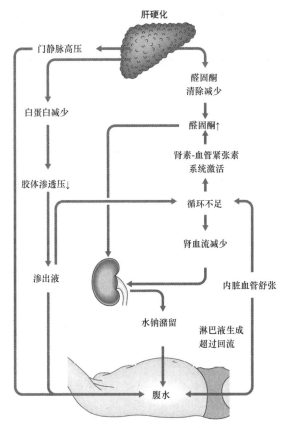

图 13.5 腹水的发病机制

叩诊时出现移动性浊音和液波震颤阳性。其他体征包括脐外翻、腹直肌分离、阴囊水肿和腹壁静脉曲张（伴门静脉高压）。

　　检查

　　超声是检测腹水的最佳方法。腹腔穿刺可明确腹水潜在病因（框 13.6）。通过测定总蛋白和血清腹水白蛋白梯度（serum-ascites albumin gradient，SAAG ＝血清白蛋白-腹水白蛋白）来区分渗出液和漏出液。肝硬化常导致漏出液（总蛋白＜ 25 g/L 伴少量细胞）。SAAG 大于 11 g/L 对于预测腹水是门静脉高压所致的诊断率为 96%。心衰引起的静脉流出梗阻或肝静脉梗阻也可引起漏出性腹水（SAAG ＞ 11 g/L），但是与肝硬化不同，总白蛋白常大于 25 g/L。渗出性腹水（总蛋白＞ 25 g/L 或 SAAG ＜ 11 g/L）提示感染（尤其是结核）、

框 13.6　腹水：外观和分析

病因/外观

- 肝硬化：透明，草绿色或浅绿色
- 恶性疾病：血性
- 感染：浑浊
- 与胆道相通：重度的胆汁染色
- 淋巴阻塞：乳白色（乳糜）

检查

- 总白蛋白（加血清白蛋白）
- 淀粉酶
- 白血细胞计数（WCC）
- 细胞学
- 镜检和培养

恶性肿瘤、胰源性腹水或甲状腺功能减退。腹水淀粉酶大于 1000 U/L 提示胰源性腹水，而腹水葡萄糖降低提示恶性肿瘤或结核。细胞学检查可能提示恶性细胞（三分之一血性腹水的肝硬化患者为肝癌）。多形核白细胞计数大于 $250 \times 10^6/L$ 强烈提示自发性细菌性腹膜炎。甘油三酯水平大于 1.1 g/L 可诊断乳糜性腹水，乳糜性腹水外观呈乳白色。

管理

腹水的治疗可以缓解不适，但不能延长生命。每天清除超过 1 L 液体会造成严重的液体和电解质平衡失调，并可能导致肝性脑病。

限钠：限制钠离子的摄入在每天 100 mmol（"不添加盐饮食"）。避免富含钠的药物（如部分抗生素和抗酸药）和促进钠潴留的药物（如类固醇、非甾体抗炎药）。

利尿剂：除了限钠之外通常还需要利尿剂，可选择药物有螺内酯（每日 100～400 mg），但可能导致男子女性型乳房。部分患者还需要袢利尿剂，如呋塞米。

穿刺术：大量腹水抽吸治疗和静脉输注白蛋白可用作难治性腹水的一线治疗或其他治疗失败的选择。

经颈静脉肝内门腔内支架分流术（TIPSS）：TIPSS 可以缓解难治性腹水，但不能延长生命并可能加重肝性脑病。

肝肾综合征

由于动脉循环充盈不足导致严重肾血管收缩，约 10% 的晚期肝硬化和腹水患者会发展为肝肾综合征。

1 型肝肾综合征：特点是进行性少尿，血清肌酐迅速升高和预后差。通常无蛋白尿，尿钠每日排泄量小于 10 mmol，尿 / 血浆渗透压比大于 1.5。治疗包括输注白蛋白联合特利加压素或奥曲肽，对大约三分之二的患者有效。因血液透析不能改善预后，故不应常规使用。

2 型肝肾综合征：通常发生在顽固性腹水患者中，其特点是血清肌酐的中度稳步增加，预后较好。

自发性细菌性腹膜炎

在显著肝硬化和腹水患者中，自发性细菌性腹膜炎（spontaneous bacterial peritonitis，SBP）表现为腹痛、反跳痛、肠鸣音消失和发热。约三分之一的患者没有或仅有轻微腹部体征，而以肝性脑病和发热为主。腹腔穿刺提示腹水浑伴中性粒细胞计数大于 $250 \times 10^6/L$。病原体通常不明确，但经常在腹水或血培养中发现肠道微生物如大肠杆菌。SBP 需要与其他急腹症鉴别，培养提示多个病原体表明有内脏穿孔。

应立即使用头孢噻肟等广谱抗生素进行治疗。SBP 复发很常见，预防性应用喹诺酮类药物如诺氟沙星（每日 400 mg）或环丙沙星（每日 250 mg）可减少复发。

肝性脑病

肝性脑病是一种由肝病引起的神经精神综合征，可由谵妄发展到昏迷。单纯谵妄需要与震颤性谵妄和韦尼克（Wernicke）脑病以及硬膜下血肿引起的昏迷进行鉴别，后者可发生在醉酒者跌倒后。肝衰竭和门体分流是肝性脑病发生的两个重要因素，不同患者两者之间的平衡存在差异。引起脑病的神经毒素主要是肠道细菌产生的含氮物质，含氮物质通常由健康的肝代谢，并排出在体循环之外。氨长期以来一直被认为是一个重要的因素，但最近研究热点集中在 γ-氨基丁酸。

临床评估

早期表现很轻微，容易被忽视，但随着病情的加重，神经精神损害会加重（框 13.7）。诱发因素包括药物、脱水、感染、蛋白质负荷（包括消化道出血）和便秘。有时会出现抽搐。体格检查通常包括：

- 扑翼样震颤。
- 无法进行简单的心算。
- 不能画星星之类的物体（结构性失用症）。
- 反射亢进。

- 双侧伸性跖反射。

脑电图显示正常的 α 波扩散缓慢，最终发展为 δ 波。

管理

其原则是治疗或清除诱因以及抑制肠道细菌产生的神经毒素。乳果糖［每次 15 ～ 30 ml，每日三次（tid）］具有渗透性通便作用，降低结肠 pH（从而限制结肠氨的吸收），促进结菌对氮的摄取。利福昔明（每次 400 mg，tid）是一种非吸收性抗生素，通过减少肠道中的细菌含量发挥作用。不再建议限制蛋白质饮食，这可能会导致已经营养不良的患者营养状况恶化。

肝硬化

肝硬化的特点是弥漫性肝纤维化和结节形成，是发病和早期死亡的一个重要原因。在世界范围内，最常见的原因是病毒性肝炎、酒精和非酒精性脂肪性肝病（NAFLD）。肝硬化是门静脉高压及其并发症最常见的原因。

任何导致持续或复发性肝细胞死亡的情况均可导致肝硬化。肝硬化的病因见框 13.8。长时间的胆道损伤或阻塞，如原发性胆管炎，原发性硬化性胆管炎和术后胆道狭窄，可能导致肝硬化。肝的静脉

框 13.7　肝性脑病的分期

临床分级	临床特点
1 级	注意力不集中，言语不清，反应迟钝，睡眠障碍
2 级	嗜睡但容易唤醒，偶有攻击性行为
3 级	显著的谵妄，昏睡但对疼痛和声音刺激有反应，严重定向障碍
4 级	对声音刺激无反应，对疼痛刺激有或无反应，昏迷

框 13.8　肝硬化病因

- 酒精
- 慢性病毒性肝炎（乙型或丙型）
- 非酒精性脂肪性肝病
- 免疫：原发性硬化性胆管炎，自身免疫性肝病
- 胆道：原发性胆汁性胆管炎，继发性胆汁性肝硬化，囊性纤维化
- 遗传：血色素沉着病，$α_1$- 抗胰蛋白酶缺乏症，肝豆状核变性
- 慢性静脉流出道梗阻
- 隐源性（病因不明）

回流的持续阻塞，如静脉闭塞性疾病和巴德-基亚里综合征，也可导致肝硬化。

临床表现

肝硬化可能完全无症状；肝硬化的诊断通常是在超声检查或手术时偶然筛查出的。肝硬化患者其他表现为孤立性肝大、脾大、门静脉高压或肝功能不全。当出现症状时，通常是非特异性的，例如虚弱、疲劳、肌肉痉挛、体重下降、厌食、恶心、呕吐和上腹不适。

肝大常见于酒精性肝病或血色素沉着病。在其他病因的肝硬化中（如病毒性肝炎或自身免疫性肝病），肝细胞进行性破坏和纤维化使肝逐渐变小，肝质硬、不规则、无压痛。最初出现黄疸时是轻微的，主要是由于胆红素排泄障碍。肝硬化早期可出现肝掌，但肝掌也可发生在许多其他疾病和部分健康人群。蜘蛛痣是肝病的一个相对特异性的体征，但需注意的是大约 2% 的健康人群中会发现 1～2 个小蜘蛛痣，妊娠晚期也常会短暂出现。男子女性型乳房也相对常见，也可见于使用螺内酯后。随着肝硬化的进展，易出现瘀斑。脾大和侧支循环形成是门静脉高压的特征，肝硬化晚期患者中更常见。腹水和肝性脑病在晚期肝硬化中也越来越常见。非特异性特征包括手和脚杵状指 / 趾。传统上认为掌腱膜挛缩与肝硬化有关，但支持该关联的证据很弱。

当超出肝的代谢能力时，就会发生慢性肝衰竭，其特征是肝性脑病和（或）腹水的形成。在这一阶段经常使用"肝功能失代偿"或"失代偿性肝病"这一术语。

管理及预后

肝硬化的管理是通过治疗潜在病因及其并发症，特定的晚期肝硬化患者可通过肝移植治疗。动态监测应包括每 2 年进行内镜筛查食管静脉曲张，超声检查肝细胞癌。预后与肝硬化严重程度有一定相关性（框 13.9）。

门静脉高压

门静脉高压的特点是肝静脉压力梯度增加（通常为 5～6 mmHg）。当梯度超过 10 mmHg，就会出现临床显著的门静脉高压，超过 12 mmHg 时出现静脉曲张出血的风险。

肝外门静脉阻塞是儿童和青少年门静脉高压的常见原因，而在发达国家，成人门静脉高压 90% 以上是由肝硬化造成。血吸虫病是

框 13.9　肝硬化患者预后的 Child-Pugh 分级

分值	1	2	3
肝性脑病	无	轻度	中度
血清胆红素（μmol/L）*			
原发性胆汁性胆管炎 / 硬化性胆管炎	< 68	68 ~ 170	> 170
其他病因导致的肝硬化	< 34	34 ~ 50	> 50
白蛋白（g/L）	> 35	28 ~ 35	< 28
凝血酶原时间（延长秒数）	< 4	4 ~ 6	> 6
腹水	无	轻度	中度

评分总和

< 7 = Child 评分 A；1 年生存率 82%

7 ~ 9 = Child 评分 B；1 年生存率 62%

> 9 = Child 评分 C；1 年存活率 42%

*胆红素单位由 μmol/L 换算为 mg/dl，除以 17。

世界范围内门静脉高压的常见原因，但在流行地区以外并不常见。按阻塞部位分类的病因如图 13.6 所示。门静脉阻力的增加导致门静脉血流向肝回流逐渐减少，同时导致侧支循环的形成，使一半或更多的门静脉血液绕过肝直接进入体循环。

临床表现

脾大是门静脉高压的一种主要的临床表现，当临床或超声未发现脾大时，诊断门静脉高压是不可能的。成人的脾很少超过左肋缘下 5 cm。前腹壁可见侧支血管，偶尔有几支从脐放射状形成"水母头"。最重要的侧支血管位于食管和胃，侧支血管可以引起严重的出血。直肠静脉曲张也会导致出血，经常被误诊为痔疮出血。肝病性口臭是由门静脉系统血液分流引起的，这使得硫醇直接进入肺。肾钠潴留可导致腹水。食管或胃静脉曲张破裂出血是门静脉高压最重要的后果。

检查

● 上消化道内镜检查：用于发现和定期检查静脉曲张。

● 超声：可显示脾大及侧支血管，并可揭示病因，如肝病或门静脉血栓形成。

● CT 及 MRI 血管造影：可识别门静脉血栓及肝静脉开放。

● 血小板减少：常见原因是脾功能亢进，血小板计数一般在 100×10^9/L 左右。白细胞减少时有发生，但贫血多由出血引

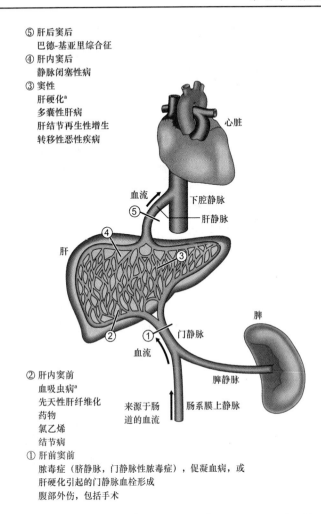

⑤ 肝后窦后
　　巴德-基亚里综合征
④ 肝内窦后
　　静脉闭塞性病
③ 窦性
　　肝硬化[a]
　　多囊性肝病
　　肝结节再生性增生
　　转移性恶性疾病

② 肝内窦前
　　血吸虫病[a]
　　先天性肝纤维化
　　药物
　　氯乙烯
　　结节病
① 肝前窦前
　　脓毒症（脐静脉，门静脉性脓毒症），促凝血病，或
　　肝硬化引起的门静脉血栓形成
　　腹部外伤，包括手术

图 13.6 （彩图）根据血管阻塞部位进行门静脉高压分类。[a] 是最常见的原因。值得注意的是，脾静脉阻塞也可发生在胰腺炎后，导致胃静脉曲张

　　起，而不是脾功能亢进。

- 门静脉测压：无需常规测压，但可以区分窦前和窦性门静脉高压。

管理

　　门静脉高压的治疗以预防和（或）控制静脉曲张出血为中心。出血通常是由胃食管连接处附近或胃的静脉曲张破裂引起。2 年内出

血的风险范围从小静脉曲张的 7% 到大静脉曲张的 30% 不等。曲张静脉出血通常凶险，如果不给予预防性治疗常会复发。食管静脉曲张破裂出血的总死亡率已上升至约 15%，但进展期肝病患者食管静脉曲张破裂出血的总死亡率仍在 45% 左右。

静脉曲张出血的一级预防

如果内镜检查发现无出血性静脉曲张，使用 β 受体阻滞剂普萘洛尔（每日 80 ～ 160 mg）或纳多洛尔治疗可有效降低门静脉压并预防出血。对不能耐受 β 受体阻滞剂者，预防性食管静脉曲张套扎同样有效。

急性静脉曲张破裂出血的管理

另请参见急性上消化道出血（第 12 章）。

急性出血的首要任务是恢复血液循环。由于脓毒症很常见，所有患有肝硬化和消化道出血的患者均应接受广谱抗生素如环丙沙星预防性治疗。

降低门静脉压的药物：特利加压素是一种合成的抗利尿激素类似物，间歇性注射可降低静脉曲张出血的死亡率，但在缺血性心脏病中应谨慎使用。

静脉曲张结扎（套扎）和硬化剂治疗：这是急性静脉曲张破裂出血应用最广泛的初始治疗，最恰当时机为在诊断性内镜检查中进行。静脉曲张结扎和硬化剂治疗可以阻止 80% 的患者静脉曲张出血，如果再出血还可以重复使用。由于结扎治疗基本不引起穿孔和狭窄，因此结扎治疗在很大程度上取代了硬化剂治疗。胃底静脉曲张的结扎治疗效果较差，其主要治疗方法是内镜下注射凝血酶或氰基丙烯酸酯胶致血栓形成。活动性出血造成消化内镜治疗操作困难，可能需要气管插管来保护气道。

气囊填塞：该技术使用了一个三腔二囊管（Sengstaken-Blakemore管），管中有两个球囊，分别在胃底和食管下段施加压力。额外的管腔允许从胃和食管球囊上方吸引。留置三腔二囊管前，进行气管插管可降低误吸风险。轻柔的牵引操作对维持曲张静脉的局部的压力至关重要。最初，仅需对胃球囊充气 200 ～ 250 ml，因为这通常可以控制出血。如果胃球囊意外在食管内充气膨胀，会引起疼痛和食管撕裂。如果因持续出血需要使用食管球囊，应每 3 h 放气 10 min，以避免食管黏膜损伤。使用测压计将食管球囊内的压力维持在 40 mmHg 以下。球囊压迫基本上可以使静脉曲张破裂出血停止，但该治疗方法只能为最终治疗争取时间。

　　经颈静脉肝内门腔内支架分流术（TIPSS）： 在介入放射学技术支持下经颈内静脉在肝门静脉和肝静脉之间放置支架来分流门静脉系统血流从而降低门静脉压力。TIPSS 须事先通过血管造影确定门静脉是否通畅，凝血功能障碍可能需要用新鲜冷冻血浆进行纠正，并提供抗生素覆盖。成功放置分流器可以停止和防止静脉曲张出血。再出血通常与分流管狭窄或闭塞有关，如仍有静脉曲张破裂出血需进一步检查和治疗（如血管成形术）。TIPSS 后可发生肝性脑病，常可通过降低分流管直径来控制。虽然与内镜治疗相比，TIPSS 再出血更少，但生存率无改善。

　　门体分流手术： 手术可预防复发性出血，但死亡率高，且常导致肝性脑病。在临床实践中，目前门体分流术只适用于肝功能良好但其他治疗无效的患者。

　　食管离断术： 少用，在静脉曲张出血无法控制的情况下，食管离断术可以作为最后的治疗手段，但手术死亡率高。

　　静脉曲张出血的二级预防

　　β 受体阻滞剂可用于预防静脉曲张破裂出血复发。内镜治疗成功后，患者应接受食管静脉曲张套扎序贯治疗，每隔 12 ～ 24 周重复治疗一次，直到静脉曲张被消除。特定人群也可以考虑 TIPSS。

门静脉高压性胃病

　　长期的门静脉高压症将导致慢性胃充血，内镜下可表现为多发点状红斑。可发展为糜烂，导致多部位出血，也可发生急性出血，但反复轻微出血导致缺铁性贫血更为常见。最好的治疗方法是应用普萘洛尔降低门静脉压力。如果无效，可以采取 TIPSS。

感染与肝

病毒性肝炎

　　任何有肝血液检查异常（转氨酶升高）的人都必须考虑有无病毒性肝炎。最常见的病因是肝炎病毒，偶有巨细胞病毒、EB 病毒、单纯疱疹病毒和黄热病毒（框 13.10）。这些病毒所引起的疾病具有相似的临床和病理特征，多无黄疸甚至无症状。这些病毒引起急性和慢性感染的倾向性不同。

　　急性感染的临床表现

　　前驱症状（头痛、肌痛、关节痛、恶心和厌食）通常先于黄疸数天至 2 周。随后可能会出现呕吐和腹泻，腹部不适也很常见。黄

框 13.10　主要肝炎病毒的特征

	甲型肝炎	乙型肝炎	丙型肝炎	丁型肝炎	戊型肝炎
病毒					
分组	肠病毒	肝炎病毒	黄病毒	不完全病毒	杯状病毒
核酸	RNA	DNA	RNA	RNA	RNA
大小（直径）	27 nm	42 nm	30～38nm	35 nm	27 nm
潜伏期（周）	2～4	4～20	2～26	6～9	3～8
传播途径 [a]					
粪便	是	否	否	否	是
血液	罕见	是	是	是	否
唾液	是	是	是	未知	未知
性	罕见	是	罕见	是	未知
垂直	否	是	罕见	是	否
慢性感染	否	是	是	是	否 [b]
预防					
主动	疫苗	疫苗	无	通过接种乙型肝炎疫苗预防	无
被动	免疫血清球蛋白	超免疫血清球蛋白	无		无

[a] 所有体液都具有潜在的传染性，尽管有些体液（如尿液）的传染性较弱。
[b] 除了免疫抑制状态下。

疸前可能有尿色加深和大便颜色苍白。通常很少有阳性体征。肝常有压痛，伴轻微肝大。偶见轻度脾大和颈部淋巴结肿大。黄疸可能是轻微的。症状非特异，只有在发现异常的肝血液检查后才怀疑该诊断。症状很少超过 3～6 周，肝衰竭及慢性肝病等并发症罕见。

　　检查

- LFTs，血清转氨酶在 200～2000 U。
- 血浆胆红素：反映肝损伤程度。
- ALP：很少超过正常上限的 2 倍。
- 凝血酶原时间延长：提示肝炎的严重程度，但很少超过 25 s。
- WCC：通常正常，伴有相对淋巴细胞增多。

- 血清学检查：确认感染的病因。

管理

大多数人不需要住院治疗。应避免使用经肝代谢的药物，如镇静药和麻醉药。不需要改变饮食习惯，但在急性期应避免饮酒。由于术后存在肝衰竭的风险，因此急性病毒性肝炎期间应避免择期手术。

甲型肝炎

甲型肝炎病毒（HAV）具有高度传染性，通过粪-口途径传播。儿童感染很常见，但通常无症状，所以高达 30% 的成人尽管没有黄疸病史但血清呈阳性。过度拥挤和卫生条件差会增加感染风险。在偶尔暴发的疫情中，水和贝类是传播媒介。不会出现慢性病原携带状态。

检查

抗 -HAV IgM 可以诊断急性甲型肝炎病毒感染，抗 -HAV IgM 可以从出现症状到痊愈后 3 个月持续存在。

管理

预防社区感染的最佳方法是改善过度拥挤和卫生条件。个人可通过主动接种灭活病毒疫苗得到保护。应考虑对慢性乙型或丙型肝炎感染者、密切接触者、老年人、患有其他重大疾病、前往流行地区旅行的人，可能包括孕妇在内，进行免疫接种。如果在病毒暴露后不久应用免疫血清球蛋白，可提供及时保护。

急性肝衰竭在甲型肝炎中很少见（0.1%）；然而，慢性肝病患者感染 HAV 可能导致严重或危及生命的疾病。

乙型肝炎

乙型肝炎病毒（HBV）由一个被表面蛋白包围的核心组成。HBV 及其过量的表面蛋白（称为 HBsAg）在血液中循环。人类是唯一的宿主。大约三分之一的世界人口血清学阳性，表明既往或近期的 HBV 感染。HBV 是慢性肝病和肝细胞癌的常见病因。HBV 感染的自然史如图 13.7 所示。乙型肝炎可引起急性肝炎，但感染往往无症状，特别是新生儿感染。发展为慢性疾病的风险取决于感染的来源和时间，在母婴垂直传播时发展为慢性的风险最大。慢性肝炎几十年后可导致肝硬化或肝细胞癌。

检查

血清学：在急性 HBV 感染中，乙型肝炎表面抗原（HBsAg）是一种可靠的感染标志物（图 13.8）。HBV 感染 3 ～ 6 个月后出现乙

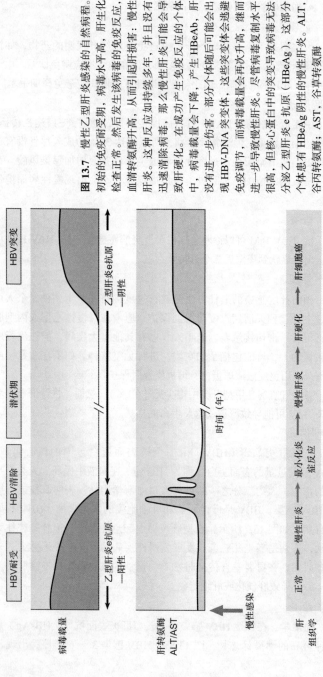

图 13.7 慢性乙型肝炎感染的自然病程。初始的免疫耐受期，病毒水平高，肝生化检查正常。然后发生该病毒的免疫反应，血清转氨酶升高，从而引起肝损害：慢性肝炎。这种反应如持续多年，并且没有迅速清除病毒，那么慢性肝炎可能会导致肝硬化。在成功产生免疫反应的个体中，病毒载量会下降，产生 HBeAb，肝没有进一步损害。部分个体随后可能会出现 HBV-DNA 突变体，这些突变体会逃避免疫调节，而病毒载量会再次升高，继而进一步导致慢性肝炎。尽管病毒复制水平很高，但核心蛋白中的突变导致病毒无法分泌乙型肝炎 e 抗原（HBeAg），这部分个体患有 HBeAg 阴性的慢性肝炎。ALT，谷丙转氨酶；AST，谷草转氨酶

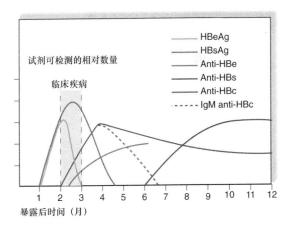

图 13.8 （彩图）乙型肝炎病毒感染的血清学反应。HBsAg，乙型肝炎表面抗原；anti-HBs，乙型肝炎表面抗体；HBeAg，乙型肝炎 e 抗原；anti-HBe，乙型肝炎 e 抗体；anti-HBc，乙型肝炎核心抗体

型肝炎表面抗体（HBsAb），并持续数年甚至终身存在。HBsAb 阳性意味着既往感染过 HBV，在这种情况下，通常也存在核心抗体（HBcAb）；或者如果 HBcAb 阴性，提示既往接种过 HBV 疫苗。

血液中不会检测到乙型肝炎核心抗原（HBcAg），但 HBcAb 可在感染早期出现。HBcAb 最初为 IgM 型，之后出现 IgG 抗体。

乙型肝炎 e 抗原（HBeAg）是病毒复制的指标。它只在乙肝感染早期一段时间内出现，随后产生了乙型肝炎 e 抗体（HBeAb）。慢性 HBV 感染（见下文）的标志是血液中持续存在 HBsAg 和 HBcAb（IgG）。一般而言，血液中也存在 HBeAg 或 HBeAb。血清学试验的解释见框 13.11。

病毒载量：HBV-DNA 可以通过 PCR 在血液中检测。HBeAg 阳性表明病毒在主动复制，病毒载量通常大于 10^5 /ml。相比之下，在病毒复制低、HBsAg 和 HBeAb 阳性的患者中，病毒载量通常小于 10^5 /ml。在远东地区也发现了 HBeAg 阴性的慢性肝炎中高病毒载量，这种肝炎的发生是由突变引起的。

管理

急性乙型肝炎：治疗以支持为主，需要监测是否发生急性肝衰竭，急性 HBV 感染导致肝衰竭可能性不到 1%。

慢性乙型肝炎：5% ～ 10% 急性乙型肝炎感染患者可能发展为

框 13.11　急性乙型肝炎病毒感染血清学检查的解释

解释	HBsAg	HBcAb		HBsAb
		IgM	IgG	
潜伏期	+	+	−	−
急性肝炎				
早期	+	+	−	−
确诊	+	+	−	−
确诊（偶发）	−	+	+	−
恢复期				
3～6个月	−	±	+	±
6～9个月	−	−	+	+
感染后	−	−	+	±
未感染	−	−	−	+

＋，阳性；－，阴性；±，以低滴度存在或不出现。

慢性乙型肝炎，并且是持续存在的。没有一种药物能够始终使患者 HBeAg 阴性。

治疗指征是高病毒载量的活动性肝炎（转氨酶升高 ± 活检显示炎症和纤维化）。恩替卡韦和替诺福韦均有效，两者均具有抗人类免疫缺陷病毒（HIV）的疗效，因此在 HIV 与 HBV 共感染患者中应避免单一治疗，以防止 HIV 抗病毒药物耐药。受到病毒耐药性限制，拉米夫定的临床应用受限。干扰素用于低病毒载量和高转氨酶患者，通过增强固有免疫反应发挥作用。但干扰素可能导致肝衰竭，因此在禁止应用在肝硬化中。每周给药一次的长效聚乙二醇干扰素，已经在 HBeAg 阳性和 HBeAg 阴性的慢性肝炎中进行了应用。

肝移植后预防性使用抗病毒药物和 HBV 免疫球蛋白使再感染率降低到了 10%，5 年生存率提高到 80%，使肝移植成为可接受的治疗选择方案。

预防

当血液中存在持续病毒复制的标记物（HBeAg 和高病毒载量）时，个体的传染性最强。HBV-DNA 可以在唾液、尿液、精液和阴道分泌物中发现。HBV 传染性比丙型肝炎病毒（HCV）高 10 倍，而 HCV 本身的传染性也比 HIV 高 10 倍。95% 的正常人通过注射包含

HBsAg 的重组乙型肝炎疫苗产生主动免疫。预防感染或最小化感染风险也可以通过肌内注射特异性乙肝免疫球蛋白（HBIg），来源于含有 HBsAb 的血液。当大量接触 HBV 感染的血液（如被针刺伤、伤口或黏膜污染），应在 48 h 内或最多一周内肌内注射 HBIg。

感染 HBV 的母亲所生的新生儿应在出生时主动免疫并给予免疫球蛋白。

合并感染 HIV

有 10% ～ 25% 的 HIV 感染者同时感染 HBV，需要联合抗病毒药物治疗。

丁型肝炎

丁型肝炎病毒（HDV）是一种 RNA 缺陷病毒，不能独立致病；通常需要感染 HBV 后才能进行复制。它可以同时感染 HBV，也可以重叠感染现有的 HBV 慢性携带者。HBV、HDV 重叠感染可导致严重的急性肝炎，但如果在感染 HBV 恢复后感染 HDV，损害则局限。HBV 携带者感染 HDV 可引起急性肝炎，并可自行恢复，偶尔可同时停止 HBV 感染。也可出现 HBV 和 HDV 的慢性感染，这常导致快速进展的慢性肝炎，并最终出现肝硬化。

HDV 感染在世界范围内发生均可发生；在地中海、非洲和南美洲部分地区流行，主要通过个体密切接触传播，偶尔也通过携带 HDV 的母亲垂直传播。在非流行地区，其传播与静脉药物滥用有关。

HDV 含有一种单独的抗原，受感染的人对其产生抗体（抗 -HDV）。诊断依赖于检测血抗 -HDV。这种抗体通常在 2 个月内消失，但少数患者可能持续存在。

丙型肝炎

由 RNA 黄病毒丙型肝炎病毒（HCV）引起。有症状的急性 HCV 感染是罕见的。感染发生在静脉药物滥用（95% 的英国新发病例）、针刺伤、输注未经筛查的血液制品、垂直传播或通过共用牙刷或剃须刀后。在大多数个体中，初期感染多无症状，只有在进行临床筛查（因为他们有感染的危险因素）、肝功能检查异常或发展为慢性肝病时才会发现。感染病毒的人约有 80% 成为慢性感染者。约 20% 的患者在 20 ～ 40 年的时间内从慢性肝炎发展为肝硬化。进展的危险因素包括男性、免疫抑制、高凝状态和酒精滥用。肝硬化与以下因素有关：

● 每年患肝细胞癌的风险为 2% ～ 5%。

- 10 年内并发症发生率 25%。
- 10 年生存率为 81%。

检查

针刺伤等急性感染后，血液中可能需要 6 ～ 12 周的时间才会出现抗体。在这些病例中，可以在感染后 2 ～ 4 周在血液中检测到 HCV-RNA。活动性感染是指任何 HCV 抗体阳性且出现血清 HCV-RNA。肝功能正常或血清 ALT 波动在 50 ～ 200U/L。黄疸通常只出现在终末期肝硬化中。血清转氨酶水平是一个较差的预测慢性病毒性肝炎肝纤维化程度的指标，因此，常需要肝活检进行肝损害程度的分期。

管理

治疗目的是清除感染。最近，新的抗病毒药物增加了持续病毒学应答机会，该应答预测治疗效果接近 100%，但药物价格高昂。这些新的直接作用的抗病毒药物（DAAs）以 HCV 复制周期中破坏特定步骤为靶标。最初，DAAs 被添加到旧的干扰素 / 利巴韦林方案中；然而，最近 DAAs 的组合（如索非布韦和维帕他韦）越来越多地被用于"非干扰素"方案，从而避免了干扰素的副作用。当肝硬化并发症发生时，应考虑行肝移植治疗。预防肝移植后感染需要采取抗病毒治疗。

戊型肝炎

戊型肝炎是由一种 RNA 病毒戊型肝炎病毒（HEV）引起的，在印度和中东流行，在南欧日益流行。临床表现与甲型肝炎相似。通过粪-口途径或通过受污染的食物传播。表现为自限性急性肝炎；慢性肝病是不常见的，但在免疫功能低下时发生慢性感染。与甲型肝炎不同的是，妊娠期间的感染与急性肝衰竭的发展有关，而急性肝衰竭的死亡率很高。急性感染时，HEV IgM 抗体呈阳性。

其他类型病毒性肝炎

巨细胞病毒和 EB 病毒感染导致大多数患者肝功能异常，偶尔发生黄疸。单纯疱疹病毒在免疫缺陷成人中偶尔引起肝炎。肝功能异常在水痘、麻疹、风疹和急性 HIV 感染中也很常见。

HIV 感染和肝

见第 5 章描述。

肝脓肿

肝脓肿可分为细菌性、包虫性和阿米巴性。

细菌性肝脓肿

细菌性肝脓肿不常见，但因有希望治愈而尤为重要。如果不治疗将有重大风险，且极易被忽视。

感染通过肝循环或门静脉循环到达肝，或通过损伤或从邻近器官直接播散到胆道系统。脓肿最常发生于老年患者，因胆道梗阻（胆管炎）引起上行感染或胆囊脓肿的连续播散。免疫功能低下的患者极易发生肝脓肿。最常见的致病微生物是大肠埃希菌和各种链球菌，特别是米勒链球菌；当大肠感染性疾病播散到门静脉时，致病微生物可见厌氧菌，包括链球菌和拟杆菌。

临床表现

患者通常伴有发热，有时会表现出身体僵硬和体重下降。右上腹痛，有时放射到右肩，是最常见的症状。这种疼痛可能是胸膜性的。半数以上的患者出现肝大，常伴有叩痛。可出现轻度黄疸，但只有在大的脓肿引起胆道梗阻时才会出现严重黄疸。非典型的临床表现也是常见的，渐进性发作的不明原因发热，且没有定位于肝局部的特征可能会导致漏诊。

检查

- USS：发现 90% 或以上的症状性脓肿，也用于 B 超引导下针吸脓液培养。
- 白细胞增多：常见。
- 血浆 ALP 活性：通常升高。
- 血清白蛋白：通常较低。
- CXR：可能显示右膈肌凸起，肺萎陷或右肺底部胸腔积液。
- 血培养：50% ～ 80% 呈阳性。
- 结肠病理：应排除。

管理及预后

在脓肿的血和脓液培养结果出来之前，应开始用氨苄西林、庆大霉素和甲硝唑治疗。任何胆道梗阻都应通过内镜治疗解除梗阻。如果脓肿很大或对抗感染治疗无反应，则需要在超声引导下用穿刺或导管引流。很少需要手术引流。

肝脓肿的死亡率为 20% ～ 40%；误诊是最常见的死亡原因。老年患者和多发性脓肿患者的死亡率也较高。

包虫性和阿米巴性肝脓肿

见第 5 章。

酒精性肝病

酒精性肝病（alcoholic liver disease，ALD）个体间差异大，并非所有的严重酗酒者都会进展为本病。女性阈值每周 14 U、男性阈值每周 21 U，一般认为是安全的（1 U = 8 g 乙醇）；不过，无论男女，英国公共卫生部（Public Health England）近期都采用了每周 14 U 的阈值。ALD 的风险开始于约每日 30 g，剂量和肝的损害之间不存在明显的线性关系。

ALD 的危险因素包括：

- 饮酒方式：持续饮酒比狂饮者的发病率高。
- 性别：同一剂量，因为分布容积低，女性风险更高。
- 遗传学：酒精中毒在同卵双胞胎比异卵双胞胎更常见。
- 营养：肥胖可以使重度饮酒者肝病相关死亡的发生率增加 5 倍。

临床表现

出现 3 种临床综合征，有一定的重叠：

- 酒精性脂肪肝：肝生化指标异常且肝大。此型预后佳，戒酒 3 个月后脂肪沉积可消失。
- 酒精性肝炎：黄疸、营养不良、肝大、门静脉高压。戒酒者 5 年生存率为 70%，持续饮酒者为 34%。
- 酒精性肝硬化：常表现为严重并发症（如静脉曲张伴出血或腹水），出现并发症后，5 年生存率仅有 50%。

检查

需从患者、亲戚、朋友处了解饮酒史。不伴贫血的大红细胞症可能提示酗酒。GGT 在 NAFLD 中也会升高，故其升高对酗酒无特异性，戒酒后 GGT 可能不会恢复正常。黄疸提示酒精性肝炎，凝血酶原时间和胆红素可用于给出"判别函数"（DF，Maddrey 评分），其可用于预测酒精性肝炎的预后：

$$DF = [4.6 \times PT \text{ 延长值（s）}] + \text{胆红素（mg/dl）}$$

[PT：凝血酶原时间，胆红素单位转换：mg/dl =（μmol/L）/17。DF 值高于 32 提示重症肝病、预后差。]

管理

戒酒是最重要的。不然，其他治疗效果都有限。即使是肝硬化，戒酒也可以有效地预防肝病进展和死亡。良好的营养非常重要，重症患者可能需要细孔鼻胃管进行肠内营养。

对重症酒精性肝炎（Maddrey 评分＞ 32）的研究表明，泼尼松龙（每日 40 mg，28 日）可以轻度降低短期死亡率，但 90 天或 1 年时无生存优势。脓毒症和静脉曲张出血是糖皮质激素的禁忌证。

在很多中心，酒精性肝炎是常见的肝移植适应证。困难的是识别那些不可接受的、会出现有害的酒精复饮的患者。如果考虑肝移植，很多移植计划要求戒酒 6 个月。尽管术前戒酒与移植后复饮的相关性不大，但戒酒却可能使肝功能改善到不需要移植的程度。酒精性肝炎移植的预后差，常较少实施。

非酒精性脂肪性肝病

久坐的生活方式和不断变化的饮食方式增加了全球肥胖和胰岛素抵抗的患病率，因此在肝的影像和活检中，脂肪浸润已是常见的发现。无过量饮酒的情况下，这被称为非酒精性脂肪性肝病（non-alcoholic fatty liver disease，NAFLD），范围从单纯脂肪浸润（脂肪变性）到脂肪浸润伴炎症（非酒精性脂肪性肝炎，non-alcoholic steatohepatitis，NASH）。可以进展至肝硬化和原发性肝癌。NAFLD 可以认为是"代谢综合征"的肝表现（第 11 章），因为其与肥胖、血脂异常、2 型糖尿病及高血压强相关。总体而言，NAFLD 累及西方国家人群的 20% ～ 30% 和亚洲人群的 5% ～ 18%，约 1/10 的 NAFLD 表现为 NASH。

临床表现

大多数患者无症状，仅有 LFTs 异常（尤其是转氨酶或只有 GGT 升高）。偶尔，NASH 表现为肝硬化的并发症，如静脉曲张出血。危险因素包括：● 年龄超过 45 岁。● 2 型糖尿病。● 肥胖（BMI ＞ 30）。● 高血压。

检查

首先排除其他原因（酒精性或病毒性肝炎）。

LFTs：与酒精性肝病不同，ALT 在早期常比 AST 升高，但在肝硬化则相反。在 NASH 中识别出单纯脂肪性肝病是重要的，因为单纯脂肪性肝病不需要随访。基于常规检测和体质测量学的评分（如 FIB-4 评分），可以在很多 NAFLD 患者中排除进展性纤维化。超声中较高的回声信号提示肝脂肪，但并无常规影像学模式能准确定量肝硬化之外的肝纤维化。

肝活检：仍然是评估炎症程度和肝纤维化程度的金标准。

管理和预后

治疗包括生活方式干预（饮食改变和体育锻炼）以改善胰岛素敏感性和促进体重下降。体重减轻 7% ~ 10% 并维持可以引起 NASH 的生化指标和组织学明显改善。

目前没有批准特异性针对 NASH 的药物。应识别并治疗并存的代谢性疾病（如血脂异常、高血压）。特异性胰岛素增敏剂（尤其是格列酮类）可能对部分特定的患者有益。

自身免疫性肝和胆道疾病

自身免疫性肝炎

自身免疫性肝炎是一种病因不明的肝病，特征是自身抗体、自身免疫性 T 细胞、高丙种球蛋白血症，并且与其他自身免疫性疾病强相关（框 13.12）。虽可以发生在任何性别、任何年龄，但最常见于女性（尤其是 10 ~ 29 岁）。

临床表现

起病常隐匿，表现为乏力，食欲减退，并且最终出现黄疸。大约四分之一的患者急性起病，类似病毒性肝炎，但不会消退。该病急性发作可导致广泛肝坏死及肝衰竭。其他特征包括发热、关节痛、白癜风、鼻出血及闭经。黄疸轻到中度，偶尔可无黄疸。但可以出现慢性肝病的体征（尤其是蜘蛛痣、肝脾大）。常存在相关的自身免疫性疾病，并且可有相应表现。

框 13.12　与自身免疫性肝炎相关的情况

- 游走性多关节炎
- 荨麻疹
- 淋巴结病
- 桥本甲状腺炎
- 甲状腺毒症
- 黏液性水肿
- 溃疡性结肠炎
- 抗球蛋白试验阳性溶血性贫血
- 胸膜炎
- 一过性肺浸润
- 肾小球肾炎
- 肾病综合征

检查

- 血清学：常出现自身抗体（框 13.13），但这些自身抗体为非特异性，且在健康人群和其他疾病中也会出现；抗微粒体抗体（抗 -LKM，尤其是儿童和青少年中）。
- 血清 IgG 升高：有助于诊断，但也可以不升高。
- 肝活检：通常显示为界面性肝炎，伴或不伴肝硬化。

管理

抢救自身免疫性肝炎患者的生命必须使用糖皮质激素治疗。初始给予口服泼尼松龙每日 40 mg，随患者及 LFTs 改善后剂量递减。LFTs 正常后使用硫唑嘌呤（加或不加低剂量糖皮质激素）的维持治疗。急性加重应该使用糖皮质激素治疗。治疗可以明显降低疾病进展至肝硬化的速度，但即使治疗，仍可出现终末期病变。

原发性胆汁性胆管炎

原发性胆汁性胆管炎（primary biliary cholangitis，PBC）是一种原因不明的、慢性、进展性胆汁淤积性肝病，主要累及 > 30 岁的女性，与具有诊断意义的线粒体自身抗体（AMA）强相关。门静脉管区肉芽肿性炎症，导致进展性纤维化和肝硬化。该病与吸烟相关，常聚集发病，提示易感性个体有环境激发因素。

临床表现

常有非特异性症状（如昏睡、关节痛），可先于诊断前数年出现。瘙痒是最常见的最初主诉，并可先于黄疸数月或数年出现。骨软化（脂溶性维生素吸收不良引起）或加速性骨质疏松（肝性骨病）极少引起骨痛或骨折。

最初患者营养良好，随疾病进展可出现显著的体重下降。可能会有抓痕。黄疸是晚期特征，但可能是重度黄疸。少数患者出现黄瘤性

框 13.13　慢性非病毒性肝病和健康人中自身抗体的发生率

疾病	抗核抗体（%）	抗平滑肌抗体（%）	抗线粒体抗体（%）[a]
健康人群	5	1.5	0.01
自身免疫性肝炎	80	70	15
原发性胆汁性肝硬化	25	35	95
隐源性肝硬化	40	30	15

[a] 抗线粒体抗体阳性患者常有胆汁淤积性 LFTs，且可能有原发性胆汁性胆管炎。

脂质沉积，尤其多见于眼周、手掌折痕以及肘、膝、臀部。常见轻度肝大，出现门静脉高压后，脾大逐渐增多、常见，可以继发肝衰竭。

PBC 患者自身免疫和结缔组织病的发病率增加，尤其是干燥综合征、系统性硬化、乳糜泻及甲状腺疾病。

诊断和检查

- LFTs：胆汁淤积的表现。
- 高胆固醇血症：常见但无特异性。
- AMA：存在于 95% 以上的患者；如果阴性，则需活检和胆道造影（MRCP）排除其他胆道疾病后方可进行诊断。
- 超声无胆道梗阻的征象。

管理

亲水性的熊脱氧胆酸（UDCA）改善胆汁引流，取代胆汁池中有毒性的疏水胆酸，并减少胆道上皮的凋亡。可以改善 LFTs，能延缓组织学和临床进展、副作用少。对 UDCA 反应不佳者，可以试用奥贝胆酸。

当进展为肝硬化时可以考虑肝移植，顽固性瘙痒也可能有肝移植的指征。尽管也可以出现晚期复发，移植后的 5 年生存率良好（超过 80%）。

瘙痒：最好用阴离子结合树脂考来烯胺治疗，其主要通过在小肠结合潜在的致痒原，增加其在粪便中的排出而发挥作用。瘙痒的其余疗法包括利福平、纳曲酮（一种阿片类镇痛药）、血浆置换以及肝支持设备（分子吸附再循环技术，即 MARS）。

乏力：累及约 1/3 的 PBC 患者。遗憾的是，如果已经排除抑郁症和甲状腺功能减退，便无法治疗。

吸收不良：胆汁淤积症与脂肪泻和脂溶性维生素吸收不良相关，必要时应补充。

骨量减少和骨质疏松：常见，需要补充钙剂和维生素 D_3 来治疗。如果有骨质疏松的证据，应使用双磷酸盐治疗。

原发性硬化性胆管炎

原发性硬化性胆管炎（primary sclerosing cholangitis，PSC）是一种能累及全部胆道的、弥漫性炎症和纤维化所引起的胆汁淤积性肝病。该病导致肝内 / 肝外胆道逐渐闭塞，最终导致胆汁性肝硬化、门静脉高压、肝衰竭。其中 10% ～ 30% 的患者会进展为胆管肿瘤。

PSC 在青年男性的发病率是普通人群的 2 倍。大多数患者在 25 ～ 40 岁发病。本病与炎症性肠病（尤其是溃疡性结肠炎）密切相关（框 13.14）。

框 13.14　原发性硬化性胆管炎相关的疾病

- 溃疡性结肠炎
- 克罗恩病
- 慢性胰腺炎
- 腹膜后纤维化
- 木样甲状腺炎
- 眶后肿瘤
- 免疫缺陷状态
- 干燥综合征
- 血管免疫增生性淋巴结病
- 组织细胞增生症 X
- 自身免疫性溶血性贫血
- 自身免疫性胰腺炎

诊断标准为：

- 胆道造影显示广泛的串珠样改变及狭窄。
- 无胆总管结石（或胆管手术史）。
- 长期随访已排除胆管癌。

临床表现

本病常在 ALP 持续升高的溃疡性结肠炎患者中偶然发现。症状包括乏力、间歇性黄疸、体重下降、右上腹痛及瘙痒。仅有 50% 的患者有阳性体征，最常见的是黄疸、肝脾大。

检查

血生化检测：常提示胆汁淤积。不过在整个病程中，不同患者的 ALT 和胆红素水平有很大差异（自发性的或治疗性的）。除 ANCA 外，还发现了 ANA 及平滑肌抗体轻度升高，但无诊断意义。

影像学：当前主要的检查是磁共振胆胰管成像（MRCP），常具有诊断意义，可以发现多发不规则狭窄和扩张。只有需要在介入治疗时，可以用内镜逆行胰胆管造影（ERCP），并且应该在 MRCP 后实施。

组织学：PSC 的早期典型特征是胆管周围"洋葱皮"样纤维化和炎症。

管理和预后

PSC 虽不能治愈，但应治疗胆汁淤积和并发症。尽管尚缺乏有效的证据，但 UDCA 应用广泛。

PSC 的病程差异大。有症状的患者，出现症状到死亡或肝移植的中位生存期大约是 12 年。而无症状患者，大约 75% 生存超过 15

年。大多数患者死于肝衰竭，约30%死于胆管肿瘤，其余死于结肠肿瘤或结肠炎并发症。已尝试免疫抑制剂（泼尼松龙、硫唑嘌呤、氨甲蝶呤、环孢素）治疗，但效果普遍不理想。

使用考来烯胺治疗瘙痒。广谱抗生素（如环丙沙星）可用来治疗但不能用来预防急性胆管炎发作。如果胆管造影显示边界清晰的肝外胆管梗阻，且已经排除胆管癌，则有行ERCP下球囊扩张或支架置入的指征。黄疸患者需要补充脂溶性维生素。如有代谢性骨病（常见的为骨质疏松），也应该治疗。

对肝外病变为主的非肝硬化患者，外科行胆管重建的作用有限。肝移植是晚期肝病患者唯一的手术选择，但若有胆管癌则为禁忌证。由于免疫抑制，肝移植术后的结肠癌发病率增加，需密切监测。

肝肿瘤

原发恶性肿瘤

肝细胞癌

肝细胞癌（hepatocellular carcinoma，HCC）是最常见的原发性肝肿瘤。75% ~ 90%的HCC患者有肝硬化，肝硬化也是主要的危险因素。乙型和丙型肝炎引起肝硬化的风险是1% ~ 5%。血色素沉着病、饮酒、NASH及α-抗胰蛋白酶缺乏症引起肝硬化的风险也在增加。在北欧，90%的肝细胞癌有潜在的肝硬化，而在中国台湾，肝癌最常见的病因为乙型肝炎，肝癌潜在肝硬化的比例是30%。

临床表现

很多患者无症状，常在高危人群的筛查中发现。肝硬化患者中，HCC可以引起静脉曲张出血、腹水增加、黄疸及LFTs恶化。其他症状包括体重下降、食欲不振和腹痛。体格检查可以发现肝大或右季肋区肿块。

检查

60%的肝细胞癌分泌甲胎蛋白（AFP）。但AFP在活动性乙型/丙型肝炎、急性肝坏死（如对乙酰氨基酚毒性）中也会升高。由于肝硬化，肝的影像学评估难度大，建议超声联合CT或MRI来评估肝细胞癌的大小及分期。对于无肝硬化或也非乙型肝炎导致的巨大肝肿瘤患者，活检是用于确诊和排除其他部位的转移性肿瘤的可行方法。因有少许沿针道种植转移的风险，有移植或切除指征的患者应避免活检。

高风险患者（包括慢性乙型肝炎和肝硬化患者）需要每6个月

筛查超声和 AFP，以发现早期的 HCC。

管理

肝切除：是不伴有肝硬化患者的首选治疗。5 年生存率约为 50%。然而，其 5 年复发率也为 50%。

肝移植：对有肝硬化基础的患者有治愈的获益，并且清除了第二原发性肿瘤的风险。

经皮消融：超声引导下，经皮向肿瘤内注入乙醇，对 ≤ 3 cm 的肿瘤有效（80% 治愈率）。复发率（3 年时 50%）与手术切除相仿。射频消融是有效的备选方案。

经动脉化疗栓塞治疗（TACE）：在 HCC 不能切除且肝功能良好的肝硬化患者，用可吸收明胶粉和阿霉素进行肝动脉栓塞治疗，2 年的生存率可以达到 60%（而未治疗的患者是 20%）。不幸的是，4 年后所有的生存获益均消失。

化疗：对晚期病变，索拉非尼的疗效正在观察中。

纤维板层肝细胞癌

本病罕见地发生在无乙型肝炎和肝硬化的年轻成年人。肿瘤常在发现时已很大，AFP 常正常。治疗方案是手术切除。

继发恶性肿瘤

约一半肝转移的原发肿瘤（最常见的是肺、乳腺、腹部肿瘤）无症状。体征有肝大和体重降低，可有黄疸。若有腹水，腹水的蛋白质含量高，且可能为血性，腹水细胞学有时会找到肿瘤细胞。对生长缓慢的肿瘤（如结肠肿瘤），肝部分切除能改善生存率。

血管瘤

血管瘤是肝最常见的良性肿瘤，人群中的发病率是 1% ～ 20%。大多不到 5 cm，极少出现症状。

囊性肝病

在超声筛查中，孤立或多发的单纯肝囊肿相对常见，有时与多囊性肾病相关。本病是良性病变，不需要治疗。

药物和肝

肝损伤的类型

胆汁淤积：氯丙嗪、抗生素（如氟氯西林）以及合成代谢类糖皮质激素能引起胆汁淤积性肝炎，伴有炎症和胆管损伤。阿莫西林-克拉

维酸是引起转氨酶异常最常见的抗生素，但可能在停药后的 10～42
天才引起症状。

细胞坏死：对乙酰氨基酚是最常见的原因。可有无炎症的肝坏死，例如双氯芬酸（一种 NSAID）和异烟肼导致的肝细胞坏死。急性肝细胞坏死还可见于应用可卡因、摇头丸、天然草药［包括石蚕属植物、聚合草、金不换（译者注：暨三七）］之后。

脂肪变性：四环素类抗生素和丙戊酸钠可以引起小泡性脂肪变性；胺碘酮中毒可以引起与 NASH 类似的组织学改变。

纤维化：大多数药物引起可逆性肝损伤，肝纤维化非常少见。氨甲蝶呤开始应用后可引起急性肝损伤，然而大剂量长期应用后也可导致肝硬化。

遗传性肝病

血色素沉着病

血色素沉着病中，全身铁含量增加，过多的铁沉积于包括肝在内的某些器官并损伤之。本病可以是原发的，也可以继发于医源性或饮食铁超载或其他罕见疾病。

遗传性血色素沉着病

遗传性血色素沉着病（hereditary haemochromatosis，HHC）是一种可引起膳食铁吸收增加的常染色体隐性遗传病，体内总含铁量可达 20～60 g（正常是 4 g）。约 90% 的患者有蛋白（HFE）单点突变（C282Y）。月经及妊娠的铁丢失，可使女性延迟发病。

临床表现

累及的最重要器官是肝、胰岛、内分泌腺、关节和心脏。症状通常出现于 ≥40 岁的男性患者，常见的特征是肝硬化（尤其肝大）、糖尿病或心衰。乏力和关节病是早期症状。因过量黑色素，可出现铅灰色皮肤色素沉着，裸露部位、腋窝、腹股沟以及生殖器尤其明显，即"青铜色糖尿病"。勃起功能障碍、性欲低下、睾丸萎缩、关节炎常见。心肌病变可以伴发心力衰竭或心律失常。

检查

- 血清铁蛋白：明显升高。
- 血清铁：也升高，同时血清铁结合能力饱和。
- 肝活检：用以确诊。可以直接检测铁含量。
- 基因检测：明确常见的基因突变。

管理和预后

每星期静脉切开放血 500 ml（250 mg 铁）直到血清铁正常，这可能需要 2 年或更久时间。随后，按需放血以保持血清铁蛋白 < 50 μg/L。铁清除后肝和心脏的问题可缓解，但糖尿病不能缓解。需要对一级亲属进行筛查。

肝硬化前 HHC 患者预期寿命正常，肝硬化的 HHC 患者 5 年生存率 75%。必须筛查肝细胞癌，因为无论治疗与否，约三分之一的肝硬化患者并发肝细胞癌。

继发性血色素沉着病

多种情况，包括慢性溶血性病变、铁粒幼细胞贫血、其他需要多次输血（> 50 L）的疾病、迟发性皮肤卟啉病、饮食铁负荷过多，以及酒精性肝硬化中的很小部分都与弥漫性、继发性铁沉着病相关。

肝豆状核变性

肝豆状核变性（Wilson 病）是一种罕见但重要的铜代谢障碍的常染色体隐性遗传病。正常情况下，上消化道吸收的膳食铜储存于肝，与铜蓝蛋白结合，然后分泌到血液。铜排泄（主要经胆道）以防止其在体内过量蓄积。Wilson 病常因铜蓝蛋白合成障碍而引起。出生时体内铜含量正常，但随后逐渐增加；最常见累及的部位是肝、脑的基底神经节、眼、肾和骨骼。

临床表现

症状常在 5 ～ 45 岁出现。可表现为急性肝炎，有时候会复发（尤其多见于儿童），可进展至暴发性肝衰竭。慢性肝炎可起病隐匿，最终表现为明确的肝硬化。对神经系统的影响包括锥体外系表现，尤其是震颤、舞蹈症、肌力障碍、帕金森病和痴呆。与年龄不符的迟缓可以是早期表现。凯-弗环（首先表现在角膜上外周边缘的绿棕色变色）是诊断唯一最重要的临床线索，可见于 60% 成年 Wilson 病患者。凯-弗环随治疗而消失。

检查

- 血清铜蓝蛋白低：诊断唯一最重要的检验指标。
- 血清游离铜浓度高。
- 高尿铜排泄。
- 肝铜含量非常高。

管理

首选铜结合剂青霉胺，终身口服。暴发性肝衰竭或晚期肝硬化伴肝衰竭，有肝移植指征。不可逆损伤之前开始提供治疗，预后良好。应对患者的兄弟姐妹进行筛查。

$α_1$- 抗胰蛋白酶缺乏症

$α_1$- 抗胰蛋白酶（$α_1$-AT）是一种肝产生的丝氨酸 PI。突变的 PiZ 蛋白不能分泌至血液，所以 PiZZ 纯合子的血浆 $α_1$-AT 浓度低，进而可引起肝和肺病变。肝病变包括可自发缓解的新生儿期胆汁淤积性黄疸（新生儿黄疸）以及可导致肝细胞癌的成人慢性肝炎和肝硬化。从临床表现上，无法将 $α_1$-AT 缺乏与其他原因引起的肝病鉴别，诊断主要依靠低血清 $α_1$-AT 浓度及基因型。无特异性治疗，重度早发性的肺气肿风险意味着所有患者必须戒烟。

吉尔伯特综合征

见前文。

囊性纤维化

囊性纤维化（CF）有时与胆汁性肝硬化相关，并可进一步导致门静脉高压和需要结扎的静脉曲张。CF 患者肝衰竭罕见，但偶可需要肝移植。

血管性肝病

肝动脉疾病

低血压或低氧事件期间的肝缺血性损伤相对常见，且常漏诊。肝动脉闭塞可能因为胆道手术意外损伤，或者由栓塞、肿瘤、结节性多动脉炎、闭合性创伤或放疗引起。常引起严重的上腹痛，可伴有循环性休克。LFTs 显示转氨酶升高。若肝和门静脉血供正常，则患者常无生命危险。

门静脉疾病

门静脉血栓形成罕见，但可发生在血栓前状态或继发于腹部炎症或恶性肿瘤。急性门静脉血栓形成会引起腹痛和腹泻，并可导致需要手术治疗的肠梗死。患者需要抗凝治疗，且需检查基础易栓状态。亚急性血栓形成可能无症状，但可以引起肝外门静脉高压。

肝肺综合征

在这种情况下，肝硬化及门静脉高压患者因动静脉短路引起的肺内分流, 进展为顽固低氧血症 ($PaO_2 < 9.3$ kpa 即 70 mmHg)。临床表现包括杵状指、蜘蛛痣、发绀, 以及直立位 SaO_2 降低。本病可以在肝移植后缓解。

门静脉性肺动脉高压

定义为门静脉高压患者出现的肺动脉高压。原因是肺动脉系统的狭窄并闭塞, 表现为气短、乏力。

肝静脉疾病

肝静脉血流梗阻, 可以发生在中心肝小静脉、肝大静脉、下腔静脉或心脏。

巴德−基亚里综合征

这种不常见的情况由较大的肝静脉 (有时是下腔静脉) 血栓形成引起。部分患者有血液系统疾病, 如骨髓纤维化、原发性红细胞增多、阵发性夜间血红蛋白尿以及抗凝血酶Ⅲ、蛋白 C 或蛋白 S 缺乏症。约半数患者不能明确原因。肝充血影响小叶中心区, 进而引起小叶中心纤维化, 最终寿命足够长的患者出现肝硬化。

临床表现

急性血管闭塞引起快速进展的上腹痛、明显腹水, 偶尔还引起急性肝衰竭。而更缓慢的血管闭塞, 引起大量腹水, 并且常常有上腹部不适。几乎都有肝大, 常伴有肝压痛。

检查

- LFTs: 因症状而异, 急性起病时可表现为急性肝炎的特征, 腹水检验显示, 典型的表现是早期蛋白浓度高于 25 g/L (渗出液)。
- 多普勒超声、CT、MRI: 可以显示闭塞的肝静脉和下腔静脉。

管理

怀疑是近期血栓时, 需考虑链激酶溶栓, 随后应用肝素静脉抗凝及口服抗凝药。短的肝静脉狭窄可以行血管成形术治疗, 更广泛的肝静脉闭塞可以行 TIPSS 治疗。

肝窦阻塞综合征 (静脉闭塞病)

肝中央静脉广泛闭塞是这种罕见疾病的特征。已知的病因包括用于制茶的千里光属和天芥菜属植物中含有的吡咯里西啶生物碱、细胞毒药物、肝放疗。临床表现与巴德−基亚里综合征相似 (见前文)。

心脏疾病

各种类型的右心衰竭均可引起以充血为主的肝损伤, 临床表现主要在于心脏。长期心衰和肝充血可引起心源性肝硬化但极其罕见。

肝结节再生性增生

这是发达国家非肝硬化性门静脉高压最常见的原因。肝内形成小的、不伴纤维化的肝细胞结节。好发于老年人,与结缔组织病、血液系统疾病、免疫抑制药物相关。常无症状,但可表现为门静脉高压。

妊娠与肝

妊娠期胆汁淤积

常在妊娠晚期发病,与宫内发育迟缓和早产有关。表现为瘙痒及胆汁淤积或者肝炎性LFTs。熊去氧胆酸[250 mg,每日2次(bid)]可控制瘙痒并预防早产。

妊娠期急性脂肪肝

常见于双胞胎及初次妊娠。典型的表现是妊娠晚期呕吐,以及腹痛,随之黄疸。罕见的可出现暴发性肝衰竭。诊断取决于临床表现、LFTs以及超声。管理主要采取支持治疗及终止妊娠。

妊娠毒血症及HELLP

HELLP综合征(溶血、肝酶升高以及血小板减少)是一种主要累及经产妇的子痫前期的变异。症状为高血压、蛋白尿,并发症包括弥散性血管内凝血、肝梗死及肝破裂。终止妊娠可使之迅速缓解。

肝移植

最近10年,肝移植的预后明显改善,目前是终末期肝病的有效治疗手段。

适应证:约71%的肝移植手术用于肝硬化、11%用于肝细胞癌、10%用于急性肝衰竭、6%用于代谢性疾病。

禁忌证:移植主要的禁忌证是脓毒症、肝外恶性肿瘤、酒精性肝病活动期或吸毒,以及明显的心肺功能不全。

并发症:包括原发移植物无功能、急性排异反应、肝动脉栓塞、胆道吻合口狭窄及感染。

预后:因为大部分急性肝衰竭患者有并存的多器官衰竭,故急性肝衰竭行肝移植的预后比慢性肝病要差。急性肝衰竭肝移植的1年生存率为65%,5年后降至59%。肝硬化行移植的患者1年生存率>90%,5年后降至70%~75%。

胆汁淤积和胆道疾病

"胆汁淤积"与胆汁异常流动导致的生化异常有关。"胆道疾病"涉及肝内小胆管到奥迪括约肌任何水平的病变。

胆汁淤积症

化学性胆汁淤积症

可能是遗传性疾病，也可能是脓毒性、胆汁淤积药物作用或妊娠导致。

良性复发性肝内胆汁淤积症

这种罕见的情况常表现为青春期的瘙痒、无痛性黄疸、反复发作的胆汁淤积，持续 1～6 个月，预后良好。

肝内胆管疾病

炎症及免疫性疾病

肝内小胆管免疫性损伤发生于移植物抗宿主病、结节病、原发胆汁性胆管炎以及肝移植后的排异。

先天性肝纤维化

这种遗传性疾病的特征是连接门静脉系统的纤维组织较宽、胆管和门静脉异常，会引起门静脉高压和脾大，并与青春期或年轻人囊性肾病相关。

囊性纤维化

5% 胆汁性肝硬化与 CF 相关，CF 可引起门静脉高压和静脉曲张出血。UDCA 改善肝血液化验指标，但不能阻止肝病的进展。由于共存胆道和胰腺病变，脂溶性维生素（A、D、E、K）常缺乏。

肝外胆管疾病

胆汁引流障碍（阻塞性黄疸及脂肪吸收不良）的表现。阻塞常因胆结石通道狭窄或手术引起的狭窄。所有肝外胆管阻塞的患者，均须考虑到胆管癌或胰头癌的可能。

胆总管囊肿

囊肿可以发生在胆道的任何部位。成人可表现为反复黄疸、腹痛及胆管炎。也可有肝脓肿和胆汁性肝硬化，胆管癌的发病率也增加。首选治疗为囊肿切除。

继发性胆汁性肝硬化

继发性胆汁性肝硬化继发于胆结石、良性胆管狭窄或硬化性胆管炎引起的大胆管长期的梗阻。慢性胆汁淤积的临床表现包括逆行性胆管炎甚至肝脓肿。晚期症状包括肝硬化、腹水及门静脉高压。

胆结石

胆结石常简单地分为胆固醇结石和胆色素结石，大多是混合性结石。在发达国家，18 ～ 65 岁的人群中，男性胆结石发病率是 7%，女性是 15%，总发病率是 11%。

胆固醇结石：胆固醇以微粒及囊泡的形式与胆汁中的胆汁酸及磷脂结合。在胆石症中，肝产生的胆汁含有相对过量的胆固醇（"致结石性胆汁"）。

胆色素结石：棕色、易碎的胆色素类结石，几乎总为胆道细菌或寄生虫感染的后果。远东地区常见，该地区的感染引起细菌性 β-葡糖醛酸糖苷酶将结合型胆红素水解至游离型，后者沉淀为胆红素钙。发达国家黑色胆色素类结石形成的机制尚无满意的解释，但溶血可能是重要的机制。

临床表现

仅有 10% 胆结石的人群有临床症状。有症状的胆结石（框 13.15）引起胆道疼痛（"胆绞痛"）或胆囊炎（见后述）。常见突发疼痛持续约 2 h，如果疼痛持续超过 6 h，则可能并发胆囊炎或胰腺炎。疼痛常在上腹部（70%）或右上腹（20%），并放射至肩胛间区或右侧肩胛骨尖端。胆囊里的结石（胆囊结石）可以移行至胆总管（胆总管结石），并可以引起黄疸、胆管炎或急性胰腺炎。

检查

- USS：诊断胆结石的首选方法。
- CT、MRCP 及内镜下超声：有助于发现并发症（胆总管远端结石或胆囊积脓）。

管理

偶然发现的无症状胆结石不需要治疗，因为大部分始终无症状。有症状的胆结石最好行腹腔镜下胆囊切除术。引起轻微症状的透亮小结石，也可以尝试口服熊脱氧胆酸溶解。胆总管结石可以选择冲击波碎石术、内镜下乳头括约肌切开术并应用拖网球囊或手术探查治疗。

框 13.15　胆结石的临床表现和并发症

临床表现

- 无症状
- 胆绞痛
- 急性胆囊炎
- 慢性胆囊炎

并发症

- 胆囊积脓
- 瓷化胆囊
- 胆总管结石
- 胰腺炎
- 胆囊和十二指肠或胆囊和结肠之间瘘管
- 胆囊管结石引起胆总管压迫 / 炎症（Mirizzi 综合征）
- 胆石性肠梗阻
- 胆囊癌

胆囊炎

急性胆囊炎

急性胆囊炎几乎总与胆结石梗阻胆囊颈或胆囊管有关。偶尔梗阻可能由黏液、寄生虫或肿瘤引起。非结石性胆囊炎可能在重症监护室中发生。

临床表现

主要特征是严重的、持续的右上腹疼痛（也可位于上腹部、右肩尖或肩胛间区）。常有发热和白细胞增多。体格检查有右季肋区压痛，吸气时强直加重（墨菲征），有时发现胆囊肿块（30%）。不到 10% 的患者有黄疸，常见的原因是结石胆总管嵌顿。

检查

- 白细胞增多症：常见。
- 超声：探查胆结石及胆囊炎引起的胆囊增厚。
- 血淀粉酶：需要检测以排除急性胰腺炎。
- 胸、腹部 X 线：可以显示不透射线的结石，虽胆结石进入肠道可能会引起瘘，但继发胆管间积气罕见，并且此项检查在排除下肺部感染和空腔脏器穿孔时很重要。

管理

内科：包括卧床休息、缓解疼痛、抗生素（如头孢曲松和甲硝唑）以及维持体液平衡。

外科：内科治疗下病情仍进展，以及有脓肿或穿孔等并发症时需要急诊手术。应在出现症状 5 天内实施手术，不再倾向延迟 2 ～ 3 个月后手术。如未切除胆囊，则常见胆绞痛和胆囊炎复发。

慢性胆囊炎

慢性胆囊炎几乎总与胆结石有关。常见的症状包括反复发作的右上腹疼痛，常在夜间及饱餐后出现。临床表现类似急性结石性胆囊炎，但程度较轻。对自发缓解或经镇痛、抗生素治疗后缓解的患者，常建议择期腹腔镜胆囊切除术。

急性胆管炎

急性胆管炎由胆道的细菌感染引起，且发生在伴有其他胆道问题（如胆总管结石、胆道狭窄、肿瘤、ERCP 后）的患者（见后述）。主要特征是黄疸、发热（伴或不伴寒战）以及右上腹痛。治疗是使用抗生素及缓解胆道梗阻。

胆总管结石病

10% ～ 15% 的胆石症患者有胆总管结石，结石常从胆囊移行而来。在远东国家，原发性胆总管结石病继发于某些寄生虫感染（华支睾吸虫、蛔虫、肝片吸虫，第 5 章）后的细菌感染。胆总管结石能引起胆总管部分或完全梗阻，并可继发细菌感染的胆囊炎、脓毒症、肝脓肿及胆道狭窄而并发胆管炎。

临床表现

胆总管结石可无症状，可在胆囊切除术中胆道造影时偶然发现，也可以表现为伴或不伴黄疸的反复腹痛。疼痛常在右上腹，可伴发热、瘙痒及深色尿。可有寒战，常见黄疸，常伴疼痛。

检查

- 经腹部超声：显示扩张的肝内 / 外胆管，但可能需要内镜下超声以使远端胆总管结石显影。
- LFTs：胆汁淤积表现及胆红素尿。
- 胆管炎：若有，患者常伴白细胞增多。

管理

- 镇痛：静脉补液及广谱抗生素（如头孢曲松和甲硝唑）。
- 紧急 ERCP 并行胆道乳头括约肌切开取石术：首选治疗，约 90% 的患者能成功。

- 胆道造影：检查所有结石的清除情况。
- 碎石术或经皮引流：ERCP 失败后的备选方案。
- 手术：因发病率和死亡率均高，与 ERCP 相比，较少用于胆总管结石的治疗。

胆囊和胆管肿瘤

胆囊癌

不常见，常见于 > 70 岁、女性。超过 90% 为腺癌，其余为未分化的，或者罕见的为鳞癌。常有胆结石，且认为是胆囊癌的重要病因。局部侵犯常排除手术治疗，治疗常为姑息性的。

胆管癌

这种不常见的肿瘤可以发生在胆道的任何部位，从肝内小胆管到十二指肠乳头。原因不明，但本病与胆结石、原发或继发性硬化性胆管炎及胆囊管囊肿相关。在远东，慢性肝吸虫感染是主要的危险因素。患者出现阻塞性黄疸。常需联合 CT 和 MRI 做出诊断，但有硬化性胆管炎的胆管癌患者 CT 和 MRI 检查常难确诊。少数患者可以手术，内镜下放置支架有助于缓解病情，但预后差。

肝胰壶腹部癌

约 40% 小肠腺癌与肝胰壶腹部相关，表现为疼痛、贫血、呕吐及体重下降，黄疸间歇或持续性。诊断依靠十二指肠镜及活检，并通过 CT/MRI 和 EUS 进行分期。壶腹部癌必须同胰头癌和胆总管癌鉴别，因为后二者预后均差。肝胰壶腹部癌在胰十二指肠切除术后 5 年生存率为 50%。

其他胆道疾病

胆囊切除术后综合征

约 30% 的患者在胆囊切除术后有消化不良症状（胆囊切除术后综合征）。常见的主诉包括右上腹疼痛、胃肠胀气、脂肪食物不耐受，偶有黄疸和胆管炎。超声用于排查胆道梗阻，EUS 或 MRCP 用于排查胆总管结石。如果排除了胆管结石，需考虑奥迪括约肌功能障碍。

胆管括约肌功能障碍

奥迪括约肌，是位于十二指肠胆管和胰管交界处的一个小的平滑肌。奥迪括约肌功能障碍（sphincter of Oddi dysfunction，SOD）的特征是括约肌收缩增强导致良性的、非结石性的胆汁和胰液的流动受阻。可以引起胰胆管区疼痛、LFTs 异常或复发性胰腺炎。患者以女性为主。胆型 SOD 经历复发型的胆型疼痛。胰型 SOD 常表现为原因不明的复发型胰腺炎。排除结石并显示为胆管扩张或胆汁引流缓慢，可确诊。

器质性狭窄的患者，采用内镜下括约肌切开术治疗。效果好，但需告知患者，并发症（尤其是胰腺炎）的风险高。

14

血液病学和输血医学

付茂亮　刘紫微　白亚虎　杨大强　薛世民　何正兵 译

刘红梅　高艳锋　王 楠　陆文全 审校

血液疾病涵盖广泛的疾病，从常见的贫血到罕见的疾病，如白血病和先天性凝血功能障碍。任何影响系统的疾病都会导致血液学变化，并为许多疾病的诊断和监测提供重要信息。

血液疾病常见问题

贫血

贫血是指血液中血红蛋白（Hb）水平低于相应年龄和性别的参考范围的状态。其他因素如妊娠和海拔，也影响血红蛋白水平。贫血的临床表现反映了组织氧供应减少。如果发病迅速或同时患有心肺疾病，贫血症状会更严重。许多临床表现是非特异性的，但它们同时出现应怀疑贫血。

症状包括：

● 疲劳。● 头晕。● 呼吸急促。● 并存疾病恶化，如心绞痛。

体征包括：

● 黏膜苍白。● 呼吸急促。● 颈静脉压升高。● 流动性杂音。● 踝水肿。● 体位性低血压。● 心动过速。

贫血的临床评估和检查应衡量其严重程度并确定潜在原因。

临床评估

缺铁性贫血：这是全世界最常见的贫血类型。应寻找消化道出血和女性月经过多的症状。

饮食史：应该评估铁和叶酸的摄入量，与机体需要相比，摄入量可能会不足（如妊娠或快速生长期间）。

既往病史：病史可能显示与贫血（如类风湿关节炎）或以前的手术［如胃或小肠切除术，可能导致铁和（或）维生素 B12 吸收不良］有关的疾病。

家族史：这可能与溶血性贫血和恶性贫血有关。

用药史：许多药物可能与失血有关（例如非甾体抗炎药），其他药物可能导致溶血性贫血或再生障碍性贫血。

这些发现可能伴随着与潜在病因相关的特定发现。例如盲肠癌患者的右侧髂窝肿块，溶血性贫血的黄疸。维生素B12缺乏患者的神经系统症状，包括周围神经病变和脊髓亚急性联合变性。

检查

贫血的检查通常从红细胞的大小开始，红细胞的大小由全血计数（FBC）中的红细胞平均细胞体积（MCV）表示。一般：

• 正常MCV（正常细胞性贫血）提示急性失血或慢性贫血（ACD）。• 低MCV（小细胞低色素性贫血）提示缺铁或地中海贫血。• 高MCV（大细胞性贫血）提示维生素B12或叶酸缺乏，或骨髓发育不良。• 高MCV（无贫血）可能由酒精、肝病、甲状腺功能减退症、脾切除术、高脂血症或妊娠引起。

为了准确诊断，常常需要辅助检查。小细胞低色素性贫血网织红细胞计数升高提示出血或溶血。铁蛋白水平低表明缺铁。在大细胞性贫血中，血涂片可能显示特定的异常，如铁粒幼细胞贫血的双形态图，肝病中的靶细胞或维生素B12或叶酸缺乏或药物毒性引起的分叶过多中性粒细胞。

高血红蛋白

2个月以上红细胞比容（Hct）升高（男性＞0.52，女性＞0.48）的患者应进行调查。"真"红细胞增多症（或绝对红细胞增多症）表示红细胞过多，而"相对"（或"低容量"）红细胞增多症是血浆容量减少引起的。原因如框14.1所示。

临床评估和检查

男性Hct大于0.60，女性Hct大于0.56，可推定为绝对红细胞增多。病史和检查可确定大多数缺氧继发红细胞增多症患者。高血压、吸烟、过量饮酒和（或）利尿剂使用与低血容量红细胞增多症（Gaisbock综合征）一致。在真性红细胞增多症（PRV）中，超过90%的病例中发现激酶JAK-2 V617F的突变。如果JAK-2没有突变，且没有明显的继发原因，则需要测量红细胞数量以确认绝对的红细胞增多，然后进一步调查以排除缺氧和确定不适当的促红细胞生成素分泌的原因。

框 14.1　引起红细胞增多的原因

	绝对红细胞增多症	相 对（低 容 量）红细胞增多
红细胞压积	高	高
红细胞质量	高	正常
血浆容量	正常	低
原因	主要原因 　骨髓增生异常：真性红细胞增多症 次要原因 　促红细胞生成素 Epo 引起的组织缺氧：高海拔，肺部疾病，发绀型心脏病 　异常的 Epo 增高：肾病（肾积水，囊肿，癌），其他肿瘤（肝癌、支气管癌、纤维瘤、嗜铬细胞瘤、小脑血管母细胞瘤） 外源性 Epo：运动员用兴奋剂	利尿剂 吸烟 肥胖 酒精过量 Gaisbock 综合征

白细胞减少症（低白细胞计数）

白细胞减少症可能是由各种类型的白细胞减少或单个细胞类型减少引起的。

中性粒细胞减少症（中性粒细胞数 $< 1.5 \times 10^9/L$）：发生于：

● 感染。● 结缔组织病。● 酒精过量。● 骨髓浸润（如白血病、脊髓发育不良）。

一些药物也可导致中性粒细胞减少症，例如：

● 抗风湿药（如金剂、青霉胺）。● 抗甲状腺药（如卡比马唑）。● 抗惊厥药（如苯妥英钠、丙戊酸钠）。● 抗生素（如磺胺类）。

中性粒细胞减少症的临床表现从无症状到严重的脓毒症。风险随着中性粒细胞计数的减少而增加。发热可能是感染的唯一表现，需要立即抗生素治疗，以防止迅速发展为脓毒症休克。

淋巴细胞减少（淋巴细胞数 $< 1 \times 10^9/L$）：见于结节病、淋巴瘤、肾衰竭、结缔组织病和 HIV 感染。

白细胞增多症（高白细胞计数）

白细胞增多症通常是由一种特定类型的白细胞增多引起的。

嗜中性粒细胞增多症（循环中性粒细胞增多）：发病原因：

● 感染。● 创伤。● 心肌梗死。● 炎症。● 恶性肿瘤。● 骨髓增生障碍。

妊娠会导致生理性中性粒细胞增多。

淋巴细胞增多（淋巴细胞数 $> 3.5 \times 10^9/L$）：最常由病毒感染引起。淋巴增生性疾病，例如慢性淋巴细胞白血病（CLL），淋巴瘤。

嗜酸性粒细胞增多症（嗜酸性粒细胞数 $> 0.5 \times 10^9/L$）：发生于：
● 寄生虫感染。● 过敏（哮喘、药物反应）。● 炎症性疾病（如结节性多动脉炎）。● 恶性肿瘤。

淋巴结病

淋巴结肿大可能是血液病的一个指标，但也可能是对感染或炎症的反应（框 14.2）。反应性淋巴结通常迅速扩张并伴有疼痛，而由血液病引起的淋巴结病通常无痛并可能是全身性的。淋巴结病的初步检查应包括：

● FBC：检测感染中的中性粒细胞或血液学疾病的证据。● ESR。● CXR：检测纵隔淋巴结病变。

如果检验发现的情况提示恶性肿瘤，则需进行淋巴结活检。

脾大

脾大的原因见框 14.3。慢性粒细胞白血病、骨髓纤维化、疟疾和利什曼病均可发生严重脾大。肝脾大常提示淋巴或骨髓增生性疾病或肝病。同时存在淋巴结病使淋巴组织增生性疾病的诊断更有可能。

增大的脾可能引起腹部不适；脾梗死可引起严重的疼痛放射到肩尖。在极少数病例中，可发生自发性或外伤性脾破裂。

检查应包括 ● USS 或 CT：显示脾大小和结构，以及肝和腹部淋巴结。● FBC、血涂片和 CXR：所有患者都需要。● 进一步检查：

框 14.2　淋巴结病的原因

感染	细菌，如链球菌、结核分枝杆菌
	病毒，如 EB 病毒、HIV
	原虫，如弓形虫
	真菌，如组织胞浆菌
肿瘤	原发性，如淋巴瘤、白血病
	继发性，如肺、乳腺、甲状腺、胃肿瘤
炎症	结缔组织病，如类风湿关节炎、系统性红斑狼疮
	结节病
其他	淀粉样变

框 14.3 脾大的原因

充血性	门脉高压，如：肝硬化、门静脉血栓形成 心脏问题如：充血性心力衰竭
感染	细菌，如。心内膜炎、败血症、结核 病毒，如肝炎、EB 病毒感染 原虫，如疟疾、利什曼病（黑热病） 真菌，如组织胞浆菌病
炎症性 / 肉芽肿性疾病	如：费尔蒂综合征、系统性红斑狼疮（SLE）、结节病
血液病	红细胞疾病，如巨幼细胞性贫血、血红蛋白 自身免疫性溶血性贫血 骨髓增生性疾病，如慢性髓性白血病、骨髓纤维化、真性红细胞增多症、原发性血小板增多症 肿瘤，如白血病、淋巴瘤

可能包括淋巴结活检和骨髓检查。

出血

正常止血

止血依赖于血管壁、血小板和凝血因子之间的相互作用。最初，受损的血管收缩，血小板聚集形成栓子。紧随其后的是凝血级联反应的激活，导致交联纤维蛋白凝块的形成（图 14.1）。凝血因子是由肝合成的，有些依赖维生素 K 来激活；激活因子由后缀"a"表示。外源途径是体内的主要生理机制。

天然的凝血抑制剂可以防止过度的凝血。抗凝血酶是一种由肝合成的丝氨酸蛋白酶抑制剂，可破坏活化因子 XIa 和 Xa 以及凝血酶（IIa）。肝素和磺达肝素增强了其抗凝血酶和 Xa 的活性，解释了它们的抗凝血作用。蛋白质 C 与其辅因子 S 结合，使因子 Va 和 VIIIa 失活。这些抑制剂的任何减少都会导致血栓形成。

临床评估

异常出血可能是由凝血因子缺乏、血小板减少或治疗性溶纤维蛋白疗法后偶尔纤维蛋白溶解过度引起的。

肌肉和关节出血表明有凝血缺陷。紫癜、切口长期出血、鼻出血、胃肠道大出血、手术后过度出血和月经过多提示血小板紊乱、血小板减少症或血管性血友病。家族史和出血持续时间可能表明该疾病是先天性的还是获得性的。应寻求导致出血的并存疾病或药物。

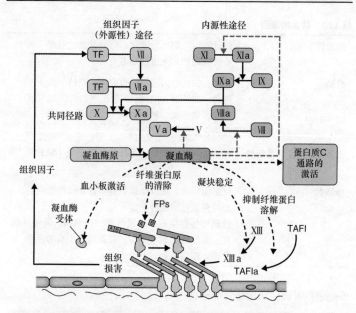

图 14.1 正常止血。损伤破坏内皮，释放 TF；这会激活组织因子（外源性）途径，产生少量凝血酶。血小板由多种机制激活，包括凝血酶结合。然后来自 TF 途径的凝血酶大量增加其自身的产量；"内源性"途径被激活，产生大量凝血酶（红色虚线代表正反馈）。凝血酶通过将纤维蛋白原裂解纤维蛋白肽产生纤维蛋白而形成凝块。纤维蛋白单体由因子 XIII 交联（也由凝血酶激活）。凝血酶还通过以下途径控制血块的形成：（a）激活蛋白 C 途径，该途径阻止进一步的凝血；（b）凝血酶激活的纤维蛋白溶解抑制物（TAFI）的激活

检查时，需确认：

● 擦伤。● 紫癜。● 嘴唇毛细血管扩张［遗传性出血性毛细血管扩张症（HHT）］。● 关节肿胀 / 血肿。● 肝大。● 脾大。

检查

初步筛查试验包括：

● 血小板计数。● 血涂片。● 凝血试验，包括凝血酶原时间（PT）、激活部分促凝血酶原时间（APTT）和纤维蛋白原。

PT：评估外在系统，可因因子 II、V、VII 和 X 的缺乏和肝病而延长。

APTT：评估内在系统，对因子 II、V、VIII、IX、X、XI 和 XII 的缺陷敏感。

INR：用于评估华法林治疗的控制，患者的 PT 与使用国际参考

促凝血酶原激酶的正常对照的比率。直接口服抗凝剂（DOACs）的浓度不能通过 PT 或 APTT 准确评估，它们之间的相关性很差。

血小板减少症（低血小板）

血小板减少症的原因列于框 14.4。可能会出现紫癜、瘀斑和自发性口腔、鼻腔、胃肠道或胃溃疡出血，但通常要到血小板计数降至 $20 \times 10^9/L$ 以下时才会出现。可通过血涂片进行诊断（如急性白血病）。骨髓检查可能揭示：

● 血小板形成减少（如发育不良性贫血）时巨核细胞（血小板前体）减少。巨核细胞增多，表明血小板过度破坏（如特发性血小板减少性紫癜）。

血小板输注很少需要，通常仅限于骨髓衰竭和血小板计数低于 $10 \times 10^9/L$ 的患者，或实际或预测有严重出血的患者。

血小板增多症（高血小板）

血小板计数作为炎症反应（反应性血小板增多症）的一部分可能升高，或者在感染、结缔组织病、恶性肿瘤或胃肠道出血的患者中升高。或者，它可能是骨髓增生性疾病的特征，如原发性血小板增多症、真性红细胞增多症和慢性粒细胞性白血病（CML）。

血液制品和输血

从一个不相关的供体那里输血不可避免地会带来一些风险，包括宿主和供体之间的免疫反应与感染的传播。虽然血液成分输血有

框 14.4　引起血小板减少症的原因

骨髓疾病	发育不全
	浸润，如白血病、骨髓瘤、癌症、骨髓纤维化
	维生素 B12/ 叶酸缺乏
血小板消耗量的增加	弥散性血管内凝血
	特发性血小板减少性紫癜
	感染，如 EB 病毒感染，革兰氏阳性脓毒症
	脾功能亢进
	血栓性血小板减少性紫癜
	肝病
	药物，如万古霉素，肝素
	溶血尿毒症综合征

许多临床指征，但在许多临床情况下输血有效性的证据仍然不足。在这些情况下，通过降低血红蛋白的输入指征、围手术期血液回收和应用抗纤维蛋白溶解药物可以避免输血。

血液制品

浓缩红细胞（RCC）：用于增加贫血和急性失血患者的红细胞数量。输血使血红蛋白维持在 70 g/L（心血管疾病为 90 g/L）。

浓缩血小板：用于治疗和预防血小板减少引起的出血。

新鲜冰冻血浆（FFP）：用于替代凝血因子。

冷沉淀物：从血浆中获得，用于替代纤维蛋白原、凝血因子Ⅷ和血管性血友病因子。

凝血因子复合物：用于治疗血友病和血管性血友病（凝血因子Ⅷ和凝血因子Ⅸ）。

对于凝血因子替代，病毒灭活的或重组制造的因子现在是首选，因其可以防止病毒传播。

静脉注射免疫球蛋白：用于预防低丙种球蛋白血症患者的感染。它也用于特发性血小板减少性紫癜和吉兰-巴雷综合征。

每一次献血都必须经过检测，以排除含有传播疾病的血液。在发达国家，这包括：

- HBV。● HCV。● HIV。● 人类嗜 T 细胞病毒（HLTV）。

鉴于对变异型克罗伊茨费尔特-雅各布病（克-雅病，CJD）传播的担忧，在英国捐赠的血浆目前不用于生产混合血浆衍生物（见第 16 章）。

输血的不良反应

红细胞不相容

根据一个人的红细胞是否表达 A 或 B 抗原，有四种不同的 ABO 血型。健康人有针对 A 或 B 抗原的抗体，但是这些抗体不会在他们自己的细胞上表达（框 14.5）。如果输注 ABO 血型不相容的红细胞，患者的抗体会与输注的红细胞结合，导致红细胞溶血。这是急性输血反应的主要原因，可引起 DIC、肾衰竭和死亡。

约 15% 的白种人缺乏 RhD 红细胞抗原（这意味着他们是"Rh 阴性"）。如果 RhD 阳性红细胞在妊娠期间通过胎儿母血进入 RhD 阴性个体的循环，则会产生针对 RhD 阳性红细胞的 IgG 抗体。在随后的 RhD 阳性胎儿妊娠期间，这些抗体可以穿过胎盘，导致新生儿的

框 14.5　ABO 血型系统

血型	红细胞表面 A 抗原或 B 抗原	血浆中的抗体
O	无	抗 A 抗体和抗 B 抗体
A	A	抗 B 抗体
B	B	抗 A 抗体
AB	A 和 B	无

溶血性疾病和严重的神经损伤。分娩后给予抗 RhD 免疫球蛋白可阻断对 RhD 抗原的免疫反应，防止 RhD 阴性妇女产生 Rh 抗体。

输血反应

休温升高：在其他情况良好的患者中，体温升高小于 2℃直到体温为 38℃，表明出现发热性非溶血性输血反应。应给予对乙酰氨基酚，减慢输血速度。

荨麻疹或瘙痒：通过给予抗组胺药（如 10 mg 氯苯那敏静脉注射）和减慢输血速度来治疗。

严重过敏反应：这些患者出现支气管痉挛、血管性水肿和低血压。应该停止输血，任何未使用的血液都应归还血库。患者应接受氧气、静脉注射氯苯那敏、雾化沙丁胺醇，如有低血压，则应肌内注射肾上腺素（0.1% 肾上腺素 0.5 ml）。

ABO 血型不相容：引起红细胞溶血，导致发热、寒战、心动过速、低血压、胸腹疼痛和气短。停止输血，静脉注射生理盐水，以保持尿量超过 100 ml/h。应使用适当的血液成分治疗 DIC。

细菌污染：如果发现血袋变色或损坏，或者患者体温高于 39℃、血压过高或低血压，则应考虑细菌污染。如果可能存在感染，血袋包装应返回血库，送去血培养，并给予患者广谱抗生素。通过输血传播疟疾或美洲锥虫病在流行地区偶尔会发生。

呼吸困难：表明体超负荷，可以通过停止输血，或输氧和静脉注射呋塞米来治疗。

安全的输血程序

从患者的血液样本中提取红细胞进行检测，以确定 ABO 和 RhD 型。对患者的血浆进行检测，以检测任何输血后可能导致溶血红细胞抗体。随后，输血科进行"分组筛选"或"交叉配型"。

- 分组和筛选程序：样本保存在实验室中，如果需要，可以快速制备相容血液。● 交叉配血：包括为特定患者分配特定的红细胞单位。

避免所有 ABO 血型不相容的红细胞输注是非常必要的。大多数输血不相容的原因是：

● 输血前用于检测的血样采集错误和血样标记错误。● 未能在输血前进行标准检查以确保为正确的患者选择正确的血袋。

大出血时输血

一线临床工作人员必须接受培训，以便及早发现严重失血，并在休克发生前进行干预。医院应该有自己的大出血规程，所有临床工作人员必须熟悉这些规程。在凝血结果出来之前，新鲜冷冻血浆应与浓缩红细胞按 1：2 的比例作为初始复苏的一部分。血小板应保持在 $50 \times 10^9/L$ 以上。

化疗

化疗是大多数血液系统癌症的主要治疗手段。尽管癌细胞对化疗更敏感，但化疗是非特异性的，也会杀死一些正常细胞，进而导致副作用，如短暂的骨髓衰竭、黏膜炎和不孕。支持性照顾对于克服这些副作用至关重要。

给予几个周期的化疗药物，以实现肿瘤逐渐减小，或减少复发，在某些情况下，实现治愈。

近年来，通过靶向单克隆抗体和小分子等治疗手段的加入，化疗得到了改进，这些治疗手段旨在探索癌细胞中特定的生化途径。

造血干细胞移植

造血干细胞移植（hematopoietic stem cell transplantation，HSCT）为许多血液疾病的"治愈"提供了唯一的希望。造血干细胞移植的适应证正在完善和扩大，目前包括：白血病（急性髓细胞性白血病、急性淋巴细胞白血病、慢性髓细胞性白血病）、骨髓瘤、骨髓增生异常综合征、非霍奇金淋巴瘤、严重的再生障碍性贫血、骨髓纤维化、严重免疫缺陷综合征。

造血干细胞移植的类型是根据干细胞的供体和来源来确定的。

同种异体造血干细胞移植

来自捐赠者的干细胞——无论是亲属（通常是 HLA 相同的兄弟姐妹）还是 HLA 相近的无血缘关系的志愿捐赠者——是在切除患者骨髓后注入的。除了恢复骨髓功能，供体免疫细胞还可以攻击受体的恶性细胞（移植物抗疾病效应）。

造血干细胞移植有相当高的发病率和死亡率。最好的结果是在年轻患者身上获得最小的残留疾病。使用强免疫抑制的低强度（非清髓）调理可能有助于降低风险，并使不太健康的患者获得缓解。造血干细胞移植后约 25% 的患者死于并发症，如移植物抗宿主病（见下文），并且仍然存在疾病复发的显著风险。接受同种异体造血干细胞移植治疗的急性白血病患者的长期存活率约为 50%。

移植物抗宿主病

移植物抗宿主病（GVHD）是由供体 T 细胞的细胞毒性活性引起的，这些 T 淋巴细胞对它们的新宿主变得敏感，将其视为外来物。

急性移植物抗宿主病：大约三分之一的患者发生在移植后的前 100 天。它从轻微到致命不等，会引起皮疹、黄疸和腹泻。预防措施包括 HLA 匹配的供体和免疫抑制药物。

慢性移植物抗宿主病：可能发生在急性移植物抗宿主病之后，也可能独立发生。它通常类似于结缔组织病，通常用糖皮质激素和长期免疫抑制剂（如环孢素）治疗。

自体造血干细胞移植

干细胞取自患者的骨髓或外周血，并冷冻至需要时为止。经过积极的化疗治疗疾病（伴有重度骨髓抑制）后，干细胞被重新注入以恢复骨髓功能。自体造血干细胞移植可用于不主要累及造血组织的疾病的积极化疗，或用于已经获得很好的缓解的患者。最常见的适应证是淋巴瘤和骨髓瘤。

抗凝和抗血栓治疗

抗血小板药物（如阿司匹林、氯吡格雷）在预防动脉血栓形成方面比静脉血栓栓塞更有效。因此，它们是急性冠状动脉和脑血管疾病的首选药物，而华法林和其他抗凝药物则是静脉血栓栓塞和房颤的首选药物。抗凝适应证见框 14.6。

肝素

普通肝素（UFH）通过增强抗凝血酶的活性产生抗凝血作用。这导致了 APTT 的延长。低分子量肝素（LMWHs）优先增强抗 X a 因子的抗凝血酶活性。当以基于体重的剂量每日皮下注射时，低分子量肝素产生可靠的剂量依赖性抗凝作用。不需要血液监测。

框 14.6　抗凝适应证

肝素 / 低分子量肝素	
静脉血栓栓塞（VTE）的预防和治疗	急性外周动脉闭塞
经皮冠状动脉介入治疗	心肺转流术
心肌梗死溶栓后	血液透析 / 血液滤过
不稳定型心绞痛	

华法林	
VTE 的预防和治疗	
动脉栓塞	
有卒中危险因素的房颤	
心肌梗死后活动性血栓	
广泛前壁心肌梗死	INR 2.5
扩张型心肌病	
心脏复律	
华法林治疗期间复发性静脉血栓形成	INR 3.5
安装机械性人工心脏瓣膜	

利伐沙班 / 达比加群 / 阿哌沙班	
VTE 的预防或治疗（利伐沙班）	房颤伴卒中风险

　　低分子量肝素被广泛用于治疗静脉血栓栓塞，并已取代普通肝素，除非需要快速逆转抗凝血作用。普通肝素半衰期短（1 h），对易出血的患者（如消化性溃疡患者）非常有用。普通肝素开始时静脉注射的负荷剂量为 80 U/kg，随后进行连续输注，最初为 18 U/（kg·h），调整 APTT 维持在正常对照 1.5～2.5 倍的水平。如果患者出现出血，通常只要停止输注就可以；然而，如果出血严重，可用静脉注射鱼精蛋白中和。

肝素诱导的血小板减少症

　　在一小部分接受肝素治疗的患者中，因为产生了针对血小板表面因子的抗体，导致血小板计数在 5～14 天后下降。肝素应立即停用，并使用替代物，如直接凝血酶抑制剂阿加曲班。

香豆素类

　　华法林是最常用的香豆素，抑制肝内维生素 K 依赖的羧化因子

Ⅱ、Ⅶ、Ⅸ 和 Ⅹ。华法林适应证和适当的 INRs 目标列于框 14.6。华法林必须在第一天开始使用负荷剂量（如口服 10 mg）；随后的每日剂量取决于 INR，可以使用算法进行预测。华法林治疗的持续时间取决于临床适应证。复律前的准备需要短暂的时间，而房颤时抗凝预防心源性卒中需要一个长期的时间。

药物相互作用通常通过细胞色素 P450 系统的蛋白质结合和代谢来实现。出血是华法林最常见的严重副作用。如果 INR 高于所需的治疗水平，应减少或暂停华法林剂量。华法林的抗凝作用可以通过服用维生素 K 来逆转，但这需要大约 6 h。严重出血时，可通过给予凝血因子复合物或新鲜冰冻血浆快速逆转。

直接口服抗凝剂

直接口服抗凝剂（DOACs）是共同通路中关键蛋白酶的直接特异性抑制剂，并在房颤患者的 VTE 治疗和卒中预防中提供了香豆素类的替代物。达比加群抑制凝血酶，而利伐沙班、阿哌沙班和依度沙班抑制 Ⅹa。它们在固定的口服剂量下有效，半衰期短（10 h），口服给药后 2～4 h 在血浆中达到峰浓度，几乎没有药物相互作用，并且都适度依赖肾功能进行排泄。缺乏针对这些药物的特定逆转剂最初是一个问题，但逆转每个 DOAC 的新药正在出现。

DOACs 现已获得许可，可用于预防高危骨科手术后的 VTE（依度沙班除外）、VTE 的急性管理和预防复发，以及预防有危险因素的房颤患者的脑卒中和全身性栓塞。

贫血

世界上大约有 30% 的人患贫血症，其中一半的原因是缺铁。

缺铁性贫血

当铁的消耗超过吸收时就会发生这种情况：

失血：男性和绝经后女性最常见的原因是消化道出血。胃或结直肠的恶性肿瘤、消化性溃疡、炎性肠病、憩室炎或血管发育不良均可引起。在世界范围内，钩虫和血吸虫病是常见的原因（第 5 章）。胃肠道出血会因使用阿司匹林或非甾体抗炎药而加重。在年轻女性中，月经出血和妊娠往往会导致铁缺乏。

吸收不良：铁从食物内释放需要胃酸，并保持可溶性的亚铁状态，使用质子泵抑制剂或既往行胃部手术可导致低氯酸钠，会造成铁的缺乏，铁在小肠的上段被充分吸收，而吸收会受到乳糜泻的干扰。

生理需要：青春期和妊娠期间对铁需求的增加会导致铁的缺乏。

检查

血涂片显示小细胞低色素性红细胞（低 MCV，低平均红细胞血红蛋白）。血清铁蛋白低可证实为铁缺乏；然而，即便在铁缺乏的情况下，铁蛋白也可能因肝病和急性期反应而升高（高达 100 μg/L），在这些患者中，测量转铁蛋白饱和度（< 16%）和可溶性转铁蛋白受体（升高）可能会有帮助。

应该查明缺铁的根本原因，40 岁以上的男性和绝经后的女性应该进行上、下消化道的内镜或钡餐检查，乳糜泻应该早期通过抗体检测进行排除。在热带地区，应该检查粪便和尿液内是否有寄生虫。

管理

除非患者有心绞痛、心力衰竭或脑组织缺氧，否则不需要输血，可口服补铁（硫酸亚铁 200 mg，每日 3 次，持续 3 ~ 6 个月），同时要治疗潜在病因。口服制剂吸收不良或不耐受的患者可能需要肠外补铁，血红蛋白每 7 ~ 10 天增加 10 g/L。

慢性贫血

这类贫血通常与慢性感染、慢性炎症和肿瘤一起发生。通常贫血是轻度的，虽然在长期感染中红细胞平均体积可能下降，但伴有正常的血细胞比容（正常细胞、正常色素）。铁调素是一种关键的调节蛋白，抑制铁从细胞内的丢失，尽管铁的储存量很高，但仍会导致贫血。铁蛋白升高、总铁结合力（TIBC）和可溶性转铁蛋白受体下降均有助于区分慢性贫血和铁缺乏。降低潜在疾病严重程度的措施通常有助于改善贫血。

巨幼细胞性贫血

这是由于缺乏维生素 B12 或叶酸，而这两种都是 DNA 合成所必需的。缺乏会导致红细胞发育停滞，但在骨髓内细胞质发育正常（巨幼细胞）。大细胞性贫血，MCV 通常大于 120 fl，成熟红细胞通常呈椭圆形。白细胞和血小板的参与可导致嗜中性粒细胞核多叶分化，严重时可导致全血细胞减少。骨髓检查显示细胞增生及巨幼细胞病变。

维生素 B12

日常饮食中维生素 B12 的含量远远超过每日需求量 1 μg，主要在肉、蛋和牛奶中。在胃中，维生素 B12 通过胃酶从食物中释放出来，并与载体蛋白（R 蛋白）结合。胃壁细胞产生内因子，即维生素

B12 结合蛋白。随着胃排空的发生，食物中的维生素 B12 从 R 蛋白转变为内因子。维生素 B12 在回肠末段被吸收，并在血浆中与钴胺传递蛋白 II 结合运输。肝可以储存足够的维生素 B12 达 3 年，因此即使停止所有饮食摄入，维生素 B12 的缺乏也需要很多年才会出现。

维生素 B12 缺乏可导致神经系统疾病，包括周围神经病变（手套-袜套样感觉异常）和脊髓亚急性联合变性。后者涉及后柱（引起振动感觉和本体感觉减弱，导致共济失调）和皮质脊髓束（导致上运动神经元征象）。也会发生痴呆和视神经萎缩。

维生素 B12 缺乏的原因

饮食缺乏：这种情况只发生在严格的素食主义者身上。

胃部因素：胃部手术（包括胃切除术）由于胃酸分泌障碍和内因子缺乏，可导致维生素 B12 的缺乏。

恶性贫血：这是一种自身免疫性疾病，其特征是胃壁细胞缺失，内因子缺乏，从而导致维生素 B12 吸收不良。恶性贫血的平均发病年龄为 60 岁，并与其他自身免疫性疾病相关，包括桥本甲状腺炎、毒性弥漫性甲状腺肿、白癜风和艾迪生病。90% 的患者存在抗胃壁细胞抗体，但 20% 年龄大于 60 岁的正常女性也会发生。由于自身抗体试验的进展，使用放射性示踪剂更加谨慎以及内因子可获得性有限，因此使用希林试验（在内因子置换之前和之后口服放射性标记维生素 B12 的吸收）的方法较少。

小肠因素：回肠末段疾病（如克罗恩病）和回肠切除术会导致维生素 B12 吸收不良。蠕动障碍会导致细菌过度增殖，因此对游离维生素 B12 的竞争导致了维生素 B12 的缺乏。

叶酸

多叶蔬菜、水果、肝和肾提供了丰富的叶酸来源。一般的西方饮食可以满足每日的需要，但是全身的储存量很小，缺乏症可以迅速发展。叶酸缺乏的原因包括：

- 饮食，如蔬菜摄入不足。● 吸收不良，如乳糜泻。● 需求增加，如妊娠、溶血。● 药物，如苯妥英钠，避孕药，氨甲蝶呤。

血清叶酸对饮食摄入非常敏感，因此红细胞叶酸是叶酸储存的更准确指标。

巨幼细胞性贫血的管理

如果严重的巨幼细胞性贫血患者在获得维生素 B12 和红细胞叶酸结果之前需要治疗，则应同时服用叶酸和维生素 B12。维生素 B12 缺乏时单独使用叶酸治疗可能会导致神经系统疾病恶化。

维生素 B12 缺乏：肌内注射羟钴胺素治疗（1000 μg，6次，间隔2天或3天，随后终身治疗，每3个月1000 μg）。血红蛋白应该每周增加 10 g/L，但神经病变可能需要 6 ～ 12 个月才能纠正。

叶酸缺乏：每日口服 5 mg 叶酸治疗。孕期补充叶酸可以降低胎儿神经管缺陷发生的风险。预防性使用叶酸还可治疗与红细胞寿命缩短相关的慢性血液病（如自身免疫性溶血性贫血或血红蛋白病）。

溶血性贫血

正常的红细胞寿命为 120 天。红细胞破坏（溶血）增加导致乳酸脱氢酶（LDH）升高、间接胆红素轻度升高和轻度黄疸。代偿性骨髓增生导致外周血网织红细胞和未成熟粒细胞增加。血涂片也可显示溶血的原因（如球形红细胞增多症）。红细胞增生也可能会导致叶酸缺乏，从而导致巨幼红细胞增多症。当破坏超过产生时，就会导致溶血性贫血。

溶血性贫血可能是遗传性的（如球形红细胞增多症、血红蛋白病、葡萄糖-6-磷酸脱氢酶缺乏症）或获得性的［如自身抗体介导的、感染性、毒性或机械性的（如金属心脏瓣膜）］。

血管外溶血：发生在肝和脾的网状内皮细胞，因此避免了血浆中的游离血红蛋白。在大多数溶血状态下，溶血主要发生在血管外。

血管内溶血：游离的血红蛋白释放到血浆中，与触珠蛋白（肝产生的一种 α_2 球蛋白）结合，导致触珠蛋白水平下降。一旦触珠蛋白饱和，游离的血红蛋白被氧化成高铁血红蛋白。过量的游离血红蛋白也可被肾小管细胞吸收并降解，铁以含铁血黄素的形式储存。随后肾小管细胞脱落到尿液中时，就会引起含铁血黄素尿。

红细胞膜缺陷

遗传性球形红细胞增多症

通常是一种常染色体显性遗传病，发病率为 1：5000。表现为红细胞膜蛋白、β 膜收缩蛋白或锚蛋白的缺乏。这些细胞在通过脾时失去了正常的弹性并遭到破坏。自发溶血的严重程度各不相同。多数患者表现为无症状代偿性慢性溶血状态，血细胞膜涂片上可见球形细胞增多和网状细胞增多。高达 50% 的患者会发生色素性胆结石，并可能导致胆囊炎。

临床过程可能因危象而复杂化：

● 溶血性危象：不常见，通常伴有感染。● 巨幼细胞危象：随着叶酸缺乏而进展。● 再生障碍性危象：与细小病毒（红病毒）感染相关；该病毒直接侵入红细胞前体并抑制红细胞的产生。

检查：

● 血红蛋白水平：可变，取决于代偿的程度。● 血涂片：显示球形细胞和网织红细胞。● 直接抗球蛋白试验（图 14.2）：阴性，不包括免疫性溶血。● 胆红素和 LDH 升高。● 需要筛查家族成员。

管理：预防应终身服用叶酸（每周 5 mg）。急性严重的溶血危象需要输血。中至重度患者应考虑行脾切除术，但仅在 6 岁以后，因为有发生脓毒症的风险。在脾切除术前，患者应接种肺炎链球菌疫苗、乙型流感疫苗、嗜血杆菌疫苗、丙型脑膜炎球菌疫苗和流感疫苗。此后，他们应该定期接种肺炎链球菌疫苗和流感疫苗，并终身使用青霉素 V。

遗传性椭圆形红细胞增多症

这种疾病比遗传性球形红细胞增多症少见，一般较轻。血涂片显示伴有多种溶血的椭圆形红细胞。多数患者无症状，不需要特殊治疗；较严重的患者可以像遗传性球形细胞增多症一样治疗。

红细胞酶病

葡萄糖 -6- 磷酸脱氢酶缺乏症（G6PD）是最常见的遗传性酶病，影响着世界上 10% 的人群。这是一种与 X 染色体有关的疾病，主要影响男性。葡萄糖 -6- 磷酸脱氢酶在磷酸己糖旁路中起关键作用，有助于保护红细胞免受氧化应激。缺乏可导致继发于感染、药物（如抗疟药、磺胺类药物、呋喃妥因）和蚕豆摄入的急性血管内溶血。它也能引起慢性溶血和新生儿黄疸。管理包括停止任何刺激性药物或食物。严重的情况下可能需要输血。

自身免疫性溶血性贫血

这是红细胞自身抗体引起的红细胞破坏增加造成的。如果抗体积极固定补体，将导致血管内溶血，但如果补体的激活较弱，溶血将发生在血管外。免疫溶血是根据抗体在 37℃（80% 的患者为温型抗体）或 4℃（冷型抗体）结合最佳进行分类的。

温型抗体型自身免疫性溶血

发生在所有年龄段，但最常见的是在中年。抗体通常是 IgG。在高达 50% 的患者中，没有确定病因，但已知病因包括：

● 淋巴样肿瘤，如淋巴瘤。● 实体肿瘤，如肺肿瘤、结肠肿瘤。● 结缔组织病，如系统性红斑狼疮（SLE）、类风湿关节炎。● 药物，如甲基多巴。● HIV。

扫本章二维码看彩图

直接抗球蛋白试验（DAT）
检测结合在红细胞表面的抗体，如
1. 自身免疫性溶血性贫血
2. 新生儿溶血性疾病
3. 输血反应

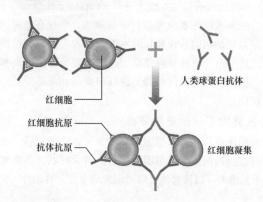

间接抗球蛋白试验（IAT）
检测血浆中的抗体，如输血前测试中的抗体筛查

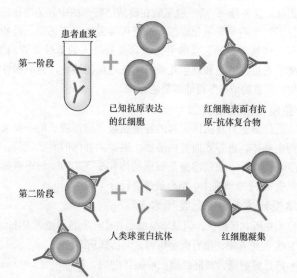

图 14.2 （彩图）直接和间接抗球蛋白试验

574

检查：血涂片上可见有溶血、球形细胞和多色素现象。通过直接抗球蛋白试验或抗球蛋白测试进行（见图 14.2）确诊。在该试验中，红细胞与含有抗人 IgG/IgM/ 补体抗体的抗球蛋白试剂结合，如果红细胞在体内被抗体包被，就会发生凝集。这项测试会遗漏 IgA 和 IgE 抗体。

管理：必须治疗所有潜在的病因，必须停止使用所有涉及的药物。口服泼尼松龙（1 mg/kg）是主要的治疗方法。它通过减少巨噬细胞对抗体包被红细胞的破坏并减少抗体的产生而起作用。严重贫血可能需要输血。二线疗法包括用利妥昔单抗免疫抑制（例如硫唑嘌呤，环磷酰胺）进行免疫调节和脾切除术。所有方法都有风险：长期的免疫抑制剂会引起恶性肿瘤，脾切除术容易导致脓毒症。

冷凝集素疾病

这是抗体（"冷凝集素"），通常是 IgM 的结果，该抗体在 4℃时会与红细胞结合，如果发生补体固定，就会引起红细胞凝集和血管内溶血。原因包括：

- 淋巴瘤。● 感染，如支原体肺炎、传染性单核细胞增多症。
- 阵发性冷性血红蛋白尿症。

冷凝集素最适合在较低的温度下与红细胞结合。因此，红细胞凝集发生在暴露部位的小血管中，导致手指、脚趾出现寒冷、疼痛和发青（肢端发绀）。

管理：必须治疗所有潜在的病因。所有的患者都应该补充叶酸。患者必须保持四肢温暖，特别是在冬天。可能需要糖皮质激素治疗和输血。

同种免疫性溶血性贫血

这是由对抗非自身红细胞的抗体引起的。它发生在输血不匹配或母体对胎儿细胞上的父系抗原致敏（新生儿溶血性疾病）后发生。

非免疫性溶血性贫血

红细胞膜破坏

其特征是血涂片上的红细胞破碎和血管内溶血的试验阳性。原因包括：

机械心脏瓣膜：血流高速通过功能不全的瓣膜会导致剪切应力损伤。

进行性血红蛋白尿：长时间的行走或跑马拉松会导致足部毛细血管中的红细胞损伤。

热损伤：烧伤后对红细胞的损伤。

微血管病性溶血性贫血：毛细血管中的纤维蛋白沉积可导致严重的红细胞破坏。病因包括恶性高血压、溶血尿毒症综合征和 DIC。

感染

恶性疟原虫感染（疟疾）可能引起血管内溶血和血红蛋白尿（"黑尿热"）。

逆行性胆管炎或坏死性筋膜炎的产气荚膜梭菌脓毒症可引起血管内溶血。

血红蛋白病

镰状细胞性贫血

正常的 Hb 分子由两条 α 和两条非 α 球蛋白多肽链组成，每条链都含有一个 Hb 基团。HbA（HbA-$\alpha_2\beta_2$）是成人的主要形式。镰状细胞病是由 β-珠蛋白链第 6 位谷氨酸取代缬氨酸引起的。它是一种常染色体隐性遗传病。

纯合子只产生 HbS（术语为 SS）的异常 β 链，从而导致镰状细胞病的临床综合征。杂合子产生正常和异常 β 链的混合物，使正常的 HbA 和 HbS（术语为 AS）引起镰状细胞的特征，以前认为这是无症状的，但已知现在有心血管猝死的风险。

具有镰状细胞特点的患者对恶性疟疾具有对抗性，这解释了镰状细胞基因在赤道非洲地区恶性疟疾流行时的高发病率。

临床表现

当 HbS 脱氧时，血红蛋白分子就会聚集，红细胞膜就会变形，产生典型的镰刀状细胞。缺氧、脱水和感染可诱发镰状化。镰状细胞存活时间短，并堵塞微循环中的血管。这导致了许多称为"危象"的急性综合征和慢性器官损害：

血管阻塞危象：骨内小血管堵塞导致缺血性坏死，产生严重的急性骨痛。通常受影响的部位包括股骨、肱骨、肋骨、骨盆和椎骨。

卒中：10% ～ 15% 的镰状细胞病儿童发生卒中或无症状卒中。

镰状胸综合征：骨髓梗死使脂肪栓子进入肺，导致镰状细胞形成和梗死，进而导致呼吸衰竭。

隔断危象：来自器官流出的静脉血栓形成导致功能丧失和急性胀痛。脾大可导致严重贫血和循环衰竭。儿童时期脾反复出现镰状细胞增生可导致梗死，而成人则可能失去脾功能。肝的隔断危象会导致由包膜拉伸引起的剧烈疼痛。

再生障碍性危象：细小病毒感染可导致严重的红细胞再生障碍性疾病，引起严重的贫血。

妊娠：妊娠相关的发病率包括疼痛危象、胎盘衰竭和血栓形成。

检查

镰状细胞病患者有代偿性贫血（通常为 60 ~ 80 g/L），并伴有网状红细胞增多症和血涂片上的镰状细胞。Hb 电泳显示 HbS 占优势，而 HbA 却不存在。

管理和预后

镰状细胞病患者应预防性服用叶酸。在脾功能低下的情况下，肺炎球菌感染可能致命。因此，患者应每天接受青霉素 V 预防和肺炎球菌疫苗接种。还应该接种乙型流感疫苗、嗜血杆菌和乙型肝炎疫苗。

血管闭塞性危象的处理方法有积极的补液、吸氧和充分的镇痛（通常需要阿片类药物）和抗生素。输血可用于隔断或再生障碍性危象。

换血疗法，即同时对患者进行静脉穿刺和输血，用 HbA 代替 HbS，可用于危及生命的危象。口服细胞毒性药物羟基脲诱导胎儿 Hb（HbF-$\alpha_2\gamma_2$）合成的增加，进而抑制 HbS 的聚合并减少镰状化；这可能对复发性严重危象的患者有帮助。异体干细胞移植很少使用，但可能具有治愈的潜力。镰状细胞性贫血的死亡率在 20 岁时为 15%，在 40 岁时为 50%。

地中海贫血

地中海贫血是一组血红蛋白合成受损的遗传性疾病。α 链与 β 链比例的不平衡导致过量链的沉积，造成细胞膜损伤，降低红细胞存活率。

β - 地中海贫血

无法合成：β 链是地中海贫血最常见的类型，在地中海地区最常见。杂合子通常患有轻微的小细胞性贫血，只有当铁治疗小细胞性贫血失败时才可以检测到。纯合子 β - 地中海贫血，不能合成 HbA 或产生水平很低。在出生后的前 4 个月，他们进展为严重的输血依赖性低色素性贫血。检查显示红细胞发育不良，HbF 升高。

管理：现在，对于部分患儿可以通过同种异体造血干细胞移植（HSCT）治疗，可以治愈。对患有轻度 β - 地中海贫血的父母，可通过绒毛膜取样进行产前诊断。可选择终止妊娠。

α - 地中海贫血

缺少或缺失：α - 链合成在东南亚很常见。16 号染色体上有两个

α 基因位点，因此有四个 α 基因，具有一系列特征：

● 一个缺失：无临床症状。● 两个缺失：轻度小细胞低色素性贫血。● 三个缺失：患者产生血红蛋白 H（一种无功能的 β 四聚体）；治疗类似于中等严重程度的 β-地中海贫血。● 四个 α 基因均缺失：胎儿死产（胎儿水肿）。

血液学恶性肿瘤

当关键调控基因的获得性突变导致血细胞增殖失控或凋亡受阻时，就会出现血液恶性肿瘤。若涉及成熟的分化细胞，则出现惰性肿瘤，如低度淋巴瘤和慢性白血病，患者可长期存活。原始干细胞或祖细胞的突变会产生快速进展、危及生命的疾病，如急性白血病和高度淋巴瘤。

急性淋巴细胞白血病易发生在儿童，霍奇金淋巴瘤易发生在20～40岁人群，除此之外，血液肿瘤通常发生在老年患者。

白血病

白血病是一类造血干细胞的恶性克隆性疾病，与骨髓和（或）外周血中白细胞数量的增加有关。白血病的病因尚不完全清楚，以下几种因素与白血病发生相关：

电离辐射：战时和医源性暴露都会增加风险。

细胞毒性药物：抗肿瘤药物中烷化剂潜伏几年后可诱导髓样白血病。工业用苯的暴露与白血病有关。

逆转录病毒：一种罕见的 T 细胞白血病与逆转录病毒感染有关。

遗传学：同卵双胞胎个体的发病率增加，唐氏综合征的发病率比正常人高，种族变异也会发生；慢性淋巴细胞白血病在中国人群中很罕见。

免疫学：免疫缺陷状态（如低丙种球蛋白血症）。

白血病传统上主要分为四种：● 急性淋巴细胞白血病（ALL）。● 急性髓细胞性白血病（AML）。● 慢性淋巴细胞白血病（CLL）。● 慢性髓细胞性白血病（CML）。

淋巴细胞和淋巴母细胞来源于淋巴系祖细胞（B 细胞和 T 细胞）。髓细胞指除淋巴细胞外的任何血细胞，包括：红细胞、粒细胞、单核细胞和血小板前体细胞。

急性白血病

在急性白血病中，原始干细胞的增殖导致骨髓中原始细胞的积累，从而导致骨髓衰竭。最终扩散到血液中。在成人中 AML 发病率大约是 ALL 的四倍。在儿童中，ALL 更常见，通常表现为贫血、出血和感染。

检查

全血计数显示贫血和血小板减少。白细胞计数（1 ～ 500）×10^9/L或以上。血涂片出现母细胞通常可以诊断。

骨髓检查可以明确诊断。骨髓通常细胞过多，以不同比例（但至少＞ 20%）的白血病母细胞取代正常细胞。母细胞的细胞质中存在 Auer 小杆表示为髓细胞性白血病。分类和预后由免疫表型、染色体和分子生物学特征决定。

管理

急性白血病的特异疗法具有侵袭性，有许多副作用，可能不适合老年患者或有严重合并症的患者。在这些患者中，只应考虑支持治疗。低强度化疗可用于老年体弱患者，但只有不到20%的患者得到缓解。

特异疗法

在开始特异疗法之前，应治疗任何潜在的感染。贫血和血小板减少应输注红细胞和血小板。治疗的目的是阻断白血病细胞克隆，而不破坏正常干细胞。主要有三个阶段：

诱导缓解：联合化疗破坏部分肿瘤。这将导致 3 ～ 4 周的严重骨髓抑制，需要多次住院治疗。

巩固治疗：在巩固阶段，残存的病灶再经过几个疗程的化疗。这将再次导致骨髓抑制。在预后不良的白血病中，该阶段包括同种异体 HSCT。

维持缓解：如果 ALL 在巩固治疗后仍处于缓解期，可在门诊维持治疗，包括重复药物治疗。ALL 患者预防性颅内照射和鞘内注射氨甲蝶呤确保治疗能穿透中枢神经系统。

支持治疗

积极的化疗会导致骨髓衰竭，需要足够的支持治疗。以下是常见问题：

贫血：输注红细胞治疗。

出血：血小板减少性出血需输注血小板治疗。预防性血小板输注应保持血小板计数大于 10×10^9/L。凝血异常应进行适当处理（见前文）。

感染：在中性粒细胞显著减少的患者中，如发热（> 38℃）持续超过 1 h（中性粒细胞计数 < 1.0×10⁹/L）表明可能是脓毒症。此时需要静脉注射广谱抗生素治疗。经验治疗是氨基糖苷类（如庆大霉素）联合广谱青霉素（如哌拉西林 / 他唑巴坦）。这种联合具有协同和杀菌作用。与严重中性粒细胞减少症相关的最常见的病原体是皮肤革兰氏阳性菌，如金黄色葡萄球菌和表皮葡萄球菌，这些菌通过套管和中央静脉导管进入血液；以及肠道的革兰氏阴性菌。

所有 ALL 患者均易感染耶氏肺孢子菌，可引起严重肺炎，出现发热和缺氧。预防性口服复方磺胺甲噁唑有助于在化疗期间预防肺孢子肺炎发生。诱导排痰可以诊断，治疗需要静脉注射高剂量复方磺胺甲噁唑。口咽部念珠菌感染很常见，用氟康唑治疗。接受强化化疗的患者可用伊曲康唑或泊沙康唑预防全身性真菌感染。感染念珠菌或曲霉菌的系统性真菌感染需要静脉注射两性霉素脂质体、卡泊芬净或伏立康唑。

单纯疱疹感染经常发生在口鼻周围，用阿昔洛韦治疗。带状疱疹患者早期应用大剂量阿昔洛韦治疗，但带状疱疹对免疫功能低下的患者可能致命。

代谢问题：肝肾功能需要持续监测。某些抗生素（如氨基糖苷类）和抗真菌剂（两性霉素 B）可能会产生肾毒性。诱导治疗期间的细胞破坏会增加尿酸的产生，这可能会导致肾衰竭；别嘌呤醇和静脉补液可以预防这种情况。

心理支持：训练有素的多学科团队的支持是至关重要的。

造血干细胞移植

详见前文，可以将高危急性白血病的 5 年生存率从 20% 增加到 50%。低强度预处理的异体造血干细胞移植可以适用于年龄超过 65 岁者。

预后

如未行治疗，急性白血病的中位生存期约为 5 周。大约 80% 的 60 岁以下成年患者中，应用特殊治疗后有所缓解；然而，复发率仍然很高。老年患者的缓解率较低。造血干细胞移植、新药、单克隆抗体和受体免疫抑制剂均可提高白血病生存率。

慢性髓细胞性白血病

CML 是一种恶性骨髓增生性干细胞疾病，会导致所有造血系的增殖，但主要涉及髓细胞系。细胞成熟的过程正常。发病高峰为 55 岁。CML 的定义特征是染色体异常（费城染色体，Ph 染色体），9 号染色体与 22 号染色体相互易位。由此产生的一种嵌合体基因

（*BCR ABL*）编码一种具有酪氨酸激酶活性的蛋白质，在疾病中起因果作用，影响细胞增殖和分化。

临床表现

该疾病有三个阶段：

慢性期：该疾病对治疗反应迅速，易于控制，这一阶段持续3 ~ 5 年，伊马替尼疗法已经延长许多患者预期寿命。

加速期：疾病控制变得困难。

原始细胞危象期：该疾病转变为急性白血病（70% 为 AML，30% 为 ALL），此阶段相对难处理，且通常是致命的。伊马替尼应用极大地减少了转化为原始细胞危象期数量。

常见症状包括嗜睡、体重进行性下降、腹部不适、痛风和出汗。约 25% 的患者在诊断时无症状。脾大具有特征性，可能是巨脾；50% 的病例会发生肝大。

检查

● FBC 通常表现为正细胞性贫血。● 白细胞计数：10×10^9 ~ 600×10^9/L。● 血小板计数：约三分之一的患者计数非常高，高达2000×10^9/L。● 血涂片：中性粒细胞和骨髓细胞是主要的细胞类型，尽管可见全部范围的粒细胞前体。急变期细胞数量急剧增加。● 骨髓分析显示 Ph 染色体，RNA 分析显示 *BCR ABL* 基因缺陷。

管理

慢性期：酪氨酸激酶抑制剂（TKIs）是治疗 CML 的主要药物。伊马替尼、尼洛替尼和达沙替尼在一个月内使 FBC 正常，并使 90%的患者的 Ph 染色体在 3 ~ 6 个月内消失。每 3 个月定量 PCR 监测血液中的 BCR ABL mRNA。在 TKIs 治疗无效的患者中可尝试替代治疗。异体 HSCT 用于 TKIs 治疗失败的患者。羟基脲可用于姑息治疗，干扰素用于备孕的妇女。

加速期和原始细胞危象期：对于加速期，使用 TKIs 尼洛替尼或达沙替尼。在原始细胞危象期，采用急性白血病的治疗。原始细胞危象期淋巴母细胞的反应比骨髓母细胞的反应更大。在年轻的患者中，异体造血干细胞移植可能会回到慢性阶段。羟基脲或低剂量阿糖胞苷可改善老年患者症状。

慢性淋巴细胞白血病

CLL 是最常见的白血病，通常出现在 65 ~ 70 岁。免疫功能异常的 B 细胞增殖失控导致免疫和造血功能受损。

临床表现

起病缓慢，约 70% 的患者通过血常规偶然发现。常见症状包括：● 贫血。● 感染。● 淋巴结肿大。● 全身症状，如盗汗和体重下降。

检查

外周血提示成熟的淋巴细胞增多（$> 5 \times 10^9$/L）。免疫表型证实单克隆 B 细胞表达 CD19 和 CD23。血清免疫球蛋白提示低丙种球蛋白血症。直接抗球蛋白试验可能显示自身免疫性溶血性贫血。*TP53* 基因的突变是 CLL 中一个强大的预后标志物。骨髓检查有助于治疗困难的病例，可监测反应和判断预后。

CLL 的临床阶段：

● A（60%）：无贫血或血小板减少；淋巴结病变少于三个区域。● B（30%）：同 A，但有三个或更多区域的淋巴结病变。● C（10%）：贫血和（或）血小板减少。

管理和预后

大多数 A 期患者不需要治疗。

如果有骨髓衰竭、淋巴结肿大或脾大、全身症状，淋巴细胞计数迅速增加，自身免疫性贫血或血小板减少，则进行治疗。进展性 A 期、B 期和 C 期的初始治疗基于年龄、身体状况和 *TP53* 突变状态决定。对于 70 岁以下健康且 *TP53* 突变阴性的患者，氟达拉滨、环磷酰胺和利妥昔单抗（FCR）为标准治疗。对于年龄较大、身体状况较差的患者，需要利妥昔单抗与苯达司汀或氯胺丁酸联合使用。进展期需要支持治疗，例如，对于有症状的贫血或血小板减少者行输血治疗，并及时控制感染。主要的预后决定因素是疾病的发展阶段。大多数 A 期患者的预期寿命正常。晚期 CLL 患者更有可能死于本疾病或感染并发症。在那些接受化疗和利妥昔单抗治疗的患者中，90% 存活 4 年以上。

骨髓增生异常综合征

主要影响老年患者，其特征是骨髓病态造血和进展为 AML。已证实存在遗传基因异常。

血涂片显示细胞减少和细胞核过度分裂。骨髓象提示细胞增多，并伴有发育异常。

随着时间的推移，在 30% 的病例中渐进性发育不良导致骨髓衰竭或进展为 AML。输注红细胞和血小板是主要的治疗方法。促红细胞生成素和 G-CSF 可刺激血红蛋白和白细胞。同种异体造血干细胞移植可治疗情况良好的患者。低危患者的中位数生存期为 9 年，高危患者降至 1 ～ 1.5 年。

淋巴瘤

淋巴瘤起源于淋巴组织，根据活检结果分为霍奇金淋巴瘤（HL）和非霍奇金淋巴瘤（NHL），进一步分为高度（侵袭性）和低度（惰性）肿瘤。大多数细胞起源于 B 细胞。

霍奇金淋巴瘤

霍奇金淋巴瘤通常在 20 ～ 35 岁的成年人发病，在 50 ～ 70 岁时会有第二个高峰。这种情况在有传染性单核细胞增多症病史的患者中更常见，尽管没有证明因果关系。里-施细胞是 B 细胞起源的大型恶性淋巴细胞，是霍奇金淋巴瘤的组织学特征。据世界卫生组织分类，经典霍奇金淋巴瘤有四种组织学类型：

● 结节硬化型（在年轻患者和女性中常见）。● 混合细胞型。● 富淋巴细胞型。● 淋巴细胞耗竭型（罕见）。

还有结节性淋巴细胞为主的霍奇金淋巴瘤，特点是生长缓慢，局部化，很少致命。

临床表现

无痛性淋巴结肿大，通常位于颈部或锁骨上窝。有些患者无系统性"B"症状；另一些患者有体重下降和出汗。可能存在肝脾大。纵隔淋巴结受累患者可能会发生干咳和呼吸困难。

检查

● FBC：可能正常，或表现为正常细胞、正常色素性贫血。可能存在淋巴细胞减少症或嗜酸性粒细胞增多症。● ESR：可能上升。● 肝功能：可能异常，可有肝浸润。● LDH 水平升高提示不良预后。● CXR：可能显示纵隔肿块。● 胸部、腹部和骨盆的 CT 和 PET：用于分期（框 14.7）并指导管理。● 淋巴结活检：明确诊断。

管理和预后

患有早期疾病（ⅠA 期和ⅡA 期）的患者应接受化疗联合放疗的综合治疗方案。采用 ABVD 方案（多柔比星、长春新碱、博来霉素和达卡巴嗪），随后对累及的淋巴结进行放疗。大多数 PET 阴性的患者都可以不行放疗，以尽量减少对正常组织的损害。通过临床检查和重复的 CT/PET 来评估治疗效果。

框 14.7　霍奇金淋巴瘤的临床分期（Ann Arbor 分期系统）

临床分期	定义
I	累及单个淋巴结区域或局灶性单个结外器官
II	在膈肌同侧的两组或多组淋巴结受累，或局灶性单个结外器官及其区域淋巴结受累
III	横膈上下淋巴结区域同时受累，可伴有局灶性相关结外器官、脾受累或两者均有
IV	弥漫性单个或多个结外器官受累，如肝或骨髓
A	无全身性症状
B	体重下降 > 10%，盗汗

　　晚期疾病患者通常仅用化疗来治疗。与早期疾病一样，PET 阴性预示良好的治疗结果。疾病晚期的治愈率较低。复发或难治性患者可进行干细胞移植。

　　超过 90% 的早期霍奇金淋巴瘤患者获得了完全缓解，而且大多数已被治愈。约 80% 的晚期霍奇金淋巴瘤患者可以在 PET 的指导下治愈。

非霍奇金淋巴瘤

　　NHL 代表淋巴细胞的单克隆增殖，可能是 B 细胞（90%）或 T 细胞（10%）的起源。其发病高峰为 65 ～ 70 岁。影响治疗和预后的最重要因素是分级。

　　高度 NHL：增殖率高，迅速产生症状，如果不治疗会致命，但可能治愈。

　　低度 NHL：增殖率低，可能数月至数年无症状，病程缓慢，但常规治疗无法治愈。

　　临床表现

　　● 淋巴结肿大。● 全身性不适，如消瘦，盗汗和发热。● 肝脾大。● 淋巴结外疾病：在 NHL 中更常见，累及骨髓、肠道、甲状腺、肺和皮肤。● 骨髓侵犯：低度淋巴瘤更常见。霍奇金淋巴瘤和 NHL 均用相同的分期系统（见框 14.7），但 NHL 更有可能为 III 或 IV 期。

　　检查

　　同霍奇金淋巴瘤，除此之外还应该关注以下几点：

　　● 骨髓穿刺和活检。● 免疫表型，以区分 T 细胞和 B 细胞肿瘤。● 易位的细胞遗传学分析。● 尿酸水平——在治疗期间可导致肾衰竭。● HIV 检测——患淋巴瘤的危险因素。● 利妥昔单抗治疗前需行乙肝和丙肝检测。

管理

低度 NHL：无症状患者暂不推荐治疗。治疗的指征是包括全身性症状、造成不适的淋巴结肿大和骨髓衰竭。局部可用放疗。化疗（环磷酰胺、长春新碱和泼尼松龙）联合利妥昔单抗是一线治疗方案。这种疗法可以提高生存率，但并不能治愈。高剂量化疗联合造血干细胞移植可延长复发患者的生存期。

高度 NHL：最常见的弥漫性大 B 细胞 NHL 对环磷酰胺、阿霉素、长春新碱、泼尼松龙和利妥昔单抗反应较好，可提高生存率，但不能根治。自体造血干细胞移植被用于复发患者的治疗。

预后

低度 NHL 是一个缓慢的缓解和复发的过程，平均生存期为 12 年。在高度 NHL 中，5 年生存率为 25% ～ 75%。

副蛋白血症

多克隆丙种球蛋白病发生在感染、炎症反应和恶性肿瘤时。在其他免疫球蛋白水平正常或降低的情况下，单个免疫球蛋白的单克隆增殖可能发生。这种单克隆蛋白被称为副蛋白或 M 蛋白。

不明原因的单克隆丙种球蛋白病

血液中出现副蛋白，但未达到骨髓瘤的诊断标准。以无症状的老年患者最多见，一般不需要特殊治疗，但患者应每年接受定期监测，以确定骨髓瘤的进展（每年约 1%）。

华氏巨球蛋白血症

是一种罕见的发生于老年人惰性淋巴瘤，与 IgM 副蛋白的产生有关。患者出现高黏滞血症，如视力模糊和意识障碍。其他表现包括贫血、全身性症状、脾大和淋巴结肿大。血浆电泳显示免疫球蛋白 IgM，骨髓穿刺显示淋巴细胞浸润。严重的高黏滞血症需要血浆置换清除 IgM。利妥昔单抗联合苯丁酸氮芥或氟达拉滨是常用的治疗方法。

多发性骨髓瘤

这是一种浆细胞的恶性增殖性疾病，发病高峰为 60 ～ 70 岁。正常的浆细胞来源于 B 细胞，并产生含有重链和轻链的免疫球蛋白。在骨髓瘤中，浆细胞产生单克隆免疫球蛋白（副蛋白）。轻链可能会出现在尿液中，如本周蛋白尿。IgG 是骨髓瘤中最常见的副蛋白类型。

临床表现和检查

其临床表现如图 14.3 所示。骨髓瘤的诊断需要下列之中的两种：
● 骨髓穿刺示恶性浆细胞异常增殖。● 血清和（或）尿路出现 M 蛋白。● 骨骼检查中可见骨骼破坏。

其他检查包括 FBC、U&Es、血清钙。ESR 常会升高。碱性磷酸酶和骨扫描在没有骨折患者中是正常的。

管理

无肾、骨和骨髓损伤的无症状患者可能不需要治疗。

支持治疗：

● 高液体摄入可治疗肾功能不全和高钙血症。● 骨痛的镇痛治疗。● 别嘌呤醇可预防尿酸盐肾病。● 双磷酸盐治疗高钙血症和预防骨折。● 高黏滞血症血浆分离置换。

特殊治疗： 在老年患者中，沙利度胺联合美法仑和泼尼松龙将总生存期提高到 4 年以上。沙利度胺具有抗血管生成和免疫调节作用，但有高度致畸性。在年轻的患者中，化疗后自体造血干细胞移植可以提高生活质量，提高生存率，但不能根治骨髓瘤。沙利度胺可延长疗效。硼替佐米和来那度胺被用于后续进展的治疗。放射治疗用于治

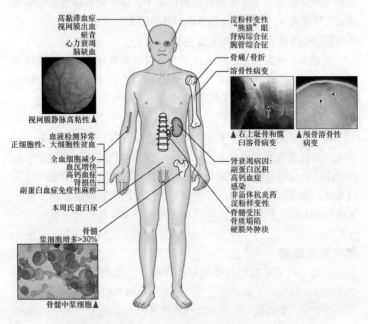

图 14.3 （彩图） 多发性骨髓瘤的临床和实验室特征

疗骨痛和脊髓压迫。长疗程双膦酸盐可以减轻骨痛并保护骨骼。

预后

接受标准治疗的患者的平均生存期为 29 ～ 62 个月，具体需取决于疾病阶段。

再生障碍性贫血

原发性特发性获得性再生障碍性贫血

在欧洲和北美是一种罕见的疾病，其特征是骨髓发育不全伴全血细胞减少，这是由于自身免疫介导的多能干细胞衰竭所致，通常无明确病因，但需要排除已知的继发血细胞发育不全的因素。

临床表现及检查

患者出现骨髓衰竭的症状，包括贫血、出血和感染。FBC 表现为低网织红细胞全血细胞减少。骨髓穿刺显示细胞过少。

管理

支持治疗包括输注红细胞和血小板，以及积极控制感染。对 35 岁以下的患者多采用同种异体造血干细胞移植治疗，它提供了 75% ～ 90% 的治愈的机会，而对于老年患者多使用抗胸腺细胞球蛋白和环孢素免疫抑制剂治疗。

继发性再生障碍性贫血

继发性再生障碍性贫血的病因见框 14.8。在某些情况下，细胞

框 14.8　继发性再生障碍性贫血的原因

- 药物
  - 细胞毒性药物
  - 抗菌药物：氯霉素、磺胺类药物
  - 抗风湿要：青霉胺、金剂
  - 抗甲状腺药物
  - 抗惊厥药
  - 免疫抑制剂：硫唑嘌呤
- 化学制品
  - 误用苯甲苯溶剂：吸食强力胶
  - 杀虫剂：有机磷
- 辐射
- 病毒性肝炎
- 妊娠
- 阵发性睡眠性血红蛋白尿

减少更具选择性，只影响一个细胞系，最常见的是中性粒细胞。临床表现和治疗与原发性再生障碍性贫血相同。任何潜在病因都应加以解决。

骨髓增殖性肿瘤

这些慢性疾病的特点是骨髓前体细胞克隆增殖，包括真性红细胞增多症（PRV）、原发性血小板增多症、骨髓纤维化和CML。虽然大多数患者有其中一种疾病，但有些患者有重叠特征或从一种疾病发展成另一种疾病，例如由PRV转化为骨髓纤维化。90%以上的PRV以及50%的原发性血小板增多症和骨髓纤维化病例中发现了编码信号转导分子JAK-2的基因突变。

骨髓纤维化

在骨髓纤维化中，骨髓最初是增生的，释放生长因子的异常巨核细胞过多，导致成纤维细胞增殖。随着疾病的发展，骨髓出现纤维化。

临床表现

多数患者年龄超过50岁，伴有疲劳、体重下降和盗汗。脾可能由于髓外造血而明显增大，并可能发生痛性脾梗死。

检查

贫血伴有成红包细胞血象（外周有未成熟红细胞和未成熟粒细胞）。白细胞计数和血小板计数可能升高、正常或降低。细胞更新加快通常导致高尿酸和叶酸缺乏。骨髓通常很难抽吸；骨髓活检显示骨髓被纤维组织替代，发现*JAK-2*突变则支持诊断。

管理

支持治疗包括输血以改善贫血，补充叶酸，防止其缺乏。羟基脲可能有助于减少白细胞且缩小脾，巨脾症需行脾切除术。在年轻的患者中可以考虑造血干细胞移植。JAK-2抑制剂芦可替尼可减轻全身症状和脾大。生存期不确定，中位生存期可达4年。

原发性血小板增多症

巨核细胞增殖失控导致血小板增加及功能失调。在诊断之前，必须排除血小板反应性增多的原因。*JAK-2*突变支持诊断，但无特异性。患者的中位生存年龄为60岁，多伴有血管闭塞事件或出血事件，少数患者转化为急性白血病或骨髓纤维化。

所有患者均应考虑使用阿司匹林，以降低血栓形成的风险。羟基脲可用于控制血小板计数。

真性红细胞增多症

真性红细胞增多症主要发生在 40 岁以上的患者。其特征是由骨髓增生旺盛引起红细胞生成增加。

临床表现

患者多偶然发现血红蛋白升高，或有高黏滞血症，如乏力、头痛、头晕和瘙痒。有的表现为外周动脉疾病或脑血管意外。出现 VTE 的风险增加。消化性溃疡常见，有时还伴有出血。患者常表现为多血症和脾大。

检查

对红细胞增多症的研究见前文。高 Hct 加上 *JAK-2* 突变通常可确诊。在 *JAK-2* 突变阴性患者中，应排除继发性红细胞增多症（见框 14.1）。中性粒细胞和血小板计数经常升高。

管理和预后

阿司匹林可降低血栓形成的风险。静脉切开术可减轻高黏滞血症，并应反复进行，以保持 Hct 低于 45%。

羟基脲或干扰素可用于抑制潜在的骨髓增殖。放射性磷（^{32}P）只用于老年患者，因为它增加了 6 ～ 10 倍转化为急性白血病的风险。本病中位生存期超过 10 年，其中 15% 可转化为骨髓纤维化或急性白血病。

出血性疾病

原发性止血障碍

血小板功能障碍、血小板减少症、血管性血友病以及血管壁病变都可能导致血小板栓子无法形成而导致止血失败。

血管壁异常

遗传性出血性毛细血管扩张症

这是一种以血管壁异常为特征的遗传性疾病。

毛细血管扩张和小动脉瘤发生在指尖、面部、鼻腔、舌、肺和胃肠道。许多患者出现较大的肺动静脉畸形，导致动脉低氧血症，并与反常栓塞引发的卒中和脑脓肿有关；这些症状可通过经皮栓塞治疗。患者伴有反复出血（特别是鼻出血）或隐匿性消化道出血引起的缺铁性贫血。

治疗包括铁剂疗法、局部烧灼或激光治疗，以防止病变出血。

血小板减少症

血小板减少症的原因见框14.4，并在前文中讨论治疗。

特发性血小板减少性紫癜

血小板的自身抗体导致血小板的破坏。自发性出血主要发生在血小板计数低于 20×10^9/L 的情况下。血小板计数过高的患者容易出现瘀伤、鼻出血或月经过多。多数患者偶然发现血小板计数高于 50×10^9/L。

在成年人中，特发性血小板减少性紫癜多见于女性，发病隐匿。与儿童患病时不同，通常没有既往病毒感染史。年龄大于65岁的患者应该进行骨髓检查，以排除可能的B细胞恶性肿瘤；如果可能是结缔组织病，应进行自身抗体检测。应考虑HIV检测。发病时血小板计数大大减少，骨髓巨核细胞增加。

管理

多数儿童特发性血小板减少性紫癜病例为自限性，且在几周内消退。口服泼尼松龙的适应证包括严重的紫癜、瘀伤或鼻出血，以及血小板计数小于 10×10^9/L。虽然成人比儿童的治疗效果差，但成人也要使用泼尼松龙治疗。静脉注射IgG可提高血小板计数，且在发生危及生命的出血时是显著有效的。持续性或潜在危及生命的出血应采用血小板输注治疗。复发性疾病应考虑进行脾切除术。

凝血功能障碍

凝血因子障碍可能是由于单一因子（通常是先天性的，如血友病A）或多种因子（通常是后天获得的，如肝病）的缺乏所引起。

先天性出血性疾病

血友病A

Ⅷ因子缺乏（血友病A）是最常见的先天性出血性疾病，发病率为 1：10 000。Ⅷ因子由肝和内皮细胞制造；基因位于X染色体上。血友病A是一种X连锁隐性遗传性疾病，因此患者多为男性。血友病患者的女儿也是携带者。如果一个女性携带者有一个儿子，他将有50%的机会患血友病，女儿将有50%的概率成为携带者。有遗传史的家庭可以进行产前筛查。

临床表现和检查

当婴儿变得更好动，第一次出现瘀伤或血肿时被诊断，通常是在 6 个月之后。血友病 A 的表现与Ⅷ因子水平有关（框 14.9）。严重血友病患者的大关节会反复出现血肿，随着时间的推移，导致慢性血友病性关节病。虽然关节和肌肉是出血最常见的部位，但出血可以发生在任何部位，而颅内出血往往是致命的。

管理

在发达国家，治疗基于用重组凝血因子浓缩物进行预防性凝血因子替代，这可以减少男性严重血友病患者的出血率，防止主要的长期罹患即关节损伤。

在发展中国家，出血发作使用浓缩Ⅷ因子治疗。冷冻干燥的Ⅷ因子浓缩物可在家用冰箱中 4℃ 储存，因此许多患者能够在家中治疗。这些浓缩物是从献血者血浆中提取的，献血者血浆已行 HBV、HCV 和 HIV 筛查，并在制备过程中进行病毒灭活。重组因子Ⅷ浓缩物也被广泛使用，虽然价格更高，但与血浆相比，其感染风险更小。在轻度血友病 A 的个体中，静脉注射或鼻内使用去氨加压素可用于增加Ⅷ因子水平。这通常足以治疗轻微出血或小手术引起的出血，如拔牙。

并发症的治疗

在 1986 年以前，浓缩物没有进行病毒灭活，许多患者因此感染乙型肝炎、丙型肝炎或 HIV。因此，应向所有可能接受混合血液产品的人提供甲型肝炎疫苗和乙型肝炎免疫接种。现在人们担心变异型克罗伊茨费尔特-雅各布病（CJD）可能通过混合血浆产品传播，所以这些产品现在是由来自牛海绵状脑病发病率低的国家的血浆制成的。

Ⅷ因子输注的另一个严重后果是 20% ～ 30% 的严重血友病患者中出现抗Ⅷ因子抗体。这种抗体迅速中和重组因子Ⅷ，使治疗相对无效。输注Ⅶ a 因子可止血。

血友病 B

是由Ⅸ因子缺乏引起的 X 连锁遗传性疾病。这种疾病在临床上与血友病 A 无法区分，但不太常见。治疗用浓缩Ⅸ因子。

框 14.9　血友病的严重程度

严重程度	Ⅷ因子或Ⅸ因子水平	临床表现
重度	< 0.01 U/ml	自发性关节血肿和肌肉血肿
中度	0.01 ～ 0.05 U/ml	轻度创伤或手术导致血肿
轻度	0.05 ～ 0.4 U/ml	重大损伤或手术导致大出血

血管性血友病

血管性血友病是一种常见的轻度出血性疾病，为常染色体显性遗传。血管性血友病因子（vWF）是一种蛋白质，具有两种主要功能：

● 作为Ⅷ因子的载体蛋白；因此，缺乏vWF会导致血浆Ⅷ因子水平的二次降低。● 促进血小板与内皮下胶原的结合；因此，缺乏也会导致血小板血栓形成受损。

临床表现

出血表现与血小板功能下降者相似，常见有浅表皮肤瘀伤、鼻出血、月经过多和胃肠道出血。出血通常比严重的血友病少得多。

检查

vWF水平降低，伴有Ⅷ因子二次降低。多数情况下突变分析有助于疾病诊断。

管理

● 轻度出血：使用去氨加压素提高vWF水平。● 黏膜出血：氨甲环酸。● 严重出血：浓缩Ⅷ/vWF因子。

获得性出血性疾病

弥散性血管内凝血

弥散性血管内凝血（DIC）导致出血，但常因血管内凝血而被忽视。

肝病

在严重的实质肝病中，出血由许多不同原因引起。包括凝血因子合成减少、DIC和继发于脾亢进的血小板减少。胆汁淤积性黄疸降低了维生素K的吸收，导致Ⅱ、Ⅶ、Ⅸ和Ⅹ因子缺乏，可给予维生素K治疗。

肾病

晚期肾衰竭与血小板功能障碍以及出血相关，尤其是胃肠道出血。

血栓性疾病

静脉血栓栓塞

静脉血栓栓塞（VTE）的先决条件列于框14.10。虽然最常见的表现是深静脉血栓形成（DVT）和（或）肺栓塞（第4章），但类似的病情也见于颈静脉血栓形成、上肢DVT、脑窦血栓形成（第16章）和腹腔静脉血栓形成。

在西方国家，VTE的年发病率约为1∶1000。随着年龄的增长，

VTE 越来越常见，许多死亡病例都与合并症相关，如癌症或炎症性疾病，这些疾病容易形成血栓。

VTE 管理

治疗的关键是抗凝。通常给予低分子肝素，之后是香豆素，如

框 14.10　静脉血栓形成的诱发因素

患者因素

- 年龄增长
- 肥胖
- 静脉曲张
- 有不明原因 VTE 家族史的年轻人
- DVT 病史
- 妊娠 / 产后
- 雌激素：口服避孕药、激素替代疗法
- 缺乏运动
- 静脉注射药物（股静脉）

手术

- 大手术，特别是持续时间 > 30 min 的
- 腹部或盆腔手术，尤其是恶性肿瘤
- 下肢大型骨科手术，如关节置换术和髋关节骨折手术

内科疾病

- 心肌梗死
- 心力衰竭
- 炎症性肠病
- 恶性肿瘤
- 肾病综合征
- 肺炎
- 导致运动障碍的神经系统疾病，包括卒中、截瘫等

血液病

- 红细胞增多症
- 原发性血小板增多症
- 抗凝血酶、蛋白 C 和 S 缺乏
- 阵发性睡眠性血红蛋白尿
- 凝血酶原突变：V因子，凝血酶原基因 *G20210A*
- 骨髓纤维化
- 狼疮抗凝物
- 抗心磷脂抗体

华法林。低分子肝素治疗急性 VTE 至少应持续 5 天。用华法林的患者维持 INR 2.5（范围 2 ～ 3），而低分子肝素维持 INR 大于 2。或患者也可以应用新型口服抗凝药治疗。利伐沙班和阿哌沙班可在 VTE 诊断后立即使用，而无需应用低分子肝素。在合并 VTE 的癌症患者中，使用低分子肝素持续抗凝，可减少 VTE 复发。

由暂时危险因素引起的 VTE，患者可以接受短期治疗（如 3 个月）；抗凝超过 6 个月停药，不会改变 VTE 的复发率。如果有不可逆转的持续危险因素，如活动性癌症，只要出血风险不过高，通常建议长期抗凝。

在病因不明的 VTE 中，抗凝的最佳持续时间很难确定。在有暂时危险因素的患者中，VTE 的复发率为每年 2% ～ 3%，而在病因不明的 VTE 患者中，VTE 的复发率为每年 7% ～ 10%。这一比例在 5 年内稳定在 30% ～ 40%。因此，许多不明原因的 VTE 患者将受益于长期抗凝。不明原因的 VTE 复发的最显著的预测因素是男性以及停用抗凝药 1 个月后测量出 D- 二聚体阳性。

静脉血栓预防

对所有入院的患者，都应进行 VTE 风险评估（框 14.11）。患者进行早期评估对预防 DVT 很重要。中、高风险患者可能需要额外的抗血栓措施，如分级加压弹力袜和低分子肝素；高风险患者可能需要长期预防。

有几种遗传环境易诱发 VTE；然而，没有一种与动脉血栓形成密切相关。所有人在妊娠期间的风险都略有增加。除了抗凝血酶缺乏和纯合 V 因子，大多数携带者终身不会发生 VTE。检测这些异常不能预测 VTE 的复发。这些情况本身都不需要抗凝治疗，除非血栓

框 14.11　抗血栓预防

出现以下情况的患者，应考虑进行特定的抗血栓预防：

中度 DVT 风险

- 40 岁以上或有其他危险因素的大手术患者
- 严重的内科疾病，如心力衰竭、脓毒症、恶性肿瘤、炎症性肠病、卒中或其他导致肢体活动障碍的病因

高风险的 DVT

- 恶性肿瘤、有 DVT 病史、已知血栓形成的腹部或盆腔大手术患者
- 特殊手术风险：髋关节或膝关节大手术，神经外科手术

形成或还存在特殊的危险因素。

抗凝血酶缺乏：抗凝血酶是一种使 II a（凝血酶）、IX a、X a 和 XI a 失活的蛋白质，肝素可大大增强其活性。家族性抗凝血酶缺乏症是一种常染色体显性遗传病，与 VTE 的显著易感性有关。

蛋白质 C 和 S 缺乏：蛋白质 C 和 S 是天然抗凝血剂，参与关闭凝血因子激活（V a 和 VIII a 因子）和凝血酶产生。因此遗传性缺乏蛋白质 C 或 S，导致血栓前状态。

V 因子：V 因子是由突变引起的，该突变阻止了激活 V 因子的分裂，从而使激活 V 因子失活。这导致杂合子静脉血栓形成的相对风险为 5，稀有纯合子静脉血栓形成的风险 > 50。

抗磷脂综合征：在该综合征中，抗磷脂抗体（包括狼疮抗凝物和抗心磷脂抗体）与凝血级联相互作用，引起动脉和静脉血栓栓塞。该综合征有时单独发生（原发性抗磷脂综合征）或作为风湿性疾病的并发症，如系统性红斑狼疮（继发性抗磷脂综合征）。临床表现和相关性概述见框 14.12。

弥散性血管内凝血

DIC 可以由许多疾病引起，包括感染、恶性肿瘤、药物毒性、烧伤和产科问题（如胎盘早剥、羊水栓塞）。参与凝血及其调节的系

框 14.12　抗磷脂综合征

临床表现

- 不良妊娠结局
  - 复发性早期流产（≥ 3 次）
  - 妊娠 10 周后正常胎儿不明原因死亡
  - 重度早期子痫前期
- 静脉血栓栓塞
- 动脉血栓栓塞
- 网状青斑，重度抗磷脂综合征，横贯性脊髓炎，皮肤坏死，舞蹈病

与继发性抗磷脂综合征相关的疾病

- 系统性红斑狼疮
- 类风湿关节炎
- 系统性硬化病
- 白塞病
- 颞动脉炎
- 干燥综合征

抗磷脂抗体的靶点

- β_2- 糖蛋白 1
- 蛋白质 C
- 膜联蛋白 V
- 凝血酶原（可能导致出血）

统激活途径，无论是通过细胞因子还是通过组织因子，都会导致血管内纤维蛋白凝块的产生，导致多器官衰竭，同时凝血因子和血小板消耗导致出血。这种情况可能由于纤维蛋白沉积后纤维蛋白溶解系统激活而加剧。

检查

● 血小板减少症。● 凝血因子缺乏引起的 PT 和 APTT 延长。● 低纤维蛋白原。● D- 二聚体（纤维蛋白降解产物）含量增加。

管理

关键在于治疗引起 DIC 的潜在疾病（如静脉注射抗生素治疗脓毒症）。应使用血小板和（或）FFP 等血液制品来控制活动性出血。

血栓性血小板减少性紫癜

这是一种罕见的自身免疫性疾病，血栓形成伴有血小板减少。它有五个特征：

● 血小板减少。● 微血管溶血性贫血。● 神经系统后遗症。● 发热。● 肾损伤。

由血小板血栓引起的微血管阻塞会影响大脑、肾和其他器官。可能单独发生，或与药物（噻氯匹定、环孢素）、HIV、志贺毒素和恶性肿瘤一起发生。治疗方法为紧急血浆置换；糖皮质激素、阿司匹林和利妥昔单抗也有作用。如果不治疗，10 天内的死亡率为 90%。

15

风湿病与骨病

黄添隆　李　辉　李　姝　刘　岗　吴文娟　仰嘉轩　译
李　姝　李　辉　丁永锴　黄添隆　刘　岗　审校

肌肉骨骼系统疾病可能影响各个年龄和种族，约占英国全科医生咨询的 25%。肌肉骨骼疾病影响骨骼、关节、肌肉、皮肤、肌腱等结缔组织，导致疼痛和运动功能障碍，是导致老年人身体残疾的最常见原因。

肌肉骨骼疾病常见问题

急性单关节炎

引起急性单关节炎的最主要病因有晶体性关节炎、脓毒症关节炎、脊柱关节病（SpA）和寡关节型的幼年特发性关节炎（JIA）。还有其他的一些可能病因见框 15.1。痛风好发于第一跖趾关节，而手、腕、踝、膝关节或髋关节是假性痛风的好发部位。晶体性关节炎起病急，发作迅速（6～12 h 达到疾病高峰），脓毒症关节炎直到治疗前一直缓慢发展。关节血肿通常导致损伤的关节大量积液。近期腹泻或生殖器感染提示反应性关节炎，而间歇发作、脱水或手术可能引发晶体性关节炎。

为了排除脓毒症关节炎和寻找结晶体，通常需要进行关节抽液。痛风性关节炎患者血清尿酸常升高，但也可能正常。如果有假性痛风，必须要排除原发性甲状旁腺功能亢进。

多关节炎

多关节炎是累及 5 个或 5 个以上关节的炎症。炎症性关节炎常引起晨僵，体检时有关节的肿胀和压痛，不活动时上述症状加重。关节受累模式和相关特征有助于鉴别诊断，帮助确定病因（框 15.2）。类风湿关节炎的特点是手和脚的小关节、腕关节，踝关节和膝关节对称性受累。银屑病关节炎与附着点炎和指甲凹陷密切相关。不对称、下肢为主和更多大关节受累是脊柱关节病的特征。

框 15.1　急性单关节炎的病因

常见病因

- 脓毒症关节炎
- 痛风
- 假性痛风
- 创伤
- 关节血肿
- 脊柱关节病
- 银屑病关节炎
- 反应性关节炎
- 肠病性关节炎

少见病因

- 类风湿关节炎
- 幼年特发性关节炎
- 色素沉着绒毛结节性滑膜炎
- 异物反应
- 淋球菌感染
- 结核
- 白血病
- 骨髓炎

框 15.2　多关节炎的病因

病因	特征
类风湿关节炎	对称，可累及所有关节，上/下肢关节均可受累
病毒性关节炎	对称的小关节；有皮疹和前驱症状
骨性关节炎	对称，主要位于手的远端指间关节、膝盖、髋部、背部和颈部的关节；赫伯登结节和布夏尔结节
银屑病关节炎	不对称，主要累及手和脚的近端和远端指间关节，指甲凹陷，大关节也常受累
中轴型脊柱关节炎和肠病性关节炎	大关节、下肢关节受累多于上肢，可能有腰痛病史
系统性红斑狼疮	对称、小关节受累、滑膜炎不常见
幼年特发性关节炎	对称、可累及所有关节，上/下肢关节均可受累
慢性痛风	远端多于近端关节、急性发作
慢性结节病	对称，可累及所有关节
焦磷酸钙关节炎	可累及手、腕、踝、膝关节的慢性多关节炎

血液检验炎症标志物和病毒血清学可以帮助鉴别诊断。受累关节的超声或 MRI 检查可帮助明确滑膜炎情况。治疗主要是针对病因治疗。

肌肉骨骼系统的临床检查（图 15.1）

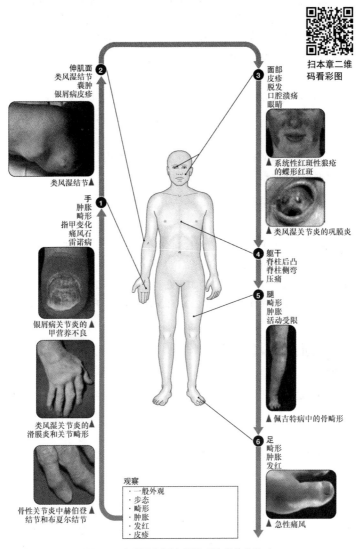

扫本章二维码看彩图

2 伸肌面
类风湿结节
囊肿
银屑病皮疹

类风湿结节▲

1 手
肿胀
畸形
指甲变化
痛风石
雷诺病

银屑病关节炎的▲
甲营养不良

类风湿关节炎的
滑膜炎和关节畸形

骨性关节炎中赫伯登
结节和布夏尔结节

3 面部
皮疹
脱发
口腔溃疡
眼睛

▲ 系统性红斑性狼疮
的蝶形红斑

▲ 类风湿关节炎的巩膜炎

4 躯干
脊柱后凸
脊柱侧弯
压痛

5 腿
畸形
肿胀
活动受限

▲ 佩吉特病中的骨畸形

6 足
畸形
肿胀
发红

▲ 急性痛风

观察
· 一般外观
· 步态
· 畸形
· 肿胀
· 发红
· 皮疹

图 15.1 （彩图）肌肉骨骼系统的临床检查

599

骨折

骨折是骨质疏松症的常见症状，但也会在转移性骨肿瘤、骨质减少和正常骨骼中出现。

临床表现

临床表现为局部骨痛、运动时加剧，通常有创伤史，然而严重的骨质疏松症可发生自发性骨折。骨折与软组织损伤的区别在于骨折有明显的疼痛和肿胀、异常的运动、骨擦音或畸形。股骨颈骨折会造成受累下肢缩短、疼痛、外旋。

检查

应检查受累部位的正侧位 X 线片，以确定骨皮质是否连续。X 线片也可能查出潜在的骨质疏松症、佩吉特病或骨软化症。

管理

包括充分缓解疼痛、骨折复位和制动，使用石膏或夹板或内固定。股骨颈骨折通常需要关节置换手术。

全身肌肉骨骼疼痛

鉴别诊断包括：

● 恶性疾病伴骨转移：持续进行性疼痛伴体重下降。● 佩吉特病：疼痛通常更局限于病变部位。● 骨性关节炎（osteoarthritis，OA）：疼痛局限于病变部位，如腰椎、髋部、膝和手。● 骨软化症：全身性骨痛和压痛伴肢带无力。● 纤维肌痛：全身疼痛，尤其躯干、背部和颈部受累。

局部肌肉骨骼疼痛

腰痛

腰痛是极其常见的。在英国，每年有 7% 的成年人因腰痛咨询家庭医生。

临床评估

病史和检查的目的是把少数有严重脊柱病变的患者和大多数自限性、机械性疼痛的患者区分。

机械性疼痛： 占腰痛的 90% 以上，通常发病年龄在 20～55 岁、常见于重体力劳动者，往往搬重物或弯腰时突然发生。疼痛在活动时加重、休息后减轻。疼痛通常不对称的，局限于腰骶部、臀部或大腿，无明显神经根分布（不同于根性疼痛）。检查可发现椎旁肌痉挛伴疼痛性活动受限。预后良好，90% 的患者在 6 周后可以恢复。心理因素（如工作不满、抑郁）增加了发展为慢性疼痛的风险。

严重疾病引起的疼痛：病因包括恶性肿瘤、骨折或感染引起的骨质破坏，提示严重脊柱病变的危险特征包括：● 年龄小于 20 岁或大于 50 岁。● 无法通过休息得到缓解的持续的、进行性的疼痛。● 胸痛。● 恶性肿瘤或结核病史或症状。● 全身使用糖皮质激素。● 全身症状：出汗、不适、体重下降。

检查：检查可显示疼痛的脊柱畸形，多个神经根节段有体征。最重要的要警惕马尾综合征的迹象（见下文）。

椎间盘退行性病变：这会导致年轻人神经根痛（框 15.3），最常见于 L_4 或 L_5。约 70% 的患者在 4 周内好转。佩吉特病和脊柱骨性关节炎可压迫马尾的多根神经，需要紧急治疗。

炎性疼痛：强直性脊柱炎性疼痛是渐进性的，通常发生在 40 岁以前。常有晨僵，运动后可改善。腰椎滑脱可能会引起背痛，站立和行走常加重疼痛。

检查

机械性背痛无需检查。持续疼痛（＞6 周）或出现"危险信号"应接受 MRI 检查，MRI 可发现椎管狭窄、脊髓或神经根受压、炎性中轴型脊柱关节炎、恶性肿瘤和脓毒症关节炎。如果怀疑椎体压缩性骨折、骨性关节炎和椎间盘退行性病变，X 线片可能有价值。如果怀疑转移性骨病，骨扫描可协助诊断。其他辅助检查包括：

● 生化和血液检查，包括 ESR 和 CRP（脓毒症关节炎和炎症性

框 15.3　根性痛的特征

神经根痛

- 单侧腿痛比下腰背痛更严重
- 放射超过膝盖
- 感觉异常分布与相应神经对应
- 神经刺激症状（直腿抬高不足，重现疼痛）
- 运动、感觉或反射体征（仅限一个神经根）

马尾综合征

- 排尿困难
- 肛门括约肌张力丧失或大便失禁
- 鞍区麻木
- 步态障碍
- 单腿或双腿疼痛、麻木或无力

疾病）。● 蛋白质和尿电泳（骨髓瘤）。● 前列腺特异性抗原（前列腺癌）。

管理

机械性腰背痛的治疗包括安抚、教育、简单镇痛和早期活动。卧床休息无效，并增加了慢性残疾的风险。上述措施无效的患者可能需要物理治疗。只有不到 1% 的患者需要手术。严重脊柱病变的治疗由病因决定。

颈痛

颈痛是一种常见的症状，可以发生在受伤后或睡觉姿势不正确时，也可由于压力或与脊柱骨性关节炎引起，原因见框 15.4。大多数病例可自行缓解，或通过短期的非甾体抗炎药、镇痛药或一些运动疗法缓解。神经根分布区域持续疼痛的患者以及有神经症状和体征的患者应进行 MRI，必要时还应请神经外科会诊。

肩痛

肩袖综合征：一种常见的疼痛，疼痛由盂肱关节周围的肌腱炎或滑囊炎引起的，可因抗阻运动出现疼痛。治疗方法包括物理治疗、镇痛和糖皮质激素注射。

粘连性关节囊炎（"冻结肩"）：表现为伴明显的抬高和外旋受限的疼痛。粘连性关节囊炎通常与糖尿病和颈部神经根病变有关。治疗包括镇痛，局部注射糖皮质激素和定期的摆臂运动。完全康复有时需要 2 年。对于严重或持续的症状，麻醉下关节松解可能会有所帮助。

肘痛

常见原因见框 15.5。鹰嘴滑囊炎可见于感染、痛风或类风湿关节炎。通过休息、止痛药和局部或全身非甾体抗炎药治疗。口服药效果不好的患者可局部注射糖皮质激素。

手和腕关节疼痛

除了第一腕掌关节的疼痛可放射到拇指和腕关节桡侧，其他手

框 15.4　颈痛的原因

肌肉骨骼	姿势、"鞭打"、椎间盘脱出、颈椎病
炎症	感染、脊椎关节炎、风湿性关节炎、风湿性多肌痛
肿瘤	转移瘤、骨髓瘤、淋巴瘤、鞘内肿瘤
其他	纤维肌痛、斜颈
牵涉痛	咽部，牙齿，心绞痛，肺上沟瘤，颈部淋巴结

关节或腕关节的疼痛局限于病变关节。非关节因素引起的手痛包括：

● 腱鞘炎：影响屈肌腱或伸肌腱；病变处有疼痛和压痛，"爪样"晨僵。桡骨茎突狭窄性腱鞘累及拇长展肌腱鞘和拇短伸肌腱鞘。在前臂远端及腕部的桡侧产生严重疼痛，握拳尺偏试验阳性。● 雷诺现象（由冷刺激引起的指动脉痉挛）。● 颈 6、7 或 8 神经根病变。● 腕管综合征：手部位置与疼痛相关，通常夜间疼痛，拇指至第四指疼痛、麻木、感觉异常。

下肢疼痛

引起下肢疼痛的常见原因见框 15.6。

框 15.5　肘痛的局部原因

病变	疼痛部位	体格检查
肱骨外上髁炎（网球肘）	外上髁 放射至前臂伸肌	上髁压痛 腕关节主动伸展时产生疼痛
肱骨内上髁炎（高尔夫球肘）	内上髁 放射至前臂屈肌	上髁压痛 腕关节主动屈伸产生的疼痛
尺骨鹰嘴滑囊炎	鹰嘴	鹰嘴有压痛肿胀

框 15.6　常见的引起下肢疼痛的原因

病变	疼痛部位	体格检查
转子滑囊炎	大腿外侧上部，侧卧疼痛加重	大转子有轻度压痛
内收肌腱炎	大腿内侧上部，通常明确与运动有关	内收肌起点 / 肌腱 / 肌肉压痛，抵抗主动髋内收可重现疼痛
髌前滑囊炎	髌前	髌前触痛性波动性肿胀
腘窝囊肿（贝克囊肿）	腘窝	腘窝压痛、肿胀，通常在膝关节半屈曲状态时可通过按摩减轻
足底筋膜炎	脚跟着地，站立和行走更疼痛加重	跟骨远端 / 足底筋膜附着点压痛
骨软骨炎（胫骨粗隆骨软骨病）	胫骨前上部	影响青少年，抵抗主动伸膝反应加重疼痛
跟腱炎	局限于肌腱	跟腱压痛，脚趾站立或足底抵抗屈曲引起疼痛

肌肉疼痛和无力

重要的是要区分主观感觉到的全身乏力或疲劳与客观的肌力下降所致的肌无力。主观无力感是许多全身性疾病的非特异性表现。近端肌无力导致起立、爬台阶、下蹲和抬头困难。引起近端肌无力的原因列于框 15.7。应根据 MRC 的 6 级评分标准对肌力进行分级（0 = 无肌力，5 = 肌力正常）。

检查包括生化和血液检查：ESR、CRP 和 CK。血清 25（OH）维生素 D、甲状旁腺激素、细小病毒血清学、HBV/HCV 和 HIV 血清学、血清和尿液电泳以及包括抗核抗体和抗合成酶抗体在内的自身抗体也应检查。通常需要肌肉（MRI 检测异常的肌肉）活检和肌电图来做出诊断。如果怀疑潜在恶性肿瘤，通常需要胸部 / 腹部 / 骨盆 CT 和上 / 下消化道内镜检查。

风湿病的管理原则

风湿病管理的主要目标是：

● 患者教育。● 疼痛控制。● 功能优化。● 疾病过程的有益调整。这些治疗目标可通过一个多学科的团队方法最有效地实现。

非药物干预

患者教育：已证明可以减少疼痛和残疾。局部力量训练应与有氧运动和局部力量训练相结合，以获得最大效益。应该解决不利的物理因素，措施包括使用减震鞋、助行器和肥胖患者减重等。应对锻炼（如瑜伽、放松、避免不适的疼痛行为）的学习可以帮助那些不可治愈的患者。

物理和职业疗法：局部加热、冰敷、水疗、蜡浴和局部外敷可以让肌肉松弛，可暂时缓解许多风湿性疾病的症状。手法可以帮助

框 15.7　近端肌肉疼痛和无力的原因

炎症	多发性肌炎、皮肌炎、风湿性多肌痛
内分泌	甲状腺功能减退、甲状腺功能亢进、库欣综合征、艾迪生病
代谢	肌磷酸化酶 / 磷酸果糖激酶缺乏症、低钾血症、骨软化症
药物 / 毒素	酒精、糖皮质激素、纤维蛋白、胆固醇合成酶抑制剂、可卡因、青霉胺、齐多夫定
感染	HIV、巨细胞病毒、EB 病毒、葡萄球菌、结核、血吸虫病

改善受限的动作。夹板可以短暂缓解关节和关节周围组织的疼痛并帮助关节及周围软组织固定。矫形器是用来减少关节不稳定性和异常运动的永久性器具。它们特别适合那些不适合手术的严重残疾患者，而且通常需要定制。治疗师的评估可以确定能帮助患者进行日常生活活动的辅助工具，如升高的马桶座圈或椅子、延长的水龙头、厚柄餐具，以及穿紧身衣和袜子的设备。

手术：软组织松解和肌腱滑膜切除术可以减轻关节的炎症症状并改善关节功能。滑膜切除术并不能阻止疾病进展，但是当其他措施无效时可以帮助缓解疼痛。手术可能包括截骨（以改变关节力学）、切除关节成形术（切除部分或全部关节）、关节置换或关节融合术（关节融合）。

药物治疗

镇痛

对乙酰氨基酚可有效缓解轻度至中度疼痛，它的主要作用原理是抑制中枢前列腺素的合成，但对外周前列腺素的产生几乎无影响。该药安全、禁忌证少、药物相互作用小、成本低。因此，在大多数患者中，它是一种合适的一线镇痛药。如果对乙酰氨基酚不能控制疼痛，可与可待因或双氢可待因联合使用。中枢性镇痛药曲马多和美普他酚用于对常规止痛药效果不佳的严重疼痛的临时控制。虽然这些药物比对乙酰氨基酚更有效，但副作用多，包括便秘、头痛、神志不清、头晕和嗜睡，特别是老年人易出现。长期使用后可能会出现戒断症状。非阿片类药物奈福泮（每次 30 ～ 90 mg，每日 3 次）可缓解中等程度的疼痛，但副作用（恶心、焦虑、口干）限制其使用。严重疼痛的患者可能需要使用羟考酮和吗啡，但应考虑产生药物依赖的风险。

非甾体抗炎药

非甾体抗炎药（如布洛芬、双氯芬酸）可有效缓解炎症引起的疼痛和僵硬。它们还有助于减轻肿瘤骨转移引起的骨痛。它们的作用机制是抑制环氧化酶（COX），从而减少前列腺素的合成（图 15.2）。体内有两种不同基因编码的环氧合酶亚型。非甾体抗炎药的主要副作用为消化道溃疡、出血和穿孔以及肾功能损害。常用非甾体抗炎药的剂量和毒性见框 15.8。

疾病改善的抗风湿药

疾病改善的抗风湿药（disease-modifying antirheumatic drugs，

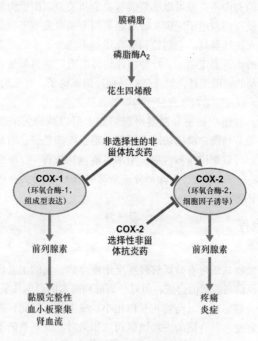

图 15.2 COX-1 和 COX-2 通路

框 15.8 常用非甾体抗炎药及其胃肠道风险分析

药物	每日成人剂量	每日使用频次	特殊副作用注释
低风险			
塞来昔布	100 ~ 200 mg	1 ~ 2	选择性 COX-2 抑制剂
依托考昔	60 ~ 120 mg	1	选择性 COX-2 抑制剂
中风险			
布洛芬	1600 ~ 2400 mg	3 ~ 4	与 COX-2 抑制剂相比，即
奈普生	500 ~ 1000 mg	1 ~ 2	使使用 PPI 治疗，胃肠道
双氯芬酸	75 ~ 150 mg	2 ~ 3	不良反应的发生率也更高
高风险			
吲哚美辛	50 ~ 200 mg	3 ~ 4	具有高风险的消化不良和
酮洛芬	100 ~ 200 mg	2 ~ 4	中枢神经系统的不良反应
吡罗昔康	20 ~ 30 mg	1 ~ 2	大于 60 岁的患者禁用

DMARDs）是一种小分子的用于治疗多种风湿性疾病的免疫抑制剂。最常见的药物和适应证见框 15.9。大多数药物可能引起骨髓抑制或肝功能损害，因此需要定期进行监测。

糖皮质激素

糖皮质激素具有强大的抗炎和免疫抑制作用。许多风湿性疾病的治疗中可以选择口服、静脉注射、肌内注射或关节内注射糖皮质激素。大剂量全身用药用于类风湿关节炎、幼年特发性关节炎、中

框 15.9 常用的疾病改善的抗风湿药

药物	适应证	副作用（所有药物都可以引起皮疹和胃肠道不适）	需要监测指标 [a]
氨甲蝶呤	类风湿关节炎（RA），银屑病关节炎（PsA），中轴型脊柱关节炎（AxSpA），幼年特发性关节炎（JIA）	口腔溃疡、脱发、肝毒性、肺炎	FBC，LFTs
柳氮磺吡啶	RA，PsA，AxSpA，JIA	肝炎、中性粒细胞减少症	FBC，LFTs
羟氯喹	RA，系统性红斑狼疮（SLE）	腹泻、头痛、角膜沉积物、视网膜病变	视觉功能
来氟米特	RA，PsA，AxSpA	脱发、肝毒性、高血压	FBC，LFTs，血压
青霉胺	RA	口腔炎，金属味，蛋白尿，血小板减少	FBC，尿（检测有无尿蛋白）
硫唑嘌呤	SLE，混合性结缔组织病	骨髓抑制	FBC，LFTs
环磷酰胺	SLE，混合性结缔组织病	骨髓抑制，出血性膀胱炎	FBC，LFTs，eGFR
霉酚酸酯	SLE，混合性结缔组织病	骨髓抑制	FBC，LFTs
金剂	RA	口腔炎，脱发，蛋白尿，低血小板计数	血细胞计数，尿（检测有无尿蛋白）
环孢素 A	RA，PsA	肾功能受损，高血压	血压，eGFR

[a] 监测——最初 6 周每 2 周监测一次，然后 3 个月每月监测一次，然后每 3 个月监测一次。

轴型脊柱关节炎、银屑病关节炎、风湿性多肌痛、血管炎、系统性红斑狼疮等疾病的诱导缓解和控制疾病发作。

关节内注射甲泼尼龙主要用于全身疾病控制良好，但有持续性局部关节滑膜炎的患者。

生物制剂

这类药物包括单克隆抗体、融合蛋白和受体融合蛋白，可用于治疗炎性风湿性疾病。其主要不良反应是感染风险增加。比DMARDs 昂贵得多，在许多国家使用受到限制。

抗肿瘤坏死因子治疗

大多数肿瘤坏死因子拮抗剂是与肿瘤坏死因子结合或中和的单克隆抗体，但依那西普是一种受体融合蛋白，可阻止肿瘤坏死因子与受体结合。当 DMARDs 治疗无效时，肿瘤坏死因子拮抗剂是治疗RA 的首选生物制剂，通常被推荐与氨甲蝶呤联合治疗。同时，肿瘤坏死因子拮抗剂也是治疗银屑病关节炎和中轴型脊柱关节炎的一线生物制剂，但抗白介素 -17A 治疗也是这类患者的一线生物制剂。由于存在感染风险，抗肿瘤坏死因子治疗禁忌用于活动性感染或留置导尿管的患者。

利妥昔单抗

利妥昔单抗是一种抗 CD20 受体的抗体，CD20 受体表达于 B 细胞和未成熟浆细胞。由于补体介导的 CD20 ＋细胞的崩解作用，利妥昔单抗使用后常导致患者 B 细胞减少数月。

利妥昔单抗通常用作类风湿关节炎的三线治疗。一般用于对一线治疗无效并且对肿瘤坏死因子拮抗剂也无效的 RA 患者，它也可以代替环磷酰胺用于 ANCA 相关性血管炎患者的诱导缓解。

局部用药

非甾体抗炎药和辣椒素（辣椒提取物）乳膏可安全和有效地缓解关节炎（特别是骨性关节炎）和关节周围病变的疼痛。它们可用作单一治疗或作为口服止痛药的辅助药物。局部辣椒素引起疼痛纤维释放 P 物质，首次应用会产生烧灼感，但持续使用会降低 P 物质的活性，从而减少疼痛。

骨性关节炎

骨性关节炎（osteoarthritis，OA）是目前最常见的关节炎，也是导致老年人疼痛和残疾的主要原因。研究统计表明，高达 45% 的人会罹患膝关节骨性关节炎，25% 的人会罹患髋关节骨性关节炎。它的主要病理特征是关节软骨局灶性丢失，骨赘形成，关节重塑和关节肿大。

遗传和环境因素是导致骨性关节炎的两大病因。家族研究表明，骨性关节炎的遗传率（通常是多基因影响）在膝关节是 43%，在髋关节和指关节是 60% ～ 65%。农民、矿工和运动员在体力劳动或竞技运动中出现的反复关节负荷运动是骨性关节炎发病的危险因素。当然，对于大多数人，适量运动不会增加骨性关节炎的风险。先天性关节异常（如股骨头骨骺滑脱）、佩吉特病和肥胖都与骨性关节炎的发病有关，这可能是关节内负荷分布异常引起的。肥胖患者中的脂肪组织释放的细胞因子也可能与骨性关节炎的发病有关。研究表明，使用激素替代疗法的女性骨性关节炎的发病率较低，这说明雌激素可能在骨性关节的发病中发挥作用。

关节软骨退变，表面出现裂隙和磨损是骨性关节炎的定义性特征（图 15.3）。软骨下骨可出现囊性变，这可能是软骨萎缩时对骨的压力增加导致的骨坏死。在关节边缘，新的纤维软骨生长、骨化，最后形成骨赘。骨重塑和软骨变薄逐渐改变病变关节的形状，同时常伴有周围肌肉萎缩、滑膜增生和关节囊增厚。

临床表现

骨性关节炎的发病部位具有一定的特异性，好发于髋关节、膝关节、手指的近端指间关节和远侧指间关节、颈椎和腰椎。（图 15.4）。

症状：

● 疼痛和功能受限。● 潜伏期可达数月或数年。● 活动时疼痛加重，休息时疼痛缓解。● 与炎症性关节炎相比，晨僵和休息后"胶着感"时间短（＜ 15 min）。● 通常只有一个或几个关节疼痛。

体征：

● 活动受限。● 明显的关节摩擦感。● 关节肿大和畸形。● 关节或关节周围压痛。● 肌肉萎缩。● 轻度或无滑膜炎。

全身性结节型骨性关节炎

这种常见的骨性关节炎具有很强的遗传易感性，多见于中年妇女。患者通常出现远、近端指间关节活动疼痛、肿胀和僵硬，关节肿胀变形明显，可出现赫伯登结节（远端指间关节）和布夏尔结节（近端指间关节）（图 15.5）。也好发于第一腕掌关节。这些部位的骨性关节炎其关节功能往往无明显受限，预后较好，但其他部位的骨性关节炎（全身性 OA），特别是膝关节的骨性关节炎，关节功能受

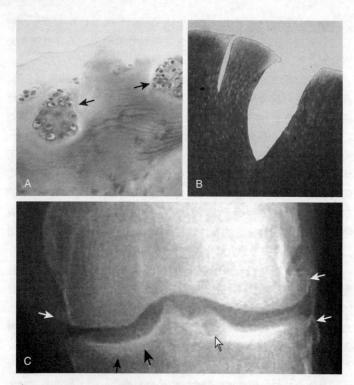

图 15.3 （彩图） OA 病理改变。（**A**）异常增生的软骨细胞巢（黑色箭头）散布在缺乏正常软骨细胞的基质中。（**B**）纤维软骨形成。（**C**）膝关节骨性关节炎 X 线片表现：关节边缘骨赘形成（白色箭头）、软骨下骨硬化（黑色箭头）和软骨下骨囊性变（中空箭头）

限的风险明显增高。

膝关节骨性关节炎

膝关节骨性关节炎可能是原发性的，也可能继发于外伤；后者在男性中更为常见，而且通常是单侧的。疼痛通常局限于膝关节的前侧和内侧。常见的功能障碍包括不能长时间行走、从椅子上站起来或弯腰穿鞋困难。体征：

● 不平稳、不对称的防痛步态（患侧负重时间较短）。● 畸形：内翻膝和屈曲畸形常见，偶尔可见膝外翻。● 关节周围骨性肿大（骨赘形成）。● 股四头肌萎缩。● 关节和（或）关节周围压痛。● 膝关节屈曲 / 伸直受限伴有骨擦音。

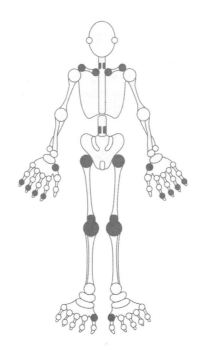

图 15.4　OA 好发部位分布图。理论上骨性关节炎可以侵犯所有滑膜关节，但是红色部分才是最常受累的关节

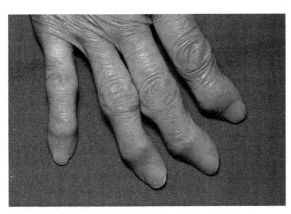

图 15.5　（彩图）结节型 OA。远端指间关节出现赫伯登结节，近端指间关节出现布夏尔结节

髋关节骨性关节炎

髋关节骨性关节炎引起的疼痛通常位于腹股沟前部的最深处，在臀部、大腿或膝关节可出现不同程度的放射痛。患者侧卧或按压大转子时导致髋关节外侧疼痛加剧，提示可能继发转子滑囊炎。髋关节骨性关节炎的功能障碍与膝关节骨性关节炎类似。体征：

● 防痛步态。● 股四头肌和臀肌萎缩。● 早期表现为髋关节屈曲时疼痛和屈髋 90° 时内旋受限；其他功能受限随后发生。● 腹股沟前方压痛。● 髋关节屈曲、外旋畸形。

脊柱骨性关节炎

颈椎和腰椎骨性关节炎的主要表现是颈部或下腰部出现疼痛，也常被诊断为颈椎病和腰椎病。神经根受压会造成前臂、臀部以及大腿出现放射性疼痛。体格检查可有活动范围受限，典型的腰椎前凸丧失，神经根压迫现象则可通过相应的神经系统的体格检查发现。

检查

X 线片主要表现为关节间隙狭窄、软骨下骨硬化、骨赘形成和囊性变。但是，影像学改变、症状和功能受限三者之间并非一一对应。如果考虑神经根压迫，则需要进一步行 MRI 检查。骨性关节炎患者的血常规一般是正常的。

管理

治疗可遵循与前文所述相同的原则，包括：

● 对患者进行骨性关节炎知识的宣教。● 局部强化运动和有氧运动。● 减少不利的机械因素（如减肥、穿减震鞋、使用助行器）。● 局部物理疗法，如热敷或冷敷。● 镇痛（首选乙酰氨基苯酚，然后考虑外用非甾体抗炎药或辣椒素，再使用对乙酰氨基酚加口服非甾体抗炎药；重度疼痛时可使用阿片类药物）。● 关节内注射糖皮质激素：可暂时缓解膝关节疼痛。● 硫酸软骨素和硫酸氨基葡萄糖可略微改善膝关节疼痛。● 手术：使用药物治疗后疼痛不能缓解且关节功能进行性受损时应考虑行截骨术或关节置换术。

晶体性关节炎

关节内和关节周围的结晶沉积可导致急 / 慢性炎症性关节炎。

痛风

痛风是由尿酸钠晶体（MSUM）沉积于滑膜关节所致，其患病率为 1% ～ 2%，男性、某些种族群体和随着年龄的增长患病率增加。尿酸主要来自体内嘌呤的新陈代谢，但也有一部分来自食物摄取。随着寿命的延长和代谢综合征的流行，痛风变得越来越常见，而高尿酸血症是代谢综合征的一个组成部分。高尿酸血症的原因见框 15.10。

临床表现

急性痛风：表现为单个远端关节突发剧烈疼痛，常为第一跖趾关节（图 15.6A）。其他常见的部位包括踝、足趾、膝、手、腕和肘关节。体格检查显示受累关节有明显的滑膜炎伴肿胀，皮肤发红发亮和剧烈压痛，也可能出现发热。症状通常在 5～14 天内自愈。鉴别诊断包括脓毒症关节炎、蜂窝织炎和反应性关节炎。

复发性和慢性痛风：急性痛风发作后，很多患者一年内会再次发作。复发的频率随着时间而增加。多个关节发生持续的尿酸钠结晶沉积最终导致关节损害和慢性疼痛。

慢性痛风性结石：尿酸钠结晶沉积物在手指伸肌面、前臂、肘、跟腱和耳朵周围产生不规则坚硬的结节（"痛风石"）。痛风石通常是痛风的晚期特征。

肾和泌尿道表现：慢性高尿酸血症可能并发肾结石形成，也可能因尿酸盐沉积在肾引起间质性肾炎损害。这尤其容易发生在服用利尿剂的有痛风石形成的慢性痛风性关节炎患者中。

检查

关节液检查显示长针状尿酸钠晶体，在偏振光下呈负双折射。

框 15.10　高尿酸血症和痛风的原因

肾排泄尿酸盐减少（＞90% 患者中存在）

- 遗传性疾病导致肾小管排泄尿酸盐减少
- 肾衰竭
- 药物治疗（例如噻嗪类和袢利尿剂、小剂量阿司匹林、环孢素）
- 铅中毒（例如"私酿酒"饮者）
- 乳酸性酸中毒（饮酒患者）

摄入量增加

- 野味、红肉、海鲜、内脏等高嘌呤饮食

尿酸盐产生增加

- 骨髓增生性疾病或淋巴组织增殖性疾病、白血病化疗、银屑病
- 高果糖摄入量
- 罕见：糖原贮积症、遗传性疾病

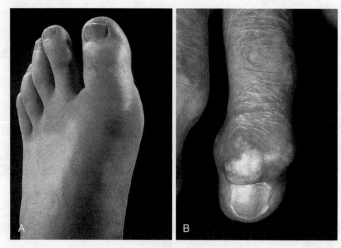

图 15.6 （彩图）痛风。（**A**）引起第一跖趾关节炎的急性痛风（足痛风）。（**B**）痛风石

急性痛风的关节液因中性粒细胞计数高（＞90%）而表现混浊。血清尿酸通常升高，但发作时也可能正常。应检查血清肌酐以排除肾功能损害。急性痛风患者中性粒细胞增多，CRP 和 ESR 升高。有痛风石的痛风可伴有 CRP 和 ESR 缓慢升高。早期痛风发作时，关节 X 线检查通常是正常的。慢性痛风性关节炎患者，关节 X 线检查可有继发性骨性关节炎和痛风性骨侵蚀表现。

管理

急性期： 口服秋水仙碱（每日 2～3 次，每次 0.5 mg）是首选治疗，但常见的副作用包括恶心、呕吐和腹泻。非甾体抗炎药也有效，但可能会增加心血管、脑血管或肾的发病风险。严重的患者可采取关节腔抽液和关节腔内注射糖皮质激素治疗。

长期管理： 别嘌呤醇通过抑制黄嘌呤氧化酶，减少次黄嘌呤和黄嘌呤转化为尿酸从而降低血清尿酸水平。适用于急性痛风性关节炎反复发作、有痛风石形成、关节损害或肾功能损害的痛风患者。别嘌呤醇使用可诱发痛风急性发作，因此应在急性发作缓解后再开始使用，并应与秋水仙碱或非甾体抗炎药合用以减少急性发作。

避免诱发因素：

● 减肥：对肥胖患者的建议。● 啤酒过量：避免。● 噻嗪类药物和 ACEI：尽量停止使用。● 高嘌呤饮食（海鲜及内脏）：避免。

二水焦磷酸钙结晶沉着

二水焦磷酸钙（calcium pyrophosphate dihydrate，CPPD）晶体沉积在关节软骨内引起软骨钙质沉着。危险因素包括年龄、骨性关节炎和原发性甲状旁腺功能亢进症。罕见情况下，它与代谢疾病（例如血色素沉着病、低磷血症、低镁血症和肝豆状核变性）有关。通常临床上无症状，但可引起急性滑膜炎（假性痛风）发作或作为与OA 相关的慢性关节炎。

临床表现

急性滑膜炎（假痛风）： 这是老年人急性单关节炎最常见的原因。膝关节是最常见的部位，其次是腕、肩和踝关节。典型发作类似于急性痛风，受累关节迅速出现疼痛、僵硬和肿胀。体格检查可发现皮肤发红、关节有明显的压痛和其他滑膜炎的征象（大量积液、皮温升高和活动受限），可能伴有发热。主要与脓毒症关节炎和痛风相鉴别。

慢性 CPPD 关节炎： 慢性症状通常发生在老年妇女。分布类似假（性）痛风。临床表现为慢性疼痛伴不同程度的晨僵，受累的关节表现为类似于骨性关节炎的症状，关节肿胀、骨擦音、关节活动受限，并伴有不同程度的滑膜炎。

检查

急性假痛风抽吸的关节液显示在偏振光下含正双折射的菱形小CPPD 晶体。革兰氏染色和关节液培养可排除脓毒症关节炎。X 线片可显示软骨内钙质沉着。年轻患者和多关节病患者应行血液检查排除引起 CPPD 晶体沉积的代谢原因。

管理

● 关节抽吸加关节腔内注射糖皮质激素能迅速缓解疼痛。● 口服非甾体抗炎药和秋水仙碱对急性滑膜炎有效。

纤维肌痛

纤维肌痛是全身性疼痛和残疾的常见原因，常常合并其他系统无法解释的症状。英国的患病率为 2% ～ 3%。随着年龄的增长，患病率逐渐增加，70 岁以上的女性患病率最高达到 7%。因此女性患者占主导，女：男比例约为 10：1。危险因素包括生活压力大，如婚姻不和、被虐待史、家庭中的酗酒、受伤或殴打以及低收入。

尽管非快速动眼睡眠异常和中枢性疼痛异常可能是潜在的病因，

但尚未发现结构、炎症或代谢异常等相关因素。

临床表现和检查

主要表现为广泛的疼痛，累及颈部、背部、双侧手臂和双腿，对镇痛药和非甾体抗炎药无反应。患者通常有易疲劳性，尤其是在早晨，同时常常伴有睡眠或明显的功能障碍等。尽管患者可以自行穿衣洗漱，但他们可能会在日常工作中遇到麻烦，例如购物和做家务，并且可能由于痛苦和疲劳而放弃正在进行的社会活动。

体格检查通常表现在多个部位中度指压（足以使指甲变白）时出现痛觉过敏。尽管没有与纤维肌痛有关的特异检查，但排除其他肌肉骨骼疾病非常重要。

管理

首先告知患者，他们的广泛疼痛并不代表存在炎症、组织损伤或疾病。小剂量的阿米替林合并氟西汀可能是有用的。分级运动可能会改善健康状况，同时应该鼓励应对策略，例如放松和认知行为疗法，并处理尚未解决的心理问题。患者自发的社会组织可以提供有意义的支持。

骨和关节感染

脓毒症关节炎

脓毒症关节炎常常急性发病。它往往是细菌从其他部位（通常是皮肤或上呼吸道）的血行传播所引起的。直接开放伤口感染或继发于关节穿刺的感染很少见。危险因素包括高龄、合并关节本身疾病（尤其是类风湿关节炎）、糖尿病，免疫抑制状态和静脉吸毒。

临床表现

通常表现为急性或亚急性单关节炎。关节通常肿胀，皮温高，发红，静息和运动时都会感到疼痛。膝关节和髋关节是最常见的好发部位。常见的病原微生物是金黄色葡萄球菌。淋球菌感染是性生活频繁的年轻人的另一个常见原因。表现为迁徙性关节痛和低热，随后发展为少关节炎或单关节炎。也可能出现疼痛性的脓疱性皮肤病变。革兰氏阴性杆菌或 B、C 和 G 组链球菌是老年人和静脉吸毒者的重要致病菌。

检查

如果关节穿刺液的颜色较深，必须完善关节液的革兰氏染色和培养。关节液常常为血性液体或混浊度较高。除了淋球菌，其他病原体的培养阳性率很高，淋球菌感染必须同时进行生殖道分泌物培养。血液检查可能显示白细胞增多伴有 ESR 和 CRP 升高，但在老年患者或免疫功能低下的患者可能正常。

管理

● 缓解患者疼痛。● 抗感染治疗，首选氟氯西林（每次 2 g，静脉用药，每天 4 次），待关节穿刺液培养结果出来后选择合适抗生素。抗生素一般静脉治疗持续 2 周，然后再口服治疗 4 周。● 在病程早期每天进行关节穿刺抽吸，以最大限度地减少关节积液。如果不成功，则可能需要进行外科引流。● 尽早启动治疗。

病毒性关节炎

通常表现为急性多关节炎、发热和皮疹。人类细小病毒 B19 是病毒性关节炎的最常见病因；其他病因包括 HBV、HCV、风疹病毒和 HIV。症状通常是自限性的。病毒血清学可以帮助确诊。

骨髓炎

骨骼感染好发于儿童，常由血行扩散引起。而在成年人中，复杂骨折、开放性损伤或手术医源性因素更常见。最常见的微生物是金黄色葡萄球菌、表皮葡萄球菌和链球菌。危险因素包括糖尿病，免疫缺陷和镰状细胞病。感染会导致轻微的炎症反应，并伴有局部骨坏死。

临床表现和检查

表现为局部骨痛和压痛，发热和盗汗。晚期可能会形成窦道。X 线检查可能显示出骨溶解或骨坏死，MRI 仍是首选的检查方法，因为它更加敏感。确诊应通过血培养和骨髓穿刺液培养或骨髓活检确诊。

管理

● 缓解疼痛。● 抗感染：2 周静脉抗生素，然后 4 周口服抗生素。● 手术减压并清除任何死骨。● 康复训练。

椎间盘炎

椎间盘感染比较罕见（通常由金黄色葡萄球菌感染），常延伸到硬膜外腔或椎旁软组织。危险因素包括糖尿病、免疫缺陷和静脉吸毒。表现为背痛，发热，ESR 和 CRP 水平升高以及中性粒细胞增多。需要病变椎体 MRI 检查、血培养和影像引导下椎体活检等检查手段帮助确诊疾病。处理流程与骨髓炎相同。

结核

肌肉骨骼结核通常好发于脊柱（波特病）、髋关节、膝关节或踝关节。临床表现为病变部位疼痛、肿胀和发热。X 线检查没有特异性的表现，关节滑液中很难鉴定到结核分枝杆菌，因此组织活检对诊断非常重要。抗生素的治疗方法详见第 9 章. 有时需要对受累关节进行手术清创或对病变脊柱进行固定和减压。

类风湿关节炎

类风湿关节炎（rheumatoid arthritis，RA）是最常见的持续性炎性关节炎，全世界范围内的所有人种均有发生。欧洲和印度次大陆 RA 的患病率为 0.8% ~ 1.0%，男女比例为 1∶3，东南亚的患病率较低，约 0.4%。RA 呈慢性病程，多表现为病情加重和缓解交替。

RA 的发病与遗传和环境因素有关。同卵双胞胎同时患病概率（12% ~ 15%）要高于异卵双胞胎（3%）。目前发现近百种基因（特别是 *HLA* 和其他免疫调节基因）位点与 RA 风险有关。研究认为：当环境刺激（可能是感染）触发遗传易感宿主的自身免疫时，通过瓜氨酸化等过程修饰宿主蛋白就会诱发 RA 发生。吸烟是 RA 发病的重要环境风险因素。

RA 最早的病理改变是滑膜和滑膜下结缔组织内出现淋巴细胞、浆细胞和巨噬细胞的浸润，引起充血、肿胀。肿瘤坏死因子在触发局部炎症和调节负责全身效应的细胞因子中起着重要作用。随着病程进展，滑膜的增生和炎性肉芽组织（血管翳）直接侵蚀骨和软骨引起受累关节侵蚀。受累关节附近肌肉萎缩，可有淋巴细胞浸润。RA 患者皮下的类风湿结节是一种肉芽肿性病变，中央是纤维蛋白样的物质，周围是增殖的单核细胞。类风湿结节还可发生在胸膜、肺和心包。

临床表现

RA 常表现为缓慢起病的对称性的手、足、腕关节等小关节的关节肿痛。也可出现大关节受累、全身症状和关节外表现。RA 的临床诊断标准见框 15.11。

部分 RA 患者起病急，伴有明显的晨僵、多关节炎和凹陷性水肿，一般多见于老年 RA 患者。甚至有患者像风湿性多肌痛那样出现近端肌肉的僵硬。少部分 RA 患者发病呈回纹性，表现为仅持续数小时和数天的关节疼痛、僵硬和肿胀后自行缓解，呈现为发作和缓解交替。

检查常见受累关节的肿胀和压痛。红斑不常见，若出现提示合并脓毒症。若不积极治疗，会逐渐出现天鹅颈、纽扣孔、大拇指 "Z" 字样改变等 RA 特征性的畸形（图 15.7）。桡尺关节远端可能出

框 15.11　类风湿关节炎的分类诊断标准

标准	分数
受累关节	
1 个大关节	0
2～10 个大关节	1
1～3 个小关节	2
4～10 个小关节	3
＞10 个关节（至少 1 个小关节）	5
血清学	
RF 和 ACPA 阴性	0
RF 或 ACPA 弱阳性	2
RF 或 ACPA 强阳性	3
症状持续时间	
＜6 周	0
＞6 周	1
急性期反应指标	
CRP 和 ESR 正常	0
CRP 或 ESR 异常	1
患者评分≥6 分考虑确诊为 RA	

欧洲抗风湿病联盟 / 美国风湿病学会 2010 标准。

现尺骨背侧半脱位，导致第四和第五指伸肌腱断裂。还可能由于屈肌腱鞘的结节形成扳机指。

　　足部第一跖指关节半脱位可能导致突出的跖骨头负重时疼痛。腘窝囊肿（贝克囊肿）常并发于膝关节滑膜炎。合并大量积液的贝克囊肿在膝关节屈曲时可发生囊肿破裂，引起类似深静脉血栓形成（DVT）样的小腿肿胀和疼痛。

　　全身症状

　　厌食、体重下降和疲劳常见，可发生于整个病程中。关节外表现（框 15.12）常见于长期血清学阳性的侵蚀性进展的 RA 患者，但可能发生在就诊时，尤其是男性。

　　类风湿结节常发生在血清学阳性的患者，多出现在前臂伸肌面、

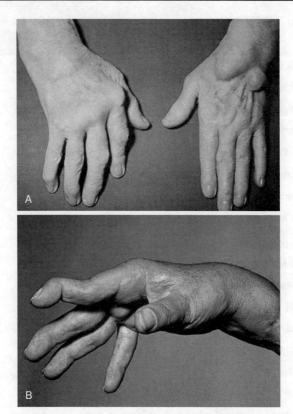

图 15.7 （彩图）类风湿关节炎患者典型的手关节畸形表现。（**A**）手指尺偏，伴手部小肌肉萎缩和腕关节、伸肌腱鞘、掌指关节和近端指间关节滑膜肿胀；（**B**）手指"天鹅颈"样畸形

跟腱和脚趾等关节受压部位。血清学阳性的老年 RA 患者可出现类风湿性血管炎，表现为从良性的甲襞梗死到广泛的皮肤溃疡。

RA 患者眼部的并发症详见第 17 章（框 17.5）。

高达 30% 的血清学阳性的 RA 患者可出现心脏受累，但一般无症状。然而，RA 患者发生心血管疾病的风险增加。RA 患者可出现肺纤维化，并可引起呼吸困难。

腕管综合征是 RA 的常见症状，双侧压迫可为 RA 的早期表现。

检查

临床诊断标准见框 15.11。活动性的 RA 常有 ESR 和 CRP 的升高。约 70% 的 RA 患者，常于临床发病前抗瓜氨酸肽抗体（anti-

框 15.12　类风湿关节炎的关节外表现

全身症状	发热、疲劳、体重下降、容易感染
肌肉骨骼	肌肉萎缩、腱鞘炎、滑囊炎、骨质疏松
血液系统	贫血、嗜酸性粒细胞增多、血小板增多
淋巴系统	脾大、费尔蒂综合征（类风湿关节炎合并脾大和中性粒细胞减少）
结节	鼻窦、瘘管
眼部	巩膜外层炎、巩膜炎、巩膜软化症、干燥性角结膜炎
血管炎	指动脉炎、溃疡、坏疽性脓皮病、多发性单神经炎、内脏动脉炎
心脏	心包炎、心肌炎、心内膜炎、心脏传导异常、冠状动脉炎、肉芽肿性主动脉炎
肺部表现	结节、胸腔积液、肺纤维化、卡普兰综合征（类风湿关节炎合并肺尘埃沉着病）、毛细支气管炎、支气管扩张
神经系统	颈髓压迫、压迫性神经病变、周围神经病、多发性单神经炎
淀粉样病变	肾病综合征、心肌病、周围神经病变

citrullinated peptide antibody，ACPA）阳性，对 RA 诊断具有高度特异性。类风湿因子（RF）的阳性率约为 70%，常合并 ACPA 阳性，然 RF 可出现在其他疾病中，特异性要差些。

关节超声检查和 MRI 主要用于无法确诊的患者，以发现滑膜炎。X 线平片对早期 RA 的诊断价值有限，但可帮助发现关节周围骨质疏松和骨质破坏等 RA 晚期的特征。疑似寰枢关节半脱位的患者应进行颈椎 MRI 检查。疑似有贝克囊肿的患者可能需要下肢血管超声检查排除有无 DVT。

管理

DMARDs：因 DMARDs 可以改善患者预后，故一经确诊所有患者都要给予 DMARDs 治疗。糖皮质激素主要用于急性期的诱导缓解。RA 的升级治疗策略见图 15.8。因为有肝和血液系统的毒副作用，DMARDs 的治疗过程中要定期监测药物相关不良反应。部分 DMARDs 在孕期是禁用，尤其孕早期。各个 DMARDs 的详细信息见框 15.9。对 DMARDs 部分反应或无反应时需要增加药物剂量、联合使用 DMARDs，或必要时加用生物制剂（框 15.13）。

非药物干预：非药物干预也很重要。

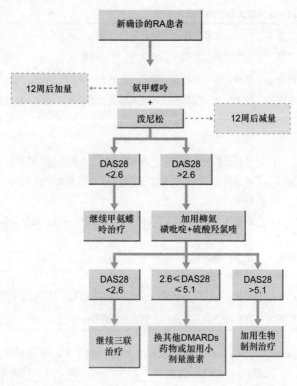

图15.8 RA 的治疗流程。DAS28，疾病活动得分 28（见 www.4s-dawn.com/das28）

手术：当药物治疗无效，腕关节或指腱鞘的滑膜切除术可能减轻患者的疼痛。关节畸形晚期，截骨术、关节融合术或关节成形术可能有益。

幼年特发性关节炎

幼年特发性关节炎（juvenile idiopathic arthritis，JIA）包括影响儿童的几种关节炎。少关节炎最常见，以不对称性的大关节炎、葡萄膜炎和抗核抗体阳性为特征。多关节炎型为五个以上的关节受累。全身型的 JIA（也叫斯蒂尔病）主要表现为发热、皮疹、关节痛、肝脾大，自身抗体阴性。

治疗的主要目标是快速控制滑膜炎症。常首选氨甲蝶呤，来氟米特可作为替代药物。硫唑嘌呤和环孢素用于治疗合并葡萄膜炎的

框 15.13 炎症性风湿病的生物制剂

药物	维持治疗剂量	作用机制	适应证
依那西普	50 mg 每周一次 皮下注射	TNF-α 受体拮抗剂	RA、PsA、AxSpA、JIA
英夫利昔单抗	3 ~ 5 mg/kg，每 8 周一次，静脉注射	TNF-α 单克隆抗体	RA、PsA、AxSpA、JIA
阿达木单抗	40 mg，每 2 周一次，皮下注射		
利妥昔单抗	2×1 g，每隔两周静脉注射	CD20 抗体	RA、血管炎
贝利木单抗	10 mg/kg，每 4 周一次，静脉注射	BAFF 抗体	SLE
阿巴西普	125 mg，每周一次，皮下注射	T 细胞活化抑制剂	RA
托珠单抗	162 mg，每周一次，皮下注射	IL-6 受体拮抗剂	RA、JIA
乌司奴单抗	45 mg，每 12 周一次，皮下注射	IL-12 和 IL-23 抗体	PsA
苏金单抗	150 mg，每 4 周一次，皮下注射	IL-17A 抗体	PsA、AxSpA

JIA 患者。肿瘤坏死抑制拮抗剂和其他生物制剂用于难治性 JIA 患者的治疗。

少关节炎型通常在青春期就缓解，但是多关节炎型和全身型预后较差，大约 50% 患者可持续进展到成年，需要继续进行成人的风湿病治疗。

脊柱关节病

该术语是指一组与 HLA-B27 相关的、具有临床重叠特征的炎症性肌肉骨骼疾病（框 15.14）：

● 中轴型脊柱关节炎。● 强直性脊柱炎。● 反应性关节炎，包括赖特病。● 银屑病性关节病。● 炎症性肠病相关性关节炎（肠病性关节炎）。

与 RA 不同，脊柱关节病（SpA）经常引起影响韧带、肌腱、骨膜和骨骼的非滑膜肌肉骨骼炎症。附着点炎（韧带或肌腱骨止点处

框 15.14　脊柱关节病的常见特征

- 不对称炎性少关节炎（受累关节下肢＞上肢）
- 炎性背痛病史
- 骶髂关节炎和脊柱骨炎
- 附着点炎（如臀中肌止点、足底筋膜起点）
- 家族聚集倾向
- HLA-B27 相关
- 银屑病（皮肤和（或）指甲）
- 葡萄膜炎
- 无菌性尿道炎和（或）前列腺炎
- 炎症性肠病
- 主动脉根部病变（主动脉瓣关闭不全、传导障碍）

（HLA ＝人类白细胞抗原）

的炎症）是典型的临床表现，指（趾）炎（整个手指的炎症）也可能会发生。

强直性脊柱炎与 HLA-B27 的相关性特别强（＞ 95%），提示发病机制是遗传易感个体对感染的异常反应。在某些情况下，比如在细菌性痢疾或衣原体性尿道炎后出现的赖特病中可以确定触发微生物，但其他情况下，环境触发因素仍不清楚。

中轴型脊柱关节病

中轴型脊柱关节病包括经典型的强直性脊柱炎（ankylosing spondylitis，AS）以及中轴型脊柱关节炎（axial spondyloarthritis，axSpA）。整个中轴骨的炎性改变（在 MRI 上可见）是 AxSpA 的特征，韧带骨赘和强直的骨性改变发生较晚，并非所有 AxSpA 患者都会发展为 AS。

临床表现

AxSpA 的主要特征是放射至臀部或大腿后部的下腰背痛和晨僵。不活动时症状加剧，活动时症状减轻。附着点炎是最常见的肌肉骨骼症状，如果症状持续存在，这种广泛性的疼痛可被误诊为纤维肌痛综合征。大部分患者疲劳很常见。如果进展为 AS，X 线检查可见骶髂关节炎和脊柱结构的改变，最终可能进展为脊柱骨性融合。体格检查可以发现腰椎活动范围缩小，骶髂关节受力时有明显疼痛。继发性椎体骨质疏松经常发生，导致骨折风险增加。

脊柱融合通常较轻，但少数患者发生失能性胸椎和颈椎后凸，髋关节或膝关节固定屈曲挛缩。如果肋椎关节受累，胸膜炎样胸痛很常见。还可能因肌腱止点炎症（附着点炎）导致足底筋膜炎、跟腱炎和骨性隆起（如髂嵴和大转子）处的压痛。

高达 40% 的患者还因髋关节、膝关节、踝关节和肩关节等大关节的肌腱止点受累，有不对称的外周肌肉骨骼症状。

疲劳很常见，它反映了疼痛引起的慢性睡眠障碍，以及全身炎症中炎症细胞因子对大脑的直接影响。前葡萄膜炎是最常见的关节外表现，偶尔先于关节疾病出现。

检查

通过肌腱止点的超声或 MRI，或骶髂关节和脊柱 MRI 辅助诊断。在已确诊的强直性脊柱炎中，X 线检查显示骶髂关节炎伴骶髂关节面不规则、硬化、关节间隙变窄和融合。胸腰椎侧位 X 线片可显示融合的关节突起、前纵韧带骨化及小关节融合（"竹节"样脊柱）。

疾病活动时 ESR 和 CRP 通常升高，但也可能正常，通常 HLA-B27 阳性。粪便钙防卫蛋白是相关炎症性肠病的有效筛查指标。

管理和预后

患者教育、非甾体抗炎药使用（每日一次或睡前口服缓释片）和结合运动锻炼的物理治疗是关键的干预措施。对于 SpA 的重度和（或）持续性外周肌肉骨骼病变，柳氮磺胺吡啶和氨甲蝶呤均是合理的治疗选择，但这些药物对脊柱症状或疾病进展无影响。那些对非甾体抗炎药无反应或不能耐受的患者，应考虑使用 TNF 拮抗剂或苏金单抗进行生物治疗。

局部注射糖皮质激素可能有助于缓解持续性足底筋膜炎、其他附着点炎和外周关节炎。严重的髋关节、膝关节、踝关节或肩关节症状时可能需要关节成形术。

反应性关节炎

反应性（脊椎）关节炎通常见于年轻男性。在细菌性痢疾（因沙门菌、志贺菌、弯曲杆菌或耶尔森菌）或非特异性尿道炎（因衣原体）发病后出现。衣原体性尿道炎、结膜炎和反应性关节炎的综合征曾称为赖特病。

临床表现

患者在性接触或痢疾发作后 1～3 周出现急性发作的炎性附着点炎、脊柱炎症和（或）累及下肢的少关节炎。可同时伴有尿道炎和结膜炎症状。偶尔表现为无明确"诱因"病史下，隐匿发作的单关节炎，尿道炎和结膜炎的临床症状轻微，可能发生跟腱炎或足底筋膜炎。

其他关节外特征包括：

● 环状龟头炎：表现为包皮和龟头上的水疱（常为无痛性）。● 口腔糜烂。● 脓溢性皮肤角化病：蜡黄色—棕色皮肤损害，特别手掌和足底部位。● 银屑病性指（趾）甲营养不良。

反应性关节炎的首次发作通常是自限性的，2～4 个月自行缓解。超过 60% 的患者会发展成为复发性关节炎。葡萄膜炎在首次发作时罕见，但在复发性关节炎患者中的发生率为 30%。

检查

诊断主要基于临床：

● ESR 和 CRP 升高。● 关节抽吸液：富含白细胞和多核巨噬细胞。● 高位阴道拭子：可发现衣原体。● 粪便培养：有关节炎表现时通常为阴性。● 血清 RF、ACPA 和 ANA：阴性。● X 线改变：除了软组织肿胀外，在急性发作期间通常不会出现 X 线改变。病情反复可出现关节间隙狭窄和边缘侵蚀。

管理

休息和非甾体抗炎药的使用可在急性期缓解症状。关节内注射皮质类固醇可能有助于控制重度滑膜炎。用短疗程多西环素治疗非特异性衣原体性尿道炎。DMARDs 偶尔用于重度进行性关节炎和脓溢性皮肤角化病。前葡萄膜炎是一种需要局部或全身使用糖皮质激素的内科急症。

银屑病性关节病

40% 的银屑病患者有银屑病关节炎，通常在 25～40 岁时出现。血清阴性关节炎通常发生在已有皮肤银屑病的个体中，偶尔关节病变早于皮肤病。

临床表现

关节疾病的五种主要表现：

非对称性炎性少关节炎（40%）：可能影响下肢和上肢关节。滑膜炎累及手指或脚趾，以及附着点炎和中间组织炎症，可引起"香肠指"或指（趾）炎。通常仅累及 1～2 个大关节，以膝关节为主。

对称性多发性关节炎（25%）：可能与类风湿关节炎非常相似，上下肢的大小关节均对称受累。然而，没有类风湿结节和其他的类风湿关节炎的关节外表现。

远端指间关节关节炎（15%）：主要见于男性，几乎总是伴随指

（趾）甲疾病。

银屑病性脊柱炎（15%）：表现为炎性背部或颈部疼痛和明显晨僵。

残损性关节炎（5%）：常出现手指和脚趾的侵蚀性关节炎。明显的软骨和骨磨损导致关节受损和不稳定。

显性附着点炎：表现为肌腱和韧带与骨结合部位疼痛和僵硬。症状可以是广泛的，也可以是局部的。

关节外特征包括：

● 皮肤病变。● 指甲变化：凹陷、甲剥离（指甲与甲床分离）和甲下角化过度。● 葡萄膜炎（出现在 HLA-B27 阳性的脊椎炎患者）。

检查

● ESR 和 CRP：可能升高，但通常正常。● 血清 RF 和 ANA：阴性。● X 线检查：可能正常或显示侵蚀性改变伴关节间隙变窄。MRI 显示附着点炎。

管理和预后

轻镇痛药和非甾体抗炎药可缓解症状。关节内糖皮质激素注射可能有助于控制孤立性滑膜炎或附着点炎。规律的运动对预防关节强直有重要意义。对非甾体抗炎药持续性无反应性的滑膜炎患者可能需要 DMARDs 治疗。氨甲蝶呤是首选治疗，因为它也可能有助于缓解重度皮肤银屑病。对 DMARDs 无反应者应考虑抗 TNF 治疗。乌司奴单抗和苏金单抗用于耐药病例的治疗。

肠病性（脊椎）关节炎

这种炎性关节炎与溃疡性结肠炎和克罗恩病有关，主要累及下肢大关节，这种下肢大关节炎常在潜在的肠道疾病恶化时出现，并随着肠道疾病的有效治疗而改善。肠病性关节炎引起的骶髂关节炎和脊柱炎与经典的强直性脊柱炎难以区鉴别，但与肠道疾病的活动性无关。

自身免疫性结缔组织病

这些疾病具有相似的临床特征，特点是免疫反应失调、自身抗体的产生，这些抗体大部分针对细胞核的组成部分，可引起广泛的组织损伤。

系统性红斑性狼疮

系统性红斑狼疮（systemic lupus erythematosus，SLE）是一种罕见的累及多系统的弥漫性结缔组织病，主要发生于女性（90%），发病年龄的高峰在 20 ～ 30 岁。非裔加勒比人的患病率为 0.2%，白种人为 0.03%。

多种自身抗体与 SLE 有关。许多靶向的自身抗原是细胞内和细胞核内的成分。多克隆的 B 细胞和 T 细胞的活化导致了多种自身抗体的产生。虽然目前导致 SLE 自身抗体产生的触发机制尚不清楚，但细胞凋亡过程中细胞内抗原的细胞表面暴露可能是其中的一个机制。

临床表现

在疾病活动发作期会出现发热、体重下降和轻度淋巴结肿大，疲劳、不适和轻度关节痛与活动性疾病并不特别相关。

关节炎：常见，90% 的患者有关节炎并常伴有晨僵。腱鞘炎也可能是一个特征，但有明显滑膜炎的关节肿胀较少见。

雷诺现象：关节痛或关节炎合并雷诺现象（指动脉痉挛）是 SLE 的常见表现。没有其他相关症状的青少年女性的雷诺现象可能是特发性、"原发性"雷诺现象。相比之下，男性或 30 岁以上的女性出现雷诺现象往往提示有潜在的结缔组织病。

皮肤：皮肤受累常见，有多种表现形式：

● 典型的面部（颊部）蝶形红斑：隆起、疼痛或瘙痒，并且不会累及鼻唇沟（图 15.9）。● 盘状红斑：特征是角化过度和毛囊堵塞，如果发生在头皮上，则伴有瘢痕性脱发。● 荨麻疹暴发。● 网状青斑，

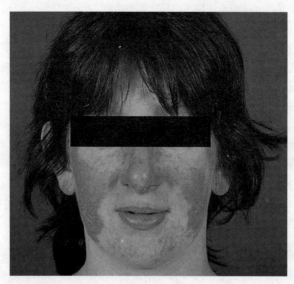

图 15.9 （彩图）系统性红斑狼疮的蝶形（颊部）红斑

这也是抗磷脂综合征的一个特征，如果严重的话可成为血管炎。

肾：典型的肾损害是增殖性肾小球肾炎，临床表现为血尿、蛋白尿和管型尿。

心血管：心包炎是最常见的特征。心肌炎和 Libman-Sacks 心内膜炎（含无菌纤维蛋白的赘生物）也可发生。由于炎症对内皮细胞的损伤、慢性的糖皮质激素治疗和抗磷脂抗体的促凝作用，动脉粥样硬化、卒中和心肌梗死的风险都会增加。

肺：胸膜炎可引起胸膜炎性胸痛、胸膜摩擦音或胸腔积液。肺泡炎、肺纤维化和膈肌麻痹也可发生。

神经系统：常见疲劳、头痛和注意力不集中。狼疮脑病会导致幻觉、舞蹈病、器质性精神病、横贯性脊髓炎和淋巴细胞性脑膜炎。

血液系统：可有中性粒细胞减少、淋巴细胞减少、血减少小板和溶血性贫血。

消化系统：口腔溃疡很常见，肠系膜血管炎可引起肠梗死。

检查

SLE 的诊断标准见框 15.15。怀疑 SLE 的患者应进行血液学、生物化学、抗核抗体、抗可溶性抗原、补体水平和尿液的检查。活动性 SLE 抗核抗体阳性。在罕见情况下，一些权威机构通过 Ro 抗原的抗体检测诊断抗核抗体阴性的 SLE。大部分患者抗 dsDNA 抗体阳性。由于疾病活动期补体消耗，活动性的 SLE 患者的 C3 往往偏低，因此遗传性补体缺乏可能易患 SLE。ESR 升高、白细胞减少、淋巴细胞减少、贫血、溶血性贫血和低血小板计数都是活动性 SLE 的典型表现。除非有浆膜炎，活动性 SLE 的 CRP 通常正常，CRP 升高提示合并感染。

管理

目标是教育、控制症状和预防器官损害。患者应避免阳光照射并使用防晒指数高的防晒霜。

轻度疾病：仅仅有皮肤和关节的受累，治疗可能只需要镇痛药、非甾体抗炎药、羟氯喹，偶尔需要使用糖皮质激素和氨甲蝶呤或硫唑嘌呤的治疗。疾病发作如出现滑膜炎、胸膜心包炎时可能需要增加口服的糖皮质激素剂量。

狼疮危象（如累及肾，脑，心脏等重要器官）：这需要大剂量的糖皮质激素（静脉注射甲泼尼龙）联合环磷酰胺治疗，每隔 2 ～ 3 周重复一次。出血性膀胱炎是环磷酰胺治疗的重要并发症。霉酚酸

框 15.15 美国风湿病协会系统性红斑狼疮分类诊断标准

特征	表现
颊部红斑	固定红斑，平坦或高于皮面，鼻唇沟不受累
盘状红斑	红斑凸起、角化性瘢痕、毛囊堵塞
光敏感	日晒引起皮疹
口腔溃疡	口腔或鼻咽部的溃疡，一般为无痛性
关节炎	非侵蚀性的关节炎、≥ 2 个外周关节
浆膜炎	胸膜炎或心包炎
肾病变	持续性蛋白尿每天 > 0.5 g 或有细胞管型
神经病变	抽搐或精神错乱，除外药物 / 代谢紊乱引起
血液学疾病	非药物引起的溶血性贫血或白细胞减少 [a]（< 4×10^9/L）或淋巴细胞减少 [a]（< 1×10^9/L）或血小板减少 [a]（< 100×10^9/L）
免疫学异常	抗 dsDNA 抗体或抗 Sm 抗体或抗磷脂抗体阳性
ANA 阳性	免疫荧光检测 ANA 滴度异常

如果这 11 个特征中的任何 4 个连续或同时出现，则可诊断为 SLE。
[a] 两次单独的检测。

酯是一种毒性较小的环磷酰胺替代品。

　　维持管理：硫唑嘌呤、氨甲蝶呤和霉酚酸酯用于维持治疗，如果有血栓形成和合并抗磷脂抗体综合征需要终身抗凝。

系统性硬化病

　　系统性硬化病（systemic sclerosis，SScl）是一种会导致皮肤、内脏器官和血管纤维化的自身免疫性结缔组织病，发病高峰年龄在 40 ～ 50 岁，男女比例为 4 : 1，又细分为弥漫性皮肤系统性硬化病（dcSScl）和局限性皮肤系统性硬化病（lcSScl）。部分 lcSScl 患者有钙质沉着和毛细血管扩张。SScl 不良预后因素包括年龄较大、弥漫性皮肤病变、蛋白尿、高 ESR、引起肺弥散功能下降的肺间质病变和肺动脉高压。

　　系统性硬化病的病因尚不清楚。早期，T 细胞浸润和异常的成纤维细胞活化，导致真皮内胶原生成增加，引起皮肤对称性增厚、紧缩和变硬，随后手指硬化。除了皮肤病变外，还因血管壁内膜增生和血管壁炎症导致动脉和小动脉狭窄。内皮损伤引起血管收缩因子的释放和血小板的活化，导致进一步的缺血。

临床表现

皮肤：手指皮肤变紧、发亮和增厚（指端硬化，图 15.10）。雷诺现象发生在疾病的早期。在肢体远端，血管内膜纤维化和血管炎可引起组织缺血、皮肤溃疡和局部梗死。脸部受累导致嘴唇变薄和放射状皱纹，还可有毛细血管扩张症。（除面部以外）局限于肘关节或膝关节远端的皮肤受累归类为局限性皮肤系统性硬化病，较近端的皮肤受累归类为弥漫性皮肤系统性硬化病。

肌肉骨骼特征：关节痛和屈肌腱鞘炎常见，手功能受限通常是因为皮肤病变而不是关节病变。

胃肠道特征：食管下段的平滑肌萎缩和纤维化导致胃酸反流和糜烂性食管炎，这又进一步促进食管壁纤维化。吞咽困难也可能发生。胃受累会导致早期饱腹感，偶尔导致幽门梗阻。小肠受累后可能由于细菌过度生长和间歇性腹胀或疼痛导致吸收不良。自主神经病变引起的肠扩张可能导致假性肠梗阻。

肺部受累：肺纤维化主要发生在 dcSScl 患者。肺动脉高压是慢性局限性病变患者（特别是 lcSScl）的并发症，其特征是进行性劳力性呼吸困难和右心衰竭。

肾特征：高血压性肾危象是死亡的主要原因之一，临床表现为快速进展的恶性高血压和肾衰竭。在 dcSScl 患者中更为常见。

检查

诊断主要依靠临床表现。应检查患者肝肾功能。70% 的患者

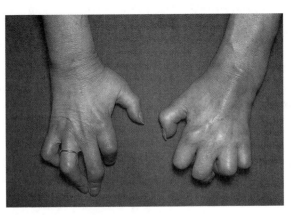

图 15.10　（**彩图**）系统性硬化病。双手皮肤紧绷、变亮，指端硬化、屈曲挛缩

ANA 阳性。30% 的 dcSScl 患者抗拓扑异构酶 I（anti-Scl-70）抗体阳性，而 60% 的 lcSScl 患者抗着丝点抗体阳性。应检查超声心动图及呼吸功能，以评估心肺受累程度。

管理和预后

雷诺现象和指溃疡：患者应避免寒冷刺激，常规或加热手套均有效。钙通道阻滞剂、氯沙坦、氟西汀和西地那非有效，前列环素输注可能对重症患者有帮助。波生坦已获批用于治疗缺血性手指溃疡。

食管反流：应用 PPI 和促动力药物（甲氧氯普胺等）治疗。

高血压：应使用 ACEI 积极治疗。

肺动脉高压：口服内皮素 1 拮抗剂波生坦，但如果严重可能需要心肺移植。

混合性结缔组织病

一种同时具有 SLE、SScl 和肌炎临床特征的结缔组织病。大多数患者抗 RNP 抗体阳性。虽然也可能部分没有重叠症状的系统性红斑狼疮患者有抗 RNP 抗体阳性。

原发性干燥综合征

特点是淋巴细胞浸润唾液腺和泪腺，导致腺体纤维化和外分泌功能衰竭。主要累及女性，发病高峰为 40 ～ 50 岁。与 HLA-B8 和 DR3 有关联。干燥综合征可以分为原发性干燥综合征和继发于其他自身免疫性疾病（继发性干燥综合征）。

临床表现

- 由于缺少眼泪而导致眼睛干涩（干燥性角膜结膜炎）。● 口干。● 阴道干涩。● 其他特征：疲劳、非侵蚀性关节炎和雷诺现象。● 淋巴瘤的发生风险增加了四十倍。

检查

希尔默试验有助于干燥综合征的诊断，该试验使用放置在下眼睑的吸水纸条来测量眼泪的流量，正常人 5 min 吸水纸湿润超过 6 mm。如果诊断有疑问，唇部活检发现小唾液腺淋巴细胞浸润也有助于疾病的诊断。

● ESR：通常升高。● 自身抗体：RF、ANA、抗 Ro（SS-A）和抗 La（SS-B）可能阳性。

管理

主要是对症治疗：

● 人工泪液及润滑剂用于干眼症治疗。● 人工唾液治疗口干症。● 润滑剂用于阴道干燥。● 羟氯喹常用于有皮肤和肌肉骨骼受累的患者，可能有助于缓解患者疲劳。

多发性肌炎和皮肌炎

这是一组罕见的结缔组织疾病，以肌无力和肌肉炎症为特征。发病年龄通常在 40 ～ 60 岁。这两种疾病都与潜在的恶性肿瘤有关。

临床表现

典型的表现是几周内出现对称性近端肌无力，通常下肢重于上肢，发病年龄多在 40 ～ 60 岁。患者临床表现为从椅子上站起、爬楼梯和举重物困难，常伴有肌肉疼痛。全身症状包括发热、体重下降和疲劳。呼吸或咽部肌肉受累可导致呼吸衰竭或误吸。多达 30% 的患者有间质性肺病，并且与抗合成酶（Jo-1）抗体密切相关。

皮肌炎（DM）的典型皮肤病变包括 Gotron's 疹，即出现在近侧指间关节和远侧指间关节伸面的鳞片样、红色或紫色的皮疹（图 18.15）和"向阳性皮疹"（眼睑紫罗兰色并有眼眶周围水肿）。类似的皮疹可发生在上背部、胸部和肩部。可出现甲周毛细血管扩张和弯曲。

检查

肌肉活检显示肌纤维坏死和炎性细胞浸润的典型特征。MRI 可以帮助确定异常肌肉的区域。肌酸激酶通常升高并反映疾病活动。ANA 和抗 Jo1 抗体可能阳性。肌电图可以证实有无肌病。应排除隐匿性恶性肿瘤（可以完善胸部 / 腹部 CT，乳房 X 线照相术和 PSA 进行排查）。

管理

初期以口服糖皮质激素治疗为主。严重肌无力或呼吸肌 / 咽部肌肉受累的患者可能需要静脉注射甲泼尼龙。通常还需要加用免疫抑制剂（如硫唑嘌呤或氨甲蝶呤）治疗。

血管炎

血管炎是以血管壁炎症和坏死而导致皮肤、肾、肺、心脏、脑和胃肠道损伤为临床特征的一组疾病。临床表现（框 15.16）主要是局部组织缺血和全身广泛炎症所致。不明原因发热、体重下降、疲乏、多器官受累、皮疹、炎症标志物升高和尿液分析异常的患者均

框 15.16　系统性血管炎的临床特征

全身	身体不适、发热、盗汗、体重下降、关节痛、肌肉痛
皮疹	可触及的紫癜、髓梗死、溃疡、网状青斑
耳鼻喉	鼻出血、鼻窦炎、耳聋
呼吸	咯血、咳嗽、控制不佳的哮喘
胃肠道	腹痛（黏膜炎症或肠缺血）、口腔溃疡、腹泻
神经系统	感觉或运动神经病

应考虑有无系统性血管炎。

抗中性粒细胞胞浆抗体相关性小血管炎

与 ANCA 抗体（核周或 p-ANCA 和胞浆或 c-ANCA）相关的两种类型的小血管炎：

显微镜下多血管炎（microscopic polyangiitis，MPA）： 一种与急进性肾小球肾炎、肺泡出血、神经病变和胸腔积液相关的坏死性小血管炎，患者通常 p-ANCA 阳性。

肉芽肿性多血管炎（以前称为韦氏肉芽肿）： 以鼻咽、气道和肾（肾小球肾炎）肉芽肿形成为特征，临床表现为鼻出血、鼻结痂和鼻窦炎，但也可有咯血、黏膜溃疡和耳聋等临床表现的一种血管炎。如出现眶后炎症会导致眼球突出，引起复视或视力丧失。未经治疗的鼻部病变可能侵蚀骨和软骨。50% 的患者出现肺部浸润和空洞性结节。患者通常为 c-ANCA 阳性，CRP 和 ESR 升高。MRI 有利于发现异常的组织病变，但确诊需要通过肾或上呼吸道病变的活检来明确。

初始治疗一般是给予高剂量糖皮质激素联合环磷酰胺或利妥昔单抗治疗，维持治疗是给予低剂量糖皮质激素和硫唑嘌呤、氨甲蝶呤或吗替麦考酚酯，通常病程为慢性复发性。

大动脉炎

这是一种影响主动脉及其主要分支的肉芽肿性血管炎，偶尔也会影响肺动脉。典型的发病年龄为 25～30 岁，男女比例为 1：8。通常的症状是跛行、发热、关节痛和体重下降。体格检查可能显示脉搏消失、血管杂音和主动脉瓣关闭不全。诊断主要是通过血管造影发现相应血管的狭窄、闭塞和动脉瘤样扩张来明确，治疗方法与 ANCA 相关性小血管炎相同。

川崎病

一种罕见的可引起 5 岁以下儿童冠状动脉炎的血管炎，表现为发热、皮疹、心包炎、心肌炎或心肌梗死。

结节性多动脉炎

结节性多动脉炎（polyarteritis nodosa，PAN）是一种中小动脉坏死性血管炎，发病年龄 20 ～ 40 岁，男女比为 2 ∶ 1，乙型肝炎是 PAN 的危险因素。

临床表现为肌痛、关节痛、发热、体重下降，以及多系统受累。皮肤受累可引起可触及的紫癜性皮疹、溃疡、梗死和网状青斑。神经血管动脉炎导致对称性感觉和运动神经改变。因多发性肾梗死可出现严重高血压和肾功能损害。通过血管造影如果发现多发性动脉瘤和肠系膜、肝或肾血管狭窄可帮助确诊，肌肉或腓肠神经活检也可帮助确诊。治疗与 ANCA 相关血管炎相同。

巨细胞性动脉炎和风湿性多肌痛

巨细胞性动脉炎（giant cell arteritis，GCA）是一种累及大中型动脉的肉芽肿性血管炎，通常与可引起肩关节和髋关节疼痛和僵硬的风湿性多肌痛（polymyalgia rheumatica，PMR）相关。由于许多 GCA 患者有 PMR 症状，且许多 PMR 患者如果不治疗会发展为 GCA，因此它们可能是一种疾病的不同表现。两者均 60 岁以下少见，平均发病年龄为 70 岁，男女比约为 1 ∶ 3，50 岁以上者总患病率在 20/10 万左右。

临床表现

GCA 的主要症状是颞区或枕区头痛，可伴有头皮压痛。一些患者在咀嚼或说话时可引起下颌疼痛。可能发生视觉障碍（如黑矇），如果出现睫状后动脉闭塞，GCA 可能表现为单眼失明。眼底镜检查时，视神经盘可出现苍白、肿胀伴出血，但这些改变需要发病 24 ～ 36 h 后才能出现，眼底最初可表现正常。罕见情况下，可能发生短暂性脑缺血发作、脑干梗死和轻偏瘫。常伴有体重下降、疲乏、不适和盗汗等全身症状。

PMR 表现为影响肩部和骨盆带的对称性肌肉疼痛和僵硬，症状通常在几天内出现，但发病可能更隐匿。检查发现肩关节主动运动僵硬和疼痛受限，但被动运动不受影响。触诊时肌肉可有压痛，但无肌无力和肌肉萎缩。

检查

● ESR 和 CRP 升高。● 正色素性、正细胞性贫血。● 肝功能异常。颞动脉活检、颞动脉超声和 ^{19}FDG PET 对确诊 GCA 很重要，因为 GCA 患者血管病变是局灶性的，"跳跃性"病变可能出现假阴性，所以可能需要多次活检，PET 阳性具有特异性，但敏感性很低。

治疗

对疑似 GCA 患者应紧急开始泼尼松龙治疗，以防止视力丧失。几乎所有患者在开始糖皮质激素治疗后 48 ～ 72 h 内症状完全消退。应根据症状和 ESR 水平逐渐减少泼尼松龙剂量，直至达到可接受的最低有效剂量（每日 5 ～ 7.5 mg）。如果症状复发，应再次暂时增加激素剂量。大多数患者需要糖皮质激素平均治疗 12 ～ 24 个月。低骨密度患者应给予预防骨质疏松的治疗。

嗜酸性肉芽肿性多血管炎（变应性肉芽肿性血管炎，Churg-Strauss 综合征）

嗜酸性肉芽肿性多血管炎是一种以难治性哮喘为主要表现的伴皮肤病变（紫癜或结节）、多发性单神经炎和嗜酸性粒细胞增多的小血管炎，可出现肺浸润。肠系膜血管炎可引起腹部症状。约 60% 的病例 c-ANCA 或 p-ANCA 阳性。本病需要通过受累部位活检进行确诊，治疗方法与 ANCA 相关性血管炎相同。

过敏性紫癜

这是一种免疫复合物介导的小血管炎，好发于儿童和青少年。典型表现为上呼吸道感染后出现的臀部和小腿紫癜、腹部症状（腹痛和消化道出血）和关节炎（膝关节或踝关节）。肾炎可能导致肾功能受损。血管壁内发现 IgA 沉积可以确诊该病。过敏性紫癜通常是自限性的，但如果出现肾炎等严重情况需要糖皮质激素和免疫抑制剂治疗。

冷球蛋白血症性血管炎

这是一种小血管炎，当在寒冷环境中可出现免疫球蛋白沉淀。典型表现为腿部血管炎性皮疹、关节痛、雷诺现象和神经病变。可继发于乙型肝炎或丙型肝炎或自身免疫性疾病。常采用糖皮质激素和免疫抑制剂治疗，但其疗效不确定。

白塞病

这是一种罕见的以小静脉炎为特征的血管炎，诊断标准是基于临床上复发性口腔溃疡以及以下情况中两项：

- 复发性生殖器溃疡。● 眼部病变：前或后葡萄膜炎、视网膜血管炎。● 皮肤病变：结节性红斑、丘疹脓疱病变、痤疮样结节。
- 针刺试验阳性：皮肤用针刺后在 48 h 内出现脓疱。

其他特征包括脑膜炎、脑炎和复发性血栓。口腔溃疡采用局部糖皮质激素治疗。沙利度胺对难治性口腔溃疡和生殖器溃疡有效，但有高度致畸性。糖皮质激素和免疫抑制剂用于有葡萄膜炎和神经系统病变的患者。

骨病

骨质疏松症

骨质疏松症是最常见的骨病。其特点是骨密度降低、骨折风险增加，随着年龄的增加发病率显著增加。

在 50 岁及以上的女性发生骨折的风险约为 33%，男性约为 20%。正常人的骨量在 20 ～ 45 岁达到峰值，之后下降。人的骨骼在一生中不断进行骨转换，一直处于成骨细胞的骨形成和破骨细胞的骨吸收之间的动态平衡中。由于雌激素缺乏，绝经后妇女有一个加速的骨丢失阶段，打破了骨形成和骨吸收之间的平衡，导致骨质疏松和骨折的风险增加，骨量峰值较低的妇女骨质疏松和骨折风险的概率就更高。增加骨质疏松发生的危险因素见框 15.17。

糖皮质激素的使用是引起骨质疏松症的重要原因，虽然没有"安全"剂量，但如果连续 3 个月每天服用泼尼松龙超过 7.5 mg，骨质疏松的风险明显增加。糖皮质激素主要通过抑制骨形成和引起成骨细胞和破骨细胞的凋亡而导致骨质疏松症。其还抑制肠道钙吸收和增加肾钙的排泄，导致继发性甲状旁腺功能亢进和增加破骨细胞性骨吸收。

框 15.17　骨质疏松症的危险因素

遗传学	多基因遗传，很少是单基因疾病
内分泌疾病	更年期提前、性腺功能减退、甲状腺功能亢进、甲状旁腺功能亢进、库欣综合征
炎症性疾病	炎症性肠病、类风湿关节炎、强直性脊柱炎
药物	皮质类固醇、抗惊厥药、肝素、酒精过量
胃肠道疾病	吸收不良、慢性肝病
呼吸系统疾病	COPD、囊性纤维化
其他	骨髓瘤、神经性厌食症、缺乏锻炼、饮食不良 / 体重偏低、吸烟、HIV

临床表现

发生骨折前，骨质疏松症是无症状的。最常见的骨折部位是前臂（柯莱斯骨折）、脊柱（导致背部疼痛、身高下降和脊柱后凸）和股骨（髋部骨折）。

检查

采用对腰椎和髋关节的双能 X 射线吸收法（DEXA）测量骨密度。低创伤骨折或其他骨质疏松症的患者，以及通过风险评估工具（如 www.shef.ac.uk/frax/）预计 10 年内骨折风险大于 10% 的个体，应该用 DEXA 进行评估。

DEXA 产生一个 T 值，由患者的骨密度值与年轻的健康对照组之间的标准差来衡量。T 值下降到 −2.5 或以下为骨质疏松症。T 值 −1.0～−2.5 为骨质减少，−1.0 以上为正常值。如果骨密度测定证实是骨质疏松症，应寻找是否存在危险因素（见框 15.17）。有关的血液学检查包括：

● U&Es、钙、磷酸盐。● TFTs。● 免疫球蛋白。● ESR。● 抗组织转谷氨酰胺酶（用于乳糜泻）。● 25（OH）维生素 D。● 甲状旁腺激素。● 性激素和促性腺激素水平。

管理

非药物干预：

● 戒烟。● 限制酒精摄入。● 从膳食摄取足够的钙（每日 1500 mg）。● 定时运动。● 如果在"起身离开"的测试中不稳定，请咨询多学科的跌倒预防小组。

骨质疏松症患者应在 2～3 年内进行重复骨密度测量。

药物干预：

双膦酸盐：是治疗骨质疏松症的第一线药物。其可减少破骨细胞引起的骨吸收，降低骨折风险。双膦酸盐（如阿仑膦酸）应空腹口服，服用后 30～45 min 内不应进食。静脉注射唑来磷酸用于那些不能耐受或口服双磷酸盐没有效果的患者。下颌骨坏死是一种罕见但严重的副作用。

地诺单抗：一种抑制骨吸收的单克隆抗体，地诺单抗每 6 个月皮下注射一次。

特立帕肽：甲状旁腺素片段，特立帕肽每日皮下注射，刺激新骨形成。

钙和维生素 D 补充剂：钙（每天 1 g）和维生素 D 补充剂（每

天 800 IU）被用作其他治疗的辅助物。作为单一疗法，它们不能降低骨质疏松症的骨折风险。

激素替代疗法（hormone replacement therapy，HRT）： 使用雌激素和孕激素的替代治疗可防止绝经后骨质流失，减少椎体和非椎体骨质疏松性骨折。主要用于预防绝经早的妇女和绝经后骨质疏松症及有更年期症状妇女的骨质疏松症。因为其会增加患乳腺癌和心血管疾病的风险，60 岁以上的妇女应避免使用激素替代疗法。

骨软化症、佝偻病和维生素 D 缺乏症

骨软化症和佝偻病是骨矿化缺陷造成的，最常见的原因为维生素 D 缺乏症。在成年人，骨软化症表现为一种骨痛、骨脆性和骨折的综合征。佝偻病是相当于儿童的骨软化症，特点是生长板增大和骨骼畸形。这种疾病仍然普遍存在于饮食不良、阳光照射不足的体弱老人和一些穆斯林妇女中。

维生素 D 缺乏症可能是缺乏阳光照射、饮食摄入不足或胃肠道疾病导致吸收不良等原因造成的。在正常人中，大约 70% 维生素 D 是在紫外线照射下由 7- 脱氢胆固醇在皮肤中形成的，而其余 30% 则来自饮食。维生素 D 的缺乏伴随着肝中 25（OH）D_3 合成的减少。这就减少了肾中活性代谢产物 1，25（OH）$_2D_3$ 的产生，肠道钙吸收减少和低钙血症。低血钙刺激 PTH 分泌，导致继发性甲状旁腺功能亢进和随后破骨性骨吸收增加，减少肾钙的排泄和增加肾磷的排泄。这个机制意味着甲状旁腺试图将血清钙水平恢复到正常，然而，持续的维生素 D 缺乏不能实现这一点，因此钙和磷酸盐从骨骼中逐渐丢失，矿化缺陷持续进展。

骨软化症也与维生素 D 代谢和功能的缺陷有关：

慢性肾衰竭： 肾不能合成维生素 D 的活性代谢产物 1，25（OH）$_2D_3$。

肾 1α- 羟化酶的突变： 这些突变使该酶无法将 25（OH）D_3 转化为 1,25（OH）$_2D_3$，并产生了维生素 D 治疗无效的佝偻病（Ⅰ型）。

维生素 D 受体的突变： 这些突变使得 1，25（OH）$_2D_3$ 无法激活受体，并产生了维生素 D 治疗无效的佝偻病（Ⅱ型）。

临床表现

在儿童中，佝偻病导致桡骨下端骨骺增大和肋软骨连接处肿胀（佝偻病性肋骨串珠）。

成年人的骨软化症表现更隐蔽，可能没有症状。当其引起骨痛、病理性骨折和近端肌无力（表现为蹒跚步态和爬楼梯或从椅子上站

起来的困难），症状才会出现。

检查

应该检的血清 25（OH）D_3、甲状旁腺激素、钙、磷酸盐和碱性磷酸酶水平。低或正常低限的钙和磷酸盐、升高的碱性磷酸酶、低 25（OH）D_3 和升高的甲状旁腺激素提示维生素 D 缺乏的骨软化症。X 线诊断价值有限，但在晚期病例可能显示局灶性放射透亮区（疏松区）。骨质减少是一个常见的发现，骨活检可以用来确诊。

管理

维生素 D 缺乏症引起的佝偻病和骨软化症对口服维生素 D 和钙补充剂反应迅速。吸收不良的患者可能需要更高的剂量。肾衰竭引起的骨软化症和 I 型抗维生素 D 佝偻病需要使用活性维生素 D 代谢物 1-α-（OH）D_3 或 1, 25（OH）$_2D_3$ 治疗，因为这些代谢物绕过了 25（OH）D_3 的 1-α 羟基化的缺陷。应监测血清钙和碱性磷酸酶，以评估治疗的反应。

骨佩吉特病

骨佩吉特病（Paget's disease of bone，PDB）的特点是局灶性的骨重建增加和紊乱，发病率随年龄的增长而增加，英国 85 岁以上人口占 8%。遗传因素与 PDB 的病因有关，SQSTM1 基因突变是经典 PDB 的常见原因。破骨细胞内包涵体的存在提示慢性病毒感染可能在 PDB 的发病中发挥作用。PDB 的主要特点是破骨细胞性骨吸收增加，同时伴有成骨细胞活性增加，使得合成的骨结构异常、强度降低，佩吉特病的其他特征是骨髓纤维化和骨血管增多。

临床表现

PDB 最常影响骨盆、股骨、胫骨、腰椎和颅骨。尽管许多病例无症状，有症状患者的典型表现为骨痛、骨畸形和病理性骨折。临床体征包括骨骼变形和膨大，受累的骨骼皮温增高。骨变形以股骨、胫骨和颅骨最明显。神经系统并发症包括耳聋和脊髓受压。如果出现颞骨的骨质硬化可导致传导性的耳聋。其他罕见的并发症包括高输出性心力衰竭（因为骨血管增多）和骨肉瘤。

检查

碱性磷酸酶升高，而钙和磷含量正常。X 线片显示硬化区与放射性透明区交替，同时伴有骨膨大和骨畸形。放射性核素骨扫描有助于确诊佩吉特病并明确其病变程度。通常不需要骨活检确诊，但偶尔有助于鉴别佩吉特病与硬化性骨转移瘤。

管理

骨吸收抑制剂用以控制代谢活动增加引起的骨痛。如果对乙酰氨基酚和非甾体抗炎药控制骨痛无效，则双膦酸盐（如口服利塞膦酸盐、静脉注射帕米膦酸盐 / 唑来膦酸）有助于抑制骨转换和控制疼痛。目前，尚无证据显示双膦酸盐能有效预防耳聋、骨骼畸形和骨折等并发症

舍尔曼骨软骨炎

主要影响青春期男孩，脊柱后凸与椎体终板不规则的放射学骨化。它具有很强的遗传性，可能为常染色体显性遗传。大多数患者没有症状，但可能会出现运动时加重和休息后减轻的腰痛。管理包括避免过度活动和提供保护性姿势练习。罕见情况下，严重的畸形可能需要进行矫正手术。

成骨不全症

这种罕见疾病的特点是骨脆性，表现为婴儿和儿童的多发性骨折，发病原因是遗传缺陷引起胶原蛋白合成障碍。其他常见特征包括蓝色巩膜和牙列异常。治疗是多学科的，包括治疗骨折和肢体畸形的骨科手术、物理治疗和作业治疗。

原发性骨肿瘤

原发性骨肿瘤不如继发性骨转移瘤常见。尽管继发于 PDB 的骨肉瘤会累及 40 岁以上的成年人，但原发性骨肿瘤在儿童和青少年时期的发病率最高。

原发性骨肿瘤表现为局部疼痛和肿胀。X 线片显示骨膨胀，CT 和 MRI 可用于分期诊断，活检可以明确诊断。治疗通常包括手术切除，然后是化疗、放疗。儿童期和青春期的预后一般较好，但与 PDB 相关的老年骨肉瘤患者预后较差。

16

神经病学

欧英炜　安荣成　李恒杰　阮志强　张　颖　苏　俊
李声琴　王震雨　译
南　勇　审校

　　大脑的复杂性使我们不同于其他物种，通过脊髓和外周神经的相互联系，我们能够感知和应对外部世界，同时保持内部环境的稳定。

　　在英国，每年约有 10% 的人口因神经系统症状向全科医生咨询，神经系统疾病占急诊入院人数的 20%，占慢性躯体残疾的很大比例。

神经系统疾病常见问题

头痛和面部疼痛

　　大多数头痛是慢性疾病，但急性头痛是急诊医疗中的一个重要症状。头痛可分为：

　　● 原发性（良性）：例如，偏头痛、紧张性头痛、丛集性头痛、霹雳性头痛（见第 4 章）。● 继发性：例如，药物过度使用、颅内出血、感染、颞动脉炎、关节痛。

　　大多数患者为原发性症状。

眼部疼痛

　　假设眼部疾病（见第 17 章）已被排除，那眼部的疼痛可能是由全前叶循环综合征（TACs），或者较为罕见地由眶尖或海绵窦的炎症或浸润性病变引起，此时第 3、4、5 或 6 对脑神经通常会受累。

面部疼痛

　　面部疼痛可由牙齿、颞下颌关节或鼻窦问题引起，通常在其他特征中明显。面部疼痛在偏头痛中很常见，某些综合征可能仅表现为面部疼痛。最常见的神经系统原因是三叉神经痛、带状疱疹和带状疱疹后神经痛；这些都会引起剧烈的疼痛。三叉神经痛的患者会描述成短暂的刺痛（"电击样"），最常见于第 2、第 3 对脑神经的分支，由说话或咀嚼引起。面部带状疱疹最常见影响的神经分支是三叉神经的眼支，疼痛通常先于皮疹。带状疱疹发疹后，神经痛可能随之而来，通常是整个受影响区域的持续性灼痛，对轻触（异常性疼痛）明显敏感，以及对治疗耐药。三叉神经的破坏性病变通常导致麻木而不是疼痛。

神经系统的临床检查（图 16.1）

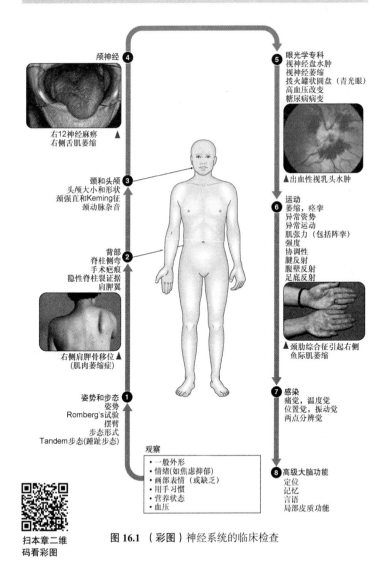

颅神经 ❹
右12神经麻痹
右侧舌肌萎缩

眼光学专科 ❺
视神经盘水肿
视神经萎缩
挖火罐状圆盘（青光眼）
高血压改变
糖尿病病变
▲出血性视乳头水肿

颈和头颅 ❸
头颅大小和形状
颈强直和Keming征
颈动脉杂音

背部 ❷
脊柱侧弯
手术疤痕
隐性脊柱裂证据
肩胛翼
右侧肩胛骨移位▲
(肌肉萎缩症)

运动 ❻
萎缩，痉挛
异常姿势
异常运动
肌张力（包括阵挛）
强度
协调性
腱反射
腹壁反射
足底反射
▲颈肋综合征引起右侧鱼际肌萎缩

姿势和步态 ❶
姿势
Romberg's试验
摆臂
步态形式
Tandem步态(踵趾步态)

观察
- 一般外形
- 情绪(如焦虑抑郁)
- 面部表情（或缺乏）
- 用手习惯
- 营养状态
- 血压

感染 ❼
痛觉，温度觉
位置觉，振动觉
两点分辨觉

高级大脑功能 ❽
定位
记忆
言语
局部皮质功能

扫本章二维码看彩图

图 16.1 （彩图）神经系统的临床检查

头晕、黑矇和"晕头转向"

急性发作的头晕或黑矇将至急诊内科就诊。在神经病学临床实践中，接诊有多次发作史的患者是很常见的。详细的问题将在相关章节中讨论（第4章），但神经科医生必须梳理出患者所经历的每一种不同的发作类型，才能治疗和检查，这是临床神经病学的挑战之一。

癫痫持续状态

癫痫持续状态是指癫痫发作活动不能自发消退，或者两次发作之间没有意识恢复。这是一种高死亡率的紧急情况。

临床诊断依据长时间僵硬和（或）阵挛性运动伴意识丧失。发作时可出现发绀、发热、酸中毒和出汗，并发症包括误吸、低血压、心律失常和肾或肝衰竭。

对于既往癫痫患者，最常见的原因是低剂量抗癫痫药物。在新发癫痫持续状态中，应排除感染（脑膜炎、脑炎）、肿瘤形成和代谢紊乱（低血糖、低钠血症、低钙血症）等诱因。框16.1概述了其治疗。

昏迷

急诊科经常见到昏迷和意识丧失的患者（第4章）。明确病因和预后需要神经病学专家介入。

谵妄

谵妄描述了大脑皮质功能障碍，取代了旧术语"急性精神错乱状态"。病因广泛，考虑到它在急诊入院中的作用，在第4章进行了讨论。

健忘症

记忆障碍很常见。在没有明显功能障碍的情况下，许多患者被证明患有与年龄、情绪或精神障碍相关的良性记忆功能障碍。关于痴呆症的宣传使更多患者记忆丧失被发现；然而，大多数人症状是良性的。痴呆症的诊断和治疗将在后文讨论。暂时的记忆丧失可能是继发于感染的谵妄、癫痫后状态或暂时性失忆。这些可从既往史中得到鉴别。

短暂性全面性遗忘

主要影响中年人，顺行记忆功能突然丧失，导致重复提问。意识得以保留，4～6 h后，记忆和行为恢复正常。没有任何与癫痫发作相

框 16.1　癫痫持续状态的治疗

初始

- 检查气道、脉搏、血压、血糖、呼吸频率
- 安全开放静脉通道
- 抽血检查葡萄糖、尿素氮、钙、镁、乳酸、肝功能、药物浓度
- 如果癫痫持续＞ 5 min，经口或经鼻给予咪达唑仑 10 mg，或劳拉西泮 4 mg 静脉注射，或地西泮 10 mg 静脉注射（或经直肠）；可在 15 min 后重复一次
- 纠正任何代谢因素，如低血糖

持续

如果癫痫持续超过 30 min

- （心脏监测下）静脉输注下列一种药物：

  苯妥英钠：15 mg/kg，速度 50 mg/min

  丙戊酸钠：20 ～ 30 mg/kg，速度 40 mg/min

  苯巴比妥：10 mg/kg，速度 100 mg/min

如果 30 ～ 60 min 后仍有癫痫发作

- 转到重症监护室进行气管插管和机械通气，使用丙泊酚或硫喷妥钠进行全身麻醉，脑电图监测

一旦状态得到控制

- 开始长期抗惊厥药物治疗，包括：

  丙戊酸钠：10 mg/kg 静脉注射，持续 3 ～ 5 min，然后每日 800 ～ 2000 mg

  苯妥英钠：给药剂量（如果尚未使用）为 15 mg/kg，以＜ 50 mg/min 输注，然后每日 300 mg

  卡马西平：经鼻胃管输注 400 mg，然后每日 400 ～ 1200 mg

- 寻找病因

关的现象，短暂性全面性遗忘仅有 10% ～ 20% 的复发率。没有任何体征，如果有典型的发作史（需要目击者），就没有必要进行调查。

延续性遗忘症

这通常意味着严重的疾病。当短期记忆受到影响时，可能会出现科萨科夫综合征（健忘综合征，通常继发于酒精）。进行性记忆丧失应进行痴呆测试。抑郁症可能表现为"假性痴呆"，注意力和记忆障碍可能对抗抑郁药物有反应。然而，痴呆症（尤其是阿尔茨海默氏症）患者可能在早期发展为抑郁症。

乏力

运动系统不同部位的病变会产生独特的运动缺陷。

运动系统

由前运动皮层形成的运动程序被转化为运动皮层中的一系列肌肉运动，然后在锥体束传递到脊髓（图16.2）。图16.3总结了该运动途径中不同水平病变的影响。

下运动神经元病变：这些病变会导致单位肌肉纤维收缩丧失，肌肉变虚弱和松弛。肌肉纤维萎缩将会导致乏力。来自邻近运动神经元的再支配可能会发生，但神经肌肉接头不稳定，会导致自发性收缩（肉眼可见，因为运动单位比正常要大）。

上运动神经元（锥体）病变：上运动神经元对前角细胞有兴

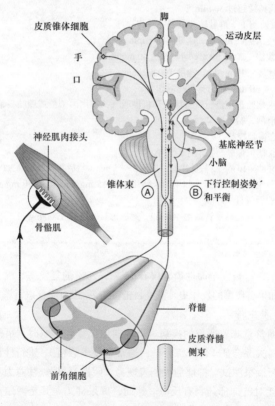

图16.2 运动系统。来自运动皮层的神经元作为内囊和大脑脚中的锥体束下行到脑干腹侧，在那里大多数神经元在髓质（**A**）中低交叉。在脊髓中，上运动神经元在与前角的下运动神经元形成突触之前，在外侧柱中形成皮质脊髓束。运动皮层的活动受基底神经节和小脑的影响。这些结构下行的路径可控制姿势和平衡（**B**）

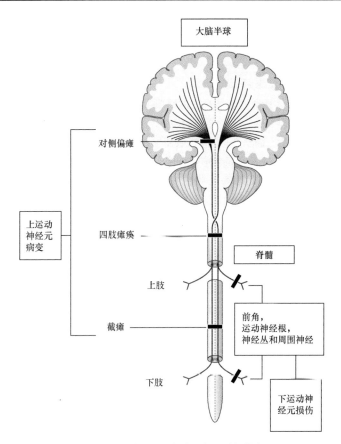

图 16.3 根据病变解剖部位判断运动损伤类型

奋和抑制作用。上运动神经元病变导致肌张力增加，在最强肌肉群（即腿部伸肌和手臂屈肌）中最为明显；相反，肌无力在相反的肌肉群中更明显。抑制作用的丧失会导致反射亢进、足底伸肌反应和运动反射增强，如对有害刺激的屈曲退缩和伸展痉挛。

锥体外系病变：该系受损会影响连接基底神经节和皮层的回路。肌张力增加，在任何拉伸速度下的整个运动范围内都是连续的（"铅管样"强直）。不自主运动是存在的，震颤与不自主运动结合产生典型的"齿轮样"强直。快速运动减慢（运动迟缓）。锥体外系病变也导致姿势不稳，加速跌倒。

小脑病变：该病变会导致身体同侧缺乏协调能力。初始运动是正常的，但随着病变的加重，精度下降，产生"意向性震颤"。辨距不良，导致"指鼻试验阳性"。产生快速、有规律交替运动的能力受到了损害（轮替运动障碍）。小脑中央蚓部受损引起的疾病会产生特征性共济失调步态。

乏力的临床评估

症状和体征通常表明病变的性质（框 16.2，图 16.3）。确定患者是否运动障碍、感觉异常或全身疲劳十分重要。疼痛可能会限制运动，出现假性无力，而感觉忽视可能会使患者意识不到严重的肌无力。

帕金森病患者可能会感觉身体无力；检查可提示强直（齿轮样或铅管样），运动迟缓表现明显，并有静止性震颤，通常不对称。步态检查可以进行疾病诊断。疼痛限制的运动能明显观察到，挛缩、消瘦、筋膜炎和异常动作／姿势也如此。

功能性乏力很常见。临床检查结果经常是可变的（例如，患者

框 16.2 如何评估乏力

临床发现	可能的损伤部位／诊断
发病模式和分布	
孤立的肌肉	神经根或单神经病变
同侧上下肢（偏瘫）	大脑半球，较少可能为脊髓或脑干神经病变
单一肢体	神经元病；神经丛病；脊髓／大脑
双下肢（截瘫）	脊髓；感觉层面
易疲劳	重症肌无力
极不协调，起伏的，不遵循解剖学规律	功能性
体征	
上运动神经元	大脑和脊髓
下运动神经元	周围神经系统
乏力的起病和发病过程	
突然发生，突然好转	卒中／单神经病
迁延数月或数年	脑膜瘤，脊髓型颈椎病
在几天或几周内逐渐加重	大脑肿块，脱髓鞘
相关症状	
同时伴有感觉损伤	运动神经元病，肌病，肌无力

可以行走，但在诊察台上进行评估时，似乎没有腿部运动），并且肌力可能看起来"减弱"，因为患者在短暂的爆发中能够获得完全的肢体力量，这在疾病中不会发生。在功能性乏力时，可以看到髋关节伸展无力（器质性少见），然后在测试对侧髋关节屈曲时恢复到完全正常。这个现象可以以非对抗的方式向患者证明，显示潜在的肢体力量是完整的。

面神经麻痹（贝尔麻痹）

颜面乏力最常见的原因之一是贝尔麻痹，这是面神经管内第 7 对脑神经的下运动神经元损伤，无年龄和性别差异。更常见于上呼吸道感染后、妊娠期间以及糖尿病、免疫抑制和高血压患者。

症状在几个小时内呈亚急性发展，在单侧下运动神经元颜面乏力之前，出现耳周疼痛。患者常描述麻木，但没有客观的感觉丧失（除了味觉，如果涉及鼓索）。听觉过敏表明镫骨肌的神经受累，也可能出现唾液分泌和泪液分泌减少。耳部或上颚的水疱可能提示原发性带状疱疹感染。

如果糖皮质激素在 72 h 内开始使用，可加快恢复，但抗病毒药物无效。人工泪液和隔夜眼罩有助于防止暴露性角膜炎和角膜擦伤。约 80% 的患者在 12 周内自行恢复。与贝尔麻痹不同，起源于上运动神经元的病变部分保留了上面部的功能。

感觉障碍

感觉症状常见，通常是良性的，但医生和患者都很难进行感觉检查。虽然神经系统疾病会引起感觉症状，但系统性疾病也会引起感觉障碍。过度换气或低钙血症时会出现口周和手指刺痛（第 10 章）。当大脑皮层出现功能障碍时，患者对身体相关部位的感知可能会被扭曲。

麻木和感觉异常

就病史来看，最有用的特征是：

● 解剖分布。● 麻木的发作方式。● 感觉异常或疼痛。

某些异常的形式可以进行识别（图 16.4）。例如，在偏头痛中，先兆可能包括感觉异常，随后是麻木，需要 20 ～ 30 min 才能扩散到身体的一半。另一方面，血管损伤导致的感觉丧失或多或少瞬间发生。脊髓病变的麻木和感觉异常通常在几小时或几天内由一侧或两侧下肢上升到躯干的水平。在心因性感觉变化中，这种分布通常既

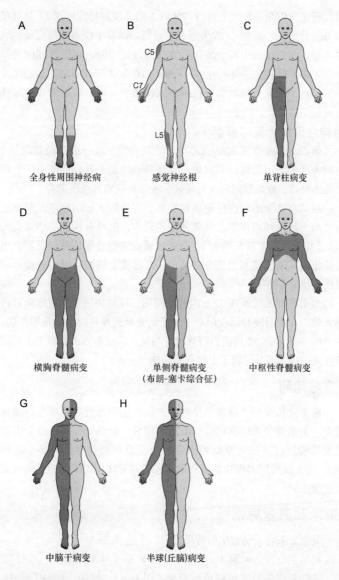

图 16.4（彩图）感觉丧失的模式。（**A**）全身性周围神经病。（**B**）感觉神经根。（**C**）单背柱病变（本体感觉和部分触觉丧失）。（**D**）横胸脊髓病变。（**E**）单侧脊髓病变（布朗–塞卡综合征）：同侧背柱（和运动）缺陷和对侧脊髓丘脑缺陷。（**F**）中枢性脊髓病变：脊髓丘脑丢失的"角"分布。（**G**）中脑干病变：同侧面部感觉丧失，对侧身体感觉丧失。（**H**）半球（丘脑）病变：面部和身体一侧对侧感觉缺失

不符合已知的解剖模式，也不符合任何器质性疾病。

周围神经病变中的感觉丧失

对于周围神经病变，症状通常表现为感觉丧失和感觉异常。单个周围神经损伤会导致该神经的感觉分布紊乱。在弥漫性神经病中，最长的神经元首先受到影响，呈现典型的"手套袜套样"分布。糖尿病通常影响小纤维，最先损害温度觉和痛觉，而脱髓鞘更易影响大纤维，从而导致振动觉和本体感觉障碍。

神经根病变的感觉丧失

疼痛是脊柱或四肢神经丛内神经根病变的一个显著特征。通常累及神经根支配的肌肉。神经根病变的部位可以从感觉丧失的皮肤模式中推断出来。

脊髓损伤的感觉丧失

感觉信息在解剖学上分离的两个系统中沿神经系统上行，这两个系统的不同通常有助于诊断（图 16.5）。

横向脊髓病变：在该节段水平以下的所有感觉都丧失。通常，在丧失区域的顶部会发现感觉异常或感觉过敏。如果血管来源（如由于前脊髓动脉血栓形成），可以保留脊髓后三分之一（背柱模式）。

单侧脊髓病变：病变对侧脊髓丘脑模式（疼痛和温度觉）丧失。背柱形态（关节位置和振动觉）也在损伤的同侧丧失（如布朗-塞卡综合征）。

中枢性脊髓病变（如脊髓空洞症）：该病变保留了背侧脊柱，但脊髓丘脑纤维从病变的两侧穿过脊髓。因此，感觉丧失被分离（根据受影响的方式）和悬挂（病变上方和下方部分被保留）。

孤立性背柱病变（如多发性硬化）：患者对所涉及的肢体感到一种不舒服的紧绷感。本体感觉丧失，但没有任何痛觉或温度觉的丧失。

脑干病变的感觉丧失

脑干病变产生复杂的感觉障碍，包括面部疼痛和麻木，这取决于病变的解剖位置及其对三叉神经核的影响。

大脑半球病变的感觉丧失

半球病变可能会影响所有的感觉形式。在丘脑，不连续的损伤（如腔隙性卒中）可导致整个对侧身体的感觉丧失。皮质损伤通常会产生混合的感觉和运动功能丧失。顶叶皮质的大面积损伤（如大面积卒中）可能导致本体感觉严重丧失，甚至丧失对患肢存在的意识（感觉忽视）。

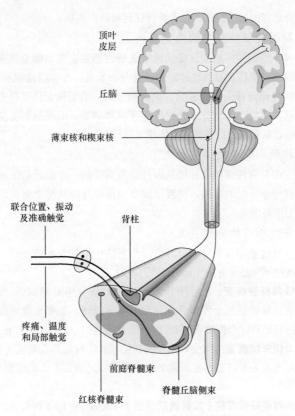

顶叶
皮层

丘脑

薄束核和楔束核

联合位置、振动
及准确触觉

背柱

疼痛、温度
和局部触觉

前庭脊髓束

红核脊髓束

脊髓丘脑侧束

图 16.5 （彩图）主要的躯体感觉通路

神经性疼痛

疼痛有两种主要类型：

● 伤害性疼痛，由身体部位的病理过程引起。● 神经性疼痛，由疼痛感知自身功能障碍引起。

神经性疼痛是一种非常不适的持续烧灼感，通常其敏感性增加，如轻触引起疼痛（痛觉过敏）。最常见的综合征包括周围神经（"灼痛"）、三叉神经（带状疱疹后神经痛）或丘脑的部分损伤。药物（加巴喷丁、卡马西平或三环类药物）可能有帮助，但通常只有部分帮助。神经外科中断疼痛路径有时会成功。植入电刺激器偶被证明是成功的。

运动异常

异常的运动通常意味着基底神经节的障碍，即存在固有节律发生器的去抑制或姿势控制障碍。可以是低动力学或高动力学，诊断需要观察和模式识别。

震颤

不同病因引起的震颤有不同的特征：

帕金森病："搓丸样"，不对称，静止性震颤。

生理性：良性，由焦虑、情绪、药物、毒素引起。

特发性：比生理性震颤慢；通常是家族性的，对普萘洛尔有反应。

肌张力障碍性：影响头部、手臂和腿部；急动，与肌张力障碍有关。

心因性：具有可变性；分散注意力后可消失。

其他多动综合征

舞蹈症：急动、短暂、无目的的不自主运动，表现为烦躁不安；目前认为病变在尾状核。病因包括：

● 遗传性（亨廷顿病、肝豆状核变性）。● 药物（左旋多巴、抗精神病药、抗惊厥药、口服避孕药）。● 自身免疫性疾病（如小舞蹈症、抗磷脂综合征、系统性红斑狼疮）。● 内分泌因素（妊娠、甲状腺毒症、甲状旁腺功能减退、低血糖）。● 其他：脑血管原因、脱髓鞘、脑肿瘤、脑外伤或产伤。

手足徐动症：四肢较慢的扭动运动——通常与舞蹈症合并，病因相似。

投掷症：这种突然发生的不自主抽动引起丘脑底核血管病变的肢体投掷运动（通常是单侧的，偏侧舞蹈动作）。

肌张力障碍：持续的不自主肌肉收缩导致姿势或运动异常。它可能是全身性的（通常是遗传综合征），或者更常见的是局灶性/节段性的（如斜颈，当头部反复向一侧扭转时）。一些肌张力障碍发生在特定的任务中，例如书写时痉挛或其他职业性"痉挛"。相关的肌张力障碍性震颤不对称，幅度大。

肌阵挛：肌肉群短暂的、孤立的、随机的抽搐。通常睡眠开始时出现（睡眠抽搐）。肌阵挛可以发生在癫痫时，来自皮层下结构或脊髓节段。

抽搐：重复的刻板动作，如眨眼、眨一只眼、咧嘴笑或眯眼。与其他不自主运动不同，患者至少可以在短时间内抑制抽搐。

知觉异常

顶叶参与感觉信息的高级处理和整合。这发生在"关联"皮层的区域，这种损伤会导致感觉（包括视觉）疏忽、空间感知障碍和空间定向行为的破坏，导致失用症。失用症是指在存在正常的基本运动、感觉和小脑功能的情况下（排除乏力、麻木和共济失调后）无法进行复杂、有组织的活动。复杂运动活动的例子包括穿衣、使用餐具和地理定位。其他可能由关联皮层损伤引起的异常包括阅读困难（阅读障碍）或写作困难（书写障碍），或无法识别熟悉的物体（失认症）。

平衡失调和眩晕

平衡失调可能由以下异常引起：

● 输入：视力丧失、前庭障碍或关节位置感缺失。● 处理：前庭核或小脑受损。● 运动功能：脊髓病变，任何原因导致的腿部无力。

小脑功能障碍也可能导致眼球震颤、构音障碍或共济失调。

由于本体感觉或小脑功能障碍而导致的平衡障碍引起平衡失调，而前庭和迷路器官失调会导致眩晕，这是一种对环境或自我运动的错觉。

眩晕是由于从眼睛、肢体本体感觉和前庭系统到达大脑的关于人的位置的信息之间的不匹配而发生的。由迷路输入不当引起的眩晕通常是短暂的，可能会复发，而由中枢（脑干）疾病引起的眩晕通常是持续的，并伴有脑干功能障碍的其他症状。

步态异常

肌无力、协调能力丧失和本体感觉丧失的情况下会产生一系列异常步态。神经源性疾病需要与骨骼异常进行区分，骨骼异常通常因疼痛产生防痛步态或跛行。

锥形步态：上肢运动神经元损伤导致腿部伸展。走路时脚趾接触地面的趋势要求腿在臀部向外摆动（转体）。在偏瘫中，患侧和健侧之间存在不对称，在轻截瘫中，双腿缓慢移动，从臀部摆动，并在地面上伸展。

足下垂：踝关节背屈无力，扰乱正常步态。脚的下降不受控制，发出拍打声音，脚可能会被抬得更高，产生一种高步幅的步态。

肌病步态：在通常由肌肉疾病引起的近端肌肉无力中，臀部外展肌无力允许骨盆倾斜，引起夸张的躯干运动，具有滚动或摇摆步态。

共济失调步态：小脑中央部分（小脑蚓部）病变的患者以一种特征的宽基步态行走，好像喝醉了一样。急性前庭功能障碍患者行走相似，但也会出现眩晕。

本体感受缺陷也会影响行走，尤其是在光线不足时。双脚被放在更高的位置（以增强本体感受输入），形成"跺脚"步态。

失用症步态：力量正常、小脑功能正常且本体感觉正常，但患者不能形成行走的运动行为。这种较高程度的脑功能障碍发生在双侧半球疾病时，如正常压力脑积水和额叶疾病。

小碎步步态：这种步态的特点是步伐小而慢，明显不稳定。常见原因为小血管性脑血管病，并伴有双侧上运动神经元征。

锥体外系步态：患者在开始行走和控制步态、步伐方面有困难。这就产生了慌张步态：最初蹒跚步态，接着频率会迅速增加，步幅迅速减少。

言语异常

言语障碍可能与发声受损（构音障碍），或者与语言障碍（言语障碍）有关。发声困难（声音 / 音量的降低）通常是由喉部解剖结构破坏引起的，而构音障碍通常是神经系统起源的。语言障碍通常是神经性的，并位于优势大脑半球（通常是左侧，不管惯用手如何）。

发声障碍

发声障碍指的是声音嘶哑或低语。最常见的原因是喉炎，但迷走神经的病变或声带疾病也会引起发声障碍。帕金森病可能会导致语言功能减退，常伴有构音障碍，使言语难以理解。

构音障碍

构音障碍是指言语表达不清或口齿不清，可与小脑、脑干和低位脑神经病变以及肌无力或肌源性相关疾病有关。语言功能不受影响。

言语障碍

言语障碍（或失语症）是一种语言内容障碍，导致无法表达正确的词语。它可为发生在优势半球的广泛区域的病变。分为流利性和非流利性。流利性（或接受性）失语症是语言输入或接受障碍。通常患者发音简单流畅，但是语言的输出会受到影响，出现言语错乱（发音相似的非词或不正确的词替代）和新词（不存在的词）的情况。在非流利性（表达性）失语症（如布罗卡失语症）中，言语理解能力可以保持完整。如果病灶较大，累及大脑语言半球的面积较多，患者会出现语言表达能力障碍，并且出现"完全性失语症"。

嗅觉缺失

症状性嗅觉丧失最常见的病因是局部原因（鼻塞），但也可能在头部外伤之后出现。在帕金森病中，嗅觉减退可能早于运动症状出现。额叶病变是一种罕见的病因。在阿尔茨海默病或癫痫中可能出现阳性嗅觉症状。

视觉障碍和眼部异常

视觉障碍

因眼部疾病导致的视力丧失见第 17 章。

从视网膜到枕叶皮质的视觉通路在解剖结构上是可以追寻的，因此，不同种类的视觉障碍可以定位到相应的受损部位（图 16.6，框 16.3）。患者常表现为短暂性视力丧失。血管因素引起的视觉丧失通常持续时间不超过 15 min。这会影响一只眼睛（一过性黑矇）或一侧视野。视野丧失可能是单侧视野（颈动脉循环）或同侧偏盲（椎基底循环）。持续 10 ～ 60 min 的短暂视觉障碍提示偏头痛，尤其是在伴有头痛和（或）出现视觉现象（如锯齿形线条，闪烁彩色灯光）的情况下。

幻视可能是由药物或癫痫引起的。

眼球运动障碍

控制眼球运动的起始部位在大脑半球，该通路随着视觉皮层和小脑下行输入脑干。水平和垂直的凝视中心位于脑桥和中脑，协调向眼运动神经核（第 3、4 和 6 对）的输出。神经核通过中间纵束相互连接。眼外肌由滑车神经（第 4 对，支配上斜肌）、展神经（第 6 对，支配外直肌）和动眼神经（第 3 对，支配其余的眼外肌）支配。

复视

根据复视的类型和相关特征，可以定位到相关病变部位，而起病情况和随后的症状提示了病因（如肌无力中表现的易疲劳性）。单眼复视提示眼部疾病，双眼复视（闭一只眼可消除）提示由神经系统病变引起。眼部运动神经麻痹的原因见框 16.4。

眼球震颤

眼球震颤（简称眼震）指的是眼睛反复来回运动，先是缓慢移动，然后是快速矫正运动。快速相位的方向被指定为眼震的方向，因为它更容易被观察到，尽管异常情况实为眼睛偏离目标的缓慢漂移。

脑干 / 小脑病变：病变使眼球漂移到原始位置，产生眼球震颤，并伴随注视方向的快速跳动。它们是双向的，不伴有眩晕。脑干疾病也可能引起垂直性眼球震颤。小脑一侧病变可能引起同侧眼球震颤（快速动眼方向与病变方向同侧）。

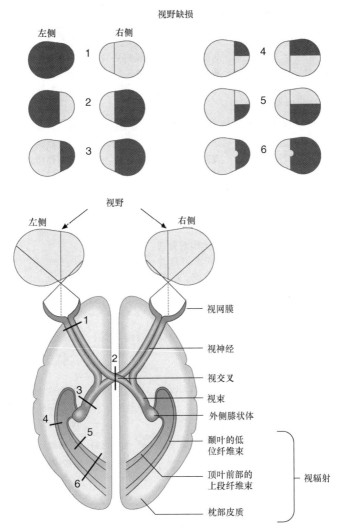

图 16.6 （彩图）视觉通路和视野缺损。眼睛和大脑横断面的示意图

　　前庭病变：水平管的损伤，可通过健侧输出，导致眼睛向病变的一侧移动。偏离病灶的周期性补偿快速运动，引起对侧的单向水平眼震。外周迷路病变的眼震迅速疲劳，常伴有眩晕和（或）恶心呕吐。中央前庭性眼球震颤持续时间更长。

　　其他病因：这些病因包括生理性（对前庭刺激的反应），中毒性（尤其是药物），营养性缺乏（维生素 B1）和先天性原因（"摆动"

657

框 16.3　视野缺失的临床表现

部位	常见病因	疾病表现	视野缺失	相关症状体征
视网膜/视神经盘	血管性疾病（包括血管炎）青光眼炎症	取决于病变区域的局部/完全性视野缺损	纵向的视野缺失弧形的盲点	敏感性降低视觉失真（黄斑）异常视网膜外观
视神经	视神经炎结节病肿瘤Leber 遗传性视神经病	一侧眼睛的部分/全部视力丧失经常性疼痛中央视力尤其受影响	中心暗点旁中心暗点单眼盲	敏感性降低色觉减弱相对性传入瞳孔损伤
视交叉	垂体瘤颅咽管瘤结节病	可能无极少出现复视（半侧幻灯片现象）	双颞侧偏盲	垂体功能异常
视束	肿瘤感染性疾病	中线一侧视觉障碍	不协调对侧同向偏盲	
颞叶	卒中肿瘤感染性疾病	中线一侧视觉障碍	对侧同向上象限盲	记忆/语言障碍
顶叶	卒中肿瘤感染性疾病	中线一侧视觉障碍撞到物品	对侧同向下象限盲	对侧感觉障碍非对称性视动性眼球震颤
枕叶	卒中肿瘤感染性疾病	中线一侧视觉障碍阅读障碍撞到物品	同侧偏盲（可能是黄斑回避）	后脑循环对其他结构的损伤

而不是"抽搐"）。

眼睑下垂

眼睑下垂可由第 3 对脑神经麻痹（框 16.4）、交感神经损伤（霍纳综合征）或肌肉疾病（如重症肌无力或强直性肌营养不良）引起。

瞳孔反应异常

这些可能是视网膜和脑干之间多个部位的病变引起的。第 3 对脑神经、睫状神经节和交感神经病变产生特征性瞳孔异常：

框 16.4　第 3、4、6 对脑神经受损的常见原因

部位	常见病理	涉及的神经	相关表现
脑干	梗死形成	3（中脑）	对侧锥体体征
	出血	6（脑桥延髓的连接）	同侧下运动神经元第 7 对脑神经麻痹
	脱髓鞘		其他脑干 / 小脑征象
	原发性肿瘤		
脑膜内	脑膜炎	3、4 和（或）6	虚性脑膜炎
	增高的颅内压	6	视神经盘水肿
		3（颞叶沟回疝形成）	占位性病变的表现
	动脉瘤	3（后交通动脉）	疼痛
		6（基底动脉）	蛛网膜下腔出血的表现
	小脑脑桥角肿瘤	6	8、7、5 病灶
			同侧小脑体征
	创伤	3、4 和（或）6	创伤的其他特征
海绵窦	感染 / 血栓形成	3、4 和（或）6	可能也累及第 5 对脑神经
	颈动脉动脉瘤		瞳孔可能固定，中间位置
	颈动脉窦动脉瘘		
眶上裂	肿瘤（如：蝶骨翼脑膜瘤）	3、4 和（或）6	可能眼球突出、结膜水肿
	肉芽肿		
眼眶	血管、感染、肿瘤、肉芽肿、创伤	3、4 和（或）6	疼痛 第 3 对脑神经血管性麻痹常无瞳孔症状

● 第 3 对脑神经病变：瞳孔扩张，完全眼睑下垂和眼外肌麻痹。● 交感神经病变（如霍纳综合征）：部分眼睑下垂和瞳孔收缩。● Holmes-Adie 瞳孔：可以对瞳孔的大小进行调节，但是光反射消失。● 传入性瞳孔障碍（视神经损害）：直接对光反射受损——刺激对侧眼，患侧眼间接对光反射存在。

视神经盘肿胀

这发生在：

● 颅内压升高（"视神经盘水肿"）。● 静脉阻塞（海绵窦或视网膜）。● 影响视网膜血管的系统性疾病（高血压，高碳酸血症，血管炎）。● 视神经损伤（如脱髓鞘，缺血，肉瘤，神经胶质瘤）。

在视神经盘处，正常静脉搏动停止，视神经盘边缘变红，模糊；

整个视神经盘抬高，常伴有视网膜出血（图 16.7）。

视神经萎缩

视神经损伤使视神经盘苍白（图 16.8）。原因包括：

● 早期视神经炎。● 缺血性损伤。● 慢性视神经盘水肿。● 视神经受压。● 创伤。● 退行性改变。

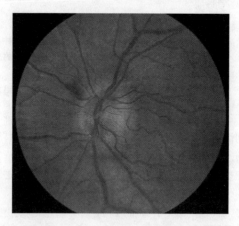

图 16.7 （彩图）视神经盘水肿。左眼的眼底照片显示视神经盘水肿，在视神经盘鼻侧有少量出血

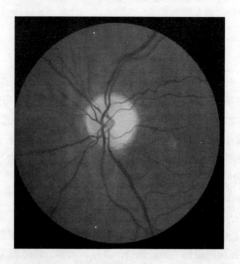

图 16.8 （彩图）家族性视神经萎缩患者左眼的眼底照片。注意视神经盘苍白

听力障碍

每个耳蜗器官都有双侧皮层表现，因此单侧听力下降表明周围器官受损。尽管感染和药物（特别是利尿药和氨基糖苷类抗生素）也可能导致耳聋，但双侧听力障碍是常见的，通常由年龄相关的退化或噪声损伤引起。

延髓症状——吞咽障碍和构音障碍

吞咽是一项复杂的活动，涉及唇，舌，软腭，咽，喉和第 7、9、10、11 和 12 对脑神经。解剖原因引起的吞咽困难见第 12 章。神经系统引起的吞咽困难，常伴有构音障碍。急性发作提示脑干卒中或快速发展的神经病变，如吉兰-巴雷综合征或白喉。间歇性疲劳性肌无力（包括吞咽困难）提示重症肌无力。在运动神经元疾病、基底性脑膜炎和炎症性脑干病变中，吞咽困难持续数周或数月。发展较慢的吞咽困难提示肌病或可能是脑干或颅底肿瘤引起。

影响低位脑神经（9—12）的病变通常表现在双侧，产生吞咽困难和构音障碍。"延髓麻痹"是指脑干内外的下运动神经元病变。舌头可能萎缩无力，软腭运动减少。

吞咽的上运动神经元神经支配是双侧的，因此持续性吞咽困难不常见于单侧上运动神经元病变（急性期大脑半球卒中除外）。延髓上方广泛病变会导致上运动神经元延髓麻痹，称为"假性延髓麻痹"。此时舌头小而紧缩，移动缓慢。下颌抖动较为频繁。

膀胱，肠道和性功能障碍

膀胱

膀胱类似于骨骼肌，神经控制可分为上运动神经元和下运动神经元。

无张力膀胱（下运动神经元）：膀胱充盈，会阴感觉丧失。发生在影响骶索或骶根相关疾病中。

高张力膀胱（上运动神经元）：脑桥或脊髓的损伤会导致副交感神经过度兴奋，引起尿频、尿急和急迫性尿失禁。更严重的脊髓损伤会导致无痛性尿潴留，因为膀胱感觉神经受到损伤。

大脑额叶受损导致机体丧失对膀胱充盈的控制，导致尿失禁。伴随有认知障碍，可能会导致不合时宜的排尿。

直肠

直肠由骶副交感神经输出的兴奋性胆碱能输入，其抑制性交感神经供应类似于膀胱。排便是由会阴部神经调节的盆底骨骼肌收缩，同时伴有内外肛门括约肌的收缩。

对自主神经的损伤常导致便秘。病灶影响延髓圆锥，躯体第2—4骶神经根和阴部神经的病变会引起大便失禁。

勃起失败和射精失败

这些相关功能在盆腔（副交感神经，S2—4）和腹下神经（交感神经，L1—2）的自主控制下。勃起功能很大程度上是由副交感神经控制，并可受到几种抗胆碱药，抗高血压药和抗抑郁药损害。交感神经活动对于射精很重要，并可能被 α - 肾上腺素受体拮抗剂抑制。

人格改变

尽管这通常是精神疾病引起的，但改变额叶功能的神经系统疾病会导致人格改变和情感障碍。这些病变包括由卒中、创伤、肿瘤或脑积水导致的结构损伤。主要有三种类型：

中额额叶病变：导致患者沉默寡言，反应迟钝和静默，常伴有尿失禁，步态异常和肌张力增加。

背外侧前额皮层病变：引起言语、运动计划和组织方面的困难。

眶额病变：造成去抑制性或不负责任的行为。记忆力基本上是完整的，可能有局灶性的生理反射，如握持反射、掌颏反射或情绪波动。

功能性症状

许多表现出神经系统症状的患者没有明确的神经系统疾病，这些患者被描述为具有功能性症状。这类患者通常在多个系统中都有症状表现，并且在其他专科门诊中会出现许多就诊记录和阴性检查结果。诊断功能性症状可以为患者省去更多不必要的焦虑和检查。

乏力和感觉改变在功能性神经系统疾病中占主导地位，但也可发生疼痛或意识丧失。伴有疲倦、嗜睡、注意力不集中，胃肠或妇科疾病也较为常见。临床医生必须以主观和客观的方式对待患者的症状。对潜在的或加剧的情绪障碍进行评估是至关重要的，以确保抑郁和焦虑得到控制，尽量减少其对症状的继发影响。

卒中

卒中是一种常见的急症，年发病率在（180 ~ 300）/10 万。约20% 的卒中患者在事件发生后一个月内死亡，并且至少有一半的幸存者会遗留不同程度的神经功能障碍。

急性卒中

病理生理学

脑梗死

脑梗死（85%）是由颅外动脉（颈动脉和主动脉弓）的动脉粥样硬化继发的血栓栓塞性疾病引起。大约 20% 是心脏脱落的栓子所致，而 20% 是小穿支血管的内在病变所致，造成了"腔隙性"梗死。5% 的患者有罕见的病因，包括血管炎、心内膜炎和脑静脉疾病。缺血性卒中的危险因素与冠状动脉疾病（第 8 章）的危险因素相似。

在受影响的区域，当血流量降至维持电活动的阈值以下时，就会出现神经功能缺陷。此时，神经元仍然存活。如果血流量再次增加，功能恢复，患者将出现短暂性脑缺血发作（TIA）。但是，如果血流进一步下降，将出现不可逆的细胞死亡（梗死）。

脑出血

脑出血（10%）通常是由脑实质内的血管破裂引起的：即原发性脑出血。如果动脉破裂血液进入脑实质以及蛛网膜下腔，也可出现蛛网膜下腔出血（5%）。脑梗死区域经常继发出血，如果出血量大，可能很难与原发性脑出血鉴别。脑出血的危险因素包括：

● 年龄。● 高血压。● 凝血功能受损。● 颅内血管畸形。● 药物滥用。

临床表现

急性卒中和 TIA 均以快速影响特定大脑区域的功能（以分钟为单位）为特征。有疾病史，就有 95% 的可能性是由血管引起的。非血管性"卒中类似表现"列于框 16.5。如果症状持续数小时或数天，则必须排除其他诊断。谵妄和记忆力或平衡障碍通常是由类似卒中的疾病引起的。短暂性晕厥或头晕常被误认为是 TIA。"增强公众卒中意识运动"强调面部、手臂无力或语言障碍是最常见的卒中表现。

常见的临床卒中症状取决于受影响的血管区域和病变的大小（图 16.9）。这可能会影响疾病治疗，如颈动脉内膜切除术的适用性。神经系统缺陷可以从病史和神经系统检查中（如果症状持续）确定。单侧运动障碍、失语、忽视或视野缺损通常表示大脑半球病变。共济失调、复视、眩晕和（或）双侧肌无力通常表示脑干或小脑病变。

意识水平降低通常表示大脑半球病变较大，也可能是脑干病变或诸如梗阻性脑积水、缺氧或全身感染等并发症所致。发病时出现剧烈头痛和呕吐提示脑出血。

框 16.5　卒中和 TIA 的鉴别诊断

与卒中表现相似的"器质性"疾病

- 原发性脑肿瘤
- 转移性脑肿瘤
- 硬膜下血肿
- 脑脓肿
- 周围神经病变（血管性或压迫性）
- 脱髓鞘

与卒中表现相似的"功能性"疾病

- 托德瘫痪（癫痫发作后）
- 低血糖
- 偏头痛先兆（伴或不伴头痛）
- 局灶性癫痫发作
- 梅尼埃病或其他前庭疾病
- 游离转换障碍
- 脑炎

卒中也可以根据临床症状的时程进行区分：

TIA：症状在 24 h 内完全消失。这包括一过性黑矇（视网膜血管阻塞）。

卒中：症状持续超过 24 h。术语"轻微卒中"有时用来指持续 24 h 但不会引起严重残疾的症状。

进行性卒中（"进展卒中"）：患者首次就诊后，局灶性神经功能缺损加剧。这可能是由于梗死体积增加，出血性转化或脑水肿引起。

完全性卒中：局灶性缺陷持续存在，但没有进展。

检查

检查旨在：● 确认病变的血管性质。● 区分脑梗死和出血。● 确定潜在的血管疾病和危险因素（框 16.6）。

如果卒中的性质不确定，则需要进一步的研究，特别是对于不太可能患有动脉粥样硬化性疾病的年轻患者。

神经影像学

所有患者均应进行 CT 或 MRI 检查。CT（图 16.9 和 16.10）可排除非卒中性病变（如硬膜下血肿，肿瘤）并发现脑内出血。症状发作后的最初几个小时内可能不会出现脑梗死的 CT 改变。通常，一天内 CT 扫描就足够了。但是，如果患者凝血功能异常，症状进行性加重或怀疑小脑血肿，或计划进行溶栓治疗，则必须立即进行 CT 扫描。最近，CT 血管造影正被用于显示血栓再通的血管闭塞。

　　MRI 能够比 CT 更早地发现梗死，对影响脑干和小脑的卒中更敏感。

临床综合征	一般症状
前循环综合征 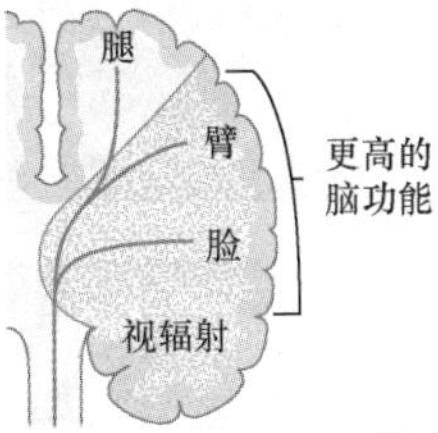 腿 臂 脸 视辐射 更高的脑功能	包括： 轻偏瘫 更高的神经功能障碍（比如失语） 单侧感觉丧失 同侧偏盲（视辐射损伤）
部分前循环综合征 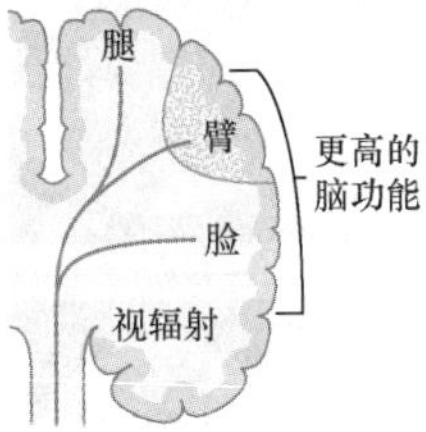 腿 臂 脸 视辐射 更高的脑功能	独立的技能丧失（腿，臂，面部） 独立的较高的神经功能障碍（比如失语） 混合得较高的脑功能障碍和运动功能丧失（比如失语混合轻偏瘫）
腔隙综合征 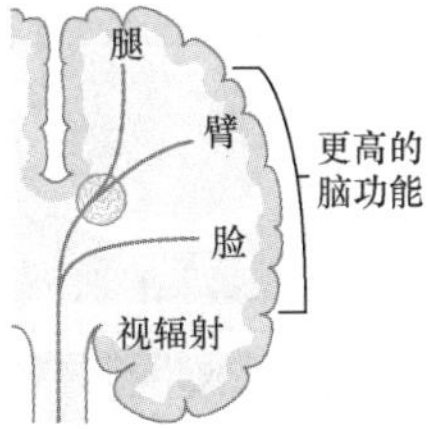 腿 臂 脸 视辐射 更高的脑功能	单纯的运动型卒中（影响肢体） 单纯的感觉型卒中 感觉-运动型卒中 无较高的神经功能障碍或偏盲
后循环中风 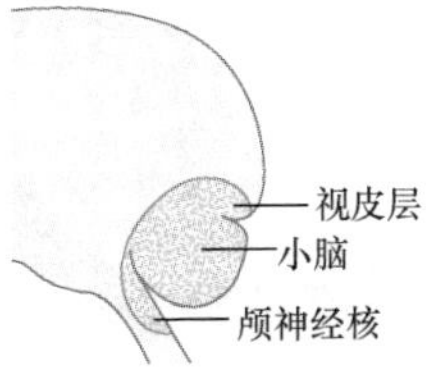 视皮层 小脑 颅神经核	同向偏盲（视皮层损伤） 小脑综合征 颅神经症状

图 16.9 脑卒中综合征的临床和影像学特征。最上面的三个图显示了冠状脑切面，最下面的一个图显示了矢状切面。梗死区域（以红色显示）可能会损坏相关皮质（PACS），神经束（LACS）或两者（TACS）。在相应的 CT 扫描中，病变以箭头突出显示

一般病因	CT扫描特征
大脑中动脉闭塞 （栓子来自于心脏或大血管）	
大脑中动脉或大脑前动脉分支的闭塞 （栓子来自于心脏或大血管）	
小穿通动脉血栓阻塞 （原位血栓形成）	
椎动脉、基底动脉或大脑后动脉闭塞 （心源性栓子或原位血栓形成）	

续图 16.9 脑卒中综合征的临床和影像学特征。最上面的三个图显示了冠状脑切面，最下面的一个图显示了矢状切面。梗死区域（以红色显示）可能会损坏相关皮质（PACS），神经束（LACS）或两者（TACS）。在相应的 CT 扫描中，病变以箭头突出显示

框 16.6 急性卒中患者的检查

是血管损伤吗？	CT/MRI
是缺血还是出血性疾病？	CT/MRI
是蛛网膜下腔出血吗？	CT，LP
是心源性栓子吗？	ECG，24 h ECG，超声心动图
潜在的血管性疾病是什么？	双侧颈动脉 USS 检查
	MRA
	CTA
	对比造影
危险系数是多少？	FBC，胆固醇，血糖
少见的病因？	RSR，蛋白电泳，凝血和血栓筛查

血管成像

颅外血管疾病的检测可以揭示缺血性卒中的原因，并可能采取特定的治疗，包括颈动脉内膜切除术，降低进一步的卒中风险。颈动脉杂音并不是颈动脉狭窄的可靠指标。颅外动脉疾病可通过双侧 USS，MRI 血管造影或 CT 血管造影等方法进行鉴别。

心脏检查

心源性栓塞最常见原因是房颤、人工心脏瓣膜、其他瓣膜病变和近期心肌梗死。经胸或经食道超声心动图可识别出心源性栓子，如心内膜炎，心房黏液瘤，心内血栓或卵圆孔未闭。

管理

处理的目标是：● 查明病因。● 尽量减少脑组织坏死的面积。● 预防并发症。● 通过康复减少残疾和残障。● 减少再发的风险。

快速收入专门的卒中病房可以促进多学科团队的协调护理，并降低幸存者的死亡率和致残率。在急性期，可以参考检查表（框 16.7），以确保可能影响结果的所有因素。

发病后的数小时或数天内，神经功能缺损可能会恶化。这可能是梗死面积的扩大、梗死出血性转化或水肿发展所致。重要的是将其与并发症（缺氧，败血症，癫痫发作，代谢异常）引起的恶化鉴别，此类恶化可能更容易逆转。有占位效应的小脑血肿或梗死患者可能发展为梗阻性脑积水，脑室引流和（或）减压手术可能带来

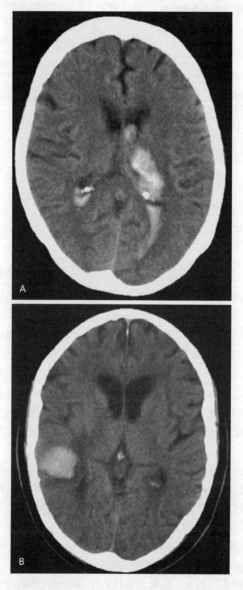

图 16.10 CT 扫描显示脑出血：（**A**）基底节出血破入脑室；（**B**）皮质小出血

框 16.7　急性卒中管理：入院检查表

呼吸道	进行吞咽检查，如果吞咽不安全，请保持患者的口腔内清洁
呼吸	检查呼吸频率，血氧饱和度；如果 $SaO_2 < 95\%$，则给氧
循环	检查周围灌注，脉搏和血压是否足够
补液	如果容量不足，吞咽不安全，则静脉补液或胃管补液
营养	考虑营养支持，如果持续性吞咽困难，请通过胃管喂食
药物	如果吞咽困难，可考虑应用药物的其他途径
血压	除非有心力衰竭 / 肾衰竭 / 高血压脑病 / 主动脉解剖异常，第一周不要过度降低血压，因为它会损害脑灌注。血压通常在几天内恢复正常
血糖	如果血糖 ≥ 11.1 mmol / L，请使用胰岛素（通过输注或皮下注射）使血糖水平正常化。检查并纠正任何低血糖症。
体温	如果发热，应检查原因并治疗，并尽早退热
关注的问题	预测并管理风险：治疗感染，维持营养，定时翻动无法移动的患者并给予防压疮床垫
大小便失禁	确保患者没有便秘或尿潴留，除非潴留无法解除否则不插导尿管
鼓励运动	避免长时间卧床休息

益处。严重脑水肿的患者可受益于脱水剂（甘露醇），机械通气和（或）手术减压可以降低颅内压。

再灌注（溶栓和取栓）

缺血性卒中的快速再灌注可以减少脑损伤的程度。使用重组组织型纤溶酶原激活剂（rt-PA）静脉溶栓会增加脑梗死出血性转化的风险，并有潜在的致命后果。然而，在症状发作的 4.5 h 内掌握适应证，则出血风险可通过改善总体预后所抵消。大血管闭塞患者的血凝块清除（取栓术）也可以减少之后的残疾发生率。

阿司匹林和肝素

除非给予 rt-PA，在这种情况下阿司匹林在 24 小时后使用，否则缺血性卒中后应立即开始服用阿司匹林（每天 300 mg）。阿司匹林降低了早期再发的风险并改善了长期预后。肝素不能改善预后，因此不应用于急性卒中。

凝血异常

在脑出血中，应立即逆转凝血异常（通常由口服抗凝药引起），以减少血肿扩大的可能。

风险因素治疗

在卒中或 TIA 的第一周内，卒中复发的风险为 5% ~ 10%，第一年为 15%，此后每年为 5%。二级预防的益处是避免复发性卒中所需治疗的次数（NNT）。缺血事件患者应接受长期抗血小板药物（NNT 100）和他汀类药物（NNT 60）。对于房颤患者，华法林抗凝治疗可显著降低风险（NNT 15）。现在，直接口服抗凝剂（如利伐沙班，阿哌沙班）可提供更高的安全性和有效性，但治疗成本增加。控制血压可降低反复发作的缺血性和出血性卒中的风险（NNT 50）。

颈动脉内膜切除术和血管成形术

颈动脉区域缺血事件且病变一侧颈动脉狭窄超过 50% 的患者卒中再发的风险更高。对于卒中没有引起严重残障的人，尽管手术本身有 5% 的卒中风险，但去除狭窄可降低总体复发风险（NNT 15）。颈动脉血管成形术和支架置入术在技术上是可行的，但长期效果尚不清楚。

蛛网膜下腔出血

蛛网膜下腔出血的病例中约有 85% 是脑动脉分叉处的囊状动脉瘤破裂引起的；10% 为非动脉瘤性出血（通常为良性）；5% 是由少见病变（动静脉畸形，椎动脉夹层）引起。

蛛网膜下腔出血发病率不高（6/100 000）；女性发病率更高，且大多数患者年龄小于 65 岁。立即死亡率约为 30%，幸存者在前 4 周的再出血率为 40%，此后每年为 3%。

临床表现

通常会出现突然的，严重的头痛（通常是枕部），持续数小时甚至数天，常伴有呕吐。体力锻炼、紧张和性兴奋是常见的前因。通常患者感到恐惧、烦躁、畏光，也可能会失去意识。体格检查有颈强直，眼底镜检查可发现局灶性半球征象和玻璃体膜下出血。

检查

每 8 名突然出现剧烈头痛的患者中，就有 1 名为现蛛网膜下腔出血。因此，CT 扫描应该是常规排查工具。如果 CT 扫描阴性（少量的血液不易被发现），则应在症状发作后至少 12 h 内通过腰穿获得脑脊液。如脑脊液呈血性或黄变，则表明需要进行脑血管造影。

管理

尼莫地平（静脉注射 30 ~ 60 mg）用于预防急性期的迟发性缺血。血管内将弹簧圈置入动脉瘤或外科夹闭动脉瘤颈可减少复发。

脑静脉疾病

脑静脉和静脉窦的血栓形成相对罕见。

系统性诱因包括：● 脱水。● 怀孕。● 血栓形成。● 口服避孕药。● 低血压。● 白塞病。

局部原因包括：● 鼻窦炎。● 脑膜炎。● 面部皮肤感染。● 中耳炎。● 乳突炎。● 穿透性头 / 眼伤口。● 颅骨骨折。

通常会进行抗凝治疗，其根本原因和并发症的管理很重要。

皮质静脉血栓形成

根据所涉及的区域，这可能表现为局灶性皮质缺陷（失语，偏瘫）或癫痫。

脑静脉窦血栓形成

海绵窦血栓形成可引起三叉神经第一节支配的眼球突出、上睑下垂、头痛、眼肌麻痹、视神经盘水肿和麻木。上矢状窦血栓形成导致头痛，乳头水肿和癫痫发作。横窦血栓形成导致偏瘫、癫痫发作和视神经盘水肿。

约有 10% 的病例与感染有关，需要抗生素；否则，抗凝治疗。

头痛综合征

治疗头痛的一般方法详见第 4 章。本章主要介绍原发性头痛综合征。

紧张性头痛

这是最常见的头痛类型。

临床表现

疼痛呈持续性和全面性，常从枕部向前放射。患者常主诉"钝痛""紧束"或类似于"受压"。疼痛严重程度不定，可间歇性发作，也可持续存在，不伴呕吐或畏光症状。疼痛通常会持续一整天，但很少使人丧失行动力，患者外表正常。颅骨处可有压痛。

管理

同患者讨论可能的病因和解释症状不是由严重病变引起的，比止痛药更有帮助。过度使用止痛药，尤其是可待因可能会加重头痛（镇痛性头痛）。物理疗法（包括肌肉放松和压力管理）可能有用，小剂量阿米替林也可能有帮助。患者从安慰和严格评估中获益最大。影像学检查毫无帮助还可能会增加焦虑。

偏头痛

约 20% 的女性和 6% 的男性患有偏头痛，具体病因不明确，头痛发作与颅外血管扩张有关。通常有家族病史，有遗传倾向。女性发病率高提示与激素水平有关。避孕药似乎会加重许多患者的偏头痛。奶酪、巧克力或红酒等饮食也会诱发偏头痛。当心理应激时，偏头痛发作往往发生在应激期之后。

临床表现

可能出现不适、易怒或行为改变等前驱症状。大约 20% 的患者偏头痛发作时有先兆症状（也称为"典型"偏头痛）：闪光、亮点（强化光谱）在视野中蔓延长达 40 min，有时会留下暂时性视野丧失的痕迹（暗点）。患者可能会先感到刺痛，然后麻木，持续 20 到 30 min，症状可从身体的一个部位扩散到另一个部位，偶有短暂性言语或运动功能障碍。大约 80% 的患者为无先兆型偏头痛（也称为"普通型"偏头痛）。偏头痛发作时通常为剧烈的搏动性疼痛，伴有畏光、畏音和呕吐，持续 4 ～ 72 h。因运动会加剧疼痛，所以患者会寻求安静、黑暗的房间。少数情况下先兆症状可能持续，并遗留永久性神经障碍，这种持续性偏头痛先兆可伴有或不伴有脑梗死证据。

管理

预防：避免确定的诱因或恶化因素。尽管缺血性卒中的风险很小，有先兆症状的女性应该避免使用雌激素避孕或接受激素替代治疗。对于发作频繁者（每月＞2 次），应考虑使用普萘洛尔、阿米替林或抗癫痫药物（如丙戊酸钠）预防。

急性疼痛：可使用阿司匹林或对乙酰氨基酚进行简单的镇痛，常联用镇吐药。严重的疼痛可以用"曲坦类药物"（如舒马曲坦）或 5-HT 激动剂治疗。

药物过度使用性头痛

因服用镇痛药（尤其是可待因和其他含阿片类药物的制剂）引起的头痛综合征变得越来越普遍。药物过度使用性头痛通常与每月用药超过 10 ～ 15 天有关。治疗方法为停用引起疼痛的药物，医师应告知患者服药后最初的效果可能会加剧头痛。

丛集性头痛（偏头痛性神经痛）

临床表现

相比偏头痛少见，以男性居多，通常 30 岁以上发病。主要表现为反复发作的严重单侧眼眶周围疼痛，伴有流泪、鼻塞和结膜充血，持续 30 ～ 90 min。丛集性头痛发作可持续数周，经过几个月缓解期后在另一侧再发。

管理

急性发作时通常可通过皮下注射舒马曲坦或吸入纯氧来缓解，有时维拉帕米、丙戊酸钠或短疗程糖皮质激素也有效果。锂疗法对严重的丛集性头痛有一定帮助。

三叉神经痛

临床表现

三叉神经痛是三叉神经第二支和第三支范围发生的单侧面部刺痛，疼痛剧烈且持续时间很短，但反复发作，导致患者出现类似抽搐的肌肉收缩。进食活动或对三叉神经区域的触摸可能会诱发疼痛。多年的反复发作后疼痛有逐渐减弱的倾向。

管理

使用卡马西平治疗通常效果良好，如不能耐受，也可选择奥卡西平、加巴喷丁、普瑞巴林、阿米替林或糖皮质激素。对年轻且药物治疗无效者可考虑手术治疗，三叉神经根微血管减压术据说有 90% 的成功率。另外，三叉神经分支范围酒精或苯酚局部注射也有一定效果。

癫痫

癫痫的定义是大脑中异常、过度或同步的神经元活动引起的症状和（或）体征。孤立性癫痫发作的终身风险约为 5%。癫痫发作常表现为不明原因的抽搐，可在数次发作后被确诊。在欧洲国家，癫痫的患病率约为 0.5%。

现代分类（框 16.8）区分了局灶性癫痫（异常活动局限于部分皮质）与全面性癫痫（电生理异常同时累及两个大脑半球）。

局灶性癫痫可由任何大脑皮质功能障碍引起，包括感染、肿瘤或瘢痕形成。症状取决于受影响的皮质区域，如颞部区域受累，可对环境认知产生影响。如两侧大脑半球均受累，容易发生癫痫。全面性癫痫（约占全部癫痫的 30%），异常活动始于控制皮层激活的神

框 16.8 癫痫发作的分类（2010 年国际抗癫痫联盟分类）

全面性癫痫

- 强直-阵挛（可以任何形式组合）
- 失神
  - 典型失神
  - 不典型失神
  - 伴特殊类型的失神
- 肌阵挛失神
- 眼睑肌阵挛
- 肌阵挛
  - 肌阵挛
  - 肌阵挛失张力
  - 肌阵挛强直
- 阵挛
- 强直
- 失张力

局灶性癫痫

- 无意识或知觉损伤（相当于"简单部分性发作"）：
  - 运动异常
  - 感觉异常
- 有意识或知觉损伤（相当于"复杂部分性发作"）
- 演变为双侧的惊厥性发作（相当于"继发性全面性发作"）：
  - 强直
  - 阵挛
  - 强直-阵挛

不确定性癫痫

- 癫痫性痉挛

经中枢并迅速向外传播。全面性癫痫基本在 35 岁之前发作。

临床表现

不同类型的癫痫可根据异常放电的起始部位和传递方式的不同将其分类。特异性的临床表现往往能指示病变区域。即使是全身强直性癫痫发作，始发的皮质部位也会引起与该区域功能相对应的神经系统症状和体征。

- 枕部起病：引起视觉变化（亮光 / 色斑）。● 颞叶起病：认知错误（似曾相识）。● 感觉神经受累（烧灼、刺痛感）。● 运动神经受累：抽搐。

局灶性癫痫

可能是特发性或局灶结构性病变引起。后者可能是：

● 遗传性疾病（如结节性硬化症）。● 发育。● 脑血管疾病（如动静脉畸形）。● 肿瘤。● 创伤。● 感染。● 炎症（血管炎）。

局部性神经系统症状有助于定位病灶，当病变扩散到颞叶或额叶时可能会导致意识障碍或者行为异常。患者可能会忽然静止，两眼发直，或动作呆板，往往几分钟后意识即可恢复。也有部分患者会昏睡长达一个小时。

全面性癫痫

强直-阵挛发作：在发作前可能出现"先兆"，然后患者出现身体僵直、意识丧失，然后倒地。因呼吸停止，患者发绀，数分钟后出现持续约 2 min 的阵挛性抽搐，此时可能出现尿失禁或舌咬伤。经过一段时间的昏迷后患者会恢复知觉，但在接下去的数小时内仍感困倦或神志不清。

失神发作：全面性发作，常于儿童时期起病。患儿会出现一过性的茫然和凝视，发作时间短暂但较频繁，不会引起神志混乱，常被误认为是在发呆。

肌阵挛发作：发生肌肉短阵抽动，多见于手臂，常在清晨或醒来时发作，也可能出疲劳、饮酒或睡眠不足引起。

失张力发作：肌肉张力短暂消失的发作类型，通常导致严重摔伤，可伴有或不伴有意识丧失。

强直发作：伴随全身肌张力增加和意识丧失的发作类型。失张力和强直发作通常被视为癫痫综合征的一部分。

阵挛发作：类似于强直-阵挛发作，但没有强直期。

大部分癫痫患者遵循特定的发作类型、发病年龄和治疗反应，即所谓的脑电临床综合征。基因测试可能揭示分子病理生理学上的相似性。

检查

检查摘要收录于框 16.9。

单次发作

所有一过性意识丧失的患者均应做 12 导联心电图检查。当疑似癫痫发作后，建议行头颅 MRI 或 CT 检查，尽管检出病灶的可能性很低。大约 40% 的患者会在 1 ~ 2 个月内再发。

框 16.9　癫痫的检查

何种途径发现癫痫?

- 标准脑电图
- 睡眠脑电图
- 特殊电极脑电图（经卵圆孔、硬膜下）

癫痫的病因是什么?
有无组织损伤?

- CT
- MRI

有无代谢紊乱?

- 尿素和电解质
- 肝功能
- 血糖
- 血清钙、镁

有无炎症或感染性疾病?

- 全血细胞计数、ESR、CRP
- CXR
- 梅毒、HIV、胶原病
- 脑脊液检查

发作真的是癫痫吗?

- 动态脑电图
- 视频遥测

癫痫

仅 50% 的癫痫患者有发作期脑电图异常，所以无法用来排除癫痫。视频脑电图、睡眠脑电图会增加确诊率，但不能取代详尽的病史采集。下列情况提示可能存在结构病变需要行影像学检查：

- 发病年龄小于 16 岁。● 特异性体征。● 脑电图揭示病灶源。
- 难以控制的抽搐。

管理

向患者及其亲属解释癫痫发作的性质和原因，指导亲属对癫痫大发作时的急救处理。强调癫痫是一种常见疾病，70% 的患者可以完全控制，鼓励用认真的态度去改变生活方式并坚持服药，谨慎与患者讨论癫痫的死亡率。

紧急处理：抽搐发作时，除了急救和常识性操作外，几乎不能或不需要为患者做什么（框 16.10）。

生活方式建议：建议患者避免进行在癫痫发作时可能将自己或他人置于危险境地的活动，涉及接触高空、危险机械、明火或水中的工作或娱乐活动。在实现良好控制以前，不鼓励长时间骑行。在英国和许多其他国家，法律限制癫痫患者驾驶车辆。

抗癫痫药物：癫痫复发的风险很高（通常有 2 次或 2 次以上癫

痫发作），就应该考虑药物治疗。具体方案应与患者讨论，尽量简单以提高依从性。对大多数癫痫患者，可通过单一药物完全控制。框 16.11 中列出了指南推荐方案，对于局灶性癫痫，拉莫三嗪是耐受性最好的单药疗法，几乎没有副作用。未分类的全面性癫痫对丙戊酸钠反应最好，但因其致畸性禁用于孕妇（除非获益大于风险）。首选经典的一线抗癫痫药物。因新型抗癫痫药物具有可预测的药代动力学，可通过血药浓度监测依从性，作为二线选择。控制 2 年癫痫未再发作可逐步停药。儿童期癫痫停药后总体预后最好，复发率约为 40%。

框 16.10　癫痫发作的紧急处理

急救（由亲属或目击者）

- 将患者搬离危险区域（远离火、水、机械、家具）
- 在抽搐停止后，将患者转为"复原卧式"体位（半俯卧位）
- 保持气道通畅，不要将任何物体放入口腔（舌咬伤一般在发作时发生，且无法预见）
- 如果抽搐持续超过 5 min 或反复发作而患者未苏醒，应紧急寻求医疗救助。
- 患者可能昏昏欲睡 / 神志不清达 30 ～ 60 min，在患者意识完全恢复前不应使其独处。

立即医疗救助

- 详见框 16.1

框 16.11　抗癫痫药物指导指南

癫痫类型	一线药物	二线药物
局灶性或继发性 GTCS	拉莫三嗪	卡马西平 左乙拉西坦 丙戊酸钠 托吡酯 唑尼沙胺
GTCS	丙戊酸钠 左乙拉西坦	拉莫三嗪 托吡酯 唑尼沙胺
失神发作	乙琥胺	丙戊酸钠
肌阵挛	丙戊酸钠	左乙拉西坦 氯硝西泮

尽可能单药治疗。GTCS，全面强直-阵挛发作。

外科手术：对于药物治疗效果不佳的癫痫患者可以尝试切除致痫病灶或神经刺激的疗法。

预后

全面性癫痫比局灶性癫痫更容易控制，伴有组织结构损伤的患者很难完全控制。20年观察研究显示：

- 50%的患者停药5年后也没有再发。● 20%的患者规律用药没有再发。● 30%的患者药物治疗下仍有癫痫发作。

非癫痫性发作（分离性抽搐）

患者可出现类似癫痫发作的症状，但由心理现象引起，脑电图正常。本病与额叶癫痫鉴别较困难，需要视频遥测和长时间脑电检测，主要治疗方法为心理治疗而非药物治疗。

前庭功能障碍

眩晕是前庭功能障碍的典型症状，大多数眩晕患者都有急性前庭功能障碍、良性阵发性位置性眩晕或梅尼埃病。除偏头痛发作外，导致眩晕的中枢性（脑源性）原因很少见。

急性前庭功能障碍（迷路炎、前庭神经炎）：通常表现为严重眩晕、呕吐和站立不稳。在发病初期最为严重，随后几天逐渐改善，但可能因头部运动而加重。发作时伴有眼球震颤，短期使用前庭镇静药物（如桂利嗪、丙氯拉嗪、倍他司汀）可缓解症状。少数患者症状持续存在需要物理治疗师进行前庭康复治疗。

良性阵发性位置性眩晕：在某些头部活动时出现的阵发性眩晕，可能由耳石碎片影响迷路内淋巴流动引起。每次发作仅持续几秒钟，但可能会使患者变得不愿活动头部，从而产生肌肉紧张型头痛。可使用Dix-Hallpike试验（垂头仰卧试验）来确诊。在检查时，头部后仰会出现体位性眼球震颤。因头部活动导致的反复眩晕可通过前庭锻炼来治疗。

梅尼埃病：患者通常出现耳鸣和耳聋，进而出现耳内充盈感及阵发性眩晕。检查可发现患侧有感觉神经性耳聋，前庭镇静药物对急性发作有一定帮助。

睡眠障碍

睡眠障碍包括睡眠过多（嗜睡或发作性睡病）、睡眠不足或质量差（失眠）和睡眠期间的异常行为（异态睡眠）。失眠通常是由心理或精神障碍、轮班工作、疼痛或其他环境原因引起的。

嗜睡

白天嗜睡最常见的原因是阻塞性睡眠呼吸暂停（第 9 章）。

发作性睡病

发作性睡病和嗜睡从病史上很容易区分，不可抗拒的睡眠"猝倒发作"妨碍了日常功能。患者至少报告一种典型症状：

- 猝倒（突然失去肌肉张力，由惊讶、笑声或其他情绪因素引起）。
- 睡眠开始时出现可怕的幻觉。
- 睡眠瘫痪状态。

发作性睡病可用莫达非尼或羟巴酸钠治疗。猝倒可用羟乙酸钠、氯米丙胺或文拉法辛治疗。

异态睡眠

异态睡眠是在快速眼动或非快速眼动睡眠时发生的异常运动行为。

非快速眼动睡眠异常：表现为夜惊，梦游和意识不清的觉醒。患者有很少或没有记忆，即使他们看起来是"清醒的"。通常不需要治疗，如果需要可以使用氯硝西泮。

快速眼动睡眠行为障碍：患者在快速眼动期间"表演"自己的梦境，由于睡眠肌张力失弛缓。同床伴侣描述患者在睡眠中有时会"打斗"或"挣扎"，可能会伤害自己或同床伴侣。多导睡眠监测有助于明确诊断，氯硝西泮是最有效的治疗方法。

不宁腿综合征：在人群中常见，患病率约为 10%。一种由静坐、静卧诱发的腿（肢体）不适感，这种不适感会促使进行腿（肢体）活动，并在活动后缓解的睡眠障碍。不宁腿也可能是周围神经病变、铁缺乏、帕金森病或尿毒症的症状。如果需要治疗，可以使用多巴胺能或苯二氮䓬类药物。

神经炎症性疾病

多发性硬化

多发性硬化（MS）是导致成人慢性残疾的重要原因。在英国，患病率约为 120/10 万，每年发病率为 7/10 万。确切的病因尚不清楚，可能与遗传和环境因素的相互作用有关。温带地区的发病率高于赤道地区，女性发病率是男性的两倍。家族性发病的风险为 15%。发病机制为机体对中枢神经系统产生髓鞘的少突胶质细胞反复发生细胞介导的自身免疫攻击。特征性的组织学病变为大脑脑室周围区域、视神经或脊髓的软脑膜下区域出现脱髓鞘斑块。

临床表现

多发性硬化症的诊断需要在时间和空间上排除其他无法解释的中枢神经系统疾病。以下为几个公认的临床类型：

- 复发－缓解型（80%），恢复情况各异。● 原发进展型（10%～20%）。● 继发进展型（取代复发期和缓解期）。● 暴发型（＜10%），导致过早死亡。

有许多临床症状可提示多发性硬化症（框 16.12）。脱髓鞘病变引起的症状和体征可出现数天或数周，然后在数周或数月缓解。复发频繁且无法完全恢复提示预后不良。在少数情况下，两次发作可间隔数年，甚至不再复发。体征取决于脱髓鞘的病变部位。最常见的为脊髓和脑干相关联体征，其次为视神经炎表现。严重的智力障碍较少见，仅在疾病晚期才会出现。

预后很难预测，尤其是在疾病早期。有复发和缓解症状的患者平均每 2 年复发 1～2 次，约 5% 的患者在发病 5 年内死亡，部分患者可在最小残疾的情况下获得较好的长期预后。发病 10 年后，约三分之一的患者出现严重残疾，无法自主行走。

框 16.12　多发性硬化的临床表现

常见表现

- 视神经炎
- 恶化和复发的感觉症状
- 亚急性无痛脊髓病变
- 急性脑干综合征
- 上肢亚急性功能丧失（背柱缺损）
- 第 6 对脑神经麻痹

提示中枢神经系统脱髓鞘的其他症状和综合征

- 严重的瞳孔缺损和视神经萎缩（先前的视神经炎）
- Lhermite 的症状（刺痛于脊柱或四肢的颈部）
- 进行性非压缩性轻瘫
- 部分布朗－塞夸德综合征
- 核间性眼肌麻痹伴共济失调
- 姿势性（"手性""福尔摩斯"）震颤
- 50 岁以下的三叉神经痛
- 复发性面神经麻痹

检查

多发性硬化没有特异性的检测方法，临床诊断应通过以下检查来支持：

● 排除其他疾病。● 提供炎症性疾病的证据。● 确认有多个神经系统受累的部位。

MRI：是对大脑和脊髓脱髓鞘病变最敏感的检测方法（图 16.11），可用来排除其他引起神经功能障碍的原因。但影像学表现上

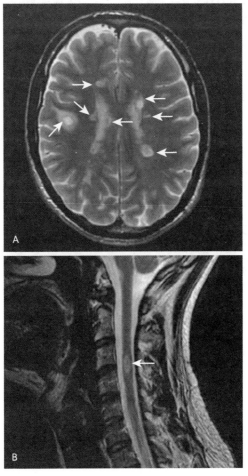

图 16.11　多发性硬化。（**A**）多发性硬化症的头颅 MRI：在 T2 像上可见多个高信号病灶（箭头处），特别是在室旁区域。（**B**）颈脊髓脱髓鞘病变：T2 像高信号病灶（矢状面）

需要与小血管病变或脑血管炎相鉴别。

视觉诱发电位：在高达 70% 的患者中可检测到尚无临床表现的病变。

脑脊液检查：急性期脑脊液淋巴细胞增多，70% ～ 90% 的患者在两次发作之间出现 IgG 寡克隆区带。寡克隆区带（正常患者血清中不存在）表示存在鞘内炎症，可发生在一系列其他疾病中。

管理

包括治疗急性复发、预防复发、治疗并发症和残疾管理。

急性复发治疗：大剂量糖皮质激素静脉或口服冲击治疗可缩短复发时间，但不影响长期预后。冲击剂量糖皮质激素每年可给药 3 次，但是仅限于严重神经功能损伤情况，使用该方案需要预防骨质疏松症。

疾病修正治疗：这些治疗可以减少每年的复发率和 MRI 上病灶的数量和大小，有些还可以减少致残率。可经口服、皮下或静脉给药，不适用于早期多发性硬化症患者。β - 干扰素、醋酸格拉替雷、糠酸二甲酯和芬戈莫德适用于较轻的病例，并可将复发率降低 30% 至 50%。重症患者静脉注射阿来组单抗和那他珠单抗可将复发率降低 50% 以上。因治疗会有一系列的不良反应，故需要仔细选择患者，由专家监督和指导治疗。

并发症治疗：框 16.13 总结了并发症的处理。专科护士在处理该病的慢性阶段有很大作用。物理疗法和作业疗法可以改善残疾患者的功能。尿频和尿急可以通过药物治疗，但这可能导致尿潴留和尿路感染，故膀胱护理尤其重要。早期可以通过间歇性自我导尿来处理尿潴留，但必要时需留置导管。

框 16.13　多发性硬化症并发症的处理

强直状态	物理疗法
	巴氯芬、丹曲林、加巴喷丁、大麻素喷雾剂、替托尼定
	局部肌肉注射肉毒杆菌毒素、化学神经阻滞术
感觉迟钝	卡马西平、加巴喷丁、苯妥英钠、阿米替林
膀胱症状	抗胆碱能药物治疗膀胱张力增高、间歇性导尿术
疲劳	金刚烷胺、莫达非尼、阿米替林
勃起功能障碍	西地那非、他达那非

急性播散性脑脊髓炎

这是一种急性单相性疾病，小静脉周围脱髓鞘区域遍布整个大脑和脊髓。该病通常发生在病毒感染（如麻疹、水痘、接种疫苗）后一周左右，表明该病是免疫介导的。

临床表现

● 头痛、呕吐、高热、谵妄和虚性脑膜炎，常伴有局灶性脑和脊髓症状。● 偶有抽搐发作或昏迷。

检查

MRI 可见显示与多发性硬化症相似的数个高信号区，脑脊液检查可能正常或有蛋白和淋巴细胞增加；寡克隆区带可以在急性期发现，但在疾病恢复时不会持续（与多发性硬化症相鉴别）。

管理

预后一般良好，少数（＜10%）可能致命。治疗方法是静脉大剂量注射甲泼尼龙。

横贯性脊髓炎

横贯性脊髓炎是一种影响脊髓的急性单相性炎症性脱髓鞘疾病。患者表现为感觉平面以下亚急性轻截瘫，常伴有严重的颈部或背部疼痛。需要行 MRI 检查来与压迫性脊髓损伤相区分。脑脊液检查显示细胞增多，通常没有寡克隆区带。治疗方法是静脉大剂量注射甲泼尼龙。不同患者预后相差较大：在某些情况下，尽管最初出现严重神经功能障碍，仍能几乎完全康复。部分患者会发展成多发性硬化症。

副肿瘤性神经系统疾病

在没有发生转移的情况下，神经系统疾病也可能与恶性肿瘤一起发生，主要原因为肿瘤抗原会导致部分中枢神经系统产生自身抗体。

临床表现

临床表现见框 16.14。神经系统疾病症状通常较原发肿瘤的临床症状出现更早。

检查

许多病例中存在特征性的自身抗体（如皮肌炎中抗 Jo-1 抗体）。胸腹部 CT 或 PET 扫描能发现致病肿瘤。脑脊液检查显示蛋白增多，淋巴细胞可见寡克隆区带。

框 16.14 副肿瘤综合征

并发症	临床表现	相关肿瘤
中枢神经		
边缘系统脑炎	健忘、进行性痴呆、抽搐发作	小细胞肺癌、睾丸/卵巢肿瘤、乳腺肿瘤、胸腺瘤、畸胎瘤
脊髓病	进行性脊髓损伤（多见于颈髓）	小细胞肺癌、胸腺瘤
小脑变性	进行性共济失调、眼球震颤、眩晕	小细胞肺癌、乳腺肿瘤、卵巢肿瘤、淋巴瘤
运动神经元疾病	亚急性，病程逐渐进展，好发于下肢，主要为肢体乏力及消瘦	小细胞肺癌、其他肿瘤
周围神经		
感觉神经病变	肢体疼痛，感觉异常，远端麻木	淋巴瘤、小细胞肺癌及其他肿瘤
多发性感觉运动神经病	轻度，非致残性周围肢体麻木和感觉异常	淋巴瘤、小细胞肺癌及其他肿瘤
兰伯特-伊顿综合征	肢体近端肌无力，症状缓解后再活动可诱发，反射消失	小细胞肺癌
皮肌炎/多发性肌炎	肢体近端无力和疼痛，淡紫色皮疹，指关节戈特隆征	肺部肿瘤、乳腺肿瘤
重症肌无力	胆碱酯酶治疗有效的肌肉乏力	胸腺瘤

管理

主要针对原发肿瘤治疗，静脉注射免疫球蛋白可能有一定改善作用。

神经退行性疾病

尽管多发性硬化是英国年轻人最常见的致残原因，但在老年群体中血管和神经退行性疾病占主要地位，会导致特定的神经元死亡，致使症状不断恶化，随年龄增长而加重。大脑皮层的退化引起痴呆，基底神经节退行性变导致运动障碍，小脑变性通常引起共济失调。变性也可发生在脊髓或周围神经，引起运动、感觉或自主神经紊乱。

痴呆的病因

痴呆的特征是在没有觉醒障碍的情况下丧失先前获得的智力功能，在 65 岁以上和 85 岁以上的人群中分别有 5% 和 20% 的比例受到痴呆影响。它被定义为认知功能的系统性损害，呈进行性和不可逆进展。早期对记忆力的影响最大，随后视觉空间功能、语言功能、注意力和专注度方面的缺陷逐渐明显。阿尔茨海默病和弥漫性血管疾病是最常见的原因。但对年轻和病史短的患者，应积极寻找罕见原因，包括：

● 多发性硬化。● 陈旧性头部创伤。● 朊病毒病。● 酗酒。● 艾滋病。● 梅毒。● 缺乏维生素 B1 或维生素 B12。● 脑积水。

阿尔茨海默病

痴呆最常见的病因。约 15% 的病例是家族性的。组织学可见大脑萎缩伴有老年斑和神经原纤维缠结。已发现多种不同的神经递质异常，尤其是胆碱能传递的障碍。

临床表现

主要特征是损害记忆新信息的能力。记忆力下降是渐进的，常与其他皮质功能障碍有关。短期记忆和长期记忆都会受到影响。在该病后期，患者常否认自己患病，其他特征是失用症、视觉空间障碍、抑郁症和失语症。

检查和管理

检查的目的是排除少见的可治疗的痴呆病因（见前述）。抗胆碱酯酶药（多奈哌齐，利凡斯的明，加兰他敏）和 N- 甲基 -D- 天门冬氨酸（NMDA）受体拮抗剂盐酸美金刚已被证明有一定作用。并发抑郁症应使用抗抑郁药物治疗。护理照顾至关重要。

额颞痴呆

包括许多不同的综合征，如皮克病和原发性进行性失语症。这些疾病都比阿尔茨海默病罕见。患者可能因额叶受累而表现出人格改变，因颞叶受累而表现出语言障碍。记忆力在疾病早期相对正常，目前尚无特效的治疗方法。

路易体痴呆

本病是一种神经退行性疾病，临床表现为痴呆和帕金森病症状。认知状态经常波动，视觉幻觉发生率高。患者对抗帕金森病药物和抗精神病药物的不良反应特别敏感。目前尚无治愈方法，抗胆碱酯酶药物可减缓病情进展。

韦尼克-科尔萨科夫综合征

本病为慢性酒精滥用引起的罕见但十分严重的器质性脑病，主要损伤部位为乳头体、丘脑背内侧核及脑室周围灰质邻近区域，由缺乏硫胺素（维生素 B1）引起，最常见的原因是长期大量饮酒和不合理饮食，也可见于营养吸收不良或长期呕吐。如不及时治疗，韦尼克脑病的急性表现（眼球震颤、眼肌麻痹、共济失调和谵妄）可发展为科尔萨科夫综合征的不可逆损伤（严重的短期记忆缺陷和虚构症）。

任何痴呆的患者都必须考虑到本病，如不能确定，可进行诊断性治疗。韦尼克-科尔萨科夫综合征的治疗需要立即使用大剂量的硫胺素，开始以非肠道的方式给予复合维生素 B 注射液（每日 3 次，每次 2 瓶，持续 48 h），然后口服治疗（每日 3 次，每次 100 mg）。一旦科尔萨科夫综合征出现，就没有治疗方法。

运动障碍

很多疾病都可表现为运动障碍，可见于先天性或获得性疾病，最主要的是帕金森病。大多数运动障碍是临床类型分类的，除了已知基因异常的患者外，很少有确证研究。

原发性帕金森病

帕金森病是一种以运动迟缓、肌张力增高（强直）、震颤和姿势反射丧失为特征的临床综合征。尽管它可能由药物、退行性疾病（如阿尔茨海默病）、缺氧或其他损伤及遗传条件（如亨廷顿病）引起，但超过 80% 的病例是由于帕金森病。在英国，帕金森病的年发病率为 18/10 万，患病率为 180/10 万，平均发病年龄约为 60 岁，40 岁以下不到 5%。

少数病例中发现单基因突变，但大多数病例是特发性的。一级亲属患有帕金森病者其发病风险增加 2 ~ 3 倍。本病为渐进性，无法治愈，且预后各不相同。虽然运动症状是最常见的临床表现，但随着病情的进展，认知障碍、抑郁和焦虑日益突出，并显著降低生活质量。

临床表现

其表现通常是不对称性的，如上肢的静止性震颤。典型的特征包括：

行动迟缓：起始或重复动作缓慢，精细动作受损（导致字迹过小）和面无表情。患者起始行走时缓慢，手臂摆动减少，步幅小而快类似于小步跑（慌张步态）。

震颤：静止时出现（3～4赫兹），活动时减少；起始于手指/拇指，可影响到手臂、腿部、足部、下巴和舌头。

强直："齿轮样"强直（震颤加强直）主要影响上肢；有时也会出现"铅管样强直"。

非运动症状可能比典型的运动症状早数年，包括：

● 抑郁。● 焦虑。● 认知障碍：三分之一的患者会随着疾病的发展而发展。

检查

诊断依据临床表现。如患者有任何体征提示锥体、小脑或自主神经病变，或诊断有疑问，则需行 CT 检查，但通常是正常的。年轻患者需进一步检查排除亨廷顿病及威尔逊病。

管理：药物治疗

左旋多巴：左旋多巴联合外周多巴脱羧酶抑制剂仍是目前最有效的治疗方法。当症状影响到日常生活时就应该开始治疗。脱羧酶抑制剂（卡比多巴和苄丝肼）能减少外周副作用，可与左旋多巴制成复方制剂（息宁和美多巴）在临床使用。左旋多巴在改善运动迟缓和强直方面特别有效。副作用有：

● 体位性低血压。● 恶心和呕吐。● 不自主运动（口面部运动障碍，肢体和轴向肌张力障碍）。● 偶尔出现抑郁、幻觉和妄想。

在使用左旋多巴 3～5 年后，有 50% 的患者会出现药效波动情况。最简单的形式是剂末现象，这可以通过减小单次剂量，增加给药频率或使用缓释制剂来改善。重度帕金森病患者可表现出更为复杂的运动障碍与激越交替出现（即"开关"现象）。

多巴胺受体激动剂：因为有纤维化的不良反应，口服麦角衍生物（如溴隐亭）不再被推荐。替代的激动剂方案包括皮下注射阿扑吗啡和口服普拉克索。除阿扑吗啡外，所有药物对帕金森病的缓解作用均明显低于左旋多巴，且副作用多（恶心、呕吐、定向障碍和幻觉、冲动控制障碍）。

MAOI–B 抑制剂：单胺氧化酶 B 可促进突触中多巴胺的分解。在帕金森病治疗中常用两种 MAOI-B 抑制剂：司来吉兰和雷沙吉兰。这两种药物的不良反应较小，耐受性好，但都没有神经保护作用。

COMT 抑制剂：恩他卡朋与左旋多巴一起使用时，可延长每剂左旋多巴的作用时间，对早期剂末现象效果最好。

金刚烷胺：对运动迟缓有轻微、短暂的作用，在疾病早期有用。可以控制多巴胺能药物治疗后产生的运动障碍。副作用包括：

● 网状青斑。● 周围水肿。● 谵妄和惊厥。

抗胆碱能药物：在左旋多巴进入临床前，是治疗帕金森病的主要药物。目前由于疗效不足（除有时对抗震颤外）和副作用（包括口干、视力模糊、便秘、尿潴留、谵妄、幻觉，可能还有认知障碍）而使用有限。

管理：非药物治疗

外科手术：立体定向手术取代了既往破坏性的手术方法，最常见的是脑深部刺激（deep brain stimulation，DBS），可对脑内特定靶点，包括丘脑（仅对震颤有效），苍白球和底丘脑核进行治疗。DBS通常用于临床难治性震颤或运动波动的患者。

理疗和言语疗法：理疗可以减少强直，纠正不正常的姿势。言语疗法有助于治疗构音障碍和发声困难。

其他帕金森综合征

脑血管疾病和药源性帕金森病是最常见继发性帕金森综合征的病因，还有几种退行性疾病可引起帕金森综合征，包括多系统萎缩、进行性核上性麻痹和皮质基底节变性。通常比帕金森病进展更快，往往左旋多巴治疗无效。

多系统萎缩

本病引起的帕金森综合征特点是伴有不同程度的自主神经功能衰竭，小脑受累和锥体束功能障碍。自主神经功能测试有助于诊断。患者跌倒比原发性帕金森病更常见，预期寿命也更短。

进行性核上性麻痹

表现为对称性帕金森综合征，认知障碍，跌倒和延髓症状。晚期特征性的表现为眼球垂直运动障碍。无特效疗法。

威尔逊病

表现为铜代谢紊乱的一种常染色体隐性遗传病。能引起震颤、肌张力障碍、帕金森综合征和共济失调的一种可治性疾病。也可出现精神症状。

亨廷顿病

一种常染色体显性遗传病，多在成年发病。由4号染色体上三核苷酸重复序列的扩增引起，可预测后续几代年轻人也有患病。

临床表现：早期症状为渐进性舞蹈病和行为障碍。可有认知障碍并逐渐进展为痴呆。晚期可出现癫痫发作。

检查：可通过基因检测确诊，对尚无症状的家庭成员可进行发病前检测，但在此之前必须先进行咨询。脑部影像学检查可能发现尾状核萎缩，但不能依此诊断。

管理：利培酮或丁苯那嗪可能对舞蹈病有效。常并发抑郁症，可以通过药物来缓解。

共济失调

一组遗传性疾病，表现为小脑、脑干、锥体束、脊髓小脑束、视神经和周围神经发生不同程度的神经退行性改变。儿童时期常有共济失调，还会出现其他神经功能障碍，如痉挛和认知功能受损。基因检测有助于诊断和提供依据。

运动神经元病

脊髓、脑神经核和运动皮层的上、下运动神经元呈进行性退行性变。年发病率为 2/10 万，患病率为 7/10 万。大多数病例是散发的，但有 10% 病例呈家族性。平均发病年龄 65 岁，10% 的患者在 45 岁前发病。

临床表现

见框 16.15。大多数患者存在肌萎缩侧索硬化，即上、下运动神经元病而不伴感觉神经受累。检查发现高达 50% 的患者有认知障碍，约 10% 的患者可发展为额颞痴呆。

检查

以临床症状诊断，需排除其他可治疗的疾病（如颈髓神经根病变、免疫介导的多灶性运动神经病）。肌电图可显示广泛的失神经支配。神经传导检查可显示出低幅度的运动动作电位。基因检测适用于家族性运动神经元病。

管理和预后

需要多学科团队管理，包括专科医师，物理治疗师，言语治疗师，营养师和临终关怀专科人员。利鲁唑对肌萎缩性侧索硬化症有一定疗效。疾病晚期可能需要经皮胃造口喂养。无创通气支持可显著延长肌萎缩性侧索硬化症患者的生存时间，改善或维持其生活质量。

框 16.15　运动神经元病的临床表现

发病

- 通常发病年龄 > 50 岁
- 30 岁以下发病少见
- 男性多于女性

症状

- 四肢无力、抽筋、抽搐
- 言语 / 吞咽障碍（构音障碍 / 吞咽困难）
- 认知和行为特征类似额颞痴呆

体征

- 肌肉萎缩和痉挛
- 四肢、舌、面部和颚部肌肉无力
- 锥体束受累：痉挛状态，腱反射亢进，病理反射阳性
- 一般不累及眼球外肌和瞳孔括约肌
- 无明显感觉障碍
- 认知损害以额颞叶为主

病程

- 通常局灶性起病，逐渐扩展到全身

神经系统感染

脑膜炎

　　急性脑膜炎临床表现为发热、头痛、畏光和虚性脑（脊）膜炎（颈项强直）。虚性脑（脊）膜炎也可发生于蛛网膜下腔出血。病因见框 16.16。脑脊液异常（框 16.17）有助于区分脑膜炎的病因。

病毒性脑膜炎

　　脑膜炎最常见的病因，除非合并有相关的脑炎，否则是良性的。

临床表现

　　主要发生在儿童或青壮年，有急性头痛，发热，烦躁，虚性脑膜炎。头痛通常是最严重的临床特征。

检查

　　脑脊液中含有大量的淋巴细胞，但葡萄糖和蛋白质通常是正常的，或者蛋白质可能会升高。这种情况也可能在部分治疗后的细菌性脑膜炎的脑脊液中出现。

框 16.16　脑膜炎的病因

感染因素	
细菌	成人：脑膜炎双球菌，肺炎链球菌，李斯特菌，结核分枝杆菌，葡萄球菌，流感嗜血杆菌 儿童：流感嗜血杆菌，脑膜炎球菌，肺炎链球菌，结核分枝杆菌 新生儿：革兰氏阴性杆菌，B 群链球菌，李斯特菌
病毒	肠道病毒（ECHO 病毒，柯萨奇病毒，脊髓灰质炎病毒），流行性腮腺炎病毒，流感病毒，单纯疱疹病毒，水痘－带状疱疹病毒，EB 病毒，HIV
原生动物和寄生虫	囊尾蚴，阿米巴
真菌	隐球菌属，念珠菌属，组织胞浆菌属，球孢子菌属，芽生菌属
非感染因素	
恶性疾病	乳腺癌，支气管癌，白血病，淋巴瘤
炎性疾病（可能会复发）	结节病，系统性红斑狼疮，白塞病

管理

病毒性脑膜炎没有特定的治疗方法，通常是良性的和自限性的。在安静的环境中对患者进行对症支持治疗。常在几天内可以恢复。

脑膜炎也可能是其他部位病毒感染的并发症（例如：腮腺炎，麻疹，传染性单核细胞增多症，带状疱疹和肝炎）。一般情况下，不需要进行特定治疗，病毒性脑膜炎能够完全康复。

细菌性脑膜炎

许多细菌可以引起脑膜炎，某些微生物在不同的年龄阶段容易感染（见框 16.16）。细菌性脑膜炎通常是继发于其他部位的细菌性感染疾病。有些微生物是人体上呼吸道正常的共生菌，发生感染时可能使中耳炎、颅骨骨折或鼻窦炎的病情复杂化。肺炎链球菌和脑膜炎奈瑟菌（脑膜炎球菌）是西欧最常见的病因，而流感嗜血杆菌和肺炎链球菌在印度最为常见。流行性脑脊髓膜炎的流行，常常发生在拥挤、炎热、干燥的条件下。在撒哈拉沙漠以南的非洲大陆，干旱和沙尘暴往往与脑膜炎球菌的暴发有关。

框 16.17　脑膜炎和蛛网膜下腔出血的脑脊液表现

	正常	蛛网膜下腔出血	急性细菌性脑膜炎	病毒性脑膜炎	结核性脑膜炎
压力	$50 \sim 250\,mmH_2O$	增高	正常/增高	正常	正常/增高
颜色	清亮	血性黄色	混浊	清亮	清亮/混浊
红细胞计数 $*10^6/L$	$0 \sim 4$	升高	正常	正常	正常
白细胞计数 $*10^6/L$	$0 \sim 4$	正常/轻度升高	$1000 \sim 5000$ 多形性	$10 \sim 2000$ 淋巴细胞	$50 \sim 5000$ 淋巴细胞
葡萄糖	> 50% $\sim$ 60% 血糖水平	正常	减少	正常	减少
蛋白质	< 0.45 g/L	增加	增加	正常/增高	增加
微生物学	无菌	无菌	微生物革兰氏染色/培养	无菌/检测出病毒	抗酸染色法/金胺染色结核培养阳性
寡克隆带	阴性	阴性	可能阳性	可能阳性	可能阳性

临床表现

头痛、嗜睡、发热和颈项强直是常见的临床表现。约 90% 的脑膜炎球菌性脑膜炎患者有以下症状中的两种：

- 发热。
- 颈项强直。
- 意识改变。
- 紫癜性皮疹。

当伴有脓毒症时，症状可能迅速发展，出现脑水肿和循环衰竭导致突然昏迷。肺炎球菌性脑膜炎可能与肺炎相关，尤其老年患者、酗酒者和脾功能减退患者更易发生。在免疫抑制、糖尿病、酗酒者和孕妇中，单核细胞增生性李斯特菌被越来越多地视为脑膜炎和脑干脑炎的病因。

检查

LP：脑脊液因中性粒细胞增多而混浊。蛋白质明显升高，葡萄糖减少。革兰氏染色和培养可以识别病原体。

头颅 CT：如有嗜睡、局灶性神经体征或癫痫发作，则在 LP 之前需要进行头颅 CT 检查，因为有脑疝的风险。

其他：血培养可能呈阳性。血液和脑脊液 PCR 可鉴定细菌 DNA。

管理

如果怀疑细菌性脑膜炎，应立即给予肠外抗生素，并将其送往医院。在明确脑膜炎的病原菌之前，患者应每天接受头孢噻肟（2 g 静脉注射 4 次 / 天）或头孢曲松（2 g 静脉注射 2 次 / 天）。抗生素方案可以在脑脊液检查后修改，取决于感染的病原体（框 16.18）。使用糖皮质激素辅助治疗可以减少儿童和成年人的并发症。

预防脑膜炎球菌感染：脑膜炎球菌感染患者的密切接触者应该给予口服利福平 2 天治疗。成人可以使用单剂量环丙沙星替代。如果不使用头孢曲松治疗，脑膜炎患者应给予类似的治疗方案，以清除鼻咽部携带的细菌。预防脑膜炎球菌的疫苗是可用的，但不是最常见的亚群（B）。

框 16.18　已知病因的细菌性脑膜炎的治疗

病原体	选择方案	替代方案
脑膜炎球菌	苄青霉素 2.4 g IV 每日 6 次，持续 5 ～ 7 天	头孢呋辛，氨苄西林，氯霉素 [a]
肺炎链球菌或猪链球菌（对 β- 内酰胺敏感）	头孢噻肟 2 g IV 每日 4 次或头孢曲松 2 g IV 每日 2 次，持续 10 ～ 14 天	氯霉素 [a]
肺炎链球菌（对 β- 内酰胺耐药）	同上加万古霉素 1 g IV 每日 2 次或利福平 600 mg IV 每日 2 次	万古霉素＋利福平 [a]
流感嗜血杆菌	头孢噻肟 2 g IV 每日 4 次或头孢曲松 2 g IV 每日 2 次，为期 10 ～ 14 天	氯霉素 [a]
单核细胞增生李斯特菌	氨苄西林 2 g IV 每日 6 次加庆大霉素 5 mg/kg IV 每日 1 次	氨苄西林 2 g 每日 6 次＋复方新诺明 50 mg/kg 每日 2 剂

[a] 对于有 β- 内酰胺类抗生素过敏史的患者。

结核性脑膜炎

除了免疫功能低下的患者易患以外，结核性脑膜炎在发达国家是罕见的，但在发展中国家仍然很常见，在发展中国家，结核性脑膜炎更常被视为艾滋病的继发感染。也是儿童原发性感染的一部分或作力粟粒性结核病的一部分。通常来源于脑膜或大脑的干酪样病灶。

临床表现

缓慢发作的头痛、低热、呕吐、乏力、抑郁、谵妄和行为改变。体征包括虚性脑膜炎、动眼神经麻痹、乳头水肿、意识水平降低和局灶性半球体征。未经治疗的结核性脑膜炎是致命的。如在局灶性体征或昏迷之前开始治疗，能够完全恢复。如治疗开始比较晚，死亡或严重神经功能缺损的风险为 30%。

检查

脑脊液清亮，压力增高，细胞数多达 $500×10^6/L$，主要是淋巴细胞。蛋白质升高，葡萄糖明显降低。脑脊液培养需要 6 周时间，因此必须根据经验开始治疗。颅脑增强 CT 可以显示脑积水，脑膜增厚，和（或）颅内结核瘤。

管理和预后

治疗应以包括吡嗪酰胺在内的方案开始（第 9 章）。糖皮质激素可以改善死亡率，但不能改善局灶性神经系统损害。如果梗阻性脑积水进展，可能需要手术脑室引流。

脑实质病毒感染

病毒性脑炎

脑实质组织的感染将产生局灶性神经功能障碍［功能缺失和（或）癫痫发作］和感染的一般症状。只有少数人报告最近有系统性病毒感染。在欧洲，最严重的病因是单纯疱疹病毒。在一些国家，由蚊和蜱（虫媒病毒）传播的病毒是一个重要病因。寨卡病毒最近发生突变，成为一个更严重的全球健康问题。HIV 感染患者可能发生急性或亚急性脑炎。

临床表现

病毒性脑炎表现为头痛、发热、局灶性神经体征［失语和（或）偏瘫］和癫痫发作。意识障碍，从嗜睡到深昏迷，早期就会出现。虚性脑（脊）膜炎很普遍。

检查

CT（应在腰穿检查之前）可能显示颞叶低密度病变，但 MRI 对早期异常更敏感。脑脊液中常含有过量的淋巴细胞，早期可能以多形性为主。蛋白质可能升高，但葡萄糖正常。脑电图常在早期出现异常，特别是单纯疱疹病毒性脑炎。脑脊液的病毒学研究，包括 PCR，可能揭示病因，但治疗上不应等待。

管理

单纯疱疹病毒性脑炎，阿昔洛韦（10 mg/kg 静脉注射，每日 3 次，持续 2 ～ 3 周）可以将死亡率从 70% 降低到 10%。对于所有疑似病毒性脑炎患者都尽早给予。地塞米松治疗颅内压增高，抗癫痫治疗癫痫发作。

脑干脑炎

表现为共济失调，构音障碍，复视或其他脑神经麻痹症状。脑脊液呈淋巴细胞性，葡萄糖正常。病原体被认为是病毒。然而，单核细胞增生性李斯特菌可能会引起类似的综合征，需要用氨苄西林（500 mg，每日 4 次）进行针对性特异性治疗。

狂犬病

狂犬病是由棒状病毒引起的，感染哺乳动物的中枢神经组织和唾液腺。是通过咬伤后唾液传播。人类最常见的病因是被患病的狗咬伤感染。潜伏期时间不同，多数在 4 ～ 8 周。

临床表现

前驱期：1—10 天表现为"恐水症"，虽然患者口渴难耐，但饮水会引起膈肌和吸气肌的剧烈收缩。清醒时间越来越短，妄想和幻觉越来越重。表现为脑神经病变和终末高热。通常在症状出现的一周之内死亡。

检查

诊断依据临床症状。快速免疫荧光技术可以检测角膜涂片或皮肤活检中的抗原成分。

管理

少数患者存活；所有患者都应接受暴露后预防接种措施，并且需要 ICU 监护治疗。一旦出现症状，只能进行保守治疗。患者应使用大剂量地西泮镇静，必要时辅以氯丙嗪治疗。

预防

暴露前预防：在实验室中使用狂犬病毒或生活在狂犬病流行地

区的特殊风险的人，需要进行专业的潜在感染可能的预防措施。人二倍体细胞狂犬病疫苗，注射 2 次，间隔 4 周，然后每年注射 1 次。

暴露后预防：伤口进行清洁，切除受损组织，开放伤口。如在咬伤后一天或两天内开始治疗，狂犬病通常可以预防。为了产生最大限度的保护作用，需要使用高免疫血清（人狂犬病毒免疫球蛋白）和疫苗（人二倍体细胞狂犬病疫苗）。

脊髓灰质炎

是由三种脊髓灰质炎病毒之一引起的。在发达国家使用口服疫苗后，这种情况要少得多。通常通过鼻咽部位感染，引起淋巴细胞性脑膜炎，感染神经系统的灰质部位。有损伤前角细胞的倾向。

临床表现

潜伏期为 7 ～ 14 天。许多患者经过几天的轻度发热和头痛后完全恢复。在某些情况下，发热、头痛和脑膜炎症状可能会复发。肌无力症状可能开始较晚，但是有可能进展到广泛性瘫痪。如果涉及肋间肌肉或髓质运动核，会发生呼吸衰竭。患者通常死于呼吸肌麻痹。可能需要几个月才能逐步恢复。如果肌肉在 1 个月后没有恢复的迹象，肌肉功能不可恢复。

检查

脑脊液显示淋巴细胞异常增多，蛋白质升高，葡萄糖正常。脊髓灰质炎病毒可从脑脊液和粪便中培养。

管理

卧床休息是必要的，因为运动似乎会恶化或加剧瘫痪。呼吸困难需要气管切开和机械通气。后期的治疗需要通过物理治疗和整形治疗。

通常使用活疫苗（萨宾疫苗）进行预防免疫。在脊髓灰质炎少发的国家，灭活疫苗的使用越来越广泛。

亚急性硬化性全脑炎

一种罕见的、慢性的、渐进的、最终致命的麻疹并发症。发生在儿童和青少年，通常是在原发病毒感染多年后发生。发病隐匿，伴随智力下降，神情淡漠和动作迟缓，随后出现肌阵挛抽搐，肢体僵硬和痴呆。

脑电图具有特异性特征，呈现周期性暴发的三相波。抗病毒治疗无效，数年内会死亡。

进行性多灶性脑白质病

人类多瘤 JC 病毒感染少突胶质细胞，引起大脑半球白质广泛脱髓鞘。最常见于艾滋病或合并治疗性免疫抑制，也见于淋巴瘤和白血病。临床症状包括痴呆、偏瘫和失语，进展迅速，数周或数月内导致死亡。MRI 显示脑白质弥漫性高信号。恢复免疫系统治疗可能是有益的。

脑实质细菌感染

脑脓肿

细菌可以通过损伤、从鼻窦传播或通过先天性心脏病的循环系统进入大脑。脓肿形成的部位和致病病原体都与感染源有关（框 16.19）。

框 16.19 细菌性脑脓肿的病因及治疗

脓肿的部位	感染的来源	可能的病原体	推荐的治疗
额叶	鼻窦、牙齿	链球菌、厌氧菌	头孢噻肟 2～3 g IV 每日 4 次＋甲硝唑 500 mg IV 每日 3 次
颞叶	中耳	链球菌，肠杆菌	氨苄西林 2～3 g IV 每日 3 次＋甲硝唑 500 mg IV 每日 3 次＋头孢他啶 2 g IV 每日 3 次 或 庆大霉素 [a] 5 mg/kg IV 每日
小脑	蝶窦、乳突、中耳	假单胞菌、厌氧菌	同颞叶
任何部位	穿透型创伤	葡萄球菌	氟氯西林 2～3 g IV 每日 4 次 或 头孢呋辛 1.5 g IV 每日 3 次
多部位	转移性、隐匿性	链球菌、厌氧菌	如果心内膜炎或发绀型心脏病，苄青霉素 1.8～2.4 g IV 每日 4 次；否则头孢噻肟 2～3 g IV 每日 4 次＋甲硝唑 500 mg 每日 3 次

[a] 监测庆大霉素水平。

临床表现

脑脓肿可表现急性发热、头痛、脑膜炎和嗜睡症状，更常见于数天或数周内表现为轻微或无感染迹象的颅内脓肿病变，与肿瘤难以区分。癫痫发作、颅内压升高和局灶性半球征象可以单独或联合出现。

检查

在颅内压升高的情况下，腰穿具有潜在的危险，应先进行 CT 检查。CT 显示单个或多个低密度区，表现为环状增强和周围脑水肿。白细胞和 ESR 升高，可能与感染活动有关。应始终考虑继发于 HIV 感染的脑弓形虫病或结核性疾病。

管理和预后

一旦明确诊断，需要抗菌治疗（见框 16.19）。微创钻孔引流装置或手术切除可能是必要的。癫痫发病率很高，对治疗容易耐药。死亡率仍然很高，为 10% ~ 20%。

硬脊膜外脓肿

特征性临床表现是神经根疼痛和进行性横断脊髓综合征伴截瘫、感觉障碍和括约肌功能障碍。通常是血源性感染。葡萄球菌感染通常与静脉注射药物滥用有关，导致发病率显著上升。MRI 或脊髓造影应先于紧急神经外科干预。椎板减压并脓肿引流术可以减轻硬脊膜的压力。联合合适的抗生素，可以预防完全和不可逆转的截瘫。

神经性梅毒

神经性梅毒可能涉及脑膜、血管和（或）大脑和脊髓。最近梅毒的发病率呈上升趋势，可能因为在制定有效的艾滋病治疗方案后，安全的性预防措施被忽视。早期诊断和治疗仍然至关重要。

临床表现

框 16.20 总结了三个最常见的临床表现。"阿-罗"瞳孔（瞳孔变小，对光反射消失，调节反射存在）可能伴随任何神经梅毒综合征。

检查

对许多神经系统患者进行常规筛查是必要的。大多数患者血清抗体阳性，但脑脊液检查必不可少；活动性疾病提示为淋巴细胞增多，蛋白质可能升高。

管理

给予苄青霉素和丙磺舒治疗 17 天。如果症状持续 / 复发，或脑脊液继续显示疾病活动迹象，则必须给予进一步的治疗。

框 16.20　神经梅毒的临床和病理特征

类型（梅毒感染时间）	病理特征	临床特征
血管性梅毒（5 年）	闭塞性脉管炎 脑膜渗出物 梅毒性肉芽肿（梅毒瘤）	卒中 脑神经麻痹 癫痫发作 / 占位性病变
麻痹性痴呆（5 ～ 10 年）	大脑皮层退化 / 脑萎缩 脑膜增厚	痴呆 震颤 双侧上运动神经元病变
脊髓痨（5 ～ 20 年）	感觉神经元退化 脊柱变性 视神经萎缩	神经痛 感觉性共济运动失调 视觉障碍 急腹症 失禁 营养不良
以上任何阶段		"阿-罗"瞳孔

细菌毒素引起的疾病

破伤风

由于感染了破伤风梭菌，一种存在于土壤中，在人畜肠道中的共生细菌。感染通过伤口进入身体。在英国很少见（主要感染园丁、农民和滥用静脉药物者），在许多发展中国家很常见。在组织坏死区破伤风孢子生长、繁殖。尽管破伤风杆菌在局部感染，但会产生一种外毒素，与运动神经末梢和神经细胞具有亲和力。神经前角细胞受到影响，导致强直发作和肢体抽搐。症状出现在受伤后 2 天至数周，潜伏期越短，预后越差。

临床表现

最重要的早期症状是咬肌无痛性痉挛（"牙关紧闭"）。强直性症状逐渐向面部、颈部和躯干的肌肉扩散。面部肌肉的收缩导致了所谓的"苦笑面容"。背部通常略呈拱形（"角弓反张"），并且腹壁呈板状。在更严重的情况下，可发生剧烈的疼痛痉挛或抽搐，可导致衰竭，窒息或吸入性肺炎。自主神经受到影响可能导致心血管并发症，如高血压。

检查和管理

诊断根据临床表现。对既定流程的处理包括：

- 人破伤风抗毒素（3000 U 静脉注射），中和毒素。

- 伤口清创。
- 苄青霉素（如果过敏选择甲硝唑）静脉注射。
- 在安静的房间护理，避免不必要的刺激。
- 静脉注射地西泮控制痉挛；如无效，给予肌松药物和机械通气。
- 液体和营养支持治疗。

预防

- 污染性伤口的清创处理。
- 青霉素（1.2 g IV，然后序贯口服 7 天）。
- 肌内注射 250 U 的人破伤风抗毒素和类毒素（在 1 个月和 6 个月时重复）。
- 如果已经产生免疫：只需要增加使用类毒素。

肉毒杆菌毒素中毒

肉毒杆菌毒素中毒是指肉毒杆菌毒素引起的瘫痪和神经功能障碍。常见的污染源包括密封保存的食物和蜂蜜。创伤型肉毒中毒是注射吸毒者日益严重的问题。即使摄入皮克数量的这种强效神经毒素也会导致延髓和眼球麻痹（吞咽困难，视力模糊或复视，上睑下垂），逐渐进展为肢体无力和呼吸肌麻痹。治疗包括机械通气和支持治疗，直到毒素在摄入后 6 ～ 8 周脱离神经末梢。抗毒素对某些毒素类型有效。

朊病毒疾病

朊病毒在传染性疾病中是独特的，因为它们不含核酸，不会被煮沸或常规灭菌方法灭活。可通过食用感染的中枢神经系统组织或接种发生，但朊病毒疾病也会自发发生或作为遗传性疾病发生。组织病理学显示皮质海绵状改变，神经元细胞丢失，胶质增生和异常朊蛋白沉积。

克-雅病

克-雅病（Creutzfeldt-Jakob disease，CJD）是人类最典型的朊病毒疾病。大约 10% 的病例是由编码朊蛋白的基因突变引起。散发型最常见，表现在中年至老年患者的快速进展性痴呆，肌阵挛和特征性脑电图表现（重复慢波复合体）。平均在 4 ～ 6 个月后出现死亡。目前没有治疗方法。

新变异型克-雅病

这种类型的 CJD 在 20 世纪 90 年代影响了少数英国患者。来源为患有海绵状脑病的牛，发病率随公共卫生和耕作方式的改进而急剧下降。

颅内占位性病变与颅内压升高

颅内占位性病变可能是：

● 外伤性：硬膜下或硬膜外血肿。● 血管性：颅内出血。● 感染性：如脓肿、结核瘤、猪囊尾蚴病。● 肿瘤性：良性或恶性。

症状和体征是由其对邻近组织的直接影响、颅内压（intracranial pressure，ICP）升高和假性定位体征。

颅内压升高

颅内压升高可由占位性病变、脑水肿、脑脊液循环阻塞引起的脑积水、脑脊液吸收受损和静脉阻塞引起。

临床表现

正常成人的颅内压为低于 10 ～ 15 mmHg。如压力缓慢增加，则脑脊液腔和静脉窦中流体体积的代偿性改变可以减轻症状。快速的压力增加超过了这种代偿，导致早期症状，包括猝死。伴或不伴视神经盘水肿。

ICP 升高会导致假性定位体征（即远离原发灶的征象）。脑肿胀可使第 6 对脑神经伸展或压迫颞骨嵴。小脑幕切迹疝可压迫同侧第 3 对脑神经，引起瞳孔扩大；由于小脑幕边缘受压，也可导致对侧第 3 对脑神经麻痹。呕吐、昏迷、心动过缓和动脉压升高是 ICP 增高的晚期特征。

由于皮层肿块，内侧颞叶（钩回）向下移位穿过小脑幕可能会引起"小脑幕切迹疝"。这可能会拉伸第 3 对和（或）第 6 对脑神经，或压迫对侧大脑脚（引起同侧上运动神经元体征），可引起进行性昏迷。

小脑扁桃体通过枕骨大孔向下运动可能压迫延髓——"枕骨大孔疝"，导致脑干出血和（或）脑脊液通路的急性阻塞。除非迅速治疗，否则很快昏迷和死亡。

治疗是针对病因病变的处理。

脑部肿瘤

原发性和继发性脑肿瘤

颅外原发肿瘤转移的常见来源是支气管、乳腺和胃肠道。原发性颅内肿瘤根据其细胞来源和恶性程度进行分类（框 16.21）。颅内恶性肿瘤不会转移到神经系统以外。

临床表现

快速生长的肿瘤表现为短暂的占位效应（头痛、恶心），而惰性肿瘤表现为缓慢进展的位置相关的局灶性缺陷；全身性或局灶性癫痫发作常见。如果出现头痛症状，多伴有局灶性症状或癫痫；脑肿瘤几乎不会引起孤立性头痛。

脑肿瘤的大小远没有它的位置对预后的影响大。脑干肿瘤导致早期神经功能障碍，而额叶肿瘤在症状出现前可能很大。

检查

通过尽可能地切除或组织活检进行病理分级和神经影像学检查进行诊断。恶性程度越高的肿瘤越有可能在影像学上显示造影剂增强。如出现转移，则需要进一步检查以确定原发肿瘤。

管理

药物：地塞米松（口服或静脉注射治疗急性颅内压升高）通过

框 16.21　原发性脑肿瘤

组织学类型	多发部位	年龄阶段
恶性		
胶质瘤（星形细胞瘤）	大脑半球	成年期
	小脑	儿童期 / 成年期
	脑干	儿童期 / 青年期
少突胶质细胞瘤	大脑半球	成年期
髓母细胞瘤	后颅窝	儿童期
室管膜瘤	后颅窝	儿童期 / 青春期
脑淋巴瘤	大脑半球	成年期
良性		
脑膜瘤	皮质硬脑膜，矢状窦旁，蝶骨，鞍上，嗅沟	成年期
神经纤维瘤	听神经瘤	成年期
颅咽管瘤	蝶鞍上区	儿童期 / 青春期
垂体腺瘤	垂体窝	成年期
胶体囊肿	第三脑室	任何年龄阶段
松果体肿瘤	四叠体池	儿童期（畸胎瘤）青春期（生殖细胞）

解决反应性脑水肿来降低颅内压。癫痫发作应使用抗惊厥药治疗。催乳素或分泌生长激素的垂体肿瘤可能对多巴胺激动剂有反应。

手术：手术是治疗的主要手段。如肿瘤无法切除或切除会造成不可接受的脑损伤，则只能部分切除。即使肿瘤不能切除，也应考虑活检（组织学分型对治疗有意义）。脑膜瘤和听神经瘤完全切除具有良好的预后。垂体腺瘤可以通过蝶窦路径切除，避免开颅手术。

放疗和化疗：虽然替莫唑胺可能略微延长Ⅳ级胶质母细胞瘤的生存期，但对成人的脑转移瘤和恶性胶质瘤的影响甚微。放疗可减少术后垂体腺瘤的复发。对于无法完全切除或组织学提示复发倾向增加的脑膜瘤，放疗可作为手术的辅助治疗。

预后

组织学分级是原发性中枢神经系统肿瘤预后的强有力的预测指标，尽管它尚未考虑个体生物标志物。对于每种肿瘤类型和分级，年龄增长和功能状态恶化是下一个最重要的负面预后特征。成人总体 5 年生存率约为 14%，但由于肿瘤类型的不同，差异很大。

听神经瘤

第 8 对脑神经的施万细胞良性肿瘤，可单独发生，也可作为神经纤维瘤病的一部分出现（见后文）。作为单独疾病被发现时，常发生在 30 岁之后，女性尤为常见。

临床表现

有单侧听力下降，常伴有耳鸣。眩晕不常见，因为缓慢生长使脑干机制代偿性发展。脑干或小脑变形可导致共济失调和（或）小脑体征。第四脑室和中脑导水管变形可引起脑积水。

检查和管理

MRI 是首选的检查方法。治疗包括手术切除。如果手术切除完整，预后很好。手术可能导致听力损失和面瘫。

神经纤维瘤病

从临床和遗传学分型，神经纤维瘤病包括两种类型，为常染色体显性遗传。多发性纤维瘤起源于周围神经和脑神经的神经鞘细胞。

1 型（neurofibromatosis type 1，NF1）：由 17 号染色体突变引起。临床特征包括多发性皮肤性神经纤维瘤，皮肤呈牛奶咖啡样斑，丛状和脊髓神经纤维瘤，脊柱侧凸和内分泌肿瘤。仅在出现新的症状或怀疑有恶性变化时，才需要进行检查和治疗。

2 型（neurofibromatosis type 2，NF2）：由 22 号染色体突变引起。特征为神经鞘瘤（良性神经鞘施万细胞肿瘤），伴有轻微的皮肤受累。临床表现包括听神经鞘瘤和（或）脊髓神经鞘瘤、脑膜瘤、室管膜瘤和眼错构瘤或脑膜瘤。

希佩尔-林道病（脑视网膜血管瘤病）

是罕见的显性遗传性疾病，其特征是视网膜和脑（通常是小脑）血管瘤和血管母细胞瘤的结合。可能伴有脑外错构瘤病变。

脑积水

脑积水（脑室系统扩张）可能是脑脊液分泌增加、吸收减少或脑脊液循环受阻引起。病因见框 16.22。在梗阻性脑积水中，通过脑室系统与腹膜腔或右心房之间放置分流管转移脑脊液可以缓解症状。

正常压力性脑积水

脑室系统的扩张是由脑脊液压力的间歇性升高引起的。发生于老年人，表现为步态障碍、痴呆，常伴有尿失禁。分流术治疗疗效差。

框 16.22　脑积水病因

先天性畸形

- 导水管狭窄
- Chiari 畸形（小脑扁桃体下疝畸形）
- Dandy-Walker 综合征
- 良性颅内囊肿
- 盖伦静脉瘤样畸形
- 先天性中枢神经系统感染
- 颅颌面畸形

继发性因素

- 肿块病灶（尤其是后颅窝）：
  - 肿瘤
  - 第三脑室胶体囊肿
  - 脓肿
  - 血肿
- 吸收障碍：
  - 炎症（如脑膜炎、结节病）
  - 颅内出血

特发性颅内高压

常见于肥胖的年轻女性。颅内压升高时没有结构性病变、脑积水或其他可识别的原因。病因尚不确定,与女性肥胖有关。也可能因药物(四环素、维生素 A、类维生素 A)导致。

临床表现

头痛,有时伴有复视和视觉障碍。除视神经盘水肿外,一般没有其他症状。

检查

需要脑部成像以排除结构性或其他原因(如脑静脉窦血栓形成)。腰椎穿刺(CT 后)证实,脑脊液压力大于 30 cmH$_2$O,而脑脊液细胞学正常。

管理

避免使用诱导剂;如果肥胖,减肥。乙酰唑胺或托吡酯可以降低颅内压。反复 LP 有助于缓解头痛,但通常耐受性差。慢性乳头状水肿威胁视力的治疗无反应患者,可能需行视神经鞘开窗术或脑室-腹腔分流术。

脊椎和脊髓的疾病

颈椎病

颈椎间盘退变和骨关节炎常无症状,但可引起神经功能障碍。最常见的是 C5/6、C6/7 和 C4/5 椎间水平,分别影响 C6、C7 和 C5 的神经根。

颈神经根病

当椎间盘侧向脱出时就会压迫神经根,可以是急性的,也可以是由于椎间孔的骨质增生侵袭而逐渐形成。

临床表现

颈部疼痛可沿受累神经根的分布呈放射状。颈部活动可使疼痛加剧。在受累的神经节段可出现感觉异常和感觉丧失,可有下运动神经元体征(框 16.23)。

检查

X 线检查对于创伤或破坏性颈椎病变有帮助,其余是无用的。磁共振是检查神经细根症状的首选方法。电生理检查对临床诊断帮助不大。

框 16.23 颈神经根受压的体征

神经根	肌无力	感觉丧失	反射消失
C5	肱二头肌、三角肌、棘肌	上外侧臂	肱二头肌
C6	肱桡肌	下外侧臂、拇指、示指	旋后肌
C7	肱三头肌、旋前圆肌及大鱼际肌	中指	肱三头肌

管理

镇痛和物理治疗通常是有效的。少数患者需要手术（椎间盘切除术或椎管减压术）。

脊髓型颈椎病

背内侧椎间盘突出或背侧骨质增生可能压迫脊髓或脊髓前动脉（供应脊髓前三分之二）。

临床表现

发病通常是隐匿、无痛的，创伤后可发生急性恶化，常见的症状有腿部痉挛性瘫痪、手部麻木、刺痛和本体感觉丧失。排尿障碍是晚期症状。

检查

MRI 或脊髓造影（很少做）可指导手术治疗。

管理和预后

手术，包括椎板切除术和前路椎间盘切除术，可以阻止病情的进展，但神经系统的症状并不一定能得到改善。决定是否手术可能是一个难题。颈椎手法复位并没有好处，可能导致急性恶化。

腰椎病

这一术语包括腰椎间盘退行性病变和腰椎骨关节炎病变。腰或骶神经根分布的疼痛（"坐骨神经痛"）通常由椎间盘突出引起，同样也是少数脊柱肿瘤、盆腔恶性肿瘤或椎体结核的特征。

腰椎间盘突出症

急性腰椎间盘突出症往往是在脊柱弯曲状态时由举重物引起的。

临床表现

可以突发起病或逐渐发病。腰部持续性疼痛可放射到臀部、大腿、小腿和足部。疼痛程度可因劳累而加剧，平卧休息而缓解。如果直腿抬高，患侧髋关节屈曲受限，则表明神经根部受压（拉塞格征）。如果 L3 或 L4 受累，髋关节过伸可诱发大腿前侧放射性疼痛（股神经牵拉试验）。最常受累的神经根是 L4、L5 和 S1（框 16.24）。

检查

MRI 是首选的检查方法；腰椎 X 线检查价值不大。

管理

大约 90% 的患者在镇痛和早期活动后康复。应避免使腰椎受累的体力活动。局部注射麻药或糖皮质激素可能有助于改善韧带损伤或关节功能障碍。如果保守治疗无效或神经功能障碍进行性加重，应考虑手术治疗。有双侧症状和括约肌功能障碍的中央椎间盘脱垂需要紧急手术减压。

腰椎管狭窄症

先天性腰椎管狭窄随年龄增长，出现退行性病变加剧。患者通常是老年人。运动引起的腿部肌无力和感觉异常，休息后迅速缓解（"脊髓性间歇跛行"）。足背动脉搏动存在，跟腱反射消失。MRI 将显示腰椎椎管狭窄。腰椎板切除术可使症状完全缓解。

脊髓压迫症

急性脊髓压迫是一种常见的神经系统急症，最常见的病因是外伤或转移性肿瘤。较少见的原因包括椎间盘脱出、硬膜外脓肿、结核瘤和脑膜或脊髓肿瘤。损害的早期阶段是可逆的，但严重的神经受损是不会恢复；因此，对病史短的患者应紧急进行检查。

临床表现

缓慢发病，但可能因外伤或肿瘤转移而呈急性起病。

- 疼痛：局限于脊椎或根部分布，可因咳嗽、打喷嚏或用力而加重。
- 感觉：感觉异常、麻木或冷，尤其下肢，通常蔓延到躯干。
- 运动：四肢无力、沉重或僵硬，最常见的是腿部。
- 括约肌：尿急或排尿不畅，最终导致尿潴留。

框 16.24　腰椎根部受压的体征

椎间盘水平	神经根	感觉丧失	肌无力	反射消失
L3/L4	L4	小腿内侧	足外翻	膝反射
L4/L5	L5	小腿外侧和足背	背屈趾	腘绳肌腱
L5/S1	L6	脚底和足外侧	跖屈	跟腱反射

如果损伤集中在脊髓的一侧，就会出现脊髓半切综合征（见图 16.4）。

框 16.25 根据脊髓损伤的程度，列出了可能的体征。

检查

● 脊柱紧急 MRI 检查：是首选的检查。● X 线片：可能显示骨质破坏和软组织异常。● 常规检查，包括 CXR：可能显示全身系统性疾病。● 针刺活检：放疗前需要确定肿瘤组织学。

管理

良性肿瘤：应手术切除；在诊断前没有明显的神经功能障碍的患者，预后良好。

恶性肿瘤引起的硬膜外压迫：预后较差；出现严重肌无力或括约肌功能障碍 24 h 内开始治疗，部分功能可能恢复。某些情况下可能需要手术减压，治疗效果与放射治疗相似。

结核病所致的脊髓压迫：早期发现，可进行手术治疗。应给予适当的抗结核治疗。

椎体的创伤性病变：专业神经外科治疗。

脊髓内在疾病

有许多疾病由于脊髓本身的非压迫性因素累及脊髓功能（框 16.26）。其症状和体征与外源性压迫的症状和体征相似，但只有内在性疾病如鞘膜积液才会出现暂时的感觉丧失。影像学检查对排除压迫性病变很重要。MRI 对结构性病变（如脊柱裂、内在肿瘤或鞘膜积液；图 16.12）有更多帮助。炎症性、感染性或代谢性疾病可能会出现非特异性的信号改变。可能需要进行腰椎穿刺或血液检查以明确诊断。

框 16.25　脊髓压迫体征

C5 水平以上受累	四肢上运动神经元体征及感觉丧失；膈肌无力（膈神经）
C5-T1 水平受累	上肢下运动神经元体征及部分感觉丧失；下肢上运动神经元体征；呼吸肌（肋间肌）无力
胸髓受累	躯干有感觉平面的痉挛性截瘫；骶尾部感觉丧失及足部外展反应
马尾神经受累	脊髓大约在 T12/L1 脊柱水平终止；低于此水平的病变只能通过损害马尾神经而导致下运动神经元体征

框 16.26　脊髓的内在性疾病

障碍类型	疾病	临床特点
先天性	脊髓纵裂（脊柱裂）	下运动神经元麻痹、腿部畸形及感觉丧失、括约肌功能障碍、下背有毛斑或坑、发病率与母亲怀孕期间叶酸的物质摄入量有关
	遗传性痉挛性截瘫	常染色体显性遗传、常成年期发病、缓慢进展的上运动神经元麻痹（下肢重于上肢）、少有感觉丧失
传染性/炎性	横贯行脊髓炎（病毒如HZV、HIV）血吸虫病、MS、结节病	肌无力、痛觉丧失、经过数小时或数天进展病变平面下为下运动神经元麻痹；括约肌功能障碍
血管性	脊髓前动脉梗死（动脉粥样硬化、主动脉夹层、栓塞）	突然起病；下运动神经元麻痹出现在病变平面；上运动神经元麻痹在病变平面以下；病变下痛温觉丧失（保留本体感觉）
	硬脊膜/硬脑膜动静脉瘘	病程多样（急性起病或缓慢进展）；不同的上运动神经元麻痹、下运动神经元麻痹、感觉和括约肌障碍
肿瘤性	神经胶质瘤、室管膜瘤	持续数月或数年的肌无力、感觉丧失和疼痛；病变平面受累的上运动神经元麻痹；脊髓圆锥受累的下运动神经元麻痹；括约肌功能障碍
代谢性	维生素B12缺乏（亚急性联合变性）	进行性痉挛性麻痹伴本体感觉丧失；因周围神经病变、视神经及大脑受累所致反射消失
退行性	运动神经元病	进行性上、下运动神经元麻痹；不对称肌无力；无感觉丧失
	脊髓空洞症	数月或数年内逐渐发病，颈部疼痛；下运动神经元麻痹出现在病变平面；上运动神经元麻痹在病变平面以下；损伤部位痛温觉丧失，保留本体感觉

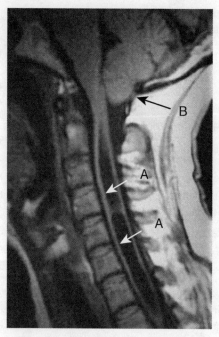

图 16.12 MRI 扫描显示鞘膜炎（箭头 A），小脑扁桃体疝（箭头 B）

周围神经病

病理过程可能影响到神经根（神经根病）、神经丛（神经丛疾病）和（或）单个神经（神经病变）。不同类型的神经纤维（运动、感觉或自主神经）可能受累。病变可能主要针对轴突、髓鞘（施万细胞）或两者兼有。急性或慢性周围神经病可能是局灶性（累及单个神经：单神经病变）、多灶性（累及多个神经：多发性单神经炎）或全身性（多发性神经病变）。神经电生理检查或神经活检将有助于确定病变主要是累及神经轴突（轴索性神经病变）还是髓鞘（脱髓鞘性神经病变）。

多发性神经病变的病因包括：

* 遗传性：例如，腓骨肌萎缩症。• 毒素：酒精、铅、铊、许多药物。• 代谢性疾病：糖尿病、慢性肾病。• 炎症：如吉兰-巴雷综合征、结节性多动脉炎、系统性红斑狼疮、类风湿性关节炎。• 传染性疾病：如 HIV、布鲁氏菌病、麻风病。• 肿瘤：淋巴瘤、癌、

骨髓瘤。● 维生素缺乏：特别是 B12、硫胺素、吡哆醇、维生素 E。

周围神经病变所需的检查反映了病因的多样性（框 16.27）。

压迫性神经病变

局部压迫是单神经病变的常见病因（框 16.28）。神经病变的诱因包括糖尿病、过量酒精或毒素以及一些遗传综合征。除非发生轴索损伤，否则只有通过避免诱因或通过手术减压解除对神经的压迫，压迫性神经病变才会恢复。

框 16.27　周围神经病变的辅助检查

初步检查	
空腹血糖	血清蛋白电泳
ESR、CRP	维生素 B12、叶酸
血常规	ANA、ANCA
肾功能、离子	CXR
肝功能	HIV 测定

如果初步检查为阴性	
神经传导检查	莱姆血清学
维生素 E 和 A	血管紧张素转化酶
基因检测	血清淀粉样蛋白

框 16.28　常见压迫性周围神经病变的症状和体征

受累神经	症状	肌无力 / 肌萎缩	感觉丧失部位
正中神经（腕部；腕管综合征）	手掌部疼痛和感觉异常。疼痛可能延伸到手臂和肩膀	拇短展肌	手掌外侧和拇指，食指，中指和中指外侧半指
尺神经（肘部）	手内侧感觉异常，手部肌肉萎缩无力	除外展拇短肌之外；小鱼际	掌心和小指的中间部分，和无名指的内侧半部分
桡神经	手腕和手指的伸展无力，通常是由于睡姿不正常引起的。就像手放在椅背上	腕和手指伸肌，旋后肌	拇指背侧
腓总神经	足下垂，腓骨头外伤	足背屈和外翻	无或足背侧
大腿外侧皮神经	大腿外侧疼痛和感觉异常	无	大腿外侧

多灶性神经病变（多发性单神经炎）

当多个神经根、周围神经或脑神经病变连续或同时发生时，其病理是神经血管受累或神经恶性浸润所致。血管炎是常见的病因，也可能并发于多发性神经病变（如糖尿病）。

多发性神经病变

全身性病理过程的临床症状首先发生在最长的周围神经，先影响下肢远端，再影响上肢，其感觉症状和体征呈上升的"手套、袜套样"分布。在炎性脱髓鞘神经病变中，病理变化可能较小，而且与这种上升性分布不同。

吉兰-巴雷综合征

吉兰-巴雷综合征是一组异质性的免疫介导疾病，每年的发病率为（1～2）/10万。在欧洲和北美最常见的变异型是急性炎症性脱髓鞘性多发性神经病（AIDP）。轴索性或感觉运动性变异型在中国和日本更为常见（常与空肠弯曲菌有关）。其特点是在数天或数周内出现急性瘫痪，并伴有肌无力。约2/3的AIDP患者既往有感染史，由以前的感染引发的自身免疫反应导致脱髓鞘。

临床表现

远端感觉异常和疼痛先于肌无力出现，肌无力从下肢迅速进展到上肢，近端无力比远端更明显。面瘫和延髓性麻痹常见，20%的病例出现呼吸肌麻痹，需要呼吸机辅助呼吸。肌无力病程可持续4周。病情迅速恶化至呼吸衰竭可在数小时内发生。查体可见下运动神经元麻痹和腱反射消失。米勒-费希尔综合征是一种罕见的变异型，表现为眼外肌麻痹，共济失调和腱反射消失。

检查

脑脊液蛋白升高（或最初可能正常），但细胞数通常没有升高。发病一周后肌电图显示有运动神经传导阻滞和减慢。应排除引起神经肌肉瘫痪的其他原因（如脊髓灰质炎、肉毒中毒、白喉、脊髓综合征或肌萎缩）。

管理和预后

● 血浆置换或静脉注射免疫球蛋白治疗：在14天内开始，可缩短病情并改善预后。● 定期监测肺活量以检测呼吸衰竭。● 采取支持治疗保护气道，防止压疮和静脉血栓形成。

总体而言，80%的患者在3～6个月内完全康复，4%的患者死亡，其余患者遗留神经功能障碍。高龄、呼吸功能迅速恶化和肌电图显示轴突丧失提示预后差。

慢性多发性神经病变

慢性对称性轴索性多发性神经病是最常见的慢性神经病变，其病程经过数月或数年。糖尿病是最常见的病因，但 25% ～ 50% 的患者找不到病因。

遗传性神经病

腓骨肌萎缩症（CMT）是遗传性神经病变的总称。这组综合征有不同的临床和遗传特征。最常见的 CMT 是常染色体显性遗传的 CMT 1 型，导致四肢远端肌无力（"倒香槟酒瓶"腿），常伴有腔静脉阻塞和运动受累。CMT 的常染色体隐性或 X 连锁遗传也有发生。

慢性脱髓鞘性多发性神经病

获得性慢性脱髓鞘性神经病包括慢性炎症性脱髓鞘性周围神经病（对糖皮质激素、血浆置换或静脉注射免疫球蛋白有作用）、多灶性运动神经病和副蛋白相关脱髓鞘神经病（有时与淋巴增生性恶性肿瘤有关）。它们也可能表现出髓鞘相关糖蛋白抗体阳性。

臂丛神经病变

根据损伤机制，创伤通常损害臂丛神经的上部或下部。临床特征取决于损伤的部位（框 16.29）。下臂丛神经易受乳腺或肺尖肿瘤、放射性治疗、分娩创伤或胸廓出口综合征（如颈椎）压迫的影响。

腰骶丛神经病变

可能是由肿瘤浸润或腹膜后血肿压迫所致。小血管病变可产生腰部神经丛病，特别是与糖尿病（"糖尿病性肌萎缩"）或血管炎有关。表现为股四头肌的疼痛性萎缩和膝反射消失。

框 16.29　臂丛损伤的体征

部位	神经根	受累肌肉	感觉丧失
上丛	C5/C6	肱二头肌，三角肌，棘肌，菱形肌，肱桡肌	三角肌区
下丛	C8/TI	小鱼际，蚓状肌（爪状手），尺侧腕屈肌	手和前臂尺侧
胸廓出口综合征	C8/TI	小鱼际，蚓状肌（爪状手），拇长屈肌	手尺侧缘 / 前臂 / 上臂内侧面

神经根病变

这是椎间盘脱出或退行性脊髓疾病导致的椎间孔或椎间孔附近受压所致。

临床表现包括肌无力和肌萎缩，皮肤感觉丧失和腱反射改变。受病变神经支配的肌肉疼痛常见。

神经肌肉接头疾病

重症肌无力

该病特点是进行性疲劳性肌无力，常见于眼肌、颈肌、面肌和吞咽相关肌肉。在 80% 的病例中，是由神经肌肉接头处的乙酰胆碱受体的自身抗体引起。约 15% 的患者有胸腺瘤，其余大多数患者有胸腺滤泡增生症。青霉胺可触发抗体介导的肌无力综合征，一些药物（如氨基糖苷类和喹诺酮类）可加重神经肌肉阻滞。

临床表现

本病通常出现在 15 ～ 50 岁，年轻时女性比男性多见，年长时则相反。主要症状是骨骼肌的异常疲劳性无力；最初运动有力，但很快就会疲劳无力。在一天结束时或运动后无力加重是其特点。间歇性眼睑下垂或复视很常见，但咀嚼、吞咽、说话或肢体无力也会发生。呼吸肌无力是重症肌无力致死原因。可能会发生误吸、咳嗽无力。当肌无力加重时，需要呼吸支持。

检查

Tensilon 试验：静脉注射抗胆碱酯酶−依酚氯铵，30 s 内肌力改善，持续 2 ～ 3 min。

神经传导检查：重复神经电刺激可显示运动电位波幅递减的特征。

自身抗体：80% 以上的病例发现有抗乙酰胆碱受体抗体，其他病例发现抗肌肉特异性激酶抗体。筛查相关的自身免疫性疾病。

胸部 CT：需要排除胸腺瘤（X 线片上可能不可见）。

管理

抗胆碱酯类药物：使用抗胆碱酯酶（如吡啶斯的明）最大限度地提高乙酰胆碱在神经肌肉接头处受体的活性。毒蕈碱的副作用可由丙种球蛋白控制。抗胆碱酯酶用药过量可能引起胆碱能危象（肌肉痉挛、肌无力、面色苍白、出汗、流涎和瞳孔变小）；在临床上可将其与肌无力危象区别，必要时可使用依酚氯铵。

免疫治疗：在急性期血浆置换或静脉注射免疫球蛋白可以降低

抗体水平，并使肌无力得到短暂的明显改善。这主要用于重度重症肌无力或需要术前准备的患者。对于长期治疗，糖皮质激素（最初可能会加重症状）和硫唑嘌呤同时使用以减少剂量和副作用。对于患有全身性疾病的年轻女性患者，应考虑进行胸腺切除术以缓解症状，但对于年龄较大的患者来说，其缓解的可能性较小。发病超过 5年后疾病迅速进展的情况并不多见。

兰伯特-伊顿综合征（LEMS）

在这种情况下，突触前钙离子通道的抗体通常会破坏递质的释放。主要体征是活动后疲劳性肌无力，在相关肌肉持续收缩后肌力反而增强。LEMS 常与潜在的恶性肿瘤有关。通过电生理诊断，治疗方法是使用 3，4- 二氨基吡啶，或吡啶斯的明和免疫抑制剂。

肌肉疾病

骨骼肌疾病最常表现为近端对称性无力（近端肌病）。其他表现症状包括肌强直（肌肉松弛异常）和肌肉疼痛。诊断取决于临床表现，以及肌电图、肌肉活检，有时甚至是基因检测。

肌营养不良

这些遗传性疾病的特征是肌肉群的进行性退行性变，有时伴有心血管或呼吸系统受累或非肌病性特征（框 16.30）。

临床表现

常在儿童期起病，对称性肌萎缩和肌无力，不伴神经阻滞、感觉丧失。除肌强直性营养不良外，肌腱反射保留到晚期。

检查

- 特异性基因检测，必要时进行肌电图和肌肉活检。
- 肌酸激酶：杜氏和贝克肌营养不良患者肌酸激酶明显升高，但其他肌营养不良患者肌酸激酶正常或中度升高。
- 筛查心肌病或心律失常很重要。

管理

没有具体的治疗方法，但物理治疗和专科治疗有助于控制残疾。糖皮质激素可用于杜氏肌营养不良，但副作用限制了其使用。治疗相关心力衰竭或心律失常（通过起搏器）可能是必要的；同样，处理呼吸并发症（包括夜间通气不足）可以提高生活质量。无创通气的改进已提高杜氏肌营养不良患者的生存率。遗传咨询很重要。

框 16.30 肌营养不良

类型	遗传特点	年龄（岁）	受累肌肉	其他特点
肌强直性营养不良	AD；19q 号染色体三倍扩增	所有年龄	面肌（包括上睑下垂）；胸锁乳突肌、肢体末端多见	肌强直，认知障碍，心脏传导异常，玻璃体混浊，额顶脱发，性功能减退
近端肌强直性肌病	AD；3q 号染色体四联体重复	8～50	近端，特别是大腿，肌肉肥大	如前所述，但认知能力不受影响；肌痛
Duchenne 型	X 连锁；肌萎缩蛋白基因缺失	＜ 5	肢体近端和肢带肌	心肌病和呼吸衰竭
Becker 型	X 连锁；肌萎缩蛋白基因缺失	儿童或青年	肢体近端和肢带肌	心肌病；呼吸衰竭少见
肢带型	不同染色体上的许多突变	儿童或青年	肢带肌	随突变而变化。部分患者心肺功能受累
面肩肱型	重复缺失染色体 4q	7～30	面肌和上肢肢带肌；腿远端肌群	肩带肌疼痛常见；耳聋
眼型	AD 或 AR	30～60	上睑下垂、眼肌麻痹、吞咽困难、舌	轻度下肢无力

AD，常染色体显性遗传；AR，常染色体隐性遗传。

遗传性代谢性肌病

有许多罕见的遗传性疾病会影响肌肉功能，表现为肌无力、疼痛或肌强直：

- 影响 ATP 合成的生物化学途径紊乱，如肌磷酸化酶缺乏症（McArdle 病）。
- 线粒体疾病——母系遗传。
- 离子通道病变——钠、钾、钙通道功能紊乱；常染色体遗传。

获得性肌病

肌无力可能是由一系列获得性代谢、内分泌、中毒或炎症性疾病引起（框 16.31）。

框 16.31　获得性近端肌病的病因

炎性因素	多发性肌炎、皮肌炎
内分泌和代谢因素	甲状腺功能减退症、甲状腺功能亢进症、肢端肥大症、库欣综合征、艾迪生病、原发性醛固酮增多症、骨质疏松症、低钾血症（滥用甘草、利尿剂和催吐剂）、高钙血症（播散性骨转移）
中毒	酒精、安非他命、可卡因、海洛因、维生素 E、有机磷酸盐、蛇毒
药物	糖皮质激素、氯喹、胺碘酮、β-受体阻滞剂、他汀类药物、氯贝特、环孢素、长春新碱、齐多夫定、阿片类药物
肿瘤相关的	癌性神经肌肉病变，皮肌炎

17

医学眼科学

夏　蔚　译

覃泳杰　审校

视觉障碍具有重大的社会经济影响，尽管在预防和治疗眼部感染、白内障、青光眼等方面取得了进展，但黄斑变性、糖尿病性视网膜病变和视网膜静脉阻塞等年龄相关疾病的发病率正在增加。医学眼科需学要在皮肤病学、糖尿病和内分泌学、传染病学、医学遗传学、神经病学、风湿病和卒中医学等方面有良好的基础。第 16 章介绍了神经眼科学。本章主要集中在眼内炎症和需要玻璃体内注射治疗的情况。

视觉障碍的检查

病史是诊断视觉障碍的关键，体格检查和辅助检查可证实或排除临时诊断。

视野检查

视野检查主要用于监测青光眼，在评估神经性眼科疾病中也有作用。所有的视野检查方法都依赖于患者的合作程度和精神敏捷性。

Amsler 图表：最简单的视野检查方法，最适合于随访黄斑疾病中的暗点。

平面 /Goldmann 动态视野计：操作员将移动目标引入患者的视野。用于区分功能性周边视野丧失（隧道视野）和病理视野丧失（漏斗视野）。

自动化阈值视野检查：测试眼睛在视野内各个点的视觉阈值。

影像学

见图 17.1。

影像：对于视网膜，无赤光成像在从视网膜红色背景中区分红色出血或异常新生血管方面具有优势。

光学相干断层成像：利用超声的光学等效性，用于评估视网膜

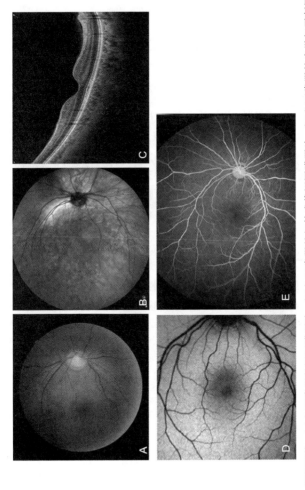

图 17.1（彩图）眼部影像。（**A**）正常眼的视网膜照片。（**B**）正常眼的红外成像视网膜照片。（**C**）正常眼的光学相干断层成像（OCT），显示视网膜层和正常眼的中央凹。（**D**）正常眼的眼底自发光，在视神经盘（缺乏自发光物质）和视网膜血管（吸收）处显示出典型的信号降低。由于黄斑色素吸收光，整个黄斑中心凹的自发光降低。（**E**）正常眼的眼底荧光血管造影［D, From Schmitz-Valckenberg S, Fleckenstein M, Hendrik PN, etB, E From Witmer MT, Szilárd K. Wide-field imaging of the retina. Survey Ophthalmol 2013；58（2）：143-154］

各层的完整性和检测黄斑水肿。

自发荧光：视网膜中的脂褐质产生的自发荧光成像。在某些遗传性视网膜营养不良、萎缩性黄斑变性的边缘或药物沉积（例如羟氯喹）时，自发荧光增强。

荧光血管造影术：一种用于诊断视网膜血管炎、视网膜和脉络膜新血管和毛细血管阻塞的侵入性技术。

眼部超声检查：因白内障或玻璃体出血等原因而使视网膜模糊不清时，以及通过其独特的内部反射来诊断脉络膜黑色素瘤时，非常有用。

视觉电生理学

用于定位光感受器（视网膜电图），视网膜神经节细胞（图像视网膜电图）或视神经通路（视觉诱发电位）的疾病。

眼科疾病常见问题

第 16 章主要讨论了神经系统疾病（如上睑下垂、复视、振动幻视、眼球震颤和瞳孔异常）。框 17.1—框 17.7 列出了非眼科疾病的眼部特征。

流泪 / 干眼

流泪的最常见原因是干眼引起反射性溢泪。患者可能会抱怨由于眨眼次数减少而引起异物感或间歇性视觉模糊，例如在阅读或专注于远处的物体时。

框 17.1　血液疾病的眼部特征

疾病	眼部表现
严重贫血	火焰状 / 视网膜前出血，棉絮斑、罗特斑
巨幼细胞性贫血	视神经病变
镰状细胞性贫血	结膜血管病变，周边视网膜新生血管
白血病	火焰状出血，罗特斑，视网膜水肿，视网膜静脉阻塞，假性前房积脓
淋巴瘤	泪腺浸润，后葡萄膜炎
高粘血症	视网膜静脉阻塞
脑血栓	视神经盘水肿

瘙痒

最常见的原因是对空气或接触性过敏原的急性过敏反应。有些人对局部使用氯霉素过敏，氯霉素用于许多轻微的眼部疾病。

框 17.2 内分泌疾病的眼部特征

疾病	眼部表现
糖尿病	增殖性视网膜病变，黄斑水肿，白内障
甲状腺毒症	眼睑退缩
Graves' 眼病	暴露性角膜病变，眶周水肿，眼球突出，视神经病变
甲状腺癌	霍纳综合征
甲状旁腺疾病	带状角膜病变，角膜钙沉积
嗜铬细胞瘤	高血压性视网膜病变
库欣综合征	白内障，糖尿病性视网膜病变，中心性浆液性视网膜病变

框 17.3 心血管疾病的眼部特征

疾病	眼部表现
动脉硬化	动静脉夹闭，视网膜静脉阻塞，视网膜大动脉瘤，缺血性视神经病变，Ⅲ / Ⅵ脑神经麻痹
高血压	棉絮斑，火焰状出血，视神经盘水肿 ± 黄斑水肿
感染性心内膜炎	火焰状出血，罗特斑，眼内炎
药物	胺碘酮：涡状角膜病变，双眼视神经病变
血栓栓塞	视网膜动脉阻塞，卒中偏盲

框 17.4 呼吸系统疾病的眼部特征

疾病	眼部表现
慢性阻塞性肺疾病	视神经盘水肿（Ⅱ型呼吸衰竭）
囊性纤维化	糖尿病性视网膜病变
结核	前葡萄膜炎，脉络膜肉芽肿，匍行性脉络膜炎，周围性视网膜动脉炎，视神经病变（乙胺丁醇相关）
结节病	全葡萄膜炎，脉络膜肉芽肿，虹膜结节，角膜后沉着物（KP）
肺癌	霍纳综合征，视网膜病变

框 17.5 风湿病 / 肌肉骨骼疾病的眼部特征

疾病	眼部表现
类风湿关节炎	干燥性角膜结膜炎，巩膜炎，巩膜软化，边缘溃疡性角膜炎，无痛性巩膜炎
血清阴性脊柱关节病	前葡萄膜炎，结膜炎（在反应性关节炎中）
皮肌炎	眼眶水肿伴眼睑紫癜
干燥综合征	干眼
巨细胞动脉炎	视网膜中央 / 分支动脉阻塞，缺血性视神经病变
白塞病	阻塞性视网膜血管炎，前葡萄膜炎伴前房积脓
肉芽肿性多血管炎	巩膜角膜炎，眶后炎症
结节性多动脉炎	边缘溃疡性角膜炎，巩膜炎，视网膜动脉炎

框 17.6 胃肠道疾病的眼部特征

疾病	眼部表现
吸收不良	角膜和结膜角化，视杆细胞光感受器丢失
慢性胰腺炎	糖尿病性视网膜病变
炎症性肠病	巩膜外层炎，非坏死性巩膜炎，前葡萄膜炎
大肠肿瘤	非典型性先天性视网膜色素上皮肥厚
肝豆状核变性	凯-弗环，"向日葵样"白内障
血色素沉着病	糖尿病性视网膜病变

框 17.7 皮肤病的眼部特征

疾病	眼部特征
酒渣鼻	后睑缘炎，角膜炎
寻常痤疮	干眼（异维 A 酸引起），视神经盘水肿（四环素引起）
银屑病	前葡萄膜炎
湿疹	特应性角膜结膜炎
荨麻疹	血管性水肿
大疱性疾病	眼瘢痕类天疱疮，史-约综合征
皮肤黑色素瘤	黑色素瘤相关性视网膜病变
肿瘤	基底细胞癌，眼睑鳞状细胞癌
感染	睑腺炎（毛囊炎），慢性结膜炎（传染性软疣），急性睑缘结膜炎（单纯疱疹）

眼痛 / 头痛

评估眼痛和（或）头痛的关键标志是有睫状充血（红眼）或无睫状充血（白眼）。

红眼

角膜缘（巩膜和角膜的交界处）出现睫状充血是眼内疼痛的关键体征。流泪不具特征性，过度依赖该症状通常会导致前葡萄膜炎被误诊为病毒性结膜炎。

白眼

在没有睫状充血的情况下，偏头痛最常引起眼部或眶周疼痛。

眼球运动疼痛是视神经炎（眼睛呈白色）和巩膜炎（眼睛呈红色，后巩膜炎除外）的主要特征。后巩膜炎可见部分的巩膜为白色，仅在伴有视神经盘水肿和渗出性视网膜脱离时，或通过超声检查确认时，作为阳性体征。导致严重的眼 / 眼周疼痛，伴有畏光和流泪的原因是丛集性头痛（第 16 章），常常被误诊为巩膜炎。两者都对糖皮质激素有反应，增加了诊断困难。

间歇性亚急性闭角型青光眼可以引起头痛，但通常伴随的角膜水肿会导致视物模糊或虹视（看光时产生彩虹般的眩光）。

巨细胞性动脉炎是罕见的头痛原因，但通常严重，主要见于老年人。在少数情况下表现为突然的、无痛性视力丧失，炎症标志物不升高。可以通过荧光血管造影进行诊断。

畏光 / 眩光

对光的过度敏感，而不是对光的恐惧，提示由虹膜炎引起的睫状肌痉挛。常见原因有角膜擦伤、急性前葡萄膜炎和角膜接触镜相关角膜炎。

有时，畏光可能是先天性视网膜营养不良，尤其是视锥细胞光感受器缺乏的症状。畏光也可能是脑膜炎的特征，通常伴有颈强直和头痛（虚性脑膜炎，第 16 章）。

眩光是白内障常见的早期特征，尤其是夜间驾驶时对面的前灯引发。这是相对普遍的手术适应证。在萎缩性老年性黄斑变性，眼白化病或广泛的激光治疗后，视网膜色素上皮中的黑色素不足也可能是一个问题。如果无法进行手术或尚待进行手术，可以戴一顶宽边帽来减少眩光。

闪光感

闪光感提示光感受器活动，可能通过牵引（如玻璃体后脱离），也可以由于炎症（如自身免疫或副肿瘤性视网膜病变）。少数情况下，在枕叶癫痫中发生闪光感，通常伴有同侧偏盲。

视物模糊

患者可以看到他们所看的物体，但是没有焦点。最常见的阵发性原因是干眼；持续性视物模糊的最常见原因是白内障。如果早晨视力较差，以后再缓解，则可能是黄斑水肿。

视力丧失

在视力丧失时，患者不能看到全部或部分物体。与视力丧失相关的某些症状，需要进行紧急的眼科评估（框 17.8）。

一过性视力丧失的最常见原因是偏头痛，通常有阳性视觉现象（视物遮挡）；而不是阴性视觉现象（视野缺失）。伴随着阳性视觉现象，障碍物通常为白色或彩色，在视野中扩展，或者静止但微闪。

阴性视觉现象即部分或全部视野缺失（黑蒙），是眼（特别是视网膜）缺血的典型特征。一过性眼部缺血通常是栓塞性的，但偶发于巨细胞性动脉炎，提示严重的视神经缺血。持续性单眼阴性视觉现象通常提示既往的视神经或视网膜梗死。在糖尿病性视网膜病变

框 17.8　视力丧失的危险信号

症状	可能的原因
突然发作	视网膜动脉阻塞，缺血性视神经病变
头痛	巨细胞性动脉炎（年龄 > 55 岁者）
眼痛	闭角型青光眼，角膜炎，巩膜炎，前葡萄膜炎
眼球运动疼痛	视神经炎，巩膜炎
变形	脉络膜新生血管膜： 　　老年性黄斑变性，病理性近视，后葡萄膜炎，特发性黄斑裂孔 　黄斑视网膜前膜
早上视力更差	黄斑水肿： 　　糖尿病性黄斑水肿，视网膜静脉阻塞，葡萄膜炎

伴有视力丧失的患者，有以上任何症状，都需要转至眼科急诊。

中，也可以出现微小的阴性视觉现象，其中斑片状的黄斑毛细血管阻塞可能导致阅读时单词缺失。

视物扭曲

视物扭曲是中心凹感光细胞排列破坏的主要症状，通常由脉络膜新生血管导致。较不常见的是，后玻璃体表面瘢痕引起中心凹牵拉。

由于光感受器被牵拉，物体不仅看起来变形而且变小（视物显小症）。视物显大症：物体看起来比正常大的情况，并不常见。有时会在偏头痛的儿科变体，"爱丽丝梦游仙境"综合征中看到。

眼睑退缩

眼睑退缩通常是由炎症性甲状腺眼病或甲状腺毒症引起的（见第 10 章）。在甲状腺眼病中，下直肌的肿胀束缚眼球，限制了注视。上直肌和上睑提肌的代偿性过度活动会导致眼睑退缩。

在甲状腺毒症中，交感神经活动增加导致双侧眼睑退缩，需要通过 β 受体阻滞剂和治疗甲状腺毒症来解决。

视神经盘水肿

视神经盘水肿可能由先天性变异（假性视神经盘水肿）、视神经病理性或广泛的神经纤维水肿引起，如视网膜静脉阻塞。视神经盘水肿的神经学原因见第 16 章。

眼球突出

眼睑突出伴眼睑退缩最常见由甲状腺眼病引起，这种疾病被称为眼球突出症。眼球突出是眼眶内软组织扩张的表现。当组织扩张位于眼外肌锥内时，眼球向前位移将与视轴一致；当在眼外肌锥外时，眼球会移到对侧面。

主要的临床问题是视神经受压、角膜暴露和复视。在甲状腺疾病中，双眼病变对称时，可能不存在复视。但是，受限的眼球运动会使患者移动头部去追踪运动的物体。然而，对于患者而言，外观通常是首要的问题。

特殊眼科疾病

眼部炎症

在暴露的结构中，尤其是角膜和结膜，炎症最常见于感染。在其他结构中，例如葡萄膜和巩膜，炎症通常是由自身免疫反应引起的，尽管也会发生于感染或恶性肿瘤。虽然以后的表现可能会很明显，但有时只有在对免疫抑制剂反应失败后才会发现。

大多数非感染性眼部炎症是特发性的；更常见于其他自身免疫性疾病。有些与其他疾病表现不同步发生，例如强直性脊柱炎中的前葡萄膜炎（第15章）。其他则是潜在炎症的直接表现，如肉芽肿性多血管炎中的角膜巩膜炎。

干燥综合征

干燥综合征可为原发性或继发于其他自身免疫性疾病，如SLE、系统性硬化病或原发性胆源性胆管炎（见第15章）。泪腺、结膜附属腺和腮腺的炎症导致泪液和唾液分泌不足。泪腺炎是干燥性角膜结膜炎（眼睛干燥、发炎）的原因之一。

干燥综合征的治疗主要是改善症状，包括使用人工泪液（如羟丙甲纤维素）和通过加湿减少泪液丢失。如果症状持续，使用外科泪点栓塞和泪点闭塞可减少泪液引流。

边缘溃疡性角膜炎

边缘溃疡性角膜炎（"角膜溶解"）是一种自身免疫性疾病，会影响角膜缘，有时伴有邻近的巩膜炎。它可能与自身免疫性疾病有关，如类风湿关节炎，SLE和肉芽肿性多血管炎。疼痛和发红很常见，但并不总是存在。需要全身应用免疫抑制剂，但应谨慎使用局部糖皮质激素，以避免角膜溶解（角膜变薄）。应局部使用抗生素预防继发感染，并用人工泪液维持角膜水合作用。

边缘性角膜溃疡的更常见原因是睑缘炎和玫瑰痤疮，引起眼部刺激而不是疼痛。对葡萄球菌外毒素的过敏反应会导致邻近角膜缘基质浸润（边缘性角膜炎），但不影响角膜缘。这是自限性的，但可以通过局部使用氯霉素，合并或不合并局部使用糖皮质激素来辅助治疗。

巩膜炎

巩膜炎通常会导致严重的疼痛，眼球运动时疼痛会加剧，疼痛经常在夜间导致患者醒来。前巩膜炎常见，伴有弥漫性或结节性红斑（尽管也可能位于眼睑下）。后葡萄膜炎通常伴有视力下降和视网膜、脉络膜和眼外肌水肿。

红斑内坏死的白斑提示系统性血管炎。非坏死性巩膜炎通常是特发性的，但可能伴有自身免疫性疾病，如类风湿关节炎和炎症性肠病。它也见于眼部带状疱疹，眼部受累表现为外侧鼻部受累（Hutchison征）。

坏死性巩膜炎需要积极的免疫抑制治疗。非坏死性巩膜炎偶尔可通过局部糖皮质激素或 NSAIDs 治疗，但通常需要口服糖皮质激素治疗。

一些渐进性、长期性或复发性巩膜炎患者可发展为巩膜变薄（巩膜软化症），显现出其下的蓝色脉络膜。

巩膜外层炎

巩膜外层炎是一种良性、自限性、特发性疾病，偶与其他炎症性疾病有关。尽管会形成结节，但通常会出现巩膜扇形发红。常与巩膜炎相混淆，局部去氧肾上腺素可以使巩膜外层变白并收缩血管，但对巩膜炎的发红没有影响。治疗方法是用冷的人工泪液。偶尔需要局部使用 NSAIDs 或糖皮质激素。

葡萄膜炎

葡萄膜炎指葡萄膜、视网膜或玻璃体中任何部位的炎症。可以根据发病速度、位置、特定特征或病因进行分类（框 17.9）。梅毒可引起各种形式的葡萄膜炎。活动性结核可能伴有从视神经盘发出的闭塞性血管炎或锯齿状（蛇样）脉络膜炎。在潜伏性结核中，用生物制剂治疗葡萄膜炎可能会引起活动性全身感染。此外，葡萄膜炎最常用的生物制剂——抗肿瘤坏死因子（如阿达木单抗、英昔利单抗）可能会诱发脱髓鞘疾病。

最常见的葡萄膜炎是前葡萄膜炎，它通常是特发性的，但可能与自身免疫性疾病有关，特别是 HLA-B27 相关的脊柱关节病（第 15 章）相关。很少直接由感染引起。散瞳滴眼液可防止发炎的虹膜粘在晶状体上（后粘连），阻止房水外流。而逐渐减量的局部糖皮质激素治疗（4～6 周）可减轻局部炎症。治疗不当可导致瞳孔阻滞性青光眼和白内障。也可发展为黄斑水肿，这是葡萄膜炎视觉障碍的主要原因。

中间葡萄膜炎与脱髓鞘、结节病和炎症性肠病有关。主要症状是飞蚊症，由玻璃体基底部的炎症引起。与前葡萄膜炎不同，中间葡萄膜炎可不侵犯虹膜。相反，白细胞主要出现在前玻璃体中，少数出现在前房中。治疗具有挑战性。局部治疗对前房以外的症状无效，但飞蚊症很少证明全身免疫抑制是合理的。玻璃体炎或黄斑水肿可能会导致视力下降。偶尔可发生视网膜新生血管增生，可能是炎症反应或继发于毛细血管阻塞。

后葡萄膜炎通常表现为由黄斑水肿、玻璃体炎或脉络膜炎引起的视觉障碍。还存在更多的慢性形式，为脉络膜新生血管膜导致的表现：闪光感，视野缺损或扭曲。

框 17.9　葡萄膜炎的病因

特发性

- 前葡萄膜炎常与 HLA-B27 相关，即使没有其他表现

原发的眼科疾病

- 创伤，包括眼球穿透伤和眼部手术
- 富克斯异色性虹膜睫状体炎
- 青光眼睫状体炎综合征

风湿性

- HLA-B27 相关（血清阴性）脊柱关节病：强直性脊柱炎，银屑病关节炎，反应性关节炎，
- 幼年特发性关节炎

系统性血管炎

- 白塞病
- 结节性多动脉炎
- 肉芽肿性多血管炎

全身性感染

- 布鲁氏菌病
- 疱疹病毒感染（巨细胞病毒，单纯疱疹病毒，水痘-带状疱疹病毒）
- 钩端螺旋体病
- 莱姆病
- 梅毒
- 弓形虫病
- 结核
- 惠普尔病

胃肠道疾病

- 炎症性肠病

恶性肿瘤

- 原发性中枢神经系统淋巴瘤（罕见）

原因不明的全身性疾病

- 多发性硬化
- 结节病

感染性疾病

结膜炎

　　结膜炎主要由细菌或病毒引起，通常在 7 ~ 10 天会自行消退。细菌性结膜炎伴脓性分泌物，病毒性结膜炎伴水样分泌物，后者常因畏光和反射性流泪与前葡萄膜炎性混淆。衣原体感染始终伴有持续性的浓稠黏液样分泌物（第 5 章）。

过敏性结膜炎也很常见，无论是在花粉热（伴有过敏性鼻炎，第 9 章）中，还是对用于治疗结膜炎的氯霉素的过敏反应。

结膜炎的罕见原因包括天疱疮和史-约综合征（第 18 章）。对角膜的继发性破坏可能是毁灭性的。结膜瘢痕形成的其他原因包括沙眼（第 5 章）、化学灼伤和眼眶放疗。

感染性角膜炎 / 角膜溃疡

感染是角膜炎症的重要原因（框 17.10）。中央性溃疡比周边溃疡更严重，因为其影响视力。尽管临床上经验性地治疗了许多感染性角膜炎，但仍可能需要进行角膜刮片或活检培养。

在西方，感染性角膜炎的最常见原因是单纯疱疹病毒，通常为 1 型（图 17.2）。可能侵犯所有角膜层：上皮表现为树枝状溃疡；基质

框 17.10　感染性角膜炎的常见原因

病原体	特征 / 注释	治疗
病毒		
单纯疱疹病毒	树枝状溃疡是最常见的形式，经常复发	局部 / 全身阿昔洛韦（上皮愈合后，局部使用糖皮质激素治疗）
水痘-带状疱疹病毒	眼科带状疱疹	全身阿昔洛韦
细菌		
铜绿假单胞菌 金黄色葡萄球菌 凝固酶阳性葡萄球菌 丙酸杆菌属	凝固酶阴性葡萄球菌和丙酸杆菌属是皮肤菌群，不得作为污染物而忽略	局部用氟喹诺酮类药物（如氧氟沙星）；后续治疗取决于药物敏感试验
真菌类		
镰刀菌 曲霉菌 念珠菌	镰刀菌和曲霉性角膜炎，通常与土壤和（或）角膜创伤或与角膜接触镜有关 念珠菌引起角膜移植术后角膜炎	选项包括：局部使用纳他霉素（如果可用）、两性霉素 B，伏立康唑和其他唑类药物（如益康唑），和全身使用氟康唑或伏立康唑
寄生虫		
棘阿米巴（自由生存阿米巴）	与角膜接触镜卫生不良相关	外用聚六亚甲基双胍
盘尾丝虫（线虫）	见第 5 章	

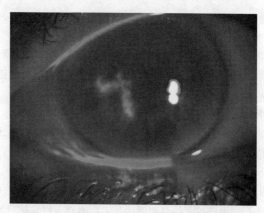

图 17.2 （彩图）荧光染色的单纯疱疹树枝状溃疡

为白色浸润，偶有坏死；内皮细胞局部水肿和角膜后沉着物。单纯疱疹性角膜炎，知觉减退常见，并且可能导致神经营养性角膜病变。上皮疾病具有自限性，但是局部或口服抗病毒药物降低了基质受累和瘢痕形成的风险。一旦任何上皮缺损愈合，基质和内皮疾病就需要额外的局部糖皮质激素治疗。像唇疱疹一样，疱疹性角膜炎通常会复发。频繁复发可能需要长期抗病毒药。可能需要进行角膜移植，但复发的风险仍然存在。

细菌也会引起角膜炎，尤其是在角膜外伤或角膜接触镜滥用后。微生物性角膜炎的其他危险因素，包括局部使用糖皮质激素和先前存在的眼表疾病。细菌性角膜炎的某些病因对氯霉素具有抗药性，因此局部用喹诺酮类药物是一线药物。自由生存阿米巴（棘阿米巴）可能会引起接触镜相关性角膜炎，并呈现亚急性状态，导致角膜神经浸润、角膜炎和巩膜炎。

在发展中国家，感染性角膜炎最常见由镰刀菌引起，特别是角膜外伤以及与土壤或植物接触时。真菌性角膜炎没有特别的鉴别特征，并且常常延迟诊断。如果怀疑真菌性角膜炎，应进行培养并迅速开始抗真菌治疗。常需要角膜移植。

眼内炎

眼内炎是眼前房和后房的感染。它是由菌血症和真菌血症引起的，可能是外源性（如穿透伤或外科手术），也可能是内源性的。微生物通过脉络膜和睫状体进入眼内。革兰氏阳性菌最常见，其次是革兰氏阴性菌，然后是真菌。

通常表现为单眼的视物模糊和（或）视力丧失。眼底检查发现从视网膜/脉络膜（脉络膜视网膜炎）的一些沉积物到全眼内炎，在前后房都有严重的炎症。

念珠菌性眼内炎具有特定的视网膜特征，有乳白色视网膜或脉络膜视网膜病变。玻璃体标本采集至关重要，因为这可能是确定最合适的治疗方法的唯一机会。根据病因和严重程度，使用全身和（或）玻璃体内抗生素或抗真菌药进行治疗。也可能需要进行玻璃体切除术。

白内障

白内障是永久性晶状体混浊。在全球范围内，未经治疗的白内障是视觉障碍的最常见原因，尽管可以进行手术，但比老年性黄斑变性更普遍。

正常的晶状体会随着年龄的增长而增厚和不透明，在 65 岁以上的老年人群中，有超过一半的人会发生白内障（老年性白内障）。许多疾病可能会导致白内障，最常见的是葡萄膜炎和糖尿病。肝豆状核变性（第 13 章）会导致特征性的"向日葵样"白内障。过度暴露于紫外线、辐射和糖皮质激素也是诱发因素。

典型症状是进行性视力减退和眩光。如果加重到需要治疗，将进行手术干预。通常进行晶状体超声乳化术联合人工晶体植入术。

糖尿病眼病

糖尿病性视网膜病变

糖尿病性视网膜病是发达国家中，工作年龄人群视觉障碍的最常见原因。患病率随糖尿病病程的进展而增加。20 年后，几乎所有 1 型糖尿病患者和大多数 2 型糖尿病患者都会患有一定程度的视网膜病变。

发病机制

高血糖引起的毛细血管阻塞会刺激视网膜血管内皮生长因子生成，从而增加毛细血管的通透性，导致视网膜水肿，并刺激血管生成，导致新生血管形成。

临床表现

毛细血管阻塞仅在视网膜血管造影上可见。相邻的毛细血管形成微小的膨胀（微血管瘤）；液体和血液渗出，引起水肿和视网膜出血（图 17.3）。

临床上，微血管瘤表现为孤立的红点，毛细血管因太小而看不到。脂质从液体中沉淀出来，形成渗出液。当毛细血管阻塞时，微

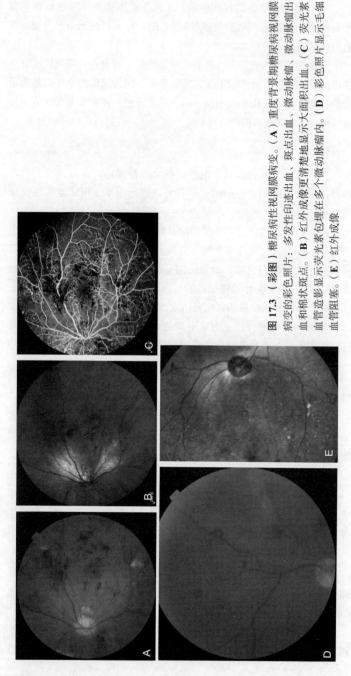

图 17.3（彩图）糖尿病性视网膜病变。（**A**）重度背景期糖尿病视网膜病变的彩色照片：多发性印迹出血、斑点出血、微动脉瘤、微动脉瘤突出出血和棉状斑点。（**B**）红外成像更清楚地显示大面积出血。（**C**）荧光素血管造影显示荧光素包理在多个微动脉瘤内。（**D**）彩色照片显示毛细血管阻塞。（**E**）红外成像

血管瘤在消失之前变白。毛细血管阻塞引起斑块样视网膜缺血，诱导血管内皮生长因子分泌和新生血管的生长。

在缺血区域内，病变的毛细血管形成视网膜内微血管异常，视网膜静脉形成串珠样改变，成为荧光血管造影上典型的体征。

新生血管及其神经胶质组织长入玻璃体，引发局部炎症和瘢痕形成。玻璃体向后牵拉新生血管，进一步导致出血、炎症和瘢痕形成。最终可能产生牵引性视网膜脱离和失明。

糖尿病性视网膜病变中视网膜神经纤维层的其他病变，包括火焰状出血和棉絮斑（软性渗出）。棉絮斑主要出现在视神经盘的鼻侧。当与周围的火焰状出血合在一起时，被称为罗特斑。

增生型糖尿病性视网膜病变的治疗

未经治疗的增生型视网膜病变，通过玻璃体出血和视网膜脱离引起失明。如果在并发症发生之前进行全视网膜激光光凝治疗，在保持视力方面非常有效。

历史上，激光治疗是根据经验对视网膜进行广泛烧灼，可导致视神经萎缩和夜盲症，从而干扰驾驶。现代激光治疗只是针对缺血部位，并且相对来说副作用较少，偶尔会阻碍驾驶。在英国，若患者存在双侧视网膜病变，无论是否进行治疗，都有义务告知驾驶执照管理部门。

玻璃体内注射抗血管内皮生长因子（VEGF）（如雷珠单抗），会导致增生型视网膜病变暂时消退；而全视网膜激光治疗可导致永久性消退。经过双眼激光治疗后，患者可以安全出院接受视网膜筛查计划。

糖尿病性黄斑水肿的治疗

传统上，将水肿分为三种渗漏类型（使用裂隙灯荧光血管造影）：

- 微动脉瘤的局部渗漏。
- 病变毛细血管弥漫性渗漏。
- 中心凹毛细血管栓塞形成，导致局部缺血（无渗漏）。

以前，在累及中心凹前使用预防性激光来减少渗漏。但是，筛查程序显示，中心凹外的黄斑水肿通常会自发缓解，因此，已改为玻璃体腔内抗 VEGF 注射来治疗那些已经累及中心凹的黄斑水肿的患者。无论哪种治疗方法，均可挽救 50% 的患者视力。尽管这种治疗更有效，但可能需要无限期地每月注射。

预防

血糖控制与糖尿病性视网膜病变之间存在明确的关系。血糖和血压的良好控制，也会延缓视网膜病变的进展。

但是，当1型糖尿病患者的血糖迅速降低时，视网膜病变可能会短暂性恶化，表现为棉絮斑的进展以及偶尔形成新生血管。这可能会伴有非依从性患者的胰岛素恢复，例如，由于其他原因住院期间或当患者突然决定坚持治疗时，从而显著改善血糖控制。

筛查

对无症状性增生型视网膜病变进行系统筛查是成本效益高的方法，在许多国家和地区常规进行。尽管在视网膜病变筛查中可以发现无症状患者黄斑水肿，很少有证据表明对无症状的患者进行黄斑水肿筛查具有成本效益。

尽管与裂隙灯检查或视网膜摄影相比，眼底镜检查的灵敏度较差，但聊胜于无。目前，光学相干断层成像（OCT）正被添加到筛查途径中，以减少黄斑水肿的假阴性转诊。

通常每年进行一次筛查，但是2型糖尿病和反复筛查正常的患者，可以每2年筛查一次。

在妊娠期间，胎盘会产生血管生长因子，因此尽管在妊娠期间发生视网膜病变的风险很低，仍应每三个月对孕妇进行筛查。

糖尿病患者视力丧失的其他原因

2型糖尿病患者，约有50%的视力丧失是由视网膜病变以外的原因引起的。包括白内障、老年性黄斑变性、视网膜静脉阻塞、视网膜动脉阻塞、非动脉炎性缺血性视神经病变和青光眼。其中一些与心血管危险因素（如高血压、高血脂和吸烟）有关，在2型糖尿病中普遍存在。

晶状体的代谢变化会导致过早发生白内障，包括控制不佳的年轻糖尿病患者中出现罕见的"雪花状"白内障。这通常不会影响视力，但往往会使眼底检查变得困难。糖尿病患者的白内障手术适应证同非糖尿病人群，如果无法评估眼底和（或）进行视网膜激光治疗，则需要进行手术。

视网膜血管阻塞

视网膜静脉阻塞（血栓形成）

是视觉障碍的重要血管因素，视力丧失是由黄斑水肿或偶发的新生血管形成引起的，两者的治疗与糖尿病相同。

最常见的机制可能是相邻的硬化动脉对静脉的压迫。视网膜动脉和静脉交叉共用一个血管鞘，因此动脉硬化增厚直接压迫相邻的静脉（动静脉交叉压迹）。

视网膜静脉阻塞的较少见原因是炎症（静脉周围炎），也称为视网膜血管炎（与系统性血管炎不同，动脉系统可不受累）。在较年轻的患者以及没有明显动脉硬化危险因素的患者中，应怀疑有静脉周围炎。通过荧光血管造影诊断，全身应用免疫抑制剂，联合或不联合辅助玻璃体内注射进行治疗。

视网膜静脉阻塞与高血压有关，偶尔与多发性骨髓瘤，Waldenström 巨球蛋白血症或白血病引起的高黏滞度有关。青光眼是另一种相关性疾病，但这是因果关系还是合并症尚不清楚。

表现为单眼无痛性中心视力丧失（视网膜中央静脉血栓形成）或周边部分视力丧失（视网膜分支静脉血栓形成）。眼底镜检查的特征包括：火焰状出血、棉絮斑、黄斑水肿和视神经盘水肿（图17.4）。

治疗是双重的：视网膜静脉阻塞的病因治疗和结果治疗。如果明显存在动脉硬化的潜在危险因素，则应开始二级预防措施，尽管其有效性仍存在争议。

视网膜动脉阻塞

视网膜动脉阻塞通常是栓塞性的。常见的诱因是颈动脉粥样硬化、瓣膜性心脏病、心律不齐和感染性心内膜炎。其余病例的诱因是血管炎，主要是巨细胞性动脉炎。

视网膜动脉阻塞表现为无痛性的单眼视力丧失，其程度取决于是否发生中央动脉阻塞（分支动脉阻塞可能是无症状的）。颈内动脉

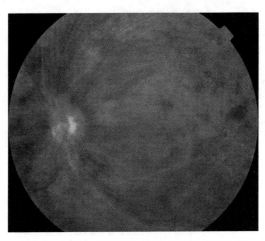

图 17.4　（彩图）视网膜中央静脉阻塞（血栓形成）

或眼动脉的短暂阻塞会导致短暂的视力丧失或一过性黑矇。视网膜中央动脉阻塞的典型眼底镜检查结果是短暂的视网膜苍白，有"樱桃红"黄斑，在阻塞后 1 h 左右发生（图 17.5）。在分支动脉阻塞时，没有樱桃红斑，并且视网膜苍白是局部的。

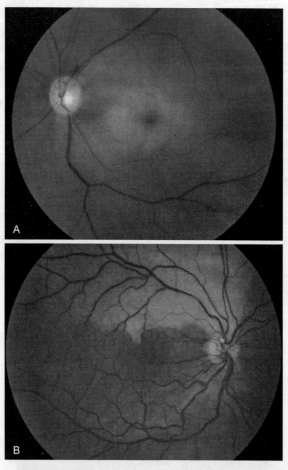

图 17.5 （彩图）视网膜动脉阻塞。视网膜中央动脉阻塞的眼底彩照显示：经典的樱桃红斑和视神经盘上缘出血。（**B**）栓子导致视网膜颞上分支动脉阻塞，显示：局部视网膜苍白（A，From Duker JS，Waheed NK，Goldman DR. Handbook of retinal OCT. Saunders，Elsevier Inc.；2014. B，From Bowling B. Kanski's Clinical ophthalmology，8th edn. Elsevier Ltd；2016.）

老年性黄斑变性

老年性黄斑变性是西方国家视觉障碍的最常见原因。有两种形式：萎缩型（干性）和新生血管型（湿性）。视网膜色素上皮功能障碍导致上覆光感受器死亡。脉络膜新生血管，从视网膜下生长并进入视网膜，扭曲光感受器的解剖结构并形成瘢痕。两种形式都在视网膜色素上皮下沉积（玻璃疣），通常继之以中心凹病灶的色素减退和色素沉着的发展，病变的视网膜色素上皮细胞已沉淀出色素（年龄相关的黄斑病变）。

萎缩型表现为逐渐出现中心视力下降，并伴有较小程度的视物扭曲。可见大的（地图样）中央萎缩灶，以及邻近区域的色素沉着。新生血管型主要的症状是突发中心视物扭曲，在数周内急剧进展。除年龄外，主要的危险因素是吸烟。

抗 VEGF 注射是许多新生血管型黄斑变性的有效治疗方法。但是，及时的治疗昂贵且需要反复进行，延迟治疗可导致不可逆的视力丧失。在所有情况下，使用适当的放大镜进行视力康复、改善照明和适应日常生活物品仍然是重要的辅助治疗。

皮肤病学

陈　璋　孙灵运　齐晓磊　译
刘　岗　陈　璋　审校

　　皮肤病很常见，其治疗也非常重要，因为皮肤功能受损不仅会危及生命，也会严重损害生活质量。由于人们认为皮肤病变是传染病的标志，患有皮肤病的人容易遭受污名化。皮肤的评估在任何疾病的管理中都有重要价值。反之，在管理皮肤病时，也应对其他系统做出评估。本章阐述了常见的皮肤病和常见疾病中重要的皮肤病变。皮肤感染也在第 5 章中讨论。

　　皮肤病学术语词汇表见框 18.1。

皮肤病的常见问题

肿块与病变

　　新发或变化的肿块是皮肤病的主要表现之一，困难的是区分肿块的良恶性。对此，详细的病史询问和检查至关重要：

　　变化：新的变化？还是既存病变在大小、颜色、形状或表面形态发生改变？变化是迅速还是缓慢发生的？是否伴有疼痛、瘙痒、炎症、出血或溃疡？

　　患者情况：患者年龄？是否为皮肤白皙，有雀斑？是否有阳光暴露（日光浴 / 生活在日照充足环境中，防晒）？

　　病变部位：病变发生于有阳光暴露部位还是有遮盖的部位？阳光暴露最多的部位在男性为头皮、面部、上肢和背部，在女性为面部、手和小腿。

　　相似病变的鉴别：包括光线性角化病或基底细胞乳头状瘤。

　　形态：需评估病变有无压痛、大小、对称性、边界是否规则、颜色、表面特征以及是否有结痂、鳞屑和溃疡。拉伸皮肤及使用放大镜观察对病变形态的判定有帮助。

　　皮肤镜：可用于检测是否有异常血管，如基底细胞癌，或基底细胞乳头状瘤中的特征性角蛋白囊肿。皮肤镜检查在色素和血管

框 18.1　皮肤病学术语

斑疹	皮肤黏膜的颜色改变，边缘平坦，直径≤ 1 cm
斑片	与斑疹相似，但更大
丘疹	散发的隆起性皮损
结节	与丘疹相似，但直径> 1 cm，累及真皮
斑块	表面凸起，顶部平坦，直径> 1 cm
水疱 / 大疱	分别为直径较小（≤ 1 cm）和较大（> 1 cm）的水疱
脓疱	水疱内可见脓液积聚
脓肿	腔内脓液的局部集合
风团	暂时性的皮肤水肿
鳞屑	角质层产生的薄片
瘀点 紫癜 瘀斑	瘀点是真皮血管外出血导致的扁平、针头大小的斑疹；较大的斑疹（紫癜）常可扪及；深部的出血导致瘀斑
隧道	疥螨引起的线状或曲线状丘疹
粉刺	毛囊皮脂腺扩张口内的角蛋白和皮脂的栓子
毛细血管扩张	表皮小血管的扩张
痂	皮损中的血液或血浆干涸凝结而成
溃疡	表皮和真皮上层缺损形成的创面
抓痕	搔抓引起的线状溃疡或糜烂
糜烂	完全或部分区域上皮缺损
裂隙	深达真皮层、狭缝状的溃疡，可见于手部刺激性皮炎
窦道	脓液或液体可流出的空腔或通道
瘢痕	病损愈合后的永久性纤维组织
萎缩	表皮、真皮、皮下脂肪减少所致的皮肤变薄
皮纹	结缔组织发生的线性萎缩，可为粉红色、紫色、白色

病变中尤其重要。

皮肤病的临床检查（图 18.1）

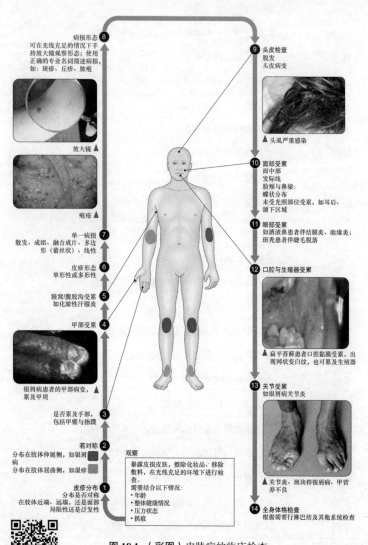

8 病损形态
可在光线充足的情况下手持放大镜观察形态；使用正确的专业名词描述病损，如：斑疹、丘疹、脓疱

▲ 放大镜

▲ 疱疹

7 单一病损
散发、成组、融合成片、多边形（蕾丝状）、线性

6 皮疹形态
单形性或多形性

5 腋窝/腹股沟受累
如化脓性汗腺炎

4 甲部受累

▲ 银屑病患者的甲部病变，累及甲周

3 是否累及手部，
包括甲襞与指蹼

2 若对称
分布在肢体伸展侧，如银屑病
分布在肢体屈曲侧，如湿疹

1 皮疹分布
分布是否对称
在肢体近端、远端，还是面部
局限性还是泛发性

观察
暴露皮损皮肤，擦除化妆品、移除敷料，在光线充足的环境下进行检查。
需要结合以下情况：
• 年龄
• 整体健康情况
• 压力状态
• 抓痕

9 头皮检查
脱发
头皮病变

▲ 头虱严重感染

10 面部受累
面中部
发际线
脸颊与鼻梁：
蝶状分布
未受光照部位受累，如耳后、颌下区域

11 眼部受累
如酒渣鼻患者伴结膜炎、睑缘炎；
斑秃患者伴睫毛脱落

12 口腔与生殖器受累

▲ 扁平苔藓患者口腔黏膜受累，出现网状变白纹，也可累及生殖器

13 关节受累
如银屑病关节炎

▲ 关节炎、斑块样银屑病、甲营养不良

14 全身体格检查
根据需要行淋巴结及其他系统检查

图 18.1 （彩图）皮肤病的临床检查

扫本章二维码看彩图

色素痣还是恶性黑色素瘤？

如前所述，应明确病变的性质。患者是否有其他色素性病变？若病变与周边病变形态不同，那么恶性黑色素瘤的可能性就会增加；相反，如果患者有多发性基底细胞乳头状瘤，则恶性黑色素瘤可能性不大。是否有恶性黑色素瘤家族史？ 一级亲属有黑色素瘤患者的可疑痣则建议切除。

ABCDE 规则是黑色素瘤特征性指导性描述：

- 不对称（Asymmetry）。● 边界不规则（Border irregularity）。
- 着色多样化（Color variation）。● 直径＞ 0.5 cm（Diameter ＞ 0.5 cm）。
- 皮损渐进性隆起（Evevation），伴皮肤标志消失。

若有怀疑，应行活检或切除活检。

皮疹

在日常诊疗中，常见的临床症状是鳞屑样皮疹，可伴瘙痒。原因摘要见框 18.2。

病史

发病年龄和持续时间：特应性皮炎多于婴儿期或幼儿期发病，玫瑰糠疹和银屑病多于 15 ～ 40 岁发病。药疹起病急，皮疹与用药有明确的时间关系。

发病部位：特应性皮炎多累及屈曲部位，银屑病多累及伸肌表面和头皮。病变对称性分布多提示为内源性疾病，如银屑病，而不对称性更常见于外源性疾病，如接触性皮炎或带状疱疹。

瘙痒：湿疹极痒，银屑病瘙痒程度略轻。

前驱疾病和全身症状：滴状银屑病发病前可有乙型溶血性链球菌性咽痛。几乎所有阿莫西林治疗的传染性单核细胞增多症（见第 5 章）患者会出现红斑丘疹。

皮疹的形态和病变的特征意义重大（见框 18.2）。

尽可能对因治疗。

水疱

以水疱为症状的疾病见框 18.3。 水疱形成是由于表皮或表皮下区域的细胞黏附丧失所致，其形态取决于皮肤内水疱发生的部位或层面，反过来也提示了潜在的发病机制：

表皮表面（角质层下）裂开：因疱壁非常脆弱以至于常破溃、糜烂（如：天疱疮、葡萄球菌烫伤样皮肤综合征和大疱性脓疱病），故完整的水疱并不常见。

表皮深部裂开：可见完整的松弛水疱和糜烂（如：寻常型天疱疮和中毒性表皮坏死松解症）。

框 18.2　常见鳞屑样皮疹的临床特点

皮疹类型	分布	形态	临床特征
特应性皮炎	面部/肢体屈侧	边界不清的红斑与鳞屑，苔藓样变	指甲光亮，睑下印痕，颈部多发皮疹
银屑病	肢体伸侧表面	边界清楚的斑块，上覆银色鳞屑	甲部点状凹陷、甲剥离；头皮受累，腋窝与生殖器周围区域常受累
玫瑰糠疹	躯干皮疹，"冷杉树样"分布	边界清楚的小红斑，领巾样皮屑	有前驱斑
花斑癣	上半身与肩部	色浅、色深的鳞屑样斑块	
药疹	广泛分布	大疱、丘疹样红斑，鳞屑剥脱	黏膜受累，红皮病
扁平苔藓	肢体远端，腕部屈面，下背部	光亮、扁平的紫色丘疹，可有威克姆纹	口腔黏膜表面白色网状纹，甲部病变，脱发
体癣	不对称分布，常单发	鳞屑样丘疹，中央愈合、外部扩展	甲部受累
二期梅毒	躯干、肢体近端、手掌、脚掌	红色斑丘疹	硬下疳病史乏力，发热

框 18.3　获得性水疱的病因

	局限性	全身性
小疱	疱疹（单纯性疱疹或带状疱疹），脓疱病，汗疱疹	疱疹性湿疹[a]、疱疹样皮炎、急性湿疹
大疱	脓疱病、蜂窝织炎、淤滞性水肿、急性湿疹、昆虫叮咬、固定性药疹	中毒性表皮坏死松解症[a]、多形性红斑/史-约综合征[a]、大疱性类天疱疮、天疱疮[a]、大疱性红斑狼疮、迟发性皮肤卟啉病、伪卟啉症、药疹

[a] 常伴有黏膜受累。

表皮下剥离：疱壁紧绷。如大疱性类天疱疮（图 18.2）、获得性大疱性表皮松解症和迟发性皮肤卟啉病。

表皮不同层次的剥离灶：如皮炎，表现为多房性大疱（由小疱聚集组成）。

应回顾发病、疾病进展、黏膜受累、药物使用和全身症状等病史，然后就皮疹的分布、严重程度和形态进行临床评估。尼科利斯基征（棘细胞松解征）也可协助诊断：在表皮内缺损（如天疱疮和中毒性表皮坏死松解症）的情况下，手指向外观正常的表皮边滑动边施加侧向压力可使表皮脱落。

疾病的诊断应遵循系统性方法：

排除感染：如单纯疱疹、带状疱疹、金黄色葡萄球菌感染。

考虑不常发生水疱的常见皮肤病：如严重的周围水肿、蜂窝织炎、变应性接触性皮炎、湿疹等。

水疱也可能是药疹的表现：如固定性药疹、多形性红斑和血管炎。中毒性表皮坏死松解症是医疗急症。

考虑免疫性大疱性疾病：如大疱性类天疱疮、天疱疮、线状 IgA 皮肤病、大疱性红斑狼疮。

检查与管理应以症状与鉴别诊断为指导，具体疾病如下述。

瘙痒

瘙痒是一种需要抓挠或摩擦的不愉快感觉。术语"itch（瘙痒）"和"pruritus（瘙痒症）"是同义词；当描述全身性的瘙痒时，通常用"pruritus"。瘙痒可源于原发性皮肤疾病或继发于全身疾病，可能通

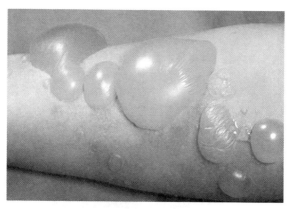

图 18.2 （彩图）大疱性类天疱疮，可见疱壁紧绷的大的单房水疱

过中枢或外周机制引起瘙痒。许多常见的原发性皮肤病与瘙痒有关：

全身性瘙痒：

● 疥疮。● 湿疹。● 大疱性类天疱疮。● 荨麻疹。● 老年性干皮病。● 银屑病。

局部瘙痒：

● 湿疹。● 扁平苔藓。● 疱疹性皮炎。● 虱病。● 癣感染。

若瘙痒与原发性皮肤病无关，则应考虑多种原因，包括：

● 肝病——主要是胆汁淤积性疾病，如原发性胆管炎。● 恶性肿瘤——如淋巴瘤的全身瘙痒。● 血液病——如慢性缺铁时会出现全身瘙痒，或红细胞增多症患者热水浴引发的全身瘙痒（水源性瘙痒）。● 内分泌疾病，如甲状腺功能减退和甲状腺功能亢进。● 慢性肾病——瘙痒的程度与血浆肌酐水平无明显相关。● 精神原因——如"感染妄想"。

孕妇也常有瘙痒，常为多种妊娠特异性皮肤病中一种症状。妊娠期瘙痒的诊断必须重视，因一些原发疾病可能导致胎儿风险增加。

管理

针对原发性皮肤疾病或潜在原发病因的治疗可缓解瘙痒。若治疗后症状无缓解，可予全身性治疗如镇静（H_1 受体拮抗剂）、润肤剂和抗刺激剂（如含薄荷醇制剂的局部使用）。UVB 光疗目前虽唯一有力依据是对慢性肾病的瘙痒（非皮肤病）有效，但也可用于其他各种原因引起的瘙痒。其他治疗包括使用三环类抗抑郁药和阿片拮抗剂。

光过敏

光过敏是皮肤对紫外线或可见光的异常反应，可发生于光晒、日光浴或光疗时。阳光中的 UVB 波段（波长 300 ～ 320 nm）导致了"日光晒伤"效应。长期暴露于紫外线会增加皮肤癌的风险和光老化。急性暴露后出现红斑是一种正常现象。当个体对较低的、通常不引发光敏感的光照剂量反应，即为异常的光敏反应，原因包括：

免疫性疾病——如多形性日光疹、慢性光化性皮炎、日光性荨麻疹。

代谢性疾病——卟啉病。

因光照加重的皮肤病——如红斑狼疮、多形性红斑和玫瑰痤疮。光照会加重症状，但光照并非发病原因。

药物——如噻嗪类、四环素类和氟喹酮类。

临床评估

评估的关键部位是面部、耳尖、颈部、头部脱发部位、手背和前臂。不被光照的部位（如下巴下方），则常不受累。某些特定疾病（如日光性荨麻疹）在阳光照射后迅速进展，而一些疾病（如皮肤红斑狼疮）在日光照射后需要数天进展。

检查和管理

患者应被转诊到专科中心进行光照测试、刺激、贴片或光斑贴试验，并筛查狼疮和卟啉病。

治疗应取决于诊断。应停用光毒性药物，并治疗相关疾病。关于防晒、防护服和防晒霜等使用咨询、宣教必不可少。

防晒霜：现代防晒霜能阻挡 UVB 和大多数 UVA 的波长。防晒系数（SPF）反映了涂防晒霜与不涂防晒霜产生红斑所需的 UVR 剂量比。但实际上，人们只涂了规定 SPF 所需防晒霜量的 25% ～ 33%，因此，SPF 为 30 的防晒霜，日常其实际防护功效可能仅为 SPF10。防晒霜都只提供部分防护，因此使用防晒霜不能替代避免暴露和遮盖。

腿部溃疡

腿部溃疡不是诊断，而是一种潜在疾病的外在症状，表现为患者腿部表皮完全缺失、真皮层暴露。小腿溃疡经常是由血管疾病引起的，但也有如框 18.4 所总结的其他原因。

临床评估

接诊时应回顾腿部溃疡史和任何诱因。对患病部位及周围皮肤的检查应包括静脉 / 动脉血管的评估和神经学检查。溃疡的部位可提示其病因（图 18.3）。

框 18.4　腿部溃疡的病因

静脉高压	有时在 DVT 发生后出现
动脉疾病	动脉粥样硬化、血管炎、血栓闭塞性脉管炎
小血管疾病	糖尿病、血管炎
血液病	镰状细胞病、冷凝球蛋白血症、球形细胞增多症、免疫复合物病、红细胞增多症
神经病	糖尿病、麻风、梅毒
肿瘤	鳞状细胞癌、基底细胞癌、恶性黑色素瘤、卡波西肉瘤
创伤	外伤、人为因素

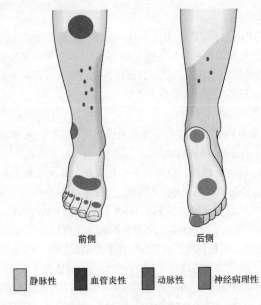

前侧　　　　　　后侧

静脉性　　血管炎性　　动脉性　　神经病理性

图 18.3　（彩图）下肢溃疡的病因

静脉性腿部溃疡

临床评估

这类腿部溃疡在中老年人群中较常见。临床体征包括：

● 静脉曲张。● 含铁血黄素沉积。● 水肿。● 脂性硬皮病：腿部皮肤硬结，表面光亮，形成"倒置香槟瓶"征。● 溃疡通常位于小腿内侧。● 慢性溃疡若转化为恶性的鳞状细胞癌，则称为马乔林溃疡。

动脉性腿部溃疡

若溃疡发生于小腿、胫骨和足的深部，伴疼痛、间歇性跛行，很可能是动脉疾病所致。动脉性溃疡的危险因素包括吸烟、高血压、糖尿病和高脂血症。足部发绀发冷，溃疡周围皮肤萎缩无毛。当远处脉搏减弱甚至消失时应紧急寻求血管外科评估。

血管炎性腿部溃疡

血管炎（皮肤下基底血管破坏）或间接通过神经病变引起腿部溃疡。

神经病理性腿部溃疡

最常见的病因是糖尿病和麻风。溃疡常发生在负重过度的部位，如足跟。微血管病变也会导致糖尿病溃疡。这一原理见第 11 章。

检查

● FBC。● 尿素和电解质。● 血糖。● 细菌拭子。● 多普勒超声检查。

管理

建议减肥（肥胖患者）、戒烟、适度运动。应使用加压绷带以减少水肿（一般要求患者下肢的踝肱指数 > 0.8），坐位时抬高下肢以及合理使用利尿剂也有效。若溃疡化脓，用低浓度高锰酸钾液浸泡。对严重渗出性溃疡，应每天更换非黏附性吸水性敷料（海藻酸盐、水凝胶或水胶体）。溃疡周围的静脉性湿疹可外用糖皮质激素治疗。皮肤移植可能会加速清洁溃疡的愈合。

色素异常

色素脱失、色素减退和色素沉着见后文。

头发和甲异常

可能是系统性疾病的标志或皮肤病（如银屑病）的特征。具体的疾病见后文。

急性皮肤衰竭

急性皮肤衰竭是一种会导致体温调节、液体平衡和抵御感染等功能的丧失的医疗急症，常有皮肤血管广泛扩张，引发高心输出量型心力衰竭和皮肤（也常伴肠道）蛋白质丢失增加。严重的自身免疫性水疱性疾病和史－约综合征 / 全肠内营养也可以导致急性皮肤衰竭，大部分情况下患者会出现红皮病（红斑影响体表至少 90%），但罕见情况下皮肤无发红。急性皮肤衰竭的原因包括：

● 湿疹。● 银屑病。● 毛发红糠疹（银屑病的一种类型）。● 皮肤 T 细胞淋巴瘤（塞扎里综合征）。

红皮病患者全身不适，伴有寒战和低体温，但也可能发热却因汗腺功能受损和汗腺管闭塞而无法散热。除病因治疗，补液、体温调节和控制感染也至关重要。

皮肤肿瘤

皮肤癌分为非黑色素瘤皮肤癌（non-melanoma skin cancer，NMSC）和黑色素瘤。NMSC 包括基底细胞癌（base cell carcinoma，

BCC）和鳞状细胞癌（squamous cell carcinoma，SCC）。SCC 的前驱非侵袭性病变包含上皮内癌（鲍恩病，Bowen's disease，BD）和异型增生（光线性角化病，actinic keratosis，AK）。黑色素瘤虽然比 NMSC 罕见得多，但皮肤癌患者死亡绝大多数为黑色素瘤转移所致。

紫外线（UVR）是皮肤癌（尤其是 SCC、AK 和 BCC）的主要危险因素。黑色素瘤通常出现在间歇性暴露的部位，日晒是其额外的危险因素。日光浴是黑色素瘤和 NMSC 的风险因素，防晒霜可降低风险。其他因素包括遗传倾向（如着色性干皮病）和免疫抑制，器官移植患者皮肤癌（尤其 SCC）的风险增加。慢性炎症（如慢性皮肤溃疡、狼疮）以及瘢痕性皮肤病（如大疱性表皮松解症）也是 SCC 的危险因素。

恶性肿瘤

基底细胞癌

这是种常见的、缓慢生长很少转移的恶性肿瘤，但可局部侵蚀（侵蚀性溃疡）。早期 BCC 通常表现为苍白、半透明丘疹或结节，上覆浅表的毛细血管扩张血管（结节性 BCC）。若未治疗，病变将增大破溃，形成（内部凹陷的）火山口样伴卷起、珍珠样边缘，血管扩张（图 18.4）。浅表多灶型 BCC 表现为红 / 棕色斑块或斑片，边缘隆起，呈线状，常位于躯干，直径可达 10cm。另一种形态上不常见的类型是浸润性 BCC，表现为边界不清、缓慢扩大的硬化性黄色 / 灰

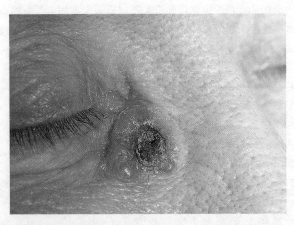

图 18.4 （彩图）基底细胞癌。内眦下方可见一生长缓慢的珍珠状结节。其中心溃疡区被结痂覆盖

色斑块。

管理

治疗方式的选择取决于当地的接诊机构人员的专业水平和偏好，方式包括手术、冷冻、放射、光动力或局部免疫调节剂治疗。以上治疗手段若运用得当，都能产生良好的疗效。

鳞状细胞癌

SCC 通常出现在日光照射区域，具有包括角化性结节、外生红斑性结节、浸润性实体肿瘤和溃疡在内的多样临床表现。组织学分级从高分化到未分化都有，可伴有淋巴结转移。

管理

治疗首选完整手术切除。其他治疗方式包括对比较小、低风险病灶进行刮除和烧灼，对无法手术切除者行放疗。广泛切除的治愈率为 90% ~ 95%。在远期发生 SCC 的高危患者中，全身使用维甲酸可能会降低发生率，但停药后肿瘤会快速出现。

光线性角化病

光线性角化病是发生于长期暴露于日照部位的高角化红斑病变（图 18.5）。虽通常为临床诊断，但组织学表现为角化不良。病灶可用液氮进行简单有效的处理。若病灶较多，可能需要局部应用细胞毒性药物 5- 氟尿嘧啶治疗，或者局部应用咪喹莫特、光动力治疗。光线性角化病进展到 SCC 罕见，但若病变处出现溃疡、出血或疼痛，应疑诊。

鲍恩病

鲍恩病是一种常表现为生长缓慢的、红斑、鳞屑样斑块的表皮内癌，常位于皮肤白皙老年女性的小腿。BD 可与湿疹或银屑病相似，但通常无症状且局部糖皮质激素治疗无效。不到 3% 的 BD 会进展为SCC。确诊通常需要活检。因光动力治疗能避开正常组织，并与愈合良好相关，故腿部 BD 首选非手术的光动力治疗。

皮肤淋巴瘤

皮肤 T 细胞淋巴瘤（蕈样肉芽肿病，mycosis fungoides，MF）由多形斑片和斑块缓慢进展而来。B 细胞淋巴瘤表现为结节或斑块。两者的症状都与湿疹和银屑病相似，因此诊断皮肤淋巴瘤时多需鉴别诊断。

只能对症治疗，但对预后无影响。在疾病早期，可全身或局部应用糖皮质激素，或应用窄谱 UV B 光疗（用于斑片期 MF）或

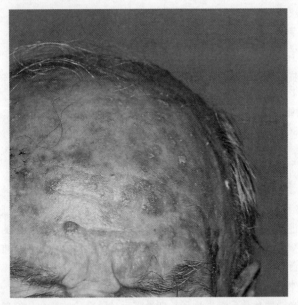

图 18.5 （彩图）一位在热带地区生活多年的白人患者，可见多个光线性角化病病灶

PUVA（用于斑块期 MF）治疗。在疾病晚期，可能需要局部放疗、电子束辐射或抗淋巴瘤化疗。

黑色素瘤

黑色素瘤是表皮黑色素细胞的恶性肿瘤，具有转移潜能。近几十年来发病率有所上升。因对其转移灶缺乏有效的治疗手段，早发现、早治疗尤为重要。黑色素瘤的主要危险因素有：

● 长期紫外线照射。● 浅肤色。● 多发痣。● 阳性家族史（目前已明确数个相关基因）。

临床表现

黑色素瘤可发生在任何年龄和部位，但青春期前罕见，常见发生于女性腿部和男性背部。

有五种亚型：

浅表扩散性黑色素瘤（图 18.6）：白种人中最常见的类型。初为具有浅表放射状扩张的色素性病变，随着时间的推移可触及（垂直扩散）。

结节性黑色素瘤：结节进展快，好发于男性躯干。可出血、溃

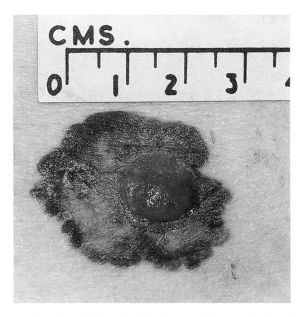

图 18.6（彩图）浅表扩散性黑色素瘤。放射状生长约 3 年后内部出现浸润性无色素结节。注意病灶的不规则的轮廓、不对称的形状和不同的颜色，包括表示自发消退的脱色区域

疡和转移。

恶性雀斑样痣黑色素瘤：常见于老年人裸露的皮肤，表现为色素型斑疹。发病前多有一个较长的浸润期（恶性雀斑样痣）。

肢端雀斑样痣黑色素瘤：位于手掌和脚掌上，尤其是深肤色的人。

甲下黑色素瘤：罕见。表现为指（趾）甲下无痛性色素条纹。

诊断

任何新发痣或现有的痣发生变化都应该使用 ABCDE 规则进行评估，若疑诊，则切除病灶。

管理

应扩大范围切除病灶。肿瘤的 Breslow 厚度（从表皮颗粒细胞层至最深处肿瘤细胞的最大深度）对治疗和预后至关重要。临床分期对于明确病变是局灶性还是已有转移至关重要。在疾病晚期，手术常涉及更广泛的局部切除、前哨淋巴结定位和活检。转移性黑色素瘤预后很差，只能姑息治疗，但免疫治疗可改善病情，肿瘤靶向基

因治疗正在研究中。

良性皮肤病变

角化棘皮瘤

良性肿瘤，通常表现为直径≥5 cm的孤立结节，中央角蛋白栓可在几周至几个月内迅速生长，后自行消退。其与慢性日晒有关，主要发生于面部，临床和组织学类似SCC。治疗大多数是刮除或切除，以排除SCC同时能避免病损自愈导致的瘢痕。

雀斑

最常见白皙肤色个体的日晒部位，雀斑提示在黑色素细胞数量正常时黑色素局灶过度产生。雀斑随日晒而变暗，并与家族性的光敏感表型有关。

色斑

色斑为直径1 mm～1 cm深棕色斑疹，与慢性日晒有关，并随着年龄的增长而变得更常见。可能需要活检来鉴别色斑和黑色素瘤。

基底细胞乳头状瘤

是35岁以上人群常见的良性表皮肿瘤（又称为脂溢疣），病灶的颜色从黄色到深棕色不等，外观油腻、常黏在一起。可不做治疗，若想改善美容，可使用冷冻疗法或刮除治疗。若怀疑有黑色素瘤，应进行活检。

色素痣

色素痣是黑色素细胞的局部良性克隆增生。色素痣是大多数人的一个常见特征，拥有20～50个痣是相当正常的。高日晒的个体有更多的痣，表明遗传和环境因素都有关。大多数色素痣出现在幼儿期、青春期、孕期或雌激素治疗期间，25岁之后出现新痣较少见。

临床表现

根据黑色素细胞巢的显微镜下位置，获得性色素痣分为：

● 交界痣：多为圆形和黄斑状，中至深褐色。● 混合痣和皮内痣都表现为结节，为真皮成分，可有毛发。● 皮内痣通常比混合痣色素沉着少。两类痣的表面可表现为光滑的、分叶状、角化过度或乳头状瘤样。

管理

色素痣是正常的皮肤病变，除非怀疑恶性肿瘤或反复发炎或创伤，否则不需要切除。也有人出于美容希望切除色素痣。

常见的皮肤感染和病虫侵袭

细菌感染

脓疱病

脓疱病是一种常见的、传染性高的、浅表皮肤细菌感染。主要有两种表现：由葡萄球菌表皮溶解毒素引起的大疱性脓疱病和非大疱性脓疱病（图18.7），脓疱病可由金黄色葡萄球菌或链球菌引起，或两者兼有。葡萄球菌是温带气候中最常见的病原菌，链球菌性脓疱则多见于炎热、潮湿的地区。非大疱性脓疱病特别容易在幼儿发病，通常在夏末。可因过度拥挤或卫生条件差而暴发或在机构中暴发。皮肤损害（如擦伤、昆虫叮咬、湿疹）易引发脓疱病。

非大疱性脓疱病最初为薄壁小疱，后迅速破溃，几乎都不完整。渗出物干燥后形成金色的痂皮，覆盖在红斑基底上。大疱性脓疱病中，毒素会裂解表皮浅层，形成完整的水疱，内含清澈至混浊的液体，持续 2～3 天。面部、头皮和四肢常可受累，湿疹部位也可受累。全身症状不常见。治疗前应从疱液或活动性病变中做细菌拭子

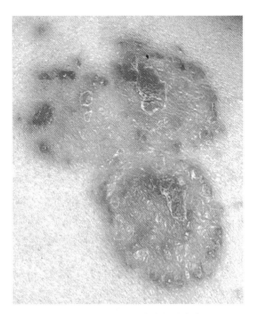

图18.7 （彩图）非大疱性脓疱病

检测。约三分之一的人群鼻腔携带葡萄球菌，因此也应该做鼻拭子细菌检测。

在轻度、局部性疾病中，莫匹罗星或夫西地酸局部治疗通常有效，并能限制播散。葡萄球菌鼻部携带者应外用莫匹罗辛治疗。严重者可口服氟氯西林或克拉霉素。若分离出了致肾病性链球菌，应考虑应用全身抗生素，以降低链球菌肾小球肾炎的风险。

葡萄球菌烫伤样皮肤综合征

葡萄球菌烫伤样皮肤综合征是一种严重的剥脱性疾病，多见于儿童，特别是新生儿。来自金黄色葡萄球菌感染的表皮溶解毒素进入体循环，最终导致表皮松解和皮肤剥落。

患儿表现为发热、烦躁、皮肤压痛及红斑，常始于腹股沟、腋窝及口周。在1～2天内出现水疱和浅表糜烂。应在可能的原发感染部位（咽喉、鼻腔等）采集细菌拭子。根据临床表现与对表皮剥离区的边缘提取的皮肤行组织学检查可明确诊断，并可确定病变的深度，从而排除累及全皮层的中毒性表皮坏死松解症。应立即给予全身抗生素治疗和强化支持治疗。家庭成员也应筛查并治疗葡萄球菌携带。

中毒性休克综合征

见第5章。

毛囊炎、疖和痈

毛囊的感染可以是浅表性的，累及毛囊口（即毛囊炎），也可以累及毛囊深部（即疖和痈）。

浅表性毛囊炎：主要病变为毛囊脓疱和红斑。通常为金黄色葡萄球菌感染引起的，也可能是由物理原因（如创伤性脱毛）或化学伤害（如矿物油）所致的无菌损伤引起。葡萄球菌毛囊炎最常见于儿童，常发生于头皮或四肢。脓疱通常在7～10天愈合，但可能更慢，在较大儿童和成人中，可发展为更深层次的毛囊炎。

深层毛囊炎（疖和痈）：疖为毛囊的急性金黄色葡萄球菌感染，呈脓疱和波动感，常有轻触痛，最终破溃流脓。因部位较深，愈后留有疤痕。几个相邻毛囊的深部感染形成痈，为触痛的结节，常位于颈部、肩部或臀部，并有严重的全身症状。治疗可应用适当的抗葡萄球菌抗生素或切开引流。

蜂窝织炎和丹毒

临床中可能很难区分，但从定义上来说蜂窝织炎是由细菌感染引起的皮下组织炎症，而丹毒是真皮和上皮下组织的细菌感染。尽管拭子培养细菌可能为阴性，引起蜂窝织炎和丹毒最常见的病原菌是 A 组链球菌，常有易感原因（如足癣等感染的入口）或潜在易感因素（如下肢静脉曲张溃疡或糖尿病）。

基于局部红斑、皮温高、肿胀、疼痛、有时发热的临床表现，结合白细胞增多、炎症标志物升高和链球菌血清学阳性的检查结果可确诊。丹毒（图 18.8）通常清边界清晰，常见于面部，而蜂窝织炎最常见于下肢。蜂窝织炎和丹毒都可发生水疱和局部淋巴结肿大。治疗通常为静脉注射氟氯西林，或青霉素敏感时注射克拉霉素、克林霉素或万古霉素，轻度病例可口服抗生素。

分枝杆菌感染

分枝杆菌所致麻风可见第 5 章。

皮肤结核为覆盖在淋巴结结核、关节结核上的皮肤改变。在寻常狼疮，直接皮肤接种结核分枝菌会产生红棕色炎症斑块。皮肤肉芽肿活检提示分枝杆菌感染。分枝杆菌的培养可能是困难的，但PCR 可以帮助诊断。

红癣

红癣是由常为正常皮肤菌群中的微小棒状杆菌引起的轻度皮肤局部感染，导致在身体屈曲部位和脚趾缝引发无症状的或轻微瘙痒皮疹，皮疹边界清楚、红 / 棕色、有鳞屑。微小棒状杆菌在伍德光下具有特征性的珊瑚粉荧光。治疗包括局部应用唑类乳膏（如咪康唑）或局部抗生素。

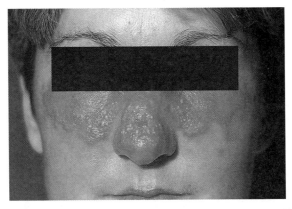

图 18.8 （彩图）丹毒——注意水疱、结痂皮疹与凸起的红斑边缘

病毒感染

疱疹病毒感染

见第5章。

乳头瘤病毒和病毒疣

病毒疣是由 DNA 人乳头瘤病毒（HPV）引起的，极为常见，通过直接接触活体皮肤或皮肤碎片上的病毒而感染。大多数人在一生中的某一时刻都患过一种或多种疣。HPV 有 90 多种不同的亚型，16 和 18 亚型是通过性接触传播的，与随后发生的宫颈癌密切相关。现有针对 HPV-16 和 HPV-18 的疫苗，推荐青少年女性在性活跃前接种。免疫抑制患者感染 HPV 的风险升高。

临床表现

寻常疣最初是光滑的肤色丘疹，后角化和"疣"化。疣的临床分类：

跖疣：发生于足底。特点是周围有粗糙表面的角质环。削皮后可见与鸡眼鉴别的毛细血管祥。

镶嵌疣：外观类似马赛克的片状疣。

平面疣：光滑、平顶丘疹，常位于面部和手背。

面部疣：常呈丝状。

生殖器疣：乳头瘤状、生长快。

管理

大多数病毒疣会缓慢自行消退，不需要治疗。需治疗疣的治疗方案包括：

● 外用水杨酸（一线）。● 冷冻疗法。● 生殖器疣用咪喹莫特或鬼臼素。●（顽固性疣）病灶内应用博莱霉素。

传染性软疣

传染性软疣是由 DNA 痘病毒感染引起的。最常见于 > 1 岁的儿童和免疫抑制者。典型的病变是一个圆顶状、中央微凹如脐窝、正常肤色的丘疹。往往多发，且常位于对称的部位，如胸部和内臂的同一侧。传染性软疣可自行消退，故不需要治疗，但可能需数月。若需要积极治疗，可尝试刮除或冷冻治疗，或局部药物（如水杨酸、鬼臼素或咪唑莫特）。

羊痘

羊痘是一种副痘科病毒皮肤感染，对那些工作时需与绵羊和山羊在一起的人来说是一种职业风险。病毒通常感染手指皮肤，引起明显的炎症和坏死，但 2～6 周内可消退。除非有继发感染的证据，否则无具体的治疗方法。多形性红斑也可由羊痘引起。

真菌感染

皮肤癣菌是一种能引起浅表皮肤感染的真菌。致病真菌（微孢子菌、毛癣菌、表皮癣菌）可源于土壤（嗜土）或动物（嗜动物），也可局限于人类皮肤（嗜人）。

皮肤真菌感染的临床形式包括：

体癣：对红色鳞屑皮疹的鉴别诊断应包括体癣，为红斑，呈环状和鳞片状，边缘/中央清晰。可单发或多发，常非对称分布。大小孢子菌（来自狗）和疣状毛癣菌（来自猫）是常见的病源菌。局部糖皮质激素的不规范应用，可导致皮损难辨和恶化（隐匿癣）。

股癣：世界各地都较常见，通常由红色毛癣菌所致。瘙痒的红斑从腹股沟延伸到大腿。

足癣（运动员足）：英/美国最常见的真菌性皮肤感染，通常是由嗜人真菌（如红色毛癣菌、指间毛癣菌、絮状表皮癣菌）引起。临床特征包括趾间发痒的皮疹，伴有脱皮、皲裂和浸渍。

头癣：最常见于儿童，表现为炎症、鳞屑、脓疱和部分脱发。感染可能在毛囊内（毛内癣菌），导致表面断毛（黑点），也可能在毛囊外（毛外癣菌）并伴有轻微的炎症。脓癣为头癣的柔软炎症脓肿，通常是由嗜动物真菌引起的。

甲癣：导致甲板的黄褐色变色和碎裂，通常从远端开始，向近端扩散。

念珠菌病：见第5章。

花斑糠疹：这种持续的浅表性皮肤病是由共生酵母菌中的球状马拉色菌、共生型或糠型马拉色菌引起的。在温暖潮湿的气候中更常见，在免疫受损的情况下会加重和持续。病变为上半身鳞屑样，椭圆形斑疹，通常色素减退。

诊断和管理

在所有疑似皮肤癣菌感染的病例中，应通过皮肤刮擦或剪甲来确诊。顽固性疾病和头发或指甲受累，可局部（特比萘芬或咪康唑霜）或全身（特比萘芬、灰黄霉素或伊曲康唑）治疗。

病虫侵袭

疥疮

疥疮是由疥螨引起的，可在家庭和个人亲密接触频率高的环境中传播。

通过识别常位于手指或脚趾边缘或手脚两侧的疥螨隧道可做诊断，临床特征包括身体其他部位的继发性湿疹样病变；除婴儿外，面部和头皮很少受累。即使治疗成功，瘙痒仍能继续，偶尔结节性病变持续存在。

治疗包括两次，间隔 1 周，将氯菊酯或马拉硫磷的水溶液涂抹全身（头部除外）。家庭成员也应治疗。在某些临床情况下，如依从性差、免疫受损个体和严重感染（结痂性疥疮），可应用单剂量伊维菌素全身治疗。

头虱

头虱较常见，传染性很强，通过直接的头对头接触传播。

常因头皮瘙痒导致抓挠、继发感染和颈部淋巴结肿大。涂抹护发素后用细齿梳理湿发，通过识别头皮或黑纸上的活虱或若虫来确诊，易见到空的卵壳紧附于头干上。

感染者及其接触者建议局部应用二甲硅油、氯菊酯、甲氨甲酸萘酯，或在一些少见情况下用马拉硫磷乳剂或水剂治疗。治疗分两次进行，间隔 7 ～ 10 天。体虱和阴虱相似，后者主要经性传播，治疗方法同头虱。

痤疮与酒渣鼻

寻常痤疮

痤疮是一种常见的毛囊皮脂腺慢性炎症，超过 90% 的青少年受其影响。痤疮最主要的病因是皮脂分泌过多，与定植在毛囊皮脂腺导管的痤疮丙酸杆菌作用，进而引起炎症和毛囊皮脂腺导管闭塞。

患者通常有家族史，这表明遗传也是重要的发病因素。痤疮好发于面部和躯干。患者皮肤油腻（皮脂溢出）伴有开放（即黑头，毛囊被角蛋白堵塞并扩张）和封闭的粉刺（即白头，由皮脂和角蛋白在皮脂腺导管积聚引起）。痤疮的皮损还可为炎症性丘疹、结节和囊肿。

管理

轻度痤疮可局部使用抗生素（如红霉素）、干燥剂（如过氧化苯甲酰）或局部维甲酸进行治疗。

中度炎症性痤疮可口服 3 ～ 6 个月的四环素（如石灰环素）治疗。含雌激素的口服避孕药也可能对女性患者有帮助。

对于重度痤疮，口服异维 A 酸能取得较好的疗效。副作用包括皮肤和黏膜干燥、血清甘油三酯升高和肝功能紊乱；在开始服药前应行血脂与肝功能检查。此外，异维 A 酸具有高度致畸性，服用者需要严格避孕并定期行妊娠检测。部分痤疮患者可发展成为抑郁症，甚至企图自杀，因此用药前行抑郁筛查、治疗期间的情绪监测尤为重要。

酒渣鼻

酒渣鼻是一种病因不明的持续性面部皮疹，多发生于中年人（图 18.9）。其特征为红斑、毛细血管扩张、丘疹和脓疱。部分患者鼻部皮脂腺肥大，形成结节状隆起，称为鼻赘。四环素通常对丘疹、

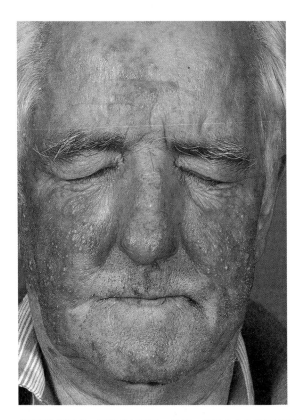

图 18.9 （彩图）酒渣鼻。面色发红明显，脸颊、前额中央和下巴可见典型的丘疹脓疱性皮疹

脓疱有良好疗效，但对红斑和毛细血管扩张疗效不佳；这时可能需要激光治疗。

湿疹

术语"湿疹"与"dermatitis（皮炎）"是同义词，有数种临床类型，其共同特征是红斑、轻度水肿、丘疹、水疱、渗出、皮肤苔藓样化、鳞屑和色素沉着。

特应性皮炎

其特征是对常见的环境抗原（包括花粉和室内尘螨）存在普遍的、慢性复发性的高敏反应，患者常有 IgE 水平过高的遗传倾向性。特应性过敏症患者可合并患有哮喘、花粉热、食物过敏和特应性皮炎中的一项或多项。聚丝蛋白基因突变使特应性皮炎的发病风险增加3 倍以上，突显了表皮屏障损害在发病中的重要性。皮肤屏障障碍可能导致过敏原更多地渗透表皮。还有其他多个基因也参与发病。

急性特应性皮炎表现为严重的瘙痒、发红和肿胀。患者常有丘疹和水疱，若皮肤过度干燥，还会出现鳞屑和龟裂。若病情迁延不愈，患者可能出现苔藓样变（因长期摩擦/挠抓导致的皮肤干燥、皮革样增厚、皮肤纹路增多）。特应性皮炎的皮损分布随患者年龄的不同而不同：在婴儿期和成人期，皮炎多累及面部和躯干，而儿童期则累及四肢屈曲面、手腕和脚踝（图 18.10）。治疗方法如下所述。

脂溢性皮炎

脂溢性皮炎是发生在头皮（头皮屑）、面中部、鼻唇沟、眉毛和胸部中央的红斑性鳞状皮疹。可能是马拉色菌繁殖过度引起的。治疗包括使用酮康唑或含硒洗发水，并配合局部外用温和型糖皮质激素。

盘状皮炎

盘状皮炎常见，其特点为离散的钱币状的皮损，可继发感染，好发于男性四肢。

刺激性皮炎和变应性接触皮炎

均为源于皮肤对外源性物质的反应。洗涤剂、碱、酸、溶剂和腐蚀性粉尘均是引起刺激性皮炎的常见原因。变应性接触皮炎是对外源性变应原的迟发型超敏反应。镍、对羟基苯甲酸酯（化妆品和面霜中的防腐剂）、松脂（膏药中的成分）和秘鲁香脂（香水中的成分）是变应性接触皮炎的常见原因。

皮炎的分布可提示病因。避免接触过敏原是控制发病的关键措施。

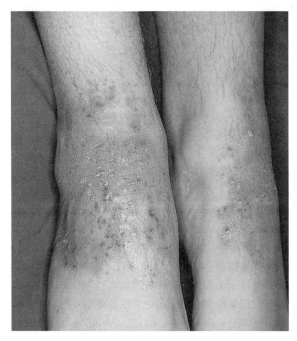

图 18.10 （彩图）青少年踝前部的特应性亚急性皮炎。脚踝部、肘窝和腘窝，都是特应性皮炎的易感部位

乏脂性皮炎

乏脂性皮炎常出现于干燥的皮肤上，多见于老年人，小腿多发。在红斑的基础上形成波纹状或"碎瓷状"细裂纹。集中供暖、过度洗浴和利尿剂使用引起的低湿度造成的皮肤干燥是诱发因素。

重力性湿疹

重力性湿疹多发生于小腿，常伴有静脉功能不全的症状，如水肿、皮肤变红色或蓝色、毛发脱落、皮肤变硬、含铁血黄素素沉着和溃疡。

单纯性苔藓

为反复的摩擦或搔抓引起的局部苔藓湿疹斑块。常见的皮损部位包括颈部、小腿和肛门-生殖器区域。

汗疱疹

汗疱疹是手掌、手掌表面、手指和脚底侧面的囊疱和大疱。汗疱疹的病因包括特应性皮炎、刺激性皮炎和特应性接触皮炎、真菌感染。

汗疱疹的检查和治疗：若怀疑有继发感染，应做细菌和病毒拭子化验。单纯疱疹病毒（herpes simplex virus, HSV）可引起广泛感染，称为疱疹样湿疹；原有的湿疹恶化，出现破溃，提示继发疱疹病毒感染。为明确诊断，还可考虑刮取皮肤碎屑以明确有无继发真菌感染。血清总 IgE 和特异性 IgE 测定、皮肤点刺试验通常对诊断帮助不大。如果怀疑是特应性接触皮炎，应进行斑贴试验。

除了建议、宣教和支持治疗，润肤剂和外用糖皮质激素是所有类型湿疹的主要治疗手段。

润肤剂（如乳化软膏）：用作沐浴添加剂、肥皂替代品或直接用于皮肤。这些用法可以限制水分流失，减少局部糖皮质激素的需求量。若患者因病难以入睡，可使用抗组胺药。

局部糖皮质激素：弱效（氢化可的松）和中效（丁酸氯倍他松）糖皮质激素适用于面部，而强效（戊酸倍他米松）和超强效（丙酸氯倍他松）糖皮质激素仅限于躯干和四肢。尽管"激素恐惧"和用药不足往往更常见、影响更大，临床上若长期使用糖皮质激素还需注意副作用（皮肤变薄、萎缩纹、皮肤脆弱、紫癜和全身影响）。用药时应使用药效最弱的皮质类固醇，且用药时间应尽可能短。局部应用的他克莫司和培克莫司是面部可用的减量糖皮质激素药物。

光疗：窄谱 UVB 可能对局部治疗无效的特应性皮炎有用。

银屑病及其他红斑性鳞屑性疾病

银屑病

银屑病是一种慢性炎症性增生性皮肤病，其特征是有边界清楚的鳞屑性红斑，以四肢伸面、头皮较为常见。病程有发作期与缓解期。在欧洲人群中患病率为 1.5% ～ 3%，但在非洲和亚洲人群中发病率较低。病理显示角质形成细胞增生和炎症浸润。银屑病的病因尚不明确，目前认为发病存在遗传因素，并已确定几个相关基因。诱发因素包括：● 创伤。● 感染（链球菌性咽炎，HIV 感染）。● 药物（β 受体阻滞药、抗疟药、锂剂）。● 压力 / 焦虑。

临床表现：

斑块状银屑病：这是最常见的类型，好发于肘部、膝盖和背部，皮损为隆起的带银色鳞屑的红斑（图 18.11）。约 60% 的患者头皮受累。甲受累表现为甲板凹陷、甲床剥离或甲下角化过度（图 18.12）。褶皱部位的病损（如臀沟、腋窝、乳房下皱褶）多为红色、光泽、分布对称，但没有鳞屑。

滴状银屑病：多见于儿童和青少年，常继发于链球菌性咽炎。起病迅速，皮损呈小滴状鳞状斑块。滴状银屑病对光疗反应良好，但许多患者会进展成斑块状银屑病。

红皮病性银屑病：全身性红皮病性银屑病是临床急症。

脓疱性银屑病：分为泛发性和局限性。泛发性脓疱性银屑病较少见，是临床急症，表现为在红斑基础上出现大量无菌脓疱。患者有全身症状、间歇性高热，需要住院治疗。局限性脓疱性银屑病虽然症状较轻，但患者不适感仍非常明显，常累及手掌和脚掌（掌跖脓疱病）。病情与吸烟密切相关。

银屑病性关节病：见第 15 章

诊断和管理

根据临床表现可诊断，但也应考虑行拭子检测以排除感染，如果关节受累，应进行风湿病学咨询。疾病影响评分（如皮肤病生活质量指数，Dermatology Life Quality Index，DLQI）也是有价值的。

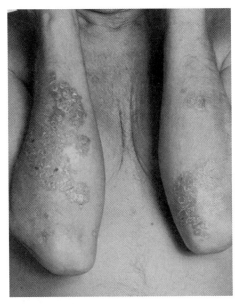

图 18.11　（彩图）侵袭伸肌表面的慢性斑块状银屑病

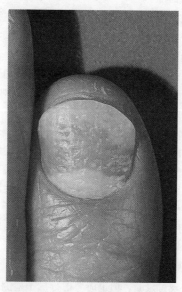

图 18.12 （彩图）指（趾）甲粗糙、点状凹陷、与甲床分离（甲剥离）。这些都是银屑病的典型特征

　　银屑病的心理社会影响是相当大的，对患者进行安抚和心理辅导至关重要。在充分权衡治疗的利弊后，医务人员应根据疾病情况进行个体化治疗。局限的慢性斑块状银屑病仅局部用药即可控制，而更广泛的银屑病可能需要光疗或全身用药。

　　局部用药：蒽三酚、焦油制剂和维生素 D 衍生物（骨化三醇，钙化三醇）都能减少斑块。糖皮质激素的使用很少，主要用于皱褶部。

　　光疗：UVB 或 PUVA 光疗对中重度银屑病有效，但过度的光疗有致皮肤癌的远期风险。

　　全身治疗：维甲酸、氨甲蝶呤或环孢素均有效，但也可能导致严重的副作用。当其他治疗无效时可以考虑使用英利昔单抗、依那西普和阿达木单抗。

玫瑰糠疹

　　玫瑰糠疹是一种特发性、自限性皮疹，好发于年轻人。初起损害是直径 1 ～ 2 cm 椭圆形皮损，中心呈粉红色，周边较暗，有细薄的鳞屑，称为"先驱斑"；1 ～ 2 周后，躯干出现对称性大量红斑，呈"冷杉树"样分布。治疗方法为使用润肤霜和局部应用温和糖皮质激素。

苔藓样疹

扁平苔藓

扁平苔藓是一种特发性皮疹，其特征为紫色多角形丘疹，伴剧烈瘙痒，最常累及手腕屈侧和下背部（图 18.13）。30% ~ 70% 的患者有口腔黏膜受累：表现为无症状的细小、白色、多角形丘疹，称为威克姆纹。

根据临床表现可做诊断，但非典型病例需行组织病理学活检。局部使用糖皮质激素可以缓解瘙痒；对于顽固性病例，可能需要环孢素、维甲酸治疗或光疗。扁平苔藓通常是自限性的，但极少数病例会持续数年。

荨麻疹

荨麻疹（"风团"）是由一过性毛细血管通透性增加所致的局部皮肤水肿，由肥大细胞脱颗粒释放的组胺等介质介导。若水肿累及皮下或黏膜下层，则为血管性水肿。

临床表现

急性荨麻疹多表现为嘴唇、面部、舌部和咽喉部的血管性水肿，甚至可发生过敏性休克，急性荨麻疹定义为病变持续时问不超过24 h。荨麻疹性血管炎临床表现相似，但持续时间超过 24 h。大多数急性荨麻疹是特发性的，但物理因素、药物、感染和自身免疫情况也是发病原因（框 18.5）。诊治应明确可能的过敏原，包括可能引发

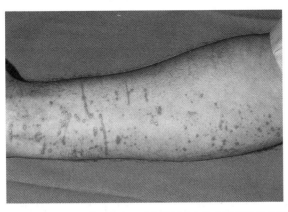

图 18.13 （彩图）扁平苔藓。前臂和手腕掌侧散在的表面光泽的丘疹。注意沿划痕处的病损（Köbner 现象）

框 18.5　荨麻疹的病因

急性和慢性荨麻疹：

- 自身免疫，产生的抗体交联肥大细胞上的 IgE 受体
- 食物、吸入剂和注射剂中的过敏原
- 药物（框 18.9）
- 物理因素，如热、冷、压力、日晒、水
- 接触性因素，如动物唾液、乳胶
- 感染，如肠道寄生虫
- 其他情况，如系统性红斑狼疮、妊娠
- 特发性

荨麻疹性血管炎：

- 乙型肝炎
- 系统性红斑狼疮
- 特发性

反应的药物也应记录（框 18.9）。血管性水肿患者必须回顾家族史，以明确潜在的 C1 酯酶抑制剂缺乏的可能性。体格检查时可能会引出皮肤划痕症（用力压迫局部皮肤后出现荨麻疹）。

检查

检查应结合患者既往病史，选择以下检查项目中合适的检查：

- FBC：嗜酸性粒细胞增高提示寄生虫感染或药物反应。- ESR：血管炎时升高。- U&Es：用于检测潜在疾病。- 有可疑过敏原（如贝类和花生）时行总 IgE 和特异性 IgE 测定。- 抗核因子：系统性红斑狼疮和荨麻疹血管炎患者可呈阳性。- 补体 C3 和 C4 水平：若检测结果降低（补体消耗），需明确是否存在 C1 酯酶抑制剂缺乏。- 感染筛查：肝炎、HIV 病毒。- 皮肤活检：如怀疑为荨麻疹、血管炎时进行。

管理

避免接触潜在诱因，如非甾体抗炎药和含可待因的制剂。非镇静性抗组胺药（如氯雷他定）是治疗的主要药物。H2 受体阻滞剂（如雷尼替丁）可用于仅使用 H1 受体阻滞剂时无效的患者。孟鲁司特、中波 UVB 治疗或短期糖皮质激素治疗可用于耐药患者。有血管性水肿特征的患者应随身携带肾上腺素自动给药注射装置。

大疱性皮肤病

中毒性表皮坏死松解症

中毒性表皮坏死松解症是一种严重的皮肤黏膜水疱样皮肤病，通常由药物反应引起（框 18.9）。多发生于用药后 1～4 周，初为发热、红斑和水疱，后迅速波及全身皮肤和黏膜。水疱融合、剥脱，导致皮肤发红、疼痛。皮肤活检可帮助早期诊断。

治疗包括停用致病性药物。患者需要加强护理，使用无菌敷料和润肤剂，保证严格的体液平衡和感染监测。脓毒症和多器官衰竭是患者面临的主要危险。目前没有证据表明免疫球蛋白、糖皮质激素或环孢素能改善预后。

免疫性大疱性皮肤病

框 18.6 总结了免疫性大疱性皮肤病的临床特征。

大疱性类天疱疮

大疱性类天疱疮是最常见的免疫性大疱性疾病，平均发病年龄为 65 岁。

临床表现和诊断

前驱症状为瘙痒性红疹，后出现疱壁紧张的大疱（见图 18.2）。黏膜受累并不常见。活检显示表皮下水疱、嗜酸性粒细胞浸润，免疫荧光显示基底膜上有 IgG 和补体 C3 沉积。

管理

局部应用强效的糖皮质激素对虚弱的老年患者多数有效。四环素也可使用；然而，大多数患者仍需要全身糖皮质激素，常合用免疫抑制剂以减少类固醇激素的使用。疾病通常在几年之后消退。

天疱疮

天疱疮比大疱性类天疱疮少见，患者年龄在 40～60 岁。发病可能继发于药物使用或恶性肿瘤（副肿瘤性天疱疮）。

临床表现和诊断

常累及皮肤和黏膜，少数患者皮肤也可不受累。水疱松弛，容易破裂，通常不完整。活检显示表皮内水疱，棘层溶解，直接免疫荧光见 IgG 和补体 C3 沉积。循环表皮自身抗体监测可提示疾病活动性。检查还应筛查排除潜在的自身免疫性疾病和恶性肿瘤。

框18.6 免疫大疱性皮肤病的临床表现与研究结果

疾病	好发年龄	水疱部位	水疱性状	黏膜受累	治疗
寻常型天疱疮	40～60岁	躯干，头部	松软壁薄，易溃烂	100%	全身类固醇，环磷酰胺
大疱性类天疱疮	≥60岁	躯干（特别是褶皱处）和四肢	疱壁紧张	偶尔	全身类固醇，硫唑嘌呤
疱疹样皮炎	年轻人，与麸质敏感性肠病相关	肘部，下背部，臀部	破损，易破裂	不受累	氨苯砜，无麸质饮食
妊娠疱疹	年轻孕妇	脐周和四肢	疱壁紧张	罕见受累	全身类固醇
获得性大疱性表皮松解	所有年龄段	全身分布	疱壁紧张，留瘢痕	常见（50%）	免疫抑制剂，但效果不佳
线状IgA皮肤病	所有年龄段	全身分布	疱壁紧张，环形分布（串珠样）	较多受累	氨苯砜，泼尼松龙

管理

通常需要大剂量全身糖皮质激素。硫唑嘌呤、环磷酰胺和Ⅳ型免疫球蛋白可减少糖皮质激素治疗用药。

疱疹样皮炎

疱疹样皮炎（dermatitis herpetiformis，DH）是一种自身免疫性水疱性疾病，腹腔疾病患者 DH 发病率高达 10%。即使一些患者无肠病症状，但证据显示几乎所有 DH 患者都有部分肠绒毛萎缩。

患者自觉剧痒，因而见到的水疱通常已破，甚至在一些患者中，唯一的症状是手臂、膝盖、臀部、肩膀和头皮表面的抓痕。

直接免疫荧光显示在真皮乳头区可见颗粒状 IgA 沉积。对于一些患者，无麸质饮食能有效改善疾病，如效果不佳，氨苯砜通常疗效较好。

色素性皮肤病

色素减退

白癜风

白癜风是一种后天性疾病，世界范围内患病率约为 1%。其发病机制可能为家族遗传，并与其他自身免疫性疾病相关。

临床表现

皮肤局部的黑色素细胞缺失后形成边界清楚的色素脱失斑。泛发型白癜风常为对称性分布，好发于手、腕、足、膝、颈和皮肤黏膜交界处如口唇、阴部、肛门黏膜，相应部位的毛发也可能脱色（图 18.14）。节段型白癜风限于单侧分布，完全或部分匹配皮肤神经节段在色素脱失斑中可能会出现一些暗淡的毛囊周围色素，这通常是色素复色的第一个迹象。色素脱失处的皮肤感觉正常（与结核样型麻风不同）。白癜风病程长短不一，预后不可预测，大多数白斑处于稳定期或进展期，少部分病损可自行好转或消失。

管理

衣物或防晒霜可保护皮肤，避免病损处被晒伤。肤色较深者可采用含染料的化妆品，涂搽白斑，使颜色接近周围正常皮肤色泽。强效外用糖皮质激素对色素再生的疗效有限。窄谱紫外线是最有效的泛发型白癜风色素恢复治疗方法，但即使延长疗程，疗效也常常不佳。自体黑色素细胞移植，如皮片移植法、负压吸疱移植，配合

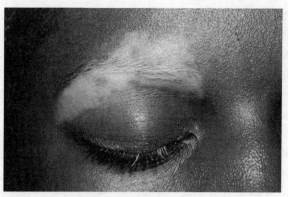

图 18.14 （彩图）白癜风，局部皮肤有色素脱失斑，毛发变白

皮肤磨削，可用于局限型患者。

眼皮肤白化病

白化病是指一组皮肤和眼部黑色素生物合成减少的遗传性疾病；然而，患者的黑色素细胞的数量是正常的（与白癜风不同）。通常为常染色体隐性遗传病，通过基因遗传分析可以将疾病分为不同类型。白化病患者从出生起就无法合成黑色素，因此皮肤苍白、毛发发白；视网膜和虹膜也无法合成黑色素，这导致患者畏光、难以通过屈光矫正的视力下降、旋转性眼球震颤和交替性斜视。

患者被晒伤和患皮肤癌的风险大大增加，因此应重视防晒，避免日光的伤害。

色素沉着增多

色素增多性皮肤病大多数为黑色素增多，但其他色素偶尔也会沉积在皮肤上，例如，胡萝卜素血症有橙色色素沉积，血色素沉着病青铜色色素沉积。

内分泌相关色素沉着：黄褐斑是指在怀孕后和服用口服避孕药的妇女中出现的散在的面部色素沉着斑。弥漫性色素沉着也可见于艾迪生病、库欣综合征、纳尔逊综合征和慢性肾衰竭。

药物所致的色素沉着：见框 18.7。

毛发疾病

脱发

脱发是指头发脱落，这是一种现象而不是诊断。它又细分为局部型或弥漫型，也分为瘢痕性或非瘢痕性脱发。脱发的病因见框 18.8。

斑秃：斑秃是一种常见的、非瘢痕性的自身免疫性疾病，通常发生在头皮上，表现为边界清晰、非炎症性的脱发区。在进展期，可见特征性的"惊叹号样"头发（头发断裂，向头皮逐渐变细）。眉毛、睫毛、体毛和胡须均可累及。多数小块秃斑能毛发再生，但若斑秃范围广泛或考虑为特异性所致，痊愈机会小。此外，发病年龄越小，越难恢复。斑秃继续发展出现头发全部脱落，称为全秃，严重者全身毛发脱落，称为普秃。

框 18.7　药物所致的色素沉着

药物名称	所致色素沉着表现
胺碘酮	青灰色，位于暴露部位
砷剂	弥漫性、青铜色、可呈雨滴状
博来霉素	鞭打样，多为棕色
白消安	常弯曲，棕色
氯喹	蓝灰色，位于暴露部位
氯法齐明	棕灰色，位于暴露部位
米帕林	黄色
米诺环素	青灰色，位于瘢痕、太阳穴、胫部、巩膜
吩噻嗪类	青灰色，位于暴露部位
补骨脂素	棕色，位于暴露部位

框 18.8　脱发的病因分类

局部型	弥漫型
非瘢痕型	
头癣、斑秃、雄激素性脱发、创伤性（拔毛发癣、牵拉、化妆品使用相关）、梅毒	雄激素性脱发、休止期落发、甲状腺功能亢进/减退、垂体机能减退、糖尿病、HIV、营养不良、肝病、产后、斑秃、梅毒、药物所致（化疗药物）
瘢痕型	
发育缺陷、盘状红斑狼疮、带状疱疹、假性斑秃、头癣、硬斑病、特发性脱发	盘状红斑狼疮、放疗、脱发性毛囊炎、扁平苔藓

雄激素性脱发：男性型脱发是 20 岁以上男性的生理现象，但也可发生在青少年身上。它也可发生在绝经后女性身上。常见的脱发模式为双侧颞部发际线向后退缩，后累及头顶。

检查

应包括 FBC、U&Es、肝功能、甲状腺功能、血清铁、自身抗体谱等检查。若怀疑有红斑狼疮或扁平苔藓，可行头皮活检。

管理

若有明确诱因，如缺铁，则予对应治疗。斑秃常可自行毛发再生；若没有痊愈，秃发区外用或病灶内使用糖皮质激素，或行 PUVA 或免疫治疗，可能会有一定疗效。一些雄激素性脱发的男性可以口服非那雄胺或局部外用米诺地尔治疗。女性脱发患者可行抗雄激素治疗，如醋酸环丙孕酮。大面积脱发也可戴假发。

多毛症

多毛症是指毛发普遍增加，通常为药物的副作用，如环孢素、米诺地尔或二氮唑。依氟氨酸可抑制毛发生长，可用于无法去除病因的患者。

妇女多毛症

妇女多毛症是指女性毛发增多，并呈男性毛发分布。大多数情况是特发性的，少部分情况下患者存在高雄激素血症、库欣综合征和多囊卵巢综合征，极少患者有明显的激素水平异常。这类患者通常存在较大的精神压力，治疗可用含有抗雄激素的口服避孕药（如醋酸环丙孕酮）、激光治疗或外用依氟甲氨酸。

甲病

局部和全身性疾病都会影响指（趾）甲的健康。指（趾）甲由甲基质和甲板组成，甲板由甲基质生成，位于甲床上。

通过检查甲皱襞可发现疾病征兆，如结缔组织病患者的甲皱襞有毛细血管扩张和角质层破损（图 18.15），而脓肿性甲沟炎，常见于在潮湿环境工作者、糖尿病或周围循环不良者，或频繁美甲者。

正常指（趾）甲的生理变化

随着年龄增加，甲板会出现纵向的隆起和条纹。指甲横向白斑（线状白甲）通常由甲剥离引起。

指（趾）甲损伤

咬甲：较为常见。重复性折损指甲近端会导致甲面横脊和甲中

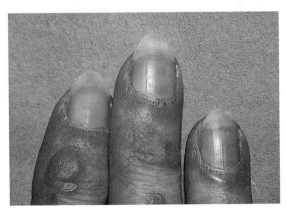

图 18.15 （彩图）皮肌炎患者，手指的红斑、近端甲皱襞毛细血管扩张弯曲，Gottron 丘疹都是重要的诊断特征

央犁沟损伤。

慢性损伤：不合适的鞋子和运动造成的创伤会导致甲增厚、甲生长异常（嵌甲症）以及趾甲内向生长。

甲床出血：甲板内出现细线性、深棕色的纵向条纹（见第 5 章），通常是由创伤引起的，尤其是甲床远端发现有上述条纹。在极少数情况下，甲银屑病、感染性心内膜炎也会出现这种特征性表现（见第 8 章）。

甲下血肿：甲板呈暗红、紫色或灰棕色，常见于拇趾，通常是由外伤引起的，尽管患者可能否认明确外伤史。主要鉴别诊断是甲下黑色素瘤，甲下血肿起病急，有甲皱襞受累，损害随指（趾）甲生长逐渐向远端移动，若无这些特点则需要怀疑甲下黑色素瘤，此时可行活检明确诊断。

全身性疾病的甲部表现

博氏线：所有指甲上同时出现横沟，通常发生在急性疾病几周后，随着指甲的生长向远端移动。

反甲：甲板畸形，中央凹形或呈勺子形，通常是缺铁的表现。

杵状指：病变早期，近端指甲和甲皱襞之间的角度消失。随着病变进展，远端手指或足趾出现肿胀。 病因包括：● 呼吸系统：支气管肺癌、石棉肺、化脓性肺病（脓胸、支气管扩张、囊性纤维化）、特发性肺纤维化。 ● 心脏：发绀型先天性心脏病、亚急性细菌性心内膜炎。其他：炎症性肠病、胆汁性肝硬化、甲状腺功能亢进、家族原因等。

甲变色：指甲变白是低白蛋白血症的一种罕见体征。肾衰竭患者可有"半截甲"（近为白色，远为红棕色）。抗疟药和其他一些药物也可能会导致甲变色。

全身性疾病的皮肤病变

皮肤血管相关的疾病

血管炎

血管炎通常表现为可触及的紫癜，活检可确诊，原因和治疗方法见第15章。

坏疽性脓皮病

坏疽性脓皮病（pyoderma gangrenosum，PG）最初病损为疼痛、压痛、发炎的结节或脓疱，中央分解，短期内出现溃疡、边缘硬结、破坏呈紫色或脓疱状（图18.16）。病变可单发或多发，可能是溃疡性、脓疱性、大疱性或营养性。成人PG通常与潜在的炎症性肠病、炎症性关节炎、血液恶性疾病、免疫缺陷或HIV相关。因组织学病变无特异性，主要是临床诊断。镇痛、治疗继发细菌感染和支持性换药非常重要。常用的治疗药物有四环素、全身性糖皮质激素、氨苯砜、环孢素或其他免疫抑制剂进行全身治疗。

压疮

局部、长时间、受压引起的缺血可导致压疮，在住院老年患者

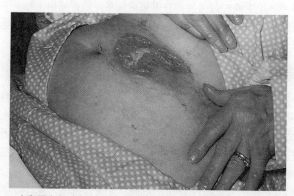

图18.16 （彩图）坏疽性脓皮病——类风湿关节炎患者巨大的无痛性溃疡，部分已愈合

中可高达 30%，压疮的发病率、死亡率和治疗费用都很高。其主要危险因素是制动、营养不良和组织缺氧，如贫血、周围血管疾病、糖尿病、脓毒症和皮肤萎缩。

压疮的预防至关重要，包括识别高危患者、定期翻身和使用减压床垫。

结缔组织病

红斑狼疮

自身免疫性疾病红斑狼疮可分为系统性红斑狼疮（见第 15 章）和皮肤红斑狼疮，后者又包括盘状红斑狼疮（discoid lupus erythematosus，DLE）和亚急性皮肤红斑狼疮（subacute cutaneous lupus crythcmatosus，SCLE）。

DLE：面部、头部与颈部光晒部位的鳞屑性红色斑块、伴毛囊堵塞，消退时可遗留瘢痕和色素改变，头皮受累导致瘢痕性脱发。大多数 DLE 患者不进展为 SLE。

SCLE：患者可能有广泛的皮肤受累，常因日光照射而加重，伴有环状、多环或鳞屑性丘疹。全身受累不常见，预后通常良好。

组织病理学和免疫荧光可确诊皮肤红斑狼疮。SLE 的诊断见第 15 章。同时不能遗漏药物性狼疮可能（框 18.9）。

局部糖皮质激素或免疫抑制剂对皮肤红斑狼疮可能有效。抗疟药和避光也很重要，对于耐药性皮肤红斑狼疮，则需应用系统性免疫抑制或低剂量 UVA1 治疗。

系统性硬化病

这种自身免疫性多系统病详见第 15 章。皮肤特征初始为雷诺综

框 18.9 药疹的临床类型

反应类型	临床表现	药物举例
发疹型	红斑，斑丘疹	抗生素、抗惊厥药、金剂、青霉胺、NSAID、卡比马唑、生物治疗
荨麻疹及血管性水肿型	瘙痒风团、可伴有血管性水肿	水杨酸、阿片类、NSAID、抗生素、右旋糖酐、ACEI
苔藓样变型	见图 18.13	金剂、青霉胺、抗疟药、噻嗪类、NSAID、抗结核药、β 受体阻滞剂、PPI、ACEI、奎宁、磺胺类、锂剂、磺脲类、着色剂

（续框）

反应类型	临床表现	药物举例
紫癜、血管炎型	可触及的紫癜/坏死	抗生素、ACEI、NSAID、阿司匹林、抗惊厥药、利尿药、口服避孕药
多形性红斑型	见图18.18	见前文
结节性红斑型	红色/紫色高出皮肤的紧张性水肿	见前文
剥脱性皮炎	可为红皮病	别嘌醇、卡马西平、异烟肼、金剂、锂剂、青霉胺、ACEI
中毒性表皮松解型	见前文	抗惊厥药、磺胺类、NSAID、特比萘芬、抗病毒药、别嘌醇
光敏感型	见前文	噻嗪类、胺碘酮、奎宁、喹诺酮类、磺胺类、酚噻嗪、四环素类、NSAID、维甲酸、补骨素
药物诱发狼疮型	盘状或荨麻疹样	别嘌醇、噻嗪类、ACEI、肼屈嗪类抗惊厥药、β受体阻滞剂、金剂、米诺环素、青霉胺类、锂剂
银屑病型皮疹	见图18.11	抗疟药、β受体阻滞剂、NSAID、锂剂、抗肿瘤坏死因子
痤疮型	痤疮样皮疹	锂剂、抗惊厥药、口服避孕药、抗结核药、盐皮质/糖皮质激素、EGFR拮抗剂如西妥昔单抗
色素型	/	见框18.7
伪卟啉症型	手部水疱、多毛	NSAID、四环素、维甲酸、呋塞米、萘啶酸
药物引发的免疫性疾病	见图18.2	青霉胺类、ACEI、万古霉素
固定性药疹	圆形红斑、水肿、大疱	四环素、磺胺类、青霉素、奎宁、NSAID、巴比妥类、抗惊厥药
脱发	头发稀疏	细胞毒性药物、维甲酸、抗凝药、锂剂、抗惊厥药、抗甲状腺药、口服避孕药、英夫利昔单抗
多毛症	见前文	二氮嗪、米诺地尔、环孢素

合征、指 / 趾端溃疡和纤维化。还可常见指甲褶皱毛细血管扩张和角质层粗糙。

硬斑病

硬斑病是一种可在任何部位、任何年龄发病的局部皮肤的硬皮病，表现为增厚的紫色斑块，色素可沉积或减退。局部糖皮质激素、免疫抑制剂或光疗均有效。

皮肌炎

这种罕见的多系统疾病详见第 15 章，表现为眶周（含双上睑）紫红色皮疹。若病情进展，在躯干、四肢和手会出现广泛的或由光照加重的皮疹，丘疹也可出现在指关节（Gottron 丘疹，见图 18.15）。

肉芽肿性疾病

环状肉芽肿

环状肉芽肿较常见，诱发因素常不明显，可能是反应性的。环状肉芽肿通常无明显症状，可表现为单发或多发的真皮肉芽肿病变，边缘为丘疹环状凸起。目前认为环状肉芽肿与糖尿病相关，但未得到证实。病变多可自愈。在治疗上，局限性病变可应用病灶内糖皮质激素或冷冻治疗，泛发性病变可用 UVB、UVA1、PUVA 治疗。

脂质渐进性坏死

因与糖尿病相关，因此及时识别意义重大。常表现位于小腿的光泽、萎缩和淡黄色斑块（图 18.17），易见其下的毛细血管扩张。轻触碰即可能形成愈合缓慢的溃疡。不到 1% 的糖尿病患者会患脂质渐进性坏死，但超过 85% 的脂质渐进性坏死患者将有或会发展为糖

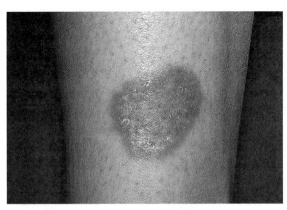

图 18.17 （彩图）脂质渐进性坏死——糖尿病患者皮肤上的萎缩、淡黄色斑块

尿病。

目前无特效治疗，可局部或病灶内应用强效糖皮质激素或 PUVA 治疗。

结节病

约三分之一的系统性结节病疾病患者有结节病皮肤改变。不同类型包括：

● 结节性红斑。● 鼻子和手指深色浸润斑块（冻疮样狼疮）。● 分散分布的棕红色、紫色或色素减退的丘疹或结节，数量、大小和分布各不相同。

卟啉病

卟啉病是一组罕见的血红素生物合成途径疾病（见第6章）。部分患者有皮肤改变。

皮肤卟啉病：皮肤脆性增加、水疱

获得性迟发性皮肤卟啉病（porphyria cutanea tarda，PCT）是引起皮肤脆性增加、水疱等症状最常见的卟啉病。PCT 多由慢性肝病（如酒精摄入、丙型肝炎）合并肝铁超载引起。这类患者的肝病常在皮肤科检查中才初次诊断。

PCT 的典型特征是皮肤脆性增加、水疱侵蚀、多毛、光晒部位（特别是手背）出现瘢痕和粟粒疹。其他可能导致相似皮肤特征的卟啉症包括复杂性卟啉症和遗传性粪卟啉病。

皮肤卟啉病：日晒后疼痛

红细胞生成性原卟啉病是一种罕见但重要的遗传性卟啉病。多于儿童早期起病，幼儿在日晒后因疼痛哭泣，然体征不明显，常未能及时诊断。

异常沉积疾病

黄色瘤

黄色瘤是在皮肤、皮下脂肪和肌腱中的脂质沉积（见第8章），可为原发性或继发性高脂血症的首要线索。

淀粉样变

原发性系统性淀粉样变可表现为皮肤淀粉样变物质的眼周沉积（见第6章），或与多发性骨髓瘤相关的淀粉样物质，但在慢性炎症性疾病继发的淀粉样变中，这种淀粉样变物质并不常见。血管淀粉样浸润时可表现为皮肤创伤后的"拧捏性紫癜"。黄斑淀粉样蛋白、瘙痒性灰棕色斑点或斑块通常分布于背部，多见于较深色的皮肤部位。

遗传疾病

神经纤维瘤病

具体描述见第 16 章。

结节性硬化症

结节性硬化症是一个常染色体显性遗传的多系统疾病。依据典型的智力低下、癫痫和皮肤病变三联征确诊。皮肤损害如下：

● 皮肤上出现椭圆形色素减退斑（灰叶斑）。● 面部黄粉红色丘疹（皮脂腺瘤）。● 甲周／甲下纤维瘤。● 结缔组织痣（鲨鱼皮样斑，通常位于腰部）。

患者还可能出现牙龈增生，视网膜瘤（纤维过度生长），肾、肺和心脏肿瘤、脑胶质瘤和基底神经节钙化等病变。

反应性疾病

多形性红斑

多形性红斑性有其特定的临床和组织学特征，认为是由感染（如单纯疱疹、羊口疮、支原体）、药物（特别是磺胺类、青霉素和巴比妥类）、少数情况下结节病、恶性肿瘤或 SLE 导致的免疫反应，病因有时候难以明确。临变为多发、红斑、环形、皮损呈"靶形牛眼"，可起疱（图 18.18）。 史-约综合征是一类严重的多行性红斑，其特征是明显的水疱、黏膜受累（口腔、眼和生殖器）和全身不适。

早期识别、移除及治疗病因至关重要。镇痛药物和局部糖皮质激素可缓解症状。史-约综合征患者应予支持性治疗，包括眼科检查和护理。

结节性红斑

为累及小腿和下肢的皮下脂肪小叶间隔的脂膜炎，引起疼痛、硬化性紫色结节。常有不适、发热和关节痛。病变在一个月内缓慢消退，遗留瘀斑样痕迹。

原因包括：

● 感染：细菌（链球菌、分枝杆菌、布鲁氏菌、立克次体、衣原体、支原体）、病毒（乙型肝炎病毒、EB 病毒）和真菌。● 药物：如磺酰胺类药物、磺脲类药物、口服避孕药。● 系统性疾病：结节病、炎症性肠病、恶性肿瘤。● 妊娠。

应明确根本病因并积极治疗。卧床休息和口服非甾体抗炎药都可加速痊愈。顽固病例中可能需要逐渐减少全身性糖皮质激素。

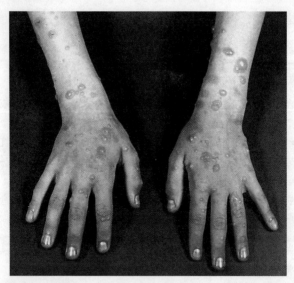

图 18.18 （彩图）一位年轻妇女的多形性红斑，可见水疱性病变

黑棘皮病

黑棘皮病是种天鹅绒样皮肤角化过度和身体弯屈部位（特别是腋窝）的色素沉着。病因包括肥胖、胰岛素抵抗综合征和恶性肿瘤（常是腺癌，尤其是胃癌）。瘙痒是恶性黑棘皮病的特征，可能累及黏膜。

药疹

皮肤药物反应很常见，几乎所有药物都可能引起，因此应与大多数皮肤病鉴别。临床表现见框 18.9。大多数药疹对称分布，与可疑药物开始使用的时间有关。药疹患者可有嗜酸性粒细胞增多或异常的肝功能，但无特异性表现。

管理

● 停止可能的致病药。● 口服抗组胺药止痒。● 短期口服泼尼松龙或局部使用强效糖皮质激素以减轻症状。

衰老和疾病

张小芳　译

黄　勇　杨小艳　刘　岗　审校

在发达国家，随着预期寿命的延长，老年人口的比例也相应增加。例如，英国人口在过去 30 年里增长了 11%，其中 65 岁以上的人口增长达 24%。发达国家中 65 岁以上人口占比较大，在发展中国家这一部分人群占比更高。据统计，目前全世界 65 岁以上人口中的三分之二生活在发展中国家，预计 2025 年这一比例将增至 75%。

老年医学主要关注体弱的老年人，他们的生理能力下降增加了对疾病的易感性和死亡率。这些患者经常患有多种合并症，疾病表现不典型，通常表现为谵妄、跌倒或行动能力和日常功能的丧失。虚弱的老年人也容易发生药物不良反应，一部分原因是多药共同使用，另一部分原因是年龄相关的药物反应的变化及其消除能力的下降。残疾在老年患者中也很常见，但患者的功能状态往往可以通过多学科团队的干预来改善（框 19.1）。

框 19.1　多学科团队和功能评估

小组成员	运动能力评估和功能提升
物理治疗师	活动度、平衡力及上肢功能
作业治疗师	日常生活活动，如穿衣、烹饪、家庭环境和护理需求
营养师	营养
言语和语言治疗师	交流和吞咽功能
社会工作者	护理需求、出院计划、组织机构护理
护士	激励、活动的发起，促进自我护理，患者教育，喂养，尿失禁，皮肤护理，与家庭和团队沟通
医生	疾病的诊断和管理，团队的协调

老年综合评估（图 19.1）

由多学科小组进行的老年综合评估直接影响老年人的健康和生活质量。有证据表明，它减少了老年人的死亡或病情恶化，使老年人在家里独立生活的机会增加，同时它可能也会改善老年人的认知功能。

老年衰弱会增加检查的难度，通常建议患者与家属一起做出在

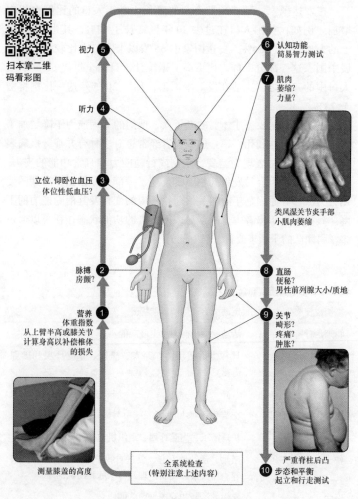

图 19.1 （彩图）老年综合评估

当前情况下做多少检查是安全与合适的判断。应遵循：

● 患者及家属的意见。● 患者的一般健康状况。● 检查会改变管理吗？● 管理会使患者受益吗？● 能否预警。

老年医学常见问题

尽管我们对老年患者常见的问题进行了单独描述，但实际上，老年患者往往表现为多个问题同时存在，尤其是谵妄、尿失禁和跌倒等问题。这些都有一些潜在的原因，并可能相互影响和促进。

解决大多数老年患者问题的方法可以总结如下：

获取旁系病史：从亲属或护理人员处了解患者的一般状况（如活动能力、认知状态）。

检查药物：最近有什么变化吗？

寻找并治疗任何急性疾病：见框 19.2。

识别和逆转危险因素：取决于当前存在的问题。

跌倒

跌倒在老年人中很常见，80 岁以上的老年人中，每年会有 40% 的人会发生跌倒。虽然只有 10% ～ 15% 的跌倒会导致严重的伤害，但几乎所有老年人的脆性骨折都是由跌倒引起的。跌倒也会导致老年人丧失信心并且出现恐惧，它常常是促使老年人决定转向护理机构的"最后一根稻草"。跌倒的原因不同，管理也将有所不同。

急性疾病

在引起老年衰弱的急性疾病中，跌倒是一种经典的非典型表现之一。老年人的整体神经储备功能下降，意味着他们在受到急性疾病的挑战时，无法维持平衡。当几天内突然摔倒时，应高度警惕一些常见的潜在疾病，包括感染、卒中、代谢紊乱和心力衰竭。需要进行彻底的检查和调查以确定这些疾病（框 19.2）。最近服用的精神药物或降压药也可能导致跌倒。一旦潜在的急性疾病得到治疗，跌

框 19.2　检查确定是否有急性疾病

- FBC
- U&Es, LFT, 血钙, 血糖
- CXR
- 心电图
- CRP：隐匿性感染或炎症的有用标志物
- 血和尿液培养（如有发热）

倒可能会停止。

黑矇

事实上，跌倒的老年人中有一部分人有晕厥史。目击者的描述是非常有用的，因为患者可能不记得失去意识。如果存在晕厥的可能性，应该进行适当的相关病史调查（第 4 章）。

无意识和反复跌倒

被绊倒或不确定其如何跌倒的患者，以及那些在过去一年中反复发作或在"起立和行走"测试中不稳定的患者需要进一步评估。这个测试要求坐着的患者站起来，走 3 米，转身回到椅子上。正常的时间应该不超过 12 s。这些患者中很多人因为有多种内科疾病和慢性机体缺陷而身体虚弱。跌倒与确定的危险因素有关（框 19.3）。常见疾病包括脑血管病、帕金森病和负重关节的骨关节炎。应使用骨折风险评估工具（FRAX）等工具计算骨折风险，对于 10 年内发生严重骨折风险超过 10% 的患者，应考虑 DEXA 骨密度扫描。

可以通过对多种危险因素的干预来预防跌倒（框 19.4），这需要多学科的方法。最有效的方法是由物理治疗师进行平衡和运动训练。虽然许多老年患者不愿意停用安眠药，但合理用药可能有助于减少镇静作用，它也有助于减少体位性低血压（定义为仰卧位转为站立位时，收缩压下降超过 20 mmHg 或舒张压下降超过 10 mmHg）。观察患者步态可能揭示有其他可治疗的潜在疾病（如帕金森病等）导致的跌倒。

框 19.3　跌倒的危险因素

- 肌无力
- 跌倒史
- 步态或平衡异常
- 使用助行器
- 视力受损
- 关节炎
- 日常生活活动受限
- 抑郁
- 认知障碍
- 年龄 > 80 岁
- 精神药物

框 19.4　预防跌倒的多因素干预措施

- 平衡和运动训练
- 合理用药（安眠药、抗胆碱药、降压药和精神药物）
- 矫正视力障碍（如白内障）
- 家庭环境危害评估及安全教育
- 在护理机构中补充钙和维生素 D

如果诊断为骨质疏松症，应考虑特定的药物治疗（第 15 章）。

头晕

根据社区调查数据，头晕很常见，在 65 岁以上的人群中至少有 30% 会出现头晕症状。急性头晕的原因相对简单，常见于：

- 心律失常、急性心肌梗死、胃肠道出血或肺栓塞引起的低血压。 ● 急性颅后窝卒中。 ● 前庭神经元炎。

然而，老年人更常见的是反复出现头晕症状。他们常常很难描述自己所经历的这种感觉。要想确定是什么原因导致头晕，最有效方法是即使患者存在多个引起头晕的原因，也应该先确定以下哪一项占主导地位：

- 头昏目眩，提示脑灌注减少。 ● 眩晕，提示迷路或脑干疾病。 ● 不稳定 / 平衡不良，提示关节或神经疾病。

对于头昏目眩的患者，血管迷走神经综合征和体位性低血压是最常见的原因，但应考虑并排除主动脉瓣狭窄，体位性低血压和心律失常。良性位置性眩晕（第 16 章）是引起眩晕最常见的原因，伴随有其他神经系统症状的患者，需进一步行脑部成像（如 MRI）。

谵妄

谵妄是一过性可逆性认知功能障碍（鉴别诊断和管理见第 4 章）。

尿失禁

尿失禁被定义为非自主的尿液漏失，它的严重性足以引起社会或卫生问题。它发生在所有年龄组，但在老年更为普遍。虽然年龄依赖性的下尿路改变使老年人容易出现尿失禁，但这不是老龄化的必然结果，而且发生尿失禁的原因常常需要进行调查。尿失禁常由老年急性疾病引起，通常是多因素的（框 19.5）。不同类型的尿失禁见第 7 章。

框 19.5 一过性尿失禁的原因

- 行动受限
- 急性精神错乱状态
- 尿路感染
- 严重便秘
- 药物，如利尿剂、镇静剂
- 高血糖
- 高钙血症

开处方和取消处方

　　伴随衰老而来的大量合并症通常导致多重用药（定义为使用四种或以上药物）。在 65 岁以上的人中，药物不良反应引起的住院率高达 20%。与年龄相关的药效学和药代动力学因素的变化（第 2 章）以及体内平衡机制受损（如压力感受器反应、血浆容量和电解质控制）加剧了多重用药风险。老年人对能引起体位性低血压或血容量变化的药物非常敏感。随着处方药物的增加，用药不依从也更加严重。

　　多重用药可能出现的临床表现是极其多样的，因此，对于任何老年患者出现的问题，应该始终考虑是否有药物相关促成因素的可能。老年常见药物不良反应见框 19.6。

框 19.6　老年常见药物不良反应

药物类别	不良反应
非甾体抗炎药	消化道出血和消化性溃疡 肾损害
利尿剂	肾损害，电解质紊乱 痛风 低血压，体位性低血压
华法林	出血
ACEI	肾损害，电解质紊乱 低血压，体位性低血压
β 受体阻滞剂	心动过缓，心脏传导阻滞 低血压，体位性低血压
阿片类	便秘，呕吐 谵妄 尿潴留
抗抑郁药	谵妄 低钠血症（5- 羟色胺选择性重摄取抑制剂） 低血压，体位性低血压 跌倒
苯二氮䓬类药物	谵妄 跌到
抗胆碱药	谵妄 尿潴留 便秘

对于老年人，取消处方和开处方一样重要。定期检查所用的药物是至关重要的，目的是确保患者是否仍然需要这种药物、药物仍在发挥作用、不会造成副作用，并确定患者是否真的在服用。

体温过低

体温过低即身体的核心温度低于 35℃。因为体温调节能力差，体表面积与体重之比高，年幼者很容易受到影响，但老年人发生体温过低的风险最高。

临床评估

诊断取决于对环境的认识和核心（直肠）体温的测量。临床表现取决于低温程度：

浅低温（32～35℃）：寒战、嗜睡、脱水、呼吸急促。

中度低温（28～32℃）：剧烈颤抖、口齿不清、动作缓慢、共济失调。

严重低温（＜28℃）：意识水平低下，肌肉僵硬，无颤抖，心动过缓，低血压，心电图 J 波，心律失常。

危重低温（＜23℃）：昏迷、瞳孔扩张、瞳孔无反应、心脏停搏。

对于一个已经冻伤、非常冰冷的患者，想要通过临床手段来可靠地诊断死亡是非常困难的。应继续进行复苏措施，直到核心温度正常，然后才应考虑脑死亡的诊断。

检查

血液浓缩和代谢性酸中毒是很常见的。心电图上可以看到出现在 QRS 波群和 ST 段交界处的 J 波（图 19.2）。可能会出现室颤等心律失常。血清天冬氨酸转氨酶和肌酸激酶升高可能继发于肌肉损伤。血清淀粉酶较高，往往提示亚临床胰腺炎。如果体温过低的原因不明，额外的检查包括：确定甲状腺和垂体功能障碍，低血糖和药物中毒的可能性。

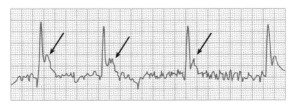

图 19.2　体温过低患者心电图显示 J 波（箭头）

管理

浅低温：患者应该待在温暖的房间内，并在腹部和腹股沟放置额外的隔热材料［毯子和（或）或太空薄膜毯］和热包。应喝温热的水，摄入足够的卡路里。以 1 ～ 2℃ /h 的温度复温是比较理想的，同时应该处理潜在的问题。

严重低温（< 28℃）：与代谢紊乱和心律失常有关。在心脏停搏的情况下，需要快速复温（> 2℃ /h）来恢复灌注，并且最好通过体外循环或体外膜氧合来实现。如果无法使用前述方法，则可选用温水进行胸膜、腹膜或膀胱冲洗。除补充氧气外，还应给予温的静脉输液并纠正酸中毒。监测心律和 ABGs 是必要的。

康复

康复旨在提高不同年龄段的人进行日常活动的能力，并尽可能恢复他们的身体、心理和社会能力。

康复过程

它是一个以改善患者生理、心理和社会功能为目的，来解决问题的过程。包括：

评估：使用国际功能、残疾和健康分类模式确定患者问题的性质和程度，该模式侧重于健康状况（如卒中）、相关的身体损伤（如手臂无力），对活动的影响（如手臂无力导致无法穿衣）和参与活动受限（如无法穿衣导致无法外出）。这样的评估主要针对的是一个完整的人的功能，而不是仅仅关注疾病。

目标设定：针对患者的问题来制定目标，这个目标是患者和康复团队之间能够达成的并且一致的目标。

干预：包括根据患者的情况进行个性化的积极治疗，以实现既定目标并保持患者的健康和生活质量。

重新评估：对患者的功能和实现既定目标的进展情况进行持续的重新评估，必要时对干预措施进行修改。这需要康复团队的所有成员、患者和护理人员定期回顾讨论。

肿瘤学

高 亭 李子广 译

亢 锴 唐 飞 高 炜 高 亭 刘 岗 审校

目前，癌症是世界上第三大死因。2030 年，预计每年将会有 2600 万新增癌症病例和 1700 万癌症死亡病例。2008 年，56% 新发癌症病例及 75% 的癌症死亡病例发生在人均卫生保健支出较低的发展中国家。

最常见的实质器官恶性肿瘤发生在肺、乳房和胃肠道，但全球最常见的癌症是皮肤癌。吸烟导致的死亡人数占全球癌症死亡人数 20% 以上，全世界 80% 的男性肺癌和 50% 的女性肺癌可通过戒烟预防。饮食和酒精会导致另外 30% 的癌症，包括胃癌、结肠癌、食管癌、乳腺癌和肝癌。改变生活方式，例如避免摄入动物脂肪和红肉，减少饮酒，增加纤维摄入，增加新鲜水果和蔬菜摄入并且避免肥胖，这些生活方式能够减少此类癌症的发生。感染导致的癌症，包括宫颈癌、胃癌、肝癌、鼻咽癌和膀胱癌，在癌症中的占比为 15%，其中某些癌症可以通过控制感染和接种疫苗加以预防。

癌症患者的临床检查（图 20.1）

癌症的 10 个标志

癌症的形成和发展是一个复杂的过程，在此期间逐步出现基因突变从而导致癌细胞的形成。致癌作用的主要特征，即癌症的标志，包括：

1. 基因组不稳定性和突变

正常情况下，细胞 DNA 修复机制十分有效，能够纠正自发的突变，但是尽管存在此类机制，突变仍会在癌细胞中累积。

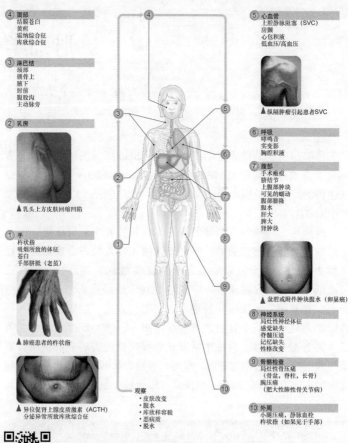

④ 面部
结膜苍白
黄疸
霍纳综合征
库欣综合征

③ 淋巴结
颈部
锁骨上
腋下
肘前
腹股沟
主动脉旁

② 乳房

▲ 乳头上方皮肤回缩凹陷

① 手状指
杵状指
吸烟所致的体征
苍白
手部肌肌（老茧）

▲ 肺癌患者的杵状指

▲ 异位促肾上腺皮质激素（ACTH）分泌异常所致库欣综合征

⑤ 心血管
上腔静脉阻塞（SVC）
房颤
心包积液
低血压/高血压

▲ 纵隔肿瘤引起患者SVC

⑥ 呼吸
呼鸣音
实变影
胸腔积液

⑦ 腹部
手术瘢痕
脐结节
上腹部肿块
可见的蠕动
腹部膨隆
腹水
肝大
脾大
肾肿块

▲ 盆腔或附件肿块腹水（卵巢癌）

⑧ 神经系统
局灶性神经体征
感觉缺失
脊髓压迫
记忆缺失
性格改变

⑨ 骨骼检查
局灶性骨压痛
（骨盆，脊柱，长骨）
腕压痛
（肥大性肺性骨关节病）

⑩ 外周
小腿压痛，静脉血栓
杵状指（如果见于手部）

观察
• 皮肤改变
• 腹水
• 库欣样容貌
• 恶病质
• 脱水

扫本章二维
码看彩图

图 20.1 （彩图）癌症患者的临床检查

2. 抵抗细胞死亡

健康细胞通过凋亡、自噬和坏死而死亡。凋亡，或者细胞程序性死亡，在许多癌症中显著减少。在自噬中，细胞成分被溶酶体活性降解。放疗和化疗会增加自噬，导致癌细胞进入可逆休眠状态。坏死是细胞过早死亡并将细胞内容物释放于组织中。这会引起炎症，血管增生并且释放的因子会增加细胞增殖和组织受侵犯，从而增强致癌作用。

3. 持续的增殖信号

癌细胞可以持续增殖，超出正常细胞的预期；这通常归因于生长因子，它与受体结合并激活酪氨酸激酶级联信号，改变基因表达并促进细胞增殖和生长。癌细胞也能够通过产生过量受体或异常受体刺激增殖，这些受体在没有配体结合的情况下发出信号。

4. 逃避生长抑制因子

在健康组织中，密集细胞群体中的细胞间接触具有抑制增殖作用。这种接触抑制在许多癌细胞群体中通常是缺失的。

5. 无限复制

在正常细胞复制中，端粒随着端粒 DNA 碎片的丢失而逐渐缩短。这种缩短作用于有丝分裂时钟，最终阻止进一步的分裂。端粒酶将核苷酸加到端粒上，从而允许持续的细胞分裂。端粒酶在正常细胞中几乎不存在，但在许多人类癌症中显著表达。

6. 诱导血管生成

癌症需要一个功能正常的血管网络来确保持续生长，并且在不刺激血管生成的情况下难以生长超过 1 mm^3。血管生成生长因了，例如血管上皮细胞生长因子和血小板源性生长因子，会使原本静止的血管系统萌发出新的血管来帮助维持肿瘤生长。

7. 入侵和转移的激活

癌细胞侵犯局部组织之后，就会浸润附近的血管和淋巴管。恶性细胞最后通过血行和淋巴液扩散转移到身体远端，并在其中形成微小转移，直至形成肉眼可见的转移性病变。

8. 能量代谢的重规划

即使在有氧情况下，癌细胞仍可以对自身的葡萄糖代谢重规划，以限制能量产生而达到糖酵解。尽管这个"有氧糖酵解"在能量产生方面比氧化磷酸化低效很多，但其产生的糖酵解中间产物可以生成核苷和氨基酸，这些是新细胞产生所必需的物质。

9. 促进肿瘤炎症

目前已知肿瘤相关的炎症反应可以促进肿瘤的发展。细胞因子改变血管以允许中性粒细胞从血管迁移到组织。其他导致炎症反应的内在级联系统包括细菌激活的补体系统和坏死激活的凝血和纤溶系统。免疫细胞可能释放生长因子和前血管生成因子进入周围的肿瘤微环境。特别是活性氧，具有主动诱变作用，会加速周围癌细胞的基因进化，增殖生长和癌症进展。

10. 逃避免疫破坏

癌细胞持续向循环中释放表面抗原，促使细胞毒性 T 细胞、自然杀伤细胞和巨噬细胞产生免疫反应。免疫系统提供持续的监管，清除发生恶性转化的细胞。

当免疫系统失去识别能力，并且由于逃避免疫细胞的作用而缺乏易感性，同时由炎症介质诱导免疫紊乱时，就会发展成癌症。

癌症的环境和基因决定因素

大多数癌症是遗传因素和接触环境致癌物之间复杂相互作用的结果。

环境因素

癌症的环境诱因主要通过流行病学研究来确定。框 20.1 描述了已知的主要环境诱因。

吸烟毫无疑问是肺癌的主要诱因。与之相似，大多数宫颈癌与人类乳头瘤病毒感染有关。（HPV 亚型 16 和 18）。对于肠癌和乳腺癌，流行病学表明与环境因素有关。例如，远东裔妇女在迁移到具有西方生活方式的国家后乳腺癌发病率仍然很低，但是在后代中发病率又上升到移居地居民相似水平。可能的环境因素包括饮食［高饱和脂肪和（或）乳制品摄入］，生殖模式（首次妊娠较晚）和生活方式（人造光使用增加和昼夜节律的改变）。

基因因素

一些遗传性癌症综合征被发现，占所有癌症的 5% ～ 10%。它们由调节细胞生长、细胞死亡和细胞凋亡基因的遗传突变造成。例如导致乳腺癌和其他一些癌症的 *BRCA1*、*BRCA2* 和 *AT*（共济失调毛细血管扩张）基因，导致肠癌的 *FAP* 基因和导致视网膜母细胞瘤的 *RB* 基因。尽管这些突变的携带者患癌症的风险大大增加，但没有人有 100% 的外显率，而且其他环境和遗传因素也发挥作用。

框 20.1　容易致癌的环境因素

环境病因学	过程	疾病
职 业 暴 露 （见"辐射"）	染料及橡胶制造（芳香胺） 管道施工、爆破、造船（石棉） 氯乙烯（PVC）制造 石油工业（苯）	膀胱癌 肺癌，间皮瘤 肝血管肉瘤 急性白血病
化学药品	化疗（如：米法仑）	急性髓细胞性白血病
吸烟	吸入烟雾中的致癌物	肺癌和膀胱癌
病毒感染	EBV HPV HBV 和 HCV	伯基特淋巴瘤和鼻咽癌 宫颈癌 肝细胞癌
细菌感染	幽门螺杆菌	胃黏膜相关淋巴组织淋巴瘤，胃癌
寄生虫感染	肝吸虫（华支睾吸虫） 埃及血吸虫	胆管癌 鳞状膀胱癌
饮食因素	低粗粮/高脂肪饮食 摄入高亚硝胺 黄曲霉中的黄曲霉素	结肠癌 胃癌 肝细胞癌
辐射	紫外线辐射 放射性沉降物 诊断照射 放疗	基底细胞癌 黑色素瘤 非黑色素性皮肤癌 白血病，实体瘤 使用钍造影剂后的胆管癌 甲状腺髓样癌 肉瘤
炎症性肠病	溃疡性结肠炎	结肠癌
激素	乙菧酚 雌激素	阴道癌 子宫内膜癌和乳腺癌

癌症患者的评估和检查

临床评估

　　完整的病史应该包括与吸烟和职业暴露等潜在危险因素相关的问题。全面的临床检查对于确定转移，发现可能影响治疗计划的任何共存疾病和以分期评估来确定疾病的程度是至关重要的。

　　一个患者的整体健康状况通过使用美国东部肿瘤协作组（ECOG）体能状态评分（框20.2）来评估。在几乎所有恶性肿瘤中，体能状态为3或4分的患者的结果都比体能状态为0～2分的患者的结果差，并且这应该为每个患者的治疗方法提供信息。

　　分期是指通过临床检查、影像学，以及在某些情况下通过手术来确定肿瘤的范围。使用标准分类（框20.3）记录疾病转归和指导治疗，并且在不同组患者之间进行预后的对比。

框 20.2　ECOG 体能状态评分

0	活动能力完全正常，无需止痛药的帮助
1	无法剧烈运动，但是可以走动并且能够从事轻度工作或从事久坐的职业。这组也包括像0级一样完全活跃的患者，但仅限在有止痛药的帮助下
2	可以走动并且能够自理，但是不能工作。可在50%以上的清醒时间内下床活动
3	生活仅能部分自理，一半以上时间清醒卧床或者坐轮椅
4	卧床不起，生活完全不能自理，完全禁锢在床或轮椅上

框 20.3　TNM 分期

原发肿瘤的范围 *	
TX	未评估
T0	无肿瘤
T1，T2，T3，T4	原发肿瘤大小或侵入深度增加
累及淋巴结增多 *	
NX	未评估
N0	未累及淋巴
N1，N2，N3	累及增多
转移的存在	
MX	未评估
M0	不存在
M1	存在

* 对于肿瘤的大小和淋巴结累及的范围，每个解剖部位都有明确的标准。

活检的免疫组织化学

肿瘤标志物的免疫组织化学染色能够提供有用的诊断信息和指导治疗决定。常见的例子有：

- **雌激素和孕酮受体**：表明肿瘤可能对激素治疗敏感。
- **甲胎蛋白（AFP）和人绒毛膜促性腺激素（hCG）**：提示生殖细胞肿瘤。
- **前列腺特异性抗原（PSA）**：提示前列腺肿瘤。
- **癌胚抗原、细胞角蛋白和上皮膜抗原（EMA）**：这些提示上皮细胞癌。
- **HER2 受体**：在乳腺癌中，较高的 HER2 水平预示着对曲妥珠单抗（Herceptin）的反应，曲妥珠单抗是 HER2 受体的一种抗体。
- **淋巴瘤活检的免疫组化**：有助于淋巴瘤的诊断和分类。

影像学

影像学对原发肿瘤的定位、疾病的分期以及确定治疗方案至关重要，且多种多样的方法也是互补的。

- **超声检查**更多用于检查肝、肾、胰腺和生殖器的病变。它也用来引导乳腺和肝的组织活检。超声内镜可用于对上消化道肿瘤和胰腺肿瘤的分期。
- **CT** 对胸腹部的检查尤其有效。现代扫描设备可以检测结直肠癌和直径 ≥ 10 mm 的腺瘤。
- **MRI** 是脑部和盆腔成像的首选技术，并且广泛用于直肠癌、宫颈癌和前列腺癌的分期。
- **正电子发射断层显像（PET）**可将肿瘤细胞的代谢活动可视化，并且通常与 CT 联合使用，被广泛应用于评估疾病程度，尤其是潜在的远处转移。

生化标志

许多癌症会产生称为肿瘤标志物的循环物质。不幸的是，此类物质中，多数缺乏足够的敏感性或特异性，无法单独用于诊断。其中一些在人群筛查、诊断、判断预后、反应评估、复发检测和转移成像中发挥作用。框 20.4 概括了常规使用的肿瘤标志物。

框 20.4 常用的血清肿瘤标志物

名称	自然发生	瘤
甲胎蛋白	见于卵黄囊和胎儿肝组织。在肝病中有短暂的升高	卵巢非精原细胞瘤（80%），睾丸畸胎瘤（80%），肝细胞癌（50%）
β2 微球蛋白	见于淋巴细胞、巨噬细胞、一些上皮细胞表面	非霍奇金淋巴瘤，骨髓瘤
降钙素	来自甲状腺 C 细胞的肽。用于筛选 2 型多发性内分泌肿瘤	甲状腺髓样癌
CA-125	在腹水、胸腔积液或心力衰竭的病因下升高。在炎症情况下升高	卵巢上皮细胞癌（75%），消化道癌（10%），肺癌（5%），乳腺癌（5%）
CA-19.9	见于婴儿胃、肠和胰腺上皮细胞。仅通过胆汁消除；胆汁淤积可导致其升高	胰腺癌（80%），卵巢黏液性肿瘤（65%），胃癌（30%），结肠癌（30%）
癌胚抗原	见于胚胎和胎儿的肠黏膜。在吸烟者、肝硬化、慢性肝炎、溃疡性结肠炎、肺炎中升高	结直肠癌，尤其是伴有肝转移的，胃癌、乳腺癌、肺癌和卵巢黏液癌
人绒毛膜促性腺激素	胎盘合胞滋养细胞分泌的激素。用于葡萄胎疾病监测和妊娠测试	绒毛膜癌（100%），葡萄胎（97%），卵巢非精原细胞瘤（50%～80%），精原细胞瘤（15%）
胎盘碱性磷酸酶	碱性磷酸酶同工酶	精原细胞瘤（40%），卵巢无性细胞瘤（50%）
前列腺特异性抗原	在前列腺中液化精液的丝氨酸蛋白酶。在良性前列腺肥大和前列腺炎中升高	前列腺癌（95%）
甲状腺球蛋白	正常甲状腺滤泡中合成甲状腺激素所需的蛋白质基质	甲状腺乳头癌和甲状腺滤泡癌

肿瘤的临床表现

在癌症早期，肿瘤较小的患者通常无症状。随着病情的进展，由于占位效应和（或）侵犯局部组织，出现局部体征或症状，后来，由于癌症转移可出现远隔部位症状，亦可因肿瘤产生生物活性激素（框 20.5）或诱发免疫应答而出现非转移性症状。

可触及的肿块

患者或医生发现的可触及到的肿块可能是癌症的第一个体征。甲状腺、乳腺、睾丸和皮肤的原发性肿瘤通常以这种方式检出。但颈部、腹股沟或腋下的可触及的淋巴结表明存在继发性转移。肝大可能是原发性肝癌或肿瘤转移的最初体征，然而皮肤癌可能表现为皮损增大或出现色素沉着。

体重下降及发热

不明原因体重下降是癌症晚期的一个特征，但也可由甲状腺功能亢进、慢性炎症疾病和慢性感染等原因造成。发热可继发于癌症后感染，但也可能是淋巴瘤、白血病、肾癌和肝癌的原发特征。出现不明原因的体重下降或发热需要检查以排除潜在的肿瘤。

血栓栓塞

血栓形成和弥散性的血管内凝血是癌症的常见并发症。癌细胞

框 20.5　恶性疾病的非转移性表现

特点	常见患癌部位
体重下降和厌食	肺，胃肠道
疲乏	任何部位
高钙血症	骨髓瘤，乳腺，肾
凝血倾向	卵巢，胰腺，胃肠道
抗利尿激素分泌失调综合征（SIADH） 异位促肾上腺皮质激素（ACTH）	小细胞肺癌（SCLC）
兰伯特-伊顿肌无力综合征	SCLC
亚急性小脑变性	SCLC，卵巢癌
黑棘皮症	胃，食管
皮肌炎 / 多发性肌炎	胃，肺

通过组织因子，癌促凝物质和炎症细胞因子激活凝血系统。作为宿主对癌症应答的一部分，可能会出现血栓形成（即急性期，炎症，血管生成），在凝血抑制剂水平降低或纤维蛋白溶解障碍时也会出现血栓形成。这种血液高凝倾向可以通过外科手术、化疗、激素治疗和放疗以及留置静脉导管等疗法加以增强。在一些患者中，血栓栓塞是潜在癌症的首要临床特征。

异位激素生成

由于肿瘤细胞异位产生激素，包括胰岛素、促肾上腺皮质激素、血管升压素（抗利尿激素）、成纤维细胞生长因子（FGF）-23、促红细胞生成素和甲状旁腺激素相关蛋白（PTHrP），有时癌症可能会表现出代谢异常症状，这可能导致多种临床表现（框 20.6）。

神经系统肿瘤伴随综合征

据称此类综合征由损伤神经和肌肉的肿瘤免疫应答引起。最常见的潜在癌症是肺癌、胰腺癌、乳腺癌、前列腺癌、卵巢癌和淋巴瘤。

- **周围神经病** 由轴突退化或脱髓鞘引起。
- **脑脊髓炎** 表现出不同的症状，具体取决于病变位置。腰椎穿刺显示脑脊液蛋白质升高，淋巴细胞增多。MRI 显示脑膜增厚并且血清中可能存在 Hu 抗体。小细胞肺癌是常见的原因（75%）。
- **小脑退化：** 迅速发病的小脑共济失调可能是潜在恶性肿瘤的表现特征。MRI 或 CT 显示小脑萎缩。患者可能有循环 Yo 抗体、Tr 抗体和 Hu 抗体，但是这些抗体都是非特异性的，并

框 20.6　肿瘤产生的异位激素

激素	结果	肿瘤
促肾上腺皮质激素（ACTH）	库欣综合征	小细胞肺癌（SCLC）
促红细胞生成素	红细胞增多	肾癌、肝癌、小脑血管母细胞瘤、子宫肌瘤
FGF-23	低磷酸盐血症性骨软化	间质性肿瘤
PTHrP	高钙血症	鳞状细胞肺癌、乳腺癌、肾癌
血管升压素（ADH）	低钠血症	小细胞肺癌

且可能呈阴性。

- **视网膜病变** 很少成为癌症的并发症，导致视力模糊，偶发性视力丧失，色觉受损最终导致失明。视网膜电图异常，并且存在抗视网膜抗体。
- **兰伯特-伊顿综合征** 导致近端肌无力，可以通过锻炼改善。60% 的病例存在潜在的癌症。可以通过肌电图进行诊断。
- **皮肌炎或多发性肌炎** 可能是某些癌症的临床表现特征。

癌症的皮肤表现

癌症的非转移性皮肤表现包括：

- **瘙痒**：淋巴瘤、白血病、中枢神经系统肿瘤。
- **黑棘皮病**：可能比胃癌早几年发生。
- **白癜风**：恶性黑色素瘤。
- **天疱疮**：淋巴瘤、卡波西肉瘤、胸腺瘤。
- **疱疹样皮炎**：胃肠道淋巴瘤。

第 18 章描述了上述皮肤症状的临床特征和管理。

癌症的急性并发症

脊髓受压

5% 的癌症伴有脊髓受压，最常见的是骨髓瘤、伴有骨转移的前列腺癌、乳腺癌和肺癌。它经常由椎体肿块的后部延伸引起，但也会发生鞘内转移。

临床表现

症状开始于背部疼痛，咳嗽和平躺时尤为明显。脊髓受压会导致远端皮节区感觉丧失和远端阻滞无力。最终，出现尿潴留和大便失禁。最常累及胸段，引起上运动神经元体征，但是腰椎受累可引起神经根压迫，主要是下运动神经元体征。

管理

脊髓受压属于急症，治疗包括：

- 急诊行 MRI 确认诊断。● 注射大剂量糖皮质激素：地塞米松 16 mg 静脉注射，然后每天两次 8 mg 口服。● 提供充足的镇痛剂。● 推荐患者进行手术减压或者紧急放疗。

与单纯放疗对比，神经外科手术呈现了更好的疗效和生存期，并且所有患者都应当首选神经外科手术。放疗用于可能对放疗敏感的癌症类型的其余患者。预后取决于癌症种类，但是临床表现出的神经功能缺陷是预后的最佳预测指标。

上腔静脉阻塞

上腔静脉阻塞是一种常见的癌症并发症，可通过外部压迫和血管内阻塞发生。外部压迫通常由肺癌、淋巴瘤或转移性肿瘤导致。腔内梗阻常继发于中心静脉导管周围血栓形成或肿瘤所致血栓栓塞。

临床表现

患者出现手臂、面部和颈部的水肿，颈部和手臂静脉扩张并且面部、手臂和颈部皮肤晦暗。胸壁侧支血管形成约需数周。由脑水肿引起的头痛可能发生并且弯腰或平躺会加重。

检查和管理

胸部 CT 确定并且区分血管外和血管内原因。肿瘤活检对后续治疗很重要。对化疗敏感的肿瘤（如生殖细胞肿瘤和淋巴瘤）仅使用化疗，但是其他肿瘤放疗也是需要的。50% ～ 90% 患者的症状可在两周内缓解。支架植入是一种有用的替代方法，其对放化疗敏感的肿瘤也能迅速起作用。初始治疗后应及时治疗原发肿瘤，因为远期转归很大程度上取决于潜在癌症的预后。

高钙血症

高钙血症是最常见的肿瘤相关代谢性疾病，在癌症患者中的患病率高达 20%。骨髓瘤和乳腺癌的发病率最高（约 40%），非小细胞肺癌的发病率居中，结肠癌、前列腺癌和小细胞肺癌的发病率较低。最常见的病因是 PTHrP（80%）。PTHrP 刺激破骨细胞骨再吸收并且增加肾对钙的重吸收。骨转移占病例的 20%。异位甲状旁腺激素分泌极少见。

临床表现

高钙血症的症状是非特异性的，包括嗜睡、谵妄、恶心和呕吐、便秘、多尿、烦渴和脱水。

检查和管理

检测血清总钙，并根据白蛋白量进行校正（白蛋白的含量在癌症中通常较低）。管理需要：

- 每天静脉注射 0.9% 生理盐水 2 ～ 4 L。● 静脉注射唑来膦酸 4 mg 或静脉注射帕米膦酸二钠 60 ～ 90 mg。● 对于唑来膦酸难治的严重症状的高钙血症，地诺单抗（起初 60 mg 皮下注射，根据反应重复给药）是一种替代药物。

双膦酸盐通常可在 5 天内使血清钙恢复正常，但如果没有恢复，可重复治疗，门诊患者每周 3 ～ 4 次维持灌注。

粒细胞减少性发热

中性粒细胞减少在恶性肿瘤中很常见，由化疗、放疗（骨髓被照射或骨髓的恶性浸润）造成。中性粒细胞减少性发热定义为中性粒细胞少于 0.5×10^9/L 或中性粒细胞少于 1.0×10^9/L 但预计在接下来 24 h 内最低点低于 0.5×10^9/L 的患者发热 38℃超过 1 h。脓毒症的风险与中性粒细胞减少的严重程度和持续时间以及危险因素例如静脉插管和膀胱导尿管的存在有关。粒细胞减少性发热是一种紧急情况，如果不治疗，死亡率很高。

临床表现

出现高热和非特异性乏力。尽管低血压提示预后差并且可能发展为休克和器官衰竭，但检查通常作用不大。

检查和管理

应要求进行感染筛查，包括外周血和中心静脉血培养，尿液培养，CXR，咽喉部、中心静脉导管或伤口拭子。给予经验性静脉注射抗生素等待培养结果。抗生素选择基于当地指导方针及耐药性。哌拉西林-三唑巴坦或美罗培南通常情况下单独使用或者和庆大霉素联合使用。疑似厌氧感染加用甲硝唑，疑似革兰氏阳性菌感染（如有中心静脉导管的患者）加用替考拉宁。抗生素应在培养结果出来后或 36 ～ 48 h 无反应时进行复查。两性霉素 B 脂质体应作为抗真菌药物。粒细胞集落刺激因子（G-CSF）不是中性粒细胞减少症的常规治疗方法。可能需要静脉输液、强心药、通气或血液透析等支持性治疗。

肿瘤溶解综合征

肿瘤溶解综合征是指在癌症治疗过程中大量细胞在急性损害之后的代谢并发症。通常见于体积庞大、化学敏感的疾病，包括淋巴瘤、白血病和生殖细胞肿瘤。

临床表现

释放细胞内容物导致短暂的低钙血症、高磷血症、高尿酸血症和高钾血症。急性肾功能损伤可能伴随着尿酸结晶在肾小管系统沉淀发生。与多种电解质异常相关的症状有疲劳、恶心、呕吐、心律失常、心力衰竭、晕厥、手足搐搦、癫痫发作和猝死。

检查和管理

高危患者在治疗后 48 ～ 72 h 定期监测血清生化成分。治疗前血清乳酸脱氢酶与肿瘤体积有关，并且提示风险增加。钾含量升高是早期特征。可通过保持充足水分和排尿量以及使用预防性别嘌呤醇或重组尿酸氧化酶（rasburicase）减少尿酸水平，从而降低风险。如果常规治疗失效，可能需要血液透析。

转移性疾病

转移性疾病是癌症患者发病和死亡的主要原因。在大多数情况下，治疗以缓解症状为目的；然而，孤立性转移有时候是可以治愈的。

脑转移

脑转移在 10% ～ 30% 的成人和 6% ～ 10% 的儿童患者中发生，导致极高的发病率。肺和乳腺的肿瘤是最常转移到大脑的肿瘤。

临床表现

表现为头痛（40% ～ 50%），局灶性神经功能障碍（20% ～ 40%），认知功能障碍（35%），癫痫（10% ～ 20%）和视神经盘水肿（＜ 10%）。

检查和管理

通过 CT 和增强 MRI 诊断。在孤立性脑转移中，手术和辅助性化疗能够提高存活率。对于多发性脑转移患者，未经治疗的中位生存期大约为一个月。非对照试验表明糖皮质激素（地塞米松 4 mg，每日 4 次）能将生存期延长 2 ～ 3 个月，全脑放疗可使生存期延长 3 ～ 6 个月。可能需要抗惊厥药来控制癫痫发作。乳腺癌或未发现的原发肿瘤的脑转移预后较好。

肺转移

在乳腺癌、结肠癌和肾癌以及头颈部肿瘤中常见。诊断通常采用 CXR 或 CT。孤立性病变需要进行第 9 章中的检查，以排除原发性肺肿瘤。有两个或两个以上的肺结节的患者被认为有转移。治疗取决于疾病的程度和类型；对于孤立性病变，可能要考虑手术。

肝转移

肝转移可能是结直肠癌、眼部黑色素瘤、神经内分泌肿瘤以及其他肿瘤疾病的危及生命的因素。症状包括右上腹疼痛、黄疸、肝功能紊乱以及影像学异常。在特定的病例中，转移性肿瘤的切除、化疗栓塞或射频消融术可以提高生存率。如果上述治疗措施不可行，全身化疗可能会有助于症状改善。

骨转移

骨是第三大常见的转移部位，仅次于肺和肝。骨转移是骨髓瘤、乳腺癌或前列腺癌患者的主要问题，但是也存在于肾癌、甲状腺癌及其他癌症中。

临床表现

主要表现为疼痛、病理性骨折和脊髓压迫（见前文）。疼痛通常是进行性的，且在夜晚最严重，最初通过活动减轻但后来因为运动变得持续和加重。病理性骨折在乳腺癌中最常见。

检查和管理

骨转移最敏感的检测方法是同位素骨扫描；然而，这在愈合骨中可能呈假阳性，在多发性骨髓瘤中可能呈假阴性。骨痛时应进行 X 线检查，因为某些溶骨性病变在骨扫描中可能无法发现。对有单一病变的患者，活检是需要的，因为原发性骨肿瘤在 X 线片上可能类似于转移。

管理的目标是：

● 缓解疼痛。● 功能的保存和恢复。● 稳定骨骼。● 局部肿瘤控制。

骨骼不稳定可能需要手术（如脊柱骨折或负重骨的溶骨性病变）。静脉注射二磷酸盐（如帕米膦酸钠）能有效缓解疼痛和高钙血症，减少骨折。在乳腺癌和前列腺癌中，激素治疗可能有效，放疗也可能有一定作用。在乳腺癌中，化疗可用于骨转移的治疗。

恶性胸腔积液和腹水

这些重要的癌症并发症的管理在其他章节加以描述。（第 9 章和第 12 章）。

肿瘤治疗

抗肿瘤治疗的方法取决于特定目标：

● **姑息性化疗**　用于治疗晚期转移性肿瘤的患者。目标是改善患者症状和提高生活质量，因此治疗应具有良好的耐受性，最少的不良反应。

● **辅助性化疗**　是主要针对在初始切除肉眼可见肿瘤后进行的化疗。试图消除残存的微小转移病灶，目标是提高患者的生存期。

- **新辅助化疗**　是指在实施局部治疗方法前进行的全身化疗。可以减少手术切除范围，缩短住院时间，改善肿瘤患者术前生活质量，提高生存率。
- **预防性化疗**　是对一些特定高危险因素患者使用药物化疗来预防肿瘤的发展。

外科治疗

活组织检查

活检是诊断肺癌的主要手段。虽然细针穿刺可以获得细胞学诊断，但通常首选实体组织活检，可通过套管针、影像引导及手术切取等方式进行活检。

切除术

手术切除是治愈早期局限性直肠癌、乳腺癌和肺癌的最好方法。遴选合适的手术患者，并由具有特定癌肿专长的外科医生组成的多学科团队来完成；这对于前列腺癌和膀胱移行细胞癌来说尤其如此，在这种情况下，放疗和手术可能同样有效。

缓解症状

缓解症状的手术可以有效解除肿瘤引起的症状。例如，治疗大便失禁的结肠造口术，病理性骨折的固定术，脊髓压迫减压术和真菌性皮肤病变的治疗。

全身化疗

化疗药物对增殖期细胞杀伤效能最强，但并非只针对癌细胞，其副作用主要来源于对正常组织（如骨髓、皮肤和肠道）的增殖抑制。

联合治疗

给药方案和给药间隔取决于药物的选择和肿瘤及正常组织的恢复情况。通常每21天或28天为一个化疗周期，最多重复6个周期。改变治疗方法可以提高疗效，但也可能增加毒性，这种情况在临床试验中得到了评估。

- **低剂量化疗**　通常用于姑息性化疗。骨髓抑制恢复后可重复化疗（中性粒细胞$> 1.0 \times 10^9$/L，血小板$> 100 \times 10^9$/L）。
- **大剂量化疗**　可以实现更高的细胞杀伤率，但会导致更多的骨髓毒性。应用粒细胞集落刺激因子（granulocyte colony stimulating factor，G-CSF）可以将骨髓毒性最小化，可以输注更多的化疗药物，但要以更大的毒性为代价。

- **剂量密集化疗** 包括对预定剂量进行分解，并缩短给药频次（例如每周一次）。各剂量毒性较小，但抗癌作用疗效与累积剂量有关。
- **交替化疗** 指交替使用不同的药物。最常用于治疗血液系统恶性肿瘤，用于治疗不同亚群的癌细胞。

副作用

大多数细胞毒性药物的治疗窗都很窄，并有明显的不良反应（图20.2）。常见的有恶心和呕吐，但随着现代止吐方案的应用，如联合地塞米松和昂丹司琼，大多数患者能够耐受化疗。骨髓抑制是所有细胞毒药物所共有的副作用，其限制了化疗药物的剂量，并可能导致危及生命的并发症。中性粒细胞减少可受到生长因子的限制，这些生长因子可加速髓系前体细胞的再增殖。最近，G-CSF 已被成功地用于"加速"化疗，而以前限制化疗周期的因素是外周中性粒细胞恢复时间。

放射治疗

放射治疗包括电离辐射治疗癌症；对于某些局部癌症来说可能可以治愈。电离辐射可以用放射性同位素或高能辐射束（通常是 X

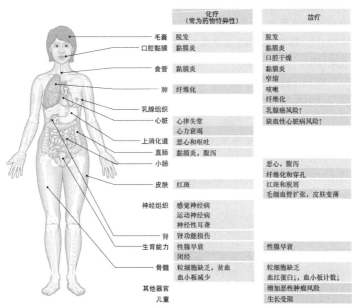

图 20.2 （彩图） 化疗和放疗的不良反应。急性反应以粉色显示，迟发反应以蓝色显示

线）来传递。通常采用三种方法：

- **远距放射治疗**：通过直线加速器从远处实施放射治疗。
- **近距离放射治疗**：将放射源直接作用于肿瘤部位，产生非常高的局部辐射剂量。常用于头颈部、宫颈和子宫内膜癌的局限期治疗。
- **静脉注射放射性同位素**：例如，^{131}I 治疗甲状腺癌，^{89}Sr 治疗前列腺癌骨转移。

大多数治疗都是通过直线加速器进行的，它能产生高能电子或X线束。这些高能电子或X线束会对DNA造成致命和亚致命的损伤。利用CT和MRI图像以最大限度地暴露肿瘤，尽量减少暴露正常组织。此外，适形放射治疗使用束形光束，更精确地定位肿瘤，减少对正常组织的暴露。

分段治疗法（每天以小剂量辐射）可以使正常细胞从辐射损伤中恢复，而肿瘤细胞的恢复程度较低。根治性治疗可能需要每周5天的剂量，持续 4 ～ 6 周，总共 20 ～ 30 次。而姑息性治疗通常只需较少的剂量（1 ～ 5 次）即可。

正常组织和肿瘤组织对放疗的敏感性差异很大。生殖细胞肿瘤和淋巴瘤对放射极为敏感，但大多数肿瘤需要接近或超过相邻正常结构所能耐受的剂量。正常组织对放射的敏感性也各不相同，其中中枢神经系统、小肠和肺是最为敏感的。

副作用

放射治疗的副作用（图20.2）取决于放射治疗对正常组织的损伤、放射的敏感性以及剂量。局部急性炎症反应通常发生在大多数根治性治疗的末期。例如，乳腺或胸壁放射治疗常见皮肤反应，膀胱或前列腺放射治疗常见直肠炎和膀胱炎。放疗迟发效应经常发生在放疗后 6 周或 6 周以上，发生率在 5% ～ 10%。例如乳腺癌治疗后臂丛神经损伤和皮下或肺纤维化，膀胱癌放疗后膀胱萎缩和纤维化。放疗有诱发癌症的危险。

激素治疗

激素治疗最常用于治疗乳腺癌和前列腺癌。雌激素受体阳性的乳腺肿瘤对抗雌激素治疗有反应。降低雌激素水平或阻断雌激素对受体影响的药物，至少与化疗一样能降低复发率和死亡率，在晚期患者中可以持续数月到数年的稳定和缓解。

在前列腺癌患者中，促黄体生成素释放激素（LHRH）类似物戈塞瑞林和（或）抗雄激素药物比卡鲁胺可降低雄激素水平并且为晚期患者提供良好的长期控制，但其效果在有手术切除可能的患者中尚未得到证实。

孕酮治疗转移性子宫内膜癌的缓解率为 20% ～ 40%。在乳腺癌中，孕酮常可用于抗雌激素治疗后病情仍有进展的患者。

免疫治疗

干扰素刺激患者的免疫系统有时可以改变恶性肿瘤的自然进程。干扰素对实体瘤疗效甚微，但对黑色素瘤和淋巴瘤治疗是有效的，并且作为辅助治疗（分别在手术和化疗后）能够延缓肿瘤复发。

利妥昔单抗是一种非常有效的免疫药物，与化疗联合使用能够提高大细胞非霍奇金淋巴瘤的完全缓解率和生存率。而且对晚期滤泡性非霍奇金淋巴瘤也有效果。

生物治疗

阻断特定肿瘤生长信号通路的各种新型疗法正在不断涌现。

吉非替尼 / 厄洛替尼

这些药物抑制表皮生长因子受体（epidermal growth factor receptor，EGFR）的活性，EGFR 在许多实体瘤中过度表达。

伊马替尼

酪氨酸激酶是 *BCR–ABL* 的基因产物，可以导致慢性髓细胞白血病，伊马替尼是酪氨酸激酶的抑制剂，疗效极好。

贝伐珠单抗

贝伐珠单抗能够抑制肿瘤血管生成的关键刺激物血管内皮生长因子 -A（vascular endothelial growth factor A，VEGF-A）。在结直肠癌、肺癌、乳腺癌、肾癌和卵巢癌中具有活性。

曲妥珠单抗

曲妥珠单抗（赫赛汀）靶向 *HER2*，一种在部分乳腺癌和胃癌中过度表达的癌基因。作为单药治疗有效，也可与化疗联合使用，最大的副作用是心力衰竭。

治疗效果评价

治疗评估包括总生存期、治疗反应、缓解率、无病生存期和反应持续时间、生活质量和治疗毒性。已经制定了反应评估的标准（如 RECIST，框 20.7）。

框 20.7　实体瘤的疗效评价标准（RECIST）

反应	标准
完全缓解	所有靶病灶消失
部分缓解	以基线和最长径线为参照，靶病灶最长直径之和比基线水平至少减少 30%
进展	靶病灶的直径总和与开始治疗以来记录的最小直径总和比较增加至少 20%，而且直径总和的绝对值至少增加 5 mm 或出现一个或多个新病灶
稳定	以治疗开始以来的最小和最长径线为参照，靶病灶大小基本恒定，既未减小也未扩大，不符合部分缓解标准，也不符合进展标准

治疗的远期毒性

对于经历高强度多模式治疗的年轻患者而言，因其生存时间更长，远期毒性显得尤为重要。例如，放射治疗延缓骨骼和软骨的生长，损害智力和认知功能，并导致下丘脑、垂体和甲状腺功能紊乱。化疗的远期毒性包括心脏毒性引起的心力衰竭、肺纤维化、肾毒性和神经毒性。

化疗或放疗可导致性腺早衰，使患者生育能力低下。在开始治疗前应让患者了解这一点，并在开始治疗前进行储存精子或卵子。勃起功能障碍见于盆腔接受高剂量放射治疗的患者，如前列腺癌患者。儿童尤其是男孩接受上述治疗的潜在迟发效应是不孕不育和青春期延迟。可能需要额外的社会或心理支持治疗。

癌症治疗过程中可能诱发继发性恶性肿瘤，在化疗后发生频率最高。化疗后 1～2 年可发生继发性急性白血病（主要是 AML），放疗后可发生骨肉瘤、软组织肉瘤和白血病。

特定癌症

许多器官特异性癌症的诊断和治疗将在相关章节中介绍。这里，我们讨论其他章节未涉及的常见肿瘤的处理和治疗方法。

乳腺癌

在全球范围内，乳腺癌的发病率仅次于肺癌，是女性癌症死亡的主要原因。浸润性导管癌伴或不伴导管原位癌（ductal carcinoma in situ，DCIS）占 70%，而其他类型中浸润性小叶癌占大多数。在乳腺钼靶筛查发现的乳腺癌中，DCIS 占 20%。三分之一是多灶性的，具有较高的浸润风险。单纯 DCIS 不会引起淋巴结转移。小叶原位癌倾向于发展为乳腺癌（10 年为 7%）。乳腺癌的分期和生存期见框 20.8。

发病机制

遗传和激素因素都很重要：5% ～ 10% 的乳腺癌与 *BRCA1*、*BRCA2*、*AT* 或 *TP53* 的遗传突变有关。长期雌激素暴露（月经初潮早、绝经晚和使用激素替代疗法）与乳腺癌风险增加有关。其他危险因素包括肥胖、饮酒、未育和晚孕。没有确切的证据表明避孕药与乳腺癌有关。

临床表现

乳腺癌患者通常在乳腺钼靶检查或出现乳房肿块（其中乳头溢液占 10%，疼痛占 7%）后才发现。伴有弥漫性皮肤硬结的预后差，但不常见。约 40% 患者（主要是较大的原发肿瘤）有腋窝淋巴结肿大。远处转移发生在骨（70%）、肺（60%）、肝（55%）、胸膜（40%）、肾上腺（35%）、皮肤（30%）和脑（10% ～ 20%）。

检查

临床检查后，患者应进行乳腺 X 线或超声检查，并进行针吸细胞学或组织学活检。活检项目涉及肿瘤类型、雌激素受体和孕酮受体状态以及 HER2 状态。如果怀疑有转移，需进行胸腹部 CT 检查和同位素骨扫描。

管理

手术（乳房肿瘤切除术或乳房切除术）是大多数乳腺癌患者的主要治疗方法。如果术后病理切缘阴性，局部肿块切除和乳房全部切除术疗效一样。淋巴结也在手术中取样。辅助放疗可将局部复发的风险降低到 4% ～ 6%。辅助激素治疗可提高雌激素受体阳性肿瘤患者的无病生存率和总体生存率。雌激素受体阳性小肿瘤的低

框 20.8　乳腺癌分期及 5 年生存率

肿瘤分期	分期定义	5 年生存率（%）
I	肿瘤直径＜ 2 cm，无淋巴结	96
II	肿瘤直径 2 ～ 5 cm，和（或）活动的腋窝淋巴结	81
III	胸壁或皮肤固定和（或）固定的腋窝淋巴结	52
IV	转移	18

风险患者应接受他莫昔芬治疗。如果她们是绝经前患者，应该给予LHRH类似物的治疗。

辅助化疗适用于复发风险较高的患者（肿瘤＞1 cm，雌激素受体阳性或累及腋窝淋巴结）。对于早期HER2阳性乳腺癌患者，除化疗外，还应给予曲妥珠单抗（抗HER2单克隆抗体）辅助治疗。

晚期转移性患者的治疗包括骨转移疼痛的放射治疗和芳香化酶抑制剂，芳香化酶抑制剂抑制肾上腺和脂肪雌激素的分泌。雌激素受体阴性的晚期患者可采用联合化疗。

卵巢癌

卵巢癌是西方国家最常见的妇科肿瘤。约90%患者为卵巢原发性的上皮来源的肿瘤，约7%患者有阳性家族史。临床表现为下腹部不适、腰痛、腹胀、排便习惯改变和体重下降。偶尔可触及腹膜增厚，形如腹膜结块，另外也可出现脐部结节。

发病机制

*BRCA1*或*BRCA2*突变会增加患卵巢癌的风险，而Lynch Ⅱ型家族有卵巢、子宫内膜、结肠直肠和胃癌。高龄、未育、卵巢刺激和白种人血统都会增加患卵巢癌的风险，而抑制排卵（怀孕、长时间母乳喂养、避孕药）似乎能起到保护作用。

检查

超声和CT检查是基础。血清CA-125升高。手术在卵巢癌的诊断、分期和治疗中很重要，在早期病例中，要进行内脏触诊、腹膜冲洗和活组织检查，以确定疾病的范围。

管理

疾病早期，手术（肿瘤切除术、全子宫切除术、双侧输卵管卵巢切除术和网膜切除术）再辅以卡铂联合或不联合紫杉醇的辅助化疗是标准治疗方法。对于晚期患者，先进行肿瘤细胞减灭术，然后用卡铂和紫杉醇进行辅助化疗。贝伐珠单抗适用于高级别肿瘤患者。对复发监测包括CA-125、临床检查和CT检查。二线化疗的目的是改善症状。

子宫内膜癌

子宫内膜癌占所有女性恶性肿瘤的4%，表现为绝经后阴道出血。

发病机制

最重要原因是雌激素暴露的持续时间，因此未育、初潮年龄较早、绝经较晚和激素替代疗都会增加患病风险。肥胖也是一个危险因素。

检查

子宫内膜活检可以确诊。

管理

手术（子宫切除术和双侧输卵管卵巢切除术，腹膜细胞学检查和淋巴结取样）用于分期和治疗。对于侵袭性较强的肿瘤，建议盆腔辅助放疗。对于晚期患者采用辅助化疗和激素治疗。

宫颈癌

宫颈癌是全球第二常见的妇科肿瘤，也是导致妇科癌症死亡的主要原因。通常表现为宫颈涂片检查异常，局部晚期患者可表现为阴道出血、不适或分泌物或膀胱、直肠或骨盆受累的症状。偶尔，患者出现骨和肺转移。

发病机制

宫颈癌与过早的性行为、多性伴侣和 HPV 感染密切相关。英国的青少年现在常规接种 HPV 疫苗。

检查

通过宫颈涂片或锥活检可以确诊。如有膀胱、结肠或直肠受累的症状，需行膀胱镜和乙状结肠镜检查。MRI 常用来描述原发性肿瘤的特征。胸部 X 线片明确肺转移。腹部和骨盆 CT 扫描以确定有无肝转移以及有无淋巴结、肾积水和输尿管积水。

管理

根据不同分期：

- **癌前病变**：激光消融或透热疗法。
- **微浸润病变**：宫颈移行区环形切除术或单纯子宫切除术。
- **局部侵袭病变**：根治性手术。

化疗和放射治疗，包括近距离放射治疗，可以作为主要治疗手段，特别是对于巨大的或局部晚期患者，或有淋巴结转移或宫旁侵犯的患者。在有远处转移的患者中，以顺铂为基础的化疗可能会改善症状，但不会明显提高生存率。

头颈部肿瘤

头颈部肿瘤是发生在鼻咽、下咽和喉部的肿瘤，主要系鳞状细胞癌。口咽癌在老年男性中最常见，但口咽癌在包括女性在内的年轻人群中也在增加。临床表现取决于原发肿瘤的部位和范围（框 20.9）。

框 20.9　头颈部恶性肿瘤的 9 种常见定位表现

下咽部

- 吞咽困难
- 吞咽痛
- 牵涉性耳痛
- 淋巴结肿大

口

- 无法愈合溃疡
- 同侧耳痛

鼻腔和鼻窦

- 分泌物（血性）或阻塞

鼻咽

- 鼻涕或阻塞
- 传导性耳聋
- 非典型面部疼痛
- 复视
- 声音嘶哑
- 霍纳综合征

口咽部

- 吞咽困难
- 疼痛
- 耳痛

唾液腺

- 无痛性肿胀
- 面神经麻痹

发病机制

这些肿瘤的发生与患者过量饮酒以及吸烟史密切相关，其他危险因素包括引起鼻咽癌的 EB 病毒和引起口咽肿瘤的 HPV 感染。

检查

包括直接检查和原发部位活检，通过麻醉状态下内窥镜检查。原发部位和胸部 CT 检查能进行肿瘤分期。

管理

在没有淋巴结受累转移的情况下，90% 的患者接受手术或放疗可以获得长期缓解。治疗方法的选择常取决于患者，因为手术可能会影响美观。淋巴结受累或远处转移的患者接受手术联合放疗（通常与放射增敏化疗），可使 60% ～ 70% 的患者获得长期缓解。姑息性手术、放疗或化疗用于缓解复发或转移性肿瘤。

不明原因癌

一些患者在诊断原发病灶之前，最初的临床表现中被发现有转移性疾病。活检病理常为腺癌，但原发部位并不是总能明确。

检查

详尽的检查有助于发现原发肿瘤，而获得充分的信息，可以计划适当的管理，故必须两者兼顾。对可触及的转移性病灶进行活组织检查是合适的。组织学和免疫组化可以帮助病理学家确定原发部位，因此组织活检比细针穿刺更可取。需要详细的病史（包括家族史）和体检以及其他检查，包括肝肾功能，肿瘤标志物和胸部和腹部 CT。如有胃肠道症状可能需要内窥镜检查，如果有溶骨性病变，可能需要进行骨髓瘤筛查。

管理

始终不要漏诊可治愈的疾病。例如，睾丸畸胎瘤的肺转移并不排除治愈；结直肠癌肝转移（1～2 个病灶）不排除治愈可能。一个多学科的肿瘤学组可能有助于避免不必要的检查；例如，对一个有肺转移的年轻男性患者做一个以 HCG 为基础的妊娠试验可能会发现潜在的可治愈的畸胎瘤。姑息性治疗可以通过止痛、手术、放疗或化疗来改善症状，而不需要等待确诊。部分患者在切除单个腺癌转移灶后可保持无瘤状态数年。

多学科团队

多学科团队定期讨论，提供了一个以患者为中心宝贵的跨学科讨论，以协调照护和决策。他们允许每个临床医生讨论复杂的病例，并借鉴团队的集体经验。

多学科小组的具体作用包括：

- 诊断计划和分期程序。
- 决定适当的初始治疗。
- 安排肿瘤团队在化疗或放疗前对患者进行评估。
- 确定患者的其他需求，例如，物理治疗、心理支持、症状控制、营养护理或术后康复。
- 确保患者获得关于治疗、预后、副作用等方面的准确信息。
- 协调随访。
- 在适当的时候，指导从根治治疗向缓解治疗的过渡。
- 促进临床试验的招募。
- 同意提供高质量护理的方案。
- 收集和讨论数据，确保护理质量。

21

实验室参考值范围

尹　雯　译

陈　璋　审校

单位

国际单位制是指在 1960 年经国际度量局统一，并应用于日常商业及科研中的单位系统，如：米、千克、秒。大多数临床实验室采用国际单位，但也有许多国家采用非国际单位。因此，对于一些常规检测，本书同时罗列了各项目的国际单位和非国际单位数值。尽管如此，我们仍推荐使用国际单位。

不使用国际单位制的情况

血压：按照惯例，血压并未纳入国际单位制，因此其单位延用mmHg（毫米汞柱），而非国际单位。

质量浓度：对于所有的蛋白质测定或组分未明物质测定均应使用质量浓度（如 g/L、μg/L）而非摩尔浓度。

生物测定：一些酶或者激素通过"生物测定"的方法检测，即将样品的反应活性与一个中心来源的标准样品的活性（而不是质量）进行比较。生物测定的结果通常基于标准样品活性，其单位为 U/L或 IU/L。

成人实验室参考值范围

以下实验室参考值范围（框 21.1—框 21.7）主要源自英国爱丁堡洛锡安卫生大学医院部临床生物化学和血液学系所用的参考值范围。不同实验室之间参考值范围会有差异，这取决于所用的检测方法（尤其是酶的检测）。第 1 章讨论了参考值范围的来源和"异常"结果的定义。标本的规范采集是检测结果有效的关键，不同检测项目对应的标本采集规范也不同。除非特殊说明，以下参考值范围适用于成人，儿童参考值范围可能有所不同。

许多项目可以在血清（凝血的上清）或血浆（抗凝血的上清）

中检测到；应根据具体项目选择对应的标本类型。有时，不同标本中同一检测项目的数值差别非常大（如测定纤维蛋白原应取血浆，因为血清中基本没有纤维蛋白原；副蛋白电泳则应取血清，因为若取血浆，则其中的纤维蛋白原会移行到目标区域形成条带，干扰结果）。

框 21.1　血液学检测的正常值范围

检测项目	参考值范围	
	国际单位	非国际单位
出血时间（Ivy）	< 8 min	—
血容量		
男性	65 ～ 85 ml/kg	—
女性	60 ～ 80 ml/kg	—
凝血常规		
PT	10.5 ～ 13.5 s	—
APTT	26 ～ 36 s	—
D- 二聚体		
根据临床表现解读	< 200 ng/ml	—
ESR[a]		
成年男性	0 ～ 10 mm/h	—
成年女性	3 ～ 15 mm/h	—
铁蛋白		
男性（以及绝经后女性）	20 ～ 300 μg/L	20 ～ 300 ng/ml
女性（绝经前）	15 ～ 200 μg/L	15 ～ 200 ng/ml
纤维蛋白原	1.5 ～ 4.0 g/L	0.15 ～ 0.4 g/dl
叶酸		
血清	2.8 ～ 20 μg/L	2.8 ～ 20 ng/ml
红细胞	120 ～ 500 μg/L	120 ～ 500 ng/ml
血红蛋白		
男性	130 ～ 180 g/L	13 ～ 18 g/dl
女性	115 ～ 165 g/L	11.5 ～ 16.5 g/dl
触珠蛋白	0.4 ～ 2.4 g/L	0.04 ～ 0.24 g/dl
铁		
男性	14 ～ 32 μmol/L	78 ～ 178 μg/dl
女性	10 ～ 28 μmol/L	56 ～ 157 μg/dl

（续框）

检测项目	参考值范围	
	国际单位	非国际单位
白细胞计数（成人）	$(4.0 \sim 11.0) \times 10^9/L$	$(4.0 \sim 11.0) \times 10^3/mm^3$
白细胞分类计数		
中性粒细胞	$(2.0 \sim 7.5) \times 10^9/L$	$(2.0 \sim 7.5) \times 10^3/mm^3$
淋巴细胞	$(1.5 \sim 4.0) \times 10^9/L$	$(1.5 \sim 4.0) \times 10^3/mm^3$
单核细胞	$(0.2 \sim 0.8) \times 10^9/L$	$(0.2 \sim 0.8) \times 10^3/mm^3$
嗜酸性粒细胞	$(0.04 \sim 0.4) \times 10^9/L$	$(0.04 \sim 0.4) \times 10^3/mm^3$
嗜碱性粒细胞	$(0.01 \sim 0.1) \times 10^9/L$	$(0.01 \sim 0.1) \times 10^3/mm^3$
平均血红蛋白含量	$27 \sim 32$ pg	—
平均红细胞体积	$78 \sim 98$ fl	—
红细胞压积或红细胞比容		
男性	$0.40 \sim 0.54$	—
女性	$0.37 \sim 0.47$	—
血小板计数	$(150 \sim 350) \times 10^9/L$	$(150 \sim 350) \times 10^3/mm^3$
红细胞计数		
男性	$(4.5 \sim 6.5) \times 10^{12}/L$	$(4.5 \sim 6.5) \times 10^6/mm^3$
女性	$(3.8 \sim 5.8) \times 10^{12}/L$	$(3.8 \sim 5.8) \times 10^6/mm^3$
红细胞寿命		
平均	120 天	—
半衰期（^{51}Cr 法）	$25 \sim 35$ 天	—
网织红细胞计数	$(25 \sim 85) \times 10^9/L$	$(25 \sim 85) \times 10^3/mm^3$
转铁蛋白	$2.0 \sim 4.0$ g/L	$0.2 \sim 0.4$ g/dl
转铁蛋白饱和度		
男性	$25\% \sim 50\%$	
女性	$14\% \sim 50\%$	
维生素 B12		
正常	> 210 ng/L	—
中等	$180 \sim 200$ ng/L	—
低	< 180 ng/L	—

[a] 老年患者升高不一定为异常。

框 21.2　静脉血生化检测正常值范围

检测项目	参考值范围	
	国际单位	非国际单位
α_1- 抗胰蛋白酶	1.1 ～ 2.1 g/L	110 ～ 210 mg/dl
ALT	10 ～ 50 U/L	—
白蛋白	35 ～ 50 g/L	3.5 ～ 5.0 g/dl
碱性磷酸酶	40 ～ 125 U/L	—
淀粉酶	＜ 100 U/L	
AST	10 ～ 45 U/L	—
胆汁酸（空腹）	＜ 14 μmol/L	—
总胆红素	3 ～ 16 μmol/L	0.18 ～ 0.94 mg/dl
血浆铜蓝蛋白	0.16 ～ 0.47 g/L	16 ～ 47 mg/dl
总钙	2.1 ～ 2.6 mmol/L	4.2 ～ 5.2 mEq/L 或 8.5 ～ 10.5 mg/dl
碳氧血红蛋白[a]	0.1% ～ 3.0%	—
氯	95 ～ 107 mmol/L	95 ～ 107 mEq/L
总胆固醇	其理想水平因心血管风险高低而不同（见第 8 章）	
高密度脂蛋白	其理想水平因心血管风险高低而不同，界定参考值范围可能产生误导。（英国）国家胆固醇教育计划成人治疗专家小组将高密度脂蛋白＜ 1.0 mmol/L（＜ 40 mg/dl）定义低水平高密度脂蛋白	
补体		
C3	0.81 ～ 1.57 g/L	—
C4	0.13 ～ 1.39 g/L	—
总溶血性补体	0.086 ～ 0.410 g/L	—
铜	10 ～ 22 μmol/L	64 ～ 140 μg/dl
C 反应蛋白	＜ 5 mg/L	
总肌酸激酶		
男性	55 ～ 170 U/L	
女性	30 ～ 135 U/L	
肌酸激酶同工酶	＜总肌酸激酶的 6%	
肌酐		
男性	64 ～ 111 μmol/L	0.72 ～ 1.26 mg/dl
女性	50 ～ 98 μmol/L	0.57 ～ 1.11 mg/dl

（续框）

检测项目	参考值范围	
	国际单位	非国际单位
GGT		
男性	10 ～ 55 U/L	
女性	5 ～ 35 U/L	
葡萄糖（空腹）	3.6 ～ 5.8 mmol/L	65 ～ 104 mg/dl
糖化血红蛋白（**HbA$_{1c}$**）	4.0% ～ 6.0%	—
	20 ～ 42 mmol/mol Hb	
免疫球蛋白		
IgA	0.8 ～ 4.5 g/L	—
IgE	0 ～ 250 kU/L	—
IgG	6.0 ～ 15.0 g/L	—
IgM	0.35 ～ 2.90 g/L	—
乳酸	0.6 ～ 2.4 mmol/L	5.4 ～ 21.6 mg/dl
总乳酸脱氢酶	125 ～ 220 U/L	
铅	＜ 0.5 μmol/L	＜ 10 μg/dl
镁	0.75 ～ 1.0 mmol/L	1.5 ～ 2.0 mEq/L 或
		1.82 ～ 2.43 g/dl
渗透摩尔量	280 ～ 296 mOsmol/kg	—
渗透摩尔浓度	280 ～ 296 mOsmol/L	
磷酸盐（空腹）	0.8 ～ 1.4 mmol/L	2.48 ～ 4.34 mg/dl
钾 b	3.6 ～ 5.0 mmol/L	3.6 ～ 5.0 mEq/L
总蛋白	60 ～ 80 g/L	6 ～ 8 g/dl
钠	135 ～ 145 mmol/L	135 ～ 145 mEq/L
甘油三酯（空腹）	0.6 ～ 1.7 mmol/L	53 ～ 150 mg/dl
肌钙蛋白	肌钙蛋白 I 和肌钙蛋白 T 的解说见 8 章	
类胰蛋白酶	0 ～ 135 mg/L	—
尿酸		
男性	0.12 ～ 0.42 mmol/L	2.0 ～ 7.0 mg/dl
女性	0.12 ～ 0.36 mmol/L	2.0 ～ 6.0 mg/dl
尿素	2.5 ～ 6.6 mmol/L	15 ～ 40 mg/dl

（续框）

检测项目	参考值范围	
	国际单位	非国际单位
维生素 D, 25（OH）D		
正常	> 50 nmol/L	> 20 ng/ml
不足	25 ~ 50 nmol/L	10 ~ 20 ng/ml
缺乏	< 25 nmol/L	< 10 ng/ml
锌	10 ~ 18 μmol/L	65 ~ 118 μg/dl

[a] 重度吸烟者 CO 可高达 8%。
[b] 血清比血浆测定值平均高 0.3 mmol/L。

框 21.3　动脉血正常值范围

检测项目	参考值范围	
	国际单位	非国际单位
PaO_2	12 ~ 15 kPa	90 ~ 113 mmHg
$PaCO_2$	4.5 ~ 6.0 kPa	34 ~ 45 mmHg
氢离子	37 ~ 45 nmol/L	pH 7.35 ~ 7.43
碳酸氢盐	21 ~ 29 mmol/L	21 ~ 29 mEq/L
氧饱和度	> 97%	

框 21.4　静脉血激素正常值范围

检测项目	参考值范围	
	国际单位	非国际单位
血浆 ACTH	1.5 ~ 13.9 pmol/L （07:00 ~ 10:00）	7 ~ 63 ng/L
醛固酮		
卧位（至少 30 min）	30 ~ 440 pmol/L	1.09 ~ 15.9 ng/dl
立位（至少 1 h）	110 ~ 860 pmol/L	3.97 ~ 31.0 ng/dl
皮质醇	需要动态检测——见第 10 章	
FSH		
男性	1.0 ~ 10.0 IU/L	—
女性：早期卵泡期	3.0 ~ 10.0 IU/L	—
绝经后	> 30 IU/L	—

（续框）

检测项目	参考值范围	
	国际单位	非国际单位
胃泌素（血浆、空腹）	< 40 pmol/L	< 83 pg/ml
GH		
常需动态检测，见第 10 章	< 0.5 μg/L 可排除肢端肥大症（如 IGF-1 在参考值范围内）	< 2 mIU/L
	> 6 μg/L 排除 GH 缺乏	> 18 mIU/L
胰岛素	受血浆葡萄糖水平及身体状态影响大	
LH		
男性	1.0 ～ 9.0 IU/L	
女性：早期卵泡期	2.0 ～ 9.0 IU/L	
绝经后	> 20 IU/L	
17β - 雌二醇		
男性	< 160 pmol/L	< 43 pg/ml
女性：早期卵泡期	75 ～ 140 pmol/L	20 ～ 38 pg/ml
绝经后	< 150 pmol/L	< 41 pg/ml
PTH	1.6 ～ 6.9 pmol/L	16 ～ 69 pg/ml
黄体酮（女性黄体期）		
排卵期	> 30 nmol/L	> 9.3 ng/ml
可能为排卵期	15 ～ 30 nmol/L	4.7 ～ 9.3 ng/ml
非排卵期	< 10 nmol/L	< 3 ng/ml
PRL	60 ～ 500 mIU/L	2.8 ～ 23.5ng/ml
肾素		
卧位（至少 30 min）	5 ～ 40 mIU/L	—
坐位（至少 15 min）	5 ～ 45 mIU/L	—
立位（至少 1 h）	16 ～ 63 mIU/L	—
睾酮		
男性	10 ～ 38 nmol/L	290 ～ 1090 ng/dl
女性	0.3 ～ 1.9 nmol/L	10 ～ 90 ng/dl
TSH	0.2 ～ 4.5 mIU/L	—
游离四碘甲状腺素（游离 T_4）	9 ～ 21 pmol/L	0.7 ～ 1.63 ng/dl

（续框）

检测项目	参考值范围	
	国际单位	非国际单位
游离三碘甲状腺素（游离 T_3）	2.6 ～ 6.2 pmol/L	0.16 ～ 0.4 ng/dl

注：
- 许多激素是不稳定的，而且标本采集的细节也非常重要；参考当地指南。
- 结果解读取决于诸多因素，如性别（如睾酮）、年龄（如女性 FSH）、妊娠状态（如甲状腺功能、催乳素）、采集时间（如皮质醇）或影响因素（如胰岛素 / 葡萄糖、PTH/ $[Ca^{2+}]$）等。
- 参考值范围与检测方法也有相关。

框 21.5　尿液检测正常值范围

检测项目	参考值范围	
	国际单位	非国际单位
白蛋白	见第 7 章	
钙（常规饮食）	最高 7.5 mmol/24 h	最高 15 mEq/24 h 或 300 mg/24 h
铜	＜ 0.6 μmol/24 h	＜ 38 μg/24 h
皮质醇	20 ～ 180 nmol/24 h	7.2 ～ 65 μg/24 h
肌酐		
男性	6.3 ～ 23 mmol/24 h	712 ～ 2600 mg/24 h
女性	4.1 ～ 15 mmol/24 h	463 ～ 1695 mg/24 h
5–HIAA	10 ～ 42 μmol/24 h	1.9 ～ 8.1 mg/24 h
变肾上腺素类		
去甲肾上腺素	0.4 ～ 3.4 μmol/24 h	73 ～ 620 μg/24 h
变肾上腺素	0.3 ～ 1.7 μmol/24 h	59 ～ 335 μg/24 h
草酸盐	0.04 ～ 0.49 mmol/24 h	3.6 ～ 44 mg/24 h
磷酸盐	15 ～ 50 mmol/24 h	465 ～ 1548 mg/24 h
钾 [a]	25 ～ 100 mmol/24 h	25 ～ 100 mEq/24 h
蛋白	＜ 0.3 g/L	＜ 0.03 g/dl
钠 [a]	100 ～ 200 mmol/24 h	100 ～ 200 mEq/24 h
尿酸	1.2 ～ 3.0 mmol/24 h	202 ～ 504 mg/24 h
尿素氮	170 ～ 600 mmol/24 h	10.2 ～ 36.0 g/24 h
锌	3 ～ 21 μmol/24 h	195 ～ 1365 μg/24 h

[a] 尿中钠和钾的排泄量反映了饮食中钠与钾的摄入量且差异很大。以上参考值范围基于"西方"饮食。

框 21.6 脑脊液检测正常值范围

检测项目	参考值范围	
	国际单位	非国际单位
细胞数	< 5 × 10⁶/L（所有单核细胞）	< 5/mm³
葡萄糖 ª	2.3 ～ 4.5 mmol/L	41 ～ 81 mg/dl
IgG 指数 ᵇ	< 0.65	—
总蛋白	0.14 ～ 0.4 g/L	0.014 ～ 0.045 g/dl

ª 与血浆葡萄糖相关。脑脊液中葡萄糖水平接近血浆的三分之二。
ᵇ 鞘内合成使脑脊液中 IgG 增高。

框 21.7 粪便检测正常值范围

检测项目	参考值范围	
	际单位	非国际单位
钙防卫蛋白	< 50 μg/g	—
弹性蛋白酶	> 200 μg/g	—